U0376986

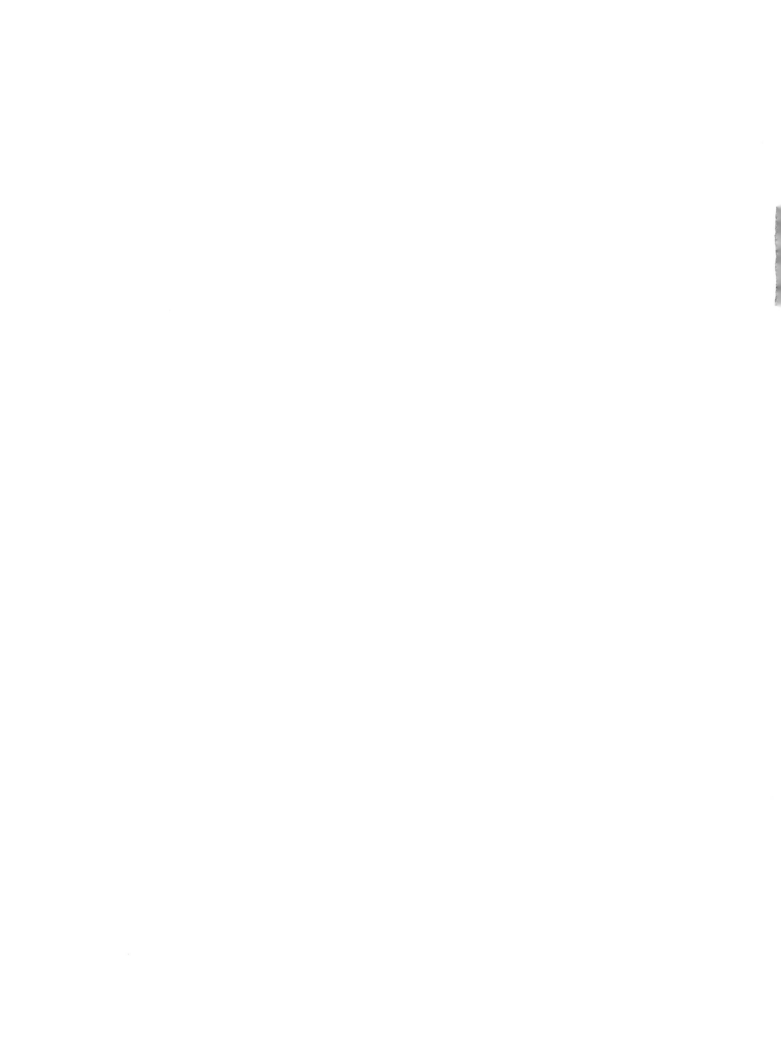

Tumors of the Nose, Sinuses and Nasopharynx

鼻腔、鼻窦、鼻咽肿瘤

主　编　［英］Valerie J. Lund
　　　　　［英］David J. Howard
　　　　　［中］William I. Wei
主　审　邱建华　乔　莉　陈福权　查定军
主　译　石照辉
副主译　陈晓栋　王　剑　薛　涛
译　者　（按姓氏笔画排序）
　　　　王　剑　王　敏　王朝霞　毛小波
　　　　石照辉　田克勇　乔　莉　刘利锋
　　　　齐美浩　许　敏　李　超　李丹凤
　　　　李晓媛　邱　阳　宋勇莉　张域开
　　　　陈　俊　陈晓栋　陈福权　岳　波
　　　　赵天峰　徐　卓　高　伟　梁　昆
　　　　韩　宇　韩　鹏　薛　涛

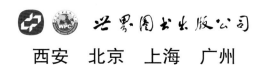

世界图书出版公司

西安　北京　上海　广州

图书在版编目（CIP）数据

　　鼻腔、鼻窦、鼻咽肿瘤 /（英）瓦莱丽·J. 伦德（Valerie J. Lund），（英）大卫·J. 霍华德（David J. Howard），韦霖主编；石照辉主译 . —西安：世界图书出版西安有限公司，2022.4

　　书名原文：Tumors of the Nose,Sinuses and Nasopharynx

　　ISBN 978-7-5192-7377-4

　　Ⅰ . ①鼻… Ⅱ . ①瓦… ②大… ③韦… ④石… Ⅲ . ①鼻肿瘤 – 诊疗②鼻窦疾病 – 肿瘤 – 诊疗③鼻咽肿瘤—诊疗 Ⅳ . ① R739.62 ② R739.63

　　中国版本图书馆 CIP 数据核字（2022）第 053496 号

封面、封底图片引自原著正文第 2 章（P₁₇），第 3 章（P₂₉），第 7 章（P₁₄₀），第 19 章（P₄₉₂），第 19 章（P₄₉₄），第 24 章（P₅₅₉）

书　　名	鼻腔、鼻窦、鼻咽肿瘤	
	BIQIANG、BIDOU、BIYAN ZHONGLIU	
主　　编	〔英〕Valerie J. Lund　　〔英〕David J. Howard	
	〔中〕William I. Wei	
主　　译	石照辉	
策划编辑	杨　菲　杨　莉	
责任编辑	李维秋　岳姝婷	
装帧设计	新纪元文化传播	
出版发行	世界图书出版西安有限公司	
地　　址	西安市锦业路 1 号都市之门 C 座	
邮　　编	710065	
电　　话	029-87214941　029-87233647（市场营销部）	
	029-87234767（总编室）	
网　　址	http://www.wpcxa.com	
邮　　箱	xast@wpcxa.com	
经　　销	新华书店	
印　　刷	陕西雁展印务有限公司	
开　　本	889mm×1194mm　　1/16	
印　　张	36.5	
字　　数	910 千字	
版次印次	2022 年 4 月第 1 版　2022 年 4 月第 1 次印刷	
版权登记	25-2017-0095	
国际书号	ISBN 978-7-5192-7377-4	
定　　价	428.00 元	

医学投稿　xastyx@163.com　‖　029-87279745　029-87279675

☆如有印装错误，请寄回本公司更换☆

Valerie J. Lund, CBE, MS, FRCS, FRCSEd

Professor of Rhinology

University College London

and

Honorary Consultant ENT Surgeon

Royal National Throat, Nose and Ear Hospital

University College, Royal Free, and

Moorfields Eye Hospitals

London, UK

David J. Howard, BSc, MB BS, FRCS, FRCSEd

Professor of Head and Neck Oncology

Imperial College NHS Trust Hospitals, London

and

Honorary Consultant Head and Neck Surgeon

Royal National Throat, Nose and Ear Hospital

London, UK

William I. Wei, MS, FRCS, FRCSEd, FRACS (Hon), FACS (Hon)

Emeritus Professor of Surgery

The University of Hong Kong

and

Honorary Consultant

Li Shu Pui ENT Head and Neck Surgery Centre

Hong Kong Sanatorium and Hospital

Hong Kong SAR, China

K. Kian Ang, MD, PhD[1]

Senior Head and Neck Medical Oncologist/
　Radiotherapist

Professor of Radiation Oncology

The University of Texas M. D. Anderson Cancer
　Center

Houston, Texas, USA

Nafi Aygun, MD

Associate Professor of Radiology

Director, Neuroradiology Fellowship Program

Division of Neuroradiology

Johns Hopkins University

Baltimore, Maryland, USA

**Daniel T. T. Chua, MD, FRCR, FHKCR,
　FHKAM**

Associate Director

Comprehensive Oncology Centre

Hong Kong Sanatorium and Hospital

Hong Kong SAR, China

Steven J. Frank, MD

Associate Professor

Director of Advanced Technology

Department of Radiation Oncology

The University of Texas M. D. Anderson Cancer
　Center

Houston, Texas, USA

Adam S. Garden, MD

Professor

Department of Radiation Oncology

The University of Texas M. D. Anderson Cancer Center

Houston, Texas, USA

Anna E. Nidecker, MD

Department of Radiology

The University of California Davis Medical Center

Sacramento, California, USA

S. James Zinreich, MD

Professor of Radiology: Otolaryngology/Head &
　Neck Surgery

Johns Hopkins Hospital

Baltimore, Maryland, USA

---

[1] Since writing his chapter, Professor Kian Ang has very sadly died. We would like to pay tribute to his tremendous contribution to radiation oncology throughout the world.

译者名单 Translators

主　审　邱建华　乔　莉　陈福权　查定军

主　译　石照辉

副主译　陈晓栋　王　剑　薛　涛

译者名单（按姓氏笔画排序）

王　剑　空军军医大学第一附属医院

王　敏　陆军第八十一集团军医院

王朝霞　深圳市耳鼻咽喉研究所／深圳市龙岗区耳鼻咽喉医院

毛小波　中国人民解放军联勤保障部队第 928 医院

石照辉　深圳市耳鼻咽喉研究所／深圳市龙岗区耳鼻咽喉医院

　　　　（2007—2020 年　空军军医大学第一附属医院）

田克勇　空军军医大学第一附属医院

乔　莉　西安雁塔慈益医院

刘利锋　西安交通大学第一附属医院

齐美浩　空军军医大学第一附属医院

许　敏　空军军医大学第一附属医院

李　超　陕西中医药大学第二附属医院

李丹凤　空军军医大学第一附属医院

李晓媛　西安雁塔慈益医院

邱　阳　空军军医大学第一附属医院

宋勇莉　空军军医大学第一附属医院

张域开　空军军医大学第一附属医院

陈　俊　空军军医大学第一附属医院

陈晓栋　空军军医大学第一附属医院

陈福权　空军军医大学第一附属医院

岳　波　空军军医大学第一附属医院

赵天峰　空军军医大学第一附属医院

徐　卓　空军军医大学第一附属医院

高　伟　空军军医大学第二附属医院

梁　昆　陕西省人民医院

韩　宇　空军军医大学第一附属医院

韩　鹏　西安交通大学第一附属医院

薛　涛　空军军医大学第一附属医院

前　言　Foreword

本书制作精良，是详细描述鼻腔、鼻窦和鼻咽部肿瘤的重要信息库。在保持 Valerie Lund 教授和已故的 Donald Harrison 教授出版的著作——*Tumors of the Upper Jaw*——的完整性和准确性特点的基础上，本书又详细地阐述了涉及这些复杂和困难领域的所有常见和实际上所有不常见的肿瘤病理类型。

由 David Howard 教授编写的简介章节，是在 Philip Stell 教授早期编写的章节的基础上，采用更加引人入胜、幽默的方式，更为翔实地叙述了上颌手术和鼻窦手术发展背后的历史故事。一些神话故事将某些病理类型的最初诊断和某些手术方法的起源归因于特定的个人，如同我们中的许多人在整个职业生涯中持有许多根深蒂固的观念，这些都可能被 Howard 教授在本书中给予的启示所颠覆。

本书每一个独立的章节都是关于某种病理类型疾病最新信息的重要宝库。每个章节的格式都非常清晰：追溯了疾病的起源；列举了肿瘤或炎症发现过程中其他常见的命名；讨论了肿瘤的发病原因和病理生理；回顾了诊断过程，特别是影像学检查；之后是治疗、并发症和结局；最后引用了世界文献库中有关生存率的报道。关于并发症和生存率，作者们也从自己大量的经验和导师们的补充中为本书贡献良多。

本书关于鼻窦恶性肿瘤治疗的部分尤其具有指导意义。该部分详细描述了颅内和颅下内镜切除手术的技巧，所以非常容易将这些技巧与对伴或不伴颅底侵犯的鼻窦恶性肿瘤采用颅下联合经面部的颅内开放式手术进行比较。

William Wei 教授所编写的关于鼻咽部病变，尤其是鼻咽癌的处理这一部分非常有价值。他所拥有的大量的关于鼻咽癌的临床经验，以及执业期间绝大多数时间都在同一单位工作，使其能够长期随访患者，并制订出最好的治疗计划。

本书适用于住院医师，登记员，内镜鼻窦外科、头颈部肿瘤外科专家，耳鼻喉科、整形外科、口腔颌面外科专家，以及放射科、肿瘤内科、影像科和病理科医生。

Paul J. Donald, MD, FRCSC

郑重声明

由于医学是不断更新并拓展的领域，因此相关实践操作、治疗方法及药物都有可能会改变，希望读者可审查书中提及的器械制造商所提供的信息资料及相关手术的适应证和禁忌证。作者、编辑、出版者或经销商不对书中的错误或疏漏以及应用其中信息产生的任何后果负责，关于出版物的内容不作任何明确或暗示的保证。作者、编辑、出版者和经销商不就由本出版物所造成的人身或财产损害承担任何责任。

目 录　　Contents

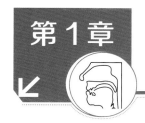

第1章

简介与致谢

当我们三人（Valerie、David、William）在 3 年前决定出版这本专著时，我们已经认识到这将是一项非常艰巨的任务。Valerie 和 Donald Harrison 教授（图 1.1）于 1993 年出版了 *Tumours of the Upper Jaw*（《上颌肿瘤》）一书，在此期间，鼻腔、鼻窦和鼻咽区域肿瘤的评估和处理方式也发生了很大的变化，但遗憾的是，这些区域的肿瘤仍然到晚期才能被发现，而且其治疗也面临着很大的挑战。我们除了奉献自己所拥有的大量经验外，还进行了一次广泛的文献回顾以发现自上次专著出版以来所有的相关进展，并且尽量提供现有、最佳的临床证据。

基于伦理学方面的考虑以及肿瘤本身发病率较低的原因，我们缺少用于肿瘤治疗的全部 I 期或 II 期安慰剂对照随机研究数据。虽然包括我们单位在内的几个治疗中心已经发表了很多可以用于统计学分析的数据，但是事实证明，要获得关于此区域肿瘤的大规模、前瞻性研究资料仍很困难。尽管如此，依然出现了很多具有代表性的病理学相关的病例报道和小样本的回顾性研究。值得注意的是，因为要追求科学可信度以及提高影响因子，目前愿意发表此类病例报道的期刊越来越少，导致作者收集这些罕见病理类型的病例资料越来越困难。但是，这种情况的出现也证明，亟须建立一个关于鼻腔、鼻窦、颅底和鼻咽病变的治疗中心。随着鼻内镜技术的推广，上述观点日益被认可，同时也促进了多中心合作网络的出现和前瞻性数据的收集[1]。如果长期随访数据准确性提高，未来也将极大地提高对结果的判断与评价。与此类似，本书所介绍的大部分肿瘤目前都由包括神经外科、眼科、整形外科、颌面外科、肿瘤放射治疗科和其他相关领域的专家组成的多学科治疗团队协作处理。

本书也包括其他类型的临床病变。从严格意义上来说，这些病变并不在肿瘤的定义之内，但是处理起来又相当困难。这些病变有时与肿瘤很相似，有时病变本身甚至会威胁患者的生命。

虽然牙源性肿瘤通常属于口腔病理学专家的诊治范畴，是口腔外科和颌面外科的研究内容，但是在全世界很多地方，耳鼻喉科和整形外科医生也常诊断和治疗这一肿瘤，因此本书对此也有介绍。

在完成本书的过程中，我们得到了很多人的帮助，包括 Zinreich、Ang、Chua 教授及其

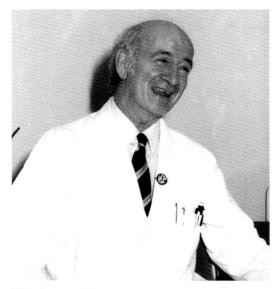

图 1.1　Donald Harrison

同事，也包括我们的其他朋友和合作者，不完全列举如下：非常感谢长期协作的秘书们 Angela Constantinou、Trisha Holness 和 Anne Oliphant；感谢 Tim Beale、Lloyd Savy、Gita Madani、Anne Sandison、Peter Clarke、Dawn Carnell、Simon Stewart、Richard Welfare、Geoff Rose 等同事，以及 Moorefield 的其他同事；同时，感谢我们的研究员和实习生 Humera Babar-Craig、Ed Chisholm、Jo Rimmer、Adin Selcuk 和 Matteo Trimarchi。

最后，我们要特别感谢以下专家：Tony Cheesman、Donald Harrison、Glyn Lloyd、Leslie Michaels 和 Margaret Spittle（图 1.2 ~ 1.5），正是这些专家独到的临床见解和支持，极大地提高了我们对患者的治疗水平。

参考文献

[1] Lund VJ, Stammberger H, Nicolai P, et al. European position paper on endoscopic management of tumours of the nose, paranasal sinuses and skull base. Rhinol Suppl, 2010, 22:1–143

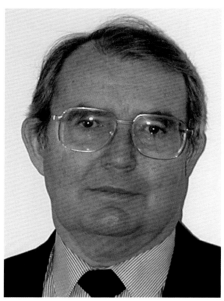

图 1.2 Tony Cheesman

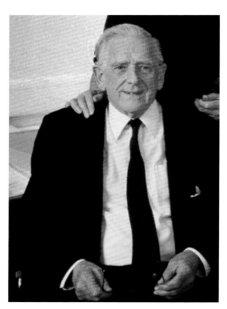

图 1.3 Clyn Lloyd

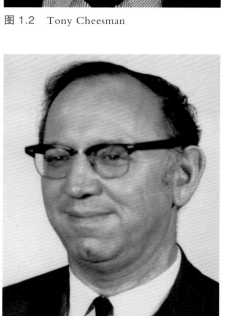

图 1.4 Leslie Michaels

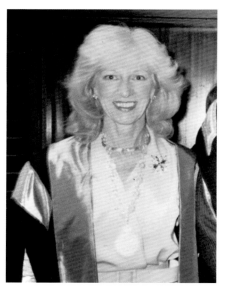

图 1.5 Margaret Spittle OBE

第 2 章

鼻腔鼻窦区域手术的历史

在 Valerie 和 Donald Harrison 教授于 1993 年出版的 *Tumours of the Upper Jaw*（《上颌肿瘤》）一书中 [1]，时任利物浦大学耳鼻喉科教授的 Philip Stell 被邀请完成关于上颌骨手术的章节。在本书中，因为几个特殊理由，我选择重写本章节，以丰富之前的内容。Philip Stell 自 1979 年被任命为利物浦大学耳鼻喉科主任以来，主要从事喉科学和头颈部恶性肿瘤的相关工作。他不仅创立了自己庞大的计算机化数据库，而且强烈要求对所有手术结果进行统计学分析。他于 1978 年创办了 *Clinical Otolaryngology and Allied Sciences*（《临床耳鼻喉科和联合学科》杂志），创建了英国耳鼻咽喉研究会（UK Otorhinolaryngological Research Society），发表了 300 余篇回顾性研究论文，而且，他也是一位优秀的语言学家，精通西班牙语、法语、德语和荷兰语。他在欧洲做了大量的相关学术讲座和报告，被许多欧洲国家授予荣誉称号。

因健康原因，Philip Stell 教授于 1992 年 57 岁时退休了，之后他搬到了约克郡（York），并申请了约克大学的历史学硕士，他的论文题目是"中世纪晚期约克郡的医疗护理"。他以优异的成绩获得了硕士学位，并且于 1996 年在约克大学中世纪研究中心开展了进一步的研究，建立了一个独特的包含中世纪约克郡风格、名字和其他早期文件的数据库。之后，他被邀请成为古文物研究学会和皇家历史学会会员。因为在医学历史方面的贡献，他于 2004 年去世之前被授予"大英帝国勋章员佐勋章（MBE）"。

基于以上原因，本书要想对 Philip Stell 教授原有的历史学研究一章有所改进，可谓困难重重。自 1980 年以来，相关手术已经出现了许多量变和质变，因此，我在本书中增加了许多关于近期行业发展的回顾性研究内容。但是为了保持与 Philip Stell 教授写作风格的一致性，重新编写的内容遵循了本卷书中对拼写和其他约定的统一要求。

上颌骨手术的历史

（PM Stell. History of surgery of the upper jaw//Harrison DFN, Lund VJ. Tumours of the Upper Jaw. Edinburgh. London, Madrid, Melbourne, New York, Tokyo: Churchill Livingstone, 1993:1–15.）

许多重要的文章或教科书中都习惯有一部分关于历史的介绍。可惜由于各种原因，这些历史内容大部分都不完全正确。最常见的原因是作者没有阅读原始的论文，例如常常介绍 Patrick Heron Watson 在 1865 年最早完成了喉切除术治疗梅毒，但是最早的论文显示 Watson 只是描写了一位梅毒患者的喉、气管、支气管的表现，而且这位患者一生中仅接受了气管切开术 [2]；第二个错误的常见原因是无法阅读除了英文之外的资料，例如人们常说的腺样囊性癌是 Billroth 在 1859 年首先描述并命名为"Zylindrome"的 [3]，这种说法其实并不正确，这一肿瘤最早是在 1853 年被两位法国人 Robin 和 Laboulbene 命名为"tumeur heteradenique"的 [4]。

第三个错误的常见原因是忽略历史事件的影响。例如，许多书或文章中多次提到的"耳的恶性肿瘤在大约 1775 年首先被 Wilde 和 Schwartz 讨论"[5]。且不论 Wilde 出生于 1815 年，Schwartz 出生于 1837 年这一事实，这一论点忽视了另外一个事实，即组织病理学诊断于 1775 年之后的 1 个世纪才出现，那么 1775 年关于这一疾病的任何讨论都是不可能存在的。

关于历史不准确的一个典型的例子是 Oehngren 于 1933 年完成的上颌窦筛窦区域恶性肿瘤的大型专著[6]，他在全面介绍历史背景部分时出现了两处历史事实错误：一是他所引用的参考文献中的作者姓名有误，如将 Lizzard 误写为 Lizars，很明显他本人并没有亲自阅读过所引用的全部文献；二是他没有给出所引用的作者的参考文献。

在书写本书中上颌骨手术的相关历史时，我已经广泛检索和阅读了目前的相关文献，目的是还原相关时期的技术和当时的社会环境。1665 年左右，Antonie van Leeuwenhoek 改进了单镜头显微镜。Perkin 是一位在德国工作的英国人，他于 1856 年前后发现了苯胺染料，最终使得组织病理学成为可能[7]。正常的组织病理学主要发展于德国，出现了 Schwann、Henle 等知名病理学专家，继他们之后的 Virchow 出版了 *Cellular Pathology*（《细胞病理学》）一书，奠定了组织病理学的基础；Virchow 首次强调不能仅根据外部表现进行分类，而应该根据正常的细胞结构进行组织病理学分类；他也是最早使用术语如上皮肿瘤来描述鳞状细胞癌的病理学专家之一[8]。

1860 年前后，随着社会经济水平的发展以及外科技术的进步，德国创立了外科学校，由许多著名医生如 Conrad Langenbeck 和其外甥 Bernard Langenbeck，以及 Billroth、Thiersch、Kocher、Trendelenburg、Czerny、Mululicz 等作为领军人物（图 2.1、图 2.2）。作为开放式手术的一个黄金时代，许多首例关于内部器官的大

的切除术，如胃切除术、全喉切除术、舌切除术等，都于这个时期在德国进行了记录和描述。

"肿瘤被完全显露和切除。手术持续了 1 个小时，手术过程中虽然发生了大量出血，但大部分出血都自然停止，术后伤口愈合良好。"

上颌骨切除术开始出现的时间是 1825—1875 年，术者主要来自当时法国的医学院和英国的三所医学院，即爱丁堡、伦敦和都柏林，其中著名的术者包括法国的 Gensoul 和 Dupuytren，爱丁堡的 Syme、Liston、Lizars；开展手术的学校包括 Fergusson 领导的英国医学校，以及 Stokes 和 Butcher 领导下的都柏林学校。而德国的学校在本时期末才出现了上颌骨手术。1800—1830 年在那些兴盛于都柏林的医学院诞生了很多著名专家，如现代耳科学之父 Wilde，以及 Stokes、Adams、Colles、

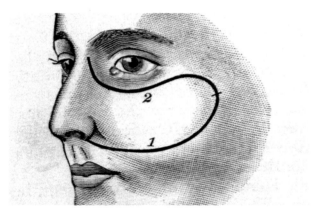

图 2.1　B. Langenbeck 1861 年描述的应用骨成形瓣技术治疗一例 15 岁的男性纤维血管瘤患者。该入路方法的目的是将上颌骨向鼻腔外侧翻转，但是不影响牙槽骨和硬腭

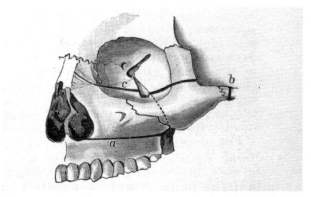

图 2.2　这张图片显示了 Langenbeck 的手术中上颌骨和颧骨的截骨线，之后通过在颧骨下方的器械抬起截骨块

Corrigan、Cheyne、Graves，还有现在可能已经被遗忘的 Butcher，他是那个时代非常卓越的上颌骨切除术领域的专家。上颌骨切除术当时究竟为何会在都柏林的这个学校兴起，以及具体何时兴起的，仍然是历史的谜题。《1800 年联合法案》通过后，都柏林的社会资源几乎被耗尽。爱尔兰依然保持过去完整的农业经济模式，而此时的欧洲已经快速工业化，变得愈加繁荣。

■ 19 世纪的外科实践

事实上，作者根本无法想象外科医生的先驱在当时简陋的条件下是如何完成上颌骨手术的。19 世纪初期的病理学、麻醉、手术器械，尤其是操作工具方面的水平与今时今日相比，都存在天壤之别，而几乎所有此领域相关的手术基本概念都是在近 50 年间发展起来的。

手术条件

如果作者能回到 1830 年，首先会发现与如今明显的不同是医生的衣着，那个时期，医生通常穿着挂在剧场门后的旧礼服大衣，衣服上陈旧的血和脓液越多，医生的荣耀感越强。手术衣和手套是 20 世纪才出现的，即使是在 1867 年 Lister 介绍了无菌操作之后，外科医生仍然是徒手操作，这种情况至少持续到 1895 年 [9]。

上颌骨切除术过去一直被认为是一种"死亡手术"，原因是患者可能，并常常在术中或术后立即死亡。即将进行该类手术之前，通常不仅会通知医学专业人员，而且还会通知普通大众，因此手术进行过程中的旁观者不仅有医学生，还有好奇的民众：如著名的小提琴家 Paganini 于 1831—1832 年在英格兰和苏格兰巡演期间，在 1831 年参观了 Earle 完成的一台上颌骨切除手术，手术结束后，Earle 走上台来，被致以"应得的掌声"。但是，随着关于手术的谣言越来越多，该类手术不得不被喊停，甚至导致暂时关闭了解剖学院，手术再也无法继续进行 [10]。之后的 1835 年，Liston 实施一台上颌骨切除术，曾吸引了数百名旁观者。手术场所之所以被称为手术剧院是因为旁观者的座椅被排列成了类似传统剧院的逐排上升形，以便于参观，而它在法国又被简称为"阶梯教室"（图 2.3）。

病理学

1820—1870 年上颌骨切除术发展的这 50 年间，与目前的第二大不同是病理学诊断。在此期间，手术医生没有任何关于肿瘤分类的组织病理学描述，这种情况持续到 1855 年左右，描

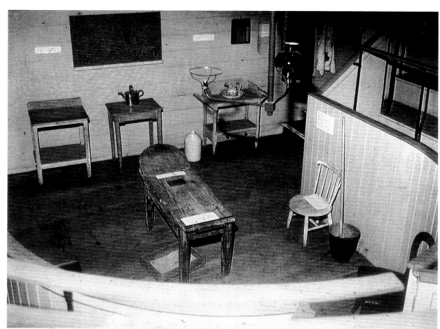

The operating theatre of Old St. Thomas' Hospital

图 2.3 图中展示的是伦敦的圣托马斯医院的手术剧院，在 1822—1861 年使用（至今仍可供参观）。经 Elsevier 允许，引自 PM Stell.History of surgery of the upper jaw// Harrison DFN,Lund VJ. Tumours of the Upper jaw.Edinburgh：Churchill Livingstone, 1993:1−15

述手术过程所使用的术语仅仅是基于肿瘤肉眼所见。1856 年 Virchow 的《细胞病理学》一书的出版，才为组织病理学奠定了坚实的基础，Virchow 是第一位根据细胞的外观描述肿瘤的专家[8]。直到 1863 年 Barton 指出上颌骨肿瘤可以分为髓样型、硬化型、黑色素型、上皮型[11]之前，那些总体描述性的术语仍在被使用。虽然 1860 年左右组织病理学已经得到了推广，但组织病理检查仍然只用于术后检查[12]。活检于 20 世纪才开始用于临床，事实上，直到 1923 年 Ochsner 仍然坚持认为术前活检是导致转移的原因之一[13]。

Dickson 曾在 1840 年记录了这样一位患者，该患者虽然不适合手术治疗，但在那个时期，对于评价大体病理学仍然提供了有价值的信息。这位患者的病情描述是"窦口的真菌感染伴有淋巴浸润，无肠道转移"。淋巴浸润指淋巴结的直径已经增大到接近一个扁桃仁大小，很明显，这是一例已经发生淋巴结转移的恶性肿瘤患者，所以无法治愈。患者在死亡后 12h 接受尸检显示无肠道侵犯，即并未发生肠道转移[14]。

1833 年上颌骨切除术的适应证是[15]：

· "恶性病变"。
· "骨性增大性生长"。
· "水肿样病变"。

"恶性病变"的描述范围非常模糊，作者无法确定具体指哪一类疾病，包括肿瘤、肿大、恶性疾病、髓样疾病、肉瘤等。直到 1875 年，一名德国医生 Koerte 才用"癌"这一术语描述上颌骨病变[15]。然而，其实众所周知，上述这些病变通常就是癌，而且描述时常用的髓样肿瘤和肉瘤这些术语一般也是指鳞癌。作者常用的"肉瘤"一词来源于希腊语，意思是"肉质的肿瘤"，直到 19 世纪后期，肉瘤才表示来源于中胚层的肿瘤。Virchow 在其经典的《细胞病理学》一书中提到，髓样病变的术语来源于这一概念，即肿瘤起源于神经并且类似于神经物质。这类肿瘤原先被认为来源于蝶骨或其他颅

底的骨质，但是 Heath 证实它其实来源于上颌窦[16]。一篇纳入 1830—1880 年的 160 例上颌骨切除术的综述[11,14,15,17-145]指出，尽管认为"发生在上颌骨的癌确实非常罕见"[71]，但其中有 50 例患者却是因为癌而接受了上颌骨切除手术。

"骨性增大性生长"可能是一种骨肿瘤或骨纤维发育不良。上述的 160 例行上颌骨切除术的患者中，19 例患者被记录为一定程度的骨源性肿瘤，例如外生骨疣，而更多患者则被记录为骨肉瘤。在 Dieffnbach 所记录的 14 例患者中，6 例被归类为骨肉瘤[47]，不可能近半数的患者都患有如此罕见的病变，因此这样分类并不是基于组织学。而一些对骨源性肿瘤的记录很明显是骨瘤，如 Bickersteth 于 1857 年记录上颌窦肿瘤时显示，只能将上颌骨分成两半后才能进行检查[25]。探究 19 世纪初期骨瘤（或外生骨疣）为何如此常见，将是一件非常有趣的事情。

"水肿样病变"几乎确定是指一种窦性扩张，伴有因潴留性囊肿扩张所引起的骨质的破坏。1874 年伦敦医学会组织的学术会议上，展示了一位因囊肿而采用面部 Fergusson 切口进行全上颌骨切除的患者[70]，该手术操作者事后受到了强烈的谴责，原因是他所实施的手术导致的损伤，高于病变本身所需的处理造成的损伤。伦敦医学会的一位会员曾指出，这种囊肿大部分都是牙源性的，只需要拔除"罪魁祸首"的牙齿就可以治愈，这一观点直到今天仍然被认同。Bryant 对另外一例上颌窦牙源性囊肿患者进行记录时指出，该患者因囊肿形成之前已经切除了上颌骨，因此无从解释其真正的病理学发病原因[146]。

另一种没有包含在 Guthrie 分类[15]中的常见疾病是纤维瘤或成纤维细胞疾病，上述的 160 例上颌骨切除术患者中有 30 例为此类型的肿瘤。从对这类肿瘤的详细描述来看，它们都有均匀的致密性，并伴有压力导致骨质变薄。许多此类肿瘤都表现出腭部非溃疡性凸起，之后的一些组织学研究将其描述为纤维组织。很多此类

肿瘤明显是如今所称的纤维血管瘤，爱尔兰的外科医生 Butcher 曾描述过一系列这类肿瘤[31-34]。由于此类肿瘤的发生不分性别，而且在所有年龄段都可能发病，因此，并不都是纤维血管瘤。使用显微镜检查其中一例纤维瘤，镜下显示瘦长的细胞形成纤维束，钙化物质沉积于纤维束周围，中心被土金属磷酸盐浸润后变硬，转化为一种石头状的物质[90]，因此，几乎可以肯定此肿瘤为骨化纤维瘤。1873 年著名的以色列外科医生 Stokes 曾将从一例 58 岁的男性患者的上颌骨中切除的纤维性肿瘤记录为纤维肉瘤[147]。组织学表现为伴有少量小的血管的硬的纤维状组织。

至少有 12 例患者因上颌骨坏疽或龋齿进行了上颌骨切除术，其中包括梅毒[27,117]、伤寒[148]或磷的职业暴露患者[149]。

对手术切除组织进行显微镜镜检始于 1850 年。1852 年 Brainard 将送检组织在显微镜下检查后显示未发现癌细胞，他是美国最早对送检组织是否存在癌细胞进行记录的实践者之一[150]。这一检查可能并非基于切片检查，因为 Craven 在 1863 年的评论中指出"从切口刮出的标本在显微镜下未显示纤维组织，而仅仅是破碎的细胞和颗粒状物质的混合"[39]。这样看来，早期的细胞学检查的组织来源主要是从肿瘤组织上刮出的细胞。作者知道，直到 19 世纪才开始进行切片检查，直到那时，组织学标本仍保存在酒精中[20]，并且是采用手工切片，1866 年左右，His 制造出了滑动切片机，并在之后的 10 年逐步对其进行改进。自动切片机的使用开始于 1883 年的 Threlfall，这种技术严格要求对组织样本采用某种物质进行包埋，例如固体石蜡[7]。

早期的组织学报告中，Clark 于 1856 年这样记录一个肿瘤："肿瘤在光镜下显示含有不同尺寸和形状的细胞和细胞核。当上皮癌的某些原始特征的存在足够明显时，就可以明确地显示肿瘤的分类"[36]。还有一种被包裹在真骨中的肿瘤[94]的组织学显示："并不是很多油性球状

物被压缩在一起，相反，形状非常不规则或呈椭圆形，长径约 1/300 英寸（1 英寸 ≈ 2.54cm）；其壁由直径约为 1/2000 英寸的细胞紧密排列构成；未发现真骨细胞；当使用 400 能量的偏振光检查时，可以发现类似于牛角或象牙样的结构。"

组织学描述也很快随之而来：例如对于纤维核性肿瘤[151]，即"质地坚硬的组织切片中可观察到成束的纤维组织，但是并没有形成癌基质"；"数个结构单一的圆形细胞和大量的梭形细胞"[51]；一种"球状上皮瘤"[152]；一种小圆细胞癌[153]，或包含有木版画样组织学表现的黏液肉瘤[116]。1861 年 Heiberg 描述了一种腺样囊性癌，按照现在的术语应称作圆柱瘤，这种命名是基于组织学检查[154]；之后对其他一些可能的腺样囊性癌的描述也很快出现[49,138]，后者的组织学检查显示为"一种类似于乳腺腺瘤样的上皮瘤样牙龈瘤"[12]。另一例被记录为管状上皮瘤患者的组织学检查显示："基质由分化良好的纤维组织组成，细胞成大团排列，一部分类似于葡萄状腺，另一部分类似于管状腺，这些细胞团的中心形成一个管腔"[22]。这可能是一例腺样囊性癌，也可能是一例造釉细胞瘤，因之前曾描述过类似的上颌骨中的"多腔上皮瘤"。

对跨越了病理学和麻醉学共同发展时期的 William Fergusson 来说，其职业生涯一定充满了乐趣。他于 1842 年[53]完成其首例手术时所处的环境一定与他在 1872[67,155]年进行上颌骨切除术时完全不同，在完成后者时组织病理学已经能够显示肿瘤是由纤维组织和岛状的梭形核体构成，中心有钙化结节，可能是骨化纤维瘤。1863 年他肯定也使用了氯仿[61]。

麻　醉

早期的手术患者都是被按压或者捆绑起来，虽然对"使用酒精使患者反应迟钝"没有专门的记载，但这种方法在当时一定非常普遍。鸦片酒（例如吗啡）似乎仅在术后应用。氯仿是 1847 年或 1842 年才被引入临床的，但是通常

上颌骨切除术中唯一应用的麻醉药物（图2.4）。

1860年氯仿的应用已经非常广泛了，包括一些地方医院。但遗憾的是使用氯仿的患者在手术中的大部分时间常常是清醒的："氯仿在开始时给予了全部剂量，但随后没有让患者继续吸入以维持剂量"[52]。另一篇来自澳大利亚1868年的报道对氯仿的描述是"尽力尝试但最终被放弃"[156]。

如果术中可能发生大出血，就常常需要在手术进行过程中叫醒患者，直到1870年，仍然经常采用将患者固定在扶手椅上的方法，作为术中患者苏醒时的预防措施[111]。采用氯仿麻醉的患者常常发生术中苏醒，并且"经常将血吐在旁观者的身上"[157]。

一些学者认为氯仿作为麻醉药物存在一定

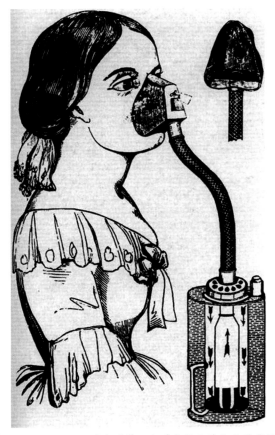

图2.4 John Snow 的麻醉学一书《氯仿和其他麻醉药物》中的插图显示了一个吸入液体氯仿蒸汽装置。1831年已经发现了乙醚、一氧化二氮气体和氯仿，1842年乙醚首次用于临床，1853年，John Snow 医生在维多利亚女王分娩时给予其氯仿麻醉，之后的数月内其使用流行至全世界

的风险，原因是："它会减弱声门的敏感性，虽然并不会使敏感性完全丧失，但也有导致血液从口腔缓慢流入声门的风险，而不会诱发可以将血液排出气管外的咳嗽[76]"。因为"存在大量血液涌入导致窒息的危险"，因此术中常常必须暂停使用氯仿，允许患者术中恢复清醒。正是因为这个原因，Rose建议采用头高位进行手术[158]，所以有些外科医生直到19世纪末仍然不愿意使用氯仿进行麻醉[159]。

氯仿早期的给药方式是将药物喷在一个棉布上使用[79]，到1860年则通过经一侧鼻腔插入的管子给药[58]，后来发明了一种特殊的经鼻腔吸入管[45]，但很快被 Trendelenberg 的插管所取代。1870年 Trendelenberg 介绍了一种带有外翻边的气管切开插管[160]。1873年 Billroth 的首例全喉切除术就是在气管切开后使用这种插管对患者进行麻醉的[161]。1872德国医生 Heiberg 在对一例圆柱状瘤患者进行上颌骨切除术时也使用了这种插管麻醉[154]。这种插管麻醉方法可以明显避免使用氯仿麻醉时发生出血引起的风险，因此于1880年开始推广使用。1883年 Bellamy 曾说："我愿意先进行预防性的气管切开，并使用 Trendelenberg 的插管装置"[162]。

进一步防止疼痛的方法是使用乙醚冷冻手术切口[156]。

器　械

各种手术器械虽然已经存在并使用了多个世纪（图2.5），但事实证明，19世纪早期与现在相比，仍然有很多不同。下面列举两个例子进行详述。第一，唯一的光源是自然光。最开始的50年间，仅有一篇论文对手术光照进行了讨论。1824年 Irving 的患者在手术时需要面对窗户坐在扶手椅上[163]。照明的问题并没有被讨论过，可以拥有足够亮度的照明设备在当时非常困难。直到1880年，无论是煤气灯或电灯都没有得到广泛使用。第二，虽然动脉结扎方法止血已经存在并于1824年被 Nivison 采用[163]，但直到那个世纪后期，才发明了用于止血的动

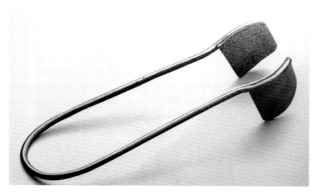

图 2.5　Ludwig Johann Thudicum (1829—1901，伦敦) 在 1868 年设计的鼻镜，至今仍然在全世界耳鼻喉科作为前鼻镜使用

脉夹。1870 年 Fergusson 在教科书中介绍了先使用止血钳钳夹再结扎的止血方法[66]。

一种常用的器械是烧灼，分为两种类型：直接烧灼和间接烧灼。直接烧灼使用的是一种特制的热熨斗，而间接烧灼使用的是不同种类的腐蚀剂。这两种烧灼的分类方法起源于古代，17 世纪时 Parey[164] 就曾经记录过对这两种烧灼的使用。直接烧灼一般用于处理腐烂的骨质，因为处理过程更加精确可控，因此 Parey 认为它比间接烧灼，如硫酸、滚烫的油和熔化的硫磺效果更好，但使用直接烧灼时会给患者带来明显的疼痛，因此人们常常被迫选择间接烧灼。直到 19 世纪关于这两种方法的相对优缺点的讨论仍在继续：Liston（1821）认为直接烧灼更加适用于上颌骨切除术，因为这种方法更加有效，虽然疼痛较剧烈，但时间短，而间接烧灼带来的疼痛却要持续好几天[105]。

"直接烧灼"这一术语直到 20 世纪仍在使用：1923 年 Ochsner 撰写了一篇题目为"使用直接烧灼治疗颌骨恶性肿瘤"的论文[10]。文章中他所使用的烧灼是一块在气体火焰上加热至发红的简单的烙铁，他认为最重要的是，应将烙铁保持在需处理部位至少 1 分钟，才能破坏 2cm 深的组织，同时认为采用这种方式形成的坏死组织可以刺激机体产生抗体以攻击恶性肿瘤细胞，这一概念再次被提起是 50 年后冷冻手术探针出现时。高频电凝的出现，使处理组织时不需要对周边组织实施保护措施，而且应用时更加方便，因此 1926 年左右，高频电凝几乎已经完全取代了烙铁[165]。电凝术所采用的是 d'Arsonval 类型的双极高频电流[166]。冷冻手术技术是直接烧灼理论进一步扩展后出现的，1970 年左右被首次应用于上颌窦癌的治疗[167]。

关于间接烧灼的使用曾出现过一个有趣的病例，这位患者来自威尔士，患腭部肿瘤，并于 1843 年最终接受了颌骨切除术。他首先接受了一位"wild wart（译者注：野生疣，此处指皮肤癌）"男医生的治疗，随后又接受了一位"wild wart"女医生的治疗。这两位医生都外用了由黏土、法国白兰地和可能是硫酸的腐蚀性液体组成的混合物来治疗该肿瘤[168]。这些威尔士"wild wart"医生至今依然存在，而且采用这种混合物治疗皮肤基底细胞癌也获得了成功的临床应用。

关于切除上颌骨最好的方法曾发生过多次讨论，最常用的方法之一是使用 William Fergusson 设计的狮嘴钳[20]（图 2.6）。线锯的使用始于 1857 年的 Heyfelder[169]，1858 年 Davies[46] 之后才逐渐流行起来。Heyfelder 设计了一种钝针，可以从眶下裂穿出到达颞裂，使线锯能够穿过以切割颧骨。他指出与传统锯相比，线锯的优点包括：可以较容易和快速地切割骨质；避免骨碎裂；由后向前的切割力可以避免锯不自主地发生偏斜，成角较圆，能够分割为非常小的骨块。他对 Desault 使用钻孔机在上颌窦上钻孔，并用一个短弯刀进行扩大（instrument trenchant en forme serpette）的做法

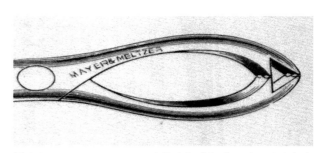

图 2.6　William Fergusson 设计的狮嘴钳的远端，图片来自 1931 年 Meyer & Phelps 的目录

进行了强烈的谴责，因为大部分病例的上颌窦前壁并不薄。他清楚地理解整块切除恶性肿瘤的原则并声明："所有上颌骨的病理学家和术者都一致反对对肿瘤，尤其是恶性肿瘤，采取保守或小气的方法切除，在实际操作中他们通常建议从全局出发，切除整个上颌骨。"另一种经常使用的骨质切割工具是 Hayes 锯[156]。

历史上，这些医生行上颌骨切除术的速度快到让人无法呼吸，虽然很少有对手术具体用时的记载，但作者知道的是，1833 年 Key 进行上颌骨切除术仅需要 20 分钟[96]，1847 年 Hancock 仅需要 8 分钟[78]。

■ 上颌恶性肿瘤手术的发展

上颌骨恶性肿瘤切除术的发展经历了 3 个阶段：第一阶段，分块切除肿瘤，这一阶段持续至 1825 年；第二阶段，约 1825 年开始建立了正规的上颌骨切除术；第三阶段，19 世纪后期和 20 世纪初期出现了比较精确的上颌骨手术方式，如鼻侧切术。

Butcher 对关于谁最早实施的首例上颌骨切除术的争论进行了恰当地总结："事实上，上颌骨切除术可以被分为'两头'，即切除法和关节离断法[31]"。

局部切除

1676 年，查理二世的外科医生 Wiseman 对所实施的上颌骨肿瘤部分切除术进行了报道，这是关于上颌骨局部切除术最早的记录[170]：

患者男性，28 岁，来自乡村，因患左侧颊部恶性肿瘤被推荐给我。肿瘤自鼻侧向外侧扩展，经下睑缘下至外眦，形成了向下的界限；基底较宽，呈圆锥形；伴有分泌物和炎症，患者疼痛剧烈；患侧的颌骨下方有硬癌样腺体。患者曾在乡村尝试了肿瘤切除术，但术后瘤体明显增大，且又发生感染，威胁了患者的眼睛。患者非常着急，请求得到我的治疗。接收该患者后，我用 4~5 天的时间准备好了所有手术物品，包括直接电凝、助吸收药物、保护剂、绷

带等。Walter Needham 医生和我的亲戚 Jaques Wiseman 做我的助手。手术开始，我先用手将肿瘤向我的方向牵引，紧靠睑缘做切口，尽可能地靠近颈内静脉将肿物平稳地切除，切除过程中应注意避开骨膜；剧烈地喷血首先发生于两条大动脉间的一些毛细血管，允许出血片刻后，较小的血管便自行停止出血；然后电凝较大的血管；之后检查术区，发现外眦仍残存恶性肿瘤，使用直接电凝切除；用促吸收药物、外用药膏、伤口保护剂涂抹伤口，最后用绷带包扎伤口，以维持药物的作用，注意松紧适度。术后第 3 天打开敷料，观察伤口吸收良好，继续原样包扎；第 4 天，再次换药时发现肿瘤在鼻旁和眼睑开始生长，并且布满了颊骨，原样包扎后再次换药时准备好直接电凝，将肿瘤全部切除，并使用宽而厚的敷料进行包扎。从此以后每天观察伤口情况，显示溃疡逐渐愈合，10 天后缩小到了原来的一半，但之后又开始到处蔓延，导致必须再次使用直接电凝，这样的电凝治疗究竟还要重复多少次，对我来说至今仍是个谜。

据 Butcher 记载，上颌骨部分切除术最早是由布雷斯劳的 Acoluthus 医生于 1693 年完成的。该患者为一名女性，拔牙后在颌骨上长出肿物。Acoluthus 医生用切口扩大了患者的口腔，切除了部分肿大的病变，包括 4 个牙齿，但是仍然不能彻底将其切除。"他每隔几天便去切除肿物，有时使用切除设备，有时使用直接烧灼，并最终成功地治疗了该患者[31]"。1770 年，White 描述了一例生长了 2 年的鼻窦肿瘤的根治术。他通过面部的半圆形切口将其切除。挖出了一些"像腐烂的奶酪和腐烂的骨质碎片的物质"。患者的眶壁骨质遭到了破坏，他保留了患者的眼睛、视神经和部分牙槽骨，最后直到他看到并感觉到了硬脑膜时，手术才被迫停止[171]。

1800 年以前完成的上颌骨肿瘤手术很少，事实上，18 世纪在 Bell、Heister、Hunter 和 Pott 的相关记录中，此类手术根本就没有被提到过[172-175]。然而 1800—1820 年，关于局部切除

病变组织的记录开始零星出现并越来越多。

1818 年 Dupuytren[176]，1821 年爱丁堡的 Liston[105]，1822 年 11 月 1 日苏格兰 Annan 的外科医生 Irving[88,163]，1824 年纽约的 Rogers[177]，1827 年爱丁堡的 Ballingal[21]，以及 1829 年和 1830 年巴黎的 Velpeau[178] 均通过翻起皮瓣后对局部病变进行切除。上述所有手术均是采用面部切口，翻起颊部的软组织瓣，并通过牵拉上颌窦的肿瘤将其切除。因为手术过程中并未刻意分开上颌骨的各个连接处，所以这些手术还不能称为上颌骨切除术。

Butcher 还告诉作者，Desault、Garengeot、Jourdain、Plaque 和其他人完成的肿物挖除手术，已经被"Dupuytren 在 1920 年和随后很多外科医生提出在当今尤其应该引起注意"[31]。虽然 Dupuytren 在就上颌骨手术的切除范围进行争论时认为颌骨的大部分都应该被切除，但他自己也不做这种手术。

在德国一直到 1837 年才开始做类似的手术：Dieffnbach 记录了 17 例，但是其中只有 1 例能够归类为上颌骨次全切除术，其余的只是局部切除硬腭或牙槽突的小肿瘤。唯一例外是一例可能来自筛窦的骨瘤，他切除了肿瘤但保留了牙槽骨和硬腭[47]。

正式的上颌骨切除术

1835 年 Guthrie 认为上颌骨切除术是过去 16 年中现代外科学最主要的进步之一，为此作者要感谢法国[15]，提示该手术开始发展于 1820 年左右。

1826 年爱丁堡的 Lizars 建议进行上颌骨的整体切除，并且描述了手术步骤[108]。谈到来源于鼻窦的息肉样或肉瘤样肿瘤，Lizars 说：

所有我知道的（只有 1 例除外）通过打开窦口的方式切除的肉瘤样肿瘤患者，要么因复发而返回治疗，要么以死亡告终。因此我认为，毫无疑问，除非切除整个病变组织才能治疗此类患者，而这一点只能通过切除上颌骨来实现。如果仅是搔刮肿瘤，只会使患者受尽痛苦，并

最终死亡。因此，对于此类肿瘤，首先应该采取颊部切口，从口角向后或向内到达咬肌，切开时应仔细，避免损伤腮腺导管；然后分离口腔的黏膜及骨面的软组织，向上到达眶底。从腭骨分离软腭，将骨质从软组织中分离，拔除患侧的侧切牙，将上颌骨与其余骨质分开；在腭缝，用切割钳或者骨锯将腭骨与对侧分开；使用咬骨钳切除上颌骨鼻突；截开与颊部相关的上颌骨颧突；使用压舌板将眶内肌肉和脂肪垫小心地向上抬起，剥离清除眶底的软组织连接，并使用结实的手术刀将上颌骨上部与泪骨和筛骨分离。现在唯一剩余的连接就是蝶骨的翼突，其上附着翼肌，通过摇动和下推前部分上颌骨，可以较容易地将这个连接分开，也可以使用上颌骨钳进行分离，之后用刀切开连接的肌肉。切除肿瘤和相连的骨质后，应仔细将皮瓣复位，并将颊部伤口复位缝合，使用胶布和绷带固定。迄今为止，我没有见过其他方法能够根治这种可怕的肿瘤。

1827 年 11 月 Lizars 对"1 例采矿工或煤矿工的上颌窦骨肉瘤"患者尝试进行了这种手术，但因术中出血，手术被迫中止。1829 年 8 月 1 日 Lizars 再次进行了这种手术，终于成功完成。手术过程：切开后首先分离结扎颞浅动脉、颌内动脉和颈内静脉的分支；切断牙槽突和腭缝左侧的骨板，使用线锯、Liston 钳和坚硬的剪刀将上颌骨完全地分离，但使用了刀柄将眶板与眼球分离。肿瘤是骨肉瘤，部分附着于蝶骨翼突的肿瘤无法被分离，但是切除了部分受侵的颧骨。术后 16 天伤口愈合，患者出院。3 天后"患者突然死亡，但不允许做任何检查"。1830 年 1 月 10 日，Lizars 又完成了另一例成功的手术[179]。

1829 年 5 月 15 日，Syme 在爱丁堡皇家医院完成了一例非常类似的手术[131]。他做了十字形切口，暴露肿瘤后使用锯和骨钳分离颧骨和上颌骨鼻突，在拔除一颗切牙后用骨切钳切断硬腭。因此，他也许比 Lizars 早几周完成了手术，但是 Lizars 首次描述了这一手术。

1833 年 Gensoul[180] 在他的专题著作中全面回顾了早期的法国文献，他描述了 1824 年前 Garengeot、Desault 和 Dupuytren 完成的手术，记录了通过阅读同时期的记录和访问手术时的在场人员，寻找和发现当时真正完成手术时所经历的千辛万苦。他的研究被总结为展示了 1827 年以前所有的手术步骤。在面部做切口之后分块切除病变组织，对此并没有规范的切除方式。随后他也记录了 1 例自己的患者，1 例尖牙窝上部肿胀 2 年的 17 岁男孩，被描述为骨增生（图 2.7）。测量肿瘤大小 7¾ 英寸 ×7½ 英寸（197mm×190mm），周长 16½ 英寸（413mm）。在和同事们仔细分析和讨论后，他于 1827 年 5 月 26 日在里昂的 Dieu 酒店进行了手术。手术开始，他先在面部皮肤上做 3 个切口，之后翻起皮瓣，使用骨锤和骨凿分离靠近颧额缝的眶外侧壁，使用骨凿穿过直到翼突上颌裂，分

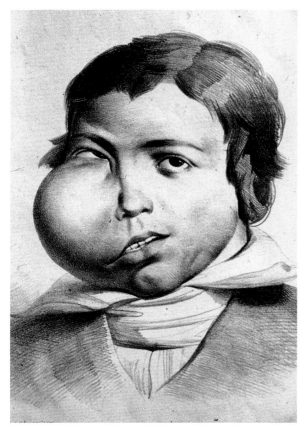

图 2.7 Gensoul 的患者 1827 年的术前图片。手术在无麻醉的情况下展开。这几乎是首例上颌骨整体切除术，切除的是骨肉瘤

开颧骨的额突；之后他使用一个非常大的骨凿在内眦穿过泪骨，用相同的方法分开鼻骨的上部分；用刀分离上颌骨上的鼻翼软组织；拔除左侧上颌中切牙，分离硬腭；最后，将上颌骨从翼突上分开，通过眶和肿瘤之间插入骨凿，分离上颌神经，使用骨凿将切除的上颌骨推向口腔时，患者立即发生晕厥，但最终恢复了。毫无疑问，这是首次记录的上颌骨精细切除术。

Gensoul 也记录了至少 6 例类似的手术，有一些是恶性肿瘤切除术，其中 1 例术后存活了 5 年，这在当时非常罕见，他对该患者进行了超过 5 年的随访，也记录了肿瘤的体积变化，对该患者他甚至一度承认了自己的诊断错误。更加不寻常的是，为了评价长期效果，他故意推迟了 6 年才发表相关论文。这篇专题论文总共 77 页，此外他还对下颌骨切除术进行了描述。同时，Gensoul 也认可了 Lizars 在 1826 年出版的 *System of Anatomical Plates* 中提到的"自称完成了首例上颌骨切除术"。

1850 年早期，因存在一些采用假名，例如"studens chirugiae"或"chirurgus"发表的不怀好意的信件，医学出版社对 Lizars、Syme 和 Gensoul 三人中究竟是谁完成了首例上颌骨切除术的问题进行了相当激烈的讨论[130, 181]。除了对当时的 Lizars、Syme 和 Gensoul 而言，事实上究竟是谁并不重要。要求科学优先级是常见的：它告诉作者这种手术并不是那个时代"特立独行，标新立异"的手术方式，而是外科学的进步使得这种手术可行，不同国家的几位外科医生都决定去尝试这种手术方式，表明这个课题是大家的共同兴趣。

对上颌骨切除手术发展贡献最多的国家是法国和英国，贡献相对较小的国家是德国。美国外科医生 General 指出，这种手术方式直到 19 世纪下半叶[182]才传到其他欧洲国家，1845 年比利时的 Heylen[183]，1852 年波兰的 Klose[184]，1857 年意大利的 Gianflne[13]（1850年 Moretti 报道了一例坏死切除术[186]），1857

年荷兰的 Leonides van Praag[102] 和澳大利亚的 Dehler[187]，1862 年葡萄牙的 Barbosa[188] 和俄罗斯的 Kade[95]，1864 年西班牙的 Rosa[189]（Toca 在 1858[190] 年完成了一例坏死手术），1873 年芬兰的 Estlander[191] 均首次完成了上颌骨手术。

1844 年德国医生 Heyfelder 首次实施了双侧上颌骨切除术[84]，他的儿子 Oscar 在 1857 年 *Dublin Journal of Medical Science* 上做了英文报告，都柏林曾经是这类手术的中心之一，尤其是在已经被遗忘的 Butcher 医生时期。患者因为腭部巨大"假性浆细胞瘤"而接受手术。瘤体已经将鼻推向前方。医生做了一个到眶下缘的大双侧皮瓣，然后用传统方法切除了双侧上颌骨，保留了鼻。术后没有做赝复体。患者术后重返工作，但是 15 个月以后由于额骨肿瘤复发而死亡[169]。Oscar Heyfelder 申明双侧上颌骨切除的手术适应证是：

- 坏死和骨疽。
- 良性肿瘤包括内生软骨瘤和骨肉瘤（osteosarcoma 应该属于恶性肿瘤——译者注）。
- 恶性肿瘤包括上皮性癌（Virchow 角化癌）、胶状癌、髓样癌、囊性癌。

切　口

许多切口被用于上颌骨切除术，但是这些切口可以被分为两种。第一种是从外眦到口角的切口。这个切口被用于早期，1827 年 Ballingal[21]，1829 年 Lizars[179]，1832 年 Velpeau[178]，1834 年 Key[96]，1835 年 Liston[106] 都使用过，似乎到 1840 年左右这种切口逐渐被废弃了。第二种切口是沿鼻外侧向下的切口，于 1827 年被 Gensoul[180] 首先采用，然后逐渐演变为经典的切口，Gensoul 在中切牙位置将切口延长切开上唇，Fergusson[53] 在 1842 年在中线位置切开上唇。而法国的医学院设计了一种类似的切口，但是对于部分筛上颌复合体上部分的手术，并不切开上唇，Legoues[192] 在 1865 年首次描述了这种切口，并且增加了沿下眼睑的横形切口。Farabeuf 把鼻侧切口增加了在眶下缘平面从内眦到外眦

的切口归功于巴黎的 Blandin[193]，但是这一切口并不记录在 Blandin 1834 年最初的文献中[26]。Michaux 在 1854 年描述了一个从内眦到外眦经过球眼睑皱褶在下眼睑的结膜切口，目的是避免牵拉下眼睑[194]。在下眼睑表面的恰恰在睫毛缘下方的切口的提出者通常被认为是 Weber，但关于这个切口真正的来源仍然是个谜，经过仔细地寻找并未发现 Weber 有任何关于此切口的描述，他在工作中提到的切口其实与颌骨骨折有关[195]。所谓的 Weber-Fergusson 切口更准确的命名应该是 Blandin-Gensoul 切口（图 2.8）。Dieffnbach 描述的沿着中线向下的切口根本没有流行起来[47]。

颈动脉的结扎

在早期的手术中，术前通常需要常规结扎颈总动脉或颈外动脉。例如，Earle 在 1831 年结扎了患侧的颈总动脉，没有出现明显的副作用[10]。Scon 在 1830 年结扎了颈外动脉[196]。Heath 在他的关于颌骨损伤和疾病的教科书中，告诉人们在他写书的时候已经废除了这一操作[16]。

部分切除

近一个世纪的上颌骨手术的发展应归功于法国人，他们介绍了"a la demande des lesions"[39] 的手术概念。

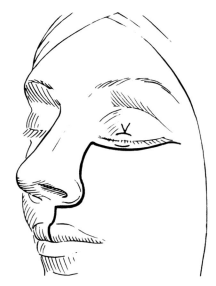

图 2.8　图示的 Weber-Fergusson 切口，更准确的命名应为 Blandin-Gensoul 切口

13

1925 年 Comet 回顾了上颌骨手术的发展历史并将其分为 3 个阶段：上部手术（筛 - 上颌 - 眶 - 颧骨复合体），鼻腔 - 鼻窦中层结构，腭部的下部结构。他讨论了这种分类的胚胎学基础和主要的肿瘤组织学类型，指出超过半数的肿瘤是鳞状细胞癌，然后讨论了这些肿瘤的解剖学起源（从筛窦和鼻腔，从上颌窦，从硬腭和牙槽突）及其侵犯路径[197]。他和 Sebileau 在尸体上做了实验，证明了经颊部或上颌窦入路不可能将筛窦完全切除。因此推荐了 Moure 描述的鼻侧切开术，作为来自上结构肿瘤的手术入路的选择。

Sebileau 在 1906 年描述了上颌窦恶性肿瘤的临床形式（外生型、化脓型和腐败型），并且描述了上颌窦恶性肿瘤扩展进入颊部、鼻腔和口腔等的路径：通过下鼻道进入鼻腔；通过前壁进入尖牙窝；通过拔牙窝进入上牙槽突；通过上壁进入眼眶；通过后壁进入翼突上颌间隙或翼窝[197]。

上结构

早期研究者认为必须要切除整个上颌骨。因为那个时候的检查手段无法判断恶性肿瘤准确的起源和侵犯范围。然而，早在 1848 年，Michaux 就提出疑问，当硬腭正常时，是否还有必要切除[198]。他描述了筛窦肿瘤的部分切除手术，保护了眶底和眼球的功能[194]。他也强调了切除进入尖牙窝肿瘤的必要性。Michaux 在其 1854 年的专题论著里论述了 7 种不同的手术方式[194]：

· 上颌骨和颧骨切除。

· 单纯上颌骨切除。

· 保留硬腭的上颌骨上部分切除。

· 保留眶底和上颌骨额突的上颌骨下部分切除。

· 腭弓切除。

· 上颌牙槽突切除。

· 双侧上颌骨切除。

1865 年 Legouest 设计自内眦沿鼻翼下降直到上唇正中的切口，之后广泛打开左侧鼻孔，将鼻骨与上颌骨额突分开，并将其牵向对侧；最后在分开上颌骨额突和前面打开鼻孔的外下部分之后，使用剪刀将上颌窦内侧壁外旋[192]。他使用这种手术方法治疗 1 例鼻咽息肉患者，可能是 1 例纤维血管瘤的男童。直到那时，这些肿瘤仍然是采用了牺牲眶的全上颌骨切除来治疗。但是 Legouest 主张一个更加保守的入路。

Cornet 告诉我们法国南希的 Michel 在 1869 年改良了 Michaux 和 Legouest 的手术方式。通过增加了一个与原纵形切口相垂直的切口来进行眶缘的部分切除，避免了切除上颌骨本身[197]。

另一个发展是 Moure 在 1902 年的鼻侧切开术，这被用于来源于鼻腔上半部分和筛窦的恶性肿瘤的根治性手术（图 2.9）。他告诉我们以前推荐眶的切口来处理上颌窦上半部分的肿瘤，但是他更提倡以下不同的手术入路。自额骨下半部分到鼻孔做切口，之后将鼻腔向一侧翻起，通过骨膜剥离子暴露鼻骨。再剥离和牵开"膜性鼻泪管"，以免损伤，之后分开上颌骨额突和部分泪骨，分开鼻腔内的鼻骨，最后分开额

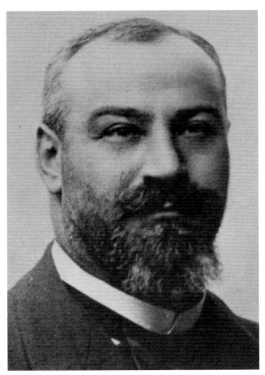

图 2.9 Emile-Jean Gabriel Moure（1855—1914）。鼻侧切开术的开创者

骨的鼻棘。为了避免打开颅腔，他在与筛板和蝶窦前壁平行的颅底区域穿过了一把圆凿，之后使用一把大的刮勺从下向上切除筛窦，这个步骤通过额镜照明来完成。这个手术可以刮除鼻中隔、眶和蝶窦的病变。他建议保留鼻骨脊来保护鼻的外形。建议在术前填塞后鼻孔来防止患者吸入血液。然而，他也描述说，只有在肿瘤切除后出血常常才会停止。此时填塞不再必要。他指出通过这个路径也可以到达蝶窦[199]。

他的第一位患者是一位 55 岁的制桶工人，在 1901 年 7 月 9 日接受上面介绍的手术。1 年后患者仍然存活，并且肿瘤没有复发，组织学显示是"柱状癌"。Moure 没有充分描述这一术语代表的含义。但是在 1933 年来自法国的 Hautant 的一篇论文中，充分讨论了这种肿瘤。从他的描述中分析，患者的病变可能来自嗅黏膜，伴有木版画样组织改变，很明显柱状瘤现在应该被称为嗅神经母细胞瘤。事实上，这类肿瘤曾被法国人充分描述过[5]，Sebileau 进一步改良了这一手术，并且将其命名为鼻侧旁切开术。他强调了某些技术细节和将鼻侧切开分为了高、低和全部[200]。Moure 的鼻侧切开术被 Hautant[201] 在 1933 年进一步扩展，使用了一个与 Moure 的切口在上方起点相同的切口，但是之后在眶下向外侧扩展。他使用骨凿切除所有上颌窦前壁加眶底。这篇专题论文首次描述了肿瘤相关的放射学的表现。

法国医生也首次指出如果眶底没有被侵犯却被切除是过度治疗，因为失去了眼球的生理支撑，"一个没有在它的合适位置上的眼睛的丧失"。

有意思的是，St. Clair Thomson 在 1837 年说鼻侧切开已经替代了上颌骨切除[202]，然而到 1977 年，它仍被描述为被忽视的手术[203]。

中结构

Cornet 在 1925 年描述了少见的破坏鼻腔鼻窦壁和早期侵犯上颌窦的肿瘤[197]。他认为这些病例适合保留眶底和硬腭的手术。他描述了一种手术步骤，将其命名为一种扩大的 Caldwell-Luc 鼻窦切除术。最初的切口是在尖牙和第二磨牙之间的龈颊沟，向上扩展切除上颌窦前壁。之后肿瘤被小心和仔细地从上颌窦刮除，并评估其余骨壁是否受侵。

Cornet 的手术其实仅仅是 Denker[204] 在 1909 年描述的手术的一个小的改良。在牵开上唇后，Denker 在患侧上颌前庭沟做切口直到对侧 2~3cm。之后将上颌骨表面的软组织向上分离直到眶缘。从尖牙窝打开上颌窦，使用 Luer 钳和骨凿切除鼻腔外侧壁，鼻骨的下部分和上颌骨的鼻突也被切除，如果必要，还需要切除筛迷路和蝶窦前壁。

Cornet 也描述了类似的手术步骤[197]，用于切除来自鼻腔下部分（鼻中隔和下鼻甲的）的恶性肿瘤。他将其归功于 Rouge，但是可惜没有任何参考文献，仔细地检索也没有发现这个步骤被记录在哪里。手术步骤如下：

· 在唇龈沟从第一磨牙到对侧第一磨牙做一个水平的唇下方切口。

· 暴露鼻腔：使用弯的骨膜剥离子在骨面向鼻孔方向剥离，暴露梨状孔的边缘和前下鼻棘。

· 使用剪刀从下向上自前鼻棘分离四方软骨，抬起鼻腔上部。

· 使用弯的剪刀分离翼上颌连接处。

· 使用 Farabeuf 钳取出切除的骨块。

下结构

Michaux 在 1854 年描述了腭部肿瘤的部分切除手术[194]。他描写了使用小剪刀自牙根的上方分离后上牙槽骨的切除。他也相当详细地描述了巴黎的 Nelaton 记录的手术，但是不幸的是没有列出参考文献。Nelaton 首先抬起了腭部黏膜，当然前提是没有侵犯。之后在硬腭的前端打几个孔。使用剪刀的一个刀片通过这个洞，分离硬腭和鼻中隔下部。

Farabeuf 通常做面部的横形切口暴露上牙槽突。他在上颌窦的前壁穿孔，使剪刀穿过而切断牙槽突的连接[52]。他也将中线的切口归功于

Nelaton，但是也没有给出能够发现 Nelaton 工作的参考文献[193]。

Barwell 在 1873 年在口内切除了硬腭和牙槽突，而没有打开鼻腔[23]。据其所言，没有在任何的手术学或文献中发现这种手术的记录，但是却完全忽视了 Michaux 在 20 年前一篇庞大的专题论著中就详细全面地描写了这一手术步骤。Barwell 的经口腭部切除的手术过程看起来是更加经验性的，而与法国人所描述的过程不同，这不是一个系统的基于解剖学和病理学研究后的过程。最终的进展是 Cornet 描述的用于处理下结构肿瘤的手术方式。Wilson 在 1/4 世纪后使用英文文献再次描述了这一手术，无论是在手术操作，或者是解剖还是病理学原则方面的描述，都没有归功于法国人[139]。

骨移位术

除了双侧上颌骨切除和 Denker 的唇龈入路，来自德国的唯一的其他贡献就是骨移位术的发展。最初是由 Langenheck 在 1859 年描述的[205]。他的患者是一例 18 岁的男孩，有 2 个纤维性息肉，也许是一例鼻咽纤维血管瘤。他最初采用了一个类似于鼻侧切的皮肤切口，然后自鼻软骨连接处分开，使用骨切钳在靠近鼻中隔处将鼻骨和额骨的鼻突分开。第二个切口分开了鼻突的骨质，并且继续进入了上颌窦，停止在形成眶下缘的上颌骨的鼻突连接处。他使用一个剥离子将骨质翻回到前额。

1863 年 Voelckers 描述了一例骨移位瓣手术，蒂在上方，切除上颌窦前壁来切除可能是蝶窦起源的侵犯上颌窦的鼻咽纤维血管瘤的肿瘤[206]。

联合放疗

在 20 世纪早期，上颌骨切除术联合采用了将镭置入术腔的方式。这种方式流行于英国和美国[165,166,207,208]。曾使用过有套的管子，钢珠或射气的放射核。使用在银管中的一个 50mg 或 100mg 的电子管将镭直接应用于肿瘤，持续 15~20h[209]。另一个选择是将在基托上带有镭针的假牙取模制作后戴入术腔[207]。

赝复体

赝复体最早期开始习惯的做法就是使用某种形式赝复体来填塞上颌骨切除后的术腔。Syme 在 1835 年完成的最早之一的上颌骨切除术时，Nasmyth 制作了一个带有牙齿的人造板来恢复患者的外貌、咀嚼和发音，"几乎没有缺陷的"[132]。Hart 在 1862 年告诉作者一位因为淋巴结核而接受上颌骨切除的患者，Hart 的兄弟（一位牙科医生）为他制作了一副人造假牙[81]。都柏林 Stevens 医生的外科和牙科医生 Bake 说道："使用了一种最满意的方式来安排腭部和牙齿，以至于患者能够非常舒适地进食并拥有清晰完美的发音[109]。"

在 20 世纪早期，牙齿的修复进展得很快。Woodman 描述了如何在手术前几天取石膏模型，从而制作暂时的带有扩大的球形的义齿来充填术腔，防止颊部下垂。几个月后再制作一个永久的带有义齿的橡胶夹板（图 2.10）[210,211]。

小 结

尽管在 20 世纪后半叶，在化疗、麻醉、照明和器械方面有大量技术上的革新和发展，然而也许唯一新的主要的关于上颌骨病变手术的进步是颅颌面切除。

关于最初的欧洲文献检索显示，在这 50 年（1825—1875 年）间，在今天看来许多仍然是标准的手术是在没有充分照明、血液补充、麻醉等条件下，被少数特别有才华和果断的外科

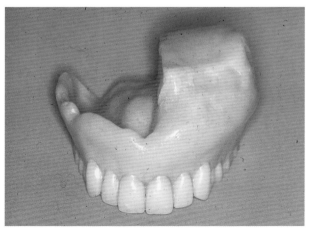

图 2.10　永久的义齿封闭器照片（Woodman, 1923[209]）

医生在少数欧洲国家发展起来的。事实上，任何能够从这些大创伤手术中存活下来的患者都应该感谢这些外科医生的技巧，同时感谢他们自己的忍耐力。

尽管早期外科医生先驱和放射治疗专家尽了最大的努力，大部分患有鼻腔、鼻窦、鼻咽恶性肿瘤的患者后来仍然死于本疾病，因为在前和前外侧颅底、颞下窝、斜坡、眶和前中颅窝邻近结构的复发率均较高。在 19 世纪末期鼻窦和颅底的解剖被广泛研究和描述，尤其是 Onodi 进行了大量的研究（图 2.11a，b）。无论如何，直到 20 世纪下半叶，随着在麻醉学、照明、器械的发展以及霍普金（图 2.12）硬管内镜和手术显微镜方面的巨大技术革新，发展新的大颅底手术方法成为可能。最显著的是各种各样的颅颌面手术入路和切除术。

借助于 1960 年引进的 CT，1980 年引进的磁共振（MRI），术前关于这些良恶性肿瘤范围的评估和理解有所提高，对于这些新的手术方法提供了相当大的帮助。关于每种疾病的病理学发展和自然病史的理解，提高了人们对于治疗每一种独特的病理类型的术前注意事项的理解。

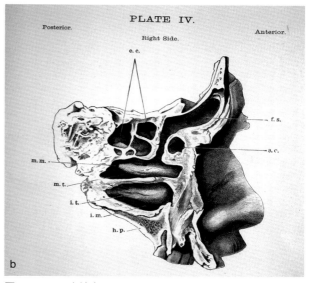

图 2.11a，b（续）

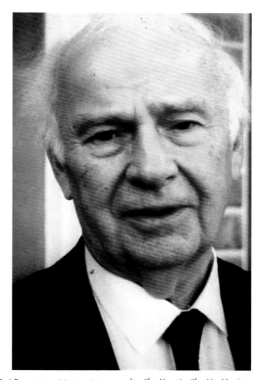

图 2.11a，b　a. Plate Ⅷ 冠状位切片，垂直通过鼻腔后。b. Plate Ⅳ 矢状位，通过鼻腔右侧及中下鼻甲平面外侧。引自 1894 年 Dr.Onodi's Atlas of the Nasal Cavity and Sinuses, St. Clair Thomson 译

图 2.12　Harold Hopkins，光学物理学教授（Reading University），他在 1954 年研制出硬管柱状透镜系统，使得来自格拉茨的教授 Walter Messerklinger 的内镜鼻窦外科的发展成为可能

颅底手术

垂体瘤手术

Sir Victor Horsley 被认为是首位在 1899 年采用了经额入路来处理垂体实体瘤的医生[212]。这一手术的技巧仍然是目前使用该手术入路的基础。在 Horsley 工作之前，一位意大利的外科医生 Giordano[213] 通过使用额窦的骨成形瓣技术，将鼻腔翻到一侧，然后切除鼻中隔、鼻甲和蝶窦到达垂体。1906 年 Schloffr[214] 描写了首例完全经鼻入路，也是切除了鼻中隔和鼻甲来获得通过蝶窦的通路，但实际上却是 Cushing[215] 在 1909 年及接下来的 20 年发展了这一手术。他描述到，采用上唇下入路，进行了鼻中隔的黏膜下切除，保留了鼻腔的结构和功能。发展了很多在今天仍在使用的经中隔和经蝶窦的手术方式。

Dandy[216] 被认为是首位报道前颅面切除术的医生，开始于前入路的颅眶切除术，但是他进入了筛窦来实现肿瘤的切除。Klopp 和 Williams 在 1954 年描述了一个额窦癌的前颅面切除术[217]。人们日益认识到，鼻腔鼻窦恶性肿瘤预后较差的原因是切除范围不足导致的局部复发的结果。每一例侵犯筛板下部和筛顶的肿瘤都可以扩散到颅内，随着 CT 技术的出现，这一点被认识得更加深刻。因此，人们对于颅面联合切除的原则变得越来越有兴趣，随后颅面联合切除逐步开展。最显著的是 Ketcham 及其同事在 1963 年的报道[218]。这个最初的报道随后被 Ketcham 等于 1966 和 1973 年[219,220]、Millar 于 1973 年在澳大利亚[221]，Peter Cliffrd 于 1977 年在英国[222]，Schramm、Myers 和 Maroon 于 1979 年[223]，Terz 等于 1980 年在美国[224]进一步补充。

作者在皇家国家耳鼻咽喉医院的经验自 Sir Donald Harrison 开始。他毕生致力于鼻腔鼻窦肿瘤的治疗，尤其是在 1973 年报告了这些肿瘤的处理方法，而且和他伟大的来自美国的朋友 George Sisson 一起发展了他的基本原理。后者在 1976 年报道了他 15 年的经验[225]。Harrison 在 1973 年报道了个人的 85 例鼻窦肿瘤的经验[226]。他相信患有筛窦上颌窦肿瘤的患者中，80% 的病变超出了传统的伴或不伴有眶内容物摘除术的上颌骨全切术的范围。他鼓励 Tony Cheesman，一位已经接受了耳鼻喉、颅底外科和神经外科全面训练的医生，在 1978 年开始行颅颌面切除术（图 2.13）。随后在 1986 年报道了 7 年中 60 例患者的经验[227]。

作者开发的颅颌面手术使用了一个小的开颅窗（图 2.14），小的硬膜牵开，在手术显微镜控制之下切除，别的同事希望暴露前颅底后部而不需要牵拉额叶，因此 Tessier 等[228]介绍了来自治疗先天性颅颌面畸形的颅颌面外科手术发展而来的额眶联合切除。Raveh 发展了扩大的前方颅下入路，这一入路最初用于处理颅内创伤，但是随后在 1993 年报道[229]用于肿瘤切除。

1980 年开始关于前入路切除鼻腔鼻窦和颅底肿瘤的应用方兴未艾，许多颅底手术入路开始与口内入路和侧方入路相联合，比如 Fisch[230]，

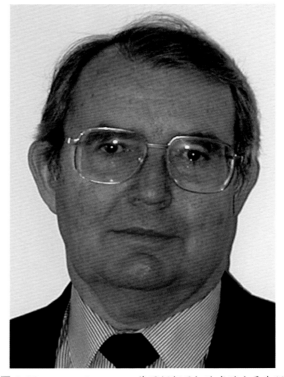

图 2.13　Tony Cheesman，英国颅颌面切除术的主要先驱

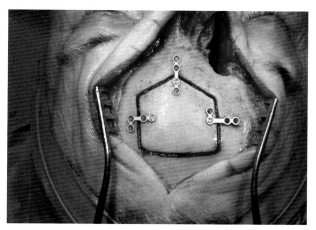

图 2.14　前颅颌面手术，术中照片显示在去掉盾形的骨开窗之前，先植入 1.7mm 的型板 Anterior craniofacial 微型板，这使得在颅颌面手术之后能够精确地重置开窗的骨瓣

Sekhar 和 Schramm[231] 为先驱的颞下窝入路。全世界许多机构成立了多学科团队，并一直从事这一颅底手术工作至今。因此只挑出一些个人或机构来代表各种各样的继续显著地在为这一前沿外科领域做贡献的人是不公平的。尽管如此，如果不提 Cocke、Derome、Donald、Jackson、Janecka 和 Maniglia[232-237] 的贡献也是不合适的，因为他们为这一区域肿瘤各种各样手术入路的发展做出了相当大的贡献。

经鼻和经内镜手术

经鼻手术主要起源于德国，尤其是在 20 世纪 Heerman 家族的四代医生。Hans Heermann[238] 在 1957 年演示了使用双筒的 Zeiss 操作显微镜做经鼻的筛窦手术。到 1974 年，据报道，这种经鼻的显微镜技术已经被用于约 14 000 例筛窦、上颌窦、蝶窦和额窦手术[239]。

据报道，Hirshman 是首位采用了基于 Nitze 在 1897 年设计的改良膀胱镜[238] 做鼻腔鼻窦内镜手术的外科医生。这一内镜由 Reiniger、Gebbert 和 Schall 在德国柏林制造。这个内镜最初只能用于诊断和小的手术，例如电凝和取出异物，但是本质上这些硬管的望远镜和其他衍生产品采用了类似的使用小灯泡照明的方法，

而且被用于诊断。

Harold Hopkins 发明的硬管内镜，由 Storz 生产，促进了 1960 年和 1970 年开始的鼻内镜技术的大发展，这也与 Heerman 在 1958 年首次报道的[239]，使用双筒操作显微镜进行经鼻手术同时发展。Draf 也使用显微镜，但也联合使用角度镜[240,241]。

鼻窦内镜手术是在 1967 年由 Messerklinger[242]、Wigand[243] 和 Stammberger[244] 在欧洲文献上首次报道，后者特别扩大和普及了这一技术。Kennedy 在 1985 年将这一技术引入美国[245]。随着大量新的器械的补充改良内镜，使用这一技术处理鼻腔鼻窦良恶性肿瘤只是时间问题。

最近 30 年来，随着 CT 和 MRI 对颅底详细扫描的巨大进步以及近期发展的影像导航系统的成熟，颅底外科医生可以使用微侵袭内镜技术处理深部肿瘤。扩大的经鼻内镜手术技术被详细地描述和应用。这些扩大经鼻内镜入路的可行性和低致畸率已经在很多研究中被很好地证实和报道。这些扩大的经鼻入路在全世界大的医学中心继续被鼻腔鼻窦和颅底外科医生作为新的处理这些肿瘤的方法。目前已经可以被用于进入前、中、后颅窝的结构。取代传统开放手术的扩大内镜入路的使用受限于手术团队的经验和肿瘤与重要神经血管的关系（图 2.15）。

与开放性手术情况类似，想拣选出为这个手术的发展做出显著贡献的代表是不公平的。但是最近的欧洲内镜处理鼻腔、鼻窦和颅底肿瘤的倡议书给了作者一个极好的关于这一专题的启发，该倡议书回顾了 Carrau、Castelnuovo、Kassam、Lund、Nicolei、Stammberger、Stamm 和 Wormald 为这一领域的发展做出的贡献，他们已经为这一重要领域做出了并且继续在做出贡献[246]。有趣的是，May 最早在 1990 年首次提出的双人四手的技术[247] 在最近又广泛流行起来[248-250]。

目前致力于颅底外科手术各个方面的许多中心，越来越多地将重点置于内镜入路上，但

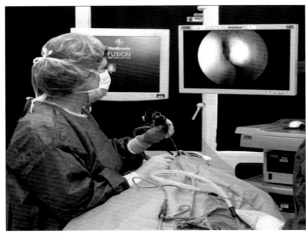

图 2.15 鼻窦内镜手术的手术室设备（此例为脑膜膨出）

是保留了各种各样的开放式入路，这一入路与放化疗及最近介绍的新颖的靶向药物治疗联合使用仍然是必要的。后者通过干扰特殊的细胞过程来干扰细胞程序。分子研究日益深入，这些新型联合治疗方法有广阔的应用前景，历史告诉我们，早期的外科手术不能成为恶性肿瘤的主要治疗方法的原因在于恶性肿瘤的复杂性。希望本书能够指导外科医生并促进在多学科领域对于这些疾病的理解，期望这一代的年轻外科医生能够掌握必要的外科技能。

参考文献

[1] Harrison DFN, Lund VJ. Tumours of the Upper Jaw. New York: Churchill Livingstone, 1993:1–351

[2] Watson. Ulceration of larynx, tracheotomy, haemoptysis. Edinburgh Med J, 1865;xi:78

[3] Billroth T. Beobachtungen ueber Geschwuelste der Speicheldrusen. Arch Pathol Anat Physiol Klin Med, 1859, 17:357–375

[4] Robin C, Laboulbene JJA. Trois productions morbides. Compte Rendu Soc Biol, 1853,5:185–196

[5] Herger L, Luc G, Richard D. L"esthesioneuroepitheliome olfactif. Bull Assoc Fr Etud Cancer, 1924,13:410–421

[6] Oehngren LG. Malignant tumours of the maxillo ethmoidal region. Acta Oto-laryngol, 1933,(Suppl):xix

[7] Pledge HT. Science Since 1500. A Short History of Mathematics, Physics, Chemistry and Biology. London: Her Majesty's Stationery Ofce, 1966,166

[8] Virchow R. Cellular Pathology as Based Upon Physiological and Pathological Histology. London: Churchill; 1858:464–465

[9] Erichsen JE. Diseases of the antrum and upper jaw. In: Heck M, Johnson R, eds. The Science and Art of Surgery. 10 th ed. Vol II. London: Longmans, Green, 1895,627–643

[10] Earle. Osteo-sarcoma of the antrum, extirpation of the superior maxillary bone. Lancet, 1831–2,i:378–379

[11] Barton IK. Removal of superior maxillary bone, for malignant disease. Dublin Q J Med Sci, 1863,xxxiv:32–38

[12] Porter G. Excision of a large portion of the upperjaw for epuloid disease—recovery. Dublin J Med Sci, 1867,xliii:106:257–261

[13] Ochsner AJ. The treatment of cancer of the jaw with the actual cautery. J Am Med Soc, 1923,81:1487–1491

[14] Dickson D. Fungus of the antrum: lymphatic contamination: no visceral taint. London Med Gazette, 1840,ii:256–258

[15] Guthrie CG. Clinical lecture on the removal of the superior maxillary, and other bones of the face. London Med Gazette, 1835–1836,xvi:315–318

[16] Heath C. In: Injuries and Diseases of the Jaws. 2nd ed. London: Churchill, 1872

[17] Koerte W. Rescerionen des Oberkiefers. Archiv fur Klinische Chirurgie (Berlin), 1880,xxv:514–516

[18] Adams. Large fbro-cellular growth in the antrum, removal of the superior maxilla (operation by single incision); recovery. Med Times Gaz, 1853,vii:89

[19] Aikin CA. Excision of the superior maxillary bone. Lancet, 1839,ii:217–218

[20] Ashurst. Case of fbroid tumour of the upper jaw. Am J Med Sci (Philadelphia), 1870,lix:121–123

[21] Ballingal. Removal of a sarcomatous tumour from the superior maxillary antrum. Lancet, 1827,xii:620

[22] Barker AE. Notes of a specimen of tubular epithelioma. Lancet, 1884,ii:827

[23] Barwell R. Myeloid sarcoma of the upper jaw removed, with nearly all the alveolus of the left side, without opening the cavity of the nose into that of the mouth. Lancet,1873,ii:81

[24] Beatson WB. Osseous tumour ofthe left superior maxilla; removal of the bone. Lancet, 1873,i:271

[25] Bickersteth E. Excision of the upper jaw. Med Times Gaz, 1857,xiv:338

[26] Blandin E. Case of osteosarcoma of the left upper maxillary bone. Lancet, 1834,ii:353–354

[27] Braun H. Ueber totale doppelte Oberkieferresectionen. Archiv fur Klinische Chirurgie, 1875–1876,xix:728–748

[28] Buchanan G. Excision of superior maxillary bone. Edinburgh Med J, 1864,x:406

[29] Buchanan G. Tumour of antrum: excision ofsuperior maxillary bone: recovery. Glasg Med J, 1879,xi:143–144

[30] Burow. Fibroid der fossa sphenomaxillaris; osteoplast ische oberkieker resection: heilung. Berliner Klinische Wochenschrift, 1877,xiv:60–63

[31] Butcher RGH. On extirpation of the upper jaw. Dublin Q J Med Sci, 1853,xvi:18–36

[32] Butcher RGH. Excision of nearly the entire left superior maxillary bone. Dublin Q J Med Sci, 1860,xxix:259–271

[33] Butcher RGH. Successful excision of the entire upper jaw and malar bone, for an enormous tumour involving both, and flling the parotid region. Dublin Q J Med Sci, 1861,xxxi:1–12

[34] Butcher RGH. Successful excision of the entire upper jaw and palate bone for an enormous fbro-vascular tumour.

Dublin Q J Med Sci, 1863,xxxv:279–293

[35] Canton. Disease of the left upper jaw-bone, originating primarily in a blow from the fst; successful removal of the entire bone. Lancet, 1865,i:477–478

[36] Clark F, Le G. Case of malignant disease of the right upper jaw;excision; recovery. Med Times Gaz, 1856,xiii:171

[37] Collis P. Excision ofthe upper jaw for malignant tumour of the antrum. BMJ, 1869,i:377

[38] Coote H. Extirpation of the upper jaw for malignant disease. Lancet, 1866,ii:411

[39] Craven R. Excision of the superior maxilla and malar bone. Med Times Gaz, 1863,ii:669–670

[40] Craven R. Excision of the superior maxilla for tumour recovery. Med Times Gaz;ii:356–357

[41] Craven R. Excision ofupper jaw. Med Times Gaz, 1876,ii:677

[42] Crile GW. Excision of cancer of the head and neck. JAMA, 1906,47:1780–1786

[43] Croly HG. Excision of the entire left superior maxilla, by a single incision, for myeloid tumour. Dublin Q J Med Sci, 1868,xlv:278–285

[44] Crompton DW. Tumor in the left antrum. London Med Gazette, 1846,i:679–680

[45] Cumming AJ. Excision of superior maxilla. Lancet,1871, i:231–232

[46] Davies R. Encephaloid tumour of antrum. Lancet,1858, i:85–88

[47] Diefenbach JF. On the resection of facial bones. Lancet, 1837–8, i:692–699

[48] Dobie W. Fibrous polypus of antrum, etc. evulsion, recovery. Monthly J Med Sci, 1853,17:307–309

[49] Dobson NC. Removal of greater part of both superior maxillae simultaneously for malignant disease. BMJ, 1873,ii:430–432

[50] Dunsmure J. Osteo-sarcoma of upper jaw; excision of superior maxilla; recovery. Edinburgh Med Surg J, 1854, lxxxi:100–101

[51] Brichsen JE. Fibro-plastic tumor of the right upper jaw; excision; recovery. Lancet, 1872,i:611–612

[52] Fearn SW. Case of fbrous tumour of the antrum, in which the jaw was excised. BMJ, 1863,ii:523–524

[53] Fergusson W. Tumour of the upper jaw—excision of the superior maxillary and malar bone. Lancet, 1841–2, i:710–712

[54] Fergusson W. Excisions of the superior maxilla. Med Times Gaz, 1856,xiii:569

[55] Fergusson W. Removal of the upper jaw. Lancet, 1857, ii:33–34

[56] Fergusson W. Excision of the upper jaw. BMJ, 1857, ii:728–729

[57] Fergusson W. Vascular fbrous polypus of the antrum extending into the nose—removal. Med Times Gaz, 1860,i:235

[58] Fergusson W. Excision of the superior maxilla—clinical remarks. Med Times Gaz, 1861,i:550

[59] Fergusson W. Fibrous tumour of the antrum extending through the hard palate into the mouth—successful removal. Lancet, 1861,i:206–207

[60] Fergusson W. Clinical remarks upon a case of removal of the upper jaw, for a tumour extending to the base of the cranium. Lancet, 1862,ii:205–206

[61] Fergusson W. Extensive tumour of the antrum, involving the foor of the orbit and the soft palate; excision of superior maxilla; recovery. Med Times Gaz, 1863,i:159–160

[62] Fergusson W. Malignant tumour of left antrum, involving left side of hard and the whole of soft palate. Lancet, 1864,i:8–9

[63] Fergusson W. Removal of a portion of the superior maxilla for a fbrous tumour of the antrum. Med Times Gaz, 1865,i:600

[64] Fergusson W. Case of removal of fbrous polypus attached to base of skull. Med Times Gaz, 1868,i:211

[65] Fergusson W. Two cases of disease of the superior maxillary bone; excision; clinical remarks. Lancet, 1870, i:584

[66] Fergusson W. Practical Surgery. 5th ed. London: Churchill, 1870,30–31

[67] Fergusson W. Tumour of antrum; removal of greater portion of the superior maxilla. Med Times Gaz, 1872, i:598

[68] Field AG. Resection of the upper jaw. Med Times Gaz, 1858,xvii:217

[69] Fyfe. Encephaloid tumour ofthe antrum. Dublin Q J Med Sci, 1853,xv:470–471

[70] Gant FJ. Excision of the antrum of the upper jaw. Lancet, 1874,i:164

[71] Godlee RJ. Resection of upper jaw for carcinoma, with remarks. Med Times Gaz, 1885,xl:746

[72] Gott WH. Exsection of the right superior maxilla, and a portion of the left for disease of long standing. Am J Med Sci (Philadelphia), 1860,xxxix:344–348

[73] Gott WA . Encephaloid disease of the right superior maxilla; resection of the bone; recovery. Am J Med Sci (Philadelphia), 1871,lxii:289–290

[74] Grant J. Tumour of the antrum; removal of the upper jawbone. Lancet, 1843,i:148–151

[75] Greenhow TM. Excision of the upper jaw for fungoid disease. Med Times Gaz, 1835–36,ix:122

[76] Guthrie CG. Removal of the upper jaw. Lancet, 1850, i:247–248

[77] Hadden. A case of removal of left superior maxilla. Dublin Q J Med Sci, 1870,1:251–254

[78] Hancock H. Amputation of the upper jaw. Lancet, 1847, i:359–360

[79] Hancock H. Removal of the superior maxilla on the left side, with a large tumour involving that bone. Lancet,1852,i:360

[80] Harrison R. Excision of the upper jaw. Liverpool Med Surg Rep, 1870,iv:106–107

[81] Hart E. Resection of the maxillae, without skin incision. Lancet, 1862,ii:59–60

[82] Hawkins C. Excision of the upper jaw. BMJ, 1859,ii:716–717

[83] Hewett P. Removal of the upper jaw for fbro-plastic disease. Lancet, 1859, i:537

[84] Heyfelder JFM. Totale resektion beider oberkiefer. J d Chir u Augenh, 1844,xxxii:633–638

[85] Higgens C. Sarcoma of the superior maxilla and orbit; removal; speedy recurrence, and rapid growth. BMJ, 1878, ii:722

[86] Howse. Removal of the superior maxillary bone. Lancet, 1850,i:90–91

[87] Hulke JW. Excision of superior maxilla. BMJ, 1873;i:671

[88] Irving J. Observations on the case of malignant tumour, successfully removed by operation, from the left antrum maxillare. Edinburgh Med Surg J, 1825, xxiv:93–95

[89] Jackson A. Myeloid disease of the left superior maxilla; removal of the whole bone without any external incision; recovery. BMJ, 1877,ii:478–479

[90] Jackson TC. Fibrous tumour of the upper jaw, removed by excision. Transact Pathol Soc, 1862,xiv:236–238

[91] Jalland. Tumour of the antrum; excision of the superior maxilla; cure. Lancet, 1885,ii:526

[92] Johnson HC. Extirpation of the upper jaw for tumour of the antrum. Lancet, 1857,ii:602–603

[93] Johnson HC. Malignant tumour of the upper jaw, partial excision of that bone. BMJ 1858;101

[94] Johnson Z. Removal of the superior maxilla for disease of that bone. Dublin Q J Med Sci, 1858,xxvi:68–86

[95] Kade. Totale resection des rechten oberkiefers vollstandige heilung. St Petersburg Med Z, 1862,iii:157

[96] Key CA. Operations—Removal of a great portion of the upper jawbone. Lancet, 1834,ii:575–576

[97] Key CA. Extirpation of a tumour from the antrum maxillare with removal of the superior maxillary bone, including the palate bone. Dublin Q J Med Sci, 1846,ii:552–553

[98] Keyworth. Excision of the right superior maxilla on account of fbroid tumour in the antrum. Med Times Gaz, 1862,i:321–322

[99] Lane. Excision of both superior maxillary bones, both palatal bones, both inferior turbinated bones, vomer and part of the ethmoid bones, involved in a tumour; recovery. Lancet, 1862,i:96–98

[100] Lansdowne. Excision of the superior maxilla for epithelioma of the cheek and hard palate. Lancet, 1871,ii:677

[101] Leake WI. Exsection of the superior maxillary, together with the malar and palate bones of the right side; recovery. Am J Med Sci (Philadelphia), 1860,xxxix:348–351

[102] Leonides van Praag I. Partielle resektion des oberkiefers wegen epulis. Arch Hallsender Beitrage Nationale Heilkunde Utrecht, 1857–1858,i:370–398

[103] Lewis JS. Tumours of the middle ear cleft and temporal bone. In: Ballantyne, Groves, eds. Scott Brown's Diseases of the Ear, Nose and Throat. Vol 3. 4th ed. London: Butter-worths, 1979:385

[104] Lister J. Two cases of tumour of the upper jaw; excision of the superior maxillary bone. London Edinburgh Monthly J Med Sci, 1854,xix:428–433

[105] Liston R. Case of polypus successfully removed by operation from the antrum maxillare. Edinburgh Med Surg J, 1821,vii:397–400

[106] Liston R. Osteosarcoma of the jaw; removal of the superior maxillary and malar bones. Lancet, 1835,i:917–918

[107] Liston R. Tumour of the upper jaw-bone; excision and recovery. Lancet, 1841–2,i:67–68

[108] Lizars J. The organs of sense. A System of Anatomical Plates. London: WH Lizars, 1826:164

[109] McDonnell R. Case of excision of a portion of the superior maxilla. BMJ, 1868,i:53

[110] McFarlane J. Fungus of the antrum. Edinburgh Med Surg J, 1837,xlvii:25–28

[111] Mapother ED. Rhinoplasty and removal of upper jaw. BMJ, 1870,1(494):622

[112] Marsden F. Case of excision of the right superior maxilla, and of the palatine process of the left; recovery. Med Times Gaz, 1862,i:165

[113] Marshall H. Case of excision of the upper jaw. BMJ, 1865,i:641–642

[114] Mash B. Fibroplastic tumour of the antrum; excision of the superior maxilla; recovery. Med Times Gaz, 1865,i:35–36

[115] Mueller M. Fall von osteoplastischer oherkiefer-resection. Arch Klin Chir, 1870,xi:323–326

[116] Neilson JL. Central myxosarcoma of the right superior maxilla; removal of entire maxilla and portion of malar bone. Am J Med Sci (Philadelphia), 1880,lxxix:437–442

[117] Norton AF. Removal of the frontal portion of the frontal bone, the roots of both orbits, the ethmoid bone, parts of both superior maxillae, the vomer, and palate, the left greater wing of the sphenoid bone, and the left eyeball: followed by complete restoration to health. Transact Clin Med Soc London, 1880,xiii:48–51

[118] Nunneley T. Excision of the superior maxillary bone for a large fbroid tumour attached to its palatal portions, and flling the mouth and fauces. Transact Pathol Soc London, 1860,xi:266

[119] Paget J. Fibrous tumour of the antrum, successfully removed. Lancet, 1861,i:813

[120] Paget J. Fibrous tumour of the antrum with pulsation excision—recovery. Med Times Gaz, 1861,ii:250–251

[121] Parkman P. Excision of superior maxillary bone; result unfavourable. Am J Med Sci (Philadelphia), 1851,xxi:52–53

[122] Peters GA. Excision of the superior maxilla with remarks. NY Med J, 1885,41:57–60

[123] Quinten WM. Removal of a tumour from the antrum. Lancet, 1839,i:359–360

[124] Ransford R. Exostosis of the antrum; removal of superior maxilla; death. Lancet, 1881, i:414–415

[125] Savory WS. Removal of the superior maxilla. Lancet, 1871, ii:577–578

[126] Simon J. Excision of the upper jaw an account of fbrous polypus. Med Times Gaz, 1858,xvii:35

[127] Smith H. Tumour of the upper jaw; new operation. Med Times Gaz, 1852,iv:391–392

[128] Smith T. Tumour of the superior maxilla, removal; rapid recovery. Lancet, 1873,i:731–732

[129] Solly S. Myeloid tumour of the upper jaw; excision; recovery. Med Times Gaz, 1869,i:464–465

[130] Chirurgiae S. Excision of the maxillary bone. Med Times Gaz, 1854,viii:69–70

[131] Syme J. Excision of the superior maxillary bone. Edinburgh Med Surg J, 1829,xxxii:238–239

[132] Syme I. Excision of the superior maxillary bone. Edinburgh Med Surg J, 1835;xliv:1–5

[133] Syme J. Peculiar disease of the maxillary antrum, and removal of the bone by a single incision of the cheek. London Edinburgh Monthly J Med Sci, 1843,xxx:495–497

[134] Syme J. Excision of the superior maxillary bone. London Edinburgh Monthly J Med Sci, 1852,xiv:530–531

[135] Syme J. Excision of the greater portion ofthe upper jaw. Edinburgh Med J, 1862–3, viii:138–139

[136] Thorold H. Necrosis of an osseous growth projecting into the antrum of the upper jaw. Med Times, 1849,xx:394–395

[137] Trenerry C. Report of a case of extirpation of the superior maxillary bone. Lancet, 1850,ii:574–575

[138] Wagstafe WW. Tumour occupying both upper jaws, removed by operation. Transact Pathol Soc London, 1873,xxiv:189–191

[139] Wilson CP. Growths arising primarily in the antra and anterior ethmoidal regions. Proc R Soc Med, 1955,48:72–75

[140] Windsor T. Cancer of the upper jaw—removal—death. Med Times Gaz, 1857,xiv:564–565

[141] Stokes W. Excision of the upper jaw. Med Press Circ, 1868,vi:54–55

[142] Stokes W. Excision of the upper jaw, along with an enormous fbro-sarcomatous tumour, which, springing from the base of the skull, passed forwards, causing extensive absorption of the osseous structures surrounding it. Med Press Circ, 1872,iv:522–523

[143] Tatum T. Fibrous tumour to the base of the skull: resection of the upper jaw bone: removal of the tumour. BMJ, 1858,lvi:857–858

[144] Thompson H. Removal of the left upper maxilla: recovery. BMJ, 1870,i:601

[145] Thomson St CS. Malignant disesse ofthe nose and sinuses. Lancet, 1916,i:987–991

[146] Bryant T. Tumours of the upper and lower jaws: on some cases of cystic disease of the antrum. Guy's Hosp Reports, 1870,xv(3rd series):252–255

[147] Stokes W. Excision of the upper jaw for the removal of a fbro-sarcomatous tumour growing from the base of the skull. Dublin J Med Sci, 1873,lvi:273–287

[148] Lawrie IA. Necrosis; removal of the whole of the superior maxilla; division of the masseter; repair of the gap in the cheek; cure. London Edinburgh Monthly J Med Sci, 1843,ii:678–681

[149] Riedinger F. Resection des oberkiefers mit erhaltung des mukores-periostealen heherzuges des harten gaumens. Berliner Klin Wochenschr, 1873,10:521–524

[150] Brainard D. Case of resection of the superior maxillary and malar bones. Am J Med Sci (Philadelphia), 1852,xxiv:131–132

[151] Lawson G. Extirpation of tumour from the antrum of highmore. Med Times Gaz, 1872;i:513

[152] Lawson G. Epithelioma of mucous membrane invading the hard palate; partial excision of superior maxillary bone. Med Exam 1876;i:513

[153] Walsham WJ. Tumour of the antrum; removal of the left superior maxillary bone:from a man aged sixty-seven; recovery. Lancet, 1879;i:807

[154] Heiberg J. Resection des oberkiefers wegen cylindoms, mit vorangeschickter tracheotomie und tamponade des larynx. Heilung. Berliner Klin Wochenschr, 1872,9:432–434

[155] Fergusson W. Tumour of the antrum. Med Times Gaz, 1876,ii:439

[156] Reid DB. Case of excision of the upper jaw. Lancet, 1868, ii:7–8

[157] MacLeod GHB. Excision of the upper jaw. Glasgow Med J, 1871–1872,iv:329

[158] Rose E. Vorschlag zur erleichterung der operationen am oberkiefer. Arch Klin Chir (Berlin), 1874,xvii:454–464

[159] Carothers AE. Extirpation of both superior maxillary, left malar, and pterygoid process of left sphenoid bones. Am J Med Sci (Philadelphia), 1875,lxx:430–433

[160] Trendelenburg FA. Die tamponnade der trachea. Berliner Klin Wochensch, 1870,7:278–281

[161] Gussenbauer C. Ueber die erste durch R. Th. Billroth am Menschen ausgefuehne kehlkopf exstirpation und die anwendung eines kuenstlichen kehlkopfes. Arch Klin Chir, 1874,17:343

[162] Bellamy E. Removal of the greater portion of both upper jaw bones, without external incision. Med Times Gaz, 1883,ii:452–453

[163] Nivison JF. Case of a malignant tumour successfully removed, by operation, from the left antrum maxillare vel Highmorianum. Edinburgh Med Surg J, 1825,xxiii:290–293

[164] Parey A. The Workes of that Famous Chirurgion Ambrose Parey. London: Chappell, 1695,480–481

[165] New GB. Malignant tumours of the antrum of Highmore: end results of treatments. Arch Otolaryngol, 1926, 4:201–214

[166] Clark WL. Cancer of the oral cavity, jaws and throat. JAMA, 1918,71:1365–1369

[167] Holden HB, McKelvie P. Cryosurgery in the treatment of head and neck neoplasia. Br J Surg, 1972,59(9):709–712

[168] Williams W. Cases of extirpation of the superior maxillary bone. Guys Hosp Rep, 1843,i:462–465

[169] Heyfelder O. On the resection of both upper jaw bones. Dublin Q J Med Sci, 1857,xxiii:107–119

[170] Wiseman R. Observations of a cancer on the left cheek. Severall Chirurgicall Treatises. London: Fiesher and Macock, 1676,112

[171] White C. An extraordinary tumour on the lower part of the orbit of the eye, thrusting the eye out of its socket, successfully extirpated. Cases in Surgery with Remarks. Part the First. London: W Johnston, 1770,135–139

[172] Bell B. A System of Surgery. 5th ed. Edinburgh: Bell & Bradfute, 1791

[173] Heister L. A General System of Surgery. 7th ed. London: Clarke, Whiston & White, 1759

[174] Hunter J. The Works of John Hunter. London: Longman, Rees, Orme, Brown, Green and Longman, 1837

[175] Pott P. The Chirurgical Works of Percival Pott. London: Lowndes, 1779

[176] Dupuytren M. Leçons Orales de Clinique Chirurgicale. Paris: Baillière; 1839:452–453

[177] Rogers DL. Case of osteosarcoma of the superior maxillary bone with the operation for its removal. NY Med Phys J,

1824,iii:301–303

[178] Velpeau ALM. Nouveaux Elements de Medecine Operatoire. Paris: Bailliere; 1832, 547–552

[179] Lizars J. Removal of the superior maxillary bone. London Med Gaz, 1829–30,v:92–93

[180] Gensoul PJ. Lettre Chirurgicale sur quelques maladies graves du sinus maxillaire et de l'os maxillaire inferieur. Paris: Baillière, 1833

[181] Chirurgus. Letter. Remarks on Mr. Syme being the frst to perform the operation of removal of the superior maxillary bone in Europe. Med Times Gaz, 1853,viii:20–21

[182] Surgeon-General's Ofce. Index Catalogue, Vol. VII. Washington: Government Printing Office, 1886

[183] Heylen JB. Tumeur cancereuse de l'os maxillaire superieur droit; extirpation; guerison, refexions; modifcations au procede operatoire de Diefenbach. Ann Soc Med Anvers, 1845,vi:409–420

[184] Klose CW, Paul J. Krebs des oberkiefers; resectio maxillae superioris. Z Klin Med Bresle, 1852,iii:53

[185] Gianfone F. Cenno di un fatto di ablazione totale dell osso mascellare superiore. Morgagni, 1857,i:259–261

[186] Moretti F. Asportazione quasi totale di ambedue i massilari superiori. Gazz Med Ital Feder Tos Firenze, 1850,2(series i):89–91

[187] Dehler. Partielle resection des oberkiefers wegen necrose. Oesterrische Z Prakt Heilkd, 1857,iii:401–404

[188] Barbosa AM. Reseccao de todo o osso maxillar superior do lado direito praticada pela primeira vez em Portugal. J Soc Sci Med Lisbon (2nd series), 1862,xxvi:441–443

[189] Rosa E. Reseccion del maxilar superior, hecha por DF Rubio. Siglo Med Madrid, 1864,xi:406

[190] Toca MS. Fungas y caries de la mandibula superior del maxilar: curacion. Cron Hosp Madrid, 1858,vi:469–472

[191] Estlander. Resektion af ofverkaken jemte exstirpation af tumor. Finska Laksallsk Handl Helsingfors, 1873,XV:271

[192] Legouest. Apropos des fbromes nasopharyngiens. Bulletin Soc Imp Chirurg (2nd series), 1865,vi:523–524

[193] Farabeuf L-H. Resections de la machoire superieure. In: Precis de Manuel Operatoire. 3rd ed. Paris: Masson, 1889:870–889

[194] Michaux. Resections de la Machoire superieure. Bull Acad R Med Belg, 1854,iii:1–118

[195] Weber O. //von Pitha F, Billroth T, eds. Handbuch der Allgemeinen und Speciellen Chirurgie. Vol III. Stuttgart: Enke, 1866:232, 247, 283, 285

[196] Scott. Extirpation of the right superior maxillary bone afected with osteosarcoma. Lancet, 1830–31,i:319–320

[197] Cornet P. La chirurgie des tumeurs malignes du massif facial superieur "a la demande des lesions." Ann Mal Oreille Larynx, 1925,xliv:574–605

[198] Michaux L. Cancer de l'os maxillaire supericur droit penetrant dans la fosse nasale, l'orbite, le sinus frontal, les cellules ethmoidales et le sinus sphenoidal. Extirpation de taute la tumeur par une seule incision pratique sur le ligne mediane de la face, hemorragies consecutives, guerison. Bull Acad R Med Belg, 1848–9,viii:1287–1294

[199] Moure EJ. Traitment des tumeurs malignes primitives de l'ethmoide. Rev Hebdomadaire Laryngol Otol Rhinol, 1902,47:402–412

[200] Sebileau I. Les formes cliniques du cancer du sinus maxillaire. Ann Maladies Oreille Larynx, 1906,xxxii: 430–450

[201] Hautant A, Monod O, Klotz A. Les epitheliomas ethmoidoorbitaires: leur traitment par l'association chirurgie-radium: resultats eloignes. Ann Oto-Laryngol, 1933,385–421

[202] Thomson St CS, Negus VE. Diseases of the Nose and Throat. 4th ed. London: Cassell, 1937

[203] Harrison DFN. Lateral rhinotomy: a neglected operation. Ann Otol Rhinol Laryngol, 1977,86(6 Pt 1):756–759

[204] Denker A. Die operative behandlung der malignen tumoren der nase. Arch Laryngol Rhinol, 1909,21:1–14

[205] Langenbeck B. Beitrage zur osteoplastik. Deutsche Klinik, 1859,ii:471–476

[206] Voelckers C. Ein fall von osteoplastischer resection des oberkiefers. Arch Klin Chir, 1863,iv:603–607

[207] Hanner WD. Treatment of malignant disease in the upper jaw. Lancet, 1935,i:129–133

[208] Woodman EM. Malignant disease of the nasal accessory sinuses. J Laryngol Otol, 1922,37:287–295

[209] New GB. The use of heat and radium in the treatment of cancer of the jaw and cheeks. JAMA, 1918,71:1369–1371

[210] Woodman EM. Malignant disease ofthe upper jaw. Br J Surg, 1923,II:153–171

[211] Woodman EM. Plastic repair after operations on the upper jaw. Proc R Soc Med, 1931,24(4):435–438

[212] Horsley V. On the technique of operations on the nervous system. BMJ, 1906,2:411

[213] Giordano D. Compendio di chirurgia operatorio italiana. Turin: Unione Tipografco-Editrice Torinese, 1897,100

[214] Schlofer H. Zur frage der operation en an der hypophyse. Beitr Klin Chir, 1906,50:767

[215] Cushing H. The hypophysis cerebri clinical aspects of hyperpituitarism and of hyopituitarism. JAMA, 1909, LII(4):249–255

[216] Dandy WE. Orbital Tumour: Results Following The Transcranial Operative Attack. New York: Oskar Piest, 1941: 168

[217] Smith RR, Klopp CT, Williams JM. Surgical treatment of cancer of the frontal sinus and adjacent areas. Cancer, 1954, 7(5):991–994

[218] Ketcham AS, Wilkins RH, Vanburen JM, et al. A combined intracranial facial approach to the paranasal sinuses.Am J Surg, 1963,106:698–703

[219] Ketcham AS, Hoye RC, Van Buren JM, Johnson RH, Smith RR. Complications of intracranial facial resection for tumors of the paranasal sinuses. Am J Surg, 1966, 112(4): 591–596

[220] Ketcham AS, Chretien PB, Van Buren JM, et al. The ethmoid sinuses: a re-evaluation of surgical resection. Am J Surg, 1973,126(4):469–476

[221] Millar HS, Petty PG, Wilson WF, et al. A combined intracranial and facial approach for excision and repair of cancer of the ethmoid sinuses. Aust N Z J Surg, 1973, 43(2):179–183

[222] Cliford P. Transcranial approach for cancer of the antroe-thmoidal area. Clin Otolaryngol Allied Sci, 1977,2(2):115–130

[223] Schramm VL Jr, Myers EN, Maroon JC. Anterior skull base surgery for benign and malignant disease. Laryngoscope, 1979,89(7 Pt 1):1077–1091

[224] Terz JJ, Young HF, Lawrence W Jr. Combined craniofacial resection for locally advanced carcinoma of the head and neck I. Tumors of the skin and soft tissues. Am J Surg, 1980,140(5):613–617

[225] Sisson GA, Bytell DE, Becker SP, et al. Carcinoma of the paranasal sinuses and craniofacial resection. J Laryngol Otol, 1976,1:59–68

[226] Harrison DFN. The management of malignant tumours afecting the maxillary and ethmoidal sinuses. J Laryngol Otol, 1973,87(8):749–772

[227] Cheesman AD, Lund VJ, Howard DJ. Craniofacial resection for tumors of the nasal cavity and paranasal sinuses. Head Neck Surg, 1986,8(6):429–435

[228] Tessier P, Guiot G, Rougerie J, et al. Cranio-naso-orbito-facial osteotomies. Hypertelorism. [Article in French] Ann Chir Plast, 1967,12(2):103–118

[229] Raveh J, Laedrach K, Speiser M, et al. The subcranial approach for fronto-orbital and anteroposterior skull-base tumors. Arch Otolaryngol Head Neck Surg, 1993,119(4):385–393

[230] Fisch U, Pillsbury HC. Infratemporal fossa approach to lesions in the temporal bone and base of the skull. Arch Otolaryngol, 1979,105(2):99–107

[231] Sekhar LN, Schramm VL Jr, Jones NF. Subtemporal-preauricular infratemporal fossa approach to large lateral and posterior cranial base neoplasms. J Neurosurg, 1987,67(4):488–499

[232] Cocke EW Jr, Robertson JH, Robertson JT, et al. The extended maxillotomy and subtotal maxillectomy for excision of skull base tumors. Arch Otolaryngol Head Neck Surg, 1990,116(1):92–104

[233] Derome PJ. Surgical management of tumours invading the skull base. Can J Neurol Sci, 1985,12(4):345–347

[234] Donald P. Craniofacial surgical resection: new frontiers in advanced head & neck cancer. ANZ J Surg, 1989,59:523–528

[235] Jackson IT, Laws ER Jr, Martin RD. A craniofacial approach to advanced recurrent cancer of the central face. Head Neck Surg, 1983,5(6):474–488

[236] Janecka IP. Classifcation of facial translocation approach to the skull base. Otolaryngol Head Neck Surg, 1995, 112(4):579–585

[237] Maniglia AJ, Phillips DA. Midfacial degloving for the management of nasal, sinus, and skull-base neoplasms. Otolaryngol Clin North Am, 1995,28(6):1127–1143

[238] Heermann H. Endonasal surgery with the use of the binocular Zeiss operating microscope. Arch Klin Exp Ohren Nasen Kehlkopfheilkd, 1958,171:295–297

[239] Heerman J. Endonasal microsurgery of the maxillary sinus. Laryngol-Rhino-Otol, 1974,53:938–942

[240] Draf W. Surgical treatment of the infammatory diseases of the paranasal sinuses. Indication, surgical technique, risks, mismanagement and complications, revision surgery. [Article in German] Arch Otorhinolaryngol, 1982, 235(1):133–305

[241] Draf W. Practical references for surgery of infammatory paranasal sinus diseases and postoperative complications. [Article in German] Arch Otorhinolaryngol, 1982,235(2–3):367–377

[242] Messerklinger W. Endoscopy of the Nose. Lippincott Williams and Wilkins, 1977,187

[243] Wigand M. Endoscopic Surgery of the Paranasal Sinuses and Anterior Skull Base. Stuttgart: Thieme, 1990,152

[244] Stammberger H. Functional Endoscopic Sinus Surgery: The Messerklinger Technique. Mosby, 1991, 552

[245] Kennedy DW, Zinreich SJ, Rosenbaum AE, et al. Functional endoscopic sinus surgery. Theory and diagnostic evaluation. Arch Otolaryngol, 1985,111(9):576–582

[246] Lund VJ, Stammberger H, Nicolai P, et al; European Rhinologic Society Advisory Board on Endoscopic Techniques in the Management of Nose, Paranasal Sinus and Skull Base Tumours. European position paper on endoscopic management of tumours of the nose, paranasal sinuses and skull base. Rhinol Suppl, 2010,22(22):1–143

[247] May M, Hofmann DF, Sobol SM. Video endoscopic sinus surgery: a two-handed technique. Laryngoscope,1990, 100(4):430–432

[248] Briner HR, Simmen D, Jones N. Endoscopic sinus surgery: advantages of the bimanual technique. Am J Rhinol, 2005,19(3):269–273

[249] Kassam AB, Gardner P, Snyderman C, et al. Expanded endonasal approach: fully endoscopic, completely transnasal approach to the middle third of the clivus, petrous bone, middle cranial fossa and infratemporal fossa. Neurosurg Focus, 2005,19(1):E6

[250] Castelnuovo P, Locatelli D, Mauri S, et al. Extended endoscopic approacjhes to the skull base, anterior cranial base CSF leaks. //de Divitiis E, Cappabianca P, eds. Endoscopic Endonasal Trans-Sphenoidal Surgery. New York: Springer Vienna, 2003:137–138

25

IA 篇　鼻腔、鼻窦

第3章

手术解剖

Johannes Lang 和 Heinz Stammberger 在最近的出版物中已经对复杂的鼻腔、鼻窦、鼻咽部、颅内及眼眶的解剖结构进行了详细的描述 [1-8]，本章对此不再赘述。然而，对这个区域的解剖及生理的准确掌握，是理解该区域肿瘤病理学及其治疗的前提。

这些区域存在一些天然的薄弱点（图 3.1）。"眶纸板"的名字很好地形容了该结构的薄弱，在一些老年人和年轻人眶纸板中可能存在先天性裂隙，幸运的是，眶筋膜非常坚韧（图 3.2、图 3.3）。虽然坚韧的眶筋膜可以阻止肿瘤侵入眼眶内部，但是肿瘤仍然可以沿着眶尖进入中颅窝。眶上裂和眶下裂也为肿瘤的入侵提供了天然的通道。眶下裂连接翼腭窝和颞下窝，而眶上裂则与海绵窦相通。

与之类似，硬脑膜也相对坚韧，即使颅底的骨质被侵蚀，肿瘤也很难突破硬脑膜。研究发现，颅底最薄弱的区域位于筛板处，筛板有很多小孔，内有嗅丝连接嗅球及嗅束连同导静脉通向矢状窦。筛孔长度的深度变化很大（长 15.5~25.8mm，深 0~15.5mm）。筛顶大部分由硬的额骨构成（图 3.4），筛板的外侧部实际是中鼻甲垂直部的附着处，根据筛板外侧板深度的不同，采用 Keros-Kainz 方法分为 3 型。由于这个位置的骨质非常薄，也是最容易进入前颅底的区域，这种情况下肿瘤也可以通过供应眼

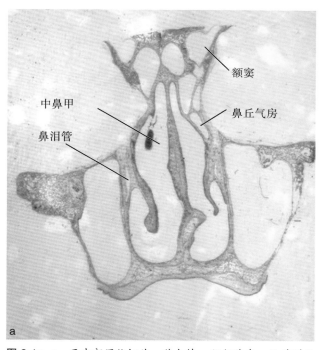

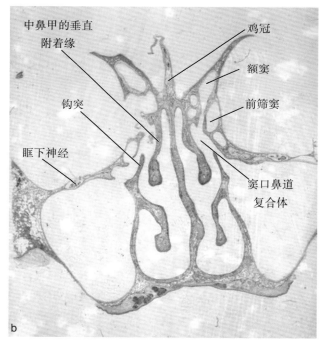

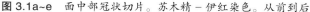

图 3.1a~e　面中部冠状切片。苏木精－伊红染色。从前到后

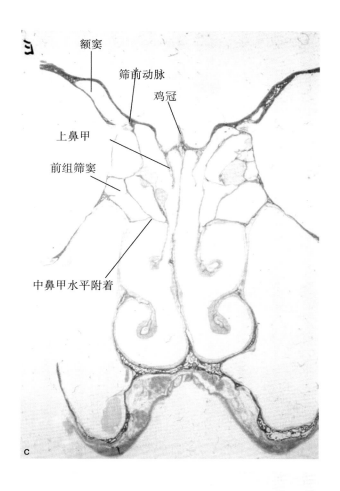

额窦
筛前动脉
鸡冠
上鼻甲
前组筛窦
中鼻甲水平附着

c

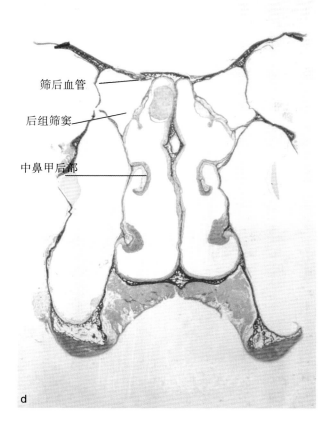

筛后血管
后组筛窦
中鼻甲后部

d

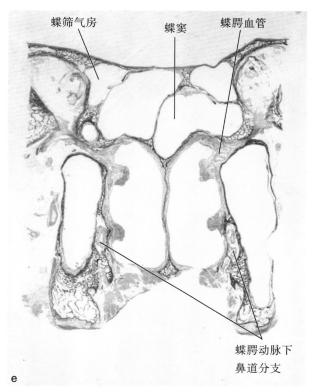

蝶筛气房
蝶窦
蝶腭血管
蝶腭动脉下
鼻道分支

e

图 3.1a~e（续）

眶的筛前及筛后神经血管孔进入眼眶，使情况变得更加复杂。筛前动脉比较脆弱，走行于前颅底，通常位于黏膜下或筛前动脉管内。而筛后动脉通常位于筛顶的骨管内，受到较好的保护。

视神经、颈内动脉以及垂体与蝶窦有着紧密的关系（图 3.5）。这些结构在蝶窦的突起程度和表面覆盖的骨质不尽相同，取决于蝶窦的形状和气化程度。海绵窦位于蝶窦的两侧，圆孔（V2）和翼管的走行可能突出于窦腔，尤其是对于蝶窦过度气化时。蝶窦间隔通常是不对称的，并且有可能连接到对侧的颈内动脉区域。蝶骨平台的后方是视交叉（平均距离 21mm）[2]。5%~12% 的人的后组筛窦可以过度气化，延伸到蝶窦的上方，形成蝶上筛房。经常在这些气房的外侧壁可看到视神经和颈内动脉，这种结构异常给手术带来了很大的风险。

上颌窦同样存在可能的薄弱区，特别是上颌窦口开放的内侧壁，它是由下鼻甲、钩突、筛泡和腭骨垂直板共同组成的（图 3.6~3.11）。

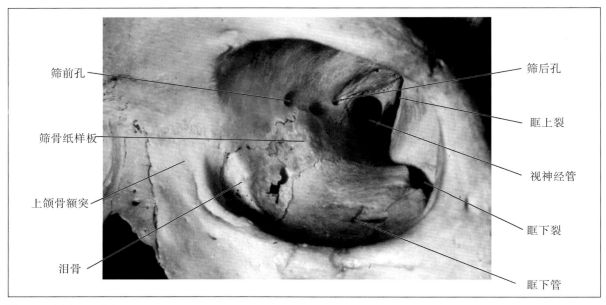

筛前孔
筛骨纸样板
上颌骨额突
泪骨
筛后孔
眶上裂
视神经管
眶下裂
眶下管

图 3.2 左侧眼眶图片

然而，对于没有骨质的上颌窦自然口，前、后囟门和副窦口很容易被疾病破坏。上颌窦顶部的眶下神经孔和管以及上颌窦底部的牙根管提供了与眼眶、面颊和口腔连接的通道。

附着到上颌骨后壁的是翼板，它是蝶骨的一部分。翼板和上颌骨之间的空隙构成翼上颌裂，内有颌内动脉经过。而翼上颌裂又与翼腭窝及颞下窝相连接。典型的纤维血管瘤好发于这个区域。翼腭窝内主要有蝶腭神经节、上颌神经、颌内动脉及其分支血管。颞下窝位于颅底下方、咽部外侧及下颌骨升支之间，内有翼内肌、下颌神经的分支、上颌动脉以及在翼外肌周围的翼静脉丛。尽管上颌窦后壁骨质非常坚固，然而一旦其被恶性肿瘤侵入，比如鳞状细胞癌，这个区域良好的血液供应会迅速促进肿瘤扩散，因此上颌窦后壁是否受到侵犯是判断预后非常重要的因素。

额窦发育成熟后的形状、大小各异，白人中大约有 1% 的人额窦缺如。额窦的引流因为从胚胎发育学来说来源于前组筛窦（图 3.12），它拥有复杂的解剖，不对称的分格和不同的气化程度，所以有很多的分类（Kuhn）。额窦进入中鼻道的引流通道是多变的，更像一个沙漏而不是管道，因此称为额隐窝。然而额隐窝的形状受到了鼻丘气房以及筛泡上气房的结构影响。由于这些窦腔的复杂性以及黏膜纤毛的逆向摆动，额窦很少发生原发肿瘤。

鼻中隔

鼻中隔由方形软骨、筛骨垂直板、犁骨组成（图 3.3、图 3.6、图 3.9、图 3.13），原发于鼻中隔的肿瘤很罕见，但是鼻中隔却是软骨肉瘤最常见的起源地之一，并且可以隐匿地侵犯颅底或硬腭，向前下，上唇和龈颊沟也会受到影响。

外 鼻

鼻腔和鼻前庭或鼻小柱处生长的肿瘤容易扩散到骨质和软骨上结构，可累及皮下组织及皮肤。鼻骨是中间连接的位于中线的一对骨头，并且由额鼻棘和筛骨垂直板支撑。它通过鼻额缝与额骨相连接，并且在两侧泪骨处与上颌骨额突相连接。眉间出现腺癌时鼻骨可以被侵犯出现骨质破坏。鼻骨下方和上颌骨形成梨状孔，并被鼻中隔方形软骨分隔（图 3.14）。

此外，鼻上、下外侧软骨形成外鼻下方可活动的部分。有 72% 的患者上外侧软骨与鼻骨、上颌窦额突以及鼻翼软骨局部有重叠 [1]。它们的

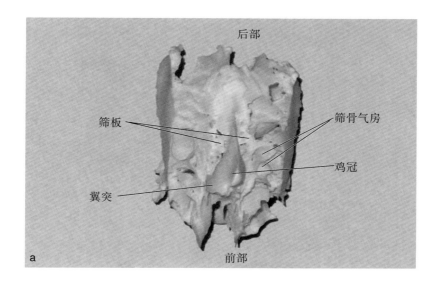

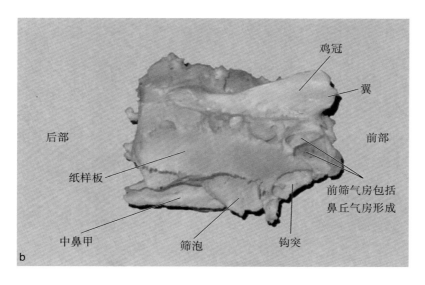

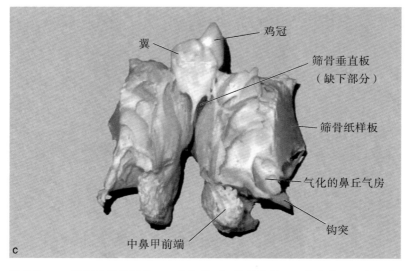

图 3.3a~e　游离的筛骨图片。a. 上面观。b. 外侧面观。c. 前面观。d. 后面观。e. 侧面背光显示眶纸板

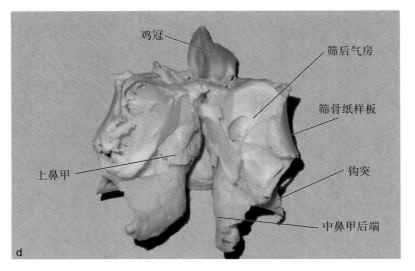

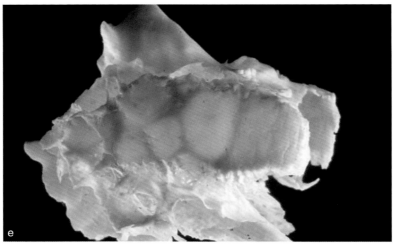

图 3.3a~e（续）

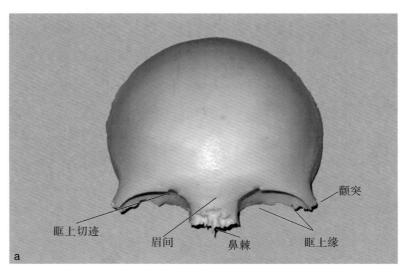

图 3.4a，b　游离的额骨图片。a. 正面观。b. 下面观

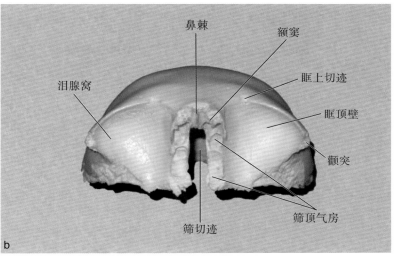

图 3.4a，b（续）

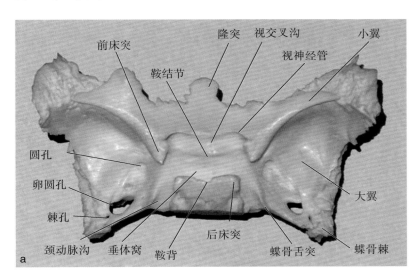

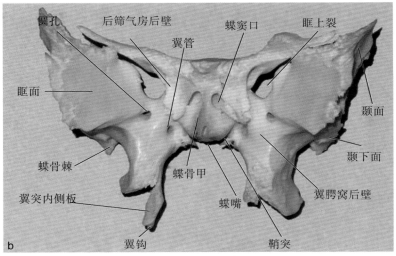

图 3.5a~c　游离的蝶骨图片。a. 上面观。b. 前面观。c. 后面观

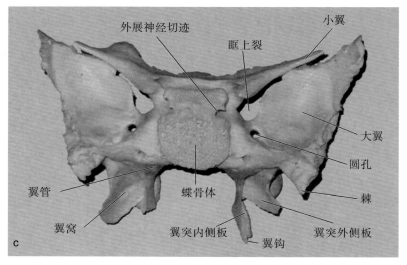

图 3.5a~c（续）

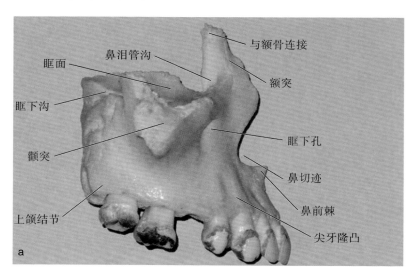

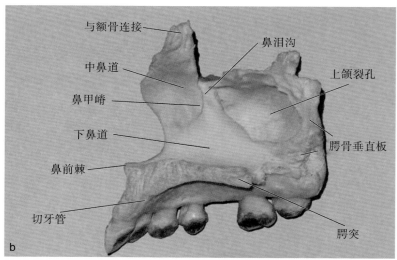

图 3.6a~c　游离的右侧上颌骨图片。a. 外侧面观。b. 内侧面观。c. 前面观

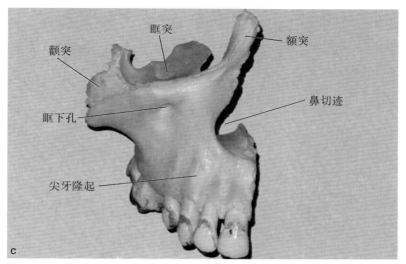

图 3.6a~c（续）

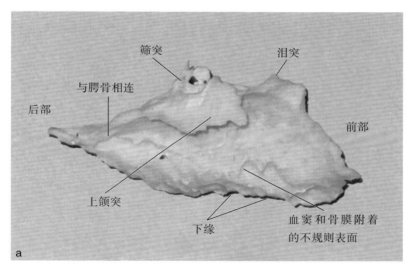

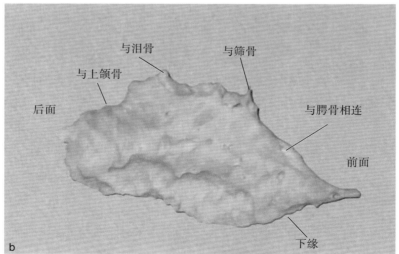

图 3.7a，b　游离的右侧鼻甲骨图片。a. 外侧面观。b. 内侧面观

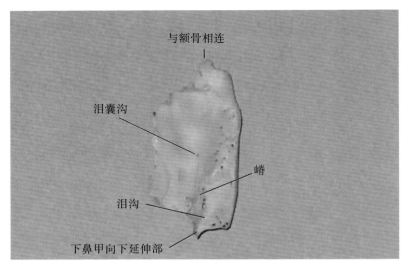

与额骨相连

泪囊沟

嵴

泪沟

下鼻甲向下延伸部

图 3.8 游离的左侧泪骨图片

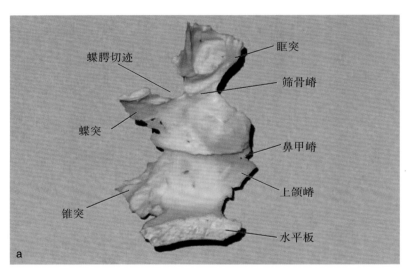

蝶腭切迹

眶突

筛骨嵴

蝶突

鼻甲嵴

上颌嵴

锥突

水平板

a

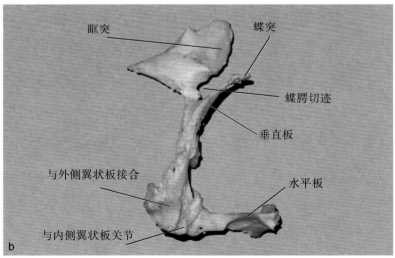

眶突

蝶突

蝶腭切迹

垂直板

与外侧翼状板接合

水平板

与内侧翼状板关节

b

图 3.9a，b 游离的左侧腭骨图片。a. 内侧面观。b. 后面观

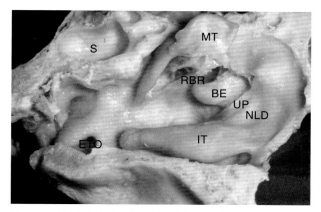

图 3.10 鼻腔外侧壁：将标本的中鼻甲抬起以显示中鼻道。BE：筛泡；ETO：咽鼓管咽口；IT：下鼻甲；MT：中鼻甲；NLD：鼻泪管；RBR：筛泡后隐窝；S：蝶窦；UP：钩突

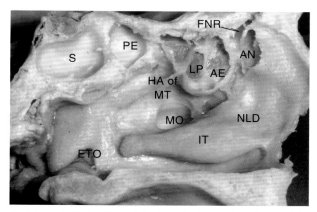

图 3.11 鼻腔外侧壁：将标本的鼻甲及气房去掉显示外侧壁的解剖结构。AE：前组筛窦；AN：鼻丘气房；ETO：咽鼓管咽口；FNR：额隐窝；HA of MT：中鼻甲基本水平部；IT：下鼻甲；LP：眶纸板；MO：上颌窦自然口；NLD：鼻泪管；PE：后组筛窦；S：蝶窦

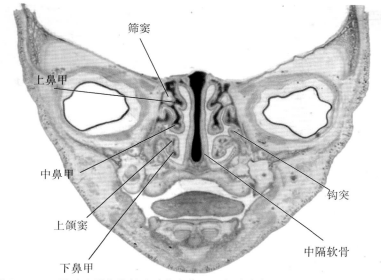

图 3.12 24 周胎儿冠状位断面（苏木精 – 伊红染色）

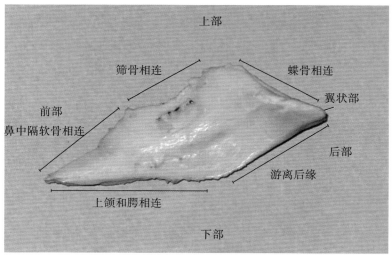

图 3.13 犁骨图片

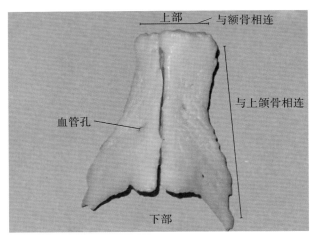

图 3.14　鼻骨图片

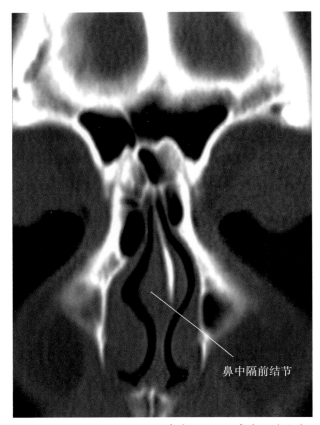

图 3.15　冠状位 CT 扫描通过鼻中隔，显示鼻中隔前结节

内侧与鼻中隔软骨相连。鼻翼软骨有内侧脚和外侧脚构成。内侧脚构成鼻小柱，位于鼻中隔软骨的前方。这些软骨和纤维组织的连接几乎无法阻止肿瘤的扩散，然而幸运的是，发生在鼻腔前部的肿瘤非常罕见。而且一旦鼻中隔前部和鼻小柱处出现肿瘤，肿瘤很容易蔓延到双侧颈部淋巴结，因此预后很差。

鼻　窦

■ 组织学

鼻和鼻窦内衬大致分为前方的皮肤，上方的嗅觉上皮，其他部分为纤毛柱状呼吸上皮。此外，下鼻甲和中鼻甲的前端可能有鳞状上皮化生，这反映了呼吸时空气动力对皮肤的损伤。

■ 血液供给

鼻和鼻窦的血液供应主要来源于颈外动脉和颈内动脉，左右两侧有相当大的的重叠和交叉。蝶腭支、腭大支、面支和上唇分支供应鼻腔的大部分，上方由颈内动脉分出的筛前动脉和筛后动脉供应。下鼻甲及邻近的前间隔结节的（图 3.15）血窦可以通过自动控制来调节气流。鼻中隔的血供更多地来源于后方，因此基于蝶腭动脉分支的 Haddad 鼻中隔瓣被用于重建后颅窝的大型缺损[9]。

海绵窦静脉系统向前流入面静脉，向后流入翼丛，上与眼上静脉和上矢状窦相连。这些通路可能在一定程度上导致一些肿瘤比如嗅神经母细胞瘤出现局部扩散，因此可出现在对侧眼或硬脑膜上的任何位置。

上颌窦通过面动脉、上颌动脉、眶下和腭大动脉的分支供血，静脉回流至面前静脉和翼丛。一旦此区域被恶性肿瘤（例如鳞状细胞癌）侵犯，就很难完全手术切除。额窦由眶上动脉和筛前动脉供血，静脉回流通过板障静脉和眼上静脉进入矢状窦和蝶顶窦。蝶窦由筛后动脉和神经供应和支配。

■ 神经支配

神经也可能提供肿瘤扩散的途径：腺样囊性癌具备沿着神经周围侵犯的能力，通过直接扩散或栓塞扩散，会严重影响根治性切除的效果。三叉神经的上颌支通过鼻腭神经支配鼻中隔的大部分，鼻睫神经前部的前上牙槽神经和筛前支对鼻中隔也有支配。鼻中隔后下也接受少量翼管神经和腭前神经后下鼻支的支配。外侧壁主要由上颌神经节和翼腭神经节的分支支配，以及来源于前上牙槽神经、筛前神经和眶下神经的分支。嗅上皮从嗅区黏膜向下延伸至上鼻甲和鼻中隔。延伸的程度存在个体差异，并随着年龄的增长而减小。有报道称在中鼻甲内侧有嗅觉上皮，但似乎不具备功能。

鼻窦神经支配，主要是眶上神经（额窦）、筛后神经和翼腭神经节（蝶窦）以及三叉神经的上颌神经，其通过眶下神经、上牙槽神经和腭大神经支配上颌窦感觉，这些神经都可能是肿瘤扩散的通道。

■ 淋巴引流

幸运的是，从鼻窦到咽后淋巴结、颈二腹淋巴结和翼腭窝的淋巴引流相对较差，但在鼻前庭、前间隔和小柱的情况则不同，因此发生在这些部位的肿瘤可以出现向双侧颌下淋巴结转移。

参考文献

[1] Lang J. Clinical Anatomy of the Nose, Nasal Cavity and Paranasal Sinuses. Stuttgart, New York: Thieme, 1989

[2] Stammberger H. Functional Endoscopic Sinus Surgery. Philadelphia: BC Decker, 1991:49–88

[3] Wormald P-J. Endoscopic Sinus Surgery. Anatomy, Three Dimensional Reconstruction and Surgical Technique. 2nd ed. New York, Stuttgart: Thieme, 2007

[4] Stammberger H, Lund V. Anatomy of the nose and paranasal sinuses. In: Gleeson M et al, eds. Scott-Brown's Otorhinolaryngology, Head and Neck Surgery. 7th ed. Chicago: Hodder Arnold, 2008:1315–1343

[5] Wigand M. Endoscopic Surgery of the Paranasal Sinuses and Anterior Skull Base. 2nd ed. Stuttgart, New York: Thieme, 2008:22–67

[6] Castelnuovo P, Palma P. Anatomy of the Nose, Paranasal Sinuses and Anterior Skull Base: A Colour Atlas for Surgeons. Berlin, Heidelberg: Springer Verlag, 2012

[7] Casiano R. Endoscopic Sinonasal Dissection Guide. New York, Stuttgart: Thieme, 2011

[8] Stamm AC. Transnasal Endoscopic Skull Base and Brain Surgery. New York, Stuttgart: Thieme, 2011:3–47

[9] Hadad G, Bassagasteguy L, Carrau RL, et al. A novel reconstructive technique after endoscopic expanded endonasal approaches: vascular pedicle nasoseptal flap. Laryngoscope, 2006, 116(10):1882–1886

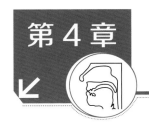

第4章

诊断策略

临床表现

尽管每个特殊病理的临床特征在相应章节都有所涵盖，仍有一些普遍的关注点值得讨论。良、恶性鼻窦肿瘤诊断中的首要问题都和出现临床症状较晚有关。单侧肿瘤、相对症状轻的患者易被患者本人和初诊医生所忽视。与声嘶或吞咽困难的症状不同，这些症状往往提示可能有诊断的潜在意义。鼻阻，流涕，甚至血涕，嗅觉减退是常见的主诉，更多的是和变态反应、炎症或感染有关，而非肿瘤。事后发现，单侧、自发出现的症状应该引起关注，但在一些恶性病例中，常因扩散超过鼻窦界限，延伸至颊部、眼部或上腭时才得以诊断。幸运的是，很少出现全身和颈部转移，但有些值得注意的意外（表4.1）。

■ 局部疾病的诊断策略

鼻腔包块会引起单侧鼻阻、脓血涕、嗅觉减退，偶有面部不适[1]。明显的鼻出血症状的发生率比预计的低，但在青少年纤维血管瘤、嗅神经母细胞瘤以及恶性黑色素瘤中，血管受侵袭的典型表现是鼻出血。

源于或累及筛骨迷路的肿瘤，早期可明显影响鼻腔并沿中线蔓延，比如腺癌。由于较早累及筛骨眶纸板，更常表现为眼部的症状，包括突眼，几乎总是由于眶内或眶外包块所引起。侵犯的方向和程度取决于包块的部位及其生长

速度。如果侵犯速度较快，可能引起复视。反之，侵犯速度较慢可能没有复视出现。相似地，如果病变发展缓慢，视神经及其血供能够承受强大的伸展力，但当有炎症或浸润出现时，视力可能迅速丧失。直接肌肉浸润或累及神经支配，特别是侵犯海绵窦内时，复视也可发生。一旦病变发生于眶尖，无论骨膜内外，疾病均可蔓延至中颅窝。侵犯或源于颅底的肿瘤可以直接影响视神经和视交叉。该情况可以在脑膜瘤和软骨肉瘤中出现，更糟糕的是可能累及双侧。由于角膜暴露、角化病和溃疡导致的球结膜水肿可以造成视力丧失。

鼻窦恶性肿瘤眶侵犯的发生率因病变组织学不同而有差异。在一项包含220例患者的队列研究中，视觉症状的整体发生率为50%[1]。而肿瘤来源于筛窦，其视觉症状发生率上升到62%，与此相比，鼻腔恶性肿瘤仅有46%的视觉症状发生率。然而，需要强调的是眶骨膜，与筛骨眶纸板不同，其相对更能抵抗恶性肿瘤的侵蚀，因此视觉症状的出现并不能代表出现了眶骨膜内的扩散。同样地，没有视觉症状和体征也并不一定表示眼部未被累及，该认识使得眶的处理策略在1980年发生改变[2]。据估计，66%~82%的筛窦恶性肿瘤侵犯眶纸板，而眶骨膜者侵犯率为30%~50%[3-6]。

前筛和上颌骨的病变容易侵犯鼻泪管，导致继发的压迫或移位而出现溢泪症状。

肿瘤可以通过筛板外侧板向上，沿筛前或筛后神经血管束或直接穿过筛孔侵犯前颅窝，

表 4.1 起源于鼻窦肿瘤的临床特征

原发症状

鼻腔

	· 鼻阻
	· 血水样分泌物
	· 嗅觉减退
· 向下至上腭	· 肿块
· 前上至鼻骨	· 眉间肿块
· 向外至皮肤	· 肿块 / 溃疡
· 向上至前颅窝	· 很细微的性格改变
· 向后至鼻咽部和咽鼓管口	· 中耳渗出

筛窦

· 向内至鼻腔	· 如上所述，可穿越至对侧出现双侧症状
· 向下外侧至上颌窦	· 因黏膜潴留存在出现面部肿胀感
· 外侧至眼眶	· 眼球突出
	· 复视
	· 视力损伤
	· 球结膜水肿
	· 溢泪
· 向上至前颅窝	· 很细微的性格改变

上颌窦

· 向内至鼻腔	· 如上所述
· 向前直接或通过眶下管到面颊	· 肿块或皮肤溃疡
	· 感觉异常
· 向后至翼突区域和颞下窝	· 牙关禁闭和疼痛
· 向下至上腭或牙槽嵴	· 肿块
	· 牙齿松动
	· 恶性上颌窦唇龈瘘
· 向上至眼眶	· 如上所述

伴随症状

淋巴

| | · 颈部的 I & II 淋巴结和面部淋巴结病变 |

全身

	· 骨痛
	· 呼吸困难
	· 肝脏疼痛
	· 皮肤瘤
	· 局限性的神经症状及体征
	· 全身乏力
	· 意识模糊

但其通常是无症状的，典型代表有嗅神经母细胞瘤。即使有硬脑膜破坏和广泛的额叶侵犯时，脑脊液漏和脑膜炎也非常罕见。任何个性的改变通常太过于不明显而难以被注意到。偶尔有直接嗅球和嗅束受侵的患者，可能存在嗅觉下降或丧失，例如额部的脑膜瘤，但是这种情况很少引起重视。

前筛或中鼻道的肿瘤通过额隐窝可蔓延至上颌窦和（或）额窦，有时可导致黏液囊肿，尽管在恶性肿瘤中罕见。作者有 3 例（0.3%）鼻窦恶性肿瘤患者有此表现。尚不清楚为何额窦和蝶窦很少出现原发性恶性肿瘤，其更常通过局部扩散或周围的骨质而被累及。额窦肿瘤更多表现为前额隆起，而蝶窦肿瘤常产生眼眶症状，特别是视力丧失。

上颌窦恶性肿瘤向内侵犯鼻腔，导致鼻阻和脓血涕。如前所述，也可向上，特别是经眶下管[7]，导致颊部感觉异常以及眶部症状。直接向前穿过骨质或经过眶下孔可导致颊部的包块，继发溃疡。向下穿过上颌骨可导致口腔内的包块，牙齿松动，和（或）恶性口腔上颌窦瘘，向后累及翼腭窝、颞下窝可产生牙关紧闭和疼痛。

■ 转移性病灶

尽管检查颈部很有必要，但不到 10% 的筛窦恶性肿瘤伴随颈部转移，表明鼻窦缺少淋巴引流，这在鼻肿瘤和一些淋巴瘤、肉瘤中更多见。中隔和鼻小柱区的肿瘤更常累及颌下，颈内静脉二腹肌周围，面前和面后淋巴结；有时会双侧转移，预后较差。然而，仔细检查也许可以发现比原本怀疑更多的颈部转移灶，例如嗅神经母细胞瘤，在随访中需要考虑到局部区域的播散，甚至是颊部等罕见区域[8]。

全身性转移并不多见，但可能出现在长期随访以及局部病灶未加控制的病例中。尤其是嗅神经母细胞瘤和恶性黑色素瘤。腺样囊性癌被认为直接或通过栓塞沿着神经周围淋巴管播散，常常出现在原发肿瘤很远处，即使转移患者也能够存活一段时间。患者可能一开始并不知道有全身转移，因此对于那些治疗手段有限的患者是否应该采用侵入式或者激进的方法寻找转移灶仍存在争议。尽管如此，特别是在临床表现或主诉有难治性干咳、骨质疼痛或有明显的疲劳感时，提示需要进一步检查，因为这对原发病灶的治疗和管理有直接作用。

检 查

除了一般的耳鼻喉检查，还包括详细的口腔、面中部和颈部的视诊和触诊。诊断的主要依据仍然是鼻腔和鼻咽部的内镜检查。起初使用 4mm 的 0°或 30°内镜，采用"三通道"技术充分检视鼻腔的下、中、上段可以快速发现问题，但是应特别关注嗅裂，以及中、上鼻道。理想情况下，鼻咽部也应使用硬质或纤维内镜检查。然而，很多病例伴随的水肿、鼻腔分泌物会影响对肿瘤进行良好的观察。应对鼻腔预先进行局部麻醉和收缩。作者用浸有去氧肾上腺素和盐酸利多卡因制剂的短纱条局部填放双侧鼻腔 5min，达到收缩和麻醉的作用，但即使如此也可能暴露不够充分。

对疑似病变需要进行影像学检查（参阅后续介绍）以及仔细的体格检查和活检。作者的经验是采用日间病例，全身麻醉联合局部麻醉或收缩，通常使用 Moffatt 溶液（1mL 2% 碳酸氢钠溶液，2mL 10% 可卡因溶液，2mL 1:1000 肾上腺素溶液）[9]，以确保获得足够的有代表性的组织标本。当然，也可在单纯局部麻醉下进行，但在繁忙的门诊，作者不应该为了节约时间和快速结束而采用快速的"打砸抢式"的取材方法。采用内镜操作时一般不需要采用有侵犯正常组织边界的风险的外入路，除了罕见的位于眶正中线外侧的额窦病变。

切除的组织必须送病理检查。诊断时通常用福尔马林固定标本，偶尔需要新鲜组织来诊断一些淋巴网状内皮细胞疾病。

组织病理学

鼻 - 鼻窦区域是身体中组织最多样性的区域，这点可在世界卫生组织（WHO）分类中发现（表 4.2）[10]，本书和作者的病例研究中广泛使用这种分类方法（表 4.3）。当然，随着时间的推移，分类会有一些改变，有时组织病理学分类与临床表现存在差异。典型的例子是错误地将纤维血管瘤归入鼻咽部，然而鼻咽部只是比其他区域更常出现这种疾病，而非真正的起源。作者自己的临床和影像学研究显示，纤维血管瘤实际上源于翼腭窝，在翼管的前方，最先侵犯蝶腭孔。

常常需要对病变进行免疫组化检查，特别是对一些小细胞或未分化癌。由于组织的多样性，冰冻切片在早期活检诊断中存在一些困难，然而一旦诊断明确，其在后续的切除中仍很重要。

其他研究

■ 影像学检查

（见第 5 章）

薄层三维 CT（冠状、轴位和矢状）联合 MRI 检查能准确显示肿瘤的范围，有时甚至能提示组织学类型[11]。尽管结合这些模式预测肿瘤范围的准确率达到 98%，但是评估眶骨膜和硬脑膜的浸润仍需在显微镜下证实。单独 MRI 检查并不能发现早期筛板的破坏，最好的检查手段仍然是冠状位 CT[12,13]。

对于面中部以上和进入颅内的影像学检查的范围，需要根据病变的组织学和患者的症状确定。这些检查对于所有鼻腔、鼻窦恶性肿瘤并非常规，但低分化肿瘤如鼻窦未分化癌（SNUC）、神经内分泌癌、淋巴网状内皮细胞病变，仍需要进一步的检查分期。类似的腺样囊性癌具有扩散至肺的趋势，需要行胸部 CT。

表 4.2　基于 WHO 肿瘤分类的组织病理学和 ICD-O 编码[a]

续表

A 鼻腔和鼻窦

（1）恶性上皮性肿瘤

鳞状细胞癌

- 角化的鳞状细胞癌 ICD-O 8070/3
- 非角化癌（柱状细胞，移行细胞癌）目前没有独立的 ICD-O 编码
- 疣状癌 ICD-O 8051/3
- 乳头状鳞状细胞癌 ICD-O 8052/3
- 基底细胞样的鳞状细胞癌 ICD-O 8083/3
- 梭形细胞癌 ICD-O 8074/3
- 腺鳞癌 ICD-O 8560/3
- 棘层松解性鳞状细胞癌 ICD-O 8075/3

淋巴上皮癌 ICD-O 8082/3

鼻窦未分化癌 ICD-O 8020/3

腺癌

- 肠型腺癌 ICD-O 8144/3
- 鼻窦非肠型腺癌 ICD-O 8140/3

涎腺型癌

- 腺样囊性癌 ICD-O 8200/3
- 腺泡细胞癌 ICD-O 8550/3
- 黏液表皮样癌 ICD-O 8430/3
- 上皮 - 肌上皮癌 ICD-O 8562/3
- 透明细胞癌 ICD-O 8310/3
- 肌上皮癌 ICD-O 8982/3
- 癌在多形性腺瘤中 ICD-O 8941/3

神经内分泌肿瘤

- 典型类癌 ICD-O 8240/3
- 非典型类癌 ICD-O 8249/3
- 小细胞癌，神经内分泌型 ICD-O 8041/3

（2）良性上皮性肿瘤

鼻腔鼻窦乳头状瘤

- 内翻型乳头状瘤（Schneiderian 乳头状瘤，内翻型）ICD-O 8121/1
- 嗜酸细胞性乳头状瘤（Schneiderian 乳头状瘤，嗜酸型）ICD-O 8121/1
- 外翻型乳头状瘤（Schneiderian 乳头状瘤，外翻型）ICD-O 8121/1

呼吸道上皮腺瘤样错构瘤；无 ICD-O code

涎腺型腺瘤

- 多形性腺瘤 ICD-O 8940/0
- 肌上皮瘤 ICD-O 8982/0
- 嗜酸细胞瘤 ICD-O 8290/0

（3）恶性软组织肿瘤

纤维肉瘤 ICD-O 8810/3

未分化的高级别多形性肉瘤（"MFH"）ICD-O 8830/3

平滑肌肉瘤 ICD-O 8890/3

横纹肌肉瘤 ICD-O 8900/3

- 胚胎型 ICD-O 8910/3
- 腺泡型 ICD-O 8920/3

血管肉瘤 ICD-O 9120/3

卡波西肉瘤 ICD-O 9140/3

恶性外周神经鞘瘤 ICD-O 9540/3

脂肪肉瘤 ICD-O 8850/3

滑膜细胞肉瘤 ICD-O 9040/3

腺泡状软组织肉瘤 ICD-O 9581/3

恶性纤维组织细胞瘤 ICD-O 8830/3

（4）交界性和潜在低度恶性的软组织肿瘤

韧带样纤维瘤病 ICD-O 8821/1

炎性肌成纤维细胞瘤 ICD-O 8825/1

血管外皮细胞瘤（鼻腔鼻窦型血管外皮细胞瘤）ICD-O 9150/1

胸膜外孤立性纤维瘤 IDC-O 8815/1

（5）良性软组织肿瘤

黏液瘤 ICD-O 8840/0

平滑肌瘤 ICD-O 8890/0

横纹肌瘤 ICD-O 8900/0

血管瘤 ICD-O 9120/0

神经鞘瘤 ICD-O 9560/0

神经纤维瘤 ICD-O 9540/0

脑膜瘤 ICD-O 9530/0

（6）恶性骨软骨肿瘤

软骨肉瘤 ICD-O 9220/3

间叶性软骨肉瘤 ICD-O 9240/3

骨肉瘤 ICD-O 9180/3

脊索瘤 ICD-O 9370/3

（7）良性骨软骨肿瘤

骨纤维异常增殖症；无 ICD-O code

骨瘤 ICD-O 9180

骨样骨瘤 ICD-O 9191/0

成骨细胞瘤（骨母细胞瘤）ICD-O 9200/0

骨软骨瘤（外生性骨疣）ICD-O 9210/0

软骨瘤 ICD-O 9220/0

软骨母细胞瘤 ICD-O 9230/0

软骨黏液样纤维瘤 ICD-O 9241/0

巨细胞病变　无 ICD-O code

骨巨细胞瘤 ICD-O 9250/1

成釉细胞瘤 ICD-O 9310/0

鼻软骨间叶性错构瘤；无 ICD-O code

（8）淋巴造血系统肿瘤

结外 NK/T 细胞淋巴瘤 ICD-O 9719/3

弥漫性大 B 细胞淋巴瘤 ICD-O 9680/3

髓外浆细胞瘤 ICD-O 9734/3

髓外髓细胞肉瘤 ICD-O 9930/3

组织细胞肉瘤 ICD-O 9755/3

朗格汉斯细胞组织细胞增生症 ICD-O 9751/1

幼年性黄色肉芽肿；无 ICD-O code

罗道病（Rosai-Dorfman 病；窦组织细胞增生伴巨大淋巴结病）；无 ICD-O code

（9）神经外胚层肿瘤

尤因肉瘤 ICD-O 9260/3

原始神经外胚层肿瘤（PNET）ICD-O 9364/3

嗅神经母细胞瘤 ICD-O 9522/3

婴儿黑色素神经外胚瘤 ICD-O 9363/0

黏膜恶性黑色素瘤 ICD-O 8720/3

异位的中枢神经系统组织（鼻胶质瘤）；无 ICD-O code

（10）生殖细胞肿瘤

未成熟性畸胎瘤 ICD-O 9080/3

畸胎瘤恶变 ICD-O 9084/3

鼻腔鼻窦卵黄囊瘤（内胚窦瘤）ICD-O 9071/3

鼻腔鼻窦畸胎癌肉瘤；无 ICD-O code

成熟性畸胎瘤 ICD-O 9080/0

皮样囊肿 ICD-O 9084/0

（11）继发性肿瘤

B 鼻咽

（1）恶性上皮性肿瘤

（2）良性上皮性肿瘤

（3）软组织肿瘤

鼻咽血管纤维瘤 [b] ICD-O 9160/0

（4）淋巴造血系统肿瘤

（5）骨及软骨肿瘤

（6）继发性肿瘤

a 需要使用时

b 尽管青少年纤维血管瘤被认为来源于后鼻腔后端而不是鼻咽部，WHO 分类将其归类于鼻咽

■ 超声和细针穿刺

颈部超声检查应在有临床表现和某些患者的随访中使用，必要时可联合细针穿刺，比如嗅神经母细胞瘤 [14,15]。该方法虽然得到了广泛应用，但仍需要头颈、鼻或鼻窦病理学专家的参与 [16,17]。

■ 其他检查

PET 对于鼻和鼻窦的准确性和实用性仍需进一步确定，但可以证实其在疾病的分期和提示复发中具有一定的价值，特别是现在 PET 检查变得更加易行 [18,19]。

对于可疑骨转移个体可建议行放射性核素骨扫描。在绿色瘤（白血病体外沉积），淋巴

表 4.3　作者单位的鼻窦肿瘤病例的组织病理学类型（n=1506）

分类	组织病理学类型	例数
上皮	·鳞癌	320
	·内翻型乳头状瘤	114
	·其他	46
非上皮性	·腺癌	117
	·腺样囊性癌	54
	·其他腺体	15
间叶组织	·纤维肉瘤	23
	·恶性纤维组织细胞瘤	6
	·腺泡状软组织肉瘤	5
	·其他	6
血管	·血管纤维瘤	155

分类	组织病理学类型	例数
	·血管外皮瘤	13
	·血管畸形 / 血管瘤	21
	·血管肉瘤	1
肌肉	·横纹肌肉瘤	26
	·平滑肌瘤	3
	·平滑肌肉瘤	5
软骨	·软骨肉瘤	42
骨	·骨肉瘤	12
	·骨瘤	55
	·骨化纤维瘤	31
	·骨纤维异常增生	18
	·其他	8
淋巴网状组织	·B 细胞淋巴瘤	60
	·NK/T 细胞淋巴瘤	33
	·髓外浆细胞瘤 13	
	·其他	6
神经外胚层	·嗅神经母细胞瘤	80
	·恶性黑色素瘤	115
	·鼻窦未分化癌	24
	·神经鞘瘤	17
	·脑膜瘤	11
	·类癌	7
	·原始神经外胚层肿瘤 / 尤因肉瘤	6
	·其他	6
生殖细胞肿瘤	·成熟畸形瘤	7
	·（皮样囊肿）	7
牙源性的	·造釉细胞瘤	6
	·造釉细胞纤维瘤	5
	·牙源性角化囊肿	3
转移		10

PNET：原始神经外胚层肿瘤；SNUC：鼻窦未分化癌

瘤患者以及骨和肝脏继发可疑患者中可以进行血液学检测（包括骨髓穿刺）。

参考文献

[1] Lund VJ. Malignant tumours of the nasal cavity and paranasal sinuses. ORL J Otorhinolaryngol Relat Spec, 1983, 45(1):1–12

[2] Suárez C, Ferlito A, Lund VJ, et al. Management of the orbit in malignant sinonasal tumors. Head Neck, 2008, 30(2):242–250

[3] Nuñez F, Suarez C, Alvarez I, et al Sinonasal adenocarcinoma: epidemiological and clinicopathological study of 34 cases. J Otolaryngol, 1993, 22(2):86–90

[4] Suarez C, Llorente JL, Fernandez De Leon R, et al. Prognostic factors in sinonasal tumors involving the anterior skull base. Head Neck, 2004, 26(2):136–144

[5] Ganly I, Patel SG, Singh B, et al. Craniofacial resection for malignant paranasal sinus tumors: Report of an International Collaborative Study. Head Neck, 2005, 27(7):575–584

[6] Iannetti G, Valentini V, Rinna C, et al. Ethmoido-orbital tumors: our experience. J Craniofac Surg, 2005, 16(6):1085–1091

[7] Tiwari R, van der Wal J, van der Waal I, et al. Studies of the anatomy and pathology of the orbit in carcinoma of the maxillary sinus and their impact on preservation of the eye in maxillectomy. Head Neck, 1998, 20(3):193–196

[8] Rinaldo A, Ferlito A, Shaha AR, et al. Esthe sioneuroblastoma and cervical lymph node metastases: clinical and therapeutic implications. Acta Otolaryngol, 2002, 122(2):215–221

[9] Moffatt A. Postural instillation. A method of inducing local anaesthesia in the nose. J Laryngol Otol, 1941, 56:429–436

[10] Barnes L, Eveson J, Reichart P, et al. World Health Organization Classification of Tumours. Pathology and Genetics of Head and Neck Tumours. Lyon: IARC Press, 2005

[11] Lund VJ, Howard DJ, Lloyd GA, et al. Magnetic resonance imaging of paranasal sinus tumours for craniofacial resection. Head Neck, 1989, 11(3):279–283

[12] Lloyd GAS, Lund VJ, Howard DJ, et al. Optimum imaging for sinonasal malignancy. J Laryngol Otol , 2000, 114(7):557–562

[13] Madani G, Beale TJ, Lund VJ. Imaging of sinonasal tumours. Semin Ultrasound CT MR, 2009, 30(1):25–38

[14] Collins BT, Cramer HM, Hearn SA. Fine needle aspiration cytology of metastatic olfactory neuroblastoma. Acta Cytol, 1997, 41(3):802–810

[15] Zanation AM, Ferlito A, Rinaldo A, et al. When, how and why to treat the neck in patients with esthesioneuroblastoma: a review. Eur Arch Otorhinolaryngol, 2010, 267(11):1667–1671

[16] Robinson IA, Cozens NJ. Does a joint ultrasound guided cytology clinic optimize the cytological evaluation of head and neck masses? Clin Radiol, 1999, 54(5):312–316

[17] Kocjan G, Feichter G, Hagmar B, et al. Fine needle aspiration cytology: a survey of current European practice. Cytopathology, 2006, 17(5):219–226

[18] Koshy M, Paulino AC, Howell R, et al. F-18 FDG PET-CT fusion in radiotherapy treatment planning for head and neck cancer. Head Neck, 2005, 27(6):494–502

[19] Agarwal V, Branstetter BF IV, Johnson JT. Indications for PET/CT in the head and neck. Otolaryngol Clin North Am, 2008, 41(1):23–49, v

第5章

鼻窦及鼻咽部影像学

引　言

影像学检查是患者鼻窦和鼻咽部疾病诊断的基础。在过去的30年在治疗头颈部的炎症、感染及肿瘤方面取得了巨大的进步。与此同时影像学技术也取得了革命性改变，对疾病的药物治疗及手术治疗产生了很大的影响。

目前普遍认为CT为检查患者的鼻窦炎症性疾病的常用方法。对怀疑鼻咽部及鼻窦恶性肿瘤的患者，通常使用CT、MRI及PET联合检查。在影像学检查中也有容易混淆的显示，这使得区分炎症、感染及肿瘤变得比较困难，但是这3种影像学检查对减少疾病诊断的不确定性，疾病的分型分期、活检，以及肿瘤的处理方案发挥着重要的辅助作用。

本章节的主要目的在于强调通过影像学检查提供的信息来区分鼻窦及鼻咽部的疾病，判断是炎症、感染还是肿瘤。此外，我们也将描述在影像学诊断方面容易出现的错误。作者除了使用影像学检查对术前患者鼻窦（SN）及鼻咽（NP）部肿瘤进行分型分期，还可以对术后及放疗后患者进行评估。

影像学评估的质量和效果主要取决于获得图像的方法。例如，采集平面，切片厚度，是否增强，在评估一个潜在的鼻窦或鼻咽部肿瘤患者时，CT影像可以有很大不同[1]。在描述每一部分区域影像时都有现行的标准。有时这种变化依赖于临床的需要（即造影剂很少用于中性粒细胞减少伴发热的急性鼻窦炎患者的评估），

但大多数情况下这些检查是相当可靠的[2]。

鼻　窦

■ 成像特点

CT

鉴于CT对骨质良好的分辨率，CT检查可以清楚地显示出骨质及黏膜的炎性疾病的变化。它在检测骨质发生病变时非常有优势，特别是对骨膜反应和骨质侵蚀的显示。尤其是用于静脉增强时，虽然CT提供的软组织信息差于MRI，但它仍可以提供出色的软组织信息。

轴位CT影像，一般层厚0.5mm。图像平面应从颅底上方结构开始，包括全部的鼻腔、鼻窦结构以及眼眶、前颅窝、中颅窝。冠状位及矢状位图像都是通过轴位CT图像重建而得到的。如果重建的图像来自薄层图像，那重建后的图像将会有出色的空间结构分辨率，但是在横断面上与轴位图像无明显差异。

冠状位影像是最佳的了解鼻内结构相互关系的检查。矢状位影像对提高局部区域三维结构很有帮助[3]。然而，当使用这些图像在人大脑中的空间准确定位时，矢状位图像应始终与冠状位或轴位图像保持正交平面。复杂重建及十字准线的应用非常有益于局部定位（图5.1）。

如果考虑更专业的对比，首先应该考虑做MRI检查。静脉注射造影可提高对软组织的分辨率。MRI提供的信息优于CT，并且可以避免做CT时所接受的辐射。

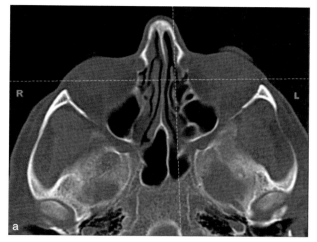

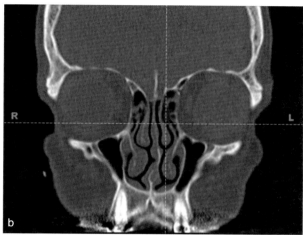

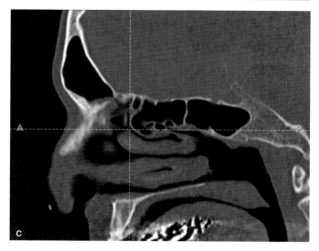

图 5.1a~c　鼻窦轴位 CT 影像。a. 冠状位。b. 矢状位。c. 影像的重建可以为解剖结构提供精确的定位。图中显示为额隐窝

MRI

MRI 提供优秀的软组织分辨率。它能够提供多维的图像，并且能够避免电离辐射，这对儿童和孕期妇女而言具有独特的优势。

一般需要使用一个表面线圈，使用轴位和冠状位扫描，增强前后 T1W 成像（典型的伴有脂肪抑制），不增强的 T2 加权以及不增强的 STIR 序列（一种脂肪抑制的敏感序列），这些是评估的标准检查方法。

当处理血管性疾病或局部血管系统相关疾病时应考虑使用磁共振血管造影术（MRA）。这是一种非常好的无创检查方法，可以获得病变组织的血管相关的信息，了解病变组织与血管之间的关系，为手术安全提供关键的信息。

PET-CT

PET 已普遍用于对鼻窦癌的分型、分期及术后随访。有时它也会被用于肿瘤的早期筛查[4]。尽管 PET 的空间分辨率很差，但这个问题被同时获得 CT 影像弥补，因此应该优先考虑 PET-CT 检查[5]。

■ 影像学检查对疾病的初步诊断及分期

CT 是容易获得断层图像的一种检查。它能够为骨的形态提供最好的分辨率。通过重点观察骨的完整性以及鼻窦内骨的形态是否出现侵蚀，以及分辨鼻腔、鼻窦骨的边缘是否出现异常，能为疾病的鉴别诊断提供初步的印象[6]。通过 CT 检查可以解答以下疑问：这是软组织病变吗？它具体在什么位置？对骨组织有什么影响？它的范围是不是超过了鼻腔及鼻窦？[7]

重要的区域需要 CT 来评估疾病侵犯的范围，包括筛板、蝶骨平台、蝶筛隐窝、眶纸板、额窦、筛窦、蝶窦的边界以及鼻窦内骨结构的侵犯及破坏。通过对鼻窦边缘骨组织及软组织来判断疾病的下一步侵犯范围。进入眼眶或通过颅底的孔洞或其他的途径进入颅内，包括翼上颌裂和翼腭窝。CT 也被用来初步评估骨病变的形态，如良性纤维骨病变以及原发性恶性骨肿瘤。通过 CT 通常能做出特征性诊断。

通过 CT 检查来准确判断病变的病因是很难的。MRI 检查可以提供重要的辅助信息。通过 MRI 对软组织良好的分辨率能够更加清楚地了

解疾病的病变过程。它还能帮助区分不同的疾病感染类型，从而缩小对肿瘤诊断的范围。通过对比抑脂相影像学可以很大程度地提高肿瘤对神经、眶内、颅内侵犯的准确判断[2]。

对淋巴结肿大的患者来说，体格检查以及常规影像学检查不能排除是否存在早期肿瘤。这种情况下使用 PET-CT 检查排除是否为转移性病变的帮助很小。通过这种方法检查到鼻窦肿瘤并不常见。大多数这种肿瘤起源于咽部、下咽部、喉部以及扁桃体。然而，这类肿瘤来源于鼻窦的概率很小，而 PET-CT 对这类病变有很高的分辨率。PET-CT 对于判断术后肿瘤是否有残留及肿瘤是否复发很有帮助。

■ 病理学

非肿瘤性

炎症与感染

典型的鼻窦感染性疾病开始于鼻窦的阻塞。鼻窦的阻塞源自鼻窦黏膜感染及炎性渗出，最终渗出物被吸收。然而，如果鼻窦持续阻塞，黏膜的感染也将持续，影响整个鼻窦[8]。

在 CT 上这个过程表现为鼻窦黏膜普遍增厚及出现液平面。鼻窦的阻塞也可表现在 CT 上。如果持续观察，将观察到黏膜的连续无间断增厚[9]。通过反复感染，感染将破坏骨结构，导致

骨质的普遍增厚，通常影响到鼻窦的周围骨质，称之为"骨炎"[10]（图 5.2）。

在 MRI 上，感染性疾病边缘的水肿及分泌物在 T2W 像有典型的高信号，T1W 低信号，提示含水量大[11]。对比 T1W 和 T2W 影像学检查，提示黏膜表现一致。这是感染性疾病的重要"标志"（图 5.3）。

真菌感染性疾病由于其独特的特性，包括嗜酸性黏液、高浓缩的钙及其他元素的代谢物，有着完全不同的表现。表现为 T2W 的低信号[12]。尽管如此，鼻窦的黏膜仍然保持不变。浓缩的分泌物有不同的表现，表现出的信号介于 T1W 和 T2W 之间[13]。然而，在增强 MRI 中，鼻窦内浓缩型分泌物仍然表现出黏膜呈完整、普遍增强[14]。

肿瘤的信号位于以上两种情况中间。此外当肿瘤突破鼻窦外界时，因感染性疾病所引起的鼻窦黏膜光滑和均匀的增厚会被侵袭（表 5.1）。

侵袭性感染

侵袭性感染，侵袭性真菌感染（常见的有毛霉菌及曲霉菌）疾病，可以有肿瘤样表现（图 5.4）。当侵袭性病变发生在软组织上时，首先应确定患者的病史及免疫水平。对于免疫系统功能正常的患者而言，发生此类感染的概率很小[15]。这类感染通常伴有骨质的破坏，但是当

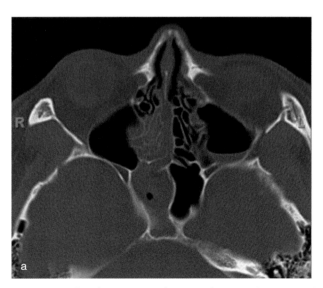
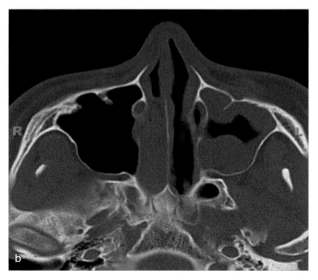

图 5.2a~d　急性鼻窦炎的 CT 表现，伴有黏膜增厚及液平面（a，b），慢性鼻窦炎，伴有黏膜增厚及骨质反应"骨炎"（c，d）

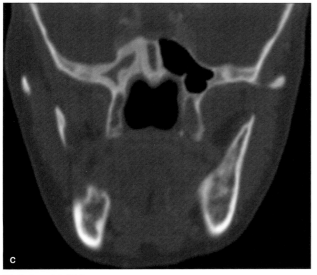

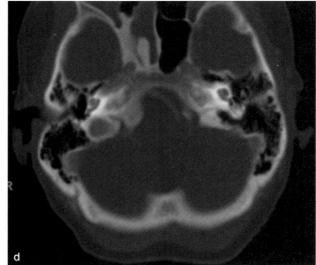

图 5.2a~d（续）

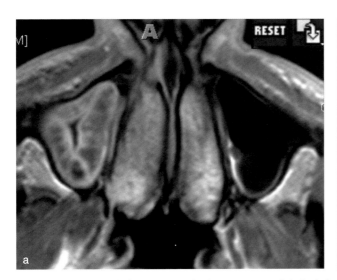

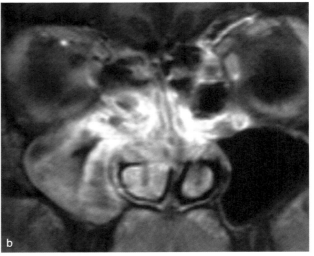

图 5.3a，b　轴位（a）和冠状位（b）T2W MRI 的上颌窦表现为连续、均匀一致的窦内黏膜增厚，此为感染性疾病的特征性表现，几乎占满了上颌窦内的全部空间。表现为黏膜增厚和分泌物的高信号

表 5.1　在 CT 及 MRI 上鼻肿瘤与感染、炎症的鉴别特征

疾病	CT	T1W MRI	T2W MRI	强化后 T1W MRI
肿瘤	骨侵犯	低信号	低信号	强化不明显
	强化不明显	神经周围脂肪消失	黏膜的连续性	
	不透明的阻塞		受到破坏	
感染和炎症	黏膜增厚	低信号	高信号	黏膜强化明显
	黏膜周围增强		均匀的连续性	
	骨炎		黏膜增厚	
	骨质增厚			

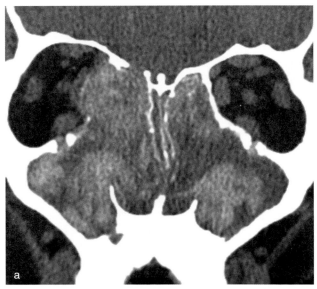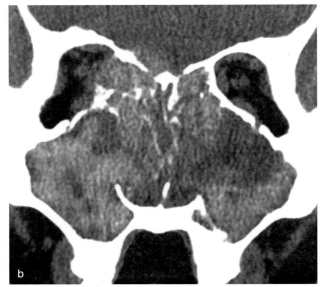

图 5.4a，b 一例免疫力低下的伴有侵袭性真菌性鼻窦炎的患者的冠状位 CT

真菌是通过脉管系统扩张时，很少会伴有骨质的破坏，甚至是黏膜的炎症[16]。真菌感染在 CT 上通常表现为高信号[17]，而在 T2W 影像上表现为低信号，这可能与真菌丝内的钙及局部高浓缩有关[18]。

肉芽肿性疾病

肉芽肿性疾病如 Wegener 肉芽肿和肉瘤样疾病，都有肿瘤样表现[19,20]。软组织侵犯性病变及骨质的侵蚀性改变能反映肿瘤的发展过程。随着感染性疾病持续发展（图 5.5），有些患者可表现为手术后表现。

鼻腔鼻窦组织血肿

鼻腔鼻窦组织血肿主要发生在上颌窦内，表现为窦腔内血性物质的聚集[21]。发病原因尚不清楚，多认为与外伤、手术以及鼻腔鼻窦的出血性疾病有关。CT 表现为新生物突破鼻窦的边界引起骨质的破坏。在 MRI 上看到黏膜的边缘呈连续性增强。中心区域的低信号是血肿的典型表现，周围呈现出炎症性表现（图 5.6）。

肿　瘤

骨源性肿瘤

骨瘤为鼻窦区域常见的骨源性肿瘤，表现为肿瘤均匀的骨密度增加。常发生于额窦及筛窦，较少发生在蝶窦及上颌窦。这种病变在冠状位 CT 骨窗位显示最清楚。轴位 CT 可作为影像学的补充，MRI 对该疾病的评估具有一定帮助。

骨纤维异常增生症并不常见[22]。骨化纤维瘤是一种边界清楚的病变，中心有大量纤维成分，周围骨性组织包绕。常发生于上、下颌骨，但也可发生于鼻窦内[23]。骨纤维异常增殖症在 CT 上表现为上颌骨的非对称性骨性膨胀，呈经典的"毛玻璃样改变"，可均匀分布或有囊性区（图 5.7）。在这些病例中，特别值得注意的是鼻窦的开口，因为窦口阻塞有可能形成黏液囊肿[24]。其他骨纤维病变非常罕见。CT 为这种病变最好的检测手段，并且单独通过 CT 检查就可以做出特征性诊断。通过影像学检查还可以判断出该病变的组织来源及与鼻腔鼻窦骨组织之间的联系。这种特殊的检查对手术及术后效果的评估有重要的作用。而 MRI 对这类疾病的诊断帮助不大，有时还会对诊断造成混淆。

软组织良性肿瘤

鼻腔鼻窦软组织良性肿瘤并不常见，主要包括乳头状瘤、腺瘤及血管瘤和血管纤维瘤[25]。

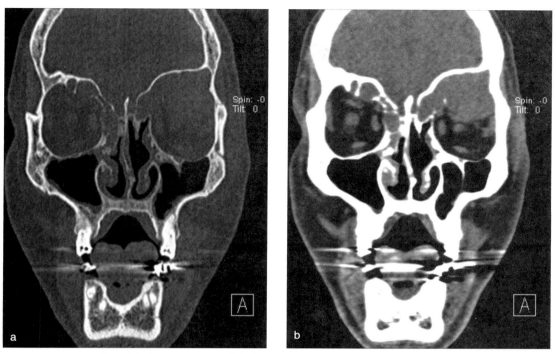

图 5.5a，b　一例 Wegener 肉芽肿患者的冠状位 CT 骨窗（a）和软组织窗（b），可见鼻窦解剖结构破坏，骨的边缘受到侵蚀，眼眶受到了侵犯

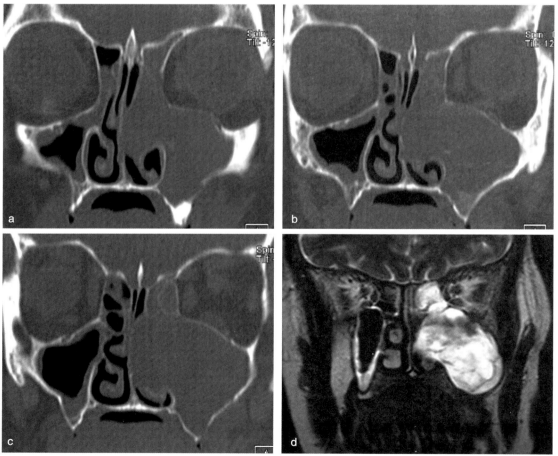

图 5.6a~h　a~c.鼻窦组织血肿的冠状位 CT，左侧上颌窦内软组织影，筛窦及额窦骨质变薄，上颌窦周围骨质局部破坏。d~h.同一患者的 MRI 冠状位 T2W（d~f）和冠状位抑脂相 T1W（g，h）显示血肿有异常的增强信号。周围的黏膜保持高信号

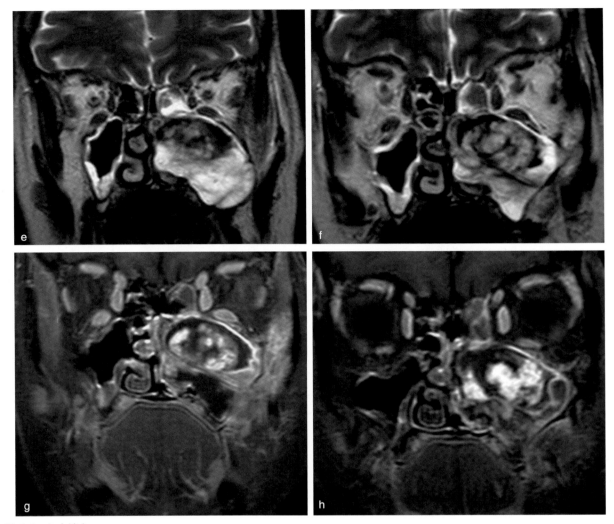

图 5.6a~h（续）

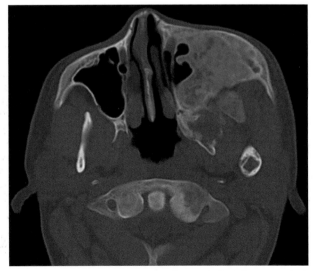

图 5.7　周围 CT 显示左侧上颌骨纤维异常增生，呈毛玻璃样改变

内翻型乳头状瘤

　　良性肿瘤在影像学上有一些特征性的表现，最好的检查手段是 MRI[26]。比如内翻型乳头状瘤在增强的 TIW MRI 上有特征性的"栏栅状"表现，也称为脑回征（图 5.8）。该病变多起源于鼻腔外侧壁的上皮细胞，也可单独生长于中鼻甲[27]。如果该疾病起源于鼻腔外侧壁，可以通过眶纸板进入眼眶。如果起源于中鼻甲，它可以扩张至颅底，与鼻神经胶质瘤或嗅神经母细胞瘤很难区分[28,29]。

鼻咽纤维血管瘤

　　鼻咽纤维血管瘤是另外一种良性肿瘤，可呈浸润性生长。它多起源于蝶腭孔，可突入鼻窦、鼻咽部及翼腭窝，通过圆孔或翼管突入颅内。

还可以膨胀至蝶窦、上颌窦、筛窦、咀嚼肌间隙及眶下裂。CT 检查可提示有骨质破坏，腭骨水平板表面有骨质侵蚀。MRI 可以显示病变的范围（图 5.9）。血管造影检查可以重建血管瘤的供血动脉，并且可以进行术前血管栓塞[30]。血管瘤的供血动脉主要来源于同侧颈内动脉，也可来源于对侧的颈动脉。

软组织恶性肿瘤

鳞状细胞癌

超过半数的鳞状细胞癌来源于上颌窦，30%来源于鼻腔，10% 来源于筛窦[31]。这些不同来源和范围的肿瘤在 CT 上呈等密度表现。通常恶性肿瘤在 CT 上可表现出骨质的侵蚀或破坏。

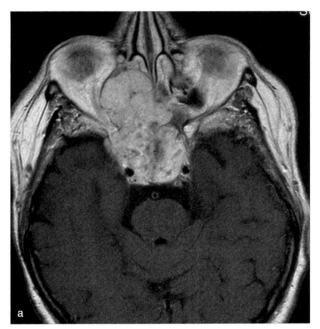

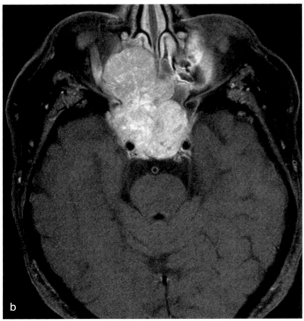

图 5.8a，b 内翻性乳头状肿瘤在轴位 MRI 增强 T1W 上呈脑回征表现（a），增强后 T1W 抑脂相图像（b）

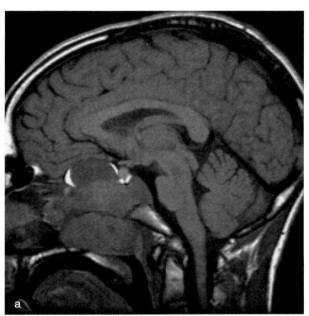

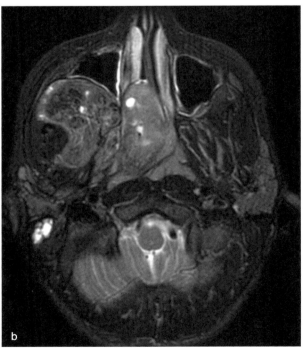

图 5.9a~c 矢状位 T1（a），轴位抑脂相 T2（b）和轴位增强抑脂相 T1（c），这是一个鼻咽纤维血管瘤患者的加权 MRI，肿瘤侵犯至鼻腔、蝶窦及上颌窦。T1W 相增强明显，提示为血管性肿瘤

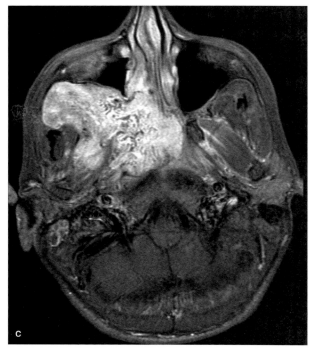

图 5.9a~c（续）

在 MRI 上通常表现为 T1W 高信号，T2W 低信号[32]。对比分析来看，表现为均匀的增强，但增强的区域与组织感染相比呈低信号表现。通常恶性肿瘤会破坏鼻窦黏膜的完整性和邻近的骨质结构。

鼻窦鳞状细胞癌发生淋巴结转移并不常见，但是一旦肿瘤突破了鼻窦，就很可能出现远处转移。

小涎腺肿瘤：腺样囊性癌

腺样囊性癌是小涎腺肿瘤中最常见的恶性肿瘤，占 1/3~1/2。软腭是最常见的肿瘤起源。这种肿瘤有嗜神经生长的特点，一般生长比较缓慢。它在影像学上有典型表现，在 MRI T2W 表现为高信号，而其他大多数的恶性肿瘤表现为等信号或低信号。

恶性肿瘤相关的炎症

肿瘤通常会侵蚀或破坏鼻窦的引流通道，因此肿瘤通常伴发有炎症。在这些病例中首先要区分肿瘤引起的炎症性疾病。MRI 是最好的鉴别该疾病的影像学检查方法，肿瘤引起的炎症性疾病在 MRI 增强 T2W 上表现为高信号（图 5.10）。

■ 肿瘤的分期

鼻窦恶性肿瘤的分期基于 TNM 分期系统。依据是肿瘤的大小，特征性的相关淋巴结肿大，相邻结构的侵犯以及是否发生远端转移（图 5.2）[33]。

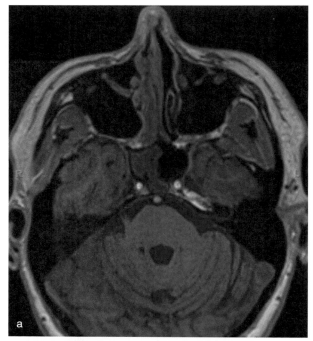

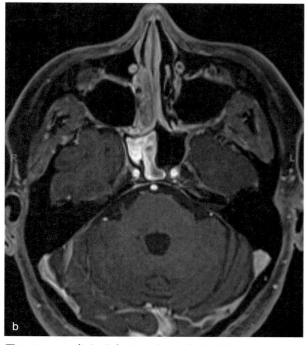

图 5.10a~c　高分辨率 T2W（a，b）和增强 T1W（c）。MRI 显示肿瘤（嗅神经母细胞瘤）为低亮度及增强弱于周围发生感染的黏膜

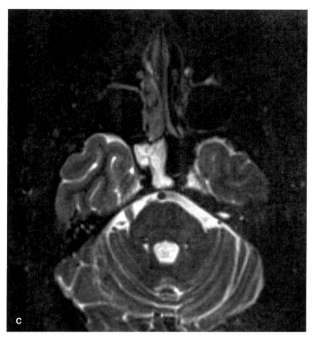

图 5.10a~c（续）

表 5.2　鼻窦恶性肿瘤的 TNM 分期

T1	局限于黏膜层
T2	邻近骨质发生侵蚀或破坏
T3~T4	突破鼻窦，侵犯咬肌、口腔、邻近鼻窦、眼眶、颅底或颅内
T4a	侵犯眼睑、面颊部皮肤、翼板、颞下窝、筛顶、蝶窦或额窦
T4b	眶尖，脑膜，脑组织，中颅窝，脑神经，鼻咽部或斜坡
NX	无法评估
N0	无
N1	同侧单发淋巴结，直径小于 3cm
N2a	同侧单发淋巴结，直径 3~6cm
N2b	同侧多发淋巴结，直径 <6cm
N2c	双侧或对侧淋巴结，直径 <6cm
N3	任意肿大淋巴结直径 >6cm

淋巴结转移

　　淋巴结转移是预后较差的指标，仅通过临床检查进行分期是非常不准确的，敏感性和特异性均较差，发现头颈肿瘤中不正常淋巴结的准确性只有 70%[34]。鼻腔鼻窦恶性肿瘤的淋巴结引流通过静脉引流系统：鼻腔的前一半引流入 ⅠB 区淋巴结，后一半通过鼻咽部引流入咽后淋巴结和 Ⅱ 区淋巴结。额窦和筛窦引流至 Ⅰ 区

淋巴结，蝶窦引流至咽后淋巴结，上颌窦引流至 ⅠB、Ⅱ、Ⅲ、Ⅴ 区及咽旁淋巴结。

　　目前，尺寸大小和中心坏死是用来确定淋巴结受累的一般标准，包膜外侵犯是一个明显的预后不良的标志（图 5.11）。CT 和 MRI 检测淋巴结肿大的精确度大致相同。然而，当提高了淋巴结分期的准确性后，假阴性率却为 10%~30%。主要是根据淋巴结的大小、中心区域坏死、增强和特征性改变来判断是否发生淋巴结转移。

　　PET 与 CT 或 MRI 相比具有较高的分辨率及特异性。然而，与 CT 或 MRI 相比，PET 并不能提高临床上对隐匿淋巴结的检测[35]。PET 的局限性在于空间分辨率差。目前大多数仪器只能检测到直径大于 3~5mm 的淋巴结对 FDG 的异常摄取。因此，在小的淋巴结上区分 N0/N1 仍然很困难[36]。在未来还有一些新的成像方式，包括弥散加权及动态增强 MRI 检察，这可能有助于对疾病的鉴别[37,38]。超顺磁性铁氧化物纳米粒子技术仍在试验中，但是已经显示出对淋巴结转移有着更好的分辨率[39]。

神经侵犯

　　这是一些恶性软组织肿瘤预后很差的特征性提示。判断周围神经侵犯最好的方法是薄层增强脂肪抑制 T1W 成像。在翼腭窝内去除微小的脂肪组织，例如，沿着脑神经出现颅底孔隙的强化（例如卵圆孔内的下颌神经），并且随神经潜入颅内或颅外，这在 CT 上是很难甚至不可能发现的。由于这些"高速公路"的存在，肿瘤可以在相对早期进入颅内，此时颅内病变可以很好地通过 MRI 评估（图 5.12）[40]。在脑中记住连接颅内和颞下窝的不同脑神经走行的路径，同时比较对称性和在这些路径中出现的脂肪信号，可以为我们提供很好的判断神经侵犯的方法。目的是判断这些区域脂肪信号的消失，而此时"发现脂肪信号是一个好的提示"（图 5.13）。这就是说，评估神经侵犯最简单的方法是脂肪抑制 T1W 增强扫描。

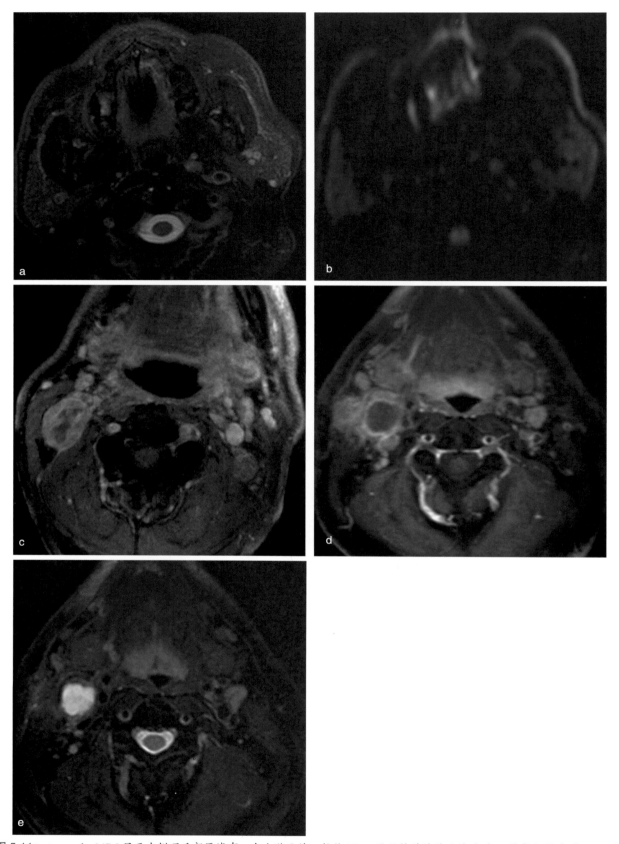

图 5.11a~e　a，b. MRI 显示左侧咽后部区域有一个小淋巴结。轴位 T1W 显示转移的淋巴结（a），弥散加强（b）。c. 轴位增强 TIW MRI 显示右侧颈内静脉区（ⅡB）淋巴结中心区域发生坏死。d，e. 右侧颈内静脉区（ⅡA）增大的淋巴结呈囊外膨胀性生长在轴位增强 T1W（d）和 T2W（e）MRI 上的表现

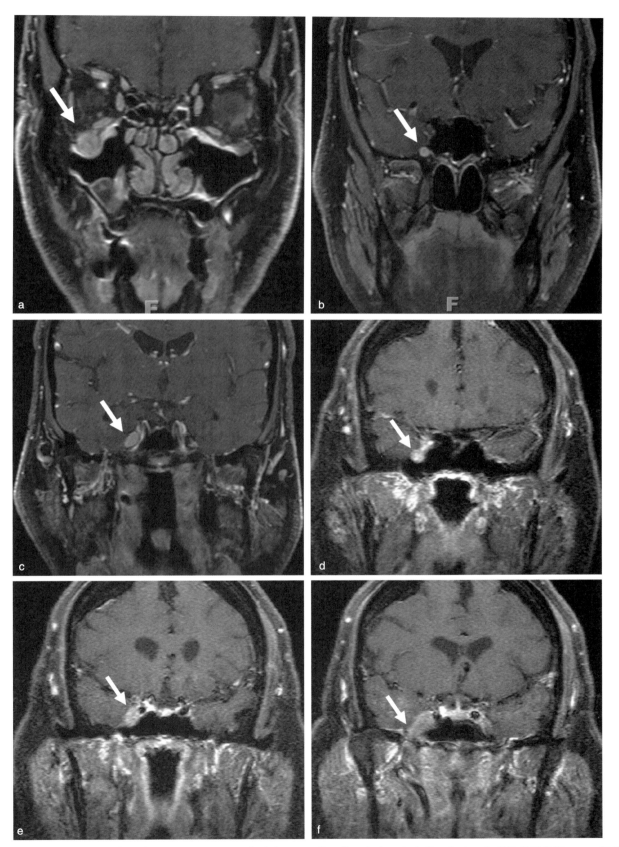

图 5.12a~f　冠状位增强抑脂相 T1W MRI 显示颅底肿瘤沿三叉神经第二支（V2）和第三支（V3）神经周围传播。a~c. 沿着眶下神经（V2）。异常的增大及增强（a），进一步膨大进入圆孔（b）和 Meckel 腔（c）。d~f. 不同的患者通过膨胀进入圆孔、Meckel 腔以及卵圆孔

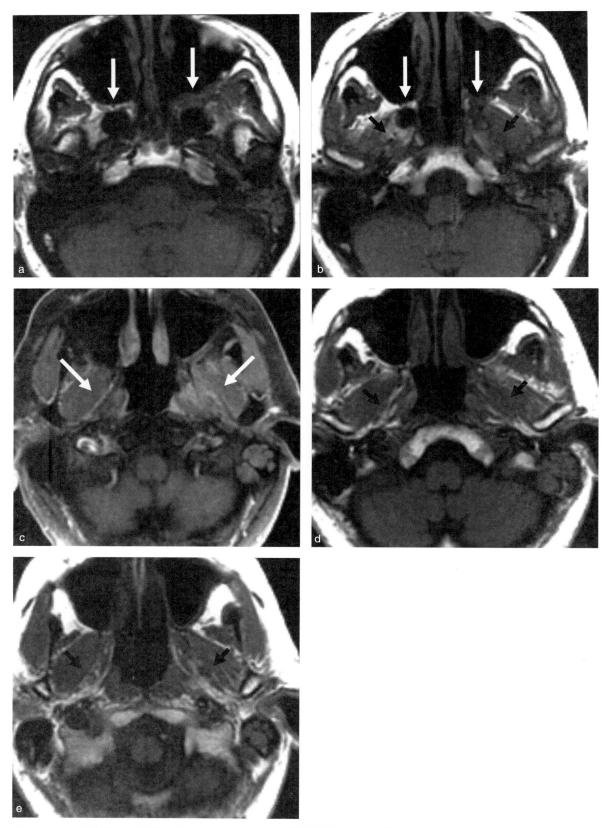

图 5.13a~e　左上颌窦鳞状细胞癌的轴位 T1W MRI。在轻微的周围神经肿瘤扩散病例中，脂肪垫消失。沿着第 V 对脑神经第三分支分布（b，d，e 黑色箭头）的右翼腭窝脂肪正常高信号消失（a，b 白色箭头），轴向脂肪抑制后增强 T1W 图像更进一步证明了这一点（c）

直接颅底受侵犯

　　CT 检查可以显示出颅底骨质受到破坏，受到破坏的颅底包括腭骨水平板、筛板、筛顶（图 5.14a~f）。在检查软组织侵犯程度及颅内肿瘤的范围时 MRI 检查具有优势。有破坏及侵犯颅底倾向的肿瘤包括未分化的鳞状细胞癌、鼻腔神经胶质瘤[41]、淋巴瘤以及肉瘤。内翻型乳头状瘤、黏液囊肿及纤维血管瘤等良性肿瘤也可以破坏颅底（图 5.14g~j）。

■ 手术及放疗后影像

影像评估方法

　　鼻腔恶性肿瘤患者接受手术、放疗及化疗后，早期的临床及放射影像随访是必要的。主要目的是评估肿瘤是否复发及其治疗相关的病理特性（详见后文）。

　　通过影像检查分辨术后瘢痕组织、炎性肉芽组织或肿瘤复发是极其困难的。炎性病变在 MRI 的 T2W 中表现为高信号，有助于鉴别。肉

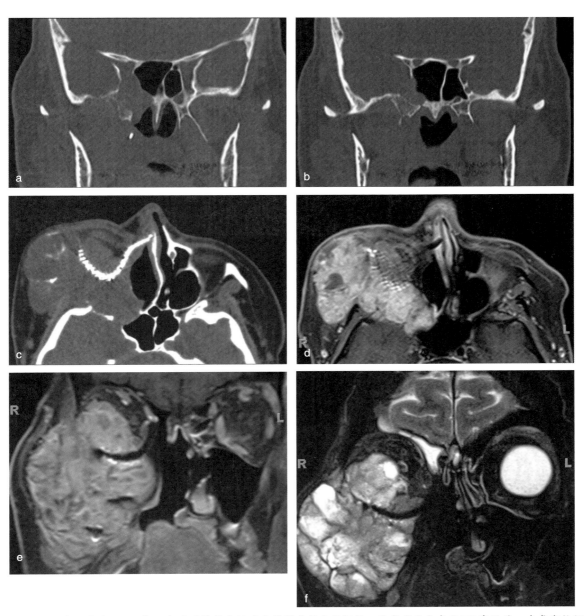

图 5.14a~j　CT（a~c）与 MRI（d~f）显示腺样囊性癌直接侵袭颅底及框周。注意病变内在的 T2 高信号，在鼻窦软组织恶性肿瘤中不常见。左侧筛前黏液囊肿的轴向（g，h）及冠状位（i，j）骨及软组织的 CT 检查，显示筛骨小凹、筛状板及筛骨纸板变薄及裂开

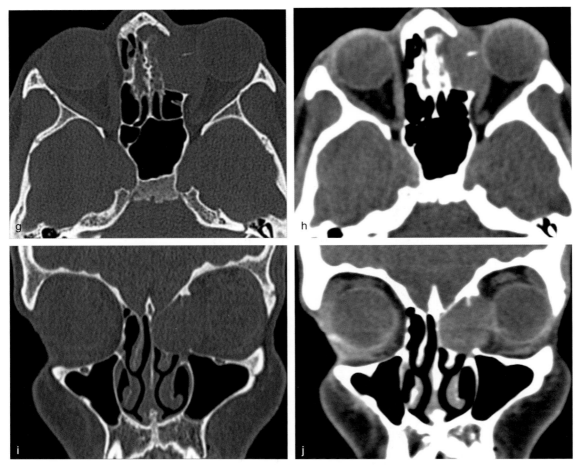

图 5.14a~j（续）

芽组织早期也可在 MRI 的 T2W 像中表现为高信号。但是肉芽组织与肿瘤组织在 CT 及 MRI 上的表现也可能相同，如 T2W 中低信号，对比后增强。术后（通常为术后 3 月）MRI 将会为后续研究提供一个参考，例如对组织修复稳定性及瘢痕挛缩等进行对比。

对于 MRI 检查无法鉴别瘢痕组织与肿瘤组织的患者可考虑行 PET-CT，根据 FDG 摄取情况进行鉴别，复发患者的 FDG 摄取量增加[42,43]。

■ 病理学评估

放疗后骨坏死

放疗后骨坏死在放射学领域并不罕见。一线评估手段为 CT 检查。

神经胶质增生

神经胶质增生现象可见于放疗后数月甚至数年间。颞叶因其靠近鼻窦而最易受累[44]。此现象可发生于治疗中，也可见于治疗后数月至数年。受累区域表现为典型的 T2W 高信号（提示为水肿），是一种可逆的病理改变。随后可观察到脱髓鞘及炎性改变，影像学表现为 T2W 高信号及斑片状改变或空洞周围组织强化。最佳评估手段为 MRI 检查（图 5.15）。

缺　血

放疗可引起深部穿动脉坏死，继发基底神经节、丘脑、脑干及深部脑白质缺血。首选 MRI 检查评估，包括弥散加权影像。

脑神经病变

患者放疗后可出现与肿瘤侵犯无关的脑神经症状[45]。当神经运动纤维（如三叉神经、面神经）受累，肌肉组织因失神经支配发生水肿，随后发生萎缩，MRI 检查可观察到这种变化。

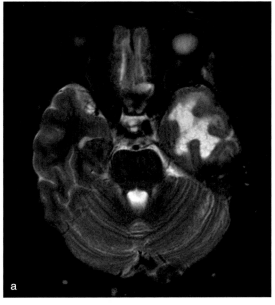
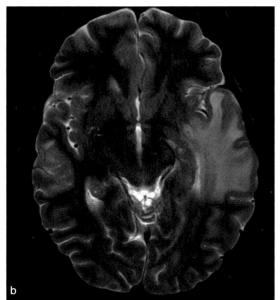
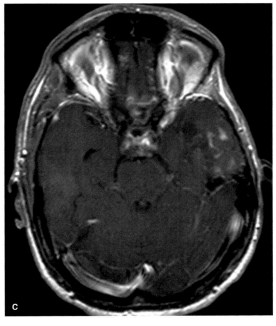

图 5.15a~c　1 年半前因右上颌窦浸润性鳞状细胞癌接受放疗的患者放疗后左侧颞骨轴向 T2W（a，b）及造影后 T1W（c）MRI 影像的改变

颅底高分辨率 MRI 也可以观察到受累神经增粗及增强的表现。

鼻　咽

■ 影像评估方法与规范

通过影像学检查发现鼻咽处病变者，多数会在耳鼻喉专科明确病变性质后重返影像科室，评估肿瘤在鼻咽部的侵袭范围[46]。鼻咽部肿瘤可根据相邻组织受累情况做出定位描述（表 5.3）。

■ 诊断与分期的影像学检查方法

CT

鼻咽部影像评估是颈部影像评估的一个组成部分。未增强的影像足以判断该区域是否存在肿物及评估气道状态。但对于鼻咽部恶性肿瘤可能的患者，则需要经静脉注射造影剂拍摄增强 CT，扫描范围需自颅底至主动脉弓水平[47]。尽管 CT 对于颈部软组织的鉴别能力一般，但对于评估颅底骨质形态方面优势明显，可对该区域受肿物破坏的范围做出准确评估。增强 CT 有

表 5.3 咽黏膜区肿瘤的影像学特征

肿瘤位于咽旁间隙内侧
肿瘤表现为质量效应，自咽旁间隙内侧增大至咽旁间隙外侧
肿瘤突破正常咽黏膜间隙及黏膜下结构（咽颅底筋膜）
注意，如肿物无质量效应，要注意与正常的含水咽侧壁凹相鉴别，后者可通过瓦尔萨尔瓦试验鉴别

助于判断肿物与周围血管的关系，并有助于判断淋巴结转移等情况。

MRI

评估颈部及鼻咽部软组织病变最有价值的 MRI 影像包括轴位、冠状位 T1W 与脂肪饱和 T2W 像，以及轴位、冠状位增强后的 T1W 像。在评估肿瘤浸润范围、肿瘤沿外周神经生长、骨髓受浸润及咽后壁结节性转移灶等情况时，MRI 优于 CT 检查。MRI 检查对于评估淋巴结转移等也有优势。

PET-CT

对于颈部新生物无法确定原发灶的患者，以及术后肿物可疑复发或远处转移但 MRI 无明确证据的患者，PET-CT 检查可提供特殊帮助（图 5.16）。该检查也可用于治疗效果的评估。PET-MRI 检查是核医学领域的最新技术，提高了头颈部新生物的诊断能力。评估肿瘤残余和（或）鼻咽癌原位复发方面，MRI 检查比 FDG PET-CT 的准确度更高。

■ 病理学特点

非新生物

Thronwaldt 囊肿

鼻咽部中线区囊肿与发育相关，前方为正常黏膜，后方为颈长肌。此囊肿是鼻咽部最常见的肿物，尸检检出率为 4%，常规头颅 MRI 中有 5% 可查见此囊肿。因此多为相关检查时偶然发现，很少因鼻咽部不适而诊断。只有当囊肿感染及体积较大时，才考虑治疗。

CT 表现为中线类圆形结构，内部多为均一液性密度，囊壁可增强。MRI 表现为 T2W 高亮度均质囊性特征（图 5.17），而因囊液性质不同，T1W 强度表现各异[48]。增强后可见外周系的环形强化。

腺样体增生

鼻咽部淋巴组织增生常见于青春期前及青春期儿童，常被认为是对局部反复感染的正常生理反应。MRI 表现为鼻咽部隆起，与咽基底筋膜间有明显界限。需与该部位上皮来源的恶性肿瘤及淋巴瘤相鉴别，尤其对于年龄较大的患者，以及肿块非对称性生长或对周围组织有

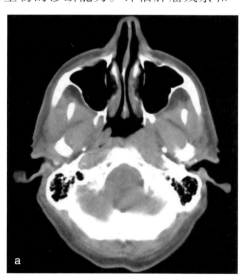
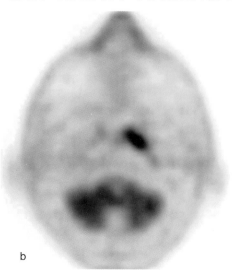

图 5.16a~d PET-CT 显示左侧咽隐窝病变代谢过盛。当轴向 CT 影像（a）证实一些鼻咽的不对称时，这些病变在临床及放射学检查中可能隐匿不见。病变的代谢过盛活性使其在 PET（b，d）上易于被检测到，融合 PET-CT（c）在正确的解剖结构中可以确定活性范围

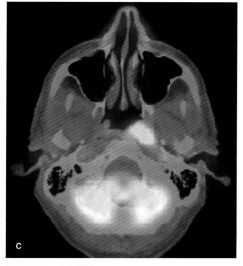
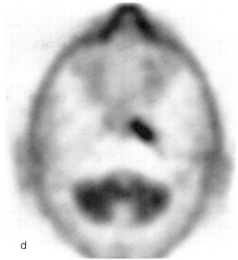

图 5.16a~d（续）

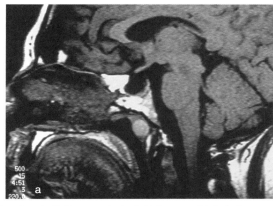
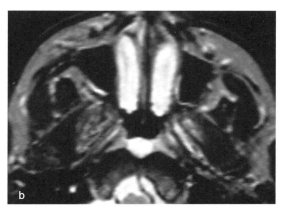

图 5.17a，b 矢状位 T1W（a）及轴向 T2W（b）加权 MRI 显示鼻咽中线 Thornwaldt 囊肿。注意 T1W 高信号，可能反映的是蛋白质内容物，T2W 显示囊性本质

侵犯者（图 5.18）。

潴留囊肿

鼻咽部潴留囊肿为鼻咽部黏膜的良性病变，多无症状表现。这种上皮来源的黏膜囊肿多发于鼻咽外侧壁。CT 表现为低密度影，增强后无强化。MRI 轴位及冠状位 T2W 像查见咽隐窝侧壁囊性高信号可明确诊断。腺样体肥大患者合并潴留囊肿者，可能造成咽鼓管阻塞而继发中耳炎及乳突积液或感染。

肿瘤

良性肿瘤

良性混合瘤——多形性腺瘤

此病起源于微小涎腺，CT 表现为孤立的实性包块，界限清晰，对比后轻度强化[49]。尽管生长缓慢，仍可对周围骨质造成压迫吸收。MRI 表现为 T1W 等信号，T2W 高信号。T2W 像中低信号区提示局部钙化可能。T1W 像增强可见肿物均质性强化。常见发病部位依次为软腭、舌扁桃体及腭扁桃体、鼻咽部。它是最常见的涎腺肿瘤，85% 发病于腮腺，6.5% 发病于口腔及咽腔的微小唾液腺。

恶性肿瘤

鳞状细胞癌

鳞状细胞癌（SCCa）原发于鼻咽部黏膜，组织学分型包括角化型 SCCa（WHO 1 型）、非角化型 SCCa（WHO 2 型）及未分化型 SCCa（WHO 3 型）。

肿瘤可无症状，也可能因远处淋巴结转移、

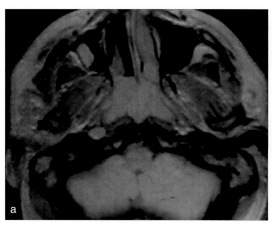
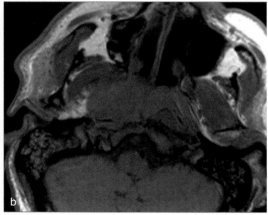

图 5.18a，b　青春期前及青春期患者的腺样体肥大，显示相对同质对称的增生（a）。注意完整的鼻咽界标包括鼻咽后缘及咽旁间隙（b）。鼻咽癌（右后部鼻咽）显示为不对称及椎骨前拓展

继发中耳炎引起传导性耳聋或鼻腔血性分泌物就诊而发现。但是患病早期常无临床症状，可能因其他原因行相关影像检查被发现（图 5.19）。

增强 CT 表现为咽隐窝侧壁和（或）鼻腔后外侧壁轻度增强软组织。肿瘤可局限于局部黏膜，但多数向外侧侵犯咽旁间隙及咬肌间隙。病变进一步发展可能侵犯颈动脉区，甚至向颅内侵犯。远处淋巴结转移常见。随着肿瘤的生长及浸润，肿瘤可侵犯斜坡、翼板及后颅窝（图 5.20a~c）。

MRI 表现为 T1W 像中肌肉组织等信号肿物。局部低信号异常表现提示骨组织侵犯（图

5.20d~f）。脂肪组织不对称性缺失是肿瘤沿外周神经扩散的特征性表现（图 5.13）。T2W 像中肿物信号略增强，但增强程度较炎性病变时弱。增强 T1W 像中肿物轻度强化。周围与冠状位影像对于区分肿物与相邻正常结构的诊断价值较大。冠状位影像有利于判断海绵窦及颅内受累情况。

微小涎腺恶性肿瘤

原发于咽腔黏膜微小涎腺的侵袭性生长的肿瘤常侵犯相邻组织深部。肿瘤最常见于软腭，也可见于鼻腔或鼻窦黏膜、舌、舌扁桃体及咽

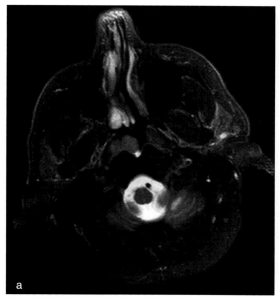
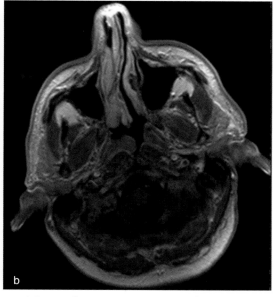

图 5.19a，b　轴向 T2W（a）及造影后轴向 T1W（b）MRI 显示右侧咽隐窝一小体积叶状团块，在随后的随访中，脑部 MRI 显示为原发性脑肿瘤

部黏膜。CT 及 MRI 显示侵袭性生长肿物，边界不清。对比增强后中度强化[50]。

非霍奇金淋巴瘤

结外淋巴系统肿瘤、鼻咽部肿瘤起源于咽淋巴环。非霍奇金淋巴瘤在头颈部的发病率是霍奇金淋巴瘤的 5 倍[51]。咽腔黏膜区是最常见的结外肿瘤生长区，其中 35% 发生于鼻咽部腺样体[52]。

影像学检查可见咽腔黏膜区团块样新生物，其中超过 50% 的患者可查见颈部淋巴结转移。

CT 表现为鼻咽部团块状肿物，微增强，无明显向周围组织浸润性生长的特征。肿物可对称性发病，合并非坏死性肿大淋巴结。如果合并坏死性肿大淋巴结，需排除 AIDS 的可能。

MRI 表现为 T1W 像肌组织同质的团块状肿物。T2W 像中肿物常表现为均质性高信号。增强后肿物均质性强化。

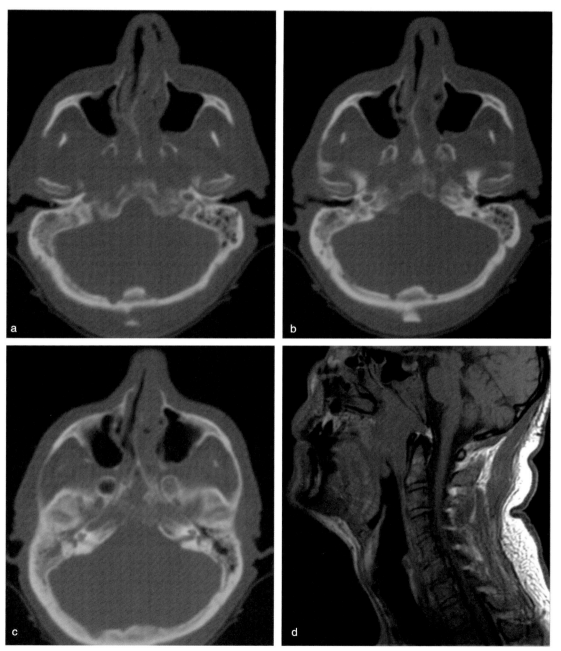

图 5.20a~f　a~c. 颅底轴向 CT 显示一浸润性软组织团块，在此病例中，鳞状细胞癌侵蚀并侵入枕骨及斜坡。d. 矢状位 T1W MRI 显示后鼻咽等信号团块，注意轻度扩张的斜坡的低信号，是骨扩张的征象。e. 轴向 T2W MRI 显示鼻咽后大团块的相对等信号，注意双侧乳突积液。f. 此团块的轴向造影后 T1W MRI 显示轻度异质性增大

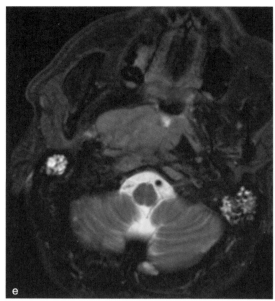
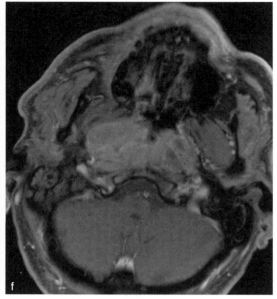

图 5.20a~f（续）

■ 分 期

用于鼻咽部 SCCa 评估及分期的最佳检查是 MRI。尽管 MRI 的 T1W 像更易反映骨质受侵特征[53]，但鉴于 CT 骨窗直观性的优点，仍是评估肿瘤骨组织侵犯程度的最佳检查方法。在评估肿瘤是否侵犯眶内及颅内、是否有外周血管和（或）神经组织侵犯时，MRI 检查是首选[54]。

直接转移表现

肿物向前常侵犯翼腭窝及鼻腔，堵塞咽鼓管。肿物向上可侵入蝶窦、斜坡前部，沿颈动脉侵入破裂孔，沿 V3（三叉神经下颌支）侵入卵圆孔。肿物向后可侵犯咽后间隙并深达椎前。MRI 检查可明确椎前软组织受侵犯程度，影像学表现为瘤组织"刺入"椎前软组织。肿物向外可侵犯咽旁间隙，并可能直接侵犯颅底甚至颅内。肿物向下可突入口咽腔[55]。

远处转移表现

目前的研究数据表明，鳞状细胞癌患者有90% 存在淋巴结远处转移，包括咽后淋巴结、颈深部淋巴结以及椎前淋巴结等[56]。之所以转移率如此之高，原因在于肿瘤多数隐匿发病，直到生长到较大体积并对周围组织造成压迫而引起相应症状时才会被检查发现。

鼻咽部多数淋巴引流至咽后淋巴结及颈内静脉周围淋巴结。有时可与椎前及颈中部淋巴结有沟通。咽后区淋巴结检查评估首选增强的 T1W 像及 T2W 像。当然，增强 CT 评估颈部淋巴结的价值并不亚于 MRI。

■ 手术及放疗后影像

鼻腔恶性肿瘤患者接受手术、放疗及化疗后的随访过程中，临床随访和影像学随访一个都不能少[57]。如前面章节所述，主要目的是评估肿瘤是否复发及其治疗相关的病理特性。

通过影像学检查分辨术后瘢痕组织、炎性肉芽组织或肿瘤复发是极其困难的。炎性病变在 MRI 的 T2W 中表现为高信号，有助于鉴别。肉芽组织早期也可在 MRI 的 T2W 像中表现为高信号，但是肉芽组织与肿瘤组织在 CT 及 MRI 的表现也可能相同，如 T2W 中低信号，对比后增强。术后 3 个月复查 MRI，将会为后续研究提供一个参考，例如对组织修复稳定性及瘢痕挛缩等进行对比。

术后怀疑肿物复发及远处转移而 MRI 无法明确诊断的患者，PET-CT 检查可提供有力的证据。该检查也可用于治疗效果的评估。评估肿瘤残余和（或）鼻咽癌原位复发方面，MRI 检查的准确度也较高。MRI 检查与 FDG PET-CT 联用时，复发肿瘤检出率高于使用单一检查方法[58]。

小　结

影像学检查是鼻腔及鼻咽部病变诊断的重要手段。过去 30 年间，影像学的进步对头颈、颌面及鼻窦区的炎症、感染及肿瘤病变的诊治带来了革命性的变化。将 CT 及 MRI 引入常规检查，对于不同性质的疾病，尤其是头颈部肿瘤的诊治，有着非常重要的临床指导意义。

临床上对怀疑恶性肿瘤者通常同时行 CT 与 MRI 检查。炎性及感染性疾病的表现有时与肿瘤的表现非常相似。CT 联合 MRI 检查有助于确定病变性质，并有助于疾病的分期、肿物活检及制订治疗方案。

本章介绍了鼻腔、鼻窦及鼻咽部的影像学检查方法，介绍了鼻腔、鼻窦常见肿瘤的典型影像表现，以及影像学诊断要点。

参考文献

[1] Branstetter BF IV, Weissman JL. Role of MR and CT in the paranasal sinuses. Otolaryngol Clin North Am, 2005, 38(6):1279–1299, x

[2] Lloyd G, Lund VJ, Howard D, et al. Optimum imaging for sinonasal malignancy. J Laryngol Otol, 2000, 114(7):557–562

[3] Zinreich SJ, Kennedy DW, Rosenbaum AE, et al. Paranasal sinuses: CT imaging requirements for endoscopic surgery. Radiology, 1987, 163(3):769–775

[4] Mukherji SK, Drane WE, Mancuso AA, et L. Occult primary tumors of the head and neck: detection with 2-[F-18] fluoro-2-deoxyD-glucose SPECT. Radiology, 1996, 199(3):761–766

[5] Rusthoven KE, Koshy M, Paulino AC. The role of fluorodeoxyglucose positron emission tomography in cervical lymph node metastases from an unknown primary tumor. Cancer, 2004, 101(11):2641–2649

[6] Rao VM, el-Noueam KI. Sinonasal imaging. Anatomy and pathology. Radiol Clin North Am, 1998, 36(5):921–939, vi

[7] Zinreich SJ. Paranasal sinus imaging. Otolaryngol Head Neck Surg, 1990, 103(5 Pt 2):863–868, discussion 868–869

[8] Laine FJ, Smoker WR. The ostiomeatal unit and endoscopic surgery: anatomy, variations, and imaging findings in inflammatory diseases. AJR Am J Roentgenol, 1992, 159(4):849–857

[9] Rao VM, Sharma D, Madan A. Imaging of frontal sinus disease: concepts, interpretation, and technology. Otolaryngol Clin North Am, 2001, 34(1):23–39

[10] Zinreich SJ. Imaging for staging of rhinosinusitis. Ann Otol Rhinol Laryngol Suppl 2004;193:19–23

[11] Hähnel S, Ertl-Wagner B, Tasman AJ, et al. Relative value of MR imaging as compared with CT in the diagnosis of inflammatory paranasal sinus disease. Radiol ogy, 1999, 210(1):171–176

[12] Aribandi M, McCoy VA, Bazan C III. Imaging features of invasive and noninvasive fungal sinusitis: a review. Radiographics, 2007, 27(5):1283–1296

[13] Mafee MF, Tran BH, Chapa AR. Imaging of rhinosinusitis and its complications: plain film, CT, and MRI. Clin Rev Allergy Immunol, 2006, 30(3):165–186

[14] Som PM, Shapiro MD, Biller HF, et al. Sino nasal tumors and inflammatory tissues: differentiation with MR imaging. Radiology, 1988, 167(3):803–808

[15] Rassi SJ, Melkane AE, Rizk HG, et al. Sinonasal mucormycosis in immunocompromised pediatric patients. J Pediatr Hematol Oncol, 2009, 31(12):907–910

[16] Silverman CS, Mancuso AA. Periantral soft-tissue infiltration and its relevance to the early detection of invasive fungal sinusitis: CT and MR findings. AJNR Am J Neuroradiol, 1998,19(2):321–325

[17] DelGaudio JM, Swain RE Jr, Kingdom TT, et al. Computed tomographic findings in patients with invasive fungal sinusitis. Arch Otolaryngol Head Neck Surg, 2003, 129(2):236–240

[18] Fellows DW, King VD, Conturo T, et al. In vitro evaluation of MR hypointensity in Aspergillus colonies. AJNR Am J Neuroradiol, 1994, 15(6):1139–1144

[19] Grindler D, Cannady S, Batra PS. Computed tomography findings in sinonasal Wegener's granulomatosis. Am J Rhinol Allergy, 2009, 23(5):497–501

[20] Lohrmann C, Uhl M, Warnatz K, et al. Sinonasal computed tomography in patients with Wegener's granulomatosis. J Comput Assist Tomogr, 2006, 30(1):122–125

[21] Kim EY, Kim HJ, Chung SK, et al. Sinonasal organized hematoma: CT and MR imaging findings. AJNR Am J Neuroradiol, 2008, 29(6):1204–1208

[22] Eller R, Sillers M. Common fibro-osseous lesions of the paranasal sinuses. Otolaryngol Clin North Am, 2006, 39(3): 585–600, x

[23] MacDonald-Jankowski DS. Fibro-osseous lesions of the face and jaws. Clin Radiol, 2004, 59(1):11–25

[24] Ricalde P, Horswell BB. Craniofacial fibrous dysplasia of the fronto-orbital region: a case series and literature review. J Oral Maxillofac Surg, 2001, 59(2):157–167, discussion 167–168

[25] Goyal N, Jones M, Sandison A, et al. Maxillary haemangioma. J Laryngol Otol, 2006, 120(2):e14

[26] Yousem DM, Fellows DW, Kennedy DW, et al. Inverted papilloma: evaluation with MR imaging. Radiology, 1992, 185(2):501–505

[27] Melroy CT, Senior BA. Benign sinonasal neoplasms: a focus

on inverting papilloma. Otolaryngol Clin North Am, 2006, 39(3):601–617, x

[28] Ojiri H, Ujita M, Tada S, et al. Potentially distinctive features of sinonasal inverted papilloma on MR imaging. AJR Am J Roentgenol, 2000, 175(2):465–468

[29] Schuster JJ, Phillips CD, Levine PA. MR of esthesioneu roblastoma (olfactory neuroblastoma) and appearance after craniofacial resection. AJNR Am J Neuroradiol, 1994, 15(6):1169–1177

[30] Schick B, Kahle G. Radiological findings in angiofibroma. Acta Radiol, 2000, 41(6):585–593

[31] Resto VA, Deschler DG. Sinonasal malignancies. Otolaryngol Clin North Am, 2004, 37(2):473–487

[32] Raghavan P, Phillips CD. Magnetic resonance imaging of sinonasal malignancies. Top Magn Reson Imaging, 2007, 18(4):259–267

[33] Greene FL. The American Joint Committee on Cancer: updating the strategies in cancer staging. Bull Am Coll Surg 2002;87(7):13–15findings and therapeutic implications. Int J Radiat Oncol Biol Phys, 2000, 47(2):395–400

[34] Loevner LA, Sonners AI. Imaging of neoplasms of the paranasal sinuses. Neuroimaging Clin N Am, 2004, 14(4): 625–646

[35] Kau RJ, Alexiou C, Laubenbacher C, et al. Lymph node detection of head and neck squamous cell carcinomas by positron emission tomography with fluorodeoxyglucose F18 in a routine clinical setting. Arch Otolaryngol Head Neck Surg, 1999, 125(12):1322–1328

[36] Kutler DI, Wong RJ, Schoder H, et al. The current status of positron-emission tomography scanning in the evaluation and follow-up of patients with head and neck cancer. Curr Opin Otolaryngol Head Neck Surg, 2006, 14(2):73–81

[37] Sumi M, Sakihama N, Sumi T, et al. Discrimination of metastatic cervical lymph nodes with diffusion-weighted MR imaging in patients with head and neck cancer. AJNR Am J Neuroradiol, 2003, 24(8):1627–1634

[38] Fischbein NJ, Noworolski SM, Henry RG, et al. Assessment of metastatic cervical adenopathy using dynamic contrast-enhanced MR imaging. AJNR Am J Neuroradiol, 2003, 24(3):301–311

[39] Anzai Y. Superparamagnetic iron oxide nanoparticles: nodal metastases and beyond. Top Magn Reson Imaging, 2004, 15(2):103–111

[40] Eisen MD, Yousem DM, Montone KT, et al. Use of preo-perative MR to predict dural, perineural, and venous sinus invasion of skull base tumors. AJNR Am J Neuroradiol, 1996, 17(10):1937–1945

[41] Yu T, Xu YK, Li L, et al. Esthesioneuroblastoma methods of intracranial extension: CT and MR imaging findings. Neuroradiology, 2009, 51(12):841–850

[42] Lapela M, Eigtved A, Jyrkkiö S, et al. Experience in qualitative and quantitative FDG PET in follow-up of patients with suspected recurrence from head and neck cancer. Eur J Cancer, 2000, 36(7):858–867

[43] Greven KM, Williams DW III, Keyes JW Jr, et al. Positron emission tomography of patients with head and neck carcinoma before and after high dose irradiation. Cancer, 1994, 74(4):1355–1359

[44] Chong VE, Fan YF. Radiation-induced temporal lobe necrosis. AJNR Am J Neuroradiol, 1997, 18(4):784–785

[45] Martí-Fàbregas J, Montero J, López-Villegas D, et al. Postirradiation neuromyotonia in bilateral facial and trigeminal nerve distribution. Neurology, 1997, 48(4):1107–1109

[46] Weber AL, al-Arayedh S, Rashid A. Nasopharynx: clinical, pathologic, and radiologic assessment. Neuroimaging Clin N Am, 2003, 13(3):465–483

[47] Chong VF, Khoo JB, Fan YF. Imaging of the nasopharynx and skull base. Neuroimaging Clin N Am, 2004, 14(4):695–719

[48] Ikushima I, Korogi Y, Makita O, et al. MR imaging of Tornwaldt's cysts. AJR Am J Roentgenol, 1999, 172(6): 1663–1665

[49] Becelli R, Frati R, Cerulli G, et al. Pleomorphic adenoma of the minor salivary glands of the palate. J Exp Clin Cancer Res, 2001, 20(1):25–28

[50] Sigal R, Monnet O, de Baere T, et al. Adenoid cystic carcinoma of the head and neck: evaluation with MR imaging and clinical-pathologic correlation in 27 patients. Radiology, 1992, 184(1):95–101

[51] Weber AL, Rahemtullah A, Ferry JA. Hodgkin and non-Hodgkin lymphoma of the head and neck: clinical, pathologic, and imaging evaluation. Neuroimaging Clin N Am, 2003, 13(3):371–392

[52] King AD, Lei KI, Richards PS, et al. Non-Hodgkin's lymphoma of the nasopharynx: CT and MR imaging. Clin Radiol, 2003, 58(8):621–625

[53] Daffner RH, Lupetin AR, Dash N, et al. MRI in the detection of malignant infiltration of bone marrow. AJR Am J Roentgenol, 1986, 146(2):353–358

[54] Nishioka T, Shirato H, Kagei K, et al. Skull-base invasion of nasopharyngeal carcinoma: magnetic resonance imaging findings and therapeutic implications. Int J Radiat Oncol Biol Phys, 2000, 47(2):395–400

[55] Dubrulle F, Souillard R, Hermans R. Extension patterns of nasopharyngeal carcinoma. Eur Radiol, 2007, 17(10):2622–2630

[56] Gross ND, Ellingson TW, Wax MK, et al, Andersen PE. Impact of retropharyngeal lymph node metastasis inhead and neck squamous cell carcinoma. Arch Otolaryngol Head Neck Surg, 2004, 130(2):169–173

[57] Ng SH, Liu HM, Ko SF, et al. Posttreatment imaging of the nasopharynx. Eur J Radiol, 2002, 44(2):82–95

[58] Comoretto M, Balestreri L, Borsatti E, et al. Detection and restaging of residual and/or recurrent nasopharyngeal carcinoma after chemotherapy and radiation therapy: comparison of MR imaging and FDG PET/CT. Radiology, 2008, 249(1):203–211

IB 篇　肿瘤的组织学类型

第6章

上皮性表皮样肿瘤

良性表皮样瘤

- 鼻前庭鳞状细胞乳头状瘤
- 外翻型鳞状上皮乳头状瘤
- 圆柱细胞乳头状瘤
- 内翻型乳头状瘤

■ 鼻前庭鳞状细胞乳头状瘤

该病变非常常见，可以发生在任何年龄，男女间无明显差异。呈小型、孤立、带蒂菜花状，与身体其他部位的疣十分相似。病变可能源于病毒感染，也有报道认为是特发性的退行性病变。病变由外生型的鳞状上皮增殖构成，具有显著的增殖特性。不发生恶变，常常采取局部切除的方式。但是，如果复发，激光烧灼是必要的。

■ 鼻腔鼻窦乳头状瘤

该类肿瘤分为3种类型：

- 外翻型
- 圆柱细胞型
- 内翻型

以往认为所有的乳头状瘤具有相似的来源，通常被统称为"Schneiderian"乳头状瘤，但随后发现它们存在3种不同的类型[1]。Schneiderian指的是17世纪早期的解剖学家Victor Conrad Schneider。鼻窦上皮源于外胚层，不同于其他的呼吸道上皮源于内胚层，有

时也被称为"移行的"，但与泌尿生殖上皮不同。事实上，两种术语（schneiderian和移行的）都最好避免应用。1847年，Kramer应用术语"乳头状"来描述黏膜的菜花样肿瘤。Billroth可能是首次描述鼻腔内真正的乳头状瘤[2]，而Ringetz在1938年描述了内翻型乳头状瘤[3,4]。

外翻型鳞状上皮乳头状瘤

定 义

外生型疣状或菌状鳞状上皮乳头状瘤。

病 因

由于乳头状瘤的类型不同，关于病因学的文献报道并不一致，但有证据显示外翻型乳头状瘤与人乳头状瘤病毒（HPV）6/11[5]有关，被认为是单纯疣。

别 名

外翻型乳头状瘤，鳞状乳头状瘤，移行细胞乳头状瘤以及菌样乳头状瘤。

发病率与发病部位

外翻型乳头状瘤好发于中隔，偶可见于鼻腔外侧壁，罕见于上颌窦。在作者的患者中，包括114个内翻型乳头状瘤，有6个外翻型乳头状瘤，说明外翻型乳头状瘤在耳鼻喉科很少见。

诊断特征

临床特征

常常可以看到生长在鼻腔前端的单侧瘤样病变，可以引起鼻阻症状（图6.1）。与其他乳头状瘤相比，男性，年轻患者多见。作者的患

者中男女比例为 5：1，平均年龄为 47.3 岁（范围 40~59 岁）。

影像学表现

由于病变表浅易于观察，很少采用影像学检查，但病变本身的影像学表现具有良性软组织团块的非特异性特征。

组织学特征与鉴别诊断

病变的特征包括：呈外生型，粉色，表面坚硬卷曲，广基，以纤维血管结缔组织为轴心，上有大量的枝叶状黏膜，被覆复层鳞状上皮。上皮组织遍布大的充满黏液的囊泡样腔隙，偶尔可见微脓肿。

病变需要与乳头状鳞状细胞癌、内翻型柱样乳头状瘤以及区别于皮肤其他部位的、生长于前庭皮肤的鳞状细胞乳头状瘤相鉴别。

自然病程

外翻型乳头状瘤可能复发但从不恶变。

治疗与预后

手术通过小的圈套切除正常黏膜通常可以获得治愈。但在一例 HIV 阳性患者的个案报道中，采用了手术联合局部西多福韦治疗[6]。

柱状细胞乳头状瘤

定 义

乳头状突起被覆柱状上皮组成的乳头状瘤。

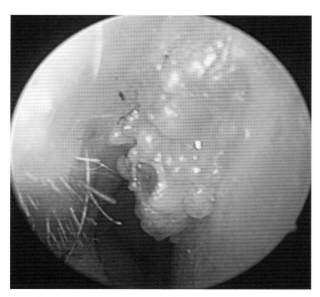

图 6.1 右侧鼻前庭外翻型乳头状瘤内镜下图像

病 因

该病变与人乳头状瘤病毒无关。

别 名

嗜酸细胞乳头状瘤，柱状细胞乳头状瘤，移行细胞乳头状瘤，微囊乳头状腺瘤。

发病率

该病变在鼻或鼻窦乳头状瘤中占 5%，少于内翻型乳头状瘤。在作者的乳头状瘤患者中，有 114 例内翻型乳头状瘤，而柱状细胞乳头状瘤仅有 10 例。

发病部位

病变可见于鼻腔侧壁或窦腔内。

诊断特征

临床特征

该乳头状瘤通常为单侧，男女发生率相当；作者的病例包括 7 名男性和 3 名女性，儿童中很少出现，大部分患者的年龄为 50~60 岁；常常呈广基，具有细小的颗粒状表面；作者的 10 例患者的平均年龄为 60 岁（范围 39~82 岁）。

影像学表现

无特异性表现。

组织学特征与鉴别诊断

兼具内生型和外生型的特征，由于细小颗粒状嗜酸性胞质伴有大量上皮内黏液囊肿，瘤体以柱状嗜酸瘤细胞为特征，其细胞大于内翻型乳头状瘤中的细胞。杯状细胞不可见，但可见微小脓肿。

自然病程

肿瘤与鳞状上皮细胞癌或黏液表皮样癌相关[7]。

治疗与预后

完全切除后不复发，但有报道称有超过 1/3 的复发率。作者所有的进行局部内镜下切除的患者随访超过 2~12 年未见复发。

内翻型乳头状瘤

定 义

内翻型乳头状瘤是一种相对罕见的鼻腔良性上皮细胞肿瘤，但具有容易复发和恶变特性。

病　因

已知人乳头状瘤病毒在内翻型乳头状瘤中发挥作用，其 DNA 在内翻型乳头状瘤以及毗邻的正常表现的黏膜细胞中可以检出[8]。因此建议所有的毗邻的表现正常的易感黏膜应该被切除以降低复发率[9]。HPV6 和 HPV11 与乳头状瘤发育不良表现型、原位癌以及复发有关[10]。HPV57b 与肿瘤病因相关[11]。EB 病毒也可能发挥作用[12]。

一项包含 50 例患者的鼻鼻窦内翻型乳头状瘤相关危险因素病例对照研究显示户外及工业物质与内翻型乳头状瘤（IP）的发生有关[13]。

恶　变

目前确切的恶变原因仍不清楚。HPV 阳性的肿瘤与表皮生长因子受体 EGFR 和 Ki-67 的指标明显升高有关，相反，EGFR 和 TGF-α 水平的升高与早期的致癌作用相关[14]。Chao 等发现与正常组织相比，在有恶变和没有恶变的内翻型乳头状瘤中 EGFR 均升高，由此推断其在恶性转化中发挥作用[15]。在 2008 年的一篇综述中，Lawson 及其同事发现在发育异常的以及与恶性改变相关的 IP 中 HPV 的检出率较高[16]。Koo 等近期发现细胞膜中上皮细胞钙黏蛋白 E-cadherin 和 β-catenin 表达下降可能与 IP 的致癌作用相关[17]。

p53 抑癌基因突变已被证实是恶变的危险因素[18, 19]，与正常对照相比，在重度发育异常的 IP，原位癌以及 frank 癌中 p21 和 p53 的染色明显增强[20, 21]，因此 p21 的筛查可用来辨别其危险性[22]。已证实一系列肌束蛋白在 IP 中检测升高，在恶变中明显升高[23]。

Huang 等研究发现在 IP 中桥粒核心糖蛋白 3 mRNA 的表达水平比正常对照组织明显升高，同时在恶变区域强表达，该发现对于病变的检出有所帮助[24]。

别　名

内翻型乳头状瘤，Schneiderian 乳头状瘤。

发病率

在手术切除的鼻部肿瘤中 IP 的发病率为 0.5%~ 4%[25, 26]，每年每 1 万人中发病 0.6~1.5 例[27, 28]。另有报道在诺丁汉区，除外三级转诊病例，每年每百万人口发病例数为 4.3[29]。

表面正常的双侧鼻息肉中 IP 的发生率为 0~ 0.92%。Van Den Boer 及其团队验证 1944 例内镜手术资料，发现 37 例与预期诊断不一致，其中 18 例为 IP[30]。因此他们得出结论认为常规检查所有组织是不恰当的。年龄、性别以及复发率并不影响该病的发生率[31]。

发病部位

对于大的病变很难确定其准确的原发部位，但是筛窦、鼻腔外侧壁及上颌窦是最常见的原发部位。有放射学证据显示很多 IP 出现在中鼻道内，发展至毗邻窦腔。额窦作为原发部位极其罕见。IP 原发于筛窦占 48%，上颌窦占 28%，蝶窦占 7.5%，额窦占 2.5%，下鼻甲占 2.5%，鼻中隔占 2.5%[32, 33]。肿物进入鼻窦后要区别是否伴有黏膜侵犯，这对切除的容易程度、手术入路的选择有明显影响，而且也许最终才在术中才可以完全确定。

大多数 IP 是单侧的，虽然偶尔可见单独的种植在鼻腔的病变。无论如何，累及双侧鼻鼻窦非常罕见，报道率低于 1%[34-36]~9%[37]，在这些病例中有恶性的可能。作者收集的 114 例患者中，2 例累及双侧，2 例均有恶变表现。1 例患者双侧额窦分别受累，在第二例中侵犯鼻腔外侧壁和鼻底。

尽管 IP 最常来源于鼻腔侧壁并向鼻旁、鼻窦发展，有时也可发展至鼻咽部，但罕见穿过筛板及眶。此时提示恶变的可能，作者发现同时有明显的颅内和眶内侵犯，组织学证实为良性 IP，虽然是硬膜外和骨膜外病变，甚至有硬膜内和骨膜内侵犯的报道[38]，IP 很少来源于鼻中隔[39]，因此该诊断需要进一步核实病变是否真的呈内翻型。

诊断特征

临床特征

在文献中，发病年龄为 15~96 岁，50~60 年龄段最高发[40]。报道的男女发病比为 2:1 和 5:1[35, 41]，种族间无显著差异[36]。作者的经验如下（表 6.1）。

表 6.1　内翻型乳头状瘤：个体病例资料 1986—2010

数量	年龄（岁）		M : F	MFD	LR	ESS	ESS+AA 或 EFE	复发率	
	范围	平均年龄						开放入路	ESS
114	24~89	52.6	78 : 36	15	20	66	13	19%	8%

EFE：外入路前额窦及筛窦切除术；ESS：鼻内镜鼻窦手术；ESS+AA 或 EFE：内镜下鼻窦手术 + 上颌窦前壁开窗或外入路额筛切除术；F：女性；LR：鼻侧切开术；M：男性；MFD：面中部掀翻入路

IP 首要表现为鼻阻和间断出血。当累及蝶窦，患者可能伴有神经方面的症状，如头痛、视觉障碍，甚至由于咽鼓管阻塞导致的听力损失[32]。与上颌窦后鼻孔息肉类似，肿瘤能够从任何原发部位发展至鼻咽部。若累及鼻泪管引流，可能出现溢泪症状。当阻塞邻近鼻窦，有时造成黏液囊肿或进一步突入眶内导致眼球外凸，但是由于其发展缓慢，很少引起复视。症状持续时间为 5 个月至 20 年，平均 3.9 年[40]。相反，一些患者无症状，乳头状瘤为偶然发现。作者的一例蝶窦 IP 患者就是在肝移植前的例行检查中被发现的。

任何单侧鼻息肉都应怀疑 IP 的可能[42]。进一步观察鼻内镜发现它们与"正常"息肉不同，呈脑回状外观，表面常有小的血管，与息肉的半透明、水肿、柔软质地不同，质地相对坚韧（图 6.2）。但是临床表现并非总是如此，特别是复发的息肉，以及乳头状瘤同时混合息肉样改变时。因此，当处理息肉类疾病时，尽可能多地切除送检很重要，以避免遗漏 IP 以及确定或排除恶变[42]。在诊断最终确定前很多患者都提供有单侧鼻息肉切除术后复发病史（图 6.2）。

影像学表现

CT 是最主要的影像学检查方式，能够显示软组织团块以及任何骨质破坏。尽管没有恶性变时也有可能出现，不过一旦出现骨质破坏，病变范围更广，恶变的可能性也更强。特征性的 CT 表现为通过扩大的上颌窦口，由中鼻道延续到毗邻上颌窦的分叶状团块，其形状与非洲大陆地图有相似之处（图 6.3a）。另外更加经典的 IP 特征是骨质增生的表现或在骨 – 肿瘤交界处骨膜的不规则硬化，以及乳头状瘤内可能

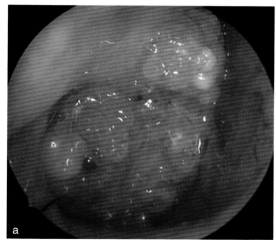

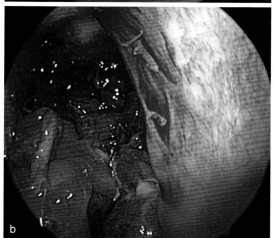

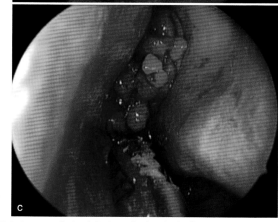

图 6.2a~c　内翻型乳头状瘤（IP）内镜下图像。a. 右侧中鼻道 IP。b. 左鼻腔使用切割器切除 IP。c. 复发的 IP 自上次手术开放的左侧上颌窦口长出

是钙化的高密度斑点[43-45]。有两种类型的局部增厚：局灶斑块样骨增厚以及更显著的"锥形"区域（图6.3b、图6.4）。骨增厚区域与肿瘤原发部位高度相关[45-47]。

当CT显示窦腔内浑浊影时，MRI可有助于进一步区分肿瘤和潴留黏液以及炎症黏膜[43, 48]，以便于选择最佳的手术方式。尤其对于上颌窦侧壁、额窦以及较少涉及的眶与颅底（图6.5）。在这个方面，增强T1及T2加权像MRI是非常准确的[43, 49]，常常能够显示卷曲的脑回样影像，而骨质增厚的区域在T1加权影像中显示低密度影。

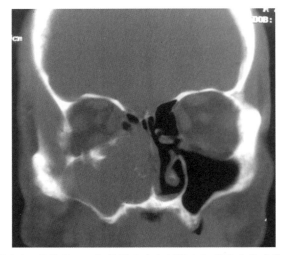

图6.4 冠状位CT扫描显示右上颌窦内翻型乳头状瘤造成的阴影，伴有右上颌窦顶部斑片状高密影，这一区域必须包括在骨膜下分离的范围内

另外，肿瘤常显示为条纹状或柱状影像，这些均强烈提示IP的可能（图6.6）[50, 51]。因此，联合CT及MRI影像能更加准确地确定手术方案[52]。

静脉内注射钆后，除了有明显的低密度区域外[53]，IP通常显示均质增强，没有特异性特征区分该肿瘤与其他肿瘤，或者显示恶性聚集[53]。局部缺乏脑回样改变可能提示恶性病变[49, 50]。在良性IP中，可能出现骨质变薄或缺损，但是不规则的邻近软组织侵蚀及浸润提示恶性病变（图6.7）。此时PET扫描曾被认为可能是有用的，但事实并非如此[54, 55]。

影像学鉴别诊断包括慢性鼻鼻窦炎急性期，在慢性炎症或感染邻近鼻窦可见骨质增厚。非均质高密度影需与变应性或嗜酸性真菌性鼻鼻窦炎以及软骨肉瘤相鉴别。表现有骨质破坏及软组织浸润时要考虑其他恶性肿瘤的可能。

组织学特征与鉴别诊断

"内翻型乳头状瘤"术语描述了组织学的表现，上皮反向入间质，具有独立、完整的基底膜与下面的结缔组织间质分离并限定上皮组分。基质内有大量扭曲导管排列于成熟复层鳞状上皮。黏膜下腺体通常没有角质化。导管内壁可见残留的呼吸道上皮，可以具有纤毛和杯状细胞。

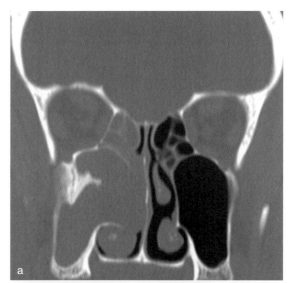

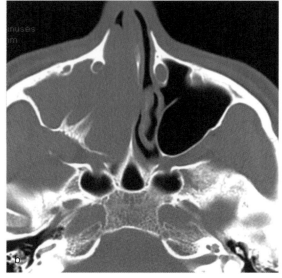

图6.3 a. 冠状位CT扫描显示起源于右侧上颌窦外侧壁高密区的内翻型乳头状瘤，并进入鼻腔。b. 同一患者轴位CT扫描显示肿瘤起源部位类锥形高密影

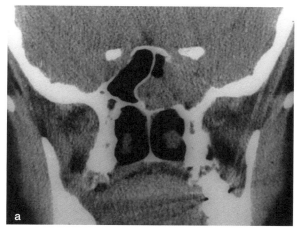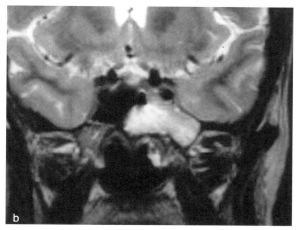

图6.5a，b　a.冠状位CT扫描显示左侧蝶窦阴影，靠近视神经管及颈内动脉骨质被破坏。b.同一患者冠状位MRI扫描（T2W）显示乳头状瘤的范围以及与外侧结构的关系，并排除颈动脉瘤的可能

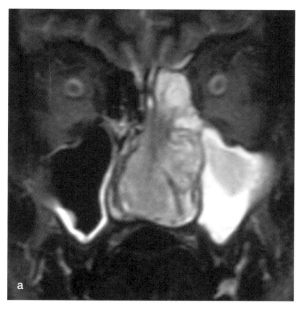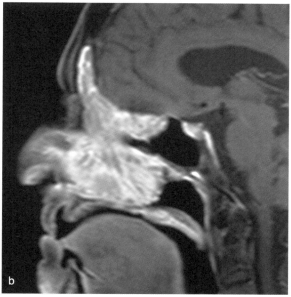

图6.6a，b　a.冠状位MRI扫描（STIR，短时反转恢复序列）可以分辨鼻腔内内翻型乳头状瘤以及毗邻窦腔炎性黏膜和分泌物。b.同一患者矢状位MRI（钆增强后T1W）显示内翻型乳头状瘤中典型的条纹影

Michaels 和 Hellquist 指出作为鳞状上皮化生的严重类型，起始的特征为微小包囊的形成，局部有显著凋亡作用的炎细胞积聚。

显微镜下，肿瘤可以伴随有非典型、发育异常、原位癌以及明显的鳞状细胞癌，以往这些改变的出现频率被过高估计，大多由于对分化良好的鳞状细胞癌诊断不足。特定的因素更加支持恶变的猜测[56, 57]，包括：

· 明显的骨质破坏；

· 不伴有炎性息肉；

· 瘤样上皮与基质的概率增高；

· 过度角化增加；

· 鳞状化生表现；

· 高的分裂指数；

· 少量嗜酸性细胞；

· 存在浆细胞。

恶性肿瘤主要发生于以下两种情况：

1. 同时性的肿瘤——肿瘤可以来源于乳头状瘤本身或为独立的病变[58]。

2. 异时性的肿瘤——肿瘤发生在先前良性内翻型乳头状瘤的位置。

文献报道与 IP 相关的癌的发病率为0[59]~

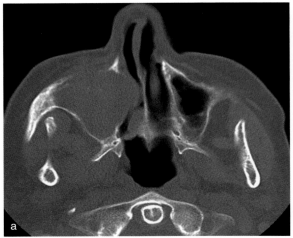
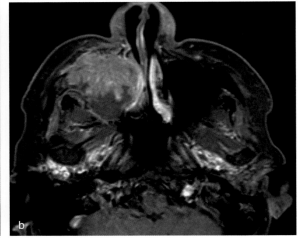

图 6.7a，b　a. 轴位 CT 显示内翻型乳头状瘤伴恶性变侵蚀上颌骨前壁，向外侵犯颊部软组织。b. 同一患者轴位 MRI（钆脂饱和序列后 TIW）显示靠近上颌骨前壁的肿瘤典型的条纹影

表 6.2　内翻型乳头状瘤的病理改变发生率

病理	发病数 / 病例总数	百分比
异型 / 病例组	88/958	1.1%
不典型增生 / 病例组	9/454	1.9%
原位癌 / 病例组	15/494	3.0%
同步癌 / 病例组	165/2444	6.8%
异时癌 / 病例组（平均随访 52 个月）	76/2114	3.6%

经 Rhinology 许可 [8,9,13,27,29,35,37,39,41,59–112]，引自参考文献 [61]

53%[60]。在近期一篇对 65 项研究的综述（包含 3181 例患者）[61]（表 6.2）中，11 项研究发现 958 例中共 88 例（1.1%）存在异型，9 项研究发现 454 例中 9 例（1.9%）存在发育不良，10 项研究发现 494 例中 15 例（3%）为原位癌。大于 6.8% 存在同时发生的肿瘤，3.6% 存在异时发生的肿瘤。大多数为鳞状细胞癌，也有移行细胞癌、腺癌、黏液表皮样癌以及疣状癌。发展为异时癌的平均时间间隔为 52 个月（范围 6~180 个月）。作者的研究中发现，3 例（2.6%）原位癌，8 例（7%）同时改变，5 例（4%）异时改变。

异型或发育不良与复发或恶变没有明确的相关性，但是对于复发的病变估计恶变可能性大于 11%[29]。无论如何，这些研究主要来源于三级转诊中心，与更大量的病例结果有不一致的可能。

一些报道显示 IP 中鳞状细胞癌的发生是由 HPV 感染引起的细胞凋亡的降低所触发[113]。

IP 必须与分化良好的鳞状上皮细胞癌相鉴别，其很容易在小的细胞活检中被混淆（反之亦然）。而冰冻切片可能有助于 IP 的诊断[114]，但恶性的判断更加困难。IP 和鳞状细胞癌的诊断可以采用鼻接触式内镜检查这种非侵入性技术[115]。

自然病程

通常 IP 生长缓慢，其内陷于侧壁裂隙和邻近的窦口，常形成上颌窦与鼻腔之间的哑铃状团块，常导致窦腔内的阻塞和黏液潴留。起初，乳头状瘤不改变解剖结构，但伴随多次重塑发生，导致膨胀以及侧壁和最终颅底骨质的侵蚀。另外，任何 IP 的 CT 中显示的骨质增生的骨膜反应，邻近黏膜大多会受累，导致受累骨膜清理不彻底和镜下病变骨潜在的残留，因此大部分复发事实上是肿瘤残留，尽管一些病例中存在部位改变的因素。文献中的复发率和恶变率被夸大，但毫无疑问，它确实发生或多年后也确实如此，因此除了最明确的病例，推荐对患者进行长期随访。

分　期

内翻型乳头状瘤有时具有一个狭窄的根蒂，因此有人建议以肿瘤连接的部位而非体积来确定分期[116, 117]。无论如何，Gras-Cabrerizo 等认为，不同的分期体系中，Krouse[118] 和 Cannady[119] 的分期体系与结果的相关性最好（表 6.3）[120]。

治　疗

IP 需要手术切除，但是无论哪种方式，所有的肉眼可见肿瘤以及邻近骨膜，任何异常骨质和"正常"交界的黏膜必须切除，所有切除物均应进一步行组织病理学分析，这意味着必须采取骨膜下剥离和磨除下方骨质。

手术入路的选择取决于病变的范围。文献中，手术包括头灯下的鼻内息肉切除术[105, 124-125]，以及开放方式如 Caldwell-Luc 入路，鼻侧切开，面中部掀翻以及不同的额窦外部入路（表 6.4）。内镜切除可以联合外部的入路如前方的窦造口术。

近年来，大多数病例采取了完全鼻内镜手术，包括内镜下近中上颌骨切除术，正中额窦入路（Draf Ⅲ）[111]以及颅底的切除。该方法提供了与大多数鼻外入路相似的范围，但其术后并发症更少；因此，IP 是所有采取内镜手术中第一位也是最常见的肿瘤。内镜技术避免了面部或唇下的切口、面部疼痛或感觉异常、溢泪以及复视，并能缩短患者的住院时间。另外，内镜提供了良好的可视性，提高了肿瘤与正常组织的鉴别。现代照相系统的放大率提供了更佳的可见度，镜片系统使得角落可视化。

然而，一些情况下内镜方式需要联合其他手术。如果肿瘤向侧面累及超过眶中点黏膜，就需要附加小的外部切口。如果上颌窦前、下或侧壁被广泛累及，则需要行前方窦造口术（改良的 Caldwell-Luc）以便于完全切除骨膜以及磨除邻近骨质。如上所述，不管何种情况，内镜下近中上颌骨切除术减少了附加的开放性手术方式。

表 6.3　内翻型乳头状瘤的分期方式

作者	分期
Krouse[118]	1 型：肿瘤完全局限于鼻腔。肿瘤位于鼻腔一个壁或一个区域，或在鼻腔内呈大块状或广泛生长，但没有进入鼻窦或任何外鼻区域，且不伴有恶性变。
	2 型：肿瘤累及鼻道窦口复合体，筛窦，和（或）上颌窦内侧，伴或不伴鼻腔的累及，且不伴有恶性变。
	3 型：肿瘤累及上颌窦外侧、下、上、前或后壁，蝶窦，和（或）额窦，伴有或不伴累及上颌窦内侧，筛窦，或鼻腔，且不伴有恶性变。
	4 型：肿瘤有任何的鼻外 / 窦外累及，包括毗邻结构如眼眶，颅内，翼上颌间隙；伴有恶性变的所有肿瘤
Han 等[121]	1 组：肿瘤局限于鼻腔，鼻腔外侧壁，上颌窦内侧，筛窦和蝶窦。
	2 组：同 1 组，除了肿瘤向外侧累及上颌窦内侧壁。
	3 组：肿瘤累及额窦。
	4 组：肿瘤累及鼻鼻窦以外（如眼眶或颅内）
Kamel 等[122]	1 型：肿瘤源自鼻中隔或鼻腔外侧壁。
	2 型：肿瘤源自上颌窦（该划分聚焦于原发部位而非肿瘤的大小 / 范围，未单独分析额窦）
Oikawa 等[123]	T1：肿瘤局限于鼻腔。
	T2：肿瘤局限于筛窦和（或）上颌窦内侧或上部。
	T3：肿瘤累及上颌窦外侧，下，前或后壁，蝶窦或额窦。
	T3A：未侵犯额窦或眶上隐窝。
	T3B：累及额窦或眶上隐窝。
	T4：肿瘤累及鼻鼻窦外（眼眶或颅内）或伴有恶变
Cannady 等[119]	A 组：内翻型乳头状瘤局限于鼻腔，筛窦或上颌窦内侧。
	B 组：内翻型乳头状瘤累及除了内侧壁之外上颌窦任何壁，或额窦，或蝶窦。
	C 组：内翻型乳头状瘤侵犯超过鼻窦范围

经 Rhinology 许可，引自参考文献 [61]

额隐窝瘢痕化、先前手术的畸变、极重病以及伴有恶性肿瘤都需要更大范围的手术。在一组包含 87 例 IP 患者的研究中，78% 为原发病，70% 可以通过鼻内镜方式切除，23% 需要联合入路，这些主要是修正性手术。

结　局

毫无意外，保守手术包括息肉切除或局部切除术，据报道其复发率超过 78%[41]。无论如何，传统上外部入路如鼻侧切开和面中部掀翻被视为手术的"金标准"[39, 69, 126]。Vrabec 报道[8]，使用改良的 Weber-Fergusson 切口的鼻侧切开术，平均随访 8.9 年，复发率仅为 2%。但文献的荟萃分析显示总体复发率为 17%，平均随访时间大于 5 年（表 6.5），Busquets 和 Hwang 认为复发率略低于 20%[127]。

由于内镜开展已超过 25 年，目前能够提供内镜切除的可比较资料[128]。Mirza 等发现 63 个病例分析中采用内镜方式患者的复发率为 12.8%（n=484），鼻侧切开和近中上颌骨切除的复发率为 17.0%（n=1025），有限的切除比如鼻息肉切除术的复发率为 34.2%（n=600）[29]。Giotakis 等在包含 67 例患者的研究中发现了相似的结果[112]。表 6.5 显示即使随访期缩短，也能获得相似的结果，规模相当的群组中平均随访 3 年和 3 个月，内镜复发率为 14.7%。

由于复发通常发生在最初的 9 个月[105]，平均复发时间为 30 个月（范围 14~48 个月）[129]，内镜组的复发率能够合理地和顺利地与鼻外组进行比较。

内镜联合鼻外技术的资料不多。然而 Woodworth 等描述的 24 例接受联合内镜与 Caldwell-Luc 入路的患者中，1 例复发（全部 114 例患者平均随访 40 个月）[130]。Minovi 等研究 87 例患者，随访 12~75 个月（平均随访 74 个月），鼻内入路总的复发率为 10.3%~10%，联合入路为 15%[107]。

很多因素影响 IP 的复发：肿瘤部位、范围、组织学、多中心性、切除方法以及随访时间，但最重要的是不论何种入路，都要达到彻底的切除。换句话说，"复发"最常见于最初的部位（表 6.6；图 6.8、图 6.9）[128]。除此之外，Batsakis 和其他人还指出高倍镜下有丝分裂指数 >2、大量浆细胞、细胞异型以及角化症也与之有关[131, 132]。Jardine 和 Moon 等还发现吸烟患者的复发有加倍趋势[94, 133]。

再次手术的患者中的复发率较高[47, 130]，一旦 IP 复发，随后再次复发的风险提高超过 58%[76]。

基于文献资料，随访至少 3 年。初发的、切除彻底的患者没有其他混淆因素，3 年足够。因为大多数"复发"发生在最初的 9 个月，总体内镜手术平均复发时间是 28 个月[107]。然而，如果肿瘤已经复发，如果切除需要使用联合手术入路，如果怀疑切除范围是否足够，或者如果肿瘤在行为学或组织学上有侵袭性时，有必要进行长期随访。组织学上，包括过度角化、鳞状上皮化生以及高的分裂指数[56, 57, 131, 132]。术后影像学随访通常不需要，除非考虑有内镜下不能直接检出的部位，比如额窦外侧，首选 MRI，其次为 CT（图 6.10）。

如果组织学显示发育异常或原位癌，如果患者可以长期随访，而且手术区域易于观察，那么完全彻底的切除已经足够了。然而，如果

表 6.4　内翻型乳头状瘤的切除方法

肿瘤范围	入路方式
局限于中鼻道筛窦，蝶窦，额隐窝	内镜
侵犯上颌窦外侧壁、下、前壁	内镜下上颌骨内壁切除 ± 前壁开窗
侵犯颅底，鼻泪管区域和眼眶	扩大的内镜下切除 ± 保留鼻泪管 ± 颅底修复
额窦黏膜侵犯向外没有超过眶正中中点	内镜下额窦入路，如 Draf III
额窦黏膜侵犯有超过眶正中中点	内镜和额窦外入路

表 6.5　内翻型乳头状瘤的复发率

手术入路	复发数 / 病例数	百分比	平均随访时间
内镜切除	226/1532	14.7%	3 年 3 个月（952 例）
开放手术，如鼻侧切开、面中部掀翻	234/1371	17%	5 年 2 个月（899 例）
部分切除，如类似鼻息肉切除术	208/606	34.4%	数据不足

经 Rhinology 许可 [8,9,27,29,33,35,37,39,41,47,59 - 111,113,126 - 153]，引自参考文献 [61]

表 6.6　因病变残留 "复发" 的情况

无疑问（如各种各样的 "息肉切除术"）

随访时间 <3 年

切除不充分

· 原发部位

· 累及骨质

原发范围 / 多病灶

诊断错误（如分化良好的鳞状细胞癌）

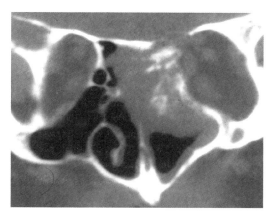

图 6.8　冠状位 CT 显示多次手术后内翻型乳头状瘤复发伴毗邻颅底和眼眶的骨质高密区和骨质破坏

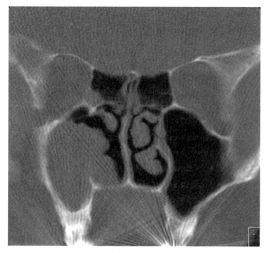

图 6.9　冠状位 CT 显示右侧上颌窦内翻型乳头状瘤 "复发" 或残留，伴有外侧壁骨质增生

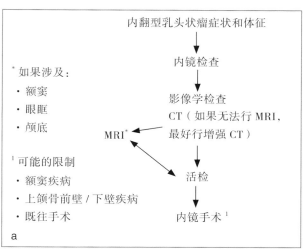

内翻型乳头状瘤症状和体征 → 内镜检查 → 影像学检查 CT（如果无法行 MRI，最好行增强 CT）

*如果涉及：
· 额窦
· 眼眶
· 颅底
→ MRI*

1 可能的限制
· 额窦疾病
· 上颌骨前壁 / 下壁疾病
· 既往手术

MRI* → 活检
CT → 活检
活检 → 内镜手术 1

a

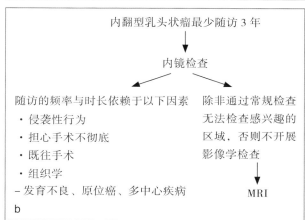

内翻型乳头状瘤最少随访 3 年 → 内镜检查

随访的频率与时长依赖于以下因素
· 侵袭性行为
· 担心手术不彻底
· 既往手术
· 组织学
– 发育不良、原位癌、多中心疾病

除非通过常规检查无法检查感兴趣的区域，否则不开展影像学检查 → MRI

b

图 6.10a，b　内翻型乳头状瘤诊疗流程。经 Rhinology 许可，引自参考文献 [61]

证实是鳞状细胞癌（或其他恶性肿瘤），应给予全面的恶性肿瘤原则的评估和随访，推荐术后放疗[22]。甚至对一些原位癌病例也有此提议，比如当患者出现额窦或颅底受累时。经验和文献提示由 IP 恶变的肿瘤具有侵袭性，需要根治性治疗，因此在最初切除基础上可以采取更加彻底的手术切除方式[113]，在这种情况下，约 40% 的患者在最初的 3 年内死于该疾病。

■ 关键点

·可发生恶变，但被高估了发生率，发生率<5%。

·所有组织应行组织病理学检查。

·复发可以出现，但常常表现为病变的残留。

·完全切除，不论采取何种入路，复发率为15%~17%；但如果骨膜下切除 ± 邻近骨质磨除，罕见复发。

·文献综述显示内镜下切除 IP 和鼻外入路的效果相当。

·如果前期切除彻底，3 年随访是充足的；但如果有其他考虑，应适当延长随访时间。

·对于复发和病变广泛的病例，以及伴有过度角化、鳞状上皮化生或高分裂指数者需要长期随访。

参考文献

[1] Michaels L, Hellquist H. Ear, Nose and Throat Histopathology. 2nd ed. Springer: London, 2001, 177–179, 179–181

[2] Kramer J [1847] Quoted in Kramer R, Som M. True papillomas of the nasal cavity. Arch Otolaryngol, 1935, 22:22–43

[3] Billroth T. Ueber dem Bau des Schleimpolyp. Reimer:Berlin, 1870, 11

[4] Ringetz N. Pathology of malignant tumours arising in the nasal and paranasal cavities and maxilla. Acta Otolaryngol, 1938, (Suppl 27):31–42

[5] Gaffey MJ, Frierson HF, Weiss LM, et al. Human papillomavirus and Epstein-Barr virus in sinonasal Schneiderian papillomas. An in situ hybrid ization and polymerase chain reaction study. Am J Clin Pathol, 1996, 106(4):475–482

[6] Capaccio P, Ottaviani F, Cuccarini V, et al. Surgery and topic cidofovir for nasal squamous papillomatosis in HIV+patient. Eur Arch Otorhinolaryngol, 2009, 266(6):937–939

[7] Ward BE, Fechner RE, Mills SE. Carcinoma arising in oncocytic Schneiderian papilloma. Am J Surg Pathol, 1990, 14(4):364–369

[9] Vrabec DP. The inverted Schneiderian papilloma: a 25-year study. Laryngoscope, 1994, 104(5 Pt 1):582–605

[9] Yoon JH, Kim CH, Choi EC. Treatment outcomes of primary and recurrent inverted papilloma: an analysis of 96 cases. J Laryngol Otol, 2002, 116(9):699–702

[10] Beck JC, McClatchey KD, Lesperance MM, et al. Presence of human papillomavirus predicts recurrence of inverted papilloma. Otolaryngol Head Neck Surg, 1995, 113(1):49–55

[11] Wu TC, Trujillo JM, Kashima HK, et al. Association of human papillomavirus with nasal neoplasia. Lancet, 1993, 341(8844):522–524

[12] Macdonald MR, Le KT, Freeman J, et al. A majority of inverted sinonasal papillomas carries Epstein-Barr virus genomes. Cancer, 1995, 75(9):2307–2312

[13] Sham CL, Lee DL, van Hasselt CA, et al. A case-control study of the risk factors associated with sinonasal inverted papilloma. Am J Rhinol Allergy, 2010, 24(1):e37–e40

[14] Katori H, Nozawa A, Tsukuda M. Markers of malignant transformation of sinonasal inverted papilloma. Eur J Surg Oncol, 2005, 31(8):905–911

[15] Chao JC, Fang SY. Expression of epidermal growth factor receptor in the inverted papilloma and squamous cell carcinoma of nasal cavity. Eur Arch Otorhinolaryngol, 2008, 265(8):917–922

[16] Lawson W, Schlecht NF, Brandwein-Gensler M. The role of the human papillomavirus in the pathogenesis of Schneiderian inverted papillomas: an analytic overview of the evidence. Head Neck Pathol, 2008, 2(2):49–59

[17] Koo BS, Jung BJ, Kim SG, et al. Altered expression of E-cadherin and beta~catenin in malignant transformation of sinonasal inverted papillomas. Rhinology, 2011, 49(4):479–485

[18] Califano J, Koch W, Sidransky D, et al. Inverted sinonasal papilloma: a molecular genetic appraisal of its putative status as a precursor to squamous cell carcinoma. Am J Pathol, 2000, 156(1):333–337

[19] Eggers G, Mühling J, Hassfeld S. Inverted papilloma of paranasal sinuses. J Craniomaxillofac Surg, 2007, 35(1):21–29

[20] Katori H, Nozawat A, Tsukuda M. Relationship between p21 and p53 expression, human papilloma virus infection and malignant transformation in sinonasal-inverted papilloma. Clin Oncol (R Coll Radiol), 2006, 18(4):300–305

[21] Altavilla G, Staffieri A, Busatto G, et al. Expression of p53, p16INK4A, pRb, p21WAF1/CIP1, p27KIP1, cyclin D1, Ki-67 and HPV DNA in sinonasal endophytic Schneiderian (inverted) papilloma. Acta Otolaryngol, 2009, 129(11):1242–1249

[22] Mendenhall WM, Hinerman RW, Malyapa RS, et al. Inverted papilloma of the nasal cavity and paranasal sinuses. Am J Clin Oncol, 2007, 30(5):560–563

[23] Wang AL, Liu HG, Zhang Y. Increased expression of fascin associated with malignant transformation of sinonasal inverted papilloma. Chin Med J (Engl), 2007, 120(5):375–379

[24] Huang CC, Lee TJ, Chang PH, et al. Desmoglein 3 is overexpressed in inverted papilloma and squamous cell carcinoma of sinonasal cavity. Laryngoscope, 2010, 120(1): 26–29

[25] Lampertico P, Russell WO, MacComb WS. Squamous papilloma of upper respiratory epithelium. Arch Pathol, 1963, 75:293–302

[26] Skolnik EM, Loewy A, Friedman JE. Inverted papilloma of the nasal cavity. Arch Otolaryngol. 1966, 84(1):61–67

[27] Buchwald C, Franzmann MB, Tos M. Sinonasal papillomas: a report of 82 cases in Copenhagen County, including a longitudinal epidemiological and clinical study. Laryngoscope, 1995, 105(1):72–79

[28] Outzen KE, Grøntveld A, Jørgensen K, et al. Inverted papilloma: incidence and late results of surgical treatment. Rhinology, 1996, 34(2):114–118

[29] Mirza S, Bradley PJ, Acharya A, et al. Sinonasal inverted

papillomas: recurrence, and synchronous and metachronous malignancy. J Laryngol Otol, 2007, 121(9):857–864

[30] van den Boer C, Brutel G, de Vries N. Is routine histopathological examination of FESS material useful? Eur Arch Otorhinolaryngol, 2010, 267(3):381–384

[31] Garavello W, Gaini RM. Incidence of inverted papilloma in recurrent nasal polyposis. Laryngoscope, 2006, 116(2):221–223

[32] Guillemaud JP, Witterick IJ. Inverted papilloma of the sphenoid sinus: clinical presentation, management, and systematic review of the literature. Laryngoscope, 2009, 119(12):2466–2471

[33] Lawson W, Patel ZM. The evolution of management for inverted papilloma: an analysis of 200 cases. Otolaryngol Head Neck Surg, 2009, 140(3):330–335

[34] Chatterji P, Friedmann I, Soni NK, et al. Bilateral transitional-type inverted papilloma of the nose and paranasal sinuses. J Laryngol Otol, 1982, 96(3):281–287

[35] Phillips PP, Gustafson RO, Facer GW. The clinical behavior of inverting papilloma of the nose and paranasal sinuses: report of 112 cases and review of the literature. Laryngoscope, 1990, 100(5):463–469

[36] Hosal SA, Freeman JL. Bilateral lateral rhinotomy for resection of bilateral inverted papilloma. Otolaryngol Head Neck Surg, 1996, 114(1):103–105

[37] Weissler MC, Montgomery WW, Turner PA, Montgomery SK, Joseph MP. Inverted papilloma. Ann Otol Rhinol Laryn gol, 1986, 95(3 Pt 1):215–221

[38] Bignami M, Pistochini A, Meloni F, et al. A rare case of oncocytic Schneiderian papilloma with intradural and intraorbital extension with notes of opera tive techniques. Rhinology, 2009, 47(3):316–319

[39] Lawson W, Kaufman MR, Biller HF. Treatment outcomes in the management of inverted papilloma: an analysis of 160 cases. Laryngoscope, 2003, 113(9):1548–1556

[40] Bhandary S, Singh RK, Sinha AK, et al. Sinonasal inverted papilloma in eastern part of Nepal. Kathmandu Univ Med J (KUMJ), 2006, 4(4):431–435 (KUMJ)

[41] Bielamowicz S, Calcaterra TC, Watson D. Inverting papilloma of the head and neck: the UCLA update. Otolaryngol Head Neck Surg, 1993, 109(1):71–76

[42] Diamantopoulos II, Jones NS, Lowe J. All nasal polyps need histological examination: an audit-based appraisal of clinical practice. J Laryngol Otol, 2000, 114(10):755–759

[43] Savy L, Lloyd G, Lund VJ, et al. Optimum imaging for inverted papilloma. J Laryngol Otol, 2000, 114(11):891–893

[44] Chiu AG, Jackman AH, Antunes MB, et al. Radiographic and histologic analysis of the bone underlying inverted papillomas. Laryngoscope, 2006, 116(9):1617–1620

[45] Bhalla RK, Wright ED. Predicting the site of attachment of sinonasal inverted papilloma. Rhinology, 2009, 47(4):345–348

[46] Lee DK, Chung SK, Dhong HJ, et al. Focal hyperostosis on CT of sinonasal inverted papilloma as a predictor of tumor origin. AJNR Am J Neuroradiol, 2007, 28(4):618–621

[47] Sham CL, King AD, van Hasselt A, et al. The roles and limitations of computed tomography in the preoperative assessment of sinonasal inverted papillomas. Am J Rhinol, 2008, 22(2):144–150

[48] Yousem DM, Fellows DW, Kennedy DW, et al. Inverted papilloma: evaluation with MR imaging. Radiology, 1992, 185(2):501–505

[49] Jeon TY, Kim HJ, Chung SK, et al. Sinonasal inverted papilloma: value of convoluted cerebriform pattern on MR imaging. AJNR Am J Neuroradiol, 2008, 29(8):1556–1560

[50] Ojiri H, Ujita M, Tada S, et al. Potentially distinctive features of sinonasal inverted papilloma on MR imaging. AJR Am J Roentgenol, 2000, 175(2):465–468

[51] Maroldi R, Farina D, Palvarini L, et al. Magnetic resonance imaging findings of inverted papilloma: differential diagnosis with malignant sinonasal tumors. Am J Rhinol, 2004, 18(5):305–310

[52] Oikawa K, Furuta Y, Oridate N, et al. Preoperative staging of sinonasal inverted papilloma by magnetic resonance imaging. Laryngoscope, 2003, 113(11):1983–1987

[53] Roobottom CA, Jewell FM, Kabala J. Primary and recurrent inverting papilloma: appearances with magnetic resonance imaging. Clin Radiol, 1995, 50(7):472–475

[54] Shojaku H, Fujisaka M, Yasumura S, et al. Positron emission tomography for predicting malignancy of sinonasal inverted papilloma. Clin Nucl Med, 2007, 32(4):275–278

[55] Jeon TY, Kim HJ, Choi JY, et al. 18F-FDG PET/CT findings of sinonasal inverted papilloma with or without coexistent malignancy: comparison with MR imaging findings in eight patients. Neuroradiology, 2009, 51(4):265–271

[56] Katori H, Nozawa A, Tsukuda M. Histopathological parameters of recurrence and malignant transformation in sinonasal inverted papilloma. Acta Otolaryngol, 2006, 126(2):214–218

[57] Sauter A, Matharu R, Hörmann K, et al. Current advances in the basic research and clinical management of sinonasal inverted papilloma (review). Oncol Rep, 2007, 17(3):495–504

[58] Kerschner JE, Futran ND, Chaney V. Inverted papilloma associated with squamous cell carcinoma and adenocarcinoma: case report and review of the literature. Am Otolaryngol, 1996, 17(4):257–259

[59] Mansell NJ, Bates GJ. The inverted Schneiderian papilloma: a review and literature report of 43 new cases. Rhinology, 2000, 38(3):97–101

[60] Yamaguchi KT, Shapshay SM, Incze JS, et al. Inverted papilloma and squamous cell carcinoma. J Otolaryngol, 1979, 8(2):171–178

[61] Lund VJ, Stammberger H, Nicolai P, et al. European position paper on endoscopic management of tumours of the nose, paranasal sinuses and skull base. Rhinol Suppl, 2010, (22):1–143

[62] Norris HJ. Papillary lesions of the nasal cavity and paranasal sinuses. I. Exophytic (squamous) papillomas. A study of 28 cases. Laryngoscope, 1962, 72:1784–1797

[63] Oberman HA. Papillomas of the nose and paranasal sinuses. Am J Clin Pathol, 1964, 42:245–258

[64] Cummings CW, Goodman ML. Inverted papillomas of the nose and paranasal sinuses. Arch Otolaryngol, 1970, 92(5):445–449

[65] Snyder RN, Perzin KH. Papillomatosis of nasal cavity and paranasal sinuses (inverted papilloma, squamous papilloma).

A clinicopathologic study. Cancer, 1972, 30(3):668–690

[66] Lasser A, Rothfeld PR, Shapiro RS. Epithelial papilloma and squamous cell carcinoma of the nasal cavity and paranasal sinuses: a clinicopathological study. Cancer, 1976, 38(6):2503–2510

[67] Ridolfi RL, Lieberman PH, Erlandson RA, et al. Schneiderian papillomas: a clinicopathologic study of 30 cases. Am J Surg Pathol, 1977, 1(1):43–53

[68] Suh KW, Facer GW, Devine KD, et al. Inverting papilloma of the nose and paranasal sinuses. Laryngoscope, 1977, 87(1):35–46

[69] Calcaterra TC, Thompson JW, Paglia DE. Inverting papillomas of the nose and paranasal sinuses. Laryngoscope, 1980, 90(1):53–60

[70] Kelly JH, Joseph M, Carroll E, et al. Inverted papilloma of the nasal septum. Arch Otolaryngol, 1980, 106(12):767–771

[71] Barnes L, Bedetti C. Oncocytic Schneiderian papilloma: a reappraisal of cylindrical cell papilloma of the sinonasal tract. Hum Pathol, 1984, 15(4):344–351

[72] Majumdar B, Beck S. Inverted papilloma of the nose. Some aspects of aetiology. J Laryngol Otol 1984;98(5):467–470

[73] Abildgaard-Jensen J, Greisen O. Inverted papillomas of the nose and the paranasal sinuses. Clin Otolaryngol Allied Sci, 1985, 10(3):135–143

[74] Eavey RD. Inverted papilloma of the nose and paranasal sinuses in childhood and adolescence. Laryngoscope, 1985, 95(1):17–23

[75] Kristensen S, Vorre P, Elbrønd O, et al. Nasal Schneiderian papillomas: a study of 83 cases. Clin Otolaryngol Allied Sci, 1985, 10(3):125–134

[76] Christensen WN, Smith RR. Schneiderian papillomas: a clinicopathologic study of 67 cases. Hum Pathol, 1986, 17(4):393–400

[77] Mickelson SA, Nichols RD. Denker rhinotomy for inverted papilloma of the nose and paranasal sinuses. Henry Ford Hosp Med J, 1990, 38(1):21–24

[78] Myers EN, Fernau JL, Johnson JT, et al. Management of inverted papilloma. Laryngoscope, 1990, 100(5):481–490

[79] Benninger MS, Lavertu P, Levine H, et al. Conservation surgery for inverted papillomas. Head Neck, 1991, 13(5):442–445

[80] Furuta Y, Shinohara T, Sano K, et al. Molecular pathologic study of human papillomavirus infection in inverted papilloma and squamous cell carcinoma of the nasal cavities and paranasal sinuses. Laryngoscope, 1991, 101(1 Pt 1):79–85

[81] Outzen KE, Grøntved A, Jørgensen K, et al. Inverted papilloma of the nose and paranasal sinuses: a study of 67 patients. Clin Otolaryngol Allied Sci, 1991, 16(3):309–312

[82] Dolgin SR, Zaveri VD, Casiano RR, et al. Different options for treatment of inverting papilloma of the nose and paranasal sinuses: a report of 41 cases. Laryngoscope, 1992, 102(3):231–236

[83] Pelausa EO, Fortier MA. Schneiderian papilloma of the nose and paranasal sinuses: the University of Ottawa experience. J Otolaryngol, 1992, 21(1):9–15

[84] Waitz G, Wigand ME. Results of endoscopic sinus surgery for the treatment of inverted papillomas. Laryngoscope, 1992, 102(8):917–922

[85] McCary WS, Gross CW, Reibel JF, et al. Preliminary report: endoscopic versus external surgery in the management of inverting papilloma. Laryngoscope, 1994, 104(4):415–419

[86] Kamel RH. Transnasal endoscopic medial maxillectomy in inverted papilloma. Laryngoscope, 1995, 105(8 Pt 1):847–853

[87] Lawson W, Ho BT, Shaari CM, et al. Inverted papilloma: a report of 112 cases. Laryngoscope, 1995, 105(3 Pt 1): 282–288

[88] Raveh E, Feinmesser R, Shpitzer T, et al. Inverted papilloma of the nose and paranasal sinuses: a study of 56 cases and review of the literature. Isr J Med Sci, 1996, 32(12):1163–1167

[89] cHwang CS, Yang HS, Hong MK. Detection of human papillomavirus (HPV) in sinonasal inverted papillomas using polymerase chain reaction (PCR). Am J Rhinol, 1998, 12(5):363–366

[90] Ingle R, Jennings TA, Goodman ML, et al. CD44 expression in sinonasal inverted papillomas and associated squamous cell carcinoma. Am J Clin Pathol, 1998, 109(3):309–314

[91] Chee LW, Sethi DS. The endoscopic management of sinonasal inverted papillomas. Clin Otolaryngol Allied Sci, 1999, 24(1):61–66

[92] Kaza S, Capasso R, Casiano RR. Endoscopic resection of inverted papilloma: University of Miami experience. Am J Rhinol, 2003, 17(4):185–190

[93] Mirza N, Nofsinger YC, Kroger H, et al. Apoptosis and p53 in inverting papilloma of the sinonasal tract. Am J Rhinol, 1999, 13(6):427–434

[94] Orvidas LJ, Lewis JE, Olsen KD, et al. Intranasal verrucous carcinoma: relationship to inverting papilloma and human papillomavirus. Laryngoscope, 1999, 109(3):371–375

[95] Jardine AH, Davies GR, Birchall MA. Recurrence and malignant degeneration of 89 cases of inverted papilloma diagnosed in a non-tertiary referral population between 1975 and 1995: clinical predictors and p53 studies. Clin Otolaryngol Allied Sci, 2000, 25(5):363–369

[96] Klimek T, Atai E, Schubert M, et al. Inverted papilloma of the nasal cavity and paranasal sinuses: clinical data, surgical strategy and recurrence rates. Acta Otolaryngol, 2000, 120(2):267–272

[97] Lund VJ. Optimum management of inverted papilloma. J Laryngol Otol, 2000, 114(3):194–197

[98] Kaufman MR, Brandwein MS, Lawson W. Sinonasal papillomas: clinicopathologic review of 40 patients with inverted and oncocytic schneiderian papillomas. Laryngoscope, 2002, 112(8 Pt 1):1372–1377

[99] Baruah P, Deka RC. Endoscopic management of inverted papillomas of the nose and paranasal sinuses. Ear Nose Throat J, 2003, 82(4):317–320

[100] Kraft M, Simmen D, Kaufmann T, et al. Long-term results of endonasal sinus surgery in sinonasal papillomas. Laryngoscope, 2003, 113(9):1541–1547

[101] Llorente JL, Deleyiannis F, Rodrigo JP, et al. Minimally invasive treatment of the nasal inverted papilloma. Am J

Rhinol, 2003, 17(6):335–341

[102] Lee TJ, Huang SF, Huang CC. Tailored endoscopic surgery for the treatment of sinonasal inverted papilloma. Head Neck, 2004, 26(2):145–153

[103] Pasquini E, Sciarretta V, Farneti G, et al. Inverted papilloma: report of 89 cases. Am J Otolaryngol, 2004, 25(3):178–185

[104] Tomenzoli D, Castelnuovo P, Pagella F, et al. Different endoscopic surgical strategies in the management of inverted papilloma of the sinonasal tract: experience with 47 patients. Laryngoscope, 2004, 114(2):193–200

[105] Von Buchwald C, Larsen AS. Endoscopic surgery of inverted papillomas under image guidance—a prospective study of 42 consecutive cases at a Danish university clinic. Otolaryngol Head Neck Surg, 2005, 132(4):602–607

[106] Eggers G, Eggers H, Sander N, et al. Histological features and malignant transformation of inverted papilloma. Eur Arch Otorhinolaryngol, 2005, 262(4):263–268

[107] Minovi A, Kollert M, Draf W, et al. Inverted papilloma: feasibility of endonasal surgery and long-term results of 87 cases. Rhinology, 2006, 44(3):205–210

[108] Holzmann D, Hegyi I, Rajan GP, et al. Management of benign inverted sinonasal papilloma avoiding external approaches. J Laryngol Otol, 2007, 121(6):548–554

[109] Mortuaire G, Arzul E, Darras JA, et al. Surgical management of sinonasal inverted papillomas through endoscopic approach. Eur Arch Otorhinolaryngol, 2007, 264(12):1419–1424

[110] Tanna N, Edwards JD, Aghdam H, et al. Transnasal endoscopic medial maxillectomy as the initial oncologic approach to sinonasal neoplasms: the anatomic basis. Arch Otolaryngol Head Neck Surg, 2007, 133(11):1139–1142

[111] Yoon BN, Batra PS, Citardi MJ, et al. Frontal sinus inverted papilloma: surgical strategy based on the site of attachment. Am J Rhinol Allergy, 2009, 23(3):337–341

[112] Giotakis E, Eleftheriadou A, Ferekidou E, et al. Clinical outcomes of sinonasal inverted papilloma surgery. A retrospective study of 67 cases. B-ENT, 2010, 6(2):111–116

[113] Tanvetyanon T, Qin D, Padhya T, et al. Survival outcomes of squamous cell carcinoma arising from sinonasal inverted papilloma: report of 6 cases with systematic review and pooled analysis. Am J Otolaryngol, 2009, 30(1):38–43

[114] Chen C-M, Tsai Y-L, Chang C-C, et al. Is planned surgery important in sinonasal inverted papilloma? B-ENT, 2009, 5(4):225–231

[115] Prado FA, Weber R, Romano FR, et al. Evaluation of inverted papilloma and squamous cell carcinoma by nasal ontact endoscopy. Am J Rhinol Allergy, 2010, 24(3):210–214

[116] Lee TJ, Huang SF, Lee LA, et al Endoscopic surgery for recurrent inverted papilloma. Laryngoscope, 2004, 114(1):106–112

[117] Landsberg R. Attachment-oriented endoscopic surgical approach for sinonasal inverted papilloma. Oper Tech Otolaryngol Head Neck Surg, 2006, 17:87–96

[118] Krouse JH. Development of a staging system for inverted papilloma. Laryngoscope, 2000, 110(6):965–968

[119] Cannady SB, Batra PS, Sautter NB, et al. New staging system for sinonasal inverted papilloma in the endoscopic

era. Laryngoscope, 2007, 117(7):1283–1287

[120] Gras-Cabrerizo JR, Montserrat-Gili JR, Massegur-Solench H, et al. Management of sinonasal inverted papillomas and comparison of classification staging systems. Am J Rhinol Allergy, 2010, 24(1):66–69

[121] Han JK, Smith TL, Loehrl T, et al. An evolution in the management of sinonasal inverting papilloma. Laryngoscope, 2001, 111(8):1395–1400

[122] Kamel R, Khaled A, Kandil T. Inverted papilloma: new classification and guidelines for endoscopic surgery. Am J Rhinol, 2005, 19(4):358–364

[123] Oikawa K, Furuta Y, Nakamaru Y, et al. Preoperative staging and surgical approaches for sinonasal inverted papilloma. Ann Otol Rhinol Laryngol, 2007, 116(9):674–680

[124] Jurado-Ramos A, Jodas JG, Romero FR, et al. Endoscopic medial maxillectomy as a procedure of choice to treat inverted papillomas. Acta Otolaryngol, 2009, 129(9):1018–1025

[125] Liu Q, Yu H, Minovi A, et al. Management of maxillary sinus inverted papilloma via transnasal endoscopic anterior and medial maxillectomy. ORL J Otorhinolaryngol Relat Spec, 2010, 72(5):247–251

[126] Syrjänen KJ. HPV infections in benign and malignant sinonasal lesions. J Clin Pathol, 2003, 56(3):174–181

[127] Busquets JM, Hwang PH. Endoscopic resection of sinonasal inverted papilloma: a meta-analysis. Otolaryngol Head Neck Surg, 2006, 134(3):476–482

[128] Karkos PD, Fyrmpas G, Carrie SC, et al. Endoscopic versus open surgical interventions for inverted nasal papilloma: a systematic review. Clin Otolaryngol, 2006, 31(6):499–503

[129] Anari S, Carrie S. Sinonasal inverted papilloma: narrative review. J Laryngol Otol 2010;124(7):705–715

[130] Woodworth BA, Bhargave GA, Palmer JN, et al. Clinical outcomes of endoscopic and endoscopic-assisted resection of inverted papillomas: a 15-year experience. Am J Rhinol, 2007, 21(5):591–600

[131] Woodson GE, Robbins KT, Michaels L. Inverted papilloma. Considerations in treatment. Arch Otolaryngol, 1985, 111(12):806–811

[132] Batsakis JG, Suarez P. Schneiderian papillomas and carcinomas: a review. Adv Anat Pathol 2001;8(2):53–64

[133] Moon IJ, Lee DY, Suh M-W, et al. Cigarette smoking increases risk of recurrence for sinonasal inverted papilloma. Am J Rhinol Allergy, 2010, 24(5):325–329

[134] Segal K, Atar E, Mor C, et al. Inverting papilloma of the nose and paranasal sinuses. Laryngoscope, 1986, 96(4):394–398

[135] Smith O, Gullane PJ. Inverting papilloma of the nose: analysis of 48 patients. J Otolaryngol, 1987, 16(3):154–156

[136] Stankiewicz JA, Girgis SJ. Endoscopic surgical treatment of nasal and paranasal sinus inverted papilloma. Otolaryngol Head Neck Surg, 1993, 109(6):988–995

[137] Tufano RP, Thaler ER, Lanza DC, et al. Endoscopic management of sinonasal inverted papilloma. Am J Rhinol, 1999, 13(6):423–426

[138] Schlosser RJ, Mason JC, Gross CW. Aggressive endoscopic resection of inverted papilloma: an update. Otolaryngol

Head Neck Surg, 2001, 125(1):49–53

[139] Thorp MA, Oyarzabal-Amigo MF, du Plessis JH, et al. Inverted papilloma: a review of 53 cases. Laryngoscope, 2001, 111(8):1401–1405

[140] Terzakis G, Vlachou S, Kyrmizakis D, et al. The management of sinonasal inverted papilloma: our experience. Rhinology, 2002, 40(1):28–33

[141] Wormald PJ, Ooi E, van Hasselt CA, et al. Endoscopic removal of sinonasal inverted papilloma including endoscopic medial maxillectomy. Laryngoscope, 2003, 113(5):867–873

[142] Poetker DM, Toohill RJ, Loehrl TA, et al. Endoscopic management of sinonasal tumors: a preliminary report. Am J Rhinol, 2005, 19(3):307–315

[143] Peng P, Har-El G. Management of inverted papillomas of the nose and paranasal sinuses. Am J Otolaryngol, 2006, 27(4):233–237

[144] Sautter NB, Cannady SB, Citardi MJ, et al. Comparison of open versus endoscopic resection of inverted papilloma. Am J Rhinol, 2007, 21(3):320–323

[145] Zhang G, Rodriguez X, Hussain A, et al. Outcomes of the extended endoscopic approach for management of inverted papilloma. J Otolaryngol, 2007, 36(2):83–87

[146] Cansz H, Tahamiler R, Yener M, et al. Modified midfacial degloving approach for sinonasal tumors. J Craniofac Surg, 2008 ,19(6):1518–1522

[147] Kim YM, Kim HS, Park JY, et al. External vs endoscopic approach for inverted papilloma of the sino-nasal cavities: a retrospective study of 136 cases. Acta Otolaryngol , 2008, 128(8):909–914

[148] Stange T, Schultz-Coulon HJ. Surgical management of inverted papillomas of the nose and paranasal sinuses. HNO, 2008, 56(6):614–622

[149] Durucu C, Baglam T, Karatas E, et al. Surgical treatment of inverted papilloma. J Craniofac Surg, 2009, 20(6):1985–1988

[150] Reh DD, Lane AP. The role of endoscopic sinus surgery in the management of sinonasal inverted papilloma. Curr Opin Otolaryngol Head Neck Surg, 2009, 17(1):6–10

[151] Kim WS, Hyun DW, Kim C-H, et al. Treatment outcomes of sinonasal inverted papillomas according to surgical approaches. Acta Otolaryngol, 2010, 130(4):493–497

[152] Philpott CM, Dharamsi A, Witheford M, et al. Endoscopic management of inverted papillomas: long-term results—the St. Paul's Sinus Centre experience. Rhinology, 2010, 48(3):358–363

[153] Nakamaru Y, Furuta Y, Takagi D, et al. Preservation of the nasolacrimal duct during endoscopic medial maxillectomy for sinonasal inverted papilloma. Rhinology, 2010, 48(4):452–456

鳞状细胞癌

定 义

鼻腔及鼻窦的呼吸黏膜生成两种主要类型的新生上皮：鳞状上皮和腺状上皮。鳞状细胞癌（SCC）是最常见的类型，来源于上皮化生，但该部位的原发肿瘤很少来源于黏液腺。鼻鼻窦内的鳞状上皮癌在组织学表现上与身体其他部位相同，分级参照分化程度以及有丝分裂活性。由于这种分级类型基本上是主观的，并受到活检物质（常常只是肿瘤团块中很小的一部分）不同的影响，通常临床特异性很小。

大约80%的鼻鼻窦鳞状上皮癌表现为分化良好或相对分化良好的肿瘤[1]。WHO2005的肿瘤分类将鳞状上皮癌划分为以下不同类型。

ICD-O code

· 鳞状上皮细胞癌8070/3。

· 疣状癌8051/3。

· 乳头状鳞状上皮癌8052/3。

· 基底细胞样鳞状上皮癌8083/3。

· 梭形细胞癌9074/3。

· 腺鳞癌8560/3。

· 棘层松解性鳞状细胞癌8075/3。

病 因

致病因素通常引起人们大量的关注，但是该疾病相对较少见，特别是鳞状上皮癌无角化型，很难得到定论。再者，随着工业生产方式的变化，工作条件以及现代社会人口移动性的增加使得职业性危险作用更难以确定，特别是疾病的发病可能与诱导时间长短相关，广为所知的经典病例是筛窦腺癌与木材加工企业的相关性[2, 3]。

环境因素可能通过以下3种途径影响鼻和鼻窦：

· 直接吸入的颗粒，其影响依赖于自身的大小和密度以及宿主的呼吸模式[4]。

· 直接的吸收。报道称镭可被口腔黏膜吸收至颌面部骨质[5]。

· 胃肠外途径，使用含有例如二氧己环、亚硝胺或镍化合物等毒素的结果[6]。

职业性风险

历史上有3种职业被证实与鼻鼻窦鳞状上

皮癌有关联。前两种为镭喷涂和生产芥子气，尽管目前不再有这类职业，但镍提纯仍存在潜在风险[7-8]。与通常需要长期暴露相比，在镍工业的短时暴露也被证实有高风险，特别是涉及烧结和焙烧环节的工人。该风险随年龄和暴露持续时间而增加[9]。

暴露于氯酚类、纺织品粉尘、石棉[10]以及烘烤企业[11]也有关，但被证实的病例为少数。

非职业性风险

在历史背景下，二氧化钍作为放射造影剂，被直接注入上颌窦，其直接辐射的副作用直到1954年才被认识。此材料在暴露后15年才达到辐射峰值，1974年Rankow等报道其与随后的鳞状细胞癌有直接相关性[12]。

鼻　烟

目前关于使用鼻烟是鼻鼻窦鳞状细胞癌发病原因的报道越来越多。最确定的报道其对象来源于南非，班图人使用家庭制作的鼻烟，包含有大量的阔叶树材灰粉，与全世界文献报道最高的早期前筛鳞状细胞癌发病率相关[13]。Acherson等在其经典的流行病学研究中也指出制靴及制鞋工厂吸鼻烟与鼻鼻窦癌相关[14]。

吸　烟

吸烟在鼻鼻窦鳞状上皮细胞癌的病原学中的作用不及其他呼吸道疾病那么明确，比如喉和肺。Hayes等在荷兰的研究显示吸烟者发展成鼻鼻窦癌的相对风险为3∶1[15]。在关注职业性风险的研究中，吸烟可能作为潜在的易感因素。相似地，鼻鼻窦内慢性感染与恶性肿瘤的关系仍不明确，慢性鼻鼻窦炎在全世界极其普遍，而鼻鼻窦恶性疾病是罕见的。

人乳头状瘤病毒

近10年，HPV在鳞状细胞癌中的报道增加，特别是与内翻型乳头状瘤相关的报道。尤其是近期研究发现，HPV阳性的患者比HPV阴性的患者预后更佳。从一些鳞状细胞癌患者中已经分离出Epstein-Barr病毒。这些病毒明确的病原性作用仍未确定[16]。

分子与临床病理学研究

头颈鳞状细胞癌分子学研究在近10年同样大量增加，很多研究指出常规的鳞状细胞癌与其他的形态学亚型间存在基因的不同。总而言之，低侵袭性癌如疣、乳头状瘤和常规的分化良好的鳞状细胞癌，杂合子丢失明显低于更具侵袭性的高级别普通鳞状细胞癌、基底细胞癌和肉瘤。

通常一致认为最常见的基因变异是位于短链的9号染色体，用来识别特异性染色体上的一小段特异性标记，显示病理学因素和患者的预后具有显著相关性，但在大量研究中对此的意见并不统一。显而易见，如果希望在将来证实这些标记是有用的，可以早期检测出高危个体，或者更适当地指导个体患者的特异性治疗[17]。

别　名

鼻鼻窦鳞状细胞癌包括角化性和非角化性两种类型。非角化性癌中，schneiderian癌、柱状细胞癌和移行细胞癌的名词均被使用；特别易与移行细胞癌混淆，应将其界定为泌尿生殖道上皮。Ringertz癌和呼吸道上皮癌的名词目前不再使用。

发病率

鼻鼻窦鳞状细胞癌是一种罕见病，估计在美国和英国的国家研究中占所有癌症死亡的1%以内[18-20]。很多国家文献中发病率引用的数字为1∶100 000，但是来源于国际研究机构详细的数据显示有明显的人种差异。该疾病在日本更常见，男性比为2.6∶100 000，同样的高发病率还存在于尼日利亚以及西印度群岛的原住民中[21]。

儿童极少发生；成年人的发病年龄通常在40~90岁，发病年龄峰值在55~65岁。鳞状细胞癌总的男女比常引用1.5∶1；但不同的肿瘤部位及来源存在差异。鼻前庭癌几乎是男性专有的疾病，但在鼻腔内，鳞状细胞癌在女性中更常见。

发病部位与分类

鼻鼻窦鳞状细胞癌常呈现进展表现，确切的原发部位常不能精确辨识。因此，文献中的数字差别很大；最常报道的部位是上颌窦（60%~70%），其次是鼻腔和筛窦，这些部位的发生率为10%~25%。相比较，在蝶窦和额窦中该病很罕见，不足1%的病例报道原发于该部位（图6.11）[22]。鼻腔和筛窦癌估计发病率相当，尽管鼻筛复合体在2002AJCC分类中被确定为一个鼻窦内次要的独立部位。

鼻腔分为4个部分：前庭、中隔、底壁和鼻腔侧壁。筛骨进一步被鼻中隔分为左、右两部分。

作者的研究包括320例病例，即271例鳞状细胞癌和49例其他类型癌。271例中包含21例（8%）前庭病变，28例（10%）鼻中隔病变，96例（35%）外侧壁和筛窦病变，126例（47%）上颌窦病变（表6.7）。

2005 WHO头颈肿瘤分类认为鼻前庭鳞状细胞癌应该是皮肤癌而不是鼻鼻窦黏膜上皮癌。从理论上看这可能是正确的，因为这些肿瘤局限于皮肤，临床上其部位更加复杂，鼻前庭侧界是大翼软骨，中间为鼻中隔的下份。鳞状细胞癌可以生长于黏膜或皮肤区域，无法明确地加以区别。同样可以说临床上癌生长于鼻中隔的前部包括鼻前庭。在这个独特的位置，前庭癌可以在诊断和治疗上出现特异性的问题，病变越大预后越差。

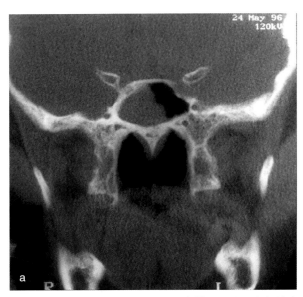
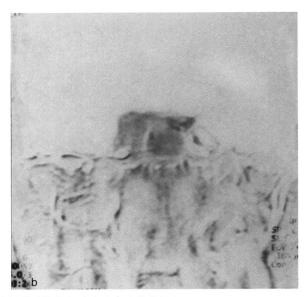

图6.11a，b 冠状位CT和MRI减影显示位于右侧蝶窦外侧壁的鳞状细胞癌伴有海绵窦侵犯

表6.7 鳞状细胞癌：个体病例资料1970—2010

位置	数目	年龄（岁）		男：女	手术+DXT	手术	手术+DXT+CT	DXT	DXT+CT	没有治疗[a]
		范围	平均值							
全部	271	14~93	59.7		129	54	44	25	6	12
鼻前庭	21	36~81	53.8	3：2	10	4	1	5	1	
鼻中隔	28	32~86	61.3	1：1	16	3	4	4		1
鼻腔外侧壁和筛窦	96	14~79	50.3	1.8：1	44	14	27	8		3
上颌骨	126	20~93	56.5	1.7：1	59	33	12	8	5	8

CT：化疗；DXT：放射治疗

a 姑息治疗仅用于就诊时处于晚期的病例

鼻前庭癌

鼻前庭是刚进入鼻孔内的隐窝，由大翼软骨的中间脚和外侧脚分界，延伸至鼻尖。在隐窝内，具有毛发生长的皮肤以及黏膜，一些报道称该区域的鼻鼻窦肿瘤发生率约为 7%（图 6.12）[23]。也有报道指出鼻中隔的 SCC 肿瘤发生率约为 15%，其中一些涉及鼻前庭。

诊断特征

临床特征

这些罕见的恶性肿瘤常被误诊，可能在皮肤或鼻窦文献中被报道。男性明显高发，超过 90% 的肿瘤患者超过 50 岁，白种人和吸烟者占优势。作者的研究中，男女比例为 3∶2，年龄范围为 36~81 岁，平均年龄 53.8 岁，87% 的患者超过 50 岁[24, 25]。较长时间地暴露于阳光被证实是一个致病因素，当其事实上是分化良好的鳞状细胞癌时，可能被误诊为病毒性疣。由于可能存在早期的痂壳，轻度的溃疡伴少量出血，很少引起注意，直到明显累及邻近的鼻中隔、鼻底、大翼皮肤或软骨。在这个区域局部侵蚀，特别是蔓延至上唇，通过丰富的淋巴管扩展到面部、颌下、颏下甚至腮腺结节。这种改变可以是对侧的或者双侧的，可以发生在疾病相对早期，是潜在的预后不佳的重要因素。作者的 21 例患者中有 7 例（30%）有颈部淋巴结病变

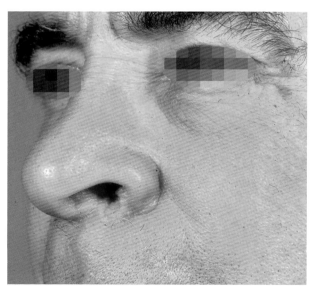

图 6.12　鼻前庭鳞癌患者的临床照片

的表现，其中 1 例为双侧。

一旦病变充满鼻前庭，常不能准确确定其原发部位。

分　期

尽管 Wang 在 1975 年提出根据疾病总的程度简单划分[25]，但该区域仍没有被完全接受的肿瘤分期。

· T1：病变局限于鼻前庭，浅表的，涉及鼻腔内 1 个或多个部位。

· T2：病变累及上唇、鼻背皮肤和鼻唇沟，但未涉及其下骨质。

· T3：大的肿瘤累及硬腭、牙槽和颊沟、鼻甲、上颌窦或骨质。

根据 TNM 系统对淋巴结转移分期。

最近的 UICC 和 AJCC 分期是相同的（表 6.8）[26, 27]，但大量报道证实用不同分期评估诊断的特异性很困难。据报道，早期的 T1 病变占 50%~90%[28-30]。Barzan 等发现在他们的 12 例患者中延迟诊断平均在 17 个月（范围 1~24 个月），文献中 1 例复发[31]。

影像学表现

2mm 轴位和冠状位 CT 增强扫描对于困难部位高质量的确诊非常重要。另外，MRI，用钆 -DPTA 增强，加上 CT 研究能够在肿瘤侵袭程度上提供最多的信息。当然，影像学应为细致的临床查体的补充。

组织学特征与鉴别诊断

大多数病变是分化良好的鳞状细胞癌，但当肉眼可见早期表现为乳头状或疣状病变，可能与良性鳞状细胞乳头状瘤的发育异常改变相混淆。真正的疣状癌可以具有分化极好的、伴有很少细胞异性的鳞状上皮外生型生长为特征。侵袭难于确认，活检组织不足可能导致诊断为良性病变，而不是分化良好的鳞状细胞癌。分化差的鳞状细胞癌和梭形细胞癌也可出现在该区域，以往梭形细胞癌还可与纤维肉瘤相混淆[32]。

自然病程

缺乏对这些病变自然病程的认识可能导致

表 6.8　TMN 分类 [26-27]

原发性肿瘤

上颌窦

TX	原发肿瘤无法确定
T0	无原发肿瘤证据
Tis	原位癌
T1	肿瘤局限于上颌窦黏膜不伴有骨质的侵蚀或破坏
T2	肿瘤引起骨质侵蚀或破坏，包括累及硬腭和（或）中鼻道，不包括累及上颌窦后壁和翼板
T3	肿瘤侵犯下列任一：上颌窦后壁，皮下组织，眶底或眶内壁，翼窝，筛窦
T4a	肿瘤侵犯眶前内容物，颊部皮肤，翼板，颞下窝，筛板，蝶窦或额窦
T4b	肿瘤侵犯下列任一：眶尖，硬脑膜，脑，中颅窝，脑神经除外三叉神经上颌支，鼻咽，斜坡

鼻腔与筛窦

TX	原发肿瘤无法确定
T0	无原发肿瘤证据
Tis	原位癌
T1	肿瘤局限于单一部位，伴或不伴骨质侵蚀
T2	肿瘤局限于鼻 – 筛复合体单一区域的两个部位，伴或不伴骨侵蚀
T3	肿瘤侵犯眶内侧壁或眶底，上颌窦，腭，或筛板
T4a	肿瘤侵犯下列任一：眶前内容物，鼻、颊部皮肤，颅前窝，翼突，蝶骨，额窦
T4b	肿瘤侵犯下列任一：眶尖，硬脑膜，脑，中颅窝，脑神经除外三叉神经上颌支，鼻咽，斜坡

局部淋巴结（N）

NX	局部淋巴结不确定
N0	无局部淋巴结转移
N1	单个同侧淋巴结转移，大小 ≤ 3cm
N2	转移如下述：
N2a	单个同侧淋巴结转移，3cm< 大小 ≤ 6cm
N2b	多个同侧淋巴结转移，最大不超过 6cm
N2c	双侧或对侧淋巴结转移，最大不超过 6cm
N3	淋巴结转移，最大超过 6cm

远处转移（M）

MX	远处转移不确定
M0	无远处转移
M1	远处转移

诊断延迟和治疗不足。尽管小的病变对于初治反应良好，仍可能快速深度扩展至周围组织，且不伴有显著症状。在所有的报道中，尽管取决于报道中早期患者的占比，局部淋巴结转移的发生率差异很大，但其仍是治疗失败的一个重要原因。

治　疗

鼻前庭癌可采用放疗或手术治疗，事实上，自 1980 年报道以来，早期的鼻前庭病变治疗结果基本相当 [29, 33, 34]。由于手术切除甚至早期的前庭癌对美容有明显的影响，放疗通常作为治疗的选择。由于该病变罕见，报道常收集较长时间，可能包含原发性肿瘤和复发肿瘤，使得很难得出确切的结论 [35-37]。放疗包括外线束放疗（EBRT）或很多种近程放疗。在一些报道中，对区域淋巴结给予了选择性放疗，而其他研究仅对 T4 或复发病变的淋巴结进行放疗 [38, 39]。

Landgendijk 等在 2004 年报道了一个相对近期的针对 56 例 T1 和 T2 期肿瘤（Wang 分类）患者采用外线束放疗联合或不联合近距离放疗的结果 [40]。32 例 EBRT 联合中间量近距离放疗，15 例 EBRT 联合高剂量近距离放疗，9 例单纯 EBRT 治疗。2 年的局部控制率在 80%，进一步有病例成功进行了挽救性手术，但有 12% 的患者，甚至是早期的患者发展为淋巴结转移。其他中心报道的结果为，直到 1997 年，他们都使用 EBRT 联合中间剂量近距离放疗，直到该方法被分次高剂量率近距离放疗所取代。2000 年以来，随着 IMRT 的到来，期待进一步的研究损伤改变的报道。详见第 20 章放疗部分内容。

手　术

早期病变可以被切除，鼻翼、鼻中隔以及任何小的上唇的累及可以用局部黏膜或带蒂皮瓣比如鼻唇沟瓣做修复重建，另外耳廓软骨也可作为游离的移植物 [41]。大的以及放疗后复发的病变需要相当大的切除并获得安全切缘，即导致包括鼻尖、鼻背一直到鼻小柱的广泛缺损以及全鼻切除。另外可能需要广泛的鼻中隔切除，上颌骨部分切除（可为双侧），以及上唇全层皮肤切除。这种广泛的面中部缺损最佳的功能和美容修复重建是很困难的。多种局部、带蒂或游离瓣已被使用，但每例患者需要个体化评估，获得良好的皮肤配色，最小的瘢痕以及长期可接受的美容效果仍是严峻挑战。供区畸形是考虑的重点，特别是在需要任何类型的前额皮瓣时。

高质量的假体置换对很多患者来说可能是最佳的选择。无论如何，对于放疗失败以及需要大的面中部切除的患者，需要足够满意的骨质来安装骨结合种植体，从而实现假体的固位，但是很难获得令人满意的效果。

在作者的 21 例患者中，10 例接受手术和放疗，5 例行单纯放疗，4 例行单纯手术治疗，1 例行化疗加放疗，1 例联合手术及化疗和放疗。手术从局部切除到鼻切除术，治疗超过 40 年，在此期间肿瘤医学已日新月异。由于肿瘤程度的广泛性，很难得出结论。确切地说，患者中没有长期存活者表现为淋巴的转移。有 6 例 "长期"（2~7 年）存活者，其中 3 例行联合治疗（2 例手术 + 放疗，1 例放化疗），3 例行单纯放疗。

鼻中隔

大多数鼻中隔癌的报道来自三级转诊中心多年收集的资料，Echeverria-Zumarraga 等[42] 发现那时（1988 年）文献报道中原发的鼻中隔癌不超过 300 例，得出在鼻腔所有恶性肿瘤中发病率占 9%。多数病例报道的年龄在 40~60 岁，男性稍多[43,44]。在作者的 28 例患者中（表 6.7），男女比例相当。年龄范围为 32~86 岁，平均年龄 61.3 岁，略长于其他报道。

病因与发病部位

除了鼻烟的吸入以及挖鼻动作反复的创伤外，没有特别强的与鼻中隔癌相关的致病因素。在大多数研究群组中吸烟和不吸烟者均存在。

早期的病变最常报道原发于中隔前方，靠近黏膜与皮肤的交界处。这是逻辑上大气中微粒物质最易聚集的部位（图 6.13）。

鼻中隔肿瘤累及鼻前庭，使得在时间上区分原发部位困难，另外在中隔所有方向的扩散包括鼻底和鼻骨架。作者的 2 例病例累及鼻小柱。肿瘤的特点是在黏膜下扩散，超过明显的边界，且不伴有显著提示扩散程度的症状。因此，与前庭癌相似，这些肿瘤有处理不足的可能，事实上，据报道这些患者中有超过 44% 出现颈部转移，是 Beatty 等报道的两倍，是通常引用的鼻鼻窦肿瘤的 4 倍。尽管研究中很少有患者出现淋巴结病变，其常与复发的局部病变有关。局部复发是常见的，出现淋巴结的转移提示预后极差。作者研究的 28 例患者中 3 例出现颈淋巴结病变，1 例患者为双侧淋巴结病变。

LeLeive 等报道直径 >2cm 的肿瘤与患者最终的预后高度相关。

诊断特征

临床特征

与前庭癌相似，病变可以在鼻中隔表现为不同的方式，从真菌样易碎易出血团块，浸润

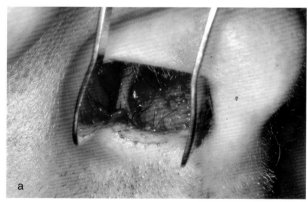

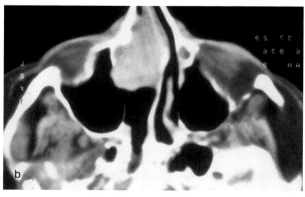

图 6.13a，b　a. 临床照片为鼻中隔前端鳞状细胞癌累及鼻小柱。b. 同一患者轴位 CT

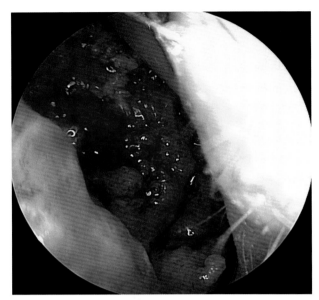

图 6.14　内镜照片显示鼻中隔前端鳞状细胞癌。图片由 R. Almeyda 提供

外鼻软组织（图 6.14、图 6.15）到小溃疡龟裂改变，或者与中隔穿孔有关[42, 43]。前端的病变扩展到前庭可能与外覆痂壳的表浅溃疡形成相关。有文献报道，与鼻前庭癌类似，诊断延迟时间为 1 个月至 6 年[45]。

影像学特征

影像学改变同样包含前庭损害。

鉴别诊断

多种病理类型的肿瘤发生在鼻中隔，常混淆以及延迟诊断。良性病变如真菌病、结核病、梅毒、利什曼病、麻风以及类肉瘤都与鼻中隔癌相似。所有鳞状细胞癌的亚型、无黑色素的恶性黑色素瘤、软骨肉瘤、腺样囊性癌、腺癌、黏液表皮样癌、浆细胞瘤以及 T 细胞淋巴瘤均有报道。因此采集足够多的组织进行活检以及组织病理学专家的判定是必需的。

治　疗

在 1970—1980 年的文献报道中，在治疗策略、随访时间、肿瘤范围的细节以及组织病理学方面，存在巨大的不同，这些文献报道主要出现在高质量的 CT 和 MRI 出现以及常规使用鼻内镜之前。他们明确指出原发性鼻中隔癌是严重的疾病，早期手术或放疗常常不能获得该

时期联合治疗能获得的最佳存活数据。LeLiever 等报道他们的 18 例患者的 5 年绝对存活率是 66%，平均存活时间是 45 个月。

尽管所有区域肿瘤治疗均有过度治疗以及治疗不足的例子，现代的多学科综合小组因具有放射学、病理学以及多种治疗技术的专家，有可能显著提高以往对该疾病的治疗效果。毋庸置疑，先前 40 年的文献中该疾病常常治疗不足。不能鉴别病变的真实程度，以及部分患者及治疗医生期望避免严重的容貌损害，无论小的还是大的肿瘤，常常难以完全切除局部病灶。既然常常有鼻及鼻窦肿瘤患者，了解其自然病程就很重要，特别是累及邻近周围组织的病变类型，鼻中隔癌的患者可能有明显的黏膜下扩散使得切除不彻底。可能向鼻前庭以及上唇，上唇淋巴系统，口底软组织以及颏包括颏下区扩散，增加了颈淋巴结病变的可能性。手术医生应牢记这些关键点，在任何计划内镜下切除早期鼻中隔病变时必须充分切除全部的病变以获得确定的完全缘。并且临床上最好对患者行后续放疗，根据切除病变的大小以及其详细的病理，放疗区域可能需要包括前庭、上唇、双侧下面部软组织，以及 Ⅰ 区淋巴结。准确的超声评估联合细针穿刺活检，已经可以评估 4mm 大小的淋巴结情况。

以往的文献最显著的结论是直径 >2cm 的所有鳞状细胞癌的亚型预后较差[44]。尽管以往广

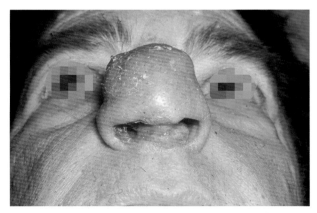

图 6.15　一例非常广泛的鼻中隔鳞状细胞癌患者鼻表面软组织受累的照片

泛采用鼻侧切开术处理中隔肿瘤，但面中部掀翻能获得更好的入路（图 6.16、图 6.17），特别是延伸到鼻底、鼻上部支架，向后到犁骨的肿瘤。

对于侵犯鼻前庭或大范围侵犯鼻支架的病变，以往很少采用鼻全切术，因为其显著破坏面部外形 [40]。然而全鼻切除仍是患者可以考虑的方式，现代骨融合修复以及软组织整形手术

方法可以减轻这方面的担心（图 6.18）。当然它更适合于首次手术，而非手术和放疗失败的复发患者。对于更广泛的肿瘤，特别侵犯上、后部的肿瘤，除了全鼻切除外，可能也需要行颅面切除。

在作者的研究中，大多采取联合治疗方法，手术 + 放疗（57%）或手术 + 化疗（14%），3 例（11%）单纯手术，4 例（14%）放疗，1 例非常早期的未做治疗。手术包括鼻侧切开术 [9]，鼻切除术（3 例），颅面切除术（2 例），面中部切除（1 例），内镜手术以及选择性颈部清扫（1 例）。结果显示类似于前庭癌，很难得到明确的结论。然而，与鼻前庭癌相比，患者存活期明显较长（10 例 3~16 年；5 例超过 5 年）中，除 1 例外均采用联合治疗。所有伴颈淋巴结病变者均死亡。

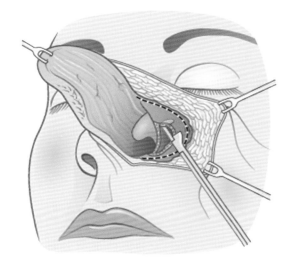

图 6.16 鼻侧切开图示

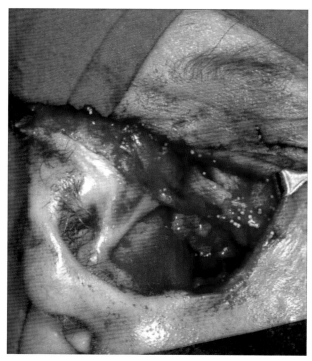

图 6.17 经鼻侧切开进入鼻腔照片

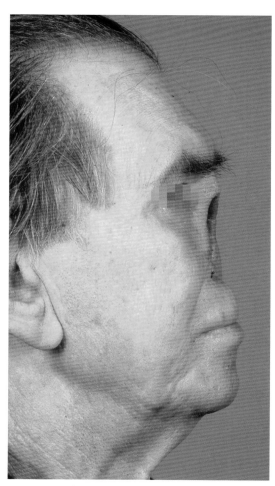

图 6.18 全鼻切除后患者的临床照片

鼻腔侧壁和筛窦癌

直到 2002 年 AJCC 委员会才在他们的肿瘤分类中纳入鼻筛复合体作为鼻和鼻窦肿瘤的次发部位。进一步将鼻筛区划分为鼻腔和筛窦。以往描述鼻腔分为 4 部分：中隔、鼻底、外侧壁和前庭。筛窦分为左右两部分。上颌窦鳞状细胞癌易于侵犯筛窦或进入鼻腔，常常使得评估原发于鼻腔侧壁或筛癌的发生率并不准确，其他作者常常报道该区域为"筛上颌窦"。在文献中一个反复出现的主题是大多数患者在诊断时已表现为晚期病变。2007 年，Mackay 等[46]指出他们的鼻窦鳞状细胞癌患者中 67% 表现为晚期病变（T4a 或 T4b）。随着现代影像技术的提高，联合内镜评估，而且随着检测准确边界的能力提高，有望改善该类患者的治疗。

发病率

尽管文献中包括大量在不同中心长期就诊的患者，但是关于这一病变自然病程更准确的研究来自包含大量本地人口的癌症登记中心。Robin 等在发表于 1979 年英国的经典研究中评估了所有 1957—1972 年伯明翰地区癌症注册的鼻和鼻窦肿瘤患者[47]。这些数据基于英国一个超过 500 万的地方人口，其登记率至少在 95%。共有 602 例患者纳入研究，尽管有大量来自三级转诊中心的记录数据，但是基于某一人群的来自肿瘤登记中心的数据，可以更加准确地为我们提供发病率的数据。Robin 等绘制了患者数量以及 0~90 岁每 10 万人口中发病率的图表，并用风险人口计算出发病率。鼻腔外侧壁和筛窦肿瘤为 10%，男女比为 1:0.6。与此不同，Hopkin 等来自 Royal Marsden 医院（一家英国的三级转诊中心）的报道，在 1984 年分析了 20 世纪 60 年代至 70 年代 15 年间就诊于该机构的 561 例患者，得出结论，在此区域肿瘤的发病率为 19%，性别比为 3:2，男性占优势[48]。两项英国研究的差别强调评估部位的问题以及当评估罕见肿瘤时统计描述的问题。

在作者的 96 例患者中（表 6.7），男性略占优势（1.8:1），年龄从 14~79 岁，平均 50.6 岁，76% 大于 50 岁。

所有文献中涉及所有种族，但需考虑世界范围年龄匹配的发病率，特别是高发病率地区，比如南非班图人吸鼻烟引起的鼻腔侧壁鳞状细胞癌[49]。

病　因

尽管木尘是公认的人类致癌物，与筛窦腺癌的产生相关，除了那些已提及的鼻和鼻窦癌病因外，整体而言，该区域的鳞状细胞癌没有特别的病因。

针对甲醛有相当多的研究；鼠暴露于甲醛蒸汽中 24 个月出现鼻鳞状化生，1 例出现鳞状细胞癌[50]。然而，不同机构的致病性研究，特别是美国国家癌症中心研究了 26 561 例暴露于甲醛蒸汽的工厂工人，鼻鼻窦癌的发病率没有任何增加[51]。

诊断特征

临床特征与自然病程

像其他的鼻鼻窦部位，鼻筛区疾病早期伴有轻微的症状，如鼻阻和流涕。常有反复轻微的出血，这些症状中单侧的特征应提高注意。但是常常是直到出现鼻内有实质性的团块或进一步引起面部肿胀，眶下神经相关的麻木或感觉异常，以及眼眶病变如突出，复视或溢泪时才得以诊断（图 6.19）。作者的患者中 12% 有颈淋巴结病的表现。

鼻内团块在表现上可能大不相同，有外生型、真菌样、乳头状或硬结状。病变边界清楚也可浸润，常常表现为质脆、坏死和出血，尤其是活检表现。

其他的临床特征取决于肿瘤的侵犯方式。肿瘤扩展通常沿阻力最小的途径发生。筛窦向外侧与眶紧密联系，薄的眶纸板并不能阻挡肿瘤的侵犯，虽然很少会穿透眶骨膜，这是非常重要的一个临床现象，因为很多在影像检查上看起来的眶内肿瘤，也许仅仅位于眶骨膜外。这些与患者预后密切相关，一旦疾病突破眶骨膜，确实入眶，预后明显下降[52]。

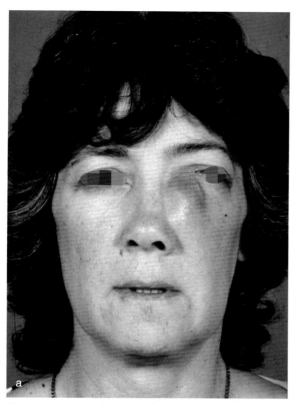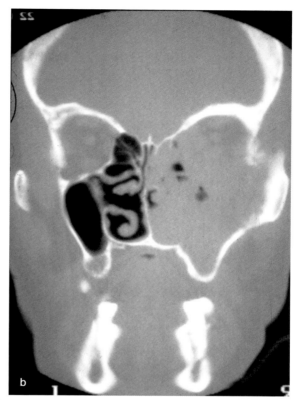

图 6.19a，b　a. 一例可能起源于鼻腔外侧壁和筛窦的大的肿瘤患者的临床照片，向侧方侵犯进入上颌窦，向前侵犯颊部软组织，眼球向上和外侧移位。b. 同一患者冠状位 CT 扫描显示大的"筛上颌"肿瘤

影像学表现

即使通过最现代的 CT 和 MRI 颅底外观成像判断是否存在通过眶骨膜显微镜下疾病的侵犯，仍有困难（图 6.20、图 6.21）。相似的，筛顶与前颅窝硬脑膜和筛板密切相关（图 6.21、图 6.22、图 6.23）。向硬脑膜以及随后通过硬脑膜的扩散对于预后有重要意义。同样，即使使用最现代的影像确定哪里疾病突破筛板或硬脑膜，确实是硬膜内或侵犯额叶的仍有困难[53, 54]。中颅窝的扩散可以通过眶尖、蝶筛区或从前颅窝发生（图 6.24）。

治疗与预后

总体情况

鼻腔外侧壁和筛窦的早期病变可以采用广泛性的局部切除，仅需用手术治疗或是依据组织病理学评估附加术后放疗。然而，**所有常见的晚期病变，病例的复杂性常需要多学科肿瘤委员会进行讨论**。治疗决策主要基于部位、分期和鳞状细胞癌的组织学，当患者存在明显的

并存疾病时，可能会影响采用根治性手术的计划，包括眶剜除术、开颅术或皮瓣重建术，因为这些并存疾病将增加患者的致畸率和死亡率。任何手术的总目标必须是彻底切除肿瘤。靠近眶、神经、颅底、颅内血管结构是否有手术适应证仍存在争议。

颅面手术经验在很多中心已经有 40 年，关于禁忌证的争论部分已经扩展到鼻咽、斜坡、视神经、视交叉、海绵窦以及颈动脉。在既定患者中这些均需考虑和讨论。源于鼻窦区的鳞状细胞癌常以连续的方式扩散，虽然有时候存在神经周的扩散，这与原发的脑部恶性肿瘤相反，使得局部切除具有现实的可能性。另外，即使晚期病变，颈部转移也比较少见，全身转移更少见，因此讨论主要涉及局部疾病的控制。例如，鳞状细胞癌穿透前颅窝硬脑膜，甚至进入额叶，可以采用恰当的切除（如累及的额叶部分），给患者遗留最小的功能损失。相反，手术切除颈内动脉、脑神经以及海绵窦，有时

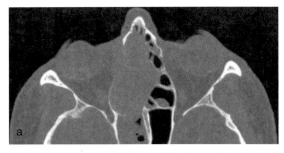

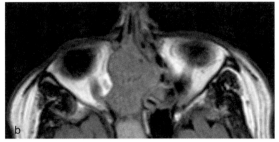

图 6.20a，b　a. 轴位 CT 扫描显示筛窦鳞状细胞癌突入眶内，但可能是骨膜外侵犯。b. 同一患者轴位 MRI（T1 加权脂肪抑制增强）显示在肿瘤和眶内容物之间有界限，蝶骨内为液体，高度提示病变仍位于骨膜外

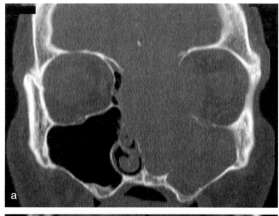

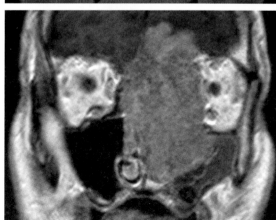

图 6.21a，b　a. 冠状位 CT 扫描显示广泛的鳞状细胞癌累及内侧上颌窦和筛窦，可能通过硬脑膜和眶骨膜浸润。b. 同一患者冠状位 MRI（T1 加权脂肪抑制增强）强烈提示肿瘤侵犯前颅窝和眶内容物

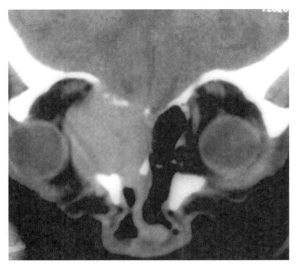

图 6.22　冠状位 CT 扫描显示右侧前筛鳞状细胞癌可能通过眶骨膜浸润，有早期颅底骨质侵蚀的表现

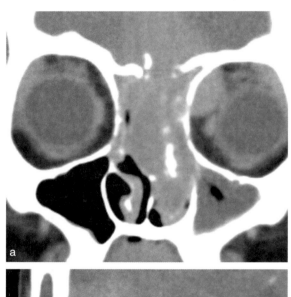

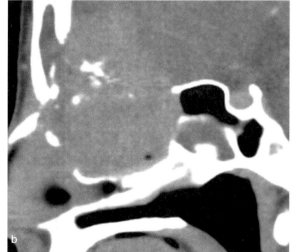

图 6.23a，b　a. 冠状位 CT 扫描显示鳞状细胞癌从鼻腔浸润进入前颅窝，累及左侧眼眶。b. 同一患者矢状位 CT 扫描显示额窦后壁和毗邻颅底大范围的破坏

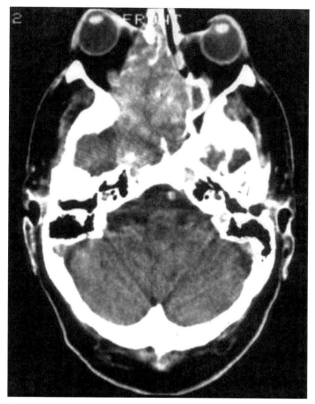

图 6.24　轴位 CT 显示广泛的筛窦肿瘤浸润眶、蝶骨、海绵窦和中颅窝

可能具有极高的致畸率和死亡率。最终任何手术的选择均依赖于手术团队的能力和经验。即使对于现代的放疗技术以及放射肿瘤医生的经验而言，这仍是事实。鼻及鼻窦鳞状细胞癌的化疗仍不像口腔及咽腔病变的化疗一样有确证的效果。

手术治疗

如果肿瘤可能完全切除，鼻鼻窦鳞状细胞癌的手术可有不同的入路。经由面部的入路可采用若干不同的改良颜面切口，例如，鼻侧切开和 Weber-Fergusson（上颌骨切除术）切口的改良。面中部掀翻，经由双侧唇下切口，联合有完全的贯穿软骨间和梨状孔的切口使得面中部骨膜下软组织掀起。该方法避免了面部切口，充分地移除骨质后，可以扩大暴露，使得整个鼻腔、上颌骨、筛窦、鼻咽、翼突上颌间隙以及颞下窝可视化。

颅内入路经由不同的颅骨切除，通过双侧

冠状切口或横穿鼻根和眉弓下的改良蝶形切口，或者颅下的入路。这些入路的细节以及更广泛的颅面部切除在第 19 章手术治疗中有描述。

内镜手术

迄今，很少有单纯内镜手术切除治疗外侧壁和筛窦鳞状细胞癌的研究报道。通常，内镜辅助手术联合常规的开放手术或联合放疗或化疗。在内镜切除鼻窦复合体恶性肿瘤的报道中，只有很少量的鳞状细胞癌病例，数量不足以支撑详细的分析 [55-59]。

眶的处理、重建及修复

详见第 19 章。

放疗与化疗

与接受手术患者一样，鼻腔外侧壁肿瘤临床放疗和化疗的效果难以评估。研究主要局限于单一机构的回顾性分析，这个特殊部位的准确评估仅仅是在近期才逐渐完善。大多数的研究受试者为手术联合放疗患者，小部分非手术方式治疗的患者在报道中差异较大。化疗联合术后放疗作为辅助治疗，但不同的研究中使用的药物不同。

尽管充分地纳入肉眼可见的病变，未损害重要的周围结构（如眼、视神经及脑），但老年患者的放疗仍与明显的较高的治疗相关并发症以及显著的复发有关。显著的并发症甚至发生于有经验的三级医疗机构，包括脑坏死、结膜炎、角膜炎、视网膜病、视神经病、牙关紧闭以及口上颌窦瘘。化疗导致的败血病和脑坏死可以导致死亡 [60]。然而，药物不耐受患者或认为不能手术的肿瘤患者，最后的放疗伴或不伴附加的化疗确实提供了可以选择的治疗，但整体治疗效果劣于其他联合手术和放疗的患者 [61]。

最近，调强适形放疗（IMRT）方式可以对瘤体给予一个破坏癌细胞的较高放射剂量，最低限度地累及周围重要的正常组织。迄今为止，研究多限于单个机构，发表的文章显示尽管短期随访，患者在临床表现和毒性减小方面均有明显的改善。显而易见，大型、长期的前瞻性研究将进一步地评估 IMRT 的治疗潜能以及其他新的技术，如质子疗法[61-64]。

放疗和化疗详见第 20 章。

作者的 96 例患者中，手术是首要的治疗方式（88.5%），通常联合放疗或化疗（表 6.7）。8 例患者接受单独的放疗，缓解明显，3 例患者由于疾病进程而未接受治疗。手术包括颅面的切除，早期患者鼻侧切开，面中部掀翻，上颌骨切除以及更多近期的内镜下切除（表 6.9）。另外，有 9 例眶内容物切除和 8 例颈清扫。颅面切除术的效果是最佳的，5 年存活率为 53%，10 年下降到 35%，再向后维持在 35%。累及颅内，特别是额叶有浸润，是治疗效果最重要的决定因素。疾病引起的死亡通常发生在 6~24 个月，被认为是疾病的后遗症；然而，颅面手术的患者，真正的复发可出现在 10 年以后，作者有 1 例患者在 25 年后复发。

上颌窦

对既往很多上颌窦鳞状细胞癌分类方案的尝试，要批判性看待[65, 66]。最著名的是 Ohngren[67]，其强调后上方向扩展的上颌窦癌患者存活率明显下降。借助于定义内眦到下颌角的连线为 Ohngren 线，通过简单的方式加以界定。后上象限局部进行性疾病延伸到眶和翼上颌窦，预后更差。其分类方案于 1933 年提出，未涉及组织学分级以及转移表现。

诊断特征

临床特征

上颌窦鳞状细胞癌的症状和体征依赖于疾病的分期以及侵犯周围重要结构的方向和程度。初始症状可能是不明显的、轻微的鼻阻，单侧的鼻漏，也可能是偶然发生的轻微的鼻出血。这些症状常被诊断为"鼻窦炎"。进一步的症状取决于肿瘤是否向鼻内、口内、面部软组织内、眶内扩展或通过颅底向颅内扩展。不幸的是，从上颌窦扩展的方式变异极大。向前扩展通过相对较薄的上颌窦前壁可能引起相关面部软组织的肿胀和疼痛。向下扩展可以通过直接的骨质破坏累及牙根，可能更久才引起口腔及牙齿症状。向上扩展入眶可能通过眶下孔，伴有颊部麻木或感觉异常，或者通过眶底本身的破坏，导致眼球外凸、视觉障碍、眼睑肿胀或多泪（图 6.25）。进一步扩展到翼腭窝和颞下窝区域可引起牙关紧闭、疼痛以及牙咬合失常（图 6.26）。

伴有其他的扩展，临床表现可以包括颈部包块，提示淋巴结的转移。10%~15% 的患者最初表现有区域淋巴结阳性，但文献报道为 5%~20%[22, 68-77]。诊断时即有远处转移者不常见，通常报道低于 5%[22, 68, 71, 72, 74-75, 77]，但该数值随着 PET-CT 的使用增加有改变。如果肿瘤向鼻咽部扩展并累及咽鼓管，可能会有分泌性中耳炎的表现。所有文献描述上颌窦癌诊断确定的延迟平均超过 9 个月，60%~95% 患者出现晚期 T3 和 T4 期肿瘤的表现[22]。

发病率以及致病因素前文有所描述，60%~70% 的鼻鼻窦鳞状细胞癌发生在上颌骨，男性居多，平均年龄约为 65 岁。作者的 126 例患者，占据了其鼻窦鳞癌的 46.5%，由于其存在大量鼻腔外侧壁的病变，一定程度上也反映了作者对颅面切除术的兴趣和关注。在研究中，男性

表 6.9 鳞状细胞癌的手术处理[a]：个体病例资料 1970—2010

	数目	CFR	Maxil	LR	MFD	ESS	Orbit	ND
鼻腔外侧壁和筛窦	85/96	31	4	51	4	8	9	8
上颌窦	103/126	4	75	20	4	—	44	8

CFR：颅面切除；ESS：鼻内镜鼻窦手术；LR：鼻侧切开；Maxil：上颌骨切除；MFD：面中部掀翻；Orbit：眶内容物切除；ND：颈清扫

a 部分患者多次手术

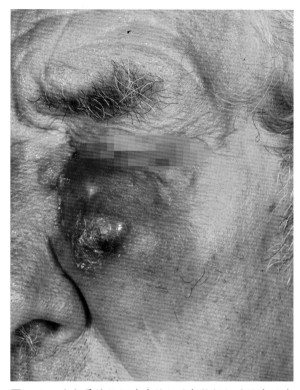

图 6.25　上颌骨鳞状细胞癌侵犯面部软组织的临床照片

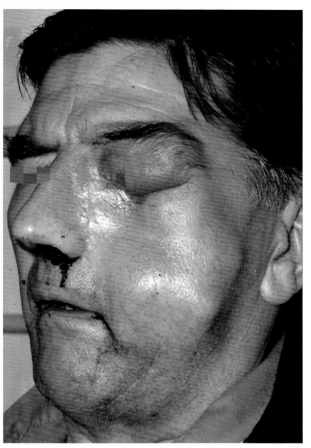

图 6.26　复发的上颌骨鳞状细胞癌侵犯到面部软组织，鼻血性分泌物，牙关紧闭，下颌淋巴结病变的临床照片。该患者先前行上颌骨切除和眶内容物切除手术

居多（1.7∶1），相似的发病年龄在 20~93 岁，平均年龄 56.5 岁。80% 以上诊断时大于 50 岁。作者患者中多数表现 T3/T4 期疾病（90%），7% 有颈淋巴结病变。详细的病史询问，详细的关于鼻、面、眶、口腔、脑神经和颈部检查对于评估这些患者是必需的。这一点再怎么强调都不过分。如果鼻内可见包块，可以是外生型，真菌样生长，乳头状或硬结状，病变表现为从界限清楚的肿物到易碎、浸润性、坏死或出血性的病变。在鼻腔内出现的单侧症状及单侧的息肉样肿物都应该提高警惕，有恶性的可能。内镜引导的鼻包块活检可在局部麻醉下进行，可导致严重的鼻出血。现在最好推迟到准确的影像学检查后进行活检，特别是前期检查有 PET-CT 时。如果鼻内没有可见病变，但其他的病史及检查提示诊断时，CT 和 MRI 是必要的。

双侧原发的上颌骨鳞状细胞癌的报道极其少见，总体鳞状细胞癌发病率很高的日本，确实有偶发病例。Miyaguchi 等[78] 指出他们研究的 802 例患者中，10 例（1.2%）为双侧肿瘤。

影像学表现

由于诊断时远处转移的发病率较低，目前 PET 扫描的应用仍存在争议，但是在确定疾病的程度和适合个体患者的治疗方式时 CT 和 MRI 是必需的和互补的。由于大多数患者在诊断时即处于晚期，上颌窦骨壁的破坏以及疾病扩展到多个周围区域都很常见。前面已提及影像学表现的重要差别，但是扩展到眶内，通过颅底进入颅内对于预后都有深远的影响（图 6.27、图 6.28）。其他会导致预后明显变差的区域是翼腭窝，联合 CT 和 MRI 能很好地辨识病变（图 6.29）。考虑任何形式的手术治疗时均需要这种联合影像模式，MRI 在长期随访中仍是非常有帮助的。

组织学特征与鉴别诊断

在全球范围内，多数报道中上颌骨鳞状细

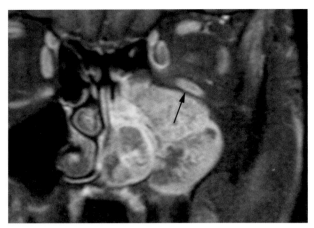

图 6.27　冠状位 MRI（钆增强后 T1W）显示左上颌窦鳞状细胞癌紧邻眶部但未穿透眶骨膜（箭头所示），随后手术和病理确认

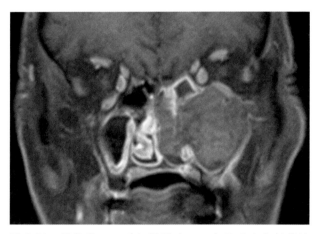

图 6.28　冠状位 MRI（钆增强后 T1W）显示左上颌窦鳞状细胞癌穿透毗邻下直肌的眶骨膜，随后眶内容物切除手术和病理确认

胞癌分化较好或中等分化。分化差的肿瘤不常见，没有组织学上证据表明这些鳞状细胞癌有别于头颈其他部位的黏膜鳞癌。鳞状分化明显，具有细胞外或细胞内角质素。在巢内或团块中，有经典的"马赛克"排列。可有促结缔组织增生的间质反应以及不同程度的、常呈不规则的明显的浸润。与非角化癌不同，在其不同的特征中，易于侵犯邻近组织伴有光滑或者粗糙的边缘。

治　疗

　　上颌窦鳞状细胞癌通常诊断时即是晚期，事实上，由于大多病例在诊断时通常是晚期（Ⅲ期或Ⅳ期），所以它很难与那些原发于鼻侧壁和筛窦的鳞状细胞癌相鉴别。过去的 40 多年，

大多数患者中标准的治疗方法是手术联合放疗；近期更多伴有或不伴有化疗。晚期伴随病变扩散的患者群组年龄差别很大，基于多学科小组探讨的治疗计划是最有效的。通常，治疗基于扩散程度以及病变的特异性组织学而定。无论如何，对于老年患者以及有其他并存病表现者，可以明确地改变治疗考虑，需考虑患者耐受激进手术方式的能力，考虑可能的皮瓣或修复重建以及联合使用化疗和放疗。对于侵及上颌骨外以及累及颅底和重要的神经血管结构的病变，需要谨慎考虑术后功能，整形修复，对于复发患者，更需仔细评估（图 6.26）。

　　对于上颌窦广泛的病变侵及眶、颅底、翼上颌窝、颞下窝和口腔是否为手术的禁忌证，目前仍有争议，文献中长期回顾性报道的细节常常不清楚。手术的禁忌证在不同机构也有差异，取决于手术团队成员不同的经验和能力以

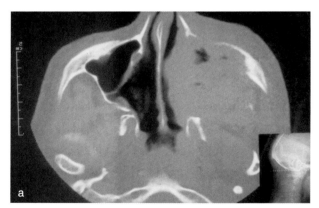

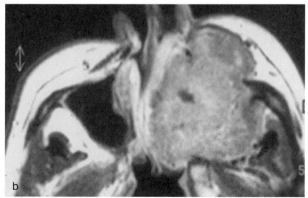

图 6.29a，b　a. 轴位 CT 扫描显示广泛的鳞状细胞癌破坏前壁和后壁并进入翼腭窝和颞下窝。b. 同一患者的轴位 MRI（钆增强后 T1W）确认病变范围

及其他可采取的晚期放疗技术的可行性，伴有或不伴有化疗。在很多中心，上颌窦鳞状细胞癌扩散累及鼻咽、斜坡、双侧眼眶（特别是眶尖）、视神经管、视神经，颅底经过颈内动脉、海绵窦或大脑通常被认为不适合手术治疗[79]。

上颌骨或鼻侧壁和筛窦的鳞状细胞癌累及颈内动脉、大脑，几乎只通过连续方式的局部扩散。手术切除海绵窦、颈内动脉和脑神经具有较高的死亡率，总体效果差。但是切除部分邻近前颅窝底的额叶只引起患者很小的或无法察觉的损伤。

尽管手术存在这些局限性，且大多数上颌窦鳞状细胞癌患者的预后差，如果可能，采用破坏性的手术方式清除所有的微小病变仍有必要。同时，存在明显的广泛性局部切除邻近多个重要的神经血管结构的障碍，且鳞状细胞癌倾向于沿神经播散，因此不能总是得到正确的评估。该问题常在更罕见的腺样囊性癌中被提及，可以确定，鳞状细胞癌的疗效报道较少，可能由于一部分看似成功的手术随后出现的结果较差。手术获得阴性切缘需要反复多次的术中冰冻切片样本以及适当的切除范围。而当累及颅底骨质而在术中无法评估这些样本时实现阴性切缘变得相当困难。

最常见的上颌骨鳞状细胞癌扩散到颅内是通过颅底骨质直接扩散的。向上通过筛骨复合体以及鼻腔扩散的上颌骨肿瘤，其最简单的途径是通过薄的前颅窝骨板经由筛板或筛顶。筛板多孔，嗅丝经此通过。这些结构使得癌细胞可以直接扩散进入嗅球，也就是进入颅内。幸运的是，该部位与上面的额叶脑回有分隔，尽管鳞状细胞癌可以扩展到此处，但与额叶实质本身仍可以有分隔。其他扩散的途径包括从筛窦沿着从眶进入鼻腔神经血管束走行的小孔，从而经过眶纸板。筛前和筛后动脉在筛骨和额骨交界线穿过，进入颅腔，在进入鼻顶之前位于前颅窝底。

眶的侵犯初始被眶筋膜所限制，眶尖提供了 3 种进入颅内的路径，经由视神经管、眶上裂和眶下裂。沿视神经管扩散可到达视交叉，靠近颈内动脉末梢和前面的中脑。另外，视神经管外的侵犯可以穿透中颅窝。眶上裂的扩散可以累及海绵窦和中颅窝的中间部；经由眶下，眶下管累及圆孔以及经此到 Meckel 腔的三叉神经节。事实上，第 V 对脑神经分支孔提供了上颌骨鳞状细胞癌恶性肿瘤最常见的颅内扩散通路。面部感觉主要由三叉神经分支支配，神经周围的扩散可以沿神经鞘膜发生。Carter 等[80] 关于头颈部鳞状细胞癌神经周围扩散的优秀文章已经发表快 30 年了，文中指出该肿瘤能够沿累及的神经以间断的方式前行，伴有在神经周围肿瘤的一个焦点和另一个焦点间 1cm 或更长的正常神经间隔插入跳跃区。随后的研究指出肿瘤可以残留在神经周间隙内相当长一段时间，有时明显的积聚在神经周的扩散可在现代 MRI 影像中显示。除了报道更多的腺样囊性癌，仍需进行大量的关于鳞状细胞癌潜在扩散方式的研究。

广泛的上颌骨癌可以扩散到包括位于中颅窝底的颈静脉和颈动脉孔，颈动脉管有坚实的骨膜能够抵御肿瘤的侵犯，特别是在被称为"纤维环"的区域[81]。但是，一旦肿瘤穿透，即可进入海绵窦，此处当外膜层变得更薄，颈内动脉中层易被穿透。另外通过眼静脉存在血管通路，在眶尖处交汇流入海绵窦的前下区，因此眶尖肿瘤能够经过眶上裂，经由这些静脉到海绵窦内。

内镜手术

考虑到上述所有的扩散方式和患者总的情况，上颌骨鳞状细胞癌可考虑采取多样的手术方式。一些鼻腔、鼻侧壁、筛窦和颅底的鳞状细胞癌可采取内镜手术治疗。由于扩散表现的程度和方向问题，上颌窦癌很少可以采用这些技术[82]。

面中部掀翻

面中部掀翻可以暴露整个面中部和上颌骨，避免面部切口[83]。唇下入路需要掀起前方上颌骨覆盖软组织的骨膜，因此当上颌窦鳞状细胞癌突破前壁，累及颊部软组织时不能使用。通过贯穿，行软骨间、梨状孔联合切口，抬起鼻背软组织，该技术可提供极佳的鼻腔暴露。该入路可联合经颅入路伴有前额的颅骨切除或前颅下入路。在移除上颌骨之后，可以获得极佳的通向翼上颌间隙、颞下窝和近颅底的入路。

前方经面部入路

鼻侧切开术操作有不同的切口推荐，上颌骨中间部分、鼻侧壁以及鼻腔通过该切口暴露满意。如果在部分上颌骨切除同时需要同期进行眶内容物部分切除或剜除，切口扩展到眶周，暴露范围可以进一步改善。事实上一旦眶被移开，通过联合鼻侧切开和睑缘切口，可以实现上颌骨全切。伴或不伴眶的延伸切口的 Weber-Fergusson 切口更常用于上颌骨全切术。偶有表现在 Ohngren 线以下，围绕上颌骨底、前牙槽、硬腭和鼻腔侧下壁的病变，可以通过面中部掀翻或单侧唇下入路被切除。更常见的是肿瘤实际上来源于口腔，继而累及上颌窦的下份。

在所有的前面部入路中，可选择多种修复重建方式，包括广泛使用的赝复体，或近期流行的伴有或不伴有骨支撑的游离组织瓣重建，详见第 19 章。

颅面切除术

该手术是鼻腔和鼻窦肿瘤手术治疗的巨大进步，除了上面提及的方式外包括了颅底。除了原发于上颌骨的肿瘤，前筛复合体、鼻侧壁、鼻腔以及少见的源于额窦和蝶窦的晚期肿瘤常常需要该手术方式。操作通常需要多学科综合小组协作，包括头颈外科医生和神经外科医生。头颈外科医生可以来自耳鼻喉科、颌面外科或整形外科，或者这 3 个学科中任何一个。上述面部入路联合颅骨切除可以获得除了眶、受累的硬脑膜以及可能邻近的大脑以外，前颅底的完全切除。鼻窦部分的手术先要勾画出肿瘤边界。以往在准确颅外截骨术后打开颅腔，可以切除大块的肿瘤，在移除肿瘤成分之前常需要

颅内和颅底的骨切开术。该区域的手术技术正在发展，其改进详见第 19 章。

在作者的 126 例患者中，大部分采用手术治疗（82.5%），包括单纯手术治疗（26%）以及联合放疗（47%）或化疗（9.5%）（表 6.7）。6% 的患者采用单纯放疗，大部分得到缓解，8 例患者（6%）因处于晚期，除了缓解症状外，不能接受任何其他治疗。

手术包括根治性的伴或不伴眶清除的上颌骨切除术，鼻侧切开术，颅面部切除术以及面中部掀翻（表 6.9）。考虑到疾病发现时就已经处于晚期，并且 47% 的患者前期治疗也已失败，整体治疗结局较差并不意外，即便采取根治性治疗的患者长期存活率仅为 28%。大多数患者在术后的 2 年内死于疾病残留，多数在术后 12 个月内，其中有 3 例真正复发时间是术后 7 年和 10 年[2]。

参考文献

[1] Hellquist HB. Pathology of the Nose and Paranasal Sinuses. London: Butterworths, 1990:88

[2] Acheson ED, Cowdell RH, Hadfield E, et al. Nasal cancer in woodworkers in the furniture industry. BMJ, 1968, 2(5605): 587–596

[3] MacBeth RG. Malignant disease of the paranasal sinuses. J Laryngol Otol, 1965, 79:592–612

[4] Andersen HC, Andersen I, Solgaard J. Nasal cancers, symptoms and upper airway function in woodworkers. Br J Ind Med, 1977, 34(3):201–207

[5] Roland RE. The risk of malignancy from internally deposited radio-isotopes. Radiation Research—Biomedical, Chemical & Physical Perspectives. New York: Academic Press, 1975: 146–155

[6] Boysen M, Solberg LA, Torjussen W, et al. Histological changes, rhinoscopical findings and nickel concentration in plasma and urine in retired nickel workers. Arch Otolaryngol, 1984, 97(1–2):105–115

[7] Wada S, Miyanishi M, Nishimoto Y, et al. Mustard gas as a cause of respiratory neoplasia in man. Lancet, 1968, 1(7553):1161–1163

[8] Doll R, Morgan LG, Speizer FE. Cancers of the lung and nasal sinuses in nickel workers. Br J Cancer, 1970, 24(4):623–632

[9] Pedersen E, Hogetveit AC, Andersen A. Cancer of respiratory organs among workers at a nickel refinery in Norway.Int J Cancer, 1973, 12(1):32–41

[10] Stell PM, Magill T. Asbestos and cancer of the head and neck. Lancet, 1973, 1(7804):678

[11] Roush GC. Epidemiology of cancer of the nose and paranasal sinuses: current concepts. Head Neck Surg, 1979, 2(1):3–11

[12] Rankow RM, Conley J, Fodor P. Carcinoma of the maxillary sinus following thorotrast instillation. J Maxillofac Surg, 1974, 2(2-3):119–126

[13] Harrison DFN. Snuff—its use and abuse. BMJ, 1964, 2(5425):1649–1651

[14] Acheson ED, Cowdell RH, Jolles B. Nasal cancer in the Northamptonshire boot and shoe industry. BMJ, 1970, 1(5693):385–393

[15] Hayes RB, Kardaun JW, de Bruyn A. Tobacco use and sinonasal cancer: a case-control study. Br J Cancer, 1987, 56(6):843–846

[16] Alos L, Moyano S, Nadal A, et al. Human papillomaviruses are identified in a subgroup of sinonasal squamous cell carcinomas with favorable outcome. Cancer, 2009, 115(12): 2701–2709

[17] Choi HR, Roberts DB, Johnigan RH, et al. Molecular and clinicopathologic comparisons of head and neck squamous carcinoma variants: common and distinctive features of biological significance. Am J Surg Pathol, 2004, 28(10):1299–1310

[19] Wenig B. Tumors of the upper respiratory tract. Part A: Nasal cavity, paranasal sinuses and nasopharynx. //Fletcher CDM, ed. Diagnostic Histopathology of Tumors. London: Churchill Livingstone, 2000:50–66

[19] Mason TJ, Mackay FW. In: US Cancer Mortality by County 1950–1969. Washington DC: DHEW Publications, 1974: 74–615

[20] Osmond C, Gardener MJ, Acherson ED. Trends in Cancer Mortality, Analysis by Period of Birth and Death 1951-1980. London: HMSO, 1983

[21] Curado M, Edwards B, Shin HR. Cancer Incidence in Five Continents. Vol IX. Lyon: IARC (IARC Scientific Publications No.160), 2007

[22] Robin PE, Powell DJ. Regional node involvement and distant metastases in carcinoma of the nasal cavity and paranasal sinuses. J Laryngol Otol, 1980, 94(3):301–309

[23] Shiffman NJ. Anterior intranasal carcinoma. Can J Surg, 1979, 22(2):159–160

[24] Hopkin N, McNicoll W, Dalley VM, et al. Cancer of the paranasal sinuses and nasal cavities. Part I. Clinical features. J Laryngol Otol, 1984, 98(6):585–595

[25] Wang CC. Treatment of carcinoma of the nasal vestibule by irradiation. Cancer, 1975, 38(1):100–106

[26] Sobin L, Gospodarowicz M, Wittekind C, eds.UICC TNM Classification of Malignant Tumours. 7th ed. Chichester: Wiley Blackwell, 2009, 46–50

[27] Edge S, Byrd D, Compton C, et al. AJCC Cancer Staging Manual. New York, Dodrecht, Heidelberg, London: Springer, 2011

[28] Johansen LV, Hjelm-Hansen M, Andersen AP. Squamous cell carcinoma of the nasal vestibule. Treatment results. Acta Radiol Oncol, 1984, 23(2-3):189–192

[29] Kagan AR, Nussbaum H, Rao A, et al. The management of carcinoma of the nasal vestibule. Head Neck Surg, 1981, 4(2):125–128

[30] Goepfert H, Guillamondegui OM, Jesse RH, et al. Squamous cell carcinoma of nasal vestibule. Arch Otolaryngol, 1974, 100(1):8–10

[31] Barzan L, Franchin G, Frustaci S, et al. Carcinoma of the nasal vestibule: report of 12 cases. J Laryngol Otol, 1990, 104(1):9–11

[32] Michaels L. Malignant neoplasms of surface epithelium. Ear, Nose and Throat Histopathology. Berlin: Springer Verlag, 1987, 171–176

[33] Schalekamp W, Hordijk GJ. Carcinoma of the nasal vestibule: prognostic factors in relation to lymph node metastasis. Clin Otolaryngol Allied Sci, 1985, 10(4):201–203

[34] Wong CS, Cummings BJ. The place of radiation therapy in the treatment of squamous cell carcinoma of the nasal vestibule. A review. Acta Oncol, 1988, 27(3):203–208

[35] Mendenhall NP, Parsons JT, Cassisi NJ, et al. Carcinoma of the nasal vestibule treated with radiation therapy. Laryngoscope, 1987, 97(5):626–632

[36] Weinberger JM, Briant TD, Cummings BJ, et al The role of surgery in the treatment of squamous cell carcinoma of the nasal vestibule. J Otolaryngol, 1988, 17(7):372–375

[37] McCollough WM, Mendenhall NP, Parsons JT, et al. Radiotherapy alone for squamous cell carcinoma of the nasal vestibule: management of the primary site and regional lymphatics. Int J Radiat Oncol Biol Phys, 1993, 26(1):73–79

[38] Kummer E, Rasch CR, Keus RB, et al. T stage as prognostic factor in irradiated localized squamous cell carcinoma of the nasal vestibule. Head Neck, 2002, 24(3):268–273

[39] Mendenhall WM, Stringer SP, Cassisi NJ, et al. Squamous cell carcinoma of the nasal vestibule. Head Neck, 1999, 21(5):385–393

[40] Langendijk JA, Poorter R, Leemans CR, et al. Radiotherapy of squamous cell carcinoma of the nasal vestibule. Int J Radiat Oncol Biol Phys, 2004, 59(5):1319–1325

[41] Harrison DF. Total rhinectomy—a worthwhile operation? J Laryngol Otol, 1982, 96(12):1113–1123

[42] Echeverria-Zumarraga M, Kaiser C, Gavilan C. Nasal septal carcinoma: initial symptom of nasal septal perforation. J Laryngol Otol, 1988, 102(9):834–835

[43] Beatty CW, Pearson BW, Kern EB. Carcinoma of the nasal septum: experience with 85 cases. Otolaryngol Head Neck Surg, 1982, 90(1):90–94

[44] LeLiever WC, Bailey BJ, Griffiths C. Carcinoma of the nasal septum. Arch Otolaryngol, 1984, 110(11):748–751

[45] Ringertz W. Pathology of malignant tumours arising in the nasal cavity, paranasal sinuses and maxilla. Acta Otolaryngol, 1938, 27(Suppl):1–495

[46] McKay SP, Shibuya TY, Armstrong WB, et al. Cell carcinoma of the paranasal sinuses and skull base. Am J Otolaryngol, 2007, 28(5):294–301

[47] Robin PE, Powell DJ, Stansbie JM. Carcinoma of the nasal cavity and paranasal sinuses: incidence and presentation of different histological types. Clin Otolaryngol Allied Sci, 1979, 4(6):431–456

[48] Hopkin N, McNicoll W, Dalley VM, et al. Cancer of the paranasal sinuses and nasal cavities. Part I. Clinical features. J Laryngol Otol, 1984, 98(6):585–595

[49] Higginson J, Oettle AG. Cancer incidence in the Bantu and "Cape Colored" races of South Africa: report of a cancer survey in the Transvaal (1953–55). J Natl Cancer Inst, 1960, 24:589–671

[50] Holmström M, Wihelmsson B. Respiratory symptoms and pathophysiological effects of occupational exposure to formaldehyde and wood dust. Scand J Work Environ Health, 1988, 14(5):306–311

[51] Blair A, Stewart P, O'Berg M, et al. Mortality among industrial workers exposed to formaldehyde. J Natl Cancer Inst, 1986, 76(6):1071–1084

[52] Howard DJ, Lund VJ, Wei WI. Craniofacial resection for tumors of the nasal cavity and paranasal sinuses: a 25-year experience. Head Neck, 2006, 28(10):867–873

[53] Lloyd G, Lund VJ, Howard D, et al. Optimum imaging for sinonasal malignancy. J Laryngol Otol, 2000, 114(7):557–562

[54] Lund VJ, Howard DJ, Lloyd GA, et al. Magnetic resonance imaging of paranasal sinus tumors for craniofacial resection. Head Neck, 1989, 11(3):279–283

[55] Castelnuovo PG, Belli E, Bignami M, et al. Endoscopic nasal and anterior craniotomy resection for malignant nasoethmoid tumors involving the anterior skull base. Skull Base, 2006, 16(1):15–18

[56] Lund V, Howard DJ, Wei WI. Endoscopic resection of malignant tumors of the nose and sinuses. Am J Rhinol, 2007, 21(1):89–94

[57] Podboj J, Smid L. Endoscopic surgery with curative intent for malignant tumors of the nose and paranasal sinuses. Eur J Surg Oncol, 2007, 33(9):1081–1086

[58] Shipchandler TZ, Batra PS, Citardi MJ, et al. Outcomes for endoscopic resection of sinonasal squamous cell carcinoma. Laryngoscope, 2005, 115(11):1983–1987

[59] Nicolai P, Battaglia P, Bignami M, et al. Endoscopic surgery for malignant tumors of the sinonasal tract and adjacent skull base: a 10-year experience. Am J Rhinol, 2008, 22(3):308–316

[60] Blanco AI, Chao KS, Ozyigit G, et al. Carcinoma of paranasal sinuses: long-term outcomes with radiotherapy. Int J Radiat Oncol Biol Phys, 2004, 59(1):51–58

[61] Harrison LB, Pfister DG, Kraus D, et al. Management of unresectable malignant tumors at the skull base using concomitant chemotherapy and radiotherapy with accelerated fractionation. Skull Base Surg, 1994, 4(3):127–131

[62] Daly ME, Chen AM, Bucci MK, et al. Intensity-modulated radiation therapy for malignancies of the nasal cavity and paranasal sinuses. Int J Radiat Oncol Biol Phys, 2007, 67(1):151–157

[63] Hoppe BS, Stegman LD, Zelefsky MJ, et al. Treatment of nasal cavity and paranasal sinus cancer with modern radiotherapy techniques in the postoperative setting—the MSKCC experience. Int J Radiat Oncol Biol Phys, 2007, 67(3):691–702

[64] Chen AM, Daly ME, Bucci MK, et al. Carcinomas of the paranasal sinuses and nasal cavity treated with radiotherapy at a single institution over five decades: are we making improvement? Int J Radiat Oncol Biol Phys, 2007, 69(1):141–147

[65] Sisson GA, Johnson NE, Amiri CS. Cancer of the maxillary sinus. Clinical classification and management. Ann Otol Rhinol Laryngol, 1963, 72:1050–1059

[66] Harrison DF. Critical look at the classification of maxillary sinus carcinomata. Ann Otol Rhinol Laryngol, 1978, 87(1 Pt 1):3–9

[67] Ohngren L. Malignant tumours of the maxilloethmoid region. Acta Otolaryngol, 1933, (Supp 19):1

[68] St-Pierre S, Baker SR. Squamous cell carcinoma of the maxillary sinus: analysis of 66 cases. Head Neck Surg, 1983, 5(6):508–513

[69] Kondo M, Inuyama Y, Ando Y, et al. Patterns of relapse of squamous cell carcinoma of the maxillary sinus. Cancer, 1984, 53(10):2206–2210

[70] Knegt PP, de Jong PC, van Andel JG, et al. Carcinoma of the paranasal sinuses. Results of a prospective pilot study. Cancer, 1985, 56(1):57–62

[71] Lavertu P, Roberts JK, Kraus DH, et al. Squamous cell carcinoma of the paranasal sinuses: the Cleveland Clinic experience 1977–1986. Laryngoscope, 1989, 99(11):1130–1136

[72] Giri SP, Reddy EK, Gemer LS, et al. Management of advanced squamous cell carcinomas of the maxillary sinus. Cancer, 1992, 69(3):657–661

[73] Stern SJ, Goepfert H, Clayman G, et al. Squamous cell carcinoma of the maxillary sinus. Arch Otolaryngol Head Neck Surg, 1993, 119(9):964–969

[74] Alvarez I, Suárez C, Rodrigo JP, et al. Prognostic factors in paranasal sinus cancer. Am J Otolaryngol, 1995, 16(2):109–114

[75] Miyaguchi M, Sakai S, Takashima H, et al. Lymphnode and distant metastases in patients with sinonasal carcinoma. J Laryngol Otol, 1995, 109(4):304–307

[76] Myers LL, Nussenbaum B, Bradford CR, et al. Paranasal sinus malignancies:an 18-year single institution experience. Laryngoscope, 2002, 112(11):1964–1969

[77] Bhattacharyya N. Cancer of the nasal cavity: survival andfactors influencing prognosis. Arch Otolaryngol Head Neck Surg, 2002, 128(9):1079–1083

[78] Miyaguchi M, Sakai S-I, Mori N, et al. Multiple primary malignancies in patients with malignant tumours of the nasal cavities and paranasal sinuses. J Laryngol Otol, 1990, 104(9):696–698

[79] Jackson K, Donald P, Gandour-Edwards R. Pathophysiology of skullbase malignancies. In: Donald P, ed. Surgery of the Skull Base. Philadelphia: Lippincot, Williams and Wilkins, 1998, 51–72

[80] Carter RL, Foster CS, Dinsdale EA, et al. Perineural spread by squamous carcinomas of the head and neck: a morphological study using antiaxonal and antimyelin monoclonal antibodies. J Clin Pathol, 1983, 36(3):269–275

[81] Prasad S, Barnes L, Janecka I. Anatomy of the internal carotid artery. Presented at the 3rd meeting of the North Americal Skullbase Society: Acapulco, Mexico; February 16–20, 1992

[82] Lund VJ, Stammberger H, Nicolai P, et al. European position paper on endoscopic management of tumours of the nose, paranasal sinuses and skull base. Rhinol Suppl, 2010, (22): 1–143

[83] Howard DJ, Lund VJ. The role of midfacial deglov ing in modern rhinological practice. J Laryngol Otol, 1999, 113(10):885–887

鳞状细胞癌变型

人乳头状瘤病毒相关的良性和恶性鼻鼻窦肿瘤

人乳头状瘤病毒（HPV）是常见的病因，从 1950 年起，其传染病学在子宫颈和阴道疾病中被大量研究。该区域 HPV 感染的致癌性已确定，近期大量的研究内容呈现在 2007 年出版的 IARC 专著（90 卷）中[1]。这部关于人乳头状瘤病毒优秀的专著指出，人们对于继发于 HPV 感染，感染的持续，癌前病变的进展以及最终的发病这些致癌的重要步骤了解还非常不全面。现在人们知道，如果没有发病，通过清除 HPV 感染，回到癌前改变，这个过程是可逆的。HPV 感染分为不产生任何显微镜下明显异常的低病毒量感染和产生异常的高病毒量感染。有人认为，HPV16 是在一般人群肿瘤中最常见的类型。

人乳头状瘤病毒在头颈部病变中的作用很少被深入研究，但在已有的研究中关于 HPV 相关的良性及恶性病变的发病率报道差异很大。文献可能是矛盾且令人费解的。被广为接受的是 HPV 的持续感染对于颈部的癌前病变和癌症的发展十分重要，但对此区域的深入研究使学者们得知大多数 HPV 感染是短暂的，即使使用敏感的 PCR 测定，在 1~2 年内也检测不出。当身体的任何部位出现疣时，肛门生殖器的 HPV 感染多自行消退。作者猜想其是被细胞介导的免疫系统完全清除了，或自我限制，或抑制为长期潜伏。HPV 的自然病程如何以及哪种感染可以被清除，目前都是尚未解决的重要问题。甚至在通过不同的分子测试没有检出 HPV DNA 时，低 DNA 复制量的小的细胞仍可以维持感染。这些问题仍需要解答。与被清除相比，持续的 HPV 感染并不常见，已经发现的发展成癌前病变或癌症的持续时间长短并不一致。推测高风险型 HPV 感染持续时间越长，可能对癌症产生的影响更显著，但对于 HPV 的持续性目前还没有统一的定义。

目前有超过 100 种 HPV，在世界各地 HPV 感染很常见，很难直接判断 HPV 的存在是否与肿瘤形成相关。仍需要进一步的研究了解 HPV 的自然病程，尽管关于标准化和可靠的 HPV DNA 测量方面人们已经付出了很多努力，但大多数不同结果来自 20 世纪 80 年代晚期和 90 年代关于宫颈癌的研究中，这些宫颈癌是由在最初大规模分子流行病学研究中未知的误分类的 HPV 引起的。对头颈部的研究更少，因此不同方法少量活检得到不同的结论毫不意外。未来随着细胞学和血清学的进一步发展，可以选择更好的方法来提高我们对于病毒侵犯形式、病毒清除方法、持续情况以及疾病的进展的理解。

头颈部鳞状细胞癌中 HPV 的患病率

前 10 年关于鳞状细胞癌与 HPV 患病率相关性的研究显示为 20%~30% 与口咽、下咽以及喉的鳞状细胞癌相关，扁桃体环内的 Waldeyer 组织鳞状细胞癌的相关性高于 50%。在口咽癌，特别是扁桃体癌中尤其显著[2-5]。

清楚地鉴别该亚型肿瘤有明确的临床意义，因为尽管该病变初始表现出更多的侵蚀特性，HPV 阳性患者通常伴有更多的淋巴结状况（一般强烈预示着生存期的缩短），相反的情况同样存在，HPV 阳性与复发时间延长以及提高了治疗后生存率相关。

与口咽不同，关于喉或鼻窦腔的证据更少。IARC 2007 年一项研究指出喉的证据是有限的，鼻窦区域的证据也不充分[1]。既往研究指出，HPV 可能与鼻窦区癌的发生有关，包括 Hoffman、Syrojänen、El-Mofty 和 Lu，以及 Alos 等的研究均有报道[6-9]。大多数近期来自巴塞罗那的研究[9]，回顾了 1981—2006 年的 60 例鼻窦鳞状细胞癌患者。确定 HPV 感染，通过 PCR 扩增 HPV DNA 分型。通过免疫组化确定 P16

的表达。60 例（20%）患者中有 12 例在肿瘤组织中检测到 HPV DNA。11 例肿瘤中可检出 HPV16。

所有 HPV 阳性肿瘤中 P16 免疫组化着色，HPV 阴性肿瘤中无。12 例患者中，肿瘤由鼻窦内翻型乳头状瘤发展而来并共存者 11 例，既往已切除者 1 例。可以肯定的是，与鳞状细胞癌相关的发病率非常高，引起了研究者对数据准确性的关注。仅有 1 例来源于鼻窦内翻型乳头状瘤的癌中检测出 HPV16 呈阳性。

基于 Kaplan-Meier 曲线估计，统计学上 HPV 阳性肿瘤患者的存活率为 62%（5 年存活率），显著优于 HPV 阴性肿瘤的 20%（5 年存活率）。多元分析显示，HPV 仍具有统计学意义。该文章的出现是鼻窦鳞状细胞癌中 HPV 阳性肿瘤存活率更好的第一个证据，但从这个相对较小的群组得来的结论还需要进一步的研究证实。

■ 疣状癌

定 义

（ICD-0 code 8051/3）

疣状癌是一种罕见的、低度恶性的鳞状细胞癌变异体，其特征为具有似疣的或乳头状表型，形成由角质化、分化良好的上皮组成的外生型团块。

病 因

Friedell 和 Rosenthal[10] 是首次描述 8 例患者存在口腔中乳头状疣样表现的研究者。由 Ackerman[11] 提出"疣状癌"的术语，其临床意义和手术治疗后预后良好得到公认。

Hanna 和 Ali[12] 指出使用鼻烟、咀嚼烟草以及差的口腔卫生是疣状癌的致病因素。Karthikeya 等 [13] 更近期的源于印度的报道显示鼻烟和吸烟与更广泛的鼻内疣状癌相关。

很多人乳头状瘤病毒在上呼吸消化道良恶性病变中被检出。梅奥医学中心的同仁于 1999 年回顾性报道了 1960—1996 年 13 例鼻内疣状癌患者 [14]。10 例表现为鼻阻，上颌窦是鼻外最常累及的部位。5 例由内翻型乳头状瘤发展而来，1 例鳞状细胞癌有疣状成分。7 例患者（10 份样本）的 DNA 成功扩增用于 PCR 检测，未检出 HPV DNA。这些肿瘤中未见 HPV 的病原性作用。

别 名

Ackerman 肿瘤。

发病率

鼻和鼻窦的疣状癌非常罕见，总体而言，除了鼻前庭，上颌窦是最常见的部位。作者仅治疗了 2 例患者，均为年长女性（分别为 75 岁和 90 岁）。鼻咽病变侵入鼻腔的也有报道 [15]。

诊断特征

临床特征

文献中多数患者为男性，如前所述，大多为吸烟者或鼻烟使用者。最常出现的症状为鼻阻（约占 75%）以及鼻内病变。约 1/3 有疼痛表现，上颌骨病变者更易出现。长期的单侧黏脓涕，颊部肿胀，牙齿松动，不能安装义齿，牙关紧闭，口腔内可见的病变，都可在累及上颌骨的患者中出现。

疣状癌通常出现在 50~80 岁的人群中，症状长期存在，据报道症状先于临床表现 2 年以上。

鼻内的检查通常可见一个广泛地、膨胀性、外生型的病变，常在鼻孔即可见，鼻腔外侧壁是最常见部位，因此，原发于该部位的病变要考虑该病的可能 [14]。约半数有鼻内病变的患者可能进一步扩散到上颌窦和筛窦。详细的口内检查是必要的，需要评估牙齿、可能的窦道、单纯的水肿或确定的包块。了解口腔或鼻内是否存在一些更广泛的病变可能比较困难。

文献中包括有病变表现与内翻型乳头状瘤和良性鼻息肉同时相关的实例，尽管该病变极少见，进一步表明了确定所有鼻息肉团块的准确的组织学以及在移除任何良性鼻息肉时充分的鼻腔检查的必要性。

影像学表现

依据病变的程度，CT、MRI 扫描以及正位全景体层片都是有用的。事实上，单个鼻窦单纯 X 线片上可能出现弥漫的射线不透性和骨质破坏，特别是位于上颌窦内的病变。冠状位 CT 扫描对于呈现该区域的破坏（如上颌窦底或鼻腔以及筛窦）特别有帮助。当病变大到侵犯眶或颅底时，可能还需要 MRI 扫描。

组织学特征与鉴别诊断

疣状癌有时诊断困难。由于取材常误诊为过度角化，棘层肥厚，表面为良性的乳头状瘤，从小的或浅表的活检来诊断几乎是不可能的。Cooper 等[16]指出疣状癌中细胞和核区的均值明显高于鳞状细胞乳头状瘤，假设一个细胞区域均值高于 $300 \mu m^2$ 作为确定恶性的有用的区分点。典型的鳞状细胞癌病灶集中点可以在肿瘤内，完全为疣状。该亚群具有更高的复发率。外科医生必须提供给病理学家不仅是病史的细节，而且包括足够的代表性样品或切除活检以获得一个准确的诊断。

疣状癌的鉴别诊断包括外生型鳞状细胞癌、乳头状鳞状细胞癌以及角化型内翻型乳头状瘤。

自然病程

疣状癌是一个缓慢的、局部的侵袭性肿瘤，如果遗留有未处理的肿瘤，可引起广泛的局部破坏。真正的疣状癌不转移，但当伴随鳞状细胞癌，潜在的淋巴结转移出现。当存在鳞状细胞癌时，对这些患者应该明确地治疗。鼻和鼻窦内疣状癌患者很少有极佳的预后，但必须被彻底切除，不充分治疗带来的复发也是一个问题。

治疗与结果

疣状癌患者可采取不同方式的切除手术，依赖于病变的大小和部位，手术选择包括内镜下切除、鼻侧切开、全鼻切除术、上颌骨切除，伴或不伴眶内容物摘除，以及颅面切除术。特别是有广泛病变的患者，复发患者可能需要进一步的手术。但在梅奥医学中心的群组中[14]，随访 2 个月至 32 年（平均 6.5 年），13 例鼻和

鼻窦疣状癌患者中没有转移和由于肿瘤死亡的，但仍有文献谈到一些学者对疣状癌放疗后未分化转化的担心，并指出这些多为疣状癌伴鳞状细胞癌，但人们不熟悉这类病种，仍不恰当地将其标记为"疣状癌"[14, 17-18]。对于该病，放疗是有效的治疗方式，事实上作者有 2 例患者的放疗效果良好，生存期均超过 5 年。

■ 乳头状鳞状细胞癌

定　义

（ICD-O code 8052/3）

乳头状鳞状细胞癌（PSCC）是鳞状细胞癌特殊的变型，具有外生型和乳头状构型，细指状恶性上皮覆盖于中央纤维血管轴。表面上皮类似于上皮内瘤形成或伴有最低限度角化的高等级发育异常。

病　因

头颈部报道的乳头状鳞状细胞癌主要有喉、下咽，吸烟和饮酒均为相关因素[19, 20]。因为很少发生在鼻和鼻窦，不能外推其为鼻鼻窦肿瘤的致病因素。

与其他鳞状细胞癌变型一样，人乳头瘤病毒，特别是 HPV16，可能是致病因素，但是 HPV 在乳头状鳞状细胞癌中的发病率在 1980 年代报道的头颈部肿瘤研究中差异很大，为 0~48%[21]。由于使用不同的分子生物学技术，不同的部位，不同的病史以及通常样本较小，HPV DNA 的检出率在报道的研究中也不相同。在 $p53$ 和 HPV 患病率之间存在互反关系。HPV 在乳头状鳞状细胞癌病因学中的作用仍需要进一步研究。事实上，鼻窦区域的乳头状鳞状细胞癌是该区域鳞状细胞癌中了解不充分的变异体，由于其发病率低，常与疣状癌、外生型常规的鳞状细胞癌以及内翻型乳头状瘤相混淆。

发病率与发病部位

乳头状鳞状细胞癌可源于既存的乳头状黏膜增生或鳞状细胞乳头状瘤，但在 Suarez 等

的 38 例头颈部所有部位的报道中仅有 2 例乳头状鳞状细胞癌存在乳头状瘤组织学证据。然而，34% 的患者既往有乳头状瘤病史，随后该部位发展为乳头状癌。不幸的是，该报道对于11 例鼻窦病例和 5 例鼻咽病例（38 例以外的）没有准确的临床资料和这些病例收集的时间长度。

诊断特征

临床特征

单侧鼻阻和鼻出血是最常见的症状，检查上，鼻腔内的病变通常质软，易碎，为有蒂的外生型乳头状团块。根蒂通常较小，但是广基的病变也有报道。整个头颈区低于 10% 的乳头状鳞状细胞癌患者有颈部转移的表现，肺部转移极其罕见。

组织学特征与鉴别诊断

这些病变多样的乳头状突出部分具有被覆恶性上皮的中央纤维血管轴，通常由非角质化的、未成熟的类基底细胞或更多的多形细胞组成。多数乳头状鳞状细胞癌伴有先前乳头状病变的证据。发现有大量间质侵犯的重要性，包括单个或多个瘤细胞巢，在邻近癌的固有层伴有淋巴浆细胞浸润，而在乳头轴内其他处极少。这些发现与鳞状细胞乳头状瘤和疣状癌不同，即使结构相似，上皮不典型性也不同。同仁们在病理学上最大的争论是外生型的 SCC 与乳头状 SCC 之间的不同，一般而言 PSCC 的乳头状蒂部比外生型 SCC 更好确定[22]。

治疗与预后

尽管可提供的文献描述喉部病变的预后良好，Suarez 等[21] 发现鼻窦乳头状癌是致死性最强的。尽管详情缺失，25 例患者中 11 例（44%）在长期随访 3 年中死于疾病。复发和鼻窦肿瘤部位是唯一与结果相关的因素。所有手术治疗和放疗的患者没有提供细节，因此不能从旨在确定乳头状鳞状细胞癌临床病理特征的文献中得出明确的治疗结论。

■ 基底细胞样鳞状细胞癌

定　义

（ICD-O code 8083/3）

基底细胞样鳞状细胞癌通常是侵袭性的高级鳞状细胞癌变型，同时具有基底样细胞和鳞状细胞，常为紧密、实性的。

病　因

尽管使用烟草和酒精与咽、喉部位的基底细胞样鳞状细胞癌（BSCC）强相关，但很难确定其与罕见的鼻窦复合体处病例的相关性[23-25]。Epstein-Barr 病毒（EBV）或人乳头状瘤病毒（HPV）是否与 BSCC 相关仍存在争议。Wan 等报道的 3 例鼻咽部 BSCC 患者中检出 EBV[26]。

别　名

以往曾使用基底细胞样癌、基底样鳞癌和腺样囊性癌的术语。

发病率与发病部位

BSCC 最初被 Wain 等在 1986 年的累及舌、下咽、喉的病例中描述。随后报道确认头颈是最常累及的区域，但喉、咽以及口腔部位多见。鼻咽及鼻窦病例极其罕见，在 320 例鳞状细胞癌及变型的患者中，作者仅有 1 例为75 岁的男性患者。2000 年密歇根州立大学 Ann Arbor 和纽约 Memorial Sloane Kettering 癌症中心纳入 1975—1997 年 20 例头颈患者的多中心研究中[25]，仅 2 例发生于鼻部，1 例为鼻咽部（非吸烟者）。

诊断特征

临床特征

基底细胞癌中男性多见，年龄在 60~80 岁。

与疣状和乳头状癌不同，鼻腔内 BSCC 常有实质性包块，伴有硬结和溃疡，检查时易出血。鼻阻和鼻出血的临床病史常伴有疼痛，但持续时间明显短于其他类型鳞状细胞癌。与其他变型不同，在所有报道中表现为较高的 T 分期；区域淋巴结的转移更常见，远处转移包括肺、骨、皮肤和大脑均有报道，在约 50% 的患者中发生。作为侵袭性的后果，鼻和颊部的畸形、感觉异常、眼球突出和复视是这种罕见型鳞状细胞癌更常见的临床特征。

影像学表现

由于常有明显的骨质侵蚀和侵犯毗邻结构如眶、翼腭裂、颞下间隙和前颅窝，因此需要 CT 和 MRI 来确定病变范围（图 6.30）。诊断前病变可以侵犯双侧，伴有对侧筛窦复合体和鼻中隔实质的侵蚀。

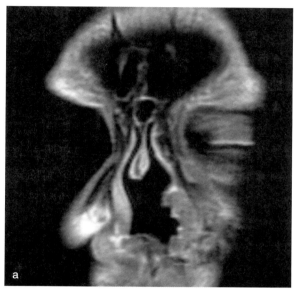

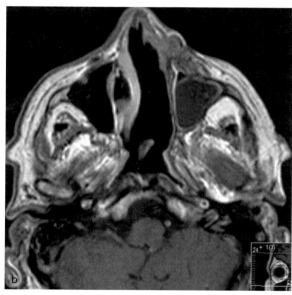

图 6.30a，b　a. 冠位 MRI（钆增强后 TIW）显示先前其他部位切除后复发的基底细胞样鳞状细胞癌在鼻腔前部、鼻前庭和鼻腔外侧壁。b. 同一患者轴位 MRI（钆增强后 TIW）显示鼻腔前部肿瘤扩散至颊部软组织。邻近的上颌窦实有良性潴留性囊肿

组织学特征与鉴别诊断

由于在鼻窦极其罕见[27]，临床上很少怀疑 BSCC，需与其他侵袭性恶性肿瘤鉴别。1975—1996 年的 21 年间，Weineke 等[28]在军队病理学机构耳鼻喉头颈肿瘤登记处仅鉴定出 14 例在鼻窦部发病的患者。

基底细胞样鳞状细胞癌常伴有分化较好的鳞状细胞癌成分，本身可伴有原位癌或良性侵袭性角化性鳞状细胞癌。在基底细胞样肿瘤内可有鳞状分化区域，伴有基底样细胞向鳞状细胞的突变。基底样细胞常位于圆巢内，具有高度不典型性的淡染核以及大量的有丝分裂。常有粉刺样坏死区和假腺管型排列，与腺样囊性癌相混淆。

转移可能包括类基底细胞癌、角化性鳞状细胞癌，或两者均有[28, 29]。

鉴别诊断包括腺样囊性癌、腺样鳞状细胞癌以及神经内分泌癌。尽管现代免疫组化和电子显微镜检查大有帮助，仍应牢记腺样囊性癌很少扩展到颈部淋巴结。即使鼻窦发生病变，与 BSCC 相关的可触及的转移淋巴结也很常见。免疫组化可能需要多种细胞角蛋白抗体，指向高分子量细胞角蛋白的 34β E12 抗体被认为是检出类基底细胞最敏感的抗体。BSCC 中点样弹性蛋白的表达也有帮助，肌上皮细胞的缺乏有助于分辨 BSCC 和腺样囊性癌[23]。

2004 年 MD Anderson 癌症中心的多组报道研究发表[30]，采用分子分析 92 例头颈部鳞状细胞癌变型，包括 1985—2001 年的 44 例原发性未治疗的常规的鳞状细胞癌，48 例变型（18 例疣状、6 例乳头状、7 例基底细胞样、17 例肉瘤样）。评价采用微卫星标记和杂合缺失（LOH）。总体来看，高于平均发病率的 LOH 在大多（15/21）基底样鳞状细胞癌标记检测中被发现。在其他变异体癌中，特别是 D9 S157 和 D11 S4167 标记，差异显著。该研究显示确定的临床病理学因素和 LOH 间有显著相关性，在 LOH 的出现率、年龄、大小、部位、分期以

及患者生存期中存在统计学相关性。该研究证明标记在未来的可用性，可用于个体的早期诊断和检测。

治疗与自然病程

Wieneke 等[28] 的 14 例鼻窦患者中，13 例接受早期手术，其中 5 例行辅助性放疗。7 例在诊断 2 年内复发，4 例远处转移到骨和肺，并出现区域淋巴结转移。2 例患者的硬膜和大脑直接被侵犯，10 例（71%）死于疾病[7] 或在最后的随访中带病生存[3]。死亡的平均时间中位数为 33 个月和 12 个月。

如上所述，与头颈部其他部位一样，鼻窦区基底样鳞状细胞癌的预后较差。由于数量少，尽管从这些罕见的变异体中很难得到准确的数据，一些作者认为，当分期匹配时，其比常规鳞状细胞癌更具有侵蚀性[27, 28, 31]，而其他人认为与常规的鳞状细胞癌是相似的。现代多学科治疗可尝试用于这些患者[23, 32]。作者的患者在手术切除后接受了放疗，迄今已经生存了 3 年。

■ 梭形细胞癌

定　义

（ICD-O code 9074/3）

梭形细胞癌（SPCC）由鳞状细胞癌的成分组成，分为侵蚀性或原位癌，常有较多的上皮来源恶性梭形细胞成分，但因常有间质的表现，以往易被混淆和误诊。

别　名

包括假肉瘤、肉瘤样癌、化生性癌、癌肉瘤、双相性肿瘤以及碰撞性瘤。

病　因

这种罕见的鳞状细胞癌变型最常见于喉的声门区，其次为下咽。鼻窦复合体中少见。咽喉肿瘤与吸烟、饮酒以及辐射相关，但没有充分的证据证明这些因素与鼻窦区 SCC 的产生有关[33, 34]。

发病率

鼻窦罕见的鳞状细胞癌变型中，在多中心报道中梭形细胞癌是最常见的变型。在 2004 年 MD Anderson 的 48 例变型的肿瘤研究中，18 例为疣状，6 例乳头状，7 例基底细胞样，17 例梭形细胞癌（肉瘤样）。这些变型发生在 1985—2001 年的 16 年间[35]。作者的研究中，全部 320 例鳞状细胞癌有 9 例患者出现变型，男性居多（8∶1），年龄范围 39~64 岁（平均年龄 54.3 岁）。

发病部位

该病变很少发生在鼻窦，最常出现在鼻腔内。6 例患者累及筛窦和颅底，其他 3 例患者的主要原发部位为上颌骨。

诊断特征

临床特征与影像学表现

该肿瘤最常表现为单侧鼻阻，伴有流涕和轻微的鼻出血；检查常见息肉样但有明显的表面溃疡和显著的基底部浸润。影像学无特异性特征，大的病变可有广泛的骨质侵蚀和邻近鼻窦的侵犯。

组织学特征与鉴别诊断

以往这种肿瘤最常见的同义词为"肉瘤样"，当梭形细胞在组织病理片中占优势，SPCC 可被误认为肉瘤。可能出现骨肉瘤、软骨肉瘤或横纹肌肉瘤样分化，但最相似的是纤维肉瘤或恶性纤维组织细胞瘤。尽管梭形细胞常形成肿瘤的主体，鳞状细胞成分常见于原位癌或侵袭性 SCC 中。溃疡使得原位癌的评估困难，需要多个切片来确定鳞状细胞成分的浸润。转移的活检更加困难，可能仅含有鳞状细胞，梭形细胞和鳞状细胞混合或罕见的仅有梭形细胞成分[34]。

当梭形细胞病变中鳞状细胞组分不明显，发现上皮分化和肿瘤细胞可表达在上皮和间质的标记很重要。最常用的上皮标记是 AE1、AE3、CK1、CK18 和上皮膜抗原。梭形细胞中 90% 以上的病例有细胞角质素的表达。偶尔梭形细胞癌可与其他梭形细胞增殖比如炎性成肌纤维细胞瘤以及肌上皮癌相混淆。新近分子学证据显示，与其他变型相比，高频率的 LOH 在梭形细胞癌标记 D4 S2632。总的分子学证据显示 SPCC 是单克隆上皮新生物伴有不同的间质分化[36, 37]。关于该疾病的争论很激烈，处于肿瘤传统组织学分类的中心。

治　疗

头颈区梭形细胞癌的文献很少，主要在喉部，与基底细胞样癌一样，梭形细胞癌是更具有侵袭性的变异体，伴有淋巴结转移的低分化鳞状细胞癌超过 25%，但远处转移不常见，为 5%~15%。鼻窦病变的报道数量不足以提供给预后有力的数据或结论。喉梭形细胞癌一般不采用放疗，彻底手术切除罕见的鼻窦病变是最恰当的治疗方式，术后根据组织病理学结果指导辅助性放疗。

作者的 9 例患者采取了根治性手术（6 例颅面切除术，3 例上颌骨切除术加 1 个眶内容物摘除）。另外，5 例患者接受放疗，3 例接受化疗。尽管如此，治疗结果普遍较差，仅 1 例患者的生存时间超过 5 年，最终在 70 个月死于疾病，其他患者的生存时间为数月到 3 年。

■ 腺鳞癌

定　义

（ICD-O code 8560/3）

这种鳞状细胞癌的罕见变型包含真正的腺癌和鳞状细胞癌，但特征性的两种组分通常是分离的；与黏液表皮样癌不同，其自然病程有明显的差别。

发病率

Gerughty 等[38] 在 1968 年描述定义了 2 例鼻部患者（在 10 例头颈部病例中）。2002 年 Keelawat 等[39] 详细地回顾了 12 例头颈部患者的资料，另外 46 例英文文献中仅有 4 例源于鼻和鼻窦。

诊断特征

组织学特征

表面黏膜成分可以是鳞状细胞癌或原位癌改变。腺癌成分更深，通常由管状区域组成，可有黏蛋白在管状结构腔内或细胞内，后者形成环状细胞。当有明显的腺样形成时，黏蛋白不是必需的。

该少见变型的诊断最后是在彻底切除病变行进一步组织学检查后得出。

治疗与预后

Gerughty 等的 2 例鼻部患者在行局部手术和放疗后快速复发，需要根治性手术（全部上颌骨切除，筛窦切除以及眶内容物摘除）和根治性的颈部清扫。Keelawat 等在综述中未提供鼻部患者准确的细节，但总的头颈部患者主要通过手术治疗（总共 58 例），10 例接受附加的术后放疗，1 例仅接受化疗。

在这些报道中，喉、咽以及口底肿瘤通常具有侵袭性，目前认为其比鳞状细胞癌的预后更差，超过 75% 的患者有局部淋巴结转移，25% 的患者有远处转移，最常见的部位为肺[38]。与常规鳞状细胞癌分期匹配未能深入研究，这是另一个可能得益于现代多学科治疗的罕见肿瘤。

■ 棘层松解性鳞状细胞癌

该罕见鳞状细胞癌变型最常发生在头颈部暴露于阳光的皮肤，也有报道在喉、鼻咽、下咽和口腔，但在鼻窦中未知。肿瘤以肿瘤细胞皮肤棘层松解为特征，导致假网眼以及明显的腺样分化区。

■ 非角化鳞状细胞癌（柱状细胞，移行细胞）

"非角化细胞癌"（NKC）的名词近 10 年来应用广泛，现已成为 WHO 官方核准的描述，但仍无 ICD 编码。围绕这一鳞状细胞癌变型的知识发展和讨论说明了学界在相关领域的进步和近 30 年来文献中的主要分歧，很多不同的名词被用来描述该病变。由于了解不充分，该病的发病率在以往报道中差别很大。目前，与其他罕见变型一样，对于可能的病因比如 HPV 和

EBV 仍有很大分歧。然而，其作为临床上很重要的肿瘤，比常规的鳞状细胞癌预后更好。以往与其他罕见的变型如 SNUC（鼻窦未分化癌）易混淆。

定　义

非角化鳞状细胞癌目前被认为是鳞状细胞癌特征性的变型，源于呼吸道上皮，通常由真实卷曲的非角化分裂活跃的上皮细胞组成。上皮表面内陷，多层伸长的细胞垂直于基底膜（因此"移行性"，应被限制在生殖泌尿道），同时细胞形成柱状表现（柱状细胞癌）。

别　名

未分化癌，柱状细胞癌，移行细胞癌，施耐德癌，呼吸上皮癌以及 Ringertz 癌。

病　因

如前所述，大量研究和争论仍围绕着该领域。没有明确的危险因素证据，比如吸烟、饮酒，以及近期对人乳头状瘤和 EB 病毒作用的关注。

EB 病毒

尽管 EB 病毒确定与鼻咽癌相关，但这种相关性仍有争议。中国台湾 Hwang 等[40]对鼻窦癌和鼻咽癌活检组织应用原位杂交技术分析 EBER 可能的作用。采用 PCR 衍生的地高辛配基标记的 EBR-1 DNA 探针对石蜡包埋组织进行 EBER 原位杂交。在所有 31 例鼻咽癌（根据其分类）中，包括 1 例角化性鳞状细胞癌，15 例非角化型癌，14 例未分化癌，以及 1 例腺癌，检测 EBV。结果显示，31 例鼻窦癌手术活检中，仅在 2 例中检出 EB 病毒，包括 1 例正常角化鳞状细胞癌和 1 例腺癌。该研究并不支持 EB 病毒在鼻窦癌中起作用。

与上述研究直接相反，香港大学，皇家玛丽医院病理科的 Leung 等[41]，研究了 29 例中国香港鼻窦癌患者。他们同样采用 EBER 探针原位杂交。29 例肿瘤中 7 例 EB 病毒 RNA 强阳性。肿瘤呈现广泛的形态学表现，被分类为 1 例柱状细胞癌，1 例肠型腺癌，4 例非角化鳞状细胞癌（这 4 例可能包括 1 例柱状细胞癌），

以及 1 例未分化癌。有趣的是，这 7 例中的 3 例放疗后完全治愈。他们的结论与中国台湾研究完全相反，提示 EB 病毒可能在鼻窦癌发病中发挥作用。

与这些结果相比，近 10 年来一些结果得到了进一步明确。现在人们更明确地认识到一小部分患者，特别是来自亚洲的患者，患有的原发鼻窦鼻咽型未分化癌，目前被官方命名为淋巴上皮癌。以往很多混淆源于与鼻窦未分化癌（SNUC）的相似性，这两种肿瘤均被认为与 EB 病毒相关。中国台湾的 Jeng 及其同事[42]深入地研究了鼻窦区 36 例 SNUC 和 13 例淋巴上皮癌患者，评估临床病例特征和 EB 病毒状态。所有 36 例 SNUC 原位杂交证实 EBER-1 阴性，他们的生存期中位数为 10 个月。所有 13 例淋巴上皮肿瘤患者的原位杂交 EBER-1 阳性，其中 8 例获得了无瘤存活率。该研究中的两个群组与 EB 病毒的关系和预后，以及对放疗的反应明显不同。该研究确定了 EB 病毒在这两种罕见肿瘤中的作用，该作用也被以后的其他学者所证明[43, 44]。

人乳头状瘤病毒（HPV）

华盛顿大学的 El-Mofty 和 Lu[8]针对 HPV 病毒，特别是 16 型和 18 型的不同报道进行评论，发现在以往的研究中 0~40% 的 HPV 发生在任何类型的鼻窦癌中。他们进一步评估了 21 例角化型鳞状细胞癌、8 例非角化癌以及 10 例 SNUC 患者，除了 P16、P53、Ki-67 抗体免疫组化染色外，应用 PCR 技术检测 HPV DNA 的表达。发现 50%（比如 8 例中有 4 例）非角化癌含有 HPV16、HPV18 或 HPV45，而仅有 10% 的 SNUC 患者、19% 的角化型鳞状细胞癌患者病毒阳性。与其他研究相似，该结果提示可能与 HPV 相关，特别是非角化癌，但仍不足以得出结论。角化型鳞状细胞癌更可能呈阳性，对 P53 的反应更强；相对地，SNUC 肿瘤具有高的 Ki-67 标记结果。这些发现更加提示鼻窦非角化癌可能是一种病因上与高危 HPV 相关的、完全不同的组织病理和分子学疾病类型[8]。Alos 等[9]

的进一步研究显示 60 例鼻窦癌患者中 12 例为 HPV 阳性（见 HPV 章节）。

发病率

由于以往难以准确得出组织学评估以及很多同义词（如柱状细胞癌和移行细胞癌）的使用，无法得到非角化癌准确的发病率数据。考虑到这些因素，1970—1980 年，3 组大系列的报道显示英国鼻窦癌发病率为 8%~16%[45~47]。作者的 320 例鳞状细胞型肿瘤患者中有 37 例为非角化癌。

发病部位

肿瘤最常发生在单侧鼻腔，与角化型鳞状细胞癌相比，更少出现在上颌窦（表 6.10）。

诊断特征

临床特征与影像学特征

非角化型癌发病年龄范围广，为 20~90 岁，平均年龄约 60 岁。作者的病例中发病年龄为 23~81 岁（平均年龄 57.9 岁）。文献中，与鳞状细胞癌不同，估计男女间比例相当，但是作者自己的患者群中持续呈现男性优势（2.1∶1）。他们最常表现为单侧伴有鼻阻的息肉状团块。单侧孤立的息肉样表现可能导致临床医生认为他们是简单的鼻窦息肉或内翻型乳头状瘤。Auerbach 等发现他们中有 23% 的患者存在鼻内多病灶病变[48]。

当患者没有典型的影像学特征，没有实质性的上颌骨受累或常出现在 SNUC 中的广泛的疾病表现，应考虑该病变的可能（图 6.31、图 6.32）。

组织学特征与鉴别诊断

以往最常与内翻型乳头状瘤相混淆，特别

是用 H-E 染色低倍放大研究时。然而，在高倍放大后，其多形性和显著增加的 NKC 有丝分裂活性不同于内翻型乳头状瘤。非角化癌常具有皱缩的乳头状表面，多层非角化细胞，柱状表现可进一步确立组织病理学诊断。细胞可被完整的基底膜环绕，从局灶病变和弥漫侵犯组织中抽出足够的组织活检对于评估非常重要。

细胞角蛋白表达

Franchi 等通过评估细胞角蛋白（CK）表达的差别辅助鉴别这些肿瘤，可用于诊断目的[49]。他们在一系列患者，包括 6 例 SNUC、10 例低分化角质化鳞状细胞癌、10 例非角质化鳞状细胞癌以及 5 例鼻咽未分化癌（淋巴上皮癌）患者中，比较了 CK 的表达。非角化癌对 CK5/6、CK8、CK14、CK19 特异性阳性，对 CK4、CK7 和 CK10 阴性。鳞状细胞癌表达 CK7（60% 病例）和 CK4（30% 病例），非角化鳞状细胞癌和淋巴上皮癌中缺乏。非角化鳞状细胞癌很少与内翻型乳头状瘤共存，在他们的研究中，3 例非角化鳞状细胞癌伴发乳头状瘤。除了 CK4 和 CK7 在乳头状瘤中表达，两种病变中免疫染色结果是相似的。SNUC 的特征为特有的单层上皮 CK 表达，比如 CK8（100% 病例）。该研究补充了我们对于这些肿瘤群体中一些 CK 表达模式显著差异的认识，进一步支持 SNUC 是不同于鳞状细胞癌和淋巴上皮癌的独立体。

自然病程与治疗

Osbourne[50] 在移行细胞癌标题下回顾了一系列肿瘤，指出局部淋巴结转移率＜10%，远

表 6.10　非角化鳞状细胞癌（NKC）：个体病例资料 1970—2010

部位	病例数	年龄（岁）		男∶女	手术 +DXT	手术	手术 + DXT & CT	DXT	CT	未治疗 a
		范围	平均值							
全部	37	23~81	59.7	2.1∶1	20	7	6	2	1	1
鼻腔	13			7						
筛窦	15			8						
上颌窦	9			4						

CT：化疗；DXT：放射治疗；F：女性；M：男性；RX：治疗
a 姑息治疗仅用于就诊时广泛性病变

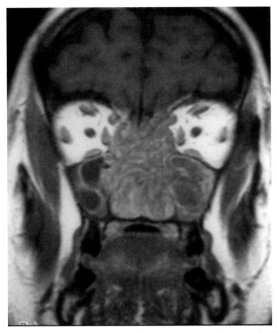

图 6.31　冠状位 MRI 扫描（钆增强后 TIW）显示大的非角化鳞状细胞癌填满双侧鼻腔和筛骨，突入双侧上颌窦。上颌窦满覆炎性黏膜和分泌物。这种让人联想到内翻型乳头状瘤的条纹状图形，最初被报道为"移行细胞癌"

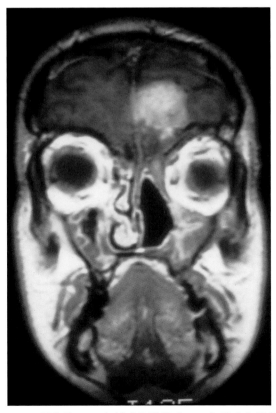

图 6.32　冠状位 MRI 扫描（钆增强后 TIW）显示左额窦复发的非角化鳞状细胞癌；鼻侧切开后左上颌窦有炎性改变

处转移更少，在非角化癌标题下的一系列报道也是如此。这些病变更倾向局限于鼻腔，使得完全手术切除更有可能完成。整体而言，这些病变被认为预后优于普通的鳞状细胞癌，Alos 等报道 60 例中 12 例 HPV 阳性的鼻窦癌患者在 25 年的评估期中存活率明显改善。相对小群组有 12 例患者，包括 2 例角化鳞状细胞癌（42 例中），6 例非角化（11 例中），2 例基地细胞样（5 例中），2 例乳头状（2 例中），不能得到确定的结论。然而，这 12 例群组存活率明显改善，HPV 情况在多元分析中存在统计学差异。未来该方面的工作可促进这些罕见肿瘤群组治疗策略的修正。

在作者的研究中多数采用放疗和手术（68%）联合治疗。在所有患者中手术是根治性的，范围包括鼻内镜下鼻侧切开术（35%），鼻切除术，面中部掀翻，上颌骨切除和颅面切除术（22%）。7 例患者同时接受化疗，7 例单纯手术，一些相当早期表现的患者接受单纯放疗或未治疗。2 例行眶内容物清除，1 例需要颈部清扫。

16 例患者在治疗后 2 个月至 4 年死于疾病（平均生存时间 14 个月）；8 例在 2~20 年（平均 8.3 年）的随访中生存良好；4 例死于并发症；9 例最早的患者失访。与角化型 SCC 相比，这并不能提示预后的改善，但需要指出的是这些患者的 HPV 情况是未知的。

■ 关键点

·名词"非角化癌"目前是 WHO 界定的，包括移行细胞癌和柱状细胞癌，尽管没有标注 ICD 码。

·近 30 年的文献中有大量混淆，很多不同的名词用来描述该病变，使得准确评估其真实发病率变得困难。

·对于可能的致病因素结果并不一致，比如 HPV 和 EBV。尽管 EBV 与鼻咽癌关系确定，其与鼻窦癌的关系仍有争论，可能与 HPV 相关但远不足以得出结论。

·单侧孤立的息肉样表现可能导致临床医生认为病变是简单的鼻窦息肉或内翻型乳头状瘤。但在高倍镜下，其多形性和显著增加的 NKC 有丝分裂活性不同于内翻型乳头状瘤。

·CK 表达情况的显著差异进一步支持 SNUC 是不同于鳞状细胞癌和淋巴上皮癌的独立体的假说。

·当病变局限于鼻腔，完全手术切除更可能完成，导致预后优于普通鳞状细胞癌。当累及鼻窦或颅底时，在作者的研究中，结果顺序相同。

参考文献

[1] International Agency for Research on Cancer (IARC). Natural history and epidemiology of HPV infection. IARC Monographs on the Evaluation of Carcinogenic Risk toHumans. Vol. 90: Human Papilloma Viruses. Lyon: IARC, 2007: 68–92

[2] Gillison ML, Koch WM, Capone RB, et al. Evidence for a causal association between human papillomavirus and a subset of head and neck cancers. J Natl Cancer Inst, 2000, 92(9):709–720

[3] Herrero R, Castellsagué X, Pawlita M, et al; IARC Multicenter Oral Cancer Study Group. Human papillomavirus and oral cancer: the International Agency for Research on Cancer multicenter study. J Natl Cancer Inst, 2003, 95(23):1772–1783

[4] Hoffmann M, Görögh T, Gottschlich S, et al. Human papillomaviruses in head and neck cancer: 8 year-survivalanalysis of 73 patients. Cancer Lett, 2005, 218(2):199–206

[5] Chaturvedi AK, Engels EA, Anderson WF, et al. Incidence trends for human papillomavirus-related and unrelated oral squamous cell carcinomas in the United States. J Clin Oncol, 2008, 26(4):612–619

[6] Hoffmann M, Klose N, Gottschlich S, et al. Detection of human papillomavirus DNA in benign and malignant sinonasal neoplasms. Cancer Lett, 2006, 239(1):64–70

[7] Syrjänen KJ. HPV infections in benign and malignant sinonasal lesions. J Clin Pathol, 2003, 56(3):174–181

[8] El-Mofty SK, Lu DW. Prevalence of high-risk human papillomavirus DNA in nonkeratinizing (cylindrical cell) carcinoma of the sinonasal tract: a distinct clinicopathologic and molecular disease entity. Am J Surg Pathol, 2005, 29(10):1367–1372

[9] Alos L, Moyano S, Nadal A, et al. Human papillomaviruses are identified in a subgroup of sinonasal squamous cell carcinomas with favorable outcome. Cancer, 2009, 115(12):2701–2709

[10] Friedell H, Rosenthal L. The aetiologic role of chewing tobacco in cancer of the mouth. JAMA, 1941, 116:2130–2133

[11] Ackerman LV. Verrucous carcinoma of the oral cavity. Surgery, 1948, 23(4):670–678

[12] Hanna GS, Ali MH. Verrucous carcinoma of the nasal septum. J Laryngol Otol, 1987, 101(2):184–187

[13] Karthikeya P, Mahima VG, Bhavna G. Sinonasal verrucous carcinoma with oral invasion. Indian J Dent Res, 2006, 17(2):82–86

[14] Orvidas LJ, Lewis JE, Olsen KD, et al. Intranasal verrucous carcinoma: relationship to inverting papilloma and human papillomavirus. Laryngoscope, 1999, 109(3):371–375

[15] Newman AN, Colman M, Jayich SA. Verrucous carcinoma of the frontal sinus: a case report and review of the literature. J Surg Oncol, 1983, 24(4):298–303

[16] Cooper JR, Hellquist HB, Michaels L. Image analysis in the discrimination of verrucous carcinoma and squamous papilloma. J Pathol, 1992, 166(4):383–387

[17] McCaffrey TV, Witte M, Ferguson MT. Verrucous carcinoma of the larynx. Ann Otol Rhinol Laryngol, 1998, 107(5 Pt 1): 391–395

[18] Koch BB, Trask DK, Hoffman HT, et al; Commission on Cancer, American College of Surgeons; American Cancer Society. National survey of head and neck verrucous carcinoma: patterns of presentation, care, and outcome. Cancer, 2001, 92(1):110–120

[19] Crissman JD, Kessis T, Shah KV, et al. Squamous papillary neoplasia of the adult upper aerodigestive tract. Hum Pathol, 1988, 19(12):1387–1396

[20] Thompson LD, Wenig BM, Heffner DK, et al. Exophytic and papillary squamous cell carcinomas of the larynx: A clinicopathologic series of 104 cases. Otolaryngol Head Neck Surg, 1999, 120(5):718–724

[21] Suarez PA, Adler-Storthz K, Luna MA, et al. AbdulKarim FW, Batsakis JG. Papillary squamous cell carcinomas of the upper aerodigestive tract: a clinicopathologic and molecular study. Head Neck, 2000, 22(4):360–368

[22] Barnes L, Eveson J, Reichart P, et al. World Health Organization Classification of Tumours. Pathology and Genetics of Head Neck Tumours. Lyons: IARC Press, 2005, 126

[23] Banks ER, Frierson HF Jr, Mills SE, et al. Basaloid squamous cell carcinoma of the head and neck. A clinicopathologic and immunohistochemical study of 40 cases. Am J Surg Pathol, 1992, 16(10):939–946

[24] Barnes L, Ferlito A, Altavilla G, et al. Basaloid squamous cell carcinoma of the head and neck: clinicopathological features and differential diagnosis. Ann Otol Rhinol Laryngol, 1996, 105(1):75–82

[25] Paulino AF, Singh B, Shah JP, et al. Basaloid squamous cell carcinoma of the head and neck. Laryngoscope, 2000, 110(9):1479–1482

[26] Wan S-K, Chan JK, Lau W-H, et al. Basaloid-squamous carcinoma of the nasopharynx. An Epstein-Barr virusassociated neoplasm compared with morphologically identical tumors occurring in other sites. Cancer, 1995, 76(10): 1689–1693

[27] Wain SL, Kier R, Vollmer RT, et al. Basaloidsquamous carcinoma of the tongue, hypopharynx, and larynx: report of 10 cases. Hum Pathol, 1986, 17(11):1158–1166

[28] Wieneke JA, Thompson LD, Wenig BM. Basaloid squamous cell carcinoma of the sinonasal tract. Cancer, 1999, 85(4): 841–854

[29] Raslan WF, Barnes L, Krause JR, et al. Basaloid squamous cell carcinoma of the head and neck: a clinicopathologic and flow cytometric study of 10 new cases with review of the English literature. Am J Otolaryngol, 1994, 15(3):204–211

[30] Choi HR, Roberts DB, Johnigan RH, et al. Molecular and clinicopathologic comparisons of head and neck squamous carcinoma variants: common and distinctive features of biological significance. Am J Surg Pathol, 2004, 28(10):1299–1310

[31] Winzenburg SM, Niehans GA, George E, et al. Basaloid squamous carcinoma: a clinical comparison of two histologic types with poorly differentiated squamous cell carcinoma. Otolaryngol Head Neck Surg, 1998, 119(5):471–475

[32] Luna MA, el Naggar A, Parichatikanond P, et al. Basaloid squamous carcinoma of the upper aerodigestive tract. Clinicopathologic and DNA flow cytometric analysis. Cancer, 1990, 66(3):537–542

[33] Lewis JE, Olsen KD, Sebo TJ. Spindle cell carcinoma of the larynx: review of 26 cases including DNA content and immunohistochemistry. Hum Pathol, 1997, 28(6):664–673

[34] Thompson LD, Wieneke JA, Miettinen M, et al. Spindle cell (sarcomatoid) carcinomas of the larynx: a clinicopathologic study of 187 cases. Am J Surg Pathol, 2002, 26(2):153–170

[35] Choi HR, Roberts DB, Johnigan RH, et al. Molecular and clinicopathologic comparisons of head and neck squamous carcinoma variants: common and distinctive features of biological significance. Am J Surg Pathol, 2004, 28(10):1299–1310

[36] Thompson L, Chang B, Barsky SH. Monoclonal origins of malignant mixed tumors (carcinosarcomas). Evidence for a divergent histogenesis. Am J Surg Pathol, 1996, 20(3):277–285

[37] Torenbeek R, Hermsen MA, Meijer GA, et al. Analysis by comparative genomic hybridization of epithelial and spindle cell components in sarcomatoid carcinoma and carcinosarcoma: histogenetic aspects. J Pathol, 1999, 189(3):338–343

[38] Gerughty RM, Hennigar GR, Brown FM. Adenosquamous carcinoma of the nasal, oral and laryngeal cavities. A clinicopathologic survey of ten cases. Cancer, 1968, 22(6):1140–1155

[39] Keelawat S, Liu CZ, Roehm PC, et al. Adenosquamous carcinoma of the upper aerodigestive tract: a clinicopathologic study of 12 cases and review of the literature. Am J Otolaryngol, 2002, 23(3):160–168

[40] Hwang TZ, Jin YT, Tsai ST. EBER in situ hybridization differentiates carcinomas originating from the sinonasal region and the nasopharynx. Anticancer Res, 1998, 18(6B):4581–4584

[41] Leung SY, Yuen ST, Chung LP, et al. Epstein-Barr virus is present in a wide histological spectrum of sinonasal carcinomas. Am J Surg Pathol, 1995, 19(9):994–1001

[42] Jeng YM, Sung MT, Fang CL, et al. Sinonasal undifferentiated carcinoma and nasopharyngeal-type undifferentiated carcinoma: two clinically, biologically, and histopathologically distinct entities. Am J Surg Pathol, 2002, 26(3):371–376

[43] Thompson LDR. Sinonasal carcinomas. Curr Diagn Pathol, 2006, 12:40–53

[44] Trabelsi A, Tebra S, Abdelkrim S, et al. Lymphoepithelial carcinoma of the nasal cavity with EBV infection in a North African man. World J Oncol, 2010, 1:91–93

[45] Lewis JS, Castro EB. Cancer of the nasal cavity and paranasal sinuses. J Laryngol Otol, 1972, 86(3):255–262

[46] Robin PE, Powell DJ, Stansbie JM. Carcinoma of the nasal cavity and paranasal sinuses: incidence and presentation of different histological types. Clin Otolaryngol Allied Sci, 1979, 4(6):431–456

[47] Hopkin N, McNicoll W, Dalley VM, et al. Cancer of the paranasal sinuses and nasal cavities. Part I. Clinical features. J Laryngol Otol 1984;98(6):585–595

[48] Auerbach MJ, Adair CF, Kardon D, et al. Respiratory epithelial carcinoma: a clinicopathologic study. Mod Pathol, 2002, 15:215A [abstract 902]

[49] Franchi A, Moroni M, Massi D, et al. Sinonasal undifferentiated carcinoma, nasopharyngeal-type undifferentiated carcinoma, and keratinizing and nonkeratinizing squamous cell carcinoma express different cytokeratin patterns. Am J Surg Pathol, 2002, 26(12):1597–1604

[50] Osborn DA. Nature and behavior of transitional tumors in the upper respiratory tract. Cancer, 1970, 25(1):50–60

淋巴上皮癌

定 义

鼻窦区淋巴上皮癌形态学上与未分化的鼻咽癌变型相似。本质上，分化差或未分化癌伴有显著的淋巴浆细胞浸润反应。

别 名

包括鼻咽未分化癌，淋巴上皮癌样癌，伴有淋巴细胞基质的未分化癌或单纯未分化癌。

病 因

淋巴上皮癌是一种罕见的且相对未被认识的鼻腔鼻窦肿瘤，除了位于鼻窦外，与鼻咽不同，组织学上与鼻咽部未分化癌相同。几乎所有患者都源于东南亚地区，尽管欧洲和北非地区有个例报道[1, 2]。2000 年以来的文献提高了作者对于这种罕见鼻窦肿瘤的认识，将它与 SNUC 和非角化癌区分开来[3-8]。几乎所有的鼻窦淋巴上皮癌病例（包括亚洲以外的），做 EBV 编码 RNA 原位杂交与 EBV 相关。潜在膜蛋白 1（LMP1）

EBV 免疫组化表达增加。但 EBV 在淋巴上皮癌形成中的确切作用仍未知，大量源于鼻咽肿瘤长期研究的间接证据提示 EBV 与宿主遗传性相关，环境因素在肿瘤的发生中也发挥作用。

发病率

文献中记录了 30 例鼻窦肿瘤患者，但该数据随着作者对非角化 SCC 和 SNUC 的鉴别能力的提高可能有所增加。

发病部位

肿瘤多源于鼻腔，截至目前的报道，明确侵犯鼻中隔、筛骨、邻近眼眶以及颅腔。

诊断特征

临床特征与影像学表现

肿瘤多发生于 30 岁以上的年龄组，常见的发病年龄为 45~55 岁。未报道在鼻咽未分化癌中发现双峰分布。典型症状为鼻阻、血性分泌物以及鼻出血，但在中国台湾 Jeng 等[8] 的 13 例病例报道中 4 例存在眶侵犯，2 例颅内侵犯。与最常见的鼻咽淋巴上皮癌不同，仅有 23% 的病例出现颈淋巴结转移，13 例中仅有 1 例有远处转移证据。与同科室的 36 例 SNUC 患者相比，在主要临床特征或年龄组中没有实质性差别。值得注意的是，5 例 SNUC 患者先前有鼻咽癌 6~26 年的早期放疗病史。

尽管 CT 和 MRI 对于准确评估累及的鼻窦结构和眶内、颅底以及颅内结构很重要，但两组肿瘤间没有特别定义的特征。颈淋巴结转移检出率在 SNUC 中为 17%，与 LEC 患者不同，SNUC 患者远处转移到肝、肺、骨以及其他部位的概率为 31%。

组织学特征与鉴别诊断

据报道，显微镜下 LEC 和非角化癌以及 SNUC 切片大体有一些需注意的差别，这在以往导致了很多问题。肿瘤由个体细胞组成，具有嗜酸性细胞质伴有椭圆或大的圆形细胞核以及中等大小的核仁。肿瘤细胞可为梭形、流式排列，这些梭形细胞淡染，核仁不清楚。在 Jeng 等[8] 的 13 个病例中检出 3 例上皮内癌。尽管大多报道描述明显的炎性浸润，包括淋巴细胞、浆细胞渗透入肿瘤，在 Jeng 等的 13 例中的 5 例并非如此。没有病例存在肿瘤坏死巢，相反，在 SNUC 肿瘤中常常有更大量的坏死，另外伴有高水平的有丝分裂和淋巴管炎侵犯。

免疫组化特征

Zong 等[6]（广州，中国）、Franchi 等[7]（佛罗伦萨，意大利）和 Jeng 等[8]（台湾，中国）等的论文大大提高了作者区分 SNUC、LEC 和 NKSCC 的能力。简言之，LEC 几乎总出现 EBV、CK5/6 和 CK3 阳性，另外，Franchi 等发现 CK8、CK9 也呈阳性。LEC 对 pankeratin 和上皮膜抗原阳性。相反，SNUC 常对 EBV、CK5/6 和 CK13 呈阴性。另外，LEC 常对 CK4、CK7、CK10 和 CK14 呈阴性[7]。

自然病程、预后与治疗

这些罕见肿瘤是"准确的病理诊断是治疗头颈肿瘤重要基石"的最佳例证。在 Jeng 等[8] 的病例中，在治疗时，SNUC 肿瘤和原发的鼻窦淋巴上皮癌之间并没完全分清，EBV 结果在所有病例中没能提供给治疗医生，因此，治疗方案各不相同。13 例 LEC 患者中 7 例接受手术，13 例中仅 10 例使用放疗，另外 3 例仅采取化疗，但具体不详。除了治疗不同外，8 例接受放疗的 LEC 患者无病随访的中位时间为 48 个月。这与通过详细的病理检查最终归于 SNUC 组的患者完全不同。36 例 SNUC 患者没有标准的治疗方案，但 17 例（47%）患者的主要方式为手术，23 例（64%）接受放疗，9 例（25%）接受高剂量化疗。该组预后极差，中位生存时间仅为 10 个月。仅 14% 的患者无病随访中位时间为 31 个月。值得注意的是，5 例患者均接受了手术切除。应考虑的是，这些罕见肿瘤的患者都接受了恰当的放化疗，那么他们应该得到什么样的结果呢？

■ 关键点

·鼻窦区域淋巴上皮癌（LEC）是一种罕见的、未被认识的肿瘤，其形态学上与熟知的鼻咽癌未分化型变型相似。

·可能存在EBV，宿主遗传性以及环境因素在该肿瘤的发生中发挥一定的作用。

·这些罕见肿瘤是"准确的病理诊断是治疗头颈部肿瘤重要的基石"的最佳例证。

参考文献

[1] Hajiioannou JK, Kyrmizakis DE, Datseris G, et al. Nasopharyngealtype undifferentiated carcinoma (lymphoepithelioma) of paranasal sinuses: Rare case and literature review. J Otolaryngol, 2006, 35(2):147–151

[2] Trabelsi A, Tebra S, Abdelkrim S, et al. Lymphoepithelial carcinoma of the nasal cavity with EBV infection in a North African man. World J Oncol, 2010, 1:91–93

[3] Lopategui JR, Gaffey MJ, Frierson HF Jr, et al. Detection of Epstein-Barr viral RNA in sinonasal undifferentiated carcinoma from Western and Asian patients. Am J Surg Pathol, 1994, 18(4):391–398

[4] Leung SY, Yuen ST, Chung LP, et al. Epstein-Barr virus is present in a wide histological spectrum of sinonasal carcinomas. Am J Surg Pathol, 1995, 19(9):994–1001

[5] Dubey P, Ha CS, Ang KK, et al. Nonnasopharyngeal lymphoepithelioma of the head and neck. Cancer, 1998, 82(8):1556–1562

[6] Zong Y, Liu K, Zhong B, et al. Epstein-Barr virus infection of sinonasal lymphoepithelial carcinoma in Guangzhou. Chin Med J (Engl), 2001, 114(2):132–136

[7] Franchi A, Moroni M, Massi D, et al. Sinonasal undifferentiated carcinoma, nasopharyngeal-type undifferentiated carcinoma, and keratinizing and nonkeratinizing squamous cell carcinoma express different cytokeratin patterns. Am J Surg Pathol, 2002, 26(12):1597–1604

[8] Jeng YM, Sung MT, Fang CL, et al. Sinonasal undifferentiated carcinoma and nasopharyngeal-type undifferentiated carcinoma: two clinically, biologically, and histopathologically distinct entities. Am J Surg Pathol, 2002, 26(3):371–376

泪囊移行细胞乳头状瘤和癌

定 义

由于没有在鼻腔或鼻窦中确切出现，泪囊肿瘤可能被鼻-肿瘤外科医生忽视。泪囊肿瘤临床很少见，其病理学存在多样性。移行细胞乳头状瘤（TCP）被认为是良性的，但可进展为致死率高的移行细胞癌（TCC）。

病 因

与其他的乳头状瘤一样，HPV与发病相关。Sjo报道[1]的所有的11例移行细胞肿瘤（5例TCP和6例TCC）均发现HPV DNA，包括HPV6、HPV11和HPV16。

发病率

TCP和TCC是极其罕见的肿瘤。在一项包含316例泪囊鼻切除患者的377例活检标本的研究中，仅4例（1.1%）TCP，2例TCC（0.5%）[2]。另一项研究中164例患者常规活检发现1例TCP[3]。在1组15例泪管新生物患者中，发现1例TCP和2例TCC[4]。在一项包含420例原发泪囊肿瘤的荟萃分析中，上皮肿瘤占70%，其中50%为恶性[5]。作者的30例泪囊肿瘤患者中11例TCP，9例TCC。

发病部位

泪小管被覆复层鳞状上皮，在泪囊融合成双侧柱状上皮，随后向下延续到鼻泪管。泪囊和泪管源于胚胎期外胚层的内陷，可归于鼻和鼻窦黏膜，作为"Schneiderian"黏膜[6]。这种共同的胚胎起源用于该区域与鼻的病理学的分类证明[7]，但未得到广泛接受。泪囊肿瘤罕见且多样，被认为是独立的类型。

诊断特征

临床特征

典型的患者表现为单侧溢泪和泪囊炎。可发展成中间内眦区的团块[8]。由于常被误认为泪囊突出，在囊壁活检发现肿瘤之前可能已经进行过1次或多次的不成功的鼻腔泪囊吻合术。乳头状瘤很少出现在上或下泪小管，发生在内侧眼角。疾病本身无痛，除非伴发泪囊炎。病变在鼻腔的内镜检查中可见（图6.33）。

作者的20例患者（11例TCP，9例TCC）中男性8例，女性12例，年龄中位数分别为50岁和53.3岁（范围29~82岁）（表6.11）。与梅奥医学中心的人口统计学一致[9]。作者所有病例有溢泪史1~3年，在泪囊鼻腔吻合术时行最

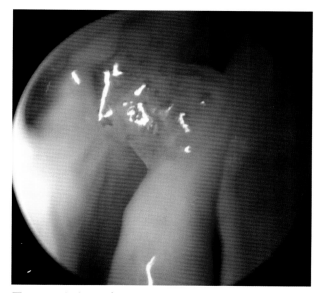

图 6.33 内镜下右鼻腔乳头状瘤，与泪囊鼻腔吻合术有关

初的活检，半数发展成可触及的包块，2 例在鼻切开处发展成乳头状病变。

影像学表现

很多患者溢泪检查通过进行泪囊造影来提示阻塞。

CT 发现泪囊区软组织包块，可能被解释为泪囊突出。最好在轴位切面观察（图 6.34）。除了液性，MRI 推荐应用于对包块的检查。不能强制性地充分鉴别但可分辨病变累及局限于泪囊还是渗透超过了泪囊。

组织学特征与鉴别诊断

泪囊肿瘤有不同的分类描述，最广为接受的是 Ryan 和 Font 进行的描述[10]，他们通过肿瘤生长模式和组织学类型进行划分（外生型、内生型或混合型）（表 6.12）。移行细胞乳头状瘤典型表现为混合型生长模式，由缺乏明确的表皮样（鳞状）细胞，伴有大量嗜酸性细胞质和细胞桥的拉伸的上皮细胞组成[11]。与膀胱输尿管黏膜的移行细胞肿瘤一样，由于他们的形态学介于鳞状细胞和柱状呼吸细胞之间，被称为"移形的"[10]。但是"移行"的使用一些人感觉被误导，因为它们并不来自组织学特异的移行上皮[6]。

鼻泪管系统的恶性肿瘤可能起源于上皮，像鳞状细胞癌或移行细胞癌，腺癌源于遗留的腺体组织。然而，仍有关于癌能否新生的争论，如果可以，是否这些恶性肿瘤并不代表一类不同的群体，这些群体由之前存在的乳头状瘤恶变形成。

移行细胞癌组织学上很难与低分化鳞状细胞癌相鉴别[11]。充分活检很重要，作者的 5 例移行细胞乳头状瘤病例有恶变病灶，但由于样本问题可能导致诊断不足。

自然病程

作者的 11 例泪囊移行细胞乳头状瘤患者中有 3 例原位癌，9 例有明显的恶变。以往有报道这种恶性肿瘤具有高致死率和侵袭性，但这与作者的经验不同[12]。在鼻部，外翻型乳头状瘤比内翻型或混合性乳头状瘤更少发生恶变[10]。

治 疗

任何非完全切除全部的泪囊、泪小管和鼻泪管的手术都会导致"复发"，因此减痛、电

表 6.11 泪囊肿瘤：个体病例资料

	例数	年龄（岁）		男：女	LR	Orbit	ESS	DXT	FU（岁）	结局
		范围	平均值							
TCP	11	29~82	50	4：7	10	—	1	—	1~14（平均 6.5）	10 例 NSR，1 例多次复发
TCC	9	47~71	53.3	4：5	9	1	—	4	1.5~10（平均 6.4）	8 例 NSR，1 例复发 Rx ESS
CCC	3	54、66、71	63.6	2：1	2	1		1	3、6、10	2 例 A&W，1 例 DOD
SCC	7	40 ~ 68	55.4	4：3	6	3	—	5	3~11（平均 4.5）	5 例 A&W，1 例 DOD，1 例失访

A&W：健在；CCC：柱状细胞癌；DOD：死于疾病；DXT：放射治疗；ESS：鼻内镜鼻窦手术；F：女性；FU：随访；LR：鼻侧切开；M：男性；NSR：无复发征象；Orbit：眶内容物摘除；SCC：鳞状细胞癌；TCC：移行细胞癌；TCP：移行细胞乳头状瘤

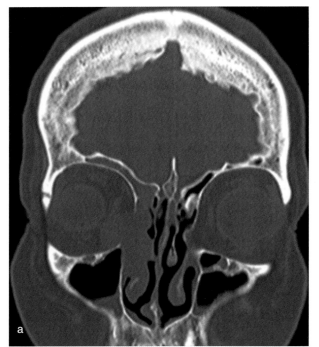

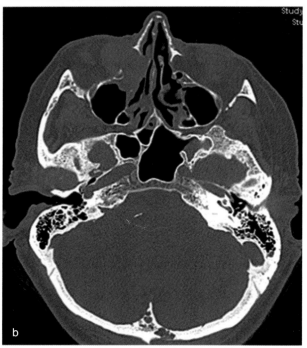

图 6.34a，b a.冠状 CT 扫描显示右侧鼻腔泪囊光滑扩张。b. 同一患者轴位扫描

表 6.12 Ryan 和 Font 描述的泪囊肿瘤分类[10]

乳头状瘤	
生长方式	外生
	内生
	混合
组织学	鳞状细胞
	移行
	混合
乳头状瘤伴癌	
生长方式	外生
	内生
	混合
组织学	鳞状细胞
	移行
	混合
癌	
生长方式	乳头状
	非乳头状
组织学	鳞状细胞
	移行
	腺癌

灼以及其他泪囊内的方法注定失败。由于肿瘤可向下蔓延到鼻泪管，向下完全切除该结构到鼻腔内下鼻道的入口同样重要[8]。

完全切除泪囊将破坏眶骨膜并暴露眶脂肪。根据病理决定切除眶骨膜的范围。完全在泪囊内的乳头状瘤需要清理鼻泪管系统，有恶变需

要更广泛的毗邻眶骨膜和脂肪的切除。但是，除非肉眼可见眶脂肪侵犯，作者的经验没有必须移除眼的证据。此外，由于眶内容物突入筛窦会导致明显的眼球内陷，因此需要对此进行适当的修复。可通过使用游离的鼻黏膜移植物（对侧下或中鼻甲）或使用小的断层皮片直接移植到脂肪表面，用一些生物胶、抗生素溶液浸湿的吸收性明胶海绵，Whitehead 涂剂浸渍的小纱布团局部固定 7~10d（Whitehead 涂剂是碘仿涂剂复合物，含有碘仿、安息香、苏合香、妥鲁香胶和醚溶剂）。

尽管内镜可达该区域，小的外部切口联合内镜下鼻内入路可以提供更好的全局可视化（如上半部分鼻侧切开术）[13]。任何预先的泪囊鼻腔吻合术瘢痕可混入其中。常规的前筛切除暴露眶纸板，切除后暴露泪囊和鼻泪管。通过袖套装切除眶骨膜，将其与下方的眶脂肪锐性分离，沿着鼻泪管向下进入鼻腔外侧壁，将其切

除并在下鼻甲穹窿部暴露鼻泪管的开口。冰冻切片有时有助于确定切除的范围。

所有 20 例进行了广泛切除，主要通过改良的鼻侧切开术。如果存在恶变手术不能切除，可附加放疗，作者病例中有 4 例如此。

如果患者出现"复发"，可能发生在切除部位，鼻腔内鼻切开术部位或邻近的中隔，或可播散的任何部位的鼻黏膜，还可出现在肉瘤内。推荐进一步的毗邻黏膜的局部或内镜切除联合激光凝固消融（比如 KTP 或氩激光器）。

还有关于复发乳头状瘤局部和病变内使用干扰素的报道[14]，西多福韦也可能有作用。据报道丝裂霉素 C 可作为辅助治疗在术前冲洗以维持鼻泪管引流[15]。

结　局

在中位随访 6.4 年（范围 18~168 个月）中，所有 20 例患者依然良好。1 例患者在鼻侧切开术后 4 个月有小的局部移行细胞癌复发，予以内镜下切除。1 例 TCP 患者在侧壁和邻近中隔有多个局部乳头状瘤复发，予以内镜下 KTP 激光治疗。

没有眼眶功能损伤，并发症局限在溢泪和术腔持续的痂皮形成。溢泪多为主诉，可通过放置永久的 Lester Jones 管（小玻璃漏斗）或采取永久的鼻切开术加以解决，但一些患者认为其外观欠佳。那些接受随后放疗的患者，由于泪腺产生泪液量减少出现溢泪问题较轻。

早期积极的治疗预后明显优于传统的治疗，甚至在组织病理学表现不确定时似乎也是正确的。2 个已发表的最大的泪囊 TCC 系列各包含 6 例病例，存在 100% 的肿瘤相关死亡率。在梅奥医学中心的病例系列（收集超过 39 年）中，仅有 1 例生存 9 年，其余低于 3 年。Ni 及其同事在一项 82 例初期泪囊癌系列研究中纳入 6 例患者，治疗超过 25 年，发现 TCC 的结局最差。他们指出初期切除后有双侧肺转移（9 年）和食管转移（2 年），但患者表现、治疗以及生存时间

的个体详情没有提供。可能患者还有比作者个人病例资料中更晚期的疾病表现，他们接受了手术和放疗。通过早期诊断和恰当的根治性手术切除，可以明显减少致畸率和致死率，特别是当移行细胞乳头状瘤与癌相关时。

参考文献

[1] Sjö NC, von Buchwald C, Cassonnet P, et al. Human papillomavirus: cause of epithelial lacrimal sac neoplasia? Acta Ophthalmol Scand, 2007, 85(5):551–556

[2] Anderson NG, Wojno TH, Grossniklaus HE. Clinicopathologic findings from lacrimal sac biopsy specimens obtained during dacryocystorhinostomy. Ophthal Plast Reconstr Surg, 2003, 19(3):173–176

[3] Merkonidis C, Brewis C, Yung M, et al. Is routine biopsy of the lacrimal sac wall indicated at dacryocystorhinostomy? A prospective study and literature review. Br J Ophthalmol, 2005, 89(12):1589–1591

[4] Parmar DN, Rose GE. Management of lacrimal sac tumours. Eye (Lond), 2003, 17(5):599–606

[5] Heindl LM, Jünemann AG, Kruse FE, et al. Tumors of the lacrimal drainage system. Orbit, 2010, 29(5):298–306

[6] Batsakas JG, Suarez P. Schneiderian papillomas and carcinomas: a review. Adv Anat Pathol, 2001, 8(2):53–64

[7] Karcioglu ZA, Caldwell DR, Reed HT. Papillomas of lacrimal drainage system: a clinicopathologic study. Ophthalmic Surg, 1984, 15(8):670–676

[8] Valenzuela AA, Selva D, McNab AA, et al. En bloc excision in malignant tumors of the lacrimal drainage apparatus. Ophthal Plast Reconstr Surg, 2006, 22(5):356–360

[9] Henderson JW. Secondary epithelial neoplasms. In: Orbital Tumours, 3rd ed. New York: Raven Press, 1994, 343–360

[10] Ryan SJ, Font RL. Primary epithelial neoplasms of the lacrimal sac. Am J Ophthalmol, 1973, 76(1):73–88

[11] Hornblass A, Jakobiec FA, Bosniak S, et al. The diagnosis and management of epithelial tumors of the lacrimal sac. Ophthalmology, 1980, 87(6):476–490

[12] Ni C, D'Amico DJ, Fan CQ, et al. Tumors of the lacrimal sac: a clinicopathological analysis of 82 cases. Int Ophthalmol Clin, 1982, 22(1):121–140

[13] Sullivan TJ, Valenzuela AA, Selva D, et al. Combined external-endonasal approach for complete excision of the lacrimal drainage apparatus. Ophthal Plast Reconstr Surg, 2006, 22(3):169–172

[14] Parulekar MV, Khooshabeh R, Graham C. Topical and intralesional interferon therapy for recurrent lacrimal papilloma. Eye (Lond), 2002, 16(5):649–651

[15] Woodcock M, Mollan SP, Harrison D, et al. Mitomycin C in the treatment of a Schneiderian (inverted) papilloma of the lacrimal sac. Int Ophthalmol, 2010, 30(3):303–305

第 7 章

上皮性非表皮样肿瘤

世界卫生组织（WHO）对于上皮性非表皮样肿瘤的分类情况如下：

- **良性上皮性（非表皮样）肿瘤**
  - 涎腺腺型腺瘤
    - 腺瘤 ICD-O 8940/0
    - 肌上皮瘤 ICD-O 8982/0
    - 嗜酸细胞瘤 ICD-O 8290/0
  - 呼吸道上皮腺瘤样错构瘤无 ICD-O code
- **恶性上皮性（非表皮样）肿瘤**
  - 腺癌
    - 肠型腺癌 ICD-O 8144/3
    - 鼻腔鼻窦的非肠型腺癌 ICD-O 8140/3
  - 唾液腺癌
    - 腺样囊性癌 ICD-O 8200/3
    - 腺泡细胞癌 ICD-O 8550/3
    - 黏液表皮样癌 ICD-O 8430/3
    - 上皮 - 肌上皮癌 ICD-O 8562/3
    - 透明细胞癌 ICD-O 8310/3
    - 肌上皮癌 ICD-O 8982/3
    - 癌在多形性腺瘤中 ICD-O 8941/3

良性上皮性（非表皮样）肿瘤

■ 腺 瘤

定 义

（ICD-O code 8940/0）

单形性或多形性腺瘤是唾液腺上皮来源的良性肿瘤，含有一种或多种成分。

病 因

目前尚不明确，但任何单一因素都不能成为其绝对致病原因，可能是在多种内在及外在因素相互作用下细胞基因突变的结果[1]。既往认为其由鼻犁器发育而来，特别是腺体样组织在鼻窦导管中发现以来[2]。有一篇文献报道一例发生在鼻中隔的多样性肿瘤与 EB 病毒感染有关[3]。

别 名

最早在 1859 年由 Billroth 提出，多形性腺瘤指复杂或由多种成分混合而成的腺瘤[4]。而其最早出现在鼻科学则是由 Eichler 在 1898 年提出的[5]。

发病率

其在鼻部肿瘤中的发病率很低，约为 5%。多形性腺瘤比单形性腺瘤发病率高。据美国军事病理研究所的统计，自 1949 年至 1974 年，只有 40 例病例被确诊[6]，自 1971 年至今，这一数字为 60 例[7~40]。

发病部位

其主要发病部位在鼻中隔，在鼻底小唾液腺中也较多见[21,31]。据报道，其在下鼻道外侧壁、鼻窦（上颌窦和筛窦内有少数病例报道）[23]、鼻小柱、翼腭窝[16]、鼻咽部也有发现[27-28]，但在腭部的小唾液腺组织中更常见。

诊断特征

临床特征

其生长缓慢常造成单侧鼻阻塞，有时会引起鼻出血、涕中带血，生长于腭部则有可能影响牙齿咬合，如果不重视则会生长成巨大肿物

（图 7.1）。在 Compagno 和 Wong[6] 的研究中，多形性腺瘤患者的年龄为 3~82 岁，平均年龄为 42 岁，与其他唾液腺疾病女性发病率显著升高相比，多形性腺瘤女性的发病率并没有明显升高。在报道的 56 个病例中，发病年龄 5~67 岁（平均年龄 42.3 岁），男女比例为 1.2∶1。52% 发生于鼻中隔，31% 发生于鼻腔外侧壁（主要在下鼻道），有 1 例发生在蝶嘴、1 例发生在鼻小柱、2 例发生在鼻咽部。

影像学表现

与其他良性肿瘤一样，为单侧实性肿物无特征性表现（图 7.2）[14]。CT 可发现有局部骨质的吸收，但很少有骨质破坏[35,37]。增强 CT 检查可发现肿物中有点状钙化和不规则强化度灶[17]。MR 检查可见肿物多分叶状、界限清楚。MR 脂肪抑制 T1 增强可见显著的曲线增强和一些小的未增强的钙化影[17]。Wu 等[40] 报道的 9 例患者 T1W 为低信号，T2W 为高信号。

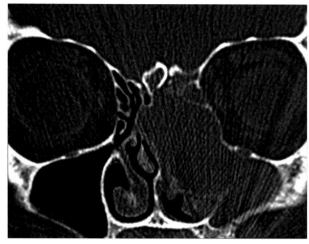

图 7.2 多形性腺瘤起源于中鼻甲，CT 显示肿瘤占据左侧鼻腔，侵犯鼻窦、鼻中隔和鼻腔外侧壁。此病例经鼻内镜手术达到完全切除

组织学特征与鉴别诊断

单形性腺瘤可分为肌上皮来源、基底细胞来源、小梁状或管状上皮来源、嗜酸细胞来源。

多形性腺瘤的诊断需要在肿瘤中发现上皮（或腺体）成分同时含有间充质（或肌上皮）成分。它通常是一个小叶状局限性病变，上皮组织中混有黏液、黏液样或软骨样成分，并很少有完整的囊壁包裹[15]。鼻内的多形性腺瘤与唾液腺组织来源的多形性腺瘤在免疫组化特性上具有一致性。大部分的上皮组织表达多种细胞角蛋白成分，而肌上皮组织表达平滑肌肌动蛋白、S100、GFAP、CD10、p63[19,41-43]。极少数情况下肌上皮组织会被认定为肌上皮瘤（其具有单独的分类 ICD-O 8982/0）。有一种非常罕见的鼻腔鼻窦肿瘤，其多发于腮腺和腭部，可以被视为一种多形性腺瘤，虽为良性，但容易复发。

多形性腺瘤最重要的是与恶性肿瘤鉴别，如腺样囊性癌、腺癌，多形性腺瘤偶发癌变或恶性混合性肿瘤。

自然病程

正常情况下其与邻近组织共同缓慢生长。偶尔也有报道其会发生恶变，有些是由多形性腺瘤转化而成，有些是原发恶性肿瘤。其恶变率大约为 5%。

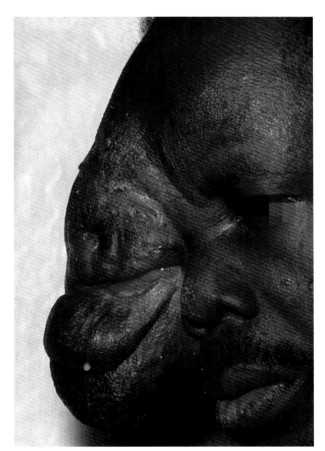

图 7.1 1 例巨大的多形性腺瘤

癌在多形性腺瘤中和恶性混合瘤

这些极其罕见的恶性变异可以是由多形性腺瘤转变而来，也可以是原发的。其病例数少于 20 例，主要发生于鼻中隔或腭部[44-57]。尽管影响这些肿瘤预后的因素被广泛讨论[46,54]，但其仍然不能被准确推测。

治疗与预后

手术彻底切除是治疗鼻腔鼻窦良性腺瘤的最佳方法。在 Compagno 和 Wong 的报道

中，31 例患者随访时间为 1~41 年，有 3 例复发，但是经过再次手术病情均能有效控制[6]。因此，现在在许多情况下可以通过鼻内镜手术治愈[19-20,22,24,27,29-30,36,38-40]，当然少数情况下需要行开放性手术如鼻侧切开术、面中掀翻术或颅面联合入路术治疗。作者所报道的 5 例患者均行手术治疗（3 例行鼻侧切开术，1 例行颅面切除术，1 例行鼻内镜术），经过 48~204 个月的随访均未复发（表 7.1）。

表 7.1　鼻腔多形性腺瘤病例

年龄（岁）	性别	症状	部位	治疗	随访时间（年）
41	女	鼻阻	鼻中隔	鼻中隔切除术	存活并预后良好，4
44	男	面颊部、鼻部、眼部广泛肿胀	上颌窦、筛窦、眼眶	颅面切除、眶内容物摘除	存活并预后良好，6
57	男	鼻阻、肿胀	上颌窦、筛窦	鼻外侧切除术	存活并预后良好，17
65	女	鼻阻、鼻出血	外侧壁、中鼻甲	内镜下鼻窦手术	存活并预后良好，5

在恶性病例的报道中，以肿瘤组织局部广泛切除为主，约 50% 患者辅助放疗，其结局不佳（不到 50% 的患者未死亡或复发）。由于恶性病例数不足 20 例，因此很难对其疗效进行客观评价。

参考文献

[1] Stevenson H.Mixed tumour of the nasal septum. Ann Otol Rhinol Laryngol,1932,41:563–570

[2] Tos M. Goblet cells and glands in the nose and paranasal sinuses//Proctor D, Andersen I, eds. The Nose: Upper Airway Physiology and the Atmospheric Environment. Amsterdam: Elsevier, 1982:99–144

[3] Malinvaud D, Couloigner V, Badoual C, et al. Pleomorphic adenoma of the nasal septum and its relationship with Epstein-Barr virus. Auris Nasus Larynx,2006,33(4):417–421

[4] Billroth T. Beobachtungen uber Gerschwulste der Speicheldrusen. Virchows Arch,1859,17: 357–375

[5] Eichler W. Adenom einen von der Nasenschleimhaut ausgehenden Polypen vortäuschend.Arch Laryngol,1898, 7:134

[6] Compagno J, Wong RT. Intranasal mixed tumors (pleomorphic adenomas): a clinicopathologic study of 40 cases. Am J Clin Pathol,1977,68(2):213–218

[7] Majed MA. Pleomorphic adenoma of nasal septum. J Laryngol Otol,1971, 85(9): 975–976

[8] Worthington P. Pleomorphic adenoma of the nasal septum. Br

J Oral Surg,1977,14(3): 245–252

[9] Bergström B, Biörklund A. Pleomorphic adenoma of the nasal septum. Report of two cases. J Laryngol Otol, 1981, 95(2): 179–181

[10] Baraka ME, Sadek SA, Salem MH. Pleomorphic adenoma of the inferior turbinate. J Laryngol Otol, 1984,98(9): 925–928

[11] Kamal SA. Pleomorphic adenoma of the nose: a clinical case and historical review. J Laryngol Otol, 1984,98(9):917–923

[12] Haberman RS II, Stanley DE. Pleomorphic adenoma of the nasal septum. Otolaryngol Head Neck Surg, 1989, 100(6): 610–612

[13] Freeman SB, Kennedy KS, Parker GS, et al. Metastasizing pleomorphic adenoma of the nasal septum. Arch Otolaryngol Head Neck Surg,1990,116(11):1331–1333

[14] Clark M, Fatterpekar GM, Mukherji SK, et al. CT of intranasal pleomorphic adenoma. Neuroradiology, 1999, 41(8):591–593

[15] Jassar P, Stafford ND, MacDonald AW. Pleomorphic adenoma of the nasal septum. J Laryngol Otol,1999,113(5):483–485

[16] Kanazawa T, Nishino H, Ichimura K. Pleomorphic adenoma of the pterygopalatine fossa: a case report. Eur Arch Otorhinolaryngol,2000,257 (8):433–435

[17] Motoori K, Takano H, Nakano K, et al. Pleomorphic adenoma of the nasal septum: MR features. AJNR Am J Neuroradiol,2000,21(10):1948–1950

[18] Yiotakis I, Dinopoulou D, Ferekidis E, et al. Pleomorphic adenoma of the nose. Rhinology, 2001,39(1): 55–57

[19] Hirai S, Matsumoto T, Suda K. Pleomorphic adenoma in nasal cavity: immunohistochemical study of three cases. Auris Nasus Larynx, 2002,29(3):291–295

[20] London SD, Schlosser RJ, Gross CW. Endoscopic management of benign sinonasal tumors: a decade of experience. Am J Rhinol, 2002,16(4):221–227

[21] Unlu HH, Celik O, Demir MA, et al. Pleomorphic adenoma originated from the inferior nasal turbinate. Auris Nasus Larynx,2003,30(4):417–420

[22] Kumagai M, Endo S, Koizumi F, et al. A case of pleomorphic adenoma of the nasal septum. Auris Nasus Larynx, 2004,31(4):439–442

[23] Mackle T, Zahirovic A, Walsh M. Pleomorphic adenoma of the nasal septum. Ann Otol Rhinol Laryngol, 2004,113(3 Pt 1):210–211

[24] Pasquini E, Sciarretta V, Frank G, et al. Endoscopic treatment of benign tumors of the nose and paranasal sinuses. Otolaryngol Head Neck Surg,2004,131(3):180–186

[25] Tahlan A, Nanda A, Nagarkar N, et al. Pleomorphic adenoma of the nasal septum: a case report. Am J Otolaryngol, 2004,25(2):118–120

[26] Narozny W, Kuczkowski J, Mikaszewski B. Pleomorphic adenoma of the nasal cavity: clinical analysis of 8 cases. Am J Otolaryngol,2005,26(3):218

[27] Roh JL, Jung BJ, Rha KS, et al. Endoscopic resection of pleomorphic adenoma arising in the nasopharynx. Acta Otolaryngol,2005,125 (8):910–912

[28] Lee SL, Lee CY, Silver SM, et al. Nasopharyngeal pleomorphic adenoma in the adult. Laryngoscope, 2006, 116(7): 1281–1283

[29] Sciarretta V, Pasquini E, Frank G, et al. Endoscopic treatment of benign tumors of the nose and paranasal sinuses: a report of 33 cases. Am J Rhinol,2006,20(1):64–71

[30] Karakus MF, Ozcan KM, Dere H. Endoscopic resection of pleomorphic adenoma of the nasal septum. Tumori, 2007,93(3):300–301

[31] Mercante G, Di Lella F, Corradi D, et al. Endoscopic surgical treatment of pleomorphic adenoma of the inferior nasal turbinate.J Otolaryngol,2007,36(3):E12–E14

[32] Uğuz MZ, Onal K, Demiray U, et al. Tumoral mass presenting in the nasomalar region arising from the lateral nasal wall: pleomorphic adenoma. Eur Arch Otorhinolaryngol,2007,264(11):1377–1379

[33] Ceylan A, Celenk F, Poyraz A, et al. Pleomorphic adenoma of the nasal columella. Pathol Res Pract, 2008,204(4):273–276

[34] Gana P, Masterson L. Pleomorphic adenoma of the nasal septum: a case report. J Med Case Reports, 2008,2:349

[35] Oztürk E, Sağlam O, Sönmez G, et al. CT and MRI of an unusual intranasal mass: pleomorphic adenoma. Diagn Interv Radiol,2008,14(4):186–188

[36] Sciandra D, Dispenza F, Porcasi R, et al. Pleomorphic adenoma of the lateral nasal wall: case report. Acta Otorhinolaryngol Ital,2008,28(3):150 –153

[37] Olajide TG, Alabi BS, Badmos BK, et al. Pleomorphic adenoma of the lateral nasal wall—a case report. Niger Postgrad Med J,2009,16(3):227–229

[38] Acevedo JL, Nolan J, Markwell JK, et al. Pleomorphic adenoma of the nasal cavity: a case report. Ear Nose Throat J, 2010,89(5):224–226

[39] Ng T-Y, Tsai M-H, Tai C-J. Pleomorphic adenoma of nasal septum: a case report. B-ENT, 2010,6(1): 53–54

[40] Wu F, Huang CC, Fu CH, et al. Transnasal endoscopic surgery for intranasal pleomorphic adenomas. B-ENT, 2010, 6(1):43–47

[41] Erlandson RA, Cardon-Cardo C, Higgins PJ. Histogenesis of benign pleomorphic adenoma (mixed tumor) of the major salivary glands. An ultrastructural and immunohistochemical study. Am J Surg Pathol,1984,8(11):803–820

[42] Bilal H, Handra-Luca A, Bertrand JC, et al. P63 is expressed in basal and myoepithelial cells of human normal and tumor salivary gland tissues. J Histochem Cytochem, 2003, 51(2):133–139

[43] Eveson J, Kusafuka K, Stenman G, et al. Pleomorphic adenoma.//Barnes L, Eveson J, Reichert P, et al, eds. World Health Organization Classification of Tumours. Pathology and Genetics of Head and Neck Tumours. Lyon: IARC Press,2005:254–258

[44] Hjertman L, Eneroth CM. Tumours of the palate. Acta Otolaryngol Suppl,1969,263:179–182

[45] Goepfert H, Luna MA, Lindberg RD, et al. Malignant salivary gland tumors of the paranasal sinuses and nasal cavity. Arch Otolaryngol, 1983,109(10):662–668

[46] Tortoledo ME, Luna MA, Batsakis JG. Carcinomas ex pleomorphic adenoma and malignant mixed tumors. Histomorphologic indexes. Arch Otolaryngol, 1984,110(3):172–176

[47] Hellquist H, Michaels L. Malignant mixed tumour. A salivary gland tumour showing both carcinomatous and sarcomatous features. Virchows Arch A Pathol Anat Histopathol, 1986,409(1):93–103

[48] Cho KJ, el-Naggar AK, Mahanupab P, et al. Carcinoma expleomorphic adenoma of the nasal cavity: a report of two cases. J Laryngol Otol, 1995,109(7):677–679

[49] Freeman SR, Sloan P, de Carpentier J. Carcinoma expleomorphic adenoma of the nasal septum with adenoid cystic and squamous carcinomatous differentiation. Rhinology, 2003,41(2):118–121

[50] Chaudhry AP, Vickers RA, Gorlin RJ. Intraoral minor salivary gland tumors. An analysis of 1,414 cases. Oral Surg Oral Med Oral Pathol, 1961,14:1194–1226

[51] Bergman F. Tumors of the minor salivary glands. A report of 46 cases. Cancer, 1969,23(3):538 –543

[52] Rafla S. Mucous gland tumors of paranasal sinuses. Cancer, 1969,24(4):683–691

[53] Frable WJ, Elzay RP. Tumors of minor salivary glands. A report of 73 cases. Cancer, 1970, 25(4):932–941

[54] Spiro RH, Koss LG, Hajdu SI, et al. Tumors of minor salivary origin. A clinicopathologic study of 492 cases. Cancer, 1973,31(1):117–129

[55] Gnepp DR. Malignant mixed tumors of the salivary glands: a review. Pathol Annu, 1993,28(Pt 1):279–328

[56] Chimona TS, Koutsopoulos AV, Malliotakis P, et al. Malignant mixed tumor of the nasal cavity. Auris Nasus Larynx, 2006,33(1):63–66

[57] Yazibene Y, Ait-Mesbah N, Kalafate S, et al. Degenerative pleomorphic adenoma of the nasal cavity. Eur Ann Otorhinolaryngol Head Neck Dis, 2011,128(1):37–40

■ 嗜酸细胞瘤

定 义

（ICD-O code 8290/0）

嗜酸细胞瘤是一种由含有嗜酸性胞质颗粒的大细胞构成的上皮性肿瘤。

病 因

全身腺体组织均可发病，如肾上腺、脑垂体、甲状腺、肝脏、卵巢、胃[1]。在头颈部组织如喉、扁桃体和泪腺也可发病。

别 名

是一种较少见的肿瘤，曾经被命名为嗜酸性腺瘤、嗜酸细胞腺瘤或嗜酸性颗粒细胞瘤。Hamperl 最早在 1931 年使用"瘤细胞"来描述大唾液腺中充满嗜酸性颗粒胞浆的大细胞[2]。Gruenfeld 和 Jorsted 在 1936 年最先报道了嗜酸细胞瘤[3]。

发病率

嗜酸细胞瘤在鼻鼻窦肿瘤中的发病率很低，大约只有 30 例报道，占唾液腺肿瘤总数的 1%以下。作者所在医院诊治的 1700 例鼻鼻窦肿瘤中只有 3 例是嗜酸细胞瘤。

发病部位

嗜酸细胞瘤可以发生在鼻中隔、鼻腔外侧壁、上颌窦和筛窦内（表 7.2）[4-24]。

诊断特征

临床特征

本病的发病率没有明显的性别差异，发病年龄在 12~84 岁（平均发病年龄 64 岁），而其在全身其他部位的发病更多见于老年及女性患者[25]。作者研究的 3 例患者中有 2 例为女性。患者表现为鼻阻、鼻漏、鼻出血。恶性肿瘤和良性肿瘤持续生长均会造成组织破坏并伴有明显的肿胀，同时由于肿瘤侵犯眼眶或面颊造成

表 7.2　上颌嗜酸细胞瘤：世界文献与个体病例统计

作者	年龄（岁）	性别	症状	发病时间	部位	治疗	随访
Hamperl 1962[4]	55	男	—	—	鼻	—	—
Briggs 和 Evans 1967[5]	71	女	—	—	腭	—	2 个月
Cohen 和 Batsakis 1968[6]	61	男	鼻阻、鼻出血、鼻漏	1 年	鼻	Caldwell-Luc 手术	8 年，2 次复发
Johns 等 1973[7]	61	男	—	—	鼻	Caldwell-Luc 手术，2 次局部切除	第 5 和第 7 年复发，第 8 年没有复发
Handler 和 Ward 1979[8]	64	男	疼痛，左颊部感觉异常	2 年	上颌窦	上颌窦根治术	存活并预后良好 1 年
Mahmoud 1979[9]	54	男	—	—	鼻	局部切除，放疗，Caldwell-Luc 手术，上颌骨切除术	第 3 年和第 13 年局部复发，第 14 年没有复发
Chui 等 1985[10]	60	女	鼻阻、溢泪		筛窦	颅面和眼切除	存活并预后良好 3 年
Buchanan 等 1988[11]	40	女	—	—	鼻前庭	局部切除	未注明
Mikhail 等 1988[12]	84	女	颊部肿胀并感觉异常，溢泪，鼻出血	—	上颌窦	上颌窦根治术	1 年后因并发症死亡

续表

作者	年龄（岁）	性别	症状	发病时间	部位	治疗	随访
Damm 等 1989[13]	73	女	—	—	牙槽	局部切除	2 年未复发
Savic 等 1989[14]	45	男	—	—	鼻	Denkers 手术	第 15 个月复发，4 年未复发
Fayet 等 1990[15]	69	女	—	—	鼻	鼻侧切开术	存活并预后良好 9 个月
Martin 等 1990[16]	86	男	—	—	鼻	未注明	未注明
Klausen 等 1992[17]	66	男	—	—	鼻	息肉切除术	存活并预后良好 2 年
Corbridge 等 1996[18]	78	女	鼻阻	2 个月	鼻和单侧淋巴结	鼻侧切开术	7 个月后因局部复发死亡
Comin 等 1997[19]	60	女	鼻出血	1 个月	鼻（鼻中隔）	手术（方式未注明）	存活并预后良好 3 年
Nayak 1999[20]	60	女	鼻阻和鼻涕	10 年	鼻	放疗和手术	存活并预后良好 6 个月
Hamdan 等 2002[21]	33	男	肿物，鼻出血	1 年	鼻（鼻中隔）	局部切除	—
Lombardi 等 2006[22]	45	男	硬腭水肿	5 个月	硬腭	鼻侧切开术和放疗	存活并预后良好 3 年
Abe 等 2007[23]	47	男	鼻出血和鼻阻	1 年	鼻（下鼻甲）	鼻侧切开术和放疗	27 个月后死于局部复发
Hu 2010[24]	80	男	—	—	鼻腔和淋巴结	手术和放疗（IMRT）	存活并预后良好 2 年
Howard 和 Lund（未发表）	37	女	鼻阻	3 个月	鼻	鼻侧切开术，颅面、颈手术	2 年后局，部复发死亡
	70	男	鼻阻		上颌窦和筛窦	鼻侧切开术	存活并预后良好 15 年
	79	女	鼻阻		筛窦	鼻侧切开术	存活并预后良好 10 年

相关的溢泪、复视、突眼、水肿和局部感觉异常。

影像学表现

其影像学表现并无明显特异性，比如可见肿物造成相邻鼻窦堵塞和肿瘤的侵蚀造成骨质破坏。

组织学特点与鉴别诊断

肿瘤细胞为大立方体或柱状体，含有丰富的嗜酸性细胞质。电子显微镜证实其细胞质内含有丰富的线粒体，使其外观表现为颗粒状[26]。肿瘤组织中角蛋白和上皮细胞膜抗原表达为阳性，S100 表达为阴性，同时淋巴细胞很少见。这必须和嗜酸性细胞化互相鉴别，这在上呼吸道中并不少见而在嗜酸性乳头状瘤以及恶性嗜酸细胞瘤是极为罕见的。嗜酸性细胞化生可能因外伤或变性造成。其他鉴别诊断包括腺癌和腺样囊性癌。

嗜酸细胞瘤周围没有包囊包裹，但是由于压迫周围组织会形成假性囊壁。

大唾液腺中良性肿瘤的形态被描述为乳头状或囊状，而恶性肿瘤则表现为实性。

自然病程

目前对于良性嗜酸性肿瘤的恶性转化尚不清楚。一般而言，小唾液腺中的良性肿瘤比大唾液腺中的更易向恶性转化，文献报道中的嗜酸性肿瘤有半数易于复发并导致患者死亡。

治疗与预后

手术彻底切除是主要治疗方法，包括鼻侧切开、面中掀翻及颅面联合入路均有报道。在报道中，有 1 例需要行颈部淋巴结清扫术。

放化疗对恶性肿瘤的作用尚不明确，但对腺癌和腺样囊性癌的作用有限。尽管作用尚不明确，但放疗仍然作为一种辅助治疗而被应用[9,20,22,24,27]。

据报道初次治疗 13 年后依然会有局部复发，因此长期随访是非常必要的[9]。

参考文献

[1] Hamperl H. Oncocytes and the so-called Hurthle cell tumour. Arch Pathol (Chic), 1950,49:536–567

[2] Hamperl H. Beitrage zur normalen und pathologischen histologie menschlicher speicheldrusen. Z Mikrosk Anat Forsch, 1931，27:1–55

[3] Gruenfeld G, Jorsted L. Adenoma of the parotid salivary gland: oncocyte tumor. Am J Cancer, 1936,26:571–575

[4] Hamperl H. Benign and malignant oncocytoma. Cancer, 1962,15:1019–1027

[5] Briggs J, Evans JNG. Malignant oxyphilic granularcell tumor (oncocytoma) of the palate. Review of the recent literature and report of a case. Oral Surg Oral Med Oral Pathol, 1967, 23(6):796–802

[6] Cohen MA, Batsakis JG. Oncocytic tumors (oncocytomas) of minor salivary glands. Arch Otolaryngol, 1968,88(1):71–73

[7] Johns ME, Batsakis JG, Short CD. Oncocytic and oncocytoid tumors of the salivary glands. Laryngoscope, 1973,83(12): 1940–1952

[8] Handler SD, Ward PH. Oncocytoma of the maxillary sinus. Laryngoscope, 1979,89(3):372–376

[9] Mahmoud NA. Malignant oncocytoma of the nasal cavity. J Laryngol Otol, 1979,93(7):729–734

[10] Chui RT, Liao S -Y, Bosworth H. Recurrent oncocytoma of the ethmoid sinus with orbital invasion. Otolaryngol Head Neck Surg, 1985,93(2):267–270

[11] Buchanan JA, Krolls SO, Sneed WF, et al. Oncocytoma in the nasal vestibule. Otolaryngol Head Neck Surg, 1988, 99(1):63–65

[12] Mikhail RA, Reed DN Jr, Bybee DB, et al. Malignant oncocytoma of the maxillary sinus—an ultrastructural study. Head Neck Surg, 1988,10(6):427–431

[13] Damm DD, White DK, Geissler RH Jr, et al. Benign solid oncocytoma of intraoral minor salivary glands. Oral Surg Oral Med Oral Pathol, 1989,67(1):84–86

[14] Savić D, Djerić D, Jasović A. Oncocytoma of the nose and ethmoidal and sphenoidal sinuses. [Article in French] Rev Laryngol Otol Rhinol (Bord), 1989,110(5):481–483

[15] Fayet B, Bernard JA, Zachar D, et al. Malignant nasal oncocytoma disclosed by mucocele of the lacrimal sac with hemolacrimia. [Article in French] J Fr Ophtalmol, 1990, 13(3):153 –158

[16] Martin H, Janda J, Behrbohm H. Locally invasive oncocytoma of the nasal cavity. [Article in German] Zentralbl Allg Pathol, 1990,136(7-8):703–706

[17] Klausen OG, Steinsvåg S, Olofsson J. Oncocytoma presenting as a choanal polyp: a case report. J Otolaryngol, 1992,21(3):196–198

[18] Corbridge RJ, Gallimore AP, Dalton CG, et al. Oncocytomas of the upper jaw. Head Neck, 1996,18(4):374–380

[19] Comin CE, Dini M, Lo Russo G. Oncocytoma of the nasal cavity: report of a case and review of the literature. J Laryngol Otol, 1997,111(7):671–673

[20] Nayak DR, Pillai S, Balakrishnan R, et al. Malignant oncocytoma of the nasal cavity: a case report. Am J Otolaryngol, 1999,20(5):323–327

[21] Hamdan AL, Kahwagi G, Farhat F, et al. Oncocytoma of the nasal septum: a rare cause of epistaxis. Otolaryngol Head Neck Surg, 2002,126(4):440–441

[22] Lombardi D, Piccioni M, Farina D, et al. Oncocytic carcinoma of the maxillary sinus: a rare neoplasm. Eur Arch Otorhinolaryngol, 2006,263(6): 528 –531

[23] Abe T, Murakami A, Nakajima N, et al. Oncocytic carcinoma of the nasal cavity with widespread lymph node metastases. Auris Nasus Larynx, 2007,34(3):393–396

[24] Hu YW, Lin CZ, Li WY, et al. Locally advanced oncocytic carcinoma of the nasal cavity treated with surgery and intensity-modulated radiotherapy. J Chin Med Assoc, 2010,73(3):166–172

[25] Eneroth CM. Oncocytoma of major salivary glands. J Laryngol Otol, 1965,79(12):1064–1072

[26] Johns ME, Regezi JA, Batsakis JG. Oncocytic neoplasms of salivary glands: an ultrastructural study. Laryngoscope, 1977,87(6):862–871

[27] DiMaio SJ, DiMaio VJ, DiMaio TM, et al. Oncocytic carcinoma of the nasal cavity. South Med J, 1980,73(6):803–806

恶性上皮性（非表皮样）肿瘤

■ 腺 癌

定 义

腺癌是一种具有腺体结构的上皮恶性肿瘤，可分为肠型（ICD-O code 8144/3）和鼻窦型（ICD-O code 8140/3）。

病 因

这种肿瘤最早在 20 世纪 60 年代的英国家具制造工人中被发现，Hadfield 及其同事研究了其与硬木粉尘的关系[1-2]。由于硬木粉尘可导致肠型腺癌（ITAC），在 1969 年腺癌被认定为木工行业的职业病，虽然其最早发生在英国，但是随后被其他国家所广泛关注，例如德国，在 1988 年将其列为职业病。研究发现，斯堪的纳维亚半岛的木工中，增生、不典型增生和原位癌在中鼻甲的发生率显著升高[3-4]。虽然目前仍然没有在木屑中发现确切的致癌物，但是作者认为诸如生物碱、皂苷、芪类化合物、醛类、醌类、黄酮类、萜类、丹宁酸，甚至真菌都有可能致癌。

木屑的大小与其致癌性也有关，其直径需要大于 5μm 才能够在中鼻道中沉积。因此如板条装订和打磨工人的风险更高。Schroeder 等[3]通过对 246 例暴露于橡木或山毛榉木材灰尘的肠型腺癌患者的研究发现，其所接触的木尘浓度在 10~500mg/m³，且大约 75% 的患者在小型工厂里从事板条装订和打磨工作。

由此可以认为环境中木材灰尘大于 5mg/m³是不安全的[5]。

其他致癌因素还包括甲醛、异丙基酒精、镍、铬（特别是六价铬[6]）、丹宁酸。通常认为职业暴露是发病的重要因素[7-8]，但作者的研究发现只有 30% 的病例有相关的职业暴露史，这也部分反映了其复杂的发病原因。

在致癌环境中暴露的时间和发病的潜伏期也是非常重要。回顾文献发现暴露时间从 9~40年，而潜伏期从 22~70 年不等。一项研究发现ITAC 的一个亚型患者的暴露时间很短（4~18 年，平均 7.5 年，大多数为 25~55 年），经过较长的间歇期才发病[9]，在作者的研究中，有些病例也是这样。同吸烟导致支气管癌发病风险升高相似，与正常人群相比在致癌环境中暴露时间的延长可以使发病率提高 500~1000 倍。

现在在发达国家由于从事木材加工业工人数量的减少和相关保护措施的改进，已经很难准确估计相关发病风险。尽管如此，木材业的职业暴露对发病率的影响依然不容忽视。有研究发现基因易感性同样被认为影响本病的发生。一项研究显示，与对照组相比，ITAC 患者组 CYP1A1密码子 461 多态性过度表达[10]。

发病率

腺癌占鼻部恶性肿瘤的 10%~20%，而鳞癌则是最常见的鼻窦恶性肿瘤[8,11-15]。在作者的系列研究中，腺癌占鼻部恶性肿瘤的 12%。

男性比女性更易患病，这也间接反映出职业暴露对发病率的影响，性别影响在 ITAC 患者中表现十分明显[3,8-9,16]。在女性绝经期间，发病率会有短暂的下降，这一现象与乳腺癌相似[17]。

患者的年龄从 9~90 岁，平均发病年龄在50~60 岁。作者对 117 例病例的统计发现，患者年龄从 27~89 岁（平均年龄 59.7 岁），男女比例为 3.6∶1，大多数患者发病年龄在 60~80 岁（表7.3）。

发病部位

传统上认为腺癌主要发生于筛窦（约占40%），但是在鼻腔其余部位（约占 27%）和上颌窦（约占 20%）中也常有发现[18]。作者的研究发现其主要影响筛窦（约占 59%），其次是筛窦与上颌窦交界处以及上颌窦（约占29%），这表明致癌物可能主要蓄积于中鼻道。最近有研究表明通过鼻内镜检查发现腺癌在嗅裂中的发生也在逐渐增加[19]。

诊断特征

临床特征

初期的症状和鼻腔鼻窦炎性疾病相似，因此不易早期发现。与其他鼻腔鼻窦恶性肿瘤相似，常表现出单侧鼻部症状，如鼻阻、鼻漏、鼻出血等。约 40% 的患者确认时其症状出现超过 6 个月[8]。肿瘤向眼眶侵袭也会表现出如突眼、眼球活动障碍、溢泪、复视，如果向前侵袭突破鼻骨可以出现局部团块样肿物，但是肿瘤如果向后侵袭至蝶筛隐窝、鼻咽部或者向上侵袭前颅窝

表 7.3 腺癌：1970—2010 年病例统计

	例数	年龄（岁）		男:女	颅面切除术	上颌骨切除术	内镜下鼻窦手术	面中掀翻术	鼻侧切开术	未行手术[a]
		范围	平均值							
总数	117	27~89	59.7	3.6:1	63	8	23	3	7	13
放疗	69				26	5	17	2	3	13
化疗	10				6	—	2	—	—	2
总存活率										
5 年					58%		83%			
10 年					40%					
15 年					33%					

a 未行手术的患者为癌症晚期，给予保守治疗

则没有明显症状。如果肿瘤侵袭颞下窝和翼腭窝则会造成张口困难、疼痛和局部感觉异常。

内镜检查可以在鼻腔上部发现团块样肿物，表面可以出现溃疡，但是没有特异性。常出现在单侧，但是也可出现在双侧鼻腔，如鼻中隔和对侧筛窦。由于所含血管组织不多，因此接触后不会显著出血。

影像学表现

见图 7.3、图 7.4、图 7.5。

其在 CT 和 MR 中均没有特异性表现，CT 能反映出肿瘤对骨质的破坏，而 MR 能够分辨出肿瘤与炎性黏膜，或者其与潴留分泌物[20]。而且当肿瘤侵犯眼眶和前颅窝时 MR 能够较好地分辨出其与正常组织的界限[21-22]。有意思的是腺癌常常压迫而非侵袭周围组织，手术中发现肿瘤与眶筋膜和硬脑膜之间常常有明显的界限分隔，所以只有手术及术后病理才能确切地说明肿瘤的范围。

由于肿瘤组织没有特异性，因此其侵袭方式有时可能会为其诊断提供一些线索。腺癌有可能从前组筛窦向前侵袭眉间区域引起局部可见的团块样肿物，或者向后侵袭蝶筛隐窝和鼻咽部。

定期进行标准的常规 MRI 筛查方案是术后终身随访的必要内容。

因为其淋巴结转移率小于 10%，所以常规的颈部淋巴结超声筛查不是必要的。但是对于 ITAC

患者行胃肠道、肾脏和胰腺的筛查是有必要的。

组织学特点与鉴别诊断

鼻腔鼻窦原发腺癌可以分为涎腺型（5%~10%）和非涎腺型[18]。WHO 将非涎腺型鼻腔鼻窦腺癌分类，肠型腺癌（ITAC）常见的亚型为结肠型和黏液型[23]，非肠型腺癌可分为高级别和低级别。这在很大程度上替代了乳头状管状细胞、杯状细胞、印戒细胞以及 Kleinsasser 和 Schroeder 提出的过渡类型，也替代了乳头状、结肠型、实体、黏液细胞及 Barnes 提出的混合类型[20,24]。

非肠型非涎腺型腺癌主要和脊索瘤鉴别，而低级别肿瘤类似于呼吸道上皮错构瘤。

虽然 ITAC 被认为与职业暴露于木材灰尘环境中有关，但是仍不能忽视其由胃肠道、胰腺或者肾脏转移来的可能，因此对相关部位进行影像学检查是有必要的。

免疫组化显示角蛋白 CK7 和 CK20 为阳性，基因组杂交研究发现在染色体 7q、8q 和 20q 有基因获得，在染色体 5q、17q 和 18q 有基因缺失[25-26]。高级别 VEGF-C 表达增高，但是与存活率无关[27]。

鼻腔鼻窦非肠型腺癌可以分为高级别和低级别，其分型依据为发病部位、肿瘤侵袭性和预后。低级别更多表现为筛窦中惰性生长的肿瘤，而高级别表现为上颌窦内侵袭性生长[9,28]。

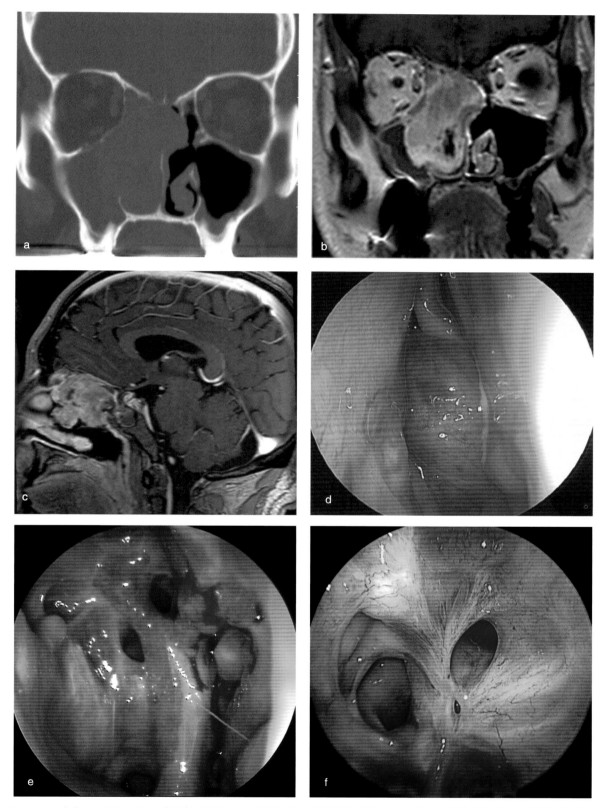

图 7.3a~i　a. 腺癌。冠状位 CT：单侧鼻腔肿物，上颌窦和后组筛窦边界不清，鼻中隔上部被肿瘤取代，但是颅底完整。b. 冠状位 MRI：同一患者（使用钆增强剂后 T1 加权像）肿瘤侵犯鼻腔和筛窦并阻塞上颌窦。c. 矢状位 MRI：同一患者（使用钆增强剂后 T1 加权像）肿瘤与颅底相邻但是还未穿透；d. 鼻内镜：同一患者表面光滑肿物充满鼻腔。e. 鼻内镜：同一患者肿瘤切除后 1 个月复查。f. 鼻内镜：同一患者肿瘤切除后 4 个月复查，颅底修复后恢复情况。h. 冠状位 CT：术后 4 个月鼻腔。i. 冠状位 MRI：（使用钆增强剂后 T1 加权像）术后 4 个月鼻腔

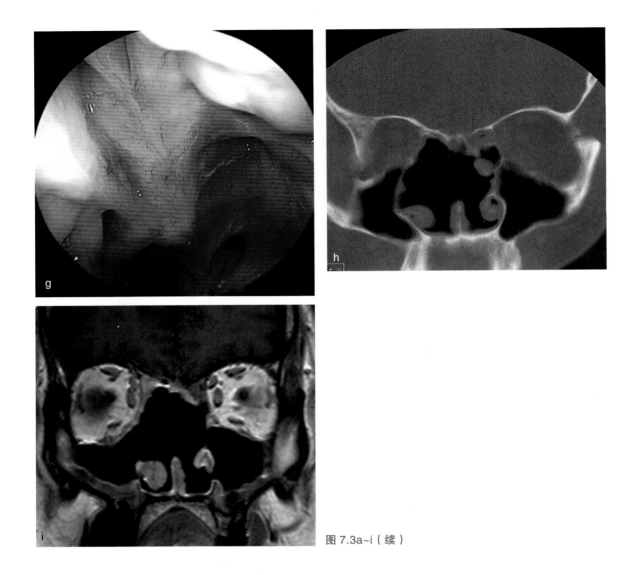

图 7.3a~i（续）

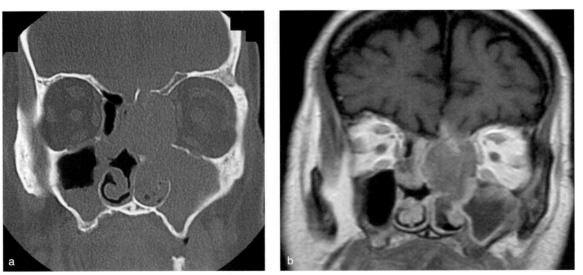

图 7.4a，b　a. 腺癌。冠状位 CT：肿瘤位于左侧鼻腔，上颌窦和后组筛窦实变，颅底可能受侵。b. 冠状位 MRI：（使用钆增强剂后 T1 加权像）肿瘤位于左侧鼻腔和后组筛窦并阻塞上颌窦，侵犯鸡冠区，上矢状窦可能受侵。本患者接受了颅面切除术，术后病理证实上矢状窦受侵犯

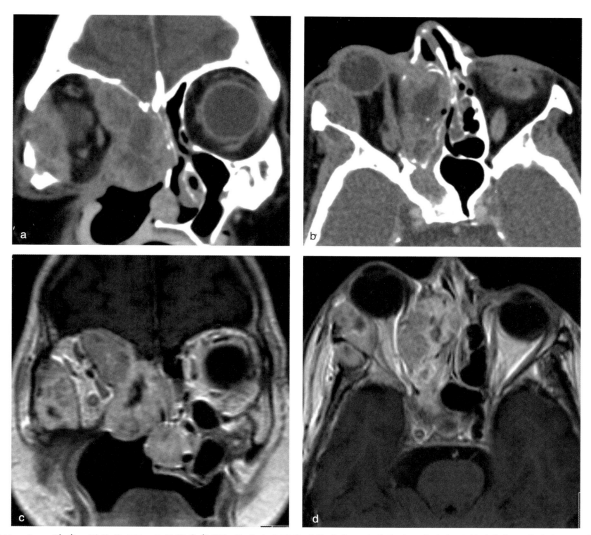

图 7.5a~d a.腺癌。冠状位 CT：1 例接受鼻侧切开术后广泛复发的患者。肿瘤自眼眶中上部至侧壁包绕眶内容物。b.轴位 CT：同一患者肿瘤自侧壁突入眶内及颞下窝。c.冠状位 MRI：同一患者(使用钆增强剂后 T1 加权像)肿瘤从上方侵入前颅窝。d.轴位 MRI：(使用钆增强剂后 T1 加权像)肿瘤侵入眶尖、海绵窦并与颞叶相邻。本患者接受了颅面切除和眶内容物清除术，携带残留肿瘤并存活了 2 年

自然病程

ITAC 所表现出的侵袭性不同，其复发率为 50% 或者更高。其向颅内侵袭是造成复发率较高的原因，而较高的复发率又是近半数患者死亡的原因[29-31]，其转移并不常见(作者的数据中 143 例原发病例中没有出现转移病例)，但是有报道称复发病例中有 20% 出现转移[31-32]。作者的患者中有 9 例继发肺部或骨的转移。报道称淋巴结转移的发生率为 10%[31]，而作者的 117 病例中有 2 例出现淋巴结转移。

与其他鼻窦肿瘤相似，各型腺癌存在远期复发的风险，因此需要长期随访观察。

治 疗

有关鼻腔鼻窦恶性肿瘤及其治疗方案的研究常常是由多个研究单位共同完成的，内容包括肿瘤组织的异质性，分期和干预措施的回顾性研究[27,33]。现在的共识认为腺癌的最佳治疗方案为手术及术后放疗[34]，但是对于这种联合治疗方案没有有力证据予以证明[35]。作者对于患者的治疗方案见表 7.3。

手 术

手术切除是目前最主要的治疗方案。手术方法包括鼻侧切开术、面中掀翻术、多种上颌骨切除术和颅面切除术[15]，对于眶内容物的保

留取决于肿瘤侵袭眶内的范围。如果肿瘤毗邻颅底，那么传统意义上的肿瘤整块彻底切除范围包括鼻中隔上部、全部筛窦、蝶窦前壁、筛板，并且额窦颅骨化，以及通过多种颅面入路切除周围组织[8-9,12,15,36]。但是现在随着鼻内镜技术的发展，越来越多的患者可以通过鼻内镜手术得到治疗[34,37-45]。**无论采用何种手术方案，其根本目的是彻底并安全地全切肿瘤，除非晚期肿瘤已经无法彻底切除，只能以缓解患者痛苦为目的进行治疗。**也就是说，即使病变范围非常广泛，但是如果能够缓解患者的痛苦，也是可以进行手术的。

随着世界范围内鼻内镜手术的发展，鼻内镜切除术的适应证也在发生改变。扩大鼻外额窦入路和内侧上颌骨切除术具有易于操作、切除彻底和便于随访的特点。双侧鼻腔受累曾被认为是鼻内镜手术的禁忌证[41]，但是现在随着技术的发展也是能够安全切除的。然而一旦矢状窦或额叶受累，那么单纯经鼻入路切除将十分困难。所以鼻内镜联合开颅手术也是可以选择的一种手术方式。

由于肿瘤的侵袭范围较为广泛且多变，同时具有越过中线侵袭对侧的趋势，所以不论选择何种术式，都强烈建议彻底切除双侧鼻腔外侧壁（包括筛骨复合体）和鼻中隔上部，除非有准确的分期证实其未侵犯此部位。蝶筛隐窝、鼻咽侧壁和前上鼻腔这些部位也需要特别注意。尽管如此，一些看起来很大的肿瘤可能起源于很小的区域，比如中鼻甲来源的带蒂肿物，而鼻内镜的使用使作者能够更加准确地判断肿瘤起源。

即使眶纸板受侵，在肿物与眶骨膜之间也常常可以分离，作者已有数十年的经验在这种侵犯的情况下来保留眼球，切除肿瘤及与其相邻的眶骨膜，其中必要的条件是术中冰冻病理确定肿瘤未穿透眶骨膜。通过这种方法，在117例患者中作者只切除了6例眼球。

如果颅底受累，作者的经验是在能够充分暴露额叶的前提下切除与肿瘤相邻的骨质和硬脑膜。通过随访作者发现，在有些情况下即使部分脑实质由于肿瘤侵犯被切除，其并发症也十分有限。

由于淋巴结转移很少出现，因此并不建议行预防性的淋巴结清扫术[46]。作者的患者中也仅有1例行常规颈部淋巴结清扫术（<1%）。

放 疗

尽管尚无随机对照试验证明其有效性，但是术前或者术后放疗依然被广泛应用。对于邻近颅底或眼球的肿瘤有标准的放疗方法减少其并发症。而对于侵犯颅底的肿瘤可以使用诸如伽马刀、调强放疗（IMRT）、质子束放射等疗法。与传统的方法相比，以上这些放疗方法能够较好地保护视网膜和视神经等重要周围组织。尽管目前还没有有关这些放疗疗效的长期随访结果，但是在并发症可控的前提下，这些方法能够加大对肿瘤的放疗剂量。不过这些方法还是不能取代手术切除，并且应用条件是肿瘤需对放疗敏感。

由于对疗效仍缺乏充足的证据，所以对于一些体积较小的肿瘤，如果距离颅底、眼眶或者重要血管尚有一定距离[47]，或者手术能够安全切除的肿瘤，是不需要进行放疗的。目前没有证据表明需要进行预防性颈部放疗[8,47]。

化疗与其他治疗方法

许多研究中心建议行局部药物治疗[48-49]。例如先行减瘤术，之后给予8次局部5-FU治疗，同时清除局部坏死组织。尽管有预后良好的病例报道（见后文），但是可能是由于参与治疗的医生和患者的不同，很难重复其疗效，由此未被广泛采用。

有许多报道利用顺铂、5-FU和多烯紫杉醇治疗鼻腔鼻窦腺癌[50]。选择性地给予经动脉化疗虽然可行，但是与其他选择性介入疗法相比，没有表现出特别的临床效果[51]。

未来会出现一些新的治疗方法，比如已经应用到肠腺癌的能够抑制表皮生长因子受体的单克隆抗体。

预后因素与结局

目前还没有将单独手术治疗与其他治疗方法相比较的研究，但是数量众多的手术方法确实能够给患者带来益处（表 7.4）[27]。

法国 GETTEC 研究机构对 418 例鼻腔鼻窦腺癌患者进行的研究发现，与单纯放疗相比，单纯手术或手术联合放疗能够有效提高患者的存活时间[8]。其手术方式多样，有经面部入路 274 例（72.5%），颅面联合入路 77 例（20%），神经外科手术 22 例（6%），内镜手术 6 例

（1.5%）。术后的并发症包括脑脊液漏 20 例（4.8%），脑膜炎 13 例（3.1%），死亡 7 例（1.7%），出血 6 例（1.4%）[8]。

在一项纳入 153 例 ITAC 侵犯筛窦患者的研究中发现[9]，大多数行颅面部切除术的患者，5 年和 10 年的病因特异性死亡率分别为 44% 和 53%（即存活率分别为 56% 和 47%），而 36 例侵犯筛窦或上颌窦的非 ITAC 患者的 5 年和 10 年死亡率分别为 50% 和 57%，这一区别并不显著。对高、中、低分化的 ITAC 患者，其死亡率

表 7.4　腺癌：1984—2010 年主要的相关研究

第一作者	腺癌例数	治疗方法	结局	各肿瘤分期病例数
Klintenberg 等[52]	28	19 例接受术前放疗（40~70Gy），4 例单纯手术，3 例不适合手术，2 例未治疗	2 年存活率 76% 5 年存活率 50%（12 例失访）	
Tran 等[53]	10	手术 + 放疗，单纯放疗	5 年总存活率 82% 10 年总存活率 57% 15 年总存活率 25%	
Roux 等[54]	63	新辅助化疗（顺铂，5-FU）+ 开放式手术，其中 54 例又接受了术后放疗（平均 65Gy）	平均 19 个月的存活期 1 年总存活率 85% 2 年总存活率 70% 3 年总存活率 53% 5 年总存活率 42.5%	T1=5 T2=1 T3=12 T4=41 （16 例复发）
Brasnu 等[55]	22	新辅助化疗（顺铂，5-FU）+ 颅面切除术，其中 5 例又接受了术后放疗	3 年存活率 68.1% 3 年局部控制率 65.7% 8 例（36%）对化疗应答 5 例（23%）完全应答	T1=10 T2=1 T3=11
Harbor 等[56]	37	多种手术方式，放疗，新辅助化疗或术后放疗	5 年疾病特异性存活率 65% 10 年疾病特异性存活率 52%	
Moreau 等[57]	23	手术和术后放疗	3 年存活率 68% 5 年存活率 48%	T1=1 T2=6 T3=9 T4=9
Shah 等[58]	17	颅面切除术（在 115 例中有 76 例接受了放疗）	5 年存活率 57% 10 年存活率 29%	
Salvan 等[59]	31	颅面切除术和术后放疗，其中有 20 例接受了新辅助化疗（顺铂、5-FU、表柔比星）	1 年存活率 86% 3 年存活率 62% 5 年存活率 39%	
Cantu 等[12]	50（91 例患者中）	颅面切除术，91 例中有 72% 接受了放疗	5 年总存活率 47% 5 年无病存活率 24%（91 例患者中）	
Tiwari 等[60]	29	手术和术后放疗（只有 1 例单纯放疗）	5 年存活率 59% 10 年存活率 50%	

续表

第一作者	腺癌例数	治疗方法	结局	各肿瘤分期病例数
Dulguerov 等[13]	25（220 例患者中）	4 例手术，18 例手术和术后放疗，3 例单纯放疗	2 年、5 年和 7 年准确局部控制率分别为 84%、69% 和 63%	T1=1 T2=10 T3=10 T4=4 筛窦=16 上颌窦=4 鼻腔=5
Knegt 等[49]	62	手术（Caldwell-Luc 式手术）和局部 5-FU 化疗（8 次），（32 例接受了 7×2Gy 放疗；预后没有差异）	5 年总存活率 79%（2 年为 92%，10 年 64%） 5 年疾病特异性存活率 87%（2 年 96%，10 年为 74%） 5 年局部无复发存活率 78%（2 年 91%，10 年为 66%）	T1=3 T2=10 T3=24 T4=25
Claus 等[61]	47	手术（80% 接受了颅面切除术）和术后放疗	3 年总存活率 71%，3 年疾病特异性存活率 62% 5 年总存活率 60%，5 年疾病特异性存活率 36% 5 年局部控制率 59%	T1=2 T2=17 T3=11 T4=17
Ganly 等[14]	107		5 年总存活率 44.8% 5 年疾病特异性存活率 52% 5 年未复发存活率 46.4%	
Orvidas 等[62]	24	23 例手术，其中 7 例接受了术后放疗（1 例为放化疗），2 例术前放化疗	5 年总存活率 58%（SE=11.5%） 5 年疾病特异性存活率 73%	
Howard 等[15]	62（259 例恶性病例中）	颅面切除术，部分病例术后行放疗	5 年存活率 58% 10 年存活率 40% 15 年存活率 33%	
Almeyda 等[32]	14	7 例放疗，7 例放疗和减瘤术	5 年无病存活率 50%	2 期 13 3 期 1
	11	11 例行减瘤术和局部 5-FU 化疗	5 年无病存活率 86%	2 期 11
Choussy 等[8]	418	55 例（13.2%）单纯手术，33 例（7.9%）单纯放疗，324（77.7%）例手术和放疗 324 例，5 例（1.2%）未行治疗	3 年总存活率 72%、 5 年总存活率 64% 10 年总存活率 49%	T1=14 T2=133 T3=95 T4=174 416 例中有 10 例 N+
Airoldi 等[27]	82	大多数行手术和术后放疗	5 年总存活率 47%	
De Gabory 等[47]	95	16% 单纯手术（所有的 T1 和 5 例 T2），78% 手术和术后放疗（其中 5 例病情缓解），1 例未行治疗，手术者：65% 经面部入路；35% 颅面切除术	复发中位时间为 3 年 5 年疾病特异性存活率 78%（10 年 64%） 5 年无病存活率 61%（10 年 44%）	T1=2 T2=21 T3=35 T4=37 N+=3 M+=0

也没有显著差异。ITAC 患者的 5 年和 10 年复发率分别为 51% 和 58%，这一差别在 ITAC 和非 ITAC 患者之间以及 ITAC 不同分化类型患者之间也没有显著差异。

Ganly 等进行的一项纳入 334 例颅面肿瘤切除患者的研究中，107 例（32%）为腺癌[14]。他们报道称腺癌总存活率为 44%，疾病特异性存活率为 52%，无复发存活率为 46.4%。他们使用了多种术前辅助疗法。作者的 62 例腺癌颅面切除患者系列中，5 年存活率为 58%，10 年和 15 年存活率分别下降至 40% 和 33%[15]。这其中包括各期肿瘤，大多数为 T3 和 T4 期。具体而言，预后与肿瘤在颅内侵犯的范围有关，比如肿瘤侵犯到颅底、硬脑膜或额叶时，即使肿瘤被彻底切除，患者的 5 年存活率也分别只有 82%、20% 和 0。虽然作者的研究中患者的并发症较少，但是 Ganly 等对 1193 例患者的研究[63]发现，术后死亡率为 4.7%，明显并发症的发病率至少为 1/3。

目前更多倾向于内镜手术，从而减少并发症对患者的影响，特别是在老年患者中。有许多术者报道其内镜手术切除鼻腔鼻窦肿瘤有较好的疗效[37,40-44,64-65]。Lund 等报道内镜手术切除腺癌后，患者的 5 年总存活率为 83%，肿瘤未复发的比例为 72%[40]。一些患者接受了放疗。

Bogaerts 等对 44 例腺癌患者的研究结果表明总存活率、疾病特异性存活率和局部控制率分别为 81%、91% 和 73%[41]。而 5 年随访结束时，相应的数据分别为 53%、83% 和 62%。对以上研究人员的研究结果进行分析，不难看出，肿瘤较小且分期较低更适合行内镜切除，并且与开放式手术的控制率相比，内镜切除对结局并无不良影响（表 7.5）[41]。

如果肿瘤侵犯颅底，那么与手术（无论是否联合放疗）相比，单纯放疗的预后效果差且并发症的发病率较高[8,13,37,48,52,66-72]。放疗处理术后残余病变及颅内侵犯的患者，效果不佳（在一个系列研究中，所有患者均在 7 个月内复发）[47,61]。

有学者建议行挽救性手术的同时行新辅助疗法或放疗[71-72]。对 29 例筛窦癌患者（其中 9 例为腺癌）的研究发现，48% 的病例接受单纯放疗能够控制病情[72]。5 年总存活率为 39%，5 年疾病特异性存活率为 58%，与手术相比均较低。

关于 IMRT 治疗鼻腔鼻窦恶性肿瘤的报道较多，其中 33%~79% 为腺癌[73-78]。常在术后给予放疗，中位放疗剂量为 64~70Gy。5 年总存活率为 45.0%~58.5%，5 年局部控制率为 58.0%~70.7%[76-78]，这些数据与传统放疗相当，但是并发症更少。

表 7.5 腺癌：单纯内镜入路统计结果

第一作者（年）	例数	化疗	结果
Stammberger（1999）[64]	7	未统计	5 例 30 个月复查无复发或转移
Goffart（2000）[37]	40	87.9%	5 年疾病特异性存活率 57.6%
Lund（2007）[40]	15	76%	5 年存活率 83%
Nicolai（2008）[42]	44	35%	5 年疾病特异性存活率 94.4%
Bogaerts（2008）[41]a	44	100%	5 年疾病特异性存活率 83%
Jardeleza（2009）[44]	12	75%	30 个月疾病特异性存活率 91.6%
Villaret（2010）[45]b	36	未统计	分别有 2 例于 15 个月和 39 个月因疾病死亡，1 例在 12 个月复发，现在存活并预后良好

经许可，引自 Lund V，Stammberger H，Nicolai P，et al. European position paper on endoscopic management of tumours of the nose, paranasal sinuses and skull base. Rhinology Supplement，2010，22:45

a 部分病例已由 Goffart 等报道[37]

b 部分病例已由 Nicolai 等报道[42]

相反，单纯使用质子束放射疗法治疗侵犯颅底的原发唾液腺肿瘤，其局部复发的风险较高，而有报道称，伽马刀在提高局部控制率的同时仅增加了少许毒副作用[79]。

有报道称局部使用 5- 氟尿嘧啶（5-FU）疗法的 5 年总存活率为 79%，5 年疾病特异性存活率为 87%[49]，其显效在于对肿瘤细胞的毒性和对免疫力的提高。有趣的是，当将放疗剂量减半时，其疗效并没有改变。Alemyda 等使用相似的方法对 25 例受到硬木暴露导致筛窦肠型腺癌的患者给予治疗，同样收到了较好的疗效[32]。在研究中，11 例患者接受了筛窦扩大切除术和反复的局部 5-FU 治疗，而历史对照组中，有 14 例患者接受了放疗，其中 7 例在放疗后行手术。手术加 5-FU 组和放疗加手术组比较，5 年无病存活率分别为 86% 和 50%。目前还没有相似的研究。

关于化疗，化疗联合手术治疗的效果优于其他没有使用化疗的单一治疗方案。Brasnu 等将顺铂和 5-FU 作为新的辅助治疗手段在小样本的患者中使用[55]，总缓解率为 36%，22.7% 的患者表现出完全临床缓解，13.6% 的患者表现出组织学应答。Roux 等对 54 例筛窦腺癌患者给予顺铂和 5-FU 治疗的效果较差，8 例（15%）完全应答，12 例（22%）肿瘤体积减小大于 50%，34 例（63%）没有应答或肿瘤体积减小小于 50%[54]。然而，所有对化疗完全应答的患者存活时间均大于 10 年。

肿瘤的 T 分期越高，预后越差[27,34,54]，特别是 T4b 最差[74]。如果肿瘤侵犯大脑、硬脑膜、蝶窦、颞下窝或者眼眶，其预后很差[8,47,80]，特别是，在早期的颅面研究中，侵犯大脑者的存活时间均未大于 1 年[36]。肿瘤体积的大小与存活率呈负相关[54]。手术切缘阳性或伴有淋巴结转移的患者，其局部控制率与存活率均较差[37]。尽管如此，只要积极随访和治疗，就算复发，其治疗结局也并不比新发病例差[54]。

虽然没有被所有研究所支持[9]，但根据作者的经验，所有的组织分型均与预后相关，分

化较差的肿瘤其预后也较差[20,28]。与其他分级较低的肿瘤相比，ITAC 的复发率较高，约为50%。5 年存活率在 40%~60%，大多数死亡发生在前 3 年[8]。对于分级较低的非 ITAC 患者，5 年存活率较高，达到 85%[49]。然而必须注意，局部复发可能发生在 10 年甚至更久以后[36]。Ki-67、CD31 免疫组化阳性率和微血管密度也同样与存活率相关[27]。

年龄和性别同样影响预后。65 岁甚至年龄更大的患者预后明显较差，其 5 年存活率为33%，而 55~64 岁患者的 5 年存活率为 60%[16]。还有一些报道指出女性的复发率更高[62]。

■ 关键点

·腺癌是一种常见的鼻腔鼻窦恶性肿瘤，其与木材粉尘的职业暴露有关。

·职业暴露诱发肠型腺癌，同时也可能诱发其他类型肿瘤。

·鼻腔鼻窦腺癌有时是由肾脏或其他器官转移而来的。

·治疗原则是手术切除，放疗的疗效还未被证明。

·颜面切除能够明显提高存活率，目前经鼻内镜手术切除在部分患者中同样有较好的疗效。

参考文献

[1] Acheson ED, Hadfield EH, Macbeth RG. Carcinoma of the nasal cavity and accessory sinuses in woodworkers. Lancet, 1967,1(7485):311–312

[2] Acheson ED, Cowdell RH, Hadfield E, et al. Nasal cancer in woodworkers in the furniture industry. BMJ, 1968,2(5605): 587–596

[3] Schroeder H-G, Wolf J, Steinhart H. New aspects of carcinogenesis of occupational sinonasal carcinoma in woodworkers//Werner JA, Lippert BM, Rudert HH, eds. Head and Neck Cancer, Advances in Basic Research, Proceedings of the International Symposium, Kiel Germany. Amsterdam: Elsevier Science BV, 1996,47–52

[4] Wilhelmsson B, Hellquist H, Olofsson J, et al. Nasal cuboidal metaplasia with dysplasia. Precursor to -adenocarcinoma in wood-dust-exposed workers? Acta Otolaryngol, 1985,99(5–6):641–648

[5] Blot WJ, Chow WH, McLaughlin JK. Wood dust and nasal

cancer risk. A review of the evidence from North America. J Occup Environ Med, 1997,39(2):148–156

[6] Indus trial Injuries Advisory Council. Chromium and Sinonasal Cancer. Report by the Industrial Injuries Advisory Council in accordance with Section 171 of the Social Security Administration Act 1992. Department of Work & Pensions report Cm 7740. London: The Stationary Office,2009: 31

[7] Luce D, Leclerc A, Bégin D, et al. Sinonasal cancer and occupational exposures, a pooled analysis of 12 case-control studies. Cancer Causes Control, 2002,13(2):147–157

[8] Choussy O, Ferron C, Védrine PO, et al, GETTEC Study Group. Adenocarcinoma of ethmoid, a GETTEC retrospective multicenter study of 418 cases. Laryngoscope, 2008, 118(3): 437–443

[9] Cantu G, Solero CL, Mariani L, et al. Intestinal type adeno-carcinoma of the ethmoid sinus in wood and leather workers, a retrospective study of 153 cases. Head Neck, 2011, 33(4): 535 –542

[10] Pastore E, Perrone F, Orsenigo M, et al. Polymorphisms of metabolizing enzymes and susceptibility to ethmoid intestinal-type adenocarcinoma in professionally exposed patients. Transl Oncol, 2009,2(2):84–88

[11] Robin PE, Powell DJ, Stansbie JM. Carcinoma of the nasal cavity and paranasal sinuses, incidence and presentation of different histological types. Clin Otolaryngol Allied Sci, 1979,4(6):431–456

[12] Cantù G, Solero CL, Mariani L, et al. Anterior craniofacial resection for malignant ethmoid tumors—a series of 91 patients. Head Neck, 1999,21(3): 185 –191

[13] Dulguerov P, Jacobsen MS, Allal AS, et al. Nasal and paranasal sinus carcinoma, are we making progress? A series of 220 patients and a systematic review. Cancer, 2001, 92(12):3012–3029

[14] Ganly I, Patel SG, Singh B, et al. Craniofacial resection for malignant paranasal sinus tumors, Report of an International Collaborative Study. Head Neck, 2005,27(7):575 –584

[15] Howard DJ, Lund VJ, Wei WI. Craniofacial resection for tumors of the nasal cavity and paranasal sinuses, a 25-year experience. Head Neck, 2006,28(10):867–873

[16] Gatta G, Bimbi G, Ciccolallo L, et al. Survival for ethmoid sinus adenocarcinoma in European populations. Acta Oncol, 2009,48(7):992–998

[17] Roush GC. Epidemiology of cancer of the nose and paranasal sinuses, current concepts. Head Neck Surg, 1979,2(1):3–11

[18] Leivo I. Update on sinonasal adenocarcinoma, classification and advances in immunophenotype and molecular genetic make-up. Head Neck Pathol, 2007,1(1):38–43

[19] Jank owski R, Georgel T, Vignaud JM, et al. Endoscopic surgery reveals that woodworkers' adenocarcinomas originate in the olfactory cleft. Rhinology, 2007,45(4):308–314

[20] Franchi A, Gallo O, Santucci M. Clinical relevance of the histological classification of sinonasal intestinal-type adenocarcinomas. Hum Pathol, 1999,30(10):1140–1145

[21] Lloyd G, Lund VJ, Howard D, et al. Optimum imaging for sinonasal malignancy. J Laryngol Otol, 2000, 114(7):557–562

[22] Madani G, Beale TJ, Lund VJ. Imaging of sinonasal tumors. Semin Ultrasound CT MR, 2009,30(1): 25–38

[23] Franchi A, Santucci M, Wenig B. Adenocarcinoma. In, Barnes L, Eveson JW, Reichart P, Sidransky D, eds. World Health Organization Classification of Tumours. Pathology and Genetics of Head and Neck Tumours. Lyon: IARC Press, 2005

[24] Barnes L. Intestinal-type adenocarcinoma of the nasal cavity and paranasal sinuses. Am J Surg Pathol, 1986,10(3):192–202

[25] Ariza M, Llorente JL, Alvarez-Marcas C, et al. Comparative genomic hybridization in primary sinonasal adenocarci-nomas. Cancer, 2004,100(2):335–341

[26] Korinth D, Pacyna-Gengelbach M, Deutschmann N, et al. Chromosomal imbalances in wood dust-related adenocarcinomas of the inner nose and their associations with pathological parameters. J Pathol,2005,207(2):207–215

[27] Airoldi M, Garzaro M, Valente G, et al. Clinical and biological prognostic factors in 179 cases with sinonasal carcinoma treated in the Italian Piedmont region. Oncology, 2009,76(4):262–269

[28] Heffner DK, Hyams VJ, Hauck KW, et al. Low-grade adenocarcinoma of the nasal cavity and paranasal sinuses. Cancer, 1982,50(2):312–322

[29] Kraus DH, Sterman BM, Levine HL, et al. Factors influencing survival in ethmoid sinus cancer. Arch Otolaryngol Head Neck Surg, 1992,118(4):367–372

[30] Rosen A, Vokes EE, Scher N, et al. Locoregionally advanced paranasal sinus carcinoma. Favorable survival with multimodality therapy. Arch Otolaryngol Head Neck Surg, 1993,119(7):743–746

[31] Lund VJ, Stammberger H, Nicolai P, et al, European Rhinologic Society Advisory Board on Endoscopic Techniques in the Management of Nose, Paranasal Sinus and Skull Base Tumours. European position paper on endoscopic management of tumours of the nose, paranasal sinuses and skull base. Rhinol Suppl, 2010, (22):1–143

[32] Almeyda R, Capper J. Is surgical debridement and topical 5 fluorouracil the optimum treatment for woodworkers' adenocarcinoma of the ethmoid sinuses? A case-controlled study of a 20-year experience. Clin Otolaryngol, 2008,33(5): 435 –441

[33] Allen MW, Schwartz DL, Rana V, et al. Long-term radiotherapy outcomes for nasal cavity and septal cancers. Int J Radiat Oncol Biol Phys, 2008,71(2),401–406

[34] Nicolai P, Castelnuovo P, Lombardi D, et al. Role of endoscopic surgery in the management of selected malignant epithelial neoplasms of the naso-ethmoidal complex. Head Neck, 2007,29(12): 1075–1082

[35] Lund VJ, Chisholm E, Takes R, et al. Evidence for treatment strategies in sinonasal adenocarcinoma. Head Neck, 2012,34:1168–1178

[36] Lund VJ, Howard DJ, Wei WI, et al. Craniofacial resection for tumors of the nasal cavity and paranasal sinuses—a 17-year experience. Head Neck, 1998,20(2):97–105

[37] Goffart Y, Jorissen M, Daele J, et al. Minimally invasive endoscopic management of malignant sinonasal tumours.

Acta Otorhinolaryngol Belg, 2000,54(2):221–232

[38] Castelnuovo P, Battaglia P, Locatelli D, et al. Endonasal micro-endoscopic treatment of malignant tumors of the paranasal sinuses and anterior skull base. Oper Tech Otolaryngol Head Neck Surg, 2006,17:152 –167

[39] Dave SP, Bared A, Casiano RR. Surgical outcomes and safety of transnasal endoscopic resection for anterior skull tumors. Otolaryngol Head Neck Surg, 2007,136(6):920–927

[40] Lund V, Howard DJ, Wei WI. Endoscopic resection of malignant tumors of the nose and sinuses. Am J Rhinol, 2007,21(1):89–94

[41] Bogaerts S, Vander Poorten V, Nuyts S, et al. Results of endoscopic resection followed by radiotherapy for primarily diagnosed adenocarcinomas of the paranasal sinuses. Head Neck, 2008,30(6):728–736

[42] Nicolai P, Battaglia P, Bignami M, et al. Endoscopic surgery for malignant tumors of the sinonasal tract and adjacent skull base, a 10-year experience. Am J Rhinol, 2008,22(3):308–316

[43] Hanna E, DeMonte F, Ibrahim S, et al. Endoscopic resection of sinonasal cancers with and without craniotomy, oncologic results. Arch Otolaryngol Head Neck Surg, 2009, 135 (12): 1219–1224

[44] Jardeleza C, Seiberling K, Floreani S, et al. Surgical outcomes of endoscopic management of adenocarcinoma of the sinonasal cavity. Rhinology, 2009,47(4):354 –361

[45] Villaret AB, Yakirevitch A, Bizzoni A, et al. Endoscopic transnasal craniectomy in the management of selected sinonasal malignancies. Am J Rhinol Allergy, 2010,24(1): 60–65

[46] Rice DH. Benign and malignant tumors of the ethmoid sinus. Otolaryngol Clin North Am, 1985,18(1):113–124

[47] de Gabory L, Maunoury A, Maurice-Tison S, et al. Long-term single-center results of management of ethmoid adenocarcinoma, 95 patients over 28 years. Ann Surg Oncol, 2010,17(4):1127–1134

[48] Sato Y, Morita M, Takahashi HO, et al. Combined surgery, radiotherapy, and regional chemotherapy in carcinoma of the paranasal sinuses. Cancer, 1970, 25(3):571–579

[49] Knegt PP, Ah-See KW, vd Velden LA, et al. Adenocarcinoma of the ethmoidal sinus complex, surgical debulking and topical fluorouracil may be the optimal treatment. Arch Otolaryngol Head Neck Surg, 2001,127(2):141–146

[50] Nagano H, Yoshifuku K, Deguchi K, et al. Adenocarcinoma of the paranasal sinuses and nasal cavity with lung metastasis showing complete response to combination chemotherapy with docetaxel, cisplatin and 5-fluorouracil (TPF), a case report. Auris Nasus Larynx, 2010,37(2):238–243

[51] L ee YY, Dimery IW, Van Tassel P, et al. Superselective intra-arterial chemotherapy of advanced paranasal sinus tumors. Arch Otolaryngol Head Neck Surg, 1989,115(4):503 –511

[52] Klintenberg C, Olofsson J, Hellquist H, et al. Adenocarcinoma of the ethmoid sinuses. A review of 28 cases with special reference to wood dust exposure. Cancer, 1984, 54(3):482–488

[53] Tran L, Sidrys J, Horton D, et al. Malignant salivary gland tumors of the paranasal sinuses and nasal cavity. The UCLA experience. Am J Clin Oncol, 1989,12(5):387–392

[54] Roux FX, Brasnu D, Devaux B, et al. Ethmoid sinus carcinomas, results and prognosis after neoadjuvant chemotherapy and combined surgery—a 10-year experience. Surg Neurol, 1994,42(2):98–104

[55] Brasnu D, Laccourreye O, Bassot V, et al. Cisplatin-based neoadjuvant chemotherapy and combined resection for ethmoid sinus adenocarcinoma reaching and/or invading the skull base. Arch Otolaryngol Head Neck Surg, 1996, 122(7):765–768

[56] Harbo G, Grau C, Bundgaard T, et al. Cancer of the nasal cavity and paranasal sinuses. A clinico-pathological study of 277 patients. Acta Oncol, 1997,36(1):45–50

[57] Moreau JJ, Bessede JP, Heurtebise F, et al. Adenocarcinoma of the ethmoid sinus in woodworkers. Retrospective study of 25 cases. [Article in French] Neurochirurgie, 1997, 43(2): 111–117

[58] Shah JP, Kraus DH, Bilsky MH, et al. Craniofacial resection for malignant tumors involving the anterior skull base. Arch Otolaryngol Head Neck Surg, 1997,123(12):1312–1317

[59] Salvan D, Julieron M, Marandas P, et al. Combined transfacial and neurosurgical approach to malignant tumours of the ethmoid sinus. J Laryngol Otol, 1998,112(5):446–450

[60] Tiwari R, Hardillo JA, Tobi H, et al. Carcinoma of the ethmoid, results of treatment with conventional surgery and post-operative radiotherapy. Eur J Surg Oncol, 1999, 25(4): 401–405

[61] Claus F, Boterberg T, Ost P, et al. Postoperative radiotherapy for adenocarcinoma of the ethmoid sinuses, treatment results for 47 patients. Int J Radiat Oncol Biol Phys, 2002, 54(4):1089–1094

[62] Orvidas LJ, Lewis JE, Weaver AL, et al. Adenocarcinoma of the nose and paranasal sinuses, a retrospective study of diagnosis, histologic characteristics, and outcomes in 24 patients. Head Neck, 2005,27(5):370–375

[63] Ganly I, Patel SG, Singh B, et al. Complications of cranio-facial resection for malignant tumors of the skull base, report of an International Collaborative Study. Head Neck, 2005, 27(6):445–451

[64] Stammberger H, Anderhuber W, Walch C, et al. Possibilities and limitations of endoscopic management of nasal and paranasal sinus malignancies. Acta Otorhinolaryngol Belg, 1999, 53(3):199–205

[65] Buc hmann L, Larsen C, Pollack A, et al. Endoscopic techniques in resection of anterior skull base/paranasal sinus malignancies. Laryngoscope, 2006,116(10):1749–1754

[66] Ellingwood KE, Million RR. Cancer of the nasal cavity and ethmoid/sphenoid sinuses. Cancer, 1979,43(4):1517–1526

[67] Bush SE, Bagshaw MA. Carcinoma of the paranasal sinuses. Cancer, 1982,50(1):154–158

[68] Parsons JT, Mendenhall WM, Mancuso AA, et al. Malignant tumors of the nasal cavity and ethmoid and sphenoid sinuses. Int J Radiat Oncol Biol Phys, 1988,14(1):11–22

[69] Logue JP, Slevin NJ. Carcinoma of the nasal cavity and paranasal sinuses, an analysis of radical radiotherapy. Clin Oncol (R Coll Radiol), 1991,3(2):84–89

[70] Roa WH, Hazuka MB, Sandler HM, et al. Results of primary and adjuvant CT-based 3-dimensional radiotherapy for

malignant tumors of the paranasal sinuses. Int J Radiat Oncol Biol Phys, 1994,28(4): 857–865

[71] Curran AJ, Gullane PJ, Waldron J, et al. Surgical salvage after failed radiation for paranasal sinus malignancy. Laryngoscope, 1998,108(11 Pt 1):1618–1622

[72] Waldron JN, O'Sullivan B, Warde P, et al. Ethmoid sinus cancer, twenty-nine cases managed with primary radiation therapy. Int J Radiat Oncol Biol Phys, 1998,41(2),361–369

[73] Claus F, Mijnheer B, Rasch C, et al. Report of a study on IMRT planning strategies for ethmoid sinus cancer. Strahlenther Onkol 2002,178(10):572–576

[74] Duthoy W, Boterberg T, Claus F, et al. Postoperative intensity-modulated radiotherapy in sinonasal carcinoma, clinical results in 39 patients. Cancer, 2005,104(1):71–82

[75] Combs SE, Konkel S, Schulz-Ertner D, et al. Intensity modulated radiotherapy (IMRT) in patients with carcinomas of the paranasal sinuses, clinical benefit for complex shaped target volumes. Radiat Oncol, 2006:1,23

[76] Chen AM, Daly ME, Bucci MK, et al. Carcinomas of the paranasal sinuses and nasal cavity treated with radiotherapy at a single institution over five decades, are we making improvement? Int J Radiat Oncol Biol Phys, 2007,69(1):141–147

[77] Daly ME, Chen AM, Bucci MK, et al. Intensity-modulated radiation therapy for malignancies of the nasal cavity and paranasal sinuses. Int J Radiat Oncol Biol Phys, 2007, 67(1):151–157

[78] Madani I, Bonte K, Vakaet L, et al. Intensity-modulated radiotherapy for sinonasal tumors, Ghent University Hospital update. Int J Radiat Oncol Biol Phys, 2009,73(2):424–432

[79] Douglas JG, Goodkin R, Laramore GE. Gamma knife stereotactic radiosurgery for salivary gland neoplasms with base of skull invasion following neutron radiotherapy. Head Neck, 2008,30(4):492–496

[80] Jansen EP, Keus RB, Hilgers FJ, et al. Does the combination of radiotherapy and debulking surgery favor survival in paranasal sinus carcinoma? Int J Radiat Oncol Biol Phys, 2000,48(1):27–35

■ 腺样囊性癌

定　义

（ICD-O code 8200/3）

腺样囊性癌（ACC）是一种具有侵袭性的恶性肿瘤，外形常为筛孔状，源于小浆黏液腺体，可发生于鼻腔和鼻窦的黏膜。

病　因

虽然 Billroth 早在 1856 年就已经报道该病，但是到目前为止还没有发现明确的病因[1]。

别　名

腺样囊性癌有多个别名，如圆柱瘤、腺囊癌、筛状腺癌。

发病率

有一种共识认为 70% 的小腺体肿瘤为恶性，尽管不同研究结果显示其区间在 65%~88%，但是由于种类较多，没有一种类型的数量占据主导[2-5]。尽管如此，腺样囊性癌还是比较少见，占鼻腔鼻窦所有肿瘤的不到 2%[6]。在 1995—2004 年，丹麦对 242 例鼻腔鼻窦恶性肿瘤进行调查发现，约 5% 为腺样囊性癌[7]。

发病部位

由于来源于小唾液腺，大多数的腺样囊性癌发生在口腔，特别是硬腭（约 25%），因此常侵犯鼻腔和上颌窦[6,8]。除硬腭之外，腺样囊性癌主要侵犯上颌窦（57%）[9]和鼻腔（14%~32%）[10-12]，并由此进而侵犯颅底、翼腭窝和颞下窝。腺样囊性癌也可以从蝶窦或者鼻咽部发展进而侵犯斜坡[13]。很少是由他处转移而来，比如气管[14]。基于作者的病例系列的部位分类见表 7.6。

诊断特征

临床特征

作者的 54 例病例系列，患者年龄 31~89 岁（平均年龄 52.6 岁），男女比例为 1.7∶1。这一数据与其他研究相似[12,15]，并且没有民族差异。

临床症状包括单侧鼻阻和血性浆液样鼻涕，典型患者可因为周围神经受累表现出面部疼痛和三叉神经末梢感觉异常等神经症状[3,16]。腺样囊性癌也可以表现为海绵窦综合征[17]。向眶内侵犯可以引起眼球突出、复视和溢泪，或者在面部相邻组织如内眦中发现肿物。侵犯硬腭可以出现牙齿脱落进而被实性或溃疡性肿物所取代。与腭隆凸不同，腺样囊性癌很少起源于中线，常发生于第一磨牙连线之后。

有相当数量的患者发生肺部转移，但症状出现较晚，常常直到晚期才被发现。作者的患者中至少有 8 例出现肺部转移，时间最长的 1 例发生在原发肿瘤切除后 18 年。

影像学表现

腺样囊性癌在影像学上没有特异性表现，

表 7.6　腺样囊性癌：1976—2010 年个体病例资料

| | 例数 | 年龄（岁） | | 男：女 | 颅面切除术 | 上颌骨切除术 | 鼻侧切开术 | 面中掀翻术 | 鼻内镜手术 | 其他 |
		范围	平均值							
	54	31~89	52.6	1.7：1	19	11（2 例为双侧）	9	4	2	9
眶内容物清除	19				11	5	3			
放疗	24				10	5	1	2	1	5
总存活率										
5 年					61%					
10 年					31%					
15 年					31%					

也就是说 CT 和 MRI 可以表现出其他恶性侵袭性肿瘤的特点，如实性团块和骨质侵蚀。在有些情况下也可能出现黏膜下扩散和骨膜下侵犯从而导致骨质侵蚀和硬化灶的出现[18-19]。高级别肿瘤在 MRI T2 加权像中为中等信号，低级别肿瘤表现为高信号，因而可能被误认为炎性病变（图 7.6、图 7.7）。

MRI 可以显示出周围神经受累，既可以是连续性的也可以是间断性的，从而导致圆孔或卵圆孔扩大，进而影响三叉神经[18-19]。因此中颅窝的病变可能是由此路径或者由视神经和海绵窦发展而来[20]。

尽管颈部转移很少见，但是腺样囊性癌常转移至肺部，因此需要行肺部常规影像学检查（图 7.8）。

PET/CT 的作用仍有待确定。

组织学特征与鉴别诊断

腺样囊性癌的早期症状表现不明显。因此即使肉眼观是正常的黏膜，其活检结果也可能是阳性的。组织病理学可分为管状、筛状（"瑞士奶酪"）和实性团块，侵袭性也逐渐增加，但是常常有混合性肿瘤的发生。尽管其外观有特征性，但是仍然需要与其他唾液腺肿瘤相鉴别，如成釉细胞瘤、基底细胞癌或基底样鳞状细胞癌。免疫组化通过检查 p63、S100、SMA和泛细胞角蛋白，能够将其与肌上皮和上皮来源肿瘤相鉴别[21-23]。肿瘤细胞有时会表现出对c-Kit（CD117）很强的免疫反应，可以因此将其与其他唾液腺肿瘤相鉴别[24]，这同时也是一种潜在的治疗方法。

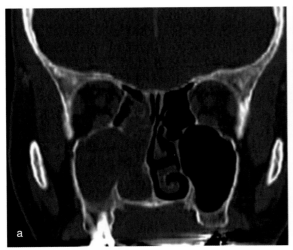 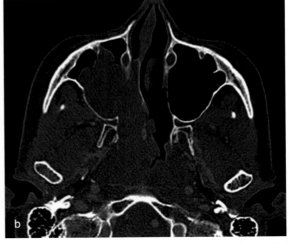

图 7.6a，b　a.腺样囊性癌。冠状位 CT：肿物充满鼻腔、上颌窦和相邻筛窦。b.轴位 CT：同一患者，肿物占据大部分上颌窦腔并突入后鼻孔

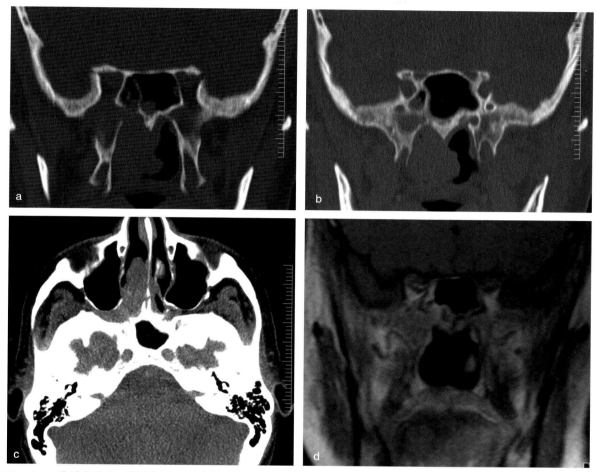

图 7.7a~d　a.腺样囊性癌。冠状位 CT：肿物位于右侧后鼻孔区侵蚀翼突根部，侵入蝶骨底和眶尖。b.冠状位 CT：同一患者，由于肿瘤侵入导致翼管扩大。c.轴位 CT：同一患者，肿物位于鼻腔后部并向外侧突入翼腭窝。d.冠状位 MRI（使用钆增强剂后 T1 加权像）：同一患者，肿瘤侵入翼突根部

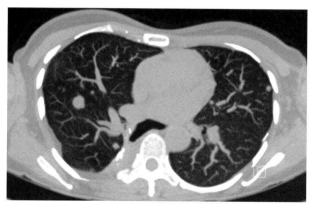

图 7.8　胸部 CT：来源于上颌窦的腺样囊性癌广泛肺部转移

雌激素受体 α 在 75% 的腺样囊性癌中表达阳性，而雌激素受体 β 的阳性率只有 17%，其临床关系尚不清楚[25]。

周围神经扩散是由于其周围淋巴组织受累所引起的[26-27]。此外，还有沿神经栓塞现象[20]。

这些现象导致较难完全将其切除。

自然病程

腺样囊性癌有独特的自然病程，这几乎将不可避免地导致患者死亡，除非有其他的致死性因素的影响。当然这一过程可以持续数十年。的确如此，而且令患者和医生相当沮丧的是，肿瘤看起来已经治愈，但是近 20 年后仍然有可能复发。大多数（77%）患者的病情会不断进展，虽然很少有淋巴转移（2%~3%）[12]。然而，这种疾病的特点是频繁的局部复发和早期的神经及血行播散（38%）。腺样囊性癌的局部复发率是所有鼻腔鼻窦恶性肿瘤中最高的（75%~90%，如果随访时间足够长几乎 100% 复发，表 7.7），但值得注意的是，并非所有的患者都经历了一个缓慢的过程。目前还不清楚为什么局部复发

表 7.7　上颌骨腺样囊性癌局部复发率和转移率

作者	例数	局部复发率	转移率
Moran 等 1961[28]	10	70%	41%
Tauxe 等 1962[29]	27	92%	22%
Conley 和 Dingman 1974[3]	78	42%	41%
Spiro 等 1974[4]	43	67%	42%
Osborn 等 1977[5]	23	50%	—
Marsh 和 Allen1979[30]	7	71%	57%
Chilla 等 1980[6]	11	90%	18%
Matsuba 等 1984[31]	28	未报道	58%（鼻窦）22%（腭骨）
Spiro 等 1997[32]	37	未报道	35%
Wiseman 等 2002[33]	35	54%	31%
Rhee 等 2006[11]	35	30%（5 年）57%（10 年）	25%（5 年）43%（10 年）
Lupinetti 等 [12]	105	31%	38%
Howard 和 Lund（未发表）	54	77%	40%

率高于传统的淋巴转移率，据报道淋巴转移率在 9%~16%[3,27,34-35]。全身转移率可能大于50%，比如肺、脑、骨、肝甚至皮肤，而这种转移常常需要数十年才会被发现，很少立即表现出来。尽管如此，患者能在已经发生全身转移的情况下存活较长时间，这种全身转移很少出现临床症状，特别是肺部[32]。因此处理这个问题需要更加激进的方法[36]。腺样囊性癌患者发生转移的时间可以为 13~77 个月[37]。无病间隔期可以从 1 个月至 19 年[20,33]。在特定的间隔期，需要对肺部可疑肿物行细针穿刺活检以确定是否有肺部转移[38]。

治　疗

鉴于其自然发展过程，任何一种治疗的目的都是尽量延长其复发时间。手术根治方法包括颅面切除和（或）上颌骨切除术联合眶内容物切除术。甚至有些病例需要行面中掀翻双侧上颌骨切除术[39]，但是对于侵犯颅底甚至更广泛的肿瘤，由于并不能延长存活时间而且并发症较多，已经很少行所有相关脑神经切除术。

而切除海绵窦和颈内动脉同样会导致较高的并发症和死亡率[40]。

最近开展了很多新的内镜手术方法[41-48]，但是医生仍然需要熟悉这种肿瘤的组织学特征以及其较难确定的侵袭范围。目前关于这些手术方法的相关随访记录仍较少。在有些病例中需行内镜联合颅面入路方式治疗。

很少患者需行颈清扫，而且后者肯定没有预防性作用，而且也没有行预防性淋巴结清扫的必要。然而越来越多的患者需要对肺部转移灶行肺叶切除或肺部楔形切除，从而延长存活期[36]。适应证的选择取决于是否有肿瘤的局部控制、是否有其他部位的转移，以及其个人的心肺功能情况。

尽管常常进行放疗，但其有效性仍不确定。这类肿瘤对放疗的敏感性不高，因此很少将放疗作为单一的治疗方法。放疗联合手术可能延缓复发时间，但是并不能显著提高治愈率。最近有一些报道对腺样囊性癌采用 IMRT 治疗[49-50]，但是由于缺乏长期随访病例，其有效性仍待确定。在 Coombs 等对 46 例鼻腔鼻窦恶性肿瘤给予 IMRT 的研究中，20 例为腺样囊性癌，中位随访时间为 16 个月（范围 3 个月至 40 个月）[49]。尽管随访时间较短，但是可以发现，将 IMRT 作为主要治疗方法，其局部控制率从第 1 年的85% 下降到第 3 年的 49%，远处转移控制率从第 1 年的 83% 下降到第 2 年的 0。

一些研究中心也在使用质子束疗法，但是同样的问题是样本数量较少和随访时间较短[51,52]。在一项对 23 例腺样囊性癌侵犯颅底的患者的研究中，其 5 年无病存活率为 56%。有机构在 29 例唾液腺恶性肿瘤侵犯颅底行质子束疗法失败的患者中研究立体定向放疗联合伽马刀治疗的效果[53]。

化疗用于治疗出现转移和局部病情较重的患者已有一段时间[54-57]。使用的化疗药物有顺铂、阿霉素、5-FU、丝裂霉素 C 或环磷酰胺。最近，表柔比星、米托蒽醌和吉西他滨已被用

于临床 Ⅱ 期试验[58-60]，同时对晚期患者，多西他赛联合顺铂或者紫杉醇联合卡铂的治疗方法也已出现[61-62]。研究发现原癌基因 *C-Kit* 突变与本病有关，因此有人使用与顺铂有协同效应的伊马替尼治疗本病，但是体内实验的效果并不理想[64-65]。

而由本病引起的神经痛可由卡马西平和加巴喷丁等药物来缓解。

结　局

如上所述，由于腺样囊性癌终身都有可能复发，因此 5 年存活率会对治疗和随访产生误导，有些患者已有转移灶，但仍能存活较长时间（表 7.8）。Spiro 等在其早期的 242 例病例系列研究中发现，10 年存活率为 7%，但是后来随着术后常规放疗的应用，治疗失败率和局部复发率下降，10 年存活率明显提高（1960—1986 年）[32]，然而，远处转移的发生率并没有因为放疗而降低。Lupinetti 等的研究[11]也表明，与其他治疗方法相比，手术联合术后放疗能够显著提高总存活率和疾病特异性存活率（分别为 *P*=0.018和 *P*=0.05），同时单纯手术与单纯放疗或化疗相比，能够显著提高存活率（*P*<0.001），但这也与选择的患者有关。

在作者的颅面手术系列病例中，患者的存活率较好，5 年存活率为 61%，15 年存活率为 31%[66]。颅底是否受累是影响存活率的重要因素[12]。在一项纳入 59 例患者的研究中，13 例（22%）为鼻腔鼻窦肿瘤，手术联合放疗后 5 年和 10 年的总体存活率分别为 76% 和 40%，无病存活率分别为 87% 和 65%，但是没有单独的鼻腔鼻窦病变的数据。然而，作者证实神经是否受累是影响预后的重要因素[67]。如前所述，辅助放疗可能会推迟复发但并不能提高治愈率[11-12,32,33]。

整体而言，大唾液腺来源的腺样囊性癌比小唾液腺来源的腺样囊性癌预后更好，腭部来源的比接近颅底的预后更好[32]。欧洲一项纳入 2611 例大样本的全身各部位腺样囊性癌研究发现，肿瘤位于鼻腔比位于口腔的预后差[68]。安德森癌症中心的研究发现组织学分型中筛状比实性预后佳[12]。

目前实施内镜手术的患者数量太少而且随访时间太短，相关研究也不充分，因此还不足以得出任何结论[41-48]。可是，对于一个本来就预后不佳的疾病，如果慎重地选择合适患者，能够发挥鼻内镜手术较低并发症优势的话，鼻内镜下切除肿瘤仍是较好的选择。

患者的死亡常常是由原发病灶而非转移灶造成的[33]。因此即使出现远处转移，对于局部

表 7.8　上颌骨腺样囊性癌总存活率

作者	例数	术后存活率			
		5 年	10 年	15 年	20 年
Tauxe 等 1962[29]	27	73%	41%	7%	0
Conley 和 Dingman1974[3]	78	64%	34%	23%	8%
Spiro 等 1974[4]	43				
	鼻	—	7%	—	—
	上腭	—	16%	—	—
Spiro 等 1997[32]	196（所有部位）	—	46%	34%	25%
	37（鼻窦）				
Wiseman 等 2002[33]	35	65%	55%	28%	
Rhee 等 2006[11]	35	86%	53%		
Lupinetti 等 2007[12]	105	63%	28%		
Howard 和 Lund（未发表）	19	61%	31%	31%	？？

复发的持续治疗也是很有必要的。同样肺部转移灶的切除数量也逐渐增加，这种做法被认为在短期内控制肿瘤的进展是有益的。Liu 对小样本头颈部腺样囊性癌患者的研究发现，5 年存活率为 84%，长期随访结局由于数量少而无统计学意义，所有患者在 14 年后均死亡[69]。有趣的是，单一淋巴结和多个淋巴结转移的患者疗效无差异。Bobbio 等[70] 对 9 例腺样囊性癌肺转移但是原发部位未复发的患者进行了肺部转移灶的切除，这些患者的平均存活时间为 72 个月，而 11 例发现肺部转移灶但未行手术的患者的平均存活时间为 62 个月。但是，也许未手术组的患者的肺部病灶比较复杂而不适合手术，所以不能简单地得出结论。整体而言，远处转移仍然是影响存活率的重要因素[11,32,68]。

■ 关键点

·腺样囊性癌是一种较少见的唾液腺来源的恶性肿瘤。

·肿瘤沿周围神经淋巴管转移，因此很难彻底切除。

·肿瘤可终身复发，所以需要终身随访，除非有其他干预事件发生，患者一般都死于肿瘤复发或转移。

·肿瘤很少出现颈部淋巴结转移，但容易出现肺部转移。

·肺部转移并不会导致患者的迅速死亡，因此并不是所有的肺部转移灶都必须切除。

参考文献

[1] Billr oth T. Die Cylindergeschwulst (Cylindroma)//Unte-rsuchungen uber die Entwicklung der Blutgefasse, nebst Beobachtungen aus der Koniglichen Chirurgischen. Reimer, Berlin: Universtas-Klinik zu Berlin, 1856: 55–69

[2] Leafstedt SW, Gaeta JF, Sako K, et al. Adenoid cystic carcinoma of major and minor salivary glands. Am J Surg, 1971,122(6):756–762

[3] Conley J, Dingman DL. Adenoid cystic carcinoma in the head and neck (cylindroma). Arch Otolaryngol, 1974,100(2):81–90

[4] Spiro RH, Huvos AG, Strong EW. Adenoid cystic carcinoma of salivary origin. A clinicopathologic study of 242 cases. Am J Surg, 1974,128(4): 512 –520

[5] Osborn DA. Morphology and the natural history of cribriform adenocarcinoma (adenoid cystic carcinoma). J Clin Pathol, 1977,30(3): 195 –205

[6] Chilla R, Schroth R, Eysholdt U, et al. Adenoid cystic carcinoma of the head and neck. Controllable and uncon-trollable factors in treatment and prognosis. ORL J Otorhino-laryngol Relat Spec, 1980,42(6):346–367

[7] Thorup C, Sebbesen L, Danø H, et al. Carcinoma of the nasal cavity and paranasal sinuses in Denmark 1995–2004. Acta Oncol, 2010,49(3):389–394

[8] Eneroth CM. Salivary gland tumors in the parotid gland, submandibular gland, and the palate region. Cancer, 1971, 27(6):1415–1418

[9] Horrée WA. Adenoid cystic carcinoma of the maxilla. Arch Otolaryngol, 1974,100(6):469–472

[10] Barnes L, Brandwein M, Som PM. Diseases of the nose, paranasal sinuses and nasopharynx//Barnes L, ed. Surgical Pathology of the Head and Neck. 2nd ed. New York:Marcel Decker, 2001,439–555

[11] Rhee CS, Won TB, Lee CH, et al. Adenoid cystic carcinoma of the sinonasal tract: treatment results. Laryngoscope, 2006,116(6):982–986

[12] Lupinetti AD, Roberts DB, Williams MD, et al. Sinonasal adenoid cystic carcinoma: the M. D. Anderson Cancer Center experience. Cancer, 2007,110(12):2726–2731

[13] Solares CA, Fakhri S, Batra PS, et al. Transnasal endoscopic resection of lesions of the clivus: a preliminary report. Laryngoscope, 2005,115 (11):1917–1922

[14] Khorsandi AS, Silberzweig JE, Wenig BM, et al. Adenoid cystic carcinoma of the trachea metastatic to the nasal cavity: a case report. Ear Nose Throat J,2009,88(12):E9–E11

[15] Issing PR, Hemmanouil I, Stöver T, et al. Adenoid cystic carcinoma of the skull base. Skull Base Surg, 1999, 9(4): 271–275

[16] Eby LS, Johnson DS, Baker HW. Adenoid cystic carcinoma of the head and neck. Cancer, 1972,29(5):1160–1168

[17] Dumit rascu OM, Costa RMS, Kirsch C, et al. Cavernous sinus syndrome resulting from contiguous spread of adenoid cystic carcinoma: a systematic analysis of reported cases. Neuro-Ophthalmol, 2009,33:300–307

[18] Maroldi R, Ravanelli M, Borghesi A, et al. Paranasal sinus imaging. Eur J Radiol, 2008,66(3):372–386

[19] Madani G, Beale TJ, Lund VJ. Imaging of sinonasal tumors. Semin Ultrasound CT MR, 2009,30(1):25–38

[20] Howard DJ, Lund VJ. Reflections on the management of adenoid cystic carcinoma of the nasal cavity and paranasal sinuses. Otolaryngol Head Neck Surg, 1985,93(3):338–341

[21] A zumi N, Battifora H. The cellular composition of adenoid cystic carcinoma. An immunohistochemical study. Cancer, 1987,60(7):1589–1598

[22] Prasad AR, Savera AT, Gown AM, et al. The myoepithelial immunophenotype in 135 benign and malignant salivary gland tumors other than pleomorphic adenoma. Arch Pathol Lab Med, 1999,123(9):801–806

[23] Edwards PC, Bhuiya T, Kelsch RD. Assessment of p63 expression in the salivary gland neoplasms adenoid cystic

carcinoma, polymorphous low-grade adenocarcinoma, and basal cell and canalicular adenomas. Oral Surg Oral Med Oral Pathol Oral Radiol Endod, 2004,97(5):613–619

[24] Holst VA, Marshall CE, Moskaluk CA, et al. KIT protein expression and analysis of c-kit gene mutation in adenoid cystic carcinoma. Mod Pathol, 1999,12(10):956 –960

[25] Luo SD, Su CY, Chuang HC, et al. Estrogen receptor overexpression in malignant minor salivary gland tumors of the sinonasal tract. Otolaryngol Head Neck Surg, 2009,141(1):108–113

[26] Leroux R, Leroux-Robert J. Essai de classification architecturale des tumeurs des glands salivaires. Bull Assoc Fr Etud Cancer, 1934,23:304–340

[27] Gil Z, Carlson DL, Gupta A, et al. Patterns and incidence of neural invasion in patients with cancers of the paranasal sinuses. Arch Otolaryngol Head Neck Surg, 2009, 135 (2):173–179

[28] Moran JJ, Becker SM, Brady LW, et al. Adenoid cystic carcinoma. A clinicopathological study. Cancer, 1961,14:1235–1250

[29] Tauxe WN, McDonald JR, Devine KD. A century of cylindromas. Short review and report of 27 adenoid cystic carcinomas arising in the upper respiratory passages. Arch Otolaryngol, 1962,75:364–376

[30] Marsh WL Jr, Allen MS Jr. Adenoid cystic carcinoma: biologic behavior in 38 patients. Cancer, 1979,43(4):1463–1473

[31] Matsuba HM, Thawley SE, Simpson JR, et al. Adenoid cystic carcinoma of major and minor salivary gland origin. Laryngoscope, 1984,94(10):1316–1318

[32] Spiro RH. Distant metastasis in adenoid cystic carcinoma of salivary origin. Am J Surg, 1997,174(5): 495 –498

[33] Wiseman SM, Popat SR, Rigual NR, et al. Adenoid cystic carcinoma of the paranasal sinuses or nasal cavity: a 40-year review of 35 cases. Ear Nose Throat J, 2002,81(8): 510 –514, 516–517

[34] Allen MS Jr, Marsh WL Jr. Lymph node involvement by direct extension in adenoid cystic carcinoma. Absence of classic embolic lymph node metastasis. Cancer, 1976, 38(5):2017–2021

[35] Stell PM, Cruickshank AH, Stoney PJ, et al. Lymph node metastases in adenoid cystic carcinoma. Am J Otolaryngol, 1985,6(6):433–436

[36] Syed IM, Howard DJ. Should we treat lung metastases from adenoid cystic carcinoma of the head and neck in asymptomatic patients? Ear Nose Throat J, 2009,88(6):969–973

[37] Takagi D, Fukuda S, Furuta Y, et al. Clinical study of adenoid cystic carcinoma of the head and neck. Auris Nasus Larynx, 2001,28(Suppl):S99–S102

[38] Pitman MB, Sherman ME, Black-Schaffer WS. The use of fine-needle aspiration in the diagnosis of metastatic pulmonary adenoid cystic carcinoma. Otolaryngol Head Neck Surg, 1991,104(4):441–447

[39] Howard DJ, Lund VJ. The role of midfacial degloving in modern rhinological practice. J Laryngol Otol, 1999,113(10): 885 –887

[40] Saito K, Fukuta K, Takahashi M, et al. Management of the cavernous sinus in en bloc resec-tions of malignant skull

base tumors. Head Neck,1999,21(8):734–742

[41] Poetker DM, Toohill RJ, Loehrl TA, et al. Endoscopic management of sinonasal tumors: a preliminary report. Am J Rhinol, 2005,19(3):307– 315

[42] Buchmann L, Larsen C, Pollack A, et al. Endoscopic techniques in resection of anterior skull base/paranasal sinus malignancies. Laryngoscope,2006,116(10):1749–1754

[43] Castelnuovo P, Battaglia P, Locatelli D, et al. Endonasal micro-endoscopic treatment of malignant tumors of the paranasal sinuses and anterior skull base. Oper Tech Otolaryngol, 2006,17: 152 –167

[44] Dave SP, Bared A, Casiano RR. Surgical outcomes and safety of transnasal endoscopic resection for anterior skull tumors. Otolaryngol Head Neck Surg, 2007,136(6):920–927

[45] Lund V, Howard DJ, Wei WI. Endoscopic resection of malignant tumors of the nose and sinuses. Am J Rhinol, 2007,21(1):89–94

[46] Nicolai P, Battaglia P, Bignami M, et al. Endoscopic surgery for malignant tumors of the sinonasal tract and adjacent skull base: a 10-year experience. Am J Rhinol, 2008,22(3):308–316

[47] Hanna E, DeMonte F, Ibrahim S, et al. Endoscopic resection of sinonasal cancers with and without craniotomy: oncologic results. Arch Otolaryngol Head Neck Surg, 2009, 135 (12):1219–1224

[48] Villaret AB, Yakirevitch A, Bizzoni A, et al. Endoscopic transnasal craniectomy in the management of selected sinonasal malignancies. Am J Rhinol Allergy, 2010, 24(1): 60– 65

[49] Combs SE, Konkel S, Schulz-Ertner D, et al. Intensity modulated radiotherapy (IMRT) in patients with carcinomas of the paranasal sinuses: clinical benefit for complex shaped target volumes. Radiat Oncol, 2006,1:3

[50] Madani I, Bonte K, Vakaet L, et al. Intensity-modulated radiotherapy for sinonasal tumors: Ghent University Hospital update. Int J Radiat Oncol Biol Phys, 2009,73(2):424–432

[51] Pommier P, Liebsch NJ, Deschler DG, et al. Proton beam radiation therapy for skull base adenoid cystic carcinoma. Arch Otolaryngol Head Neck Surg, 2006,132(11):1242–1249

[52] Malyapa R, Mendenhall W, Yeung D, et al. Proton therapy of cancers of the nasal cavity and paranasal sinuses: the UFPTI experience. J Neurol Surg, 2012,73:A034 [Congress Abstract]

[53] Douglas JG, Goodkin R, Laramore GE. Gamma knife stereotactic radiosurgery for salivary gland neoplasms with base of skull invasion following neutron radiotherapy. Head Neck, 2008,30(4):492–496

[54] Schramm VL Jr, Srodes C, Myers EN. Cisplatin therapy for adenoid cystic carcinoma. Arch Otolaryngol, 1981, 107(12):739–741

[55] Budd GT, Groppe CW. Adenoid cystic carcinoma of the salivary gland. Sustained complete response to chemo-therapy. Cancer, 1983,51(4): 589 –590

[56] Dreyfuss AI, Clark JR, Fallon BG, et al. Cyclophosphamide, doxorubicin, and cisplatin combination chemotherapy for advanced carcinomas of salivary gland origin. Cancer, 1987,60(12):2869–2872

[57] de Haan LD, De Mulder PH, Vermorken JB, et al. Cisplatin-

based chemotherapy in advanced adenoid cystic carcinoma of the head and neck. Head Neck, 1992,14(4):273–277

[58] Vermorken JB, Verweij J, de Mulder PH, et al. Epirubicin in patients with advanced or recurrent adenoid cystic carcinoma of the head and neck: a phase II study of the EORTC Head and Neck Cancer Cooperative Group. Ann Oncol, 1993,4(9): 785–788

[59] Verweij J, de Mulder PH, de Graeff A, et al, EORTC Head and Neck Cancer Cooperative Group. Phase II study on mitoxantrone in adenoid cystic carcinomas of the head and neck. Ann Oncol, 1996,7(8):867–869

[60] van Herpen CM, Locati LD, Buter J, et al. Phase II study on gemcitabine in recurrent and/or metastatic adenoid cystic carcinoma of the head and neck (EORTC 24982). Eur J Cancer, 2008,44(17):2542–2545

[61] Haddad RI, Posner MR, Busse PM, et al. Chemoradio-therapy for adenoid cystic carcinoma: preliminary results of an organ sparing approach. Am J Clin Oncol, 2006,29(2): 153–157

[62] Handra-Luca A, Planchard D, Fouret P. Docetaxel-cisplatin-radiotherapy in adenoid cystic carcinoma with high-grade transformation. Oral Oncol, 2009,45(11):e208–e209

[63] Bruce IA, Slevin NJ, Homer JJ, et al. Synergistic effects of imatinib (STI 571) in combination with chemotherapeutic drugs in head and neck cancer. Anticancer Drugs, 2005,16(7):719–726

[64] Hotte SJ, Winquist EW, Lamont E, et al. Imatinib mesylate in patients with adenoid cystic cancers of the salivary glands expressing c-kit: a Princess Margaret Hospital phase II consortium study. J Clin Oncol, 2005,23(3):585–590

[65] Pfeffer MR, Talmi Y, Catane R, et al. A phase II study of Imatinib for advanced adenoid cystic carcinoma of head and neck salivary glands. Oral Oncol, 2007,43(1):33–36

[66] Howard DJ, Lund VJ, Wei WI. Craniofacial resection for tumors of the nasal cavity and paranasal sinuses: a 25-year experience. Head Neck, 2006,28(10):867–873

[67] Gomez DR, Hoppe BS, Wolden SL, et al. Outcomes and prognostic variables in adenoid cystic carcinoma of the head and neck: a recent experience. Int J Radiat Oncol Biol Phys, 2008,70(5): 1365–1372

[68] Ciccolallo L, Licitra L, Cantú G, et al. Survival from salivary glands adenoid cystic carcinoma in European populations. Oral Oncol, 2009, 45(8):669–674

[69] Liu D, Labow DM, Dang N, et al. Pulmonary metastasectomy for head and neck cancers. Ann Surg Oncol, 1999,6(6): 572–578

[70] Bobbio A, Copelli C, Ampollini L, et al. Lung metastasis resection of adenoid cystic carcinoma of salivary glands. Eur J Cardiothorac Surg, 2008,33(5):790–793

■ 黏液表皮样癌

定 义

（ICD-O code 8430/3）

是一种来源于小唾液腺的由黏液样细胞、表皮样细胞和中间细胞所构成的肿瘤。

病 因

病因不明，有报道称染色体 a t（11；19）异常是可能原因 [1]。

别 名

以前曾被称为腺鳞癌或黏液上皮瘤 [2]，最早在 1924 年由 Masson 和 Berger[3] 在腮腺中发现，由 Stewart 等 [4] 在鼻部发现。

发病率

黏液表皮样癌（mucoepidermoid carcinoma, MEC）在鼻腔鼻窦中很少见（在所有的鼻腔鼻窦肿瘤中小于 <1%），但却是小唾液腺恶性肿瘤中第二常见的。在 1956—1993 年所报道的 1923 例小唾液腺肿瘤中，有 183 例（9.5%）发生在上颌部 [5]。

发病部位

虽然报道称肿瘤发生在鼻腔，但是其更多的发生部位在上腭，从这个部位起，肿瘤能够向鼻腔、上颌窦和筛窦侵袭 [6-8]。在文献报道中，有 56% 侵犯上腭，17% 侵犯上颌窦，5% 侵犯鼻腔 [5]。还有报道称肿瘤可发生在鼻梁上，并由此侵犯眼眶 [9]。

诊断特征

临床特征

MEC 可以发生在 10~80 岁的任何年龄，平均发病年龄为 50 岁，它是一种常见的儿童唾液腺恶性肿瘤。男女性别比例接近 1 : 1。临床症状为鼻阻和鼻出血，或者是无痛性肿物。发生在腭部的可呈溃疡状，也可以出现眼部症状。还有一小部分发生在鼻咽部 [10]。

影像学表现

特点是 CT 和 MRI 上可见非特异性肿物伴有不同程度的骨质侵犯和破坏。T2W MRI 序列常常为高信号。使用超声或其他影像学方法检查颈部是有价值的。

组织学特征与鉴别诊断

由于在鼻部表皮样细胞和黏液分泌细胞的关系并不十分典型，因此认为 MEC 是鳞状细胞癌的一种变异型。

在组织学上按侵袭性将肿瘤分级。低级别

肿瘤[1]含有较多的杯状细胞和各种类型的囊肿样结构；而高级别肿瘤[3]主要由实性鳞状细胞构成[11]。然而，Branwein 等[11]通过对 85 例 MEC 患者（其中只有 1 例为鼻腔肿瘤）的研究发现，即使是经验丰富的头颈部病理学家，对肿瘤的分级也是不同的，由此提出多种提高诊断准确率的改进方案。

当对肿瘤进行活检时，非常重要的一点是取到有代表性的组织，否则容易与腺样囊性癌或者鳞状细胞癌混淆。

自然病程

虽然部分肿瘤分化较好，但是所有的 MEC 都应当被认为是具有转移性和复发性的恶性肿瘤。

治疗与预后

广泛彻底的手术切除是主要的治疗方法，包括上颌骨切除和重建。尽管肿瘤对放疗并不十分敏感，但是术后放疗依然被采用[6,12]。也有研究称通过 2.5~21 年的随访，单纯的放疗能够取得较好的局部控制率[13]。遗憾的是，这项研究的 14 例 MEC 病例中，只有 5 例是鼻腔鼻窦肿瘤（其中 1 例仅接受放疗）。

MEC 的存活时间跨度较大，整体而言，鼻腔来源的 MEC 比鼻窦来源的存活率较高。存活率还与组织分级有关，即使存活时间大于 5 年，高级别肿瘤依然可能转移。一项对 76 例早期小唾液腺 MEC 病例的研究发现，大多数肿瘤侵犯上腭，20 例侵犯鼻腔和鼻窦[14]。10 年治愈率平均为 69%（79%~53%）。目前缺乏针对鼻腔鼻窦 MEC 的专门研究，现有的都是针对头颈部 MEC 或者鼻腔鼻窦癌的研究。例如 Mendenhall 等对 109 例未经治疗的鼻腔鼻窦癌患者进行的研究，其中只有 4 例是 MEC，因此很难得出结论[15]。Triantafillidou 等[8]对 16 例小唾液腺 MEC 进行的研究，其中只有 1 例侵犯了鼻腔鼻窦，而且还是由上腭发展来的。又如 Pires 等[16]对 173 例患者的研究中，总共只有 7 例侵犯上颌窦，2 例侵犯鼻腔。

一般而言，低级别肿瘤单纯手术后的存活率在 90%~100%，高级别肿瘤在手术的同时还需要辅助治疗。在作者的研究中，如果出现淋巴结转移，10 年存活率会下降到 50%，有 2 例出现广泛淋巴结转移的患者只能给予姑息性放

表 7.9　鼻和鼻窦黏液表皮样癌：文献回顾和病例统计

作者	例数	治疗			预后					
		手术	放疗	手术+放疗	存活并预后良好	复发并存活	因本病死亡	因并发症死亡	失访	转移
Stuteville 和 Corley 1967[17]	17	13		4	8（>5 年）		3		6	
Luna 等 1968[18]	9				4（>5 年）		3	1	1	
Smith 等 1968[19]	6	5		1	3（1 例在第 4 年，1 例在第 14 年，1 例在第 35 年）		3			
Bergman 1969[20]	2		2			2				50
Rafla 1969[21]	2						1		1	
Eneroth 1971[22]	27									18
Frable 和 Elzay 1970[23]	11	11			7（3>5 年）	1		2	1	
Healey 等 1970[24]	10	4		6	2		6（5/7 上颌窦）	2		20（颈部淋巴结）

续表

作者	例数	治疗			预后					
		手术	放疗	手术 + 放疗	存活并预后良好	复发并存活	因本病死亡	因并发症死亡	失访	转移
Brandwein 等 2001[11]	1（78例中）	未报道	未报道	未报道	未报道	未报道	未报道	未报道	未报道	未报道
Pires 等 2004[16]	9（173例中）	未报道	未报道	未报道	未报道	未报道	未报道	未报道	未报道	未报道
Mendenhall 等 2009[15]	4		2	2	未报道	未报道	未报道	未报道	未报道	未报道
Harrison 和 Lund 1993[5]	5	1	2（缓解）	2	1（>13 年）		3（<1 年）		1	

疗，其治疗效果不理想（表 7.9）[17-25]。

一般在头颈部肿瘤中，显著的独立预后影响因素有年龄 >40 岁、肿瘤固定、T 和 N 分期、组织学分级[16]。增殖细胞核抗原和 p53 与预后呈负相关，癌胚抗原的表达（$P=0.01$）和 bcl-2 的表达（$P<0.001$）与预后呈正相关。

参考文献

[1] Tonon G, Modi S, Wu L, et al. t(11;19)(q21;p13) translocation in mucoepidermoid carcinoma creates a novel fusion product that disrupts a Notch signaling pathway. Nat Genet, 2003,33(2):208–213

[2] Gerughty RM, Hennigar GR, Brown FM. Adenosquamous carcinoma of the nasal, oral and laryngeal cavities. A clinicopathologic survey of ten cases. Cancer, 1968,22(6):1140–1155

[3] Masson P, Berger L. Epitheliomes a double metaplasie de la parotide. Bull Assoc Fr Etud Cancer, 1924,13:366–375

[4] Stewart FW, Foote FW, Becker WF. Muco-epidermoid tumors of salivary glands. Ann Surg, 1945,122(5):820–844

[5] Harrison D, Lund V. Tumours of the Upper Jaw. London: Churchill Livingstone, 1993: 121–123

[6] Jiang GL, Ang KK, Peters LJ, et al. Maxillary sinus carcinomas: natural history and results of postoperative radiotherapy. Radiother Oncol, 1991,21(3):193–200

[7] Kraus DH, Sterman BM, Levine HL, et al. Factors influencing survival in ethmoid sinus cancer. Arch Otolaryngol Head Neck Surg, 1992,118(4):367–372

[8] Triantafillidou K, Dimitrakopoulos J, Iordanidis F, et al. Mucoepidermoid carcinoma of minor salivary glands: a clinical study of 16 cases and review of the literature. Oral Dis, 2006,12(4):364–370

[9] Thomas GR, Regalado JJ, McClinton M. A rare case of mucoepidermoid carcinoma of the nasal cavity. Ear Nose Throat J, 2002,81(8):519–522

[10] Zhang XM, Cao JZ, Luo JW, et al. Nasopharyngeal mucoepidermoid carcinoma: a review of 13 cases. Oral Oncol, 2010,46(8):618–621

[11] Brandwein MS, Ivanov K, Wallace DI, et al. Mucoepidermoid carcinoma: a clinicopathologic study of 80 patients with special reference to histological grading. Am J Surg Pathol, 2001, 25(7): 835–845

[12] Hosok awa Y, Shirato H, Kagei K, et al. Role of radiotherapy for mucoepidermoid carcinoma of salivary gland. Oral Oncol, 1999,35(1): 105–111

[13] Parsons JT, Mendenhall WM, Stringer SP, et al. Management of minor salivary gland carcinomas. Int J Radiat Oncol Biol Phys, 1996,35(3):443–454

[14] Spiro RH, Koss LG, Hajdu SI, et al. Tumors of minor salivary origin. A clinicopathologic study of 492 cases. Cancer, 1973,31(1):117–129

[15] Mendenhall WM, Amdur RJ, Morris CG, et al. Carcinoma of the nasal cavity and paranasal sinuses. Laryngoscope, 2009,119(5):899–906

[16] Pires FR, de Almeida OP, de Araújo VC, et al. Prognostic factors in head and neck mucoepidermoid carcinoma. Arch Otolaryngol Head Neck Surg, 2004,130(2):174–180

[17] Stuteville OH, Corley RD. Surgical management of tumors of intraoral minor salivary glands. Report of eighty cases. Cancer, 1967,20(10):1578–1586

[18] Luna MA, Stimson PG, Bardwil JM. Minor salivary gland tumors of the oral cavity. A review of sixty-eight cases. Oral Surg Oral Med Oral Pathol, 1968,25(1):71–86

[19] Smith RL, Dahlin DC, Waite DE. Mucoepidermoid carcinomas of the jawbones. J Oral Surg, 1968,26(6):387–393

[20] Bergman F. Tumors of the minor salivary glands. A report of 46 cases. Cancer, 1969,23(3):538–543

[21] Rafla S. Mucous gland tumors of paranasal sinuses. Cancer, 1969,24(4):683–691

[22] Eneroth CM. Salivary gland tumors in the parotid gland, submandibular gland, and the palate region. Cancer, 1971,27(6):1415–1418

[23] Frable WJ, Elzay RP. Tumors of minor salivary glands. A report of 73 cases. Cancer, 1970, 25(4):932–941

[24] Healey WV, Perzin KH, Smith L. Mucoepidermoid carcinoma of salivary gland origin. Classification,

clinicalpathologic correlation, and results of treatment. Cancer, 1970,26(2):368–388

[25] Tran L, Sadeghi A, Hanson D, et al. Salivary gland tumors of the palate: the UCLA experience. Laryngoscope, 1987, 97(11):1343–1345

■ 腺泡细胞癌

定　义

（ICD-O code 8550/3）

是一种较少见的小唾液腺肿瘤。

病　因

病因未明。

别　名

又称腺泡状细胞癌。

发病率

腺泡细胞癌（ACC）最早于 1892 年 [1] 在腮腺中被发现，目前腺泡细胞癌占肿瘤的 2.5%~4%。75% 的腺泡细胞癌发生在腮腺中，20% 发生在口腔内，在头颈部其他部位则很少见。只有很少的文献报道称在鼻腔鼻窦中发现腺泡细胞癌，并且虽然在腮腺中可双侧发病，但是在鼻腔鼻窦中则没有报道。一项针对来自国家癌症数据库的 1353 例病例的回顾性研究发现，有 9% 的病例发生在小涎腺，但是发病部位无法统计 [2]。

发病部位

与许多其他小涎腺肿瘤相比，腺泡细胞癌在口腔（上腭、颊黏膜、唇）中的发病率要大于鼻腔，但是自 1961 年以来，至少已发现有 24 例侵犯鼻腔外侧壁、下鼻甲或中鼻甲、上鼻道、鼻中隔或者筛窦上部（表 7.10）[3-20]。有 1 例发生在鼻咽部并导致巨大蝶窦囊肿 [21]。

表 7.10　鼻腔腺泡细胞癌文献统计

作者	例数	性别	年龄（岁）	部位	小腺体治疗方法	随访
Chaudhry 等 1961[3]	1	—	—	上腭		未注明
Hjertman 和 Eneroth 1970[4]	1	—	—	上腭		未注明
Kleinsasser 1970[5]	3	—	—	鼻腔		未注明
Manace 和 Goldman 1971[6]	1	女	47	筛窦	手术	存活并预后良好 16 个月
Spiro 等 1973[7]	2	—	—	鼻腔、牙槽		未注明
Perzin 等 1981[8]	1	女	75	鼻腔：下鼻甲	手术	未注明
Ordonez 和 Batsakis 1986[9]	1	女	60	鼻腔	手术	存活并预后良好 7 年
Finkelhor 和 Maves 1987[10]	1	女	45	鼻腔：鼻中隔	手术	未注明
Hanada 等 1988[11]	1	男	68	鼻腔：下鼻甲	手术 + 放疗	存活并预后良好 3 年
Takimoto 等 1989[12]	1	女	60	鼻腔：中鼻甲 + 下鼻甲	手术	存活并预后良好 2 年
Dimitrakopoulos 等 1992[13]	1	男	65	上颌窦	手术（上颌骨全切除术）	未注明
Valerdiz-Casasola 等 1993[14]	1	男	47	鼻腔	手术 + 放疗	存活并预后良好 10 个月
Schmitt 等 1994[15]	1	男	60	鼻腔：下鼻甲	未注明	未注明
Fujii 等 1998[16]	1	女	71	上颌窦	手术	22 年后复发
Von Biberstein 等 1999[17]	1	女	76	鼻腔：中鼻甲	手术	存活并预后良好 3 年
Sapci 等 2000[18]	1	男	47	鼻腔：鼻中隔	手术	存活并预后良好 20 个月
Neto 等 2005[19]	4	2 男：2 女	42，50 60，65	鼻腔：下鼻甲 [2]	手术 [3] 手术 + 放疗 [1]	存活并预后良好 4~17 年 1 例复发，存活并预后良好
Wong 等 2010[20]	1	女	42	后筛	手术（内镜）	存活并预后良好 1 年

诊断特征

临床特征与影像学表现

可以出现鼻出血和因息肉状或结节状肿物而导致的鼻阻。骨质破坏并不是特征性改变。发病年龄跨度较大（42~76岁，平均年龄58岁），与其他唾液腺恶性肿瘤相比发病年龄较小，女性多见（男女比例为1∶1.6）。

组织学特征与鉴别诊断

Batsakis等[22]报道称ACC源自唾液腺中的终末导管和闰管的原始储备细胞。ACC的组织学形态较为广泛，包括固体、囊性、囊性乳头状和滤泡状。然而，大多数的肿瘤细胞分化为腺泡样多面体形，胞浆中含有丰富的嗜碱性颗粒，细胞核小而深染[23]。由于这些酶原样蓝色颗粒，其常被称为"蓝点"。唾液腺导管常常缺失，可见肿瘤内淋巴浸润。局部异型性和去分化与复发呈正相关[24]。这些颗粒对PAS呈阳性反应，可对抗淀粉酶。免疫组化对角蛋白呈阳性反应，对肌上皮抗原阴性表达[26]。一小部分对淀粉酶抗体反应[27]。

诊断ACC较难，特别是从细胞学进行诊断[15]，实性肿瘤需要与腺癌进行鉴别诊断。

自然病程

尽管对ACC是否属于恶性肿瘤仍有争论，但是其确实会出现局部复发和转移，而由于病例数很少且随访时间很短，目前还没有准确的发病率。对1985—1995年的1353例ACC患者进行统计发现，其颈部转移率为9.9%，远处转移率为2.1%[2]。转移常发生在高级别肿瘤中，约1/3的病例会发生局部复发，但很少导致死亡。

治疗与预后

广泛的切除是预防复发的必要手段。放疗已广泛用于手术切缘阳性和高级别肿瘤的患者，虽然很难证明放疗可提高存活率[2,28]。只有3例接受了放疗，其中1例在12年后出现复发。

整体而言，ACC是唾液腺癌中预后最佳的一种，15年存活率为65%~80%[29]。一项纳入585例患者（主要是大唾液腺ACC患者）的研究发现，5年疾病特异存活率为91.4%，同时非特异存活率为83.3%。预后不良可能是由于肿瘤分级高、局部或远处转移、发病部位在颌下腺以及年龄大于30岁[2]。单纯手术组的患者有较好的预后，其5年存活率为96.8%，而手术加放疗组的患者由于病情本身导致预后不良，其5年存活率为88%。由于本病的患者数量太少，因而还未得出针对性的研究结果。此外，有2名研究人员报道称有2例在多年后复发的患者（分别为12年和22年）[16,19]，因此必须终身随访。

在主要的大唾液腺癌中，免疫染色检验Ki-67是一项能够判断ACC预后的指标[30]。

参考文献

[1] Nasse D. Die Geschwulste der Speicheldrusen und verwandte Tumoren des Kopfes. Archiv Klin Chirurg, 1892,44:233–302

[2] Hoffman HT, Karnell LH, Robinson RA, et al. National Cancer Data Base report on cancer of the head and neck: acinic cell carcinoma. Head Neck, 1999,21(4):297–309

[3] Chaudhr y AP, Vickers RA, Gorlin RJ. Intraoral minor salivary gland tumors. An analysis of 1,414 cases. Oral Surg Oral Med Oral Pathol,1961,14:1194–1226

[4] Hjer tman L, Eneroth CM. Tumours of the palate. Acta Otolaryngol Suppl, 1969,263:179–182

[5] Kleinsasser O. Acinic cell tumors of the mucous glands. Mucous acinic cell carcinomas of the nose. [Article in German] Arch Klin Exp Ohren Nasen Kehlkopfheilkd, 1970, 95 (4): 345 –354

[6] Manace ED, Goldman JL. Acinic cell carcinoma of the paranasal sinuses. Laryngoscope, 1971，81(7):1074–1082

[7] Spiro RH, Koss LG, Hajdu SI, et al. Tumors of minor salivary origin. A clinicopathologic study of 492 cases. Cancer, 1973, 31(1):117–129

[8] Perzin KH, Cantor JO, Johannessen JV. Acinic cell carcinoma arising in nasal cavity: report of a case with ultrastructural observations. Cancer, 1981,47(7):1818–1822

[9] Ordonez NG, Batsakis JG. Acinic cell carcinoma of the nasal cavity: electronoptic and immunohistochemical observations. J Laryngol Otol, 1986,100(3): 345 –349

[10] Finkelhor BK, Maves MD. Pathologic quiz case 1. Acinous cell carcinoma. Arch Otolaryngol Head Neck Surg, 1987, 113(10):1120–1122

[11] Hanada T, Moriyama I, Fukami K. Acinic cell carcinoma originating in the nasal cavity. Arch Otorhinolaryngol, 1988, 245 (6):344–347

[12] Takimoto T, Kano M, Umeda R. Acinic cell carcinoma of the nasal cavity: a case report. Rhinology, 1989,27(3):191–196

[13] Dimitrakopoulos I, Lazaridis N, Triantafillidou E. Acinic cell

carcinoma of the maxillary sinus. A case report. Int J Oral Maxillofac Surg, 1992，21(6):350–351

[14] Valerdiz-Casasola S, Sola J, Pardo-Mindan FJ. Acinic cell carcinoma of the sinonasal cavity with intracytoplasmic crystalloids. Histopathology, 1993,23(4):382–384

[15] Schmitt FC, Wal R, Santos GdaC. Acinic cell carcinoma arising in nasal cavity: diagnosis by fine-needle aspiration. Diagn Cytopathol, 1994,10(1):96–97

[16] Fujii M, Kumanomidou H, Ohno Y, et al. A cinic cell carcinoma of maxillary sinus. Auris Nasus Larynx, 1998, 25(4): 451 –457

[17] von Biberstein SE, Spiro JD, Mancoll W. Acinic cell carcinoma of the nasal cavity. Otolaryngol Head Neck Surg, 1999,120(5): 759 –762

[18] Sapçi T, Yildìrim G, Peker K, et al. Acinic cell carcinoma originating in the nasal septum. Rhinology, 2000,38(3):140–143

[19] Neto AG, Pineda~daboin K, Spencer ML, et al. Sinonasal acinic cell carcinoma: a clinicopathologic study of four cases. Head Neck, 2005,27(7):603–607

[20] Wong A, Leong JL, Ho B. Primary acinic cell carcinoma of the ethmoid sinus. Ear Nose Throat J, 2010，89(7):E40–E41

[21] Nicolai P, Redaelli de Zinis LO, Tomenzoli D, et al. Sphenoid mucocele with intracranial invasion secondary to nasopharyngeal acinic cell carcinoma. Head Neck, 1991, 13(6):540 –544

[22] Batsakis JG, Chinn E, Regezi JA, et al. The pathology of head and neck tumors: salivary glands, part 2. Head Neck Surg, 1978,1(2):167–180

[23] Stelow E, Mills P. Biopsy Interpretation of the Upper Aerodigestive Tract and Ear. Philadelphia: Lippincott Williams & Wilkins, 2008: 111

[24] Lewis JE, Olsen KD, Weiland LH. Acinic cell carcinoma. Clinicopathologic review. Cancer, 1991,67(1):172–179

[25] Nikitakis NG, Tosios KI, Papanikolaou VS, et al. Immunohistochemical expression of cytokeratins 7 and 20 in malignant salivary gland tumors. Mod Pathol, 2004, 17(4): 407–415

[26] Prasad AR, Savera AT, Gown AM, et al. The myoepithelial immunophenotype in 135 benign and malignant salivary gland tumors other than pleomorphic adenoma. Arch Pathol Lab Med, 1999,123(9):801–806

[27] Childers EL, Ellis GL, Auclair PL. An immunohistochemical analysis of anti-amylase antibody reactivity in acinic cell adenocarcinoma. Oral Surg Oral Med Oral Pathol Oral Radiol Endod, 1996,81(6):691–694

[28] Spiro RH, Thaler HT, Hicks WF, et al. The importance of clinical staging of minor salivary gland carcinoma. Am J Surg, 1991,162(4):330 –336

[29] Spiro RH. Salivary neoplasms: overview of a 35-year experience with 2,807 patients. Head Neck Surg, 1986, 8(3):177–184

[30] Hellquist HB, Sundelin K, Di Bacco A, et al. Tumour growth fraction and apoptosis in salivary gland acinic cell carcinomas. Prognostic implications of Ki-67 and bcl-2 expression and of in situ end labelling (TUNEL). J Pathol, 1997,181(3):323–329

■ 透明细胞癌

透明细胞癌是一种非常少见的非表皮样的涎腺上皮来源肿瘤（ICD–O 8310/3）。可以发生局部侵袭但是极少转移。

透明细胞癌可能是腺泡细胞癌的一个变种，必须与源自肾细胞癌的转移灶进行鉴别。其可以为单一形态或双形态出现（上皮－肌上皮癌，是一种有独立 ICD 编码的肿瘤，ICD–O 8562/3）。

组织学发现肿瘤细胞中富含糖原（类似于肾癌），但是 S100 表达为阴性。作者见过 1 例 73 岁的女性患者，其通过鼻内镜活检确诊后接受了面中掀翻入路手术切除巨大肿瘤，其预后良好，存活时间已经大于 3 年（图 7.9）。

呼吸道上皮腺瘤样错构瘤

这是一种少见的良性错构瘤，由呼吸道上皮、黏膜下腺体增生所致，有时还伴有间充质组织。没有相应的 ICD 编码。

呼吸道上皮腺瘤样错构瘤在 1995 年由 Wenig 和 Heffner 最先报道，其发病原因尚不清楚[1]。有人认为是先天性疾病，有人认为与炎症有关。一项研究认为其病因与遗传易感性有关，并报道称在染色体 9p 和 18q 位点的杂合性缺失可能导致本病的发生[2]。本病非常少见，其主要症状为单侧鼻阻，其他 症状较少。通过鼻内镜和 CT 检查发现肿瘤可以生长到非常大，但是没有骨质破坏。呼吸道上皮腺瘤样错构瘤可以发生在鼻腔（鼻腔上部或后部）、鼻咽或鼻窦（上颌窦、筛窦和额窦中均有报道）（图 7.10）。通过 CT 检查发现肿瘤可以发生在双侧鼻腔并延伸到嗅裂，因此需要与鼻息肉相鉴别[3-4]。肿瘤很少发生钙化，因此很难与内翻型乳头状瘤相鉴别。

典型的呼吸道上皮腺瘤样错构瘤由增生的黏膜下腺体和呼吸道纤毛上皮细胞所组成。需

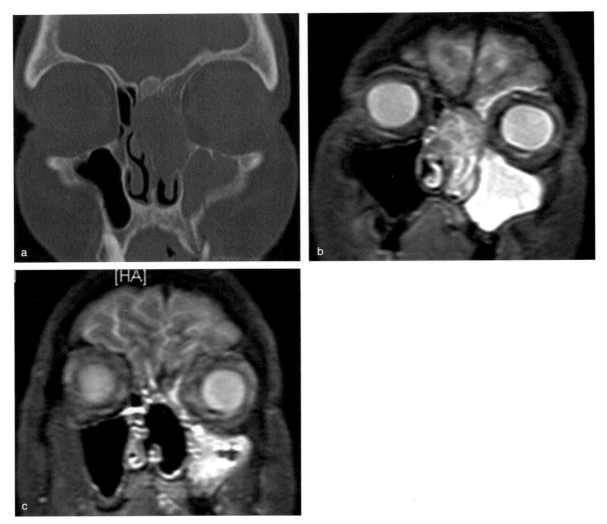

图 7.9a~c　a. 透明细胞癌。冠状位 CT：左侧鼻腔团块样肿物，上颌窦突变，周围骨质侵蚀。b. 冠状位 MRI（STIR）：同一患者，鼻腔内肿物，上颌窦内分泌物潴留。c. 冠状位 MRI（STIR）：面中掀翻术后 1 年复查，术腔内未见肿瘤复发

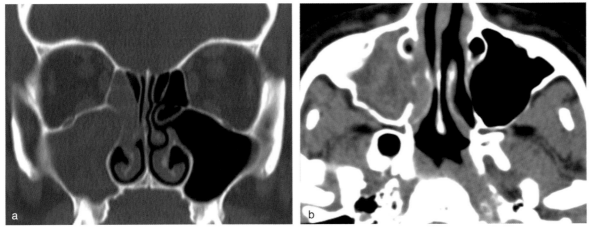

图 7.10a，b　a. 呼吸道上皮腺瘤样错构瘤。冠状位 CT：右侧上颌窦及前组筛窦边界不清伴眶底轻度抬高。b. 轴位 CT：同一患者，上颌窦实变其内信号不均并伴有内侧壁隆起

要与炎性息肉、内翻型乳头状瘤、低级别腺癌相鉴别 [5]。

呼吸道上皮腺瘤样错构瘤具有术后继续生长的特点，因此无论采用何种手术方式都无法将其彻底切除。作者对 1 例源自上颌窦并造成轻度突眼的 41 岁女性患者进行了内镜下切除术。如果能够做到将肿瘤彻底切除，那么其与其他良性肿瘤一样，也是可能治愈的。

参考文献

[1] Wenig BM, Heffner DK. Respiratory epithelial adenomatoid hamartomas of the sinonasal tract and nasopharynx: a clinico-pathologic study of 31 cases. Ann Otol Rhinol Laryngol, 1995,104(8):639–645

[2] Ozolek JA, Hunt JL. Tumor suppressor gene alterations in respiratory epithelial adenomatoid hamartoma (REAH): comparison to sinonasal adenocarcinoma and inflamed sinonasal mucosa. Am J Surg Pathol, 2006,30(12):1576–1580

[3] Lima NB, Jankowski R, Georgel T, et al. Respiratory adenomatoid hamartoma must be suspected on CT-scan enlargement of the olfactory clefts. Rhinology, 2006, 44(4): 264–269

[4] Cao Z, Gu Z, Yang J, et al. Respiratory epithelial adenomatoid hamartoma of bilateral olfactory clefts associated with nasal polyposis: three cases report and literature review. Auris Nasus Larynx, 2010,37(3): 352 –356

[5] Perez-Ordoñez B. Hamartomas, papillomas and adenocarcinomas of the sinonasal tract and nasopharynx. J Clin Pathol, 2009,62(12):1085–1095

第 8 章

间叶组织肿瘤与其他病变

嗜酸性血管中心性纤维化

定 义

是一种在上呼吸道内黏膜下组织增厚和纤维化所导致的罕见良性疾病。

病 因

目前病因未知。尽管组织中存在大量的嗜酸性粒细胞，但并没有证据表明与变应性或寄生虫性疾病相关。有学者认为其发病与之前的鼻窦手术、某些慢性炎症及自身免疫性疾病相关，但这主要也是假说。

别 名

嗜酸性血管中心性纤维化首次报道于 1985 年，被认为可能是面部肉芽肿的一种黏膜下变异[1, 2]。

发病率

本病非常罕见，文献报道有 32 例，且有许多病例并未得到最后的确诊[1-21]。

发病部位

该病可发生于上呼吸道的任何部位，但以鼻腔及面中线软组织最为多见。

诊断特征

临床特征

该病根据受侵犯的部位常表现为一侧或双侧鼻腔渐进性鼻塞，而面部疼痛和出血较为少见。鼻中隔和鼻小柱最常受累，且异常组织可以形成明显的肿胀。其后，可进一步侵犯外鼻和面部浅层组织，可表现为外鼻、面颊部、眉间、前额等部位的多发肿胀。在某些患者，病变可侵犯眶内，导致渐进性的突眼和（或）眼距增宽。

该病导致声门下组织侵犯的病例非常少见（仅 2 例），且未见多部位发病的报道。眼眶偶尔会受累[22]。

作者观察了 7 例患者（表 8.1），包括 2 例男性和 5 例女性，年龄范围 46~68 岁（平均发病年龄 54 岁）。另外，还有根据文献附加的 28 例患者（表 8.2），其中 13 例男性和 15 例女性，年龄范围 19~64 岁（平均年龄 45 岁）。

影像学表现

本病的表现并无特异性。病变可表现为软组织的均匀浸润过程，而不是有包膜的或有界限的（图 8.1、图 8.2、图 8.3）。鼻中隔，尤其是前端[15]，常受累而表现为黏膜增厚。尽管在病变的早期无鼻窦受累，但肿物可侵及甚至越过鼻腔外侧壁。骨质破坏并不是本病的常见特征[7]，但在作者的病例中，有一些患者的病变破坏了眶纸板而侵犯眶内。

组织学特征与鉴别诊断

病变肉眼可见为光滑的黏膜下肿物。镜下表现为明显的嗜酸性粒细胞血管炎，涉及毛细血管及小静脉[3,4,6-9]，典型的可见沿血管周围同轴排列的纤维化（洋葱皮样型）[2]。虽然嗜酸性粒细胞占主导地位，但在疾病的早期可见到浆细胞和 T 淋巴细胞。然而，镜下并不常见到真正的肉芽肿、巨细胞和细胞坏死[4,5,9]。在数量上，嗜酸性粒细胞逐渐增多而其他炎性细胞逐渐减少。虽然其镜下表现与面中线肉芽肿相似，但后者并无洋葱皮样改变。

表 8.1　嗜酸性血管中心性纤维化：个体病例资料

年龄（岁）/ 性别	病变部位	治疗方法	长期随访结果
37/ 女	鼻额部 / 鼻内肿物 18 年以上	手术切除 鼻侧切开术 ×2 口服类固醇激素，咪唑硫嘌呤	NSR 8 年余
68/ 男	鼻额部 / 鼻中隔肿物 5 年	手术切除 单侧扩大鼻侧切开术	NSR 11 年
57/ 女	鼻腔肿物侵犯面中部及眼眶 25 年	鼻侧切开术 ×2 氨苯砜，羟氯喹，咪唑硫嘌呤	眶内病变残留
58/ 女	鼻中隔增厚 1 年	手术切除 鼻侧切开术	NSR 8 年
51/ 男	鼻中隔增厚 1 年	手术切除 外鼻整形术	NSR 4 年
46/ 女	鼻中隔 / 鼻腔外侧壁增厚 2 年	手术切除 外鼻整形术	NSR 6 个月
55/ 女	大翼软骨部黏膜下肿物 / 鼻中隔肿物 2 年	手术切除 鼻次全切除术	NSR 6 个月

NSR：无复发迹象

表 8.2　文献报道的鼻腔鼻窦嗜酸性血管中心性纤维化

报道者	年龄（岁）/ 性别	病变部位	治疗方法	长期随访结果
Holmes，Panje[1]	49/ 女	鼻内肿物	手术切除	未知
Roberts，McCann[2]	27/ 女	鼻中隔 / 鼻甲肥厚	手术切除	残留病变
	59/ 女	鼻中隔增厚 / 鼻背肿物	未知	未知
	54/ 女	鼻中隔增厚	手术切除 / 放疗	未知
	50/ 女	大翼软骨部黏膜下肿物	手术切除	残留病变
Altemani 等 [4]	54/ 女	鼻中隔 / 鼻腔外侧壁增厚	手术切除	残留病变
Matai 等 [6]	51/ 男	鼻中隔增厚	手术切除	残留病变
Burns 等 [7]	38/ 男	鼻中隔增厚 / 大翼软骨部肿物	手术切除	残留病变
Loane 等 [8]	42/ 男	鼻中隔偏曲 / 鼻腔粘连	手术切除	未知
Thompson，Heffner[9]	28/ 男	鼻中隔 / 上颌窦肿物	手术切除 / 激素	残留病变
	49/ 女	鼻中隔增厚	手术切除 / 激素	残留病变
	64/ 女	鼻中隔 / 上颌窦肿物	手术切除 / 激素	残留病变
Pereira 等 [10]	52/ 男	鼻中隔	手术切除	未知
Tabaee 等 [11]	79/ 男	鼻中隔 / 鼻腔外侧壁	手术切除	未知
Nguyen 等 [12]	45/ 男	鼻中隔 / 中鼻道	手术切除	未知

由于本病罕见，肿物无痛性生长，且生长缓慢，镜下表现为无特异性的炎性和纤维化改变，缺乏经验的病理医生常无法发现从而延误了诊断。

鉴别诊断包括侵袭性真菌病所致纤维化，面中线肉芽肿性疾病，如韦格纳肉芽肿、肉状瘤、木村病、血管淋巴结样增生症，以及神经源性肿瘤和间质瘤。

自然病程

尽管本病为良性肿瘤，但其可缓慢进展，

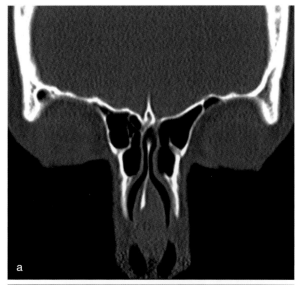

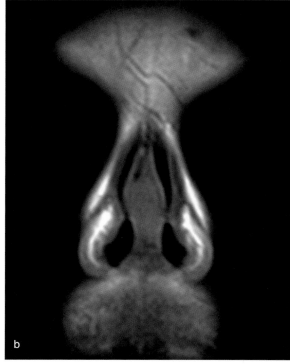

图 8.1a，b　a. 冠状位 CT 显示鼻腔嗜酸性血管中心性纤维化所致的鼻中隔扩大。b. 冠状位 MRI（T1W 钆增强后）显示同一患者鼻中隔前端的病变浸润，界限不清

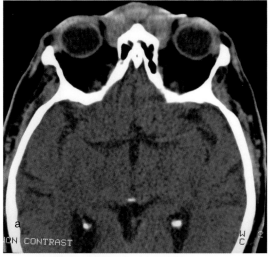

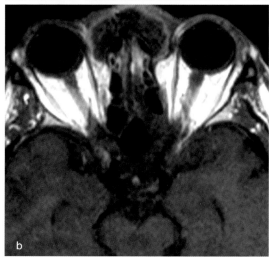

图 8.2a，b　a. 轴位 CT 显示临近双侧眼眶的鼻腔嗜酸性血管中心性纤维化浸润眉间组织。b. 轴位 MRI（T1W 未增强）在同一患者中可见界限清楚的肿物

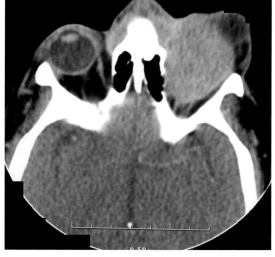

图 8.3　轴位 CT 显示鼻腔嗜酸性血管中心性纤维化明显侵犯右侧眼眶上部及眉间

最终导致相应的功能障碍和鼻面部畸形。当肿物侵犯眶内并最终形成眶内肿物和角膜暴露，将引起视觉障碍。本病常在因鼻阻而行鼻中隔矫正术时被偶然诊断。

治　疗

　　手术完全切除是本病唯一有效的治疗方法。但是由于本病侵犯广泛，且难以确定病程而不易完全切除，但仍建议尽早行手术治疗。由于手术可能影响外观，一些医生选择保守治疗。**没有完全切除病变将导致肿瘤的反复复发和多次手术，最终导致更糟糕的问题。**在文献报道的 32 例患者中，有半数患者病变残留或未报道结果。在作者报道的 7 例患者中，5 例长期随访，由于进行根治性手术，仅有 1 例患者病变残留，而 4 例无复发迹象。

若病变较为局限，单纯的鼻内镜手术是可行的。但若病变范围较大侵及眼眶和面部浅层组织，则需要外入路手术。在作者的病例中，应用了外鼻整形术[2]、鼻外侧切开术[3]、冠状入路额窦区域手术[1]和全鼻切除术[1]。

药物治疗的方案包括：经鼻、经口和病变内局部给予激素，但效果有限，还可使用羟氯喹。因为氨苯砜已被证实对面中线肉芽肿有效，因此也被用于本病的治疗。但在作者的病例中，收效甚微[23,24]。不推荐放疗。

预　后

若不治疗，尽管本病发展缓慢，但仍不可逆转地进展而侵犯周围组织。目前尚不清楚本病是否会发生恶变。

参考文献

[1] Holmes DK, Panje WR. Intranasal granuloma faciale. Am J Otolaryngol, 1983,4(3):184–186

[2] Roberts PF, McCann BG. Eosinophilic angiocentric fibrosis of the upper respiratory tract: a mucosal variant of granuloma faciale? A report of three cases. Histopa-thology, 1985,9(11):1217–1225

[3] Fageeh NA, Mai KT, Odell PF. Eosinophilic angiocentric fibrosis of the subglottic region of the larynx and upper trachea. J Otolaryngol,1996,25(4):276–278

[4] Altemani AM, Pilch BZ, Sakano E, et al. Eosinophilic angiocentric fibrosis of the nasal cavity. Mod Pathol,1997, 10(4):391–393

[5] Roberts PF, McCann BG. Eosinophilic angiocentric fibrosis of the upper respiratory tract: a postscript. Histopathology,1997,31(4):385–386

[6] Matai V, Baer S, Barnes S, et al. Eosinophilic angiocentric fibrosis. J Laryngol Otol,2000,114(7):563–564

[7] Burns BV, Roberts PF, De Carpentier J, et al. Eosinophilic angiocentric fibrosis affecting the nasal cavity. A mucosal variant of the skin lesion granuloma faciale. J Laryngol Otol,2001,115(3):223–226

[8] Loane J, Jaramillo M, Young HA, et al. Eosinophilic angiocentric fibrosis and Wegener's granulomatosis: a case report and literature review. J Clin Pathol,2001,54(8):640–641

[9] Thompson LD, Heffner DK. Sinonasal tract eosinophilic angiocentric fibrosis. A report of three cases. Am J Clin Pathol, 2001,115(2):243–248

[10] Pereira EM, Millas I, Reis-Filho JS, et al. Eosinophilic angiocentric fibrosis of the sinonasal tract: report on the clinicopathologic features of a case and review of the literature. Head Neck, 2002,24(3):307–311

[11] Tabaee A, Zadeh MH, Proytcheva M, et al. Eosinophilic angiocentric fibrosis. J Laryngol Otol,2003,117(5):410–413

[12] Nguyen DB, Alex JC, Calhoun B. Eosinophilic angiocentric fibrosis in a patient with nasal obstruction. Ear Nose Throat J,2004,83(3):183–184, 186

[13] Onder S, Sungur A. Eosinophilic angiocentric fibrosis: an unusual entity of the sinonasal tract. Arch Pathol Lab Med,2004,128(1):90–91

[14] Narayan J, Douglas-Jones AG. Eosinophilic angiocentric fibrosis and granuloma faciale: analysis of cellular infiltrate and review of literature. Ann Otol Rhinol Laryngol, 2005, 114(1 Pt 1):35–42

[15] Paun S, Lund VJ, Gallimore A. Nasal fibrosis: long-term follow up of four cases of eosinophilic angiocentric fibrosis. J Laryngol Otol,2005,119(2):119–124

[16] Clauser L, Mandrioli S, Polito J, et al. Eosinophilic angiocentric fibrosis. J Craniofac Surg, 2006,17(4):812–814

[17] Watanabe N, Moriwaki K. Atypical eosinophilic angiocentric fibrosis on nasal septum. Auris Nasus Larynx, 2006, 33(3): 355–358

[18] Jain R, Robblee JV, O'Sullivan-Mejia E, et al. Sinonasal eosinophilic angiocentric fibrosis: a report of four cases and review of literature. Head Neck Pathol,2008,2(4):309–315

[19] Kosarac O, Luna MA, Ro JY, et al. Eosinophilic angiocentric fibrosis of the sinonasal tract. Ann Diagn Pathol, 2008, 12(4):267–270

[20] Fanlo P, Perez C, Ibanez J, et al. Eosinophilic angiocentric fibrosis: an unusual entity producing saddle nose and nasal septal perforation. APMIS,2009,117(Suppl S127):100

[21] Sunde J, Alexander KA, Reddy VV, et al. Intranasal eosinophilic angiocentric fibrosis: a case report and review. Head Neck Pathol,2010,4(3):246–248

[22] Leibovitch I, James CL, Wormald PJ, et al. Orbital eosinophilic angiocentric fibrosis case report and review of the literature. Ophthalmology,2006,113(1):148–152

[23] Goldner R, Sina B. Granuloma faciale: the role of dapsone and prior irradiation on the cause of the disease. Cutis, 1984, 33(5):478–479, 482

[24] van de Kerkhof PC. On the efficacy of dapsone in granuloma faciale. Acta Derm Venereol,1994(1):61–62

■ 黏液瘤

定　义

黏液瘤属于良性软组织肿瘤，其特点为

成纤维细胞、肌成纤维细胞和散在血管位于少血供的黏液基质中。通常，黏液瘤在富含黏液的基质中仅含有少量细的胶原蛋白纤维。但在纤维黏液瘤中则含有大量的胶原蛋白。迄今为止，心脏及四肢的骨骼肌内的黏液瘤最为多见（ICD-O code 8840/0）。

头颈部的黏液瘤少见，一般分为 3 种类型：①牙源性黏液瘤；②软组织黏液瘤（可能发生在肌肉内）；③皮肤及浅层组织的血管黏液瘤。

病　因

目前病因不明。但有时，皮肤的黏液瘤可以侵犯头颈部，有时多发的黏液瘤（尤其是发生于眼睑及外耳道的浅层组织黏液瘤）可能与罕见的卡尼综合征相关[1]。牙源性黏液瘤足够大时甚至可以侵犯鼻腔、鼻窦，但该病与卡尼综合征或其他遗传病无关。

发病率与发病部位

头颈部的非皮肤性黏液瘤中有超过 60% 为骨内的牙源性黏液瘤，其中近 2/3 位于下颌骨，剩余的位于上颌骨[2]。上颌骨的牙源性黏液瘤常发生于牙槽区的后方，其在儿童的牙源性肿瘤中占有较高比例。缓慢生长的肿块易于逐渐阻塞上颌窦。起源于颌骨的牙槽区，出现牙源性上皮结构，类似于牙乳头状结构均支持肿瘤起源于牙源性的间充质这一假说[3]（第 12 章）。

相反，真正的鼻腔鼻窦黏液瘤在文献中非常罕见，其可能起源于上颌窦的前壁，并且没有任何牙源性证据[4]。

诊断特征

临床特征

Heffner[4] 报道了来源于军事研究院病理科的 4 例黏液瘤，均为儿童，年龄在 1~12 岁。所有的病变均侵犯上颌窦前壁。其主要表现是颊部和面部的肿胀伴有疼痛。当鼻腔鼻窦肿瘤进一步发展，则可出现鼻阻及鼻出血[5]。与成人相反，很少有儿童的黏液瘤侵犯至蝶窦[6,7]。

作者在 1985 年治疗过 1 例 14 个月大的西印度群岛的原住民女童，患者在右侧鼻腔有一

巨大的引起面部变形的肿瘤，并逐渐增大（图 8.4）。经唇下入路进行活检，肿物最终经组织学诊断为黏液瘤，通过鼻侧切开术进行肿物切除。在上颌骨中可见肿瘤组织，并可见肿瘤已破坏上颌窦的前壁和上壁。在接下来的 7 年随访中，肿瘤未见复发。在作者所在医院，这一治疗方案出现在常规使用面中部掀翻术之前。如今，若碰到此类患者，无疑会通过鼻内镜进行活检和手术。对于儿童患者，无论何种入路，均应该避免面部切口。

病理组织学特征与鉴别诊断

Heffner 发现在其报道的所有儿童病例中，其病理组织多为软组织和半凝胶成分。黏液性的肿瘤镜下可见均匀分布的梭形细胞和星状细胞，尽管可见细胞核轻度增大，但未见核深染及未分化相。有丝分裂相少见。未见横纹及细

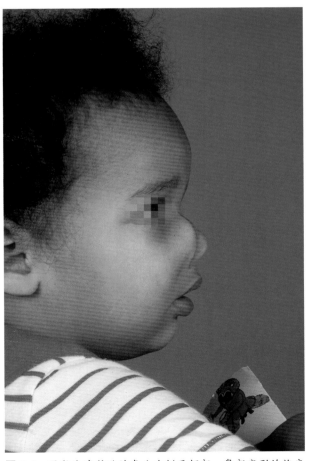

图 8.4　因黏液瘤所致的患儿右侧面颊部、鼻部变形的临床照片

胞密集区。另外，也有学者提出在病变细胞的薄层胶质细丝纤维中可能混有纤细的细胞质突起。鼻腔鼻窦黏液瘤比其他黏液瘤表现出更多的细胞，且在年轻患者中容易与横纹肌肉瘤混淆。但是，随着对横纹肌肉瘤认识的进展以及现在先进的免疫组化技术的应用，这种情况已经非常罕见。

治　疗

黏液瘤的凝胶和易碎特性与其浸润周围骨质的能力有关。因此，通过简单的刮除全切肿瘤是不可靠的。尽管文献报道较少，但可见明显的复发倾向。尽管没有提到根治性手术，但确实需要使用内镜或开放性手术，在邻近肿物的骨、软骨和黏膜周围至少几毫米外进行完全的局部切除。如果没有做到，则肿瘤可能进一步侵犯鼻窦、颅底甚至颅内[4,8]。

黏液瘤与其他鼻、鼻窦、颅底的良性但具有浸润性的肿瘤一样，存在局部复发的可能性，要求即使许多年后仍然必须长期随访，而良好的关于复发可能性的患者教育和恰当的影像学复查是非常必要的。

参考文献

[1] Carney JA, Gordon H, Carpenter PC, et al. The complex of myxomas, spotty pigmentation, and endocrine overactivity. Medicine (Baltimore),1985,64(4):270–283

[2] Lo Muzio L, Nocini P, Favia G, et al. Odontogenic myxoma of the jaws: a clinical, radiologic, immunohistochemical, and ultrastructural study. Oral Surg Oral Med Oral Pathol Oral Radiol Endod,1996,82(4):426–433

[3] Harrison JD. Odontogenic myxoma: ultrastructural and histochemical studies. J Clin Pathol,1973,26(8):570–582

[4] Heffner DK. Sinonasal myxomas and fibromyxomas in children. Ear Nose Throat J,1993,72(5):365–368

[5] Prasannan L, Warren L, Herzog CE, et al. Sinonasal myxoma: a pediatric case. J Pediatr Hematol Oncol,2005,27(2):90–92

[6] Andrews T, Kountakis SE, Maillard AA. Myxomas of the head and neck. Am J Otolaryngol,2000,21(3):184–189

[7] Sato H, Gyo K, Tomidokoro Y, et al. Myxoma of the sphenoidal sinus. Otolaryngol Head Neck Surg,2004,130(3):378–380

[8] Fu Y, Perzin K. Non-epithelial tumors of the nasal cavity, paranasal sinuses and nasopharynx: a clinicopathologic study. VII. Myxomas. Cancer, 1977,39:195–203

交界性和潜在低度恶性肿瘤——软组织肿瘤

与良性软组织肿瘤相比，本书中所描述的发生于成人和儿童头颈部的肉瘤较少。发生在头颈部的良性肿瘤或肿瘤样病变与身体其他部位发生的相对应的病变不同。一些病变，如纤维瘤病、血管外皮细胞瘤、血管纤维瘤等，较其他部位更容易复发。此类病变，甚至是不会发生转移的良性病变均需要进行辅助治疗来控制局部病灶。此类病变中的许多非典型疾病在过去常与肉瘤相混淆，**近年来，其命名和分类发生了大的变化。这也导致了文献中对于此类疾病的混淆。然而越来越多的来自于超微结构、免疫组化和近期的细胞遗传学的研究结果，以及长期积累的关于临床特点和形态学的相关知识，正在帮助我们不断阐明这些肿瘤的分类。**一个很好的例子就是血管外皮细胞瘤（鼻腔鼻窦血管外皮细胞瘤），WHO 分类认为其是潜在恶性的软组织肿瘤，但根据肿瘤与血管周组织的关系，作者将其分类为血管类肿瘤。

■ 韧带样纤维瘤病

定　义

（ICD-O code　8821/1）

韧带样纤维瘤病是由淡染的梭形肌成纤维细胞组成的局部进展型的病变。它包括 3 种类型：腹内型、腹壁型和腹壁外型。

别　名

文献中常用的名称有婴幼儿纤维瘤病、少年纤维瘤病、侵袭性纤维瘤病、韧带样纤维瘤、腹壁外韧带样纤维瘤病、腹壁外纤维瘤病。

发病率与发病部位

本病约 15% 发生于头颈部，但很少发生于鼻腔鼻窦部。本病可发生于任何年龄，但儿童多见。其实代表儿童硬纤维瘤病的婴幼儿进展性纤维瘤病也可发生于成人[1-3]。本病常见于家族性结肠息肉病（一类由于常染色体 *APC* 肿瘤抑制基因突变所致的疾病）的患者 [4,5]。

作者治疗的 2 例患者均为儿童，年龄 2~4 岁。2 岁的女孩，病变侵犯了筛窦及眼眶，而 4 岁的男孩，病变仅侵犯了上颌骨。

诊断特征

临床特征与影像学表现

该肿瘤生长较为缓慢，若发生于鼻腔鼻窦，则表现为鼻阻、鼻出血、面部肿块、面部疼痛、眼球突出、牙齿松动、拔牙后牙槽窝不愈合、硬腭肿块 [1-3,6]。作者收治的 2 例患者均表现为面颊部肿块，其中 1 例伴有眼球移位。

检查时，鼻腔中可见的病变均有发亮的特性，与单纯的鼻息肉相比更为有弹性和韧性。病变可以达到几厘米大小，并导致鼻腔外侧壁、鼻中隔移位以及眼眶的扩大和颅底的破坏。病变可侵犯多个部位，尤其是在伴有家族性多发性结肠息肉 – 骨瘤 – 软组织瘤综合征的情况下 [7]。CT 常表现为轻度不均匀强化的软组织密度影，而并无特异性。

组织学特征与鉴别诊断

肉眼观察肿物与其侵犯的周围组织一样，颜色淡红色，有一定的弹性和韧度。镜下常由成簇的整齐的淡染梭形细胞、胶原纤维、互相平行走行的血管组成。淡染细胞类似于肌成纤维细胞，其核常为卵圆形而核仁较为模糊。可见正常的核分裂象，但异常增生和坏死并非纤维瘤病的特征。基质中可见瘢痕样的胶原和黏液状区域。

在鼻窦区域主要要与纤维肉瘤与恶性纤维组织细胞瘤鉴别。虽然，典型的病变不需要进行免疫组化检测，但肌成纤维细胞常呈肌动蛋白与波形蛋白阳性，而肌间线蛋白、S100 蛋白、HMB45、角蛋白、CD34 为阴性。在纤维瘤病中 β 连环蛋白是细胞核反应的一个重要基因免疫组化指标。

将本病从其他头颈部的良恶性肿瘤中鉴别出来非常重要，因为尽管本病具有局部浸润和切除困难的特点，但其不需要达到像作者比较关注的疾病如各种纤维肉瘤的治疗水平。幸运的是，β 连环蛋白对韧带样型纤维瘤病具有特异性，因为在其他肿瘤组织中，要么 β 连环蛋白阴性，要么仅可见胞质反应。

治疗与预后

本病较难切除且常侵犯鼻腔鼻窦、颅底。但是通过现代的面中掀翻、颅面部手术技术的治疗，本病有很好的预后。作者希望自 20 世纪 80 年代至 90 年代文献报道的 20% 的复发率将通过技术优化而大幅度降低。由于本病不发生远处转移，完全切除的主要目的是防止复发。外科切除困难的侵袭性和复发性肿瘤建议采用放疗和化疗。但由于本病是非转移的良性肿瘤，因此采用放疗和化疗可能存在潜在的风险，尤其是对于儿童患者 [8-10]。

Wehl 等 [11] 报道了脂质体阿霉素治疗 3 例儿童侵袭性纤维瘤病（侵犯鼻腔、口腔、颞下窝、锁骨上窝和腹壁）的结果。3 例患者通过 MRI 检查确认肿瘤治疗效果，并未发现明显的短期并发症。

2 例患者均通过手术成功切除。男孩在 20 世纪 80 年代采用鼻侧切开术治疗，小女孩由于肿瘤范围较大而采用面中掀翻术。

胸膜外孤立性纤维瘤

定 义

（ICD-O code 8815/1）

本病是 CD34 阳性的成纤维细胞肿瘤。这种间叶组织的梭形细胞肿瘤起先发现于胸膜组织，但随后报道了许多胸膜外部位的孤立性纤维瘤。包括上呼吸道。

病因、发病率与发病部位

目前本病病因不明且罕见。Hicks 和 Moe 报道了 1 例起源于前颅窝的鼻部胸膜外孤立性纤维瘤。估计英文期刊发表的病例仅有 14 例。有 12 例报道，肿瘤侵犯了鼻腔、鼻窦与鼻咽。作者诊治了 2 例，其中 1 例患者病变局限于外鼻，在20世纪60年代末作者通过鼻侧切开术进行治疗，在随后的5年随访中未见复发。第二例为1例53岁男性患者，通过鼻内镜手术进行切除（图8.5）。

诊断特征

临床特征与影像学表现

本病可发生于不同年龄段。男女发病率基本一致。就诊的患者并没有特殊的体征，常见症状是鼻阻和鼻出血。这些患者的鼻腔肿物常肉眼可见，并常被描述为息肉样的质韧肿块。活检时大量出血是本病的一个特点。约半数的病例报道肿瘤侵犯筛窦并向后浸润到鼻咽部。

但有一例报道肿瘤破坏鼻颅底。虽然影像学表现并无特异性，但对准确描述肿瘤的大小非常必要。

组织学特征、免疫组化特征与鉴别诊断

虽然增殖的细胞外观从圆形到梭形变异较大，但本病较易界定。细胞无规则生长，瘢痕胶原束及薄壁血管是最常见的特征。血管外皮瘤样的血管或许是最突出的特征。免疫组化检测，CD34和波形蛋白阳性而肌动蛋白常阴性，另外，角蛋白、上皮膜抗原、S100蛋白、8因子相关抗原、癌胚抗原、肌间线蛋白、HHF-35和胶质纤维酸性蛋白也常为阴性。

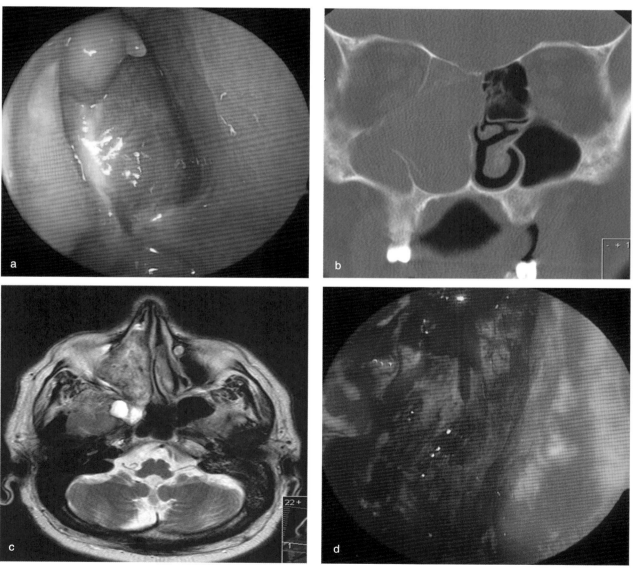

图8.5a~d　a.内镜下可见孤立性纤维瘤完全堵塞右侧鼻腔。b，c.冠状CT（b）显示同一患者肿瘤堵塞鼻腔伴临近鼻窦的不透明影，后者由潴留的分泌物所致，而MRI（c）证实了这一点。d.图为肿瘤切除后的鼻内镜图片

鉴别诊断包括血管外皮细胞瘤、纤维组织细胞瘤、平滑肌瘤、神经鞘瘤、滑膜肉瘤和纤维肉瘤。

治疗与预后

目前本病的治疗选择完全切除，Hicks 和 Moe 报道了多种面前部入路手术，如筛窦切除术、上颌窦切除术、颅面切除术[12]。他们回顾了之前的 14 例完全切除手术，无一例复发。内镜下手术是可行的，但对待血管丰富的病变需要慎重。

■ 炎性肌成纤维细胞瘤

定　义

（ICD-O code 8825/1）

炎性肌成纤维细胞瘤（IMT）是由梭形肌成纤维细胞组成伴嗜酸性粒细胞、浆细胞、淋巴细胞等炎性细胞浸润的疾病。

病　因

本病多发于肺，以前的文献认为本病为非肿瘤性疾病，其发生常与外伤或感染相关。Gomez-Roman 等[13] 报道在本病的一些患者中发现人疱疹病毒 8 型的 DNA 序列、高表达的 IL-6、细胞周期蛋白 D1，这些证明支持了感染学说。但是，并非所有患者的肿瘤生物学行为均为良性，有一部分患者可见肿瘤明显破坏鼻腔鼻窦结构，以及切除后复发。也有文献报道本病可发生远处转移，这更说明了本病是恶性肿瘤。**然而，对于罕见疾病常常如此，这也许是我们现有知识的缺陷，就像我们过去对于纤维肉瘤的认识一样，IMT 也许代表了一大类不同病因导致的同一组织学起源的不同类型病变，形成了不同的肌成纤维细胞纤维组织应答和炎性细胞组成的实质性肿瘤。**

别　名

由于本病自始较难认识，因此病名多样不足为怪。包括炎性假瘤、浆细胞肉芽肿、良性肌成纤维细胞瘤、黄色假瘤。这些病名使得本病更易被混淆。幸运的是，在 1990 年由 Pettinato 等提议，WHO 采用了炎性肌成纤维细胞瘤的命名，之后被广泛接受[14]。

发病率与发病部位

Soysal 等[15] 报道了 1 例 10 岁白人女孩的病例，且进行文献回顾发现仅有 6 例发生于鼻腔的炎性肌成纤维细胞瘤。Cho 等[16] 报道了 1 例 4 岁女孩发生在鼻背部的炎性肌成纤维细胞瘤，然而，这些肿瘤也会发生于成人上颌窦[17-19]。

诊断特征

临床特征与影像学表现

本病有报道，可发生鼻阻、鼻出血、流涕、鼻背部肿物及头痛。检查时可发现肿物呈红或蓝色，也有一些已突出鼻腔。CT 检查可见鼻腔内肿物伴有上颌窦、筛窦炎。值得注意的是，特殊感染的病因检查常常阴性，但活检可见明确的真菌和抗酸生物体。

组织学与免疫组化特征

病变组织主要由成纤维细胞、淋巴细胞、浆细胞、组织细胞以及数量变化范围较大的嗜酸性粒细胞组成。组织细胞淡染，成纤维细胞无异型性。核分裂象少见。可见闭塞的血管。血管壁上常可见炎性细胞。免疫组化检测，梭形细胞呈现波形蛋白和肌动蛋白（超过 80%）阳性[20]。

鉴别诊断

本病需要与多种疾病鉴别。包括鼻窦炎、肉芽肿性炎、胶原血管病、肉状瘤病以及其他恶性肿瘤。一个重要的临床鉴别点是，起源于头颈部的病变常无全身症状，这与起源于内脏的病变不同。另外，常规血及实验室检查不能发现感染的因素。通过临床及影像学表现常误认为恶性肿瘤。毫无疑问，本病需要进行组织活检来确诊且最好完全切除病变。

Coffin 等开展了迄今为止关于本病最大的临床研究[21]。他总结了 84 例肺外炎性肌成纤维细胞瘤，他认为本病是炎性假瘤，为良性、非转移、肌成纤维细胞增殖、具有局部生长和潜在复发可能的疾病。

治　疗

由于本病发生于鼻腔鼻窦的情况罕见，因此最终很难给出合适的治疗建议。**最主要的一点是不要将本病诊断为恶性肿瘤。**通过鼻内镜下切除或面中掀翻术切除肿瘤是可行的，但是一般不建议放疗，除非不能进行手术治疗。

参考文献

[1] Gnepp DR, Henley J, Weiss S, et al. Desmoid fibromatosis of the sinonasal tract and nasopharynx. A clinicopathologic study of 25 cases. Cancer,1996,78(12):2572–2579

[2] Abdelkader M, Riad M, Williams A. Aggressive fibromatosis of the head and neck (desmoid tumours). J Laryngol Otol,2001,115(10):772–776

[3] Ogunsalu C, Barclay S. Aggressive infantile (desmoid-type) fibromatosis of the maxilla: a case report and new classification. West Indian Med J, 2005,54(5):337–340

[4] Gurbuz AK, Giardiello FM, Petersen GM, et al. Desmoid tumours in familial adenomatous polyposis. Gut,1994, 35(3): 377–381

[5] Okuno S. The enigma of desmoid tumors. Curr Treat Options Oncol,2006,7(6):438–443

[6] Mannan AA, Ray R, Sharma SC, et al. Infantile fibromatosis of the nose and paranasal sinuses: report of a rare case and brief review of the literature. Ear Nose Throat J,2004,83(7):481–484

[7] de Silva DC, Wright MF, Stevenson DA, et al. Cranial desmoid tumor associated with homozygous inactivation of the adenomatous polyposis coli gene in a 2-yearold girl with familial adenomatous polyposis. Cancer,1996,77(5):972–976

[8] Ballo MT, Zagars GK, Pollack A. Radiation therapy in the management of desmoid tumors. Int J Radiat Oncol Biol Phys, 1998,42(5):1007–1014

[9] Ray ME, Lawrence TS. Radiation therapy for aggressive fibromatosis (desmoid tumor). J Clin Oncol, 2006, 24(22): 3714–3715, author reply 3715

[10] Lev D, Kotilingam D, Wei C, et al. Optimizing treatment of desmoid tumors. J Clin Oncol,2007,25(13):1785–1791

[11] Wehl G, Rossler J, Otten JE, et al. Response of progressive fibromatosis to therapy with liposomal doxorubicin. Onkologie,2004,27(6):552–556

[12] Hicks DL, Moe KS. Nasal solitary fibrous tumor arising from the anterior cranial fossa. Skull Base,2004,14(4):203–207

[13] Gómez-Román JJ, Sánchez-Velasco P, Ocejo-Vinyals G, et al. Human herpesvirus-8 genes are expressed in pulmonary inflammatory myofibroblastic tumor (inflammatory pseudotumor). Am J Surg Pathol,2001,25(5):624–629

[14] Pettinato G, Manivel JC, De Rosa N, et al. Inflammatory myofibroblastic tumor (plasma cell granuloma). Clinico-pathologic study of 20 cases with immunohis-tochemical and ultrastructural observations. Am J Clin Pathol, 1990, 94(5):538–546

[15] Soysal V, Yigitbasi OG, Kontas O, et al. Inflammatory myofibroblastic tumor of the nasal cavity: a case report and review of the literature. Int J Pediatr Otorhinolaryngol,2001,61(2):161–165

[16] Cho SI, Choi JY, Do NY, et al. An inflammatory myofibroblastic tumor of the nasal dorsum. J Pediatr Surg, 2008, 43(12):e35–37

[17] Lee H-M, Choi G, Choi CS, et al. Inflammatory pseudotumor of the maxillary sinus. Otolaryngol Head Neck Surg, 2001,125(5):565–566

[18] Huang W-H, Dai Y-C. Inflammatory pseudotumor of the nasal cavity. Am J Otolaryngol, 2006,27(4):275–277

[19] Ushio M, Takeuchi N, Kikuchi S, et al. Inflammatory pseudotumour of the paranasal sinuses—a case report. Auris Nasus Larynx,2007,34(4):533–536

[20] Coffin CM, Humphrey PA, Dehner LP. Extrapulmonary inflammatory myofibroblastic tumor: a clinical and pathological survey. Semin Diagn Pathol,1998,15(2):85–101

[21] Coffin CM, Watterson J, Priest JR, et al. Extrapulmonary inflammatory myofibroblastic tumor (inflammatory pseudotumor). A clinicopathologic and immunohistochemical study of 84 cases. Am J Surg Pathol,1995, 19(8):859–872

■ 脂肪瘤与脂肪肉瘤

上呼吸道和消化道，尤其鼻腔鼻窦起源的脂肪性肿瘤非常罕见 [ICD–O code 8850/0（脂肪瘤）；ICD–O code 8850/3（脂肪肉瘤）]。

发生于喉部、口腔的病变，文献报道相对较多，且主要发生于成人。在 1997 年，Fu 和 Perzin 报道了 256 例非上皮性鼻腔鼻窦肿瘤，脂肪瘤与脂肪肉瘤各仅有 1 例[1]。在作者诊治的 1700 例鼻腔鼻窦肿瘤患者中，脂肪瘤与脂肪肉瘤也各仅有 1 例。在文献中仅有零星的关于脂肪瘤的病例报道[2-4]。小儿脂肪瘤常为胼胝体脂肪瘤、Haberland 综合征（一种罕见的，主要表现为癫痫、精神障碍、侵犯一侧皮肤和视神经的病变）和脑脂肪瘤畸形。

同样，只报道了极少数脂肪肉瘤[5]。最大型的报道是 48 例肉瘤的中国患者中有 4 例鼻腔鼻窦脂肪肉瘤[6-8]，然而无法获得其他英文的临床信息，我们治疗了 1 例 14 岁男性患者，脂肪肉瘤侵犯眼眶和临近的筛窦。他在 22 年前接受了眶内容物摘除术及鼻侧切开术，但不幸的是 2 年后该患者失访了。通过上述报道的这些良恶性脂肪瘤，可以看出尽管男性似乎较为多发，但不能得出一些关于年龄的结论。

脂肪瘤可作为孤立性病变发生于鼻中隔或者鼻窦。也有报道发生于鼻部皮下组织和鼻前庭[9,10]。因此，患者在相应的部位有一相对质软的肿物，且可能出现鼻阻症状。然而，作者所在中心遇到 1 例 49 岁男性患者，肿物发生于上颌骨和面颊部，在 20 年前通过面中掀翻术成功治疗。

脂肪瘤和脂肪肉瘤在 CT 与 MRI 上均为软组织影。由于含水量较高，CT 衰减较少，而 MRI 其 T1W 为低信号，T2W 为高信号。可以估计，脂肪瘤边界清楚而脂肪肉瘤多周围浸润。在肉瘤中非脂肪组织可以起到分隔作用。

良性脂肪瘤可分为梭形、多形性、软骨样脂肪瘤 3 个亚类。由于其含有被纤维组织分隔的分化良好的脂肪小叶、梭形细胞及成脂细胞，故易与脂肪肉瘤鉴别。脂肪细胞对 S100 免疫反应明显，而梭形细胞 CD34 阳性[11]。儿童脂肪瘤及脂肪肉瘤的临床鉴别包括胶质瘤、鼻皮样囊肿、畸胎瘤、血管瘤及鼻泪管囊肿。

作者遇到的 2 例脂肪瘤和脂肪肉瘤患者均采用手术切除进行治疗。

参考文献

[1] Fu Y-S, Perzin KH. Non-epithelial tumors of the nasal cavity, paranasal sinuses and nasopharynx: a clinicopathologic study. VIII. Adipose tissue tumors (lipoma and liposarcoma). Cancer,1977,40(3):1314–1317

[2] Preece JM, Kearns DB, Wickersham JK, et al. Nasal lipoma. J Laryngol Otol,1988,102(11):1044–1046

[3] Takasaki K, Yano H, Hayashi T, et al. J Laryngol Otol, 2000,114(3):218–220

[4] Abdalla WM, da Motta AC, Lin SY, et al. Intraosseous lipoma of the left frontoethmoidal sinuses and nasal cavity. AJNR Am J Neuroradiol,2007,28(4):615–617

[5] Hollis LJ, Bailey CM, Albert DM, et al. Nasal lipomas presenting as part of a syndromic diagnosis. J Laryngol Otol,1996,110(3):269–271

[6] Hameed K, Rajendran V. Liposarcoma of the maxilla. Indian J Otolaryngol Head Neck Surg,1991,43:197–198

[7] Yang C, Zhang D. [Clinical analysis of 48 cases sarcoma in nasal cavity and sinuses]. Lin Chuang Er Bi Yan Hou Ke Za Zhi,2004,18(10):597–598

[8] Thompson SM, Duque CS, Sheth RN, et al. Case report: Liposarcoma of the sinonasal tract. Br J Radiol, 2009, 82(980):e160–e163

[9] Abulezz T, Allam K. Nasal subcutaneous lipoma, a case report. Rhinology,2008,46(2):151–152

[10] Gulbinowicz-Gowkielewicz MM, Kibiłda B, Gugała K. Spindle cell lipoma of the vestibule of the nose. Otolaryngol Head Neck Surg,2008,139(2):325–326

[11] Nascimento AF, McMenamin ME, Fletcher CD. Liposarcomas/atypical lipomatous tumors of the oral cavity: a clinicopathologic study of 23 cases. Ann Diagn Pathol, 2002, 6(2):83–93

恶性间叶组织或软组织肿瘤

引 言

头颈部肉瘤大部分属软组织类型，仅有约 20% 起源于骨组织、软骨组织及其他来源。肉瘤是指来源于间充质干细胞的，具有生物多样性的一组恶性肿瘤。事实如此，传统分类是根据组织来源划分，如纤维肉瘤起源于成纤维细胞，骨肉瘤起源于成骨细胞。越来越多的免疫组化和试验数据提示，肉瘤可能由多能间充质干细胞多分化方向中的一个分化途径产生[1]。

自 Donald Harrison 和 Valerie Lund 教授发表相关论文以来，软组织肉瘤的组织学诊断在过去 20 年内取得长足进步。**目前已有超过 50 种肉瘤及其亚型，并且越来越多地被基因学及形态学诊断。肿瘤分型体系的优化改进一直被广泛探讨，这在本质上越来越有利于临床实践。这些恶性肿瘤的分子水平分型也越来越多地被认为是得益于人类基因组计划的释义，测序工作的开展及基因转录谱技术的进步**[2]。

目前的问题是，在 DNA 及细胞水平定性各种肿瘤特征的潜在的有价值的方法，目前却产生了相反的和不同的结果，特别是一些新型预后的标记物[3]。很显然，工作需要改进和继续。希望未来的研究可以针对患者的软组织肉瘤提供特定的个性化治疗方案。

但是就目前而言，头颈部肉瘤的临床参数显得尤为重要。在考虑患者的治疗及预后方面，发病部位、准确的疾病范围、年龄、既往病史及合并疾病都是极为重要的因素。

现代影像学，特别是联合 CT 和 MRI，使我们认识到为什么在过去报道的病例中局部复发是一个持续存在的问题，是因为病变在初诊时常常已经是无法彻底切除的肿瘤。现代颅面手术和定点放疗的结合，使得这些患者获得了更好的长期结局。

在比较过去 20 年和更早的文献治疗结果时应更加仔细，因为在过去相当一部分病变诊断，特别是"纤维肉瘤"完全不可信，其中大部分应属于其他诊断类型。这些罕见的肿瘤中，在我们了解越来越多的免疫组化知识之前，纤维肉瘤曾是最常见的软组织肿瘤诊断名称。如今，这些肿瘤应该被诊断为其他类型，比如恶性外周神经鞘膜瘤、平滑肌肉瘤、横纹肌肉瘤。肉瘤占人类恶性肿瘤不到 1%。文献[4] 大宗样本报道头颈部肉瘤占所有肉瘤比例约为 10%。但是在儿童中，头颈部肉瘤发病率显著升高，依据儿童年龄范围、肉瘤类型和发病部位，约占全身肉瘤的 4%~20%。尽管发病率低，头颈部肉瘤仍引起了广泛的关注，尤其是生物学行为巨大的差异以及发病部位的复杂解剖关系，使治疗变得相当困难。肉瘤可能侵犯范围广泛，但临床症状和体征不明显。**肉瘤的罕见程度使得任何一个初诊医生都很难怀疑到这一疾病，**所以诊断被延迟甚至发病时已经是疾病晚期，这些都是非常常见的情况。

分　级

头颈部肉瘤分级与其他部位肉瘤分级一样。对于软组织病理学家和临床医生而言，这一直是被广泛讨论超过 30 年的议题[5,6]。近期，多家医学中心采用了法国国家癌症控制中心联合会（FNCLCC）[7] 制定的 3 级体系，它根据分化程度、细胞分裂活性、坏死程度来分期（表 8.3）。**初次活检提供足够的组织极为重要，这有助于区分有丝分裂和坏死的程度分级 1、2、3（3 以上）。**之后可以根据分级直接制定治疗方案：低级别肿瘤广泛完整切除，而对于中级别和高级别肉瘤应考虑术前或术后附加放疗或放疗联合全化疗。此观点一般存在争议，在不同的中心治疗方案有所不同。

分　期

软组织肉瘤的分期系统是现代多学科联合方式的典范。它结合了病理学的分级、临床、影像。如今有两套系统广泛应用，Enneking 肌肉骨骼肿瘤学会分期体系[8] 和 AJCC 分期体系（表 8.4、表 8.5）。对于头颈外科医生而言，AJCC 体系更具实用性：因为它基于 TNM 分期

表 8.3　法国国家癌症控制中心联合会（FNCLCC）肉瘤分级体系[7]（适用于样本量充足、治疗前活检标本[7]）

分化指数	1 = 与肿瘤来源细胞相似，例如纤维肉瘤、脂肪肉瘤、软骨肉瘤
	2 = 多形性脂肪肉瘤或恶性纤维组织细胞瘤（与肌肉瘤相比预后较好）
	3 = 圆形细胞肿瘤，大多数未确定表型或多形性肌肉瘤（横纹肌肉瘤或平滑肌肉瘤）
分裂指数	1 = 每 10 个高倍镜下 10 个核分裂象
	2 = 每 10 个高倍镜下 10–19 个核分裂象
	3 = 每 10 个高倍镜下 >20 个核分裂象
坏死指数	0 = 无坏死
	1 = <50% 坏死
	2 = >50% 坏死
总分（分化指数 + 分裂指数 + 坏死指数）	2 或 3 分 = 低级别 (1/3 级)
	4 或 5 分 = 中级别 (2/3 级)
	6~ 8 分 = 高级别 (3/3 级)

HPF：高倍镜下

表 8.4 Enneking 骨骼及肌肉肉瘤分期体系 [8]

分期	分级	部位 a	转移
ⅠA	G1	T1	M0
ⅠB	G1	T2	M0
ⅡA	G2	T1	M0
ⅡB	G2	T2	M0
Ⅲ	G1 或 G2	T1 或 T2	M0

a T1：关节内、深筋膜浅层、骨旁、筋膜内间隙；T2：关节内病变侵犯软组织，浅层病变侵犯深筋膜深面，骨旁病变侵犯骨内或筋膜外，筋膜内间隙侵犯筋膜外间隙

表 8.5 AJCC 分期体系：TNM 系统 [9]

分期	肿瘤大小 a	淋巴结转移 b	远处转移 c	分级	分化程度
Ⅰ	T1a, 1b, 2a, 2b	N0	M0	G1	低
Ⅱ	T1a, 1b, 2a	N0	M0	G2~3	高
Ⅲ	T2b	N0	M0	G2~3	高
Ⅳ	任意 T	N1	M0	任何 G	低或高
Ⅳ	任意 T	任意 N	M1	任何 G	低或高

a T1：尺寸 < 5cm；T2：尺寸 >5cm；a：表面；b：深部。b NX：淋巴结转移不能评估；N0：无局部淋巴结转移证据；N1：局部淋巴结转移。c MX：远处转移不能评估；M0：无远处转移证据；M1：远处转移

系统，并已经成为头颈部其他肿瘤的标准化分期标准，可以用于儿童和成人，但血管肉瘤除外。

参考文献

[1] Fernandez Sanroman J, Alonso del Hoyo JR, Diaz FJ, et al. Sarcomas of the head and neck. Br J Oral Maxillofac Surg, 1992,30(2):115–118

[2] Daugaard S. Current soft-tissue sarcoma classifications.Eur J Cancer, 2004,40(4):543–548

[3] Mertens F, Strömberg U, Rydholm A, et al. Prognostic significance of chromosome aberrations in high-grade soft tissue sarcomas. J Clin Oncol, 2006,24(2):315–320

[4] Pollock RE, Karnell LH, Menck HR, et al. The National Cancer Data Base report on soft tissue sarcoma.Cancer, 1996, 78(10):2247–2257

[5] Myhre-Jensen O, Kaae S, Madsen EH, et al. Histopathological grading in soft-tissue tumours. Relation to survival in 261 surgically treated patients. Acta Pathol Microbiol Immunol Scand A, 1983,91(2):145–150

[6] Trojani M, Contesso G, Coindre JM, et al. Soft-tissue sarcomas of adults; study of pathological prognostic variables and definition of a histopathological grading system. Int J Cancer,1984,33(1):37–42

[7] Guillou L, Coindre JM, Bonichon F, et al. Comparative study of the National Cancer Institute and French Federation of Cancer Centers Sarcoma Group grading systems in a population of 410 adult patients with soft tissue sarcoma. J Clin Oncol,1997,15(1):350–362

[8] Enneking WF, Spanier SS, Goodman MA. A system for the surgical staging of musculoskeletal sarcoma. Clin Orthop Relat Res, 1980,153(153):106–120

[9] American Joint Committee on Cancer Staging. AJCC Cancer Staging Handbook. 6th ed. New York: Springer Verlag, 2002:193

■ 纤维肉瘤

定　义

（ICD-O code 8810/3）

传统上纤维肉瘤指的是细胞形态学与成纤维细胞相似的恶性间叶组织肿瘤。它是头颈部软组织肿瘤最常见的两种诊断之一（另外一种是横纹肌肉瘤）。但是使用现代的评价标准，这其中的大多数应该被定义为恶性外周神经鞘瘤、平滑肌肉瘤、横纹肌肉瘤、恶性组织细胞瘤、梭形细胞癌、单相滑膜肉瘤、血管球周细胞瘤、韧带样纤维瘤病、结节性筋膜炎，所有这些均是需要鉴别诊断的相关疾病。**事实上，现在软组织病理学家很少使用纤维肉瘤这个名词了。**

病　因

与预料的一致，纤维肉瘤与鼻腔鼻窦未分化癌、平滑肌肉瘤等肿瘤相同，过去认为与既往放射线暴露史相关，但是几乎没有来自这些历史资料的准确信息。事实上目前这些肿瘤划归至**独立的疾病——放射线诱发性肉瘤（RIS）**[1]。作者诊治的 1 例鼻咽癌患者 6 年前曾接受放疗，后来患有一种特别的侵袭性纤维肉瘤。尽管进行了彻底的治疗，但患者依然死亡了。

别　名

Johnston[2] 在 1904 年报道了 71 例其称之为"肉瘤"的病变，其中一部分可能是纤维肉瘤。Portela[3] 在 1927 年使用这个术语报道了 1 例双侧鼻腔肿瘤。最常用的同义词是纤维黏液肉瘤或软骨黏液纤维肉瘤。

事实上近期纤维肉瘤这个名词再在文献中几乎不再提及，因为它被更详细的亚分类诊断所替代，如低级别黏液纤维肉瘤、隆突型皮肤纤维肉瘤来源的纤维肉瘤或硬化性上皮样纤维肉瘤。而婴幼儿纤维肉瘤一直被认为是独立的临床疾病。

此类肿瘤其余的应属由肌成纤维细胞和组织样细胞组成的多形性肿瘤的范畴，并组成恶性纤维组织细胞瘤（MFH）的 4 种亚型，根据主要组成细胞的种类分为：①炎症性 MFH（主要来自腹膜后）；②富含巨细胞的 MFH；③多形性 MFH（未另行说明的多形性肉瘤）；④黏液样 MFH。

发病率

尽管近期有上述改变，纤维肉瘤仍被视为在头颈部第二高发的软组织肿瘤，仅次于横纹肌肉瘤。人群普遍好发，从老年人到婴幼儿，男女比例约 2 : 3。婴幼儿纤维肉瘤是指不超过 2 岁的儿童患者，但超过 2 岁的患儿应属成人型纤维肉瘤[4]。在作者病案里共记录了 23 例纤维肉瘤，15 例男性和 8 例女性，年龄介于 23~75 岁，平均年龄 50 岁（表 8.6）。

发病部位

大部分纤维肉瘤据报道起源于 1 个或多个鼻窦，而发生在鼻腔本身的并不多见。婴幼儿型纤维肉瘤在鼻鼻窦区域非常罕见，美国空军病理研究所 Heffner 和 Gnepp 1991 年报道了 67 例中仅有 1 例患儿[5]。

作者接触的大多数病例（65%）出现在上颌窦或前组筛窦，一少部分累及额窦、筛窦、鼻中隔和眼眶（表 8.6，图 8.6）

诊断特征

临床特征

在大宗报道中几乎所有患者都出现鼻阻，并常伴鼻衄；由于鼻窦受累而面颊肿胀、麻木，或出现面部肿物、突眼、眶蜂窝织炎、腭部肿胀、牙齿松动、疼痛等。但后者相对少见。尽管这些肿瘤可以任何年龄都可发生，但它们好发于 40~60 岁。

查体时肿瘤之间差异很大，但多数会呈现平滑、结节或带蒂样。经典的，这些肿瘤表面呈现质地均匀，坚硬的白色肿物，虽然没有完整包膜，但可能会出现周围组织受压而形成的假包膜。较大的肿瘤分为蕈样或溃疡型，伴有坏死及出血。由于多数纤维肉瘤通常是低级别肿瘤，就诊时淋巴结转移并不常见，但是在最近报道的文献中，较高级别的肉瘤在大约 15% 的病例中会出现淋巴结转移，25%~35% 会出现远处转移（请参阅后文的恶性纤维组织细胞瘤）。

影像学表现

纤维肉瘤与恶性纤维组织细胞瘤在 CT 或 MRI 上无明显特征，通常表现为质地不均的软组织肿块，其衰减类似于 CT 上的肌肉信号，而在 T1W MRI 上表现为中等强度。在 CT 或 MRI 中静脉造影后无脂肪组织证据，并且病变表现出不均匀增强。肿瘤因骨质破坏和假包膜而容易辨认（图 8.6）。

组织学特征

尽管它们通常有界限，但是根据其等级，肿瘤是无包膜包裹并且通常具有浸润性。由于大多数鼻窦区域纤维肉瘤是低度恶性的，梭形细胞常呈致密的束带状排列，这些纤维束被各

表 8.6　纤维肉瘤：个体病例资料

年龄（岁）/性别	部位	手术方式 a	长期随访
23/M	鼻中隔	鼻侧切开术	DOD 6 年
32/M	筛上颌窦	放疗	DOD 2 年
36/M	筛上颌窦	面中部掀翻	失访
55/M	上颌牙槽突	上颌骨部分切除术	失访
52/M	上颌骨	上颌骨切除、眶摘除术，放疗	DOD 2 年
67/M	上颌骨	上颌骨切除	失访
75/M	上颌骨	上颌骨切除	失访
23/M	上颌骨	面中部掀翻上颌骨切除	A&W 6 年
66/M	上颌骨	上颌骨切除	A&W 10 年
45/M	上颌骨	上颌骨切除、眶摘除	失访
66/M	上颌骨	放化疗	失访
27/M	眶部	眶摘除、放疗	A&W 13 年
34/M	眶部	眶摘除、鼻侧切开术	A&W 10 年
43/M	筛窦，眶	放化疗，颅颌面切除	DOD 6 年
60/M	筛窦，眶	放化疗，颅颌面切除	DOD 3 年
74/F	上颌骨	上颌骨切除、眶摘除	DICD
44/F	筛窦	鼻侧切开术、放疗	A&W 22 年
51/F	筛上颌窦	上颌骨切除、眶摘除	DOD 4 年
62/F	上颌骨	上颌骨切除	DICD
41/F	额窦	颅颌面切除	A&W 5 年
46/F	上颌骨	放化疗，上颌骨切除	DOD 4 年
41/F	上颌牙槽突	上颌骨部分切除	A&W 12 年
46/F	筛上颌窦	放化疗	失访

A&W：健在。DICD：死于其他并发疾病。DOD：因本病死亡。F：女性。M：男性。a 上颌骨切除＝除非提及部分切除，均是上颌骨全切术

种瘢痕疙瘩样胶原分隔开。细胞束可以人字形或 V 形排列，呈束带状。表皮细胞层可能内陷至肿瘤，造成形似内翻乳头状瘤的假象。在低级别的病变中，细胞核多形性通常很少，但是在肿瘤内和肿瘤之间存在明显的异型性，并且核分裂象数目变化很大。伴有黏液样变性，出血和坏死区域中可以发现骨软骨分化的迹象。Heffner 和 Gnepp 教授从 67 例病例的临床病理学研究中总结出一个重要实践观点[5]：当活检标本中存在相邻的正常组织时，肿瘤通常会逐渐与正常基质融合，由此产生了一个缺少细胞的区域，如果这些区域是活检中唯一代表性的区域，将难以辨认它是否肿瘤侵犯。这再次提醒我们活检标本必须充足且具代表性，方可用以协助诊断这些棘手的肿瘤。

免疫组化特征

从本质上讲，常规的纤维肉瘤已是排除诊断，因为肌成纤维细胞具有成纤维细胞和平滑肌细胞的共同特征[6]，所以具有肌成纤维细胞分化的肿瘤在免疫组化上可以表现出不同亚型。纤维肉瘤弹性蛋白阳性，可有结蛋白、肌组织特异性肌动蛋白和平滑肌肌球蛋白重链阳性[7]。

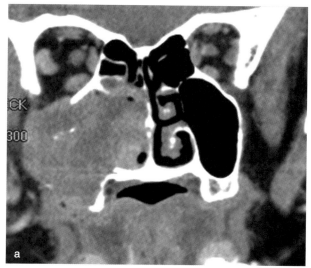

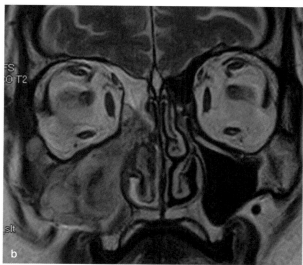

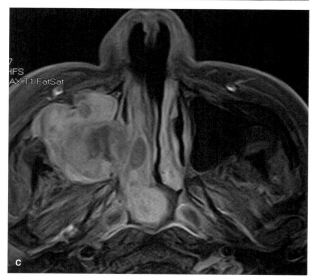

图 8.6a~c　a.纤维肉瘤：冠状位 CT 示起源于上颌骨并侵犯所有周壁。b.同一患者冠状位 MRI（T1 脂肪抑制序列）示肿瘤质地不均伴有假包膜。c.同一患者的轴位 MRI（T1 脂肪抑制序列）

鉴别诊断

鉴别诊断包括恶性纤维组织细胞瘤、梭形细胞癌、梭形恶性黑色素瘤、恶性外周神经鞘瘤、单相滑膜肉瘤、横纹肌肉瘤、肾小球血管外皮细胞瘤、韧带样纤维瘤病和结节性筋膜炎[5,8]。

自然病程

由于这些肿瘤的分类不断细化，因此很难对具有很大变化的自然病程做出准确的描述。但是确定的是，先前收集到的以被命名为纤维肉瘤的病例来看，肿瘤的临床表现具有以下趋势：局部复发率高，局部区域淋巴结转移率和远处转移率较低，尤其是在低级别肿瘤中。对于较高级别的肿瘤，肺、纵隔和骨骼常出现远处转移。过去局部高复发率可能与影像分辨率低和治疗不彻底有关。当然，在最近的报道中，预后比前期预估好，尤其是对于低级别肿瘤患者，这是因为广泛的局部切除术而不是附加的放疗和化疗所致。迄今报道的 4 个预后因素包括男性、初始肿瘤大小（显然与鼻腔鼻窦和多个邻近区域的受侵有关）、高级别组织学分级和手术切缘阳性。

治　疗

外科手术仍然是首选的治疗方法，不仅现代颅颌面手术和颅底手术能有效地去除这些病变，而且双侧冠状入路或面中部掀翻入路并发症低，美容效果佳。据报道，在低级别和相对局限的肿瘤中，总的长期存活率为 75%。**局部复发仍然是报道中的常见问题，并强调了不完全切除的可能性，因为它本质上是残留肿瘤组织而引起的**[5,9]。

作者的大多数病例主要接受手术治疗，从不同范围的上颌骨切除术（15 例，65%）至颅面手术（4 例，17%），还有 31% 的眶内容物摘除术。9 例（39%）患者接受了放疗，另外 4 例（17%）患者接受了追加化疗（表 8.6）。有 8 例在治疗 2 至 6 年内死于疾病，2 例因并发疾病而死亡，7 例在 5 到 22 年（平均 11.1 年）的随访中存活，但 6 例失访，因此无法开展统计学分析。

婴幼儿纤维肉瘤

多数婴幼儿纤维肉瘤发生在四肢，且因为局部低复发率和总转移率较低，大多数婴幼儿纤维肉瘤预后优于成人纤维肉瘤[10 - 13]。单发的鼻腔鼻窦和鼻咽病例通过经鼻、经腭部、经口入路肿瘤全切，可达到长期治愈水平[10,12,13]。

■ 关键点

·许多过去诊断为纤维肉瘤的肿瘤，现在可以更准确地划分到其他良性或恶性肿瘤之中。

·与既往放射相关的纤维肉瘤现在被视为一组独立的疾病。

·"婴幼儿纤维肉瘤"仅适用于 2 岁以下的儿童。

·尽管界限清晰，该类肿瘤无包膜包裹且呈浸润性生长。

·现代颅底手术可为低级别肿瘤患者提供满意的长期生存，但局部复发亟待解决。

参考文献

[1] Huber GF, Matthews TW, Dort JC. Soft-tissue sarcomas of the head and neck: a retrospective analysis of the Alberta experience 1974 to 1999. Laryngoscope,2006,116(5):780–785

[2] Johnston R. Sarcomata of the nasal septum. Laryngoscope, 1904,14:454–473

[3] Portela J. Fibrosarcoma envahissant des fosses nasales des deux sinus maxillaires, de l'ethmoide et des deux sinus sphenoidaux. Revue Laryngol,1927,48:530–531

[4] Cecchetto G, Carli M, Alaggio R, et al; Italian Cooperative Group. Fibrosarcoma in pediatric patients: results of the Italian Cooperative Group studies (1979–1995). J Surg Oncol, 2001,78(4):225–231

[5] Heffner DK, Gnepp DR. Sinonasal fibrosarcomas, malignant schwannomas, and "Triton" tumors. A clinicopathologic study of 67 cases. Cancer,1992,70(5):1089–1101

[6] Antonescu CR, Baren A. Spectrum of low-grade fibro-sarcomas: a comparative ultrastructural analysis of low-grade myxofibrosarcoma and fibromyxoid sarcoma. Ultrastruct Pathol,2004,28(5-6):321–332

[7] Hansen T, Katenkamp K, Brodhun M, et al. Lowgrade fibrosarcoma—report on 39 not otherwise specified cases and comparison with defined low-grade fibrosarcoma types. Histo pathology,2006,49(2):152–160

[8] Sheng WQ, Hashimoto H, Okamoto S, et al. Expression of COL1A1-PDGFB fusion transcripts in superficial adult fibrosarcoma suggests a close relationship to dermatofibro-sarcoma protuberans. J Pathol, 2001, 194(1):88–94

[9] Spiro JD, Soo KC, Spiro RH. Nonsquamous cell malignant neoplasms of the nasal cavities and paranasal sinuses.Head Neck,1995,17(2):114–118

[10] Chung EB, Enzinger FM. Infantile fibrosarcoma. Cancer, 1976,38(2):729–739

[11] Swain RE, Sessions DG, Ogura JH. Fibrosarcoma of the head and neck in children. Laryngoscope,1976,86(1):113–116

[12] Smith MC, Soames JV. Fibrosarcoma of the ethmoid. J Laryngol Otol,1989,103(7):686–689

[13] Kim KI, Yoo SL. Infantile fibrosarcoma in the nasal cavity. Otolaryngol Head Neck Surg,1996,114(1):98–102

■ 恶性纤维组织细胞瘤

定 义

"恶性纤维组织细胞瘤（MFH）"于 20 世纪 60 年代首次被提出，它是指本质上由肌成纤维细胞和组织细胞组成的一组病变。随后，这一概念就成了病理学上有争议和有困难的领域，甚至到 20 世纪 80 年代，人们一直对这一术语提出强烈质疑[1]。Brooks 首先提出 MFH 并不一定必须是一种特定的实体肿瘤，而是代表了肿瘤进展到其他可以明确界定的肿瘤的一个共同的阶段。随后，Dehner（1988 年[2]）、Fletcher（1992 年[3]、2001 年[4]）、Oda（2002 年[5]）和 Nascimento（2008 年[6]）分别发表了更多的研究，大家对 MFH 是否是一种特定的临床病理实体，是否应该用"多形性肉瘤"来代替 MFH 等说法提出严重质疑。这些报道汇集了数百例病例，多达 2/3 的病例被重新归类为其他类型的肉瘤，有 13%[3,4] 的病例事实上可以被重新划分为非间叶组织肿瘤。尽管如此，WHO 2005 年关于头颈部恶性软组织肿瘤的分类[7]中涉及鼻窦区域仍然包括了恶性纤维组织瘤这一术语，虽然 WHO 指出 MFH 仅作为主要由肌成纤维细胞或未分化的间充质细胞组成的肉瘤的**排除性诊断**（ICD–O code 8830/3）。

病 因

鼻窦和鼻咽恶性纤维组织细胞瘤与之前的放疗史之间存在显著的相关性，但在接受放疗后到疾病发生之间间隔了相当长的时间[8,9]。

别　名

恶性纤维黄色瘤，纤维黄色肉瘤，黏液样恶性纤维组织细胞瘤，黏液纤维肉瘤

发病率

最初，MFH 被认为是最常见的软组织肉瘤之一，但是随着不断的重新分类，最早的研究的数据已经有些不太可信。总体而言，据报道 1%~3% 的 MFH 发生在头颈部，其中约 1/3 发生在鼻窦区域。随着名词"多形性肉瘤"的使用频率的增加，这类病变被认为是一类目前在其他肿瘤分类中未见提及的高级别肉瘤（请参阅间叶组织肿瘤章节）。

发病部位

MFH 最好发于上颌窦，其次是筛窦和鼻腔，额窦和蝶窦相对少见。在作者报道的 6 例病例中，上颌窦 5 例，筛窦 3 例，眼眶 2 例，鼻中隔 1 例（表 8.7）。

诊断特征

临床特征

MFH 好发于男性，特别是老年人群。事实上，所有讨论过的 MFH 亚型的患者年龄通常在 50 岁以上。在作者报道的 6 例患者中（5 例男性，1 例女性），其年龄在 46~81 岁，平均年龄为 59.5 岁。

该病最常见临床表现为无痛性进行性肿大包块，最常见的起源部位是上颌骨，面颊部肿胀、疼痛和牙齿问题常常伴随常见症状鼻塞和鼻出血。与一般纤维肉瘤类似，肿瘤包块通常光滑，有蒂或息肉状，但对比低级别的纤维肉瘤变异型，MFH 为肉样、质地均匀、白色/黄色/粉红色团块，有更多的坏死和出血区域。MFH 通常侵及眼眶、颅底、鼻咽和垂体窝，尽管很少涉及区域淋巴结转移（在最近报道的病例中不足 18%），但随着肿瘤恶性程度的增加，发生肺、骨骼和肝脏转移的概率也会增加。

影像学表现

正如前面纤维肉瘤的章节所述，MFH 与纤维肉瘤在影像学上是无法区分的，尽管肿瘤的级别越高，病变范围可能更大，甚至可侵及眼眶、颅底和颅内。可以通过 CT 或超声检查评估是否发生颈淋巴结转移。由于大的高级别的肿瘤可能发生远处转移，如果有可能，PET 扫描应该在任何活检操作之前进行，尽管目前 PET 扫描通常是在组织学诊断明确后确定治疗方案之前进行的。

组织学特征与鉴别诊断

虽然 MFH 有时会与低级别的纤维肉瘤相似，病变较为局限，但大多数情况下呈浸润和溃疡表现。大多数病例为席纹状-多形型或黏液型（黏液样恶性纤维组织细胞瘤），而不是发生在体内其他部位的炎症型或富巨细胞型变异型。发生在鼻窦的 MFH 最常见的形态是席纹状-多形型，细胞排列呈梭形，核分裂象常见，包括不典型核分裂。肿瘤多核巨细胞常见，可能有大量坏死区域。

在免疫组化方面，虽然 MFH 的波形蛋白阳性和肌动蛋白局灶性阳性，但仍需要与其他肿瘤进行进一步排除，对骨骼肌特定标志物 S100 蛋白、结蛋白、HMB-45、淋巴和上皮标志物检测呈阴性。免疫组化对于区分纤维肉瘤变异型、横纹肌肉瘤、平滑肌肉瘤、单向滑膜肉瘤、恶性周围神经鞘瘤、梭形细胞癌、梭形细胞恶性黑色素瘤和间变性大细胞淋巴瘤非常重要。

自然病程与治疗

由于 MFH 的组织病理学分类最近发生了很多变化，并且关于 MFH 是否是一特定实体性肿瘤的争议一直在持续，因此困扰了作者得到关于这些疾病的现代治疗方法的可靠数据。从历史上看，在过去的 40 年中，外科手术已被视为首选治疗方法，并建议需要扩大切除，这基于一个已知事实是，高级别的病变有沿着面部和肌肉束扩散的趋势，超出了推定的病变边缘的范围。单独放疗和化疗是无效的，尽管它们被用于治疗看起来属于高级别病变的患者。目前，已尝试使用的化学药物包括阿霉素（盐酸阿霉素）[10]，环磷酰胺，放线菌素 D，长春新碱，达

表 8.7　恶性纤维组织细胞瘤：个体病例资料

年龄（岁）/ 性别	部位	治疗	长期随访
46/ 男	筛骨	颅面切除术	生存良好 7 年
48/ 男	上颌骨和眼眶	1981 年行上颌骨全切术，颅面切除术和眼眶摘除术 + 放疗	因本病死亡 37 个月
54/ 男	筛骨	1986 年行上颌骨部分切除术 + 眼眶清扫术，1987 年行颅面切除术	生存良好 9 年 9 个月
55/ 男	上颌骨和眼眶	上颌骨全切术 + 眼眶摘除术	失访
73/ 男	鼻中隔	鼻内镜下病变清理术	生存良好 3 年

卡巴嗪和异环磷酰胺。但是如果因手术切除不彻底而局部复发，放疗和化疗均不能有效控制病变[11]。在 2008 年一篇优秀的综述中，Rapidis 指出，头颈部 MFH 的 2 年存活率约为 60%，复发率和转移率均高达 44%[12]。

在作者从 1981 年至 2004 年治疗的小部分患者中，手术一直是主要的治疗方法，包括上颌骨切除术（部分或全切 4 例），颅面切除术[3]，眶摘除术[2]以及最近在鼻内镜下切除鼻中隔相对较小的病变（表 8.7）。放射治疗仅用于 1 例侵袭性很强的病例，但是无效。3 例患者生存良好（3~9.75 年），2 例患者分别在 3 个月和 37 个月时因本病死亡，1 例患者失访。

■ 关键点

· "恶性纤维组织细胞瘤"仍被用作主要由成纤维细胞或未分化的间充质细胞组成的肉瘤的排除诊断。

· 对于它是否是一种特定的实体肿瘤，或可能是进展到其他可以明确界定的肿瘤的一个共同的阶段仍存在争议。

· 免疫组化对与其他多种恶性肿瘤的鉴别诊断非常重要。

· 手术依然是主要的治疗方式。

参考文献

[1] Brooks JJ. The significance of double phenotypic patterns and markers in human sarcomas. A new model of mesenchymal differentiation. Am J Pathol 1986;125(1):113–123

[2] Dehner LP. Malignant fibrous histiocytoma. Nonspecific morphologic pattern, specific pathologic entity, or both? Arch Pathol Lab Med,1988,112(3):236–237

[3] Fletcher CD. Pleomorphic malignant fibrous histiocytoma: fact or fiction? A critical reappraisal based on 159 tumors diagnosed as pleomorphic sarcoma. Am J Surg Pathol, 1992, 16(3):213–228

[4] Fletcher CD, Gustafson P, Rydholm A, et al. Clinicopathologic re-evaluation of 100 malignant fibrous histiocytomas: prognostic relevance of subclassification.J Clin Oncol, 2001, 19(12):3045–3050

[5] Oda Y, Tamiya S, Oshiro Y, et al. Reassessment and clinicopathological prognostic factors of malignant fibrous histiocytoma of soft parts. Pathol Int,2002,52(9):595–606

[6] Nascimento AF, Raut CP. Diagnosis and management of pleomorphic sarcomas (so-called "MFH") in adults. J Surg Oncol, 2008,97(4):330–339

[7] Barnes L, Eveson J, Reichart P, et al. Tumours of the nasal cavity and paranasal sinuses//Barnes L, Eveson J, Reichart P, et al, eds. World Health Organization Classification of Tumours. Pathology and Genetics of Head and Neck Tumours. Lyon: IARC Press,2005:36

[8] Ireland AJ, Eveson JW, Leopard PJ. Malignant fibrous histiocytoma: a report of two cases arising in sites of previous irradiation. Br J Oral Maxillofac Surg,1988,26(3):221–227

[9] Ko JY, Chen CL, Lui LT, et al. Radiation-induced malignant fibrous histiocytoma in patients with nasopharyngeal carcinoma. Arch Otolaryngol Head Neck Surg, 1996, 122(5): 535–538

[10] Sabesan T, Xuexi W, Yongfa Q, et al.Malignant fibrous histiocytoma: outcome of tumours in the head and neck compared with those in the trunk and extremities. Br J Oral Maxillofac Surg,2006,44(3):209–212

[11] Barnes L, Kanbour A. Malignant fibrous histiocytoma of the head and neck. A report of 12 cases. Arch Otolaryngol Head Neck Surg, 1988,114(10):1149–1156

[12] Rapidis AD. Sarcomas of the head and neck in adult patients: current concepts and future perspectives. Expert Rev Anticancer Ther,2008,8(8):1271–1297

■ 滑膜肉瘤

滑膜肉瘤是高侵袭性的肿瘤，绝大多数发生在上下肢的末端，但据报道约有 3% 发生在头颈部区域[1]（ICD-O code 9040/3）。

滑膜细胞肉瘤并不在 WHO 对鼻腔和鼻窦肿瘤的组织学分类中（2005 年）[2]，但颌面部位原发性滑膜细胞肉瘤已见报道[3]。这类病变由于在组织学上与滑膜相似，因此被称为"滑膜肉瘤"，但是由于它们出现在通常与滑膜无关的部位，因此被认为是起源于未分化的间充质干细胞。

目前，手术彻底切除病变是最合适的治疗方法，但仍提倡术后进一步放疗，并且建议使用 65Gy 或更大剂量[4,5]。尽管已经尝试了使用阿霉素和异环磷酰胺进行联合化疗，但尚无任何有效的化疗方案，远处转移仍然是主要的死因[6]。作者曾治疗了一例患者，女，41 岁，筛窦病变，并广泛侵及颞下窝，尽管通过手术彻底切除病变，但最后患者仍死于该病。

参考文献

[1] Bukawa H, Kawabata A, Murano A, et al. Monophasic epithelial synovial sarcoma arising in the temporomandibular joint. Int J Oral Maxillofac Surg,2007,36(8):762–765

[2] Barnes L, Eveson J, Reichert P, et al. World Health Organization Classification of Tumours. Pathology and Genetics of Head and Neck Tumours. Lyon: IARC Press,2005

[3] Wang H, Zhang J, He X, et al. Synovial sarcoma in the oral and maxillofacial region: report of 4 cases and review of the literature. J Oral Maxillofac Surg,2008,66(1):161–167

[4] Guadagnolo BA, Zagars GK, Ballo MT, et al. Long-term outcomes for synovial sarcoma treated with conservation surgery and radiotherapy. Int J Radiat Oncol Biol Phys,2007, 69(4):1173–1180

[5] Khademi B, Mohammadianpanah M, Ashraf MJ, et al. Synovial sarcoma of the parapharyngeal space. Auris Nasus Larynx,2007,34(1):125–129

[6] Paulino AC. Synovial sarcoma prognostic factors and patterns of failure. Am J Clin Oncol, 2004,27(2):122–127

■ 腺泡状软组织肉瘤

定　义

（ICD-O code 9581/3）

腺泡状软组织肉瘤（ASPS）是一种罕见的软组织恶性肿瘤，可发生于上呼吸道和眼眶，多见于年轻人。

发病率与临床特征

即使在软组织肉瘤中，ASPS 也很少见，仅占不到 1%[1]。好发年龄为 15~35 岁，但可发生于任何年龄，报道称 30 岁以前女性患者多见，30 岁以后男性患者略多于女性。该病在文献中报告的病例很少[2-7]，作者曾治疗了 5 例患者，年龄在 5~23 岁，女性 3 例，男性 2 例（表 8.8），因此不能提供任何确证。

肿瘤临床可以表现为，质硬和有明显包膜的肿物，常常相对生长缓慢，发生在鼻腔可能会有鼻塞，眼眶病变会导致眼球突出和眼睑及面部肿胀。**不幸的是，疾病早期就会发生转移，肺或脑转移常见。**

除了恶性肿瘤常见的肿块和骨破坏，由于病变血供丰富，增强 CT 和 MRI 可见明显强化[8]（图 8.7）。

发病部位

典型的好发部位为四肢，特别是大腿的深部组织。在头颈部，肿瘤好发于舌和眼眶，在作者的病例中，4 例起源于眼眶，1 例起源于中鼻甲（表 8.8）。

表 8.8　腺泡状软组织肉瘤：个体病例资料

年龄（岁）/ 性别	症状	发病部位	治疗	长期随访
5/ 男	眼眶内肿物	眼眶	化疗 + 眼眶摘除 + 放疗	生存良好 2 年
15/ 女	鼻塞	中鼻甲	鼻内镜下病变清理	生存良好 10 年
21/ 女	鼻塞，眼球突出，双侧淋巴结肿大	眼眶，鼻腔	外科手术切除 + 放疗	死亡 18 个月
21/ 男	眼球突出	眼眶	眶摘除术（Orbital clearance）	生存良好 20 年
23/ 女	眼眶内肿物	眼眶	外侧开颅 + 眶摘除术	生存良好 12 年

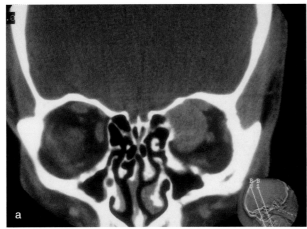

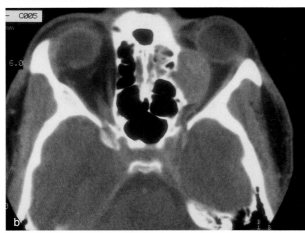

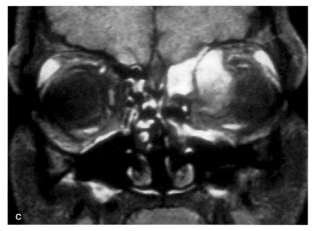

图 8.7a~c　a. 腺泡状软组织肉瘤。冠状位 CT 扫描显示眼眶上内侧肿块。b. 同一患者的轴位 CT 扫描。c. 同一患者的冠状位 MRI（钆增强 T1W）显示肿块以及邻近筛窦炎性黏膜和泪腺呈高信号

诊断特征

组织学、免疫组化特征与鉴别诊断

从组织学上看，肿瘤特征性的表现为大上皮细胞伴有丰富的嗜酸性细胞质颗粒，呈巢状

排列，每个巢大约有 50 个细胞聚集，周围被纤维组织分隔，呈现了"腺泡状"外观。细胞体积大，细胞质内充满嗜酸性颗粒。它们对波形蛋白抗体、S100 蛋白和肌源性抗体（例如结蛋白、MyoD1 和肌动蛋白）免疫反应局限。电子显微镜可以发生特征性的晶体结构[9]，所以有时候仍然有用。

鉴别诊断包括恶性黑色素瘤和透明细胞癌，如转移至筛窦的肾癌。免疫组化将有助于鉴别[10]。

治疗与结局

根据病变范围和多学科治疗团队的喜好，通常采取手术联合放疗 ± 化疗的治疗方案。在作者的小样本病例中，眼眶病变的患者进行眶摘除术，其中有一例还进行了颅面切除，而中鼻甲病变的患者则在鼻内镜下进行病变切除。有 3 例接受了放疗，其中一例最年轻但是病变范围最广的患者还进行了化疗，目前尚无一例发生转移，存活患者中除了一例 5 岁儿童患者随访时间较短，其他患者均长期随访超过 8 年，且生存良好（表 8.8）。

令人遗憾的是，尽管有几位长期存活病例，但由于发现时处于晚期，因此文献中的总体治疗结局一直很差。此外疗效可能与细胞遗传的变异有关，即 X 染色体 p11.2 位点与 17 号染色体的 q25 位点发生易位导致 TFE3 和 ASPL 基因并列[11]。通常情况下，如果在肿瘤转移扩散之前其将完全切除，则可以达到治愈目的，但遗憾的是转移仍可能在多年以后发生。因此，纽约 Sloan-Kettering 研究所的一项研究中指出，在确诊时没有转移的患者的 5 年存活率为 60%，但 10 年存活率为 38%，20 年存活率为 15%[12]。

最近，尽管尚无大规模临床试验支持，可使用抗血管生成药物单克隆抗体组合治疗如贝伐单抗联合塞来昔布或 cedarinib[13,14] 联合传统治疗方案。

除了受转移扩散影响外，患者预后还可能受年龄和肿瘤大小的影响，但不受其组织学特征的影响[12]。

参考文献

[1] Ordonez N, Ladanyl M. Alveolar soft part sarcoma//Fletcher C, Unni K, Mertens F, eds. WHO Classification of Tumours. Tumours of Soft Tissue and Bone. Pathology and Genetics. Lyon: IARC Press,2002:208–210

[2] Chatterji P, Purohit GN, Ramdev IN, et al. Alveolar soft part sarcoma of the nasal cavity and paranasal sinuses. J Laryngol Otol,1977,91(11):1003–1008

[3] Font RL, Jurco S III, Zimmerman LE. Alveolar soft-part sarcoma of the orbit: a clinicopathologic analysis of seventeen cases and a review of the literature. Hum Pathol, 1982, 13(6): 569–579

[4] Barbareschi M, Ferrero S, Ottaviani F. Alveolar soft part sarcoma of the nasal cavity. Pathologica,1988, 80(1067):363–370

[5] Rubinstein MI, Drake AF, McClatchey KD. Alveolar soft part sarcoma of the nasal cavity: report of a case and a review of the literature. Laryngoscope,1988,98(11):1246–1250

[6] Yigitbasi OG, Guney E, Kontas O, et al. Alveolar soft part sarcoma: report of a case occurring in the sinonasal region. Int J Pediatr Otorhinolaryngol,2004,68(10):1333–1337

[7] Dezanzo P, Lifschitz-Mercer B, Czernobilsky B, et al.Alveolar soft-part sarcoma of paranasal sinuses. Int J Surg Pathol, 2010,18(1):66–67

[8] Lorigan JG, O'Keeffe FN, Evans HL, et al. The radiologic manifestations of alveolar soft-part sarcoma. AJR Am J Roentgenol,1989,153(2):335–339

[9] Welsh RA, Bray DM III, Shipkey FH, et al. Histogenesis of alveolar soft part sarcoma. Cancer,1972,29(1):191–204

[10] Fisher C. Immunohistochemistry in diagnosis of soft tissue tumours. Histopathology,2011,58(7):1001–1012

[11] Argani P, Lal P, Hutchinson B, et al. Aberrant nuclear immunoreactivity for TFE3 in neoplasms with TFE3 gene fusions: a sensitive and specific immunohistochemical assay. Am J Surg Pathol,2003,27(6):750–761

[12] Lieberman PH, Brennan MF, Kimmel M, et al. Alveolar soft-part sarcoma.A clinico-pathologic study of half a century. Cancer, 1989, 63(1):1–13

[13] Conde N, Cruz O, Albert A, Mora J. Antiangiogenic treatment as a pre-operative management of alveolar soft-partsarcoma. Pediatr Blood Cancer, 2011, 57(6):1071–1073

[14] Subbiah V, Kurzrock R. Phase 1 clinical trials for sarcomas:the cutting edge. Curr Opin Oncol, 2011, 23(4):352–360

第9章

血管样肿瘤与其他病变

血管瘤和脉管畸形

尽管 Mulliken 和 Glowacki 在 1982 年 [1] 描述了一个根据体格检查、自然病史及细胞特征制定的十分有意义的生物学分类系统，但在文献中与此类疾病相关的未知问题还很多，并且此类疾病的名称如何确定，这对这个时代的内外科医生都是个问题。

主要有两大类血管性病变：肿瘤和畸形。"血管瘤"这个词应用的过于频繁，且被不加区别和错误地使用，甚至应用于行为学及组织病理学完全不同的血管性病变中。或许，应用的最不合适的词是"海绵状血管瘤"，它其实是一种静脉畸形，很少是一种血管瘤。

血管瘤与血管畸形的区别

一些临床医生与病理医生持续争论如何区分血管瘤与脉管畸形。从本质上讲，**血管瘤**由大量的良性增生性内皮细胞组成，并形成类似正常血管的血管性通道。周细胞（pericyte）包绕这些由内皮细胞组成的通道，但是与正常组织相比，血管瘤的每个单位面积内有非常大量的血管通道。与血管瘤相比，**脉管畸形**是一种异常发育的血管，而不是增生性病变，但过去经常将其称作血管瘤。虽然在一段时间内他们可能会肥大，从而体积变大，但其并不是真正的肿瘤。这些畸形可能包括以下单一类型的脉管（毛细血管、动脉、静脉、淋巴），或者几种的混合。由动脉组成的畸形常常血管流速较快，而由其他类型组成的则流速慢。

血管瘤是目前最常见的血管肿瘤，大约 60% 发生在头颈部，几乎都发生在婴儿，而其他罕见的血管性肿瘤还包括丛状血管瘤、血管球周皮细胞、血管纤维瘤以及血管肉瘤。此外，对于这种明确的分类还有极少数例外的情况。比如，"化脓性肉芽肿"，现已明确，这是一种小的获得性血管肿瘤，可能发生在毛细血管或静脉畸形中。

乳头状内皮性增生

另外一种血管变异形式是内皮性增生，它的发生可能是因创伤、缺血、凝血、栓塞或激素等刺激引起，并且可以发生在身体任何部位的正常血管中。在鼻窦中也有其发病的报道 [2]。乳头状内皮性增生从本质上讲是由良性内皮细胞薄层覆盖，并包含多个透明小结的组织血栓的一个不同的形式，它的发生是一个良性的过程。治疗上，如果必要，单纯的局部切除就非常有效。

■ 血管瘤

虽然本书的目的是介绍鼻部及鼻窦的病变，但是很多血管瘤及脉管畸形广泛累及头颈部，覆盖多个解剖区域。**病史及仔细的头颈部查体可以区分超过 90% 的血管肿瘤和脉管畸形病例。不准确和不正确的命名需要避免。**

血管瘤的发病部位、发病率和临床特征取决于不同的血管瘤亚型。

· 毛细血管血管瘤
  – 婴儿血管瘤
  – 获得性小叶状毛细血管瘤

- 樱桃样"老年"血管瘤
- 获得性"丛状"血管瘤
- 肌肉内血管瘤
- 脉管畸形
  - 静脉型
  - 淋巴型
  - 毛细血管型

婴儿血管瘤

这种病变大约 60% 发生在头颈部，女性的发病率是男性的 3 倍[3]。上呼吸道中最常见的发病部位是喉部的舌下区。这种病变会引起喘鸣和危及生命的气道阻塞[4]。中鼻道[5, 6]和鼻背部[7]的血管瘤在婴儿中也有报道。

诊断特征

临床特征

这种病变在出生时就可以出现，或在出生后较短的时间内出现，是儿童期最常见的肿瘤。这类疾病变常单发，但多发病变可占 20%。这种病变进展迅速，形成紫红色结节突起，在增大过程中形成具有弹性的组织（"草莓"痣）。在大多数病例中，这种病变在 1 岁后开始自发性退化，尽管可能发生得更早。约半数的患者在 5 岁时病变几乎会全部退化，并且事实上患者到达 12 岁时所有的病变都会退化[8]。患者的临床病史对于临床诊断非常重要，通常与其他类型的脉管畸形临床表现区别明显，其他类型的脉管畸形可以在出生后出现，但发病没有性别倾向，生长较慢，也没有退化的趋势。

血管瘤退化的发生与原因似乎不受发作的时间和增生期的持续时间影响，也不受性别、种族、部位和总的持续时间影响。

婴儿血管瘤常伴有多发的颈颜面部的血管瘤[9]。多发的婴儿血管瘤病可能也与内脏血管瘤病有关[10]。

影像学表现

血管瘤的影像学检查除了提示一些增强的软组织包块外，没有其他特征性的表现，但影像学还是可以评估该病变的程度，并与其他类型脉管畸形的典型影像学特征区别。

组织学特征

大体观察，这种病变可以是由黄褐色、红色或紫色的不规则结节组成，它们将邻近的皮层与皮下组织分开。最初，在生长期，它们由细胞学上温和、短小、纺锤形的内皮细胞和周细胞组成，从而形成极小管腔的紧密的毛细血管组群。其细胞有明显的有丝分裂活动，并且很显著，整体呈"锯状样"形式。在有炎症的结构中可能会有相关巨细胞参与。

随着病变的成熟，血管通道的腔隙变得更加明显，但开始出现纤维化和血管数量的减少。长期而言，不断增加的纤维化导致的结果是含有不同数量散在毛细血管的纤维脂肪残留结构的形成。

免疫组化特征

葡萄糖转运蛋白亚型 I（GLUT-1）在婴儿血管瘤细胞中的表达为其诊断提供了相当大的额外帮助[11]。另外，被周细胞包绕的内皮细胞衬里的通道显示平滑肌动蛋白（SMA）阳性。

鉴别诊断

与婴儿血管瘤最难鉴别的是所谓的"海绵状血管瘤"，其是一种静脉畸形，在临床上其外观并没有完全成熟的婴儿血管瘤显著，海绵状血管瘤是由有丝分裂不活跃的内皮细胞组成的大血管通道，因而不会有退化的迹象，也不表达 GLUT-1。血管球外皮细胞瘤可以发生在婴儿身上，但是 GLUT-1 的强表达可以区分两者。

治疗与预后

心理咨询

心理咨询的价值无论如何强调都不为过。在患者第一次就诊时与其家人保持融洽的关系非常必要，并要有充分的时间进行一个全面的讨论。血管瘤通常发生在之前看起来正常并健康的孩子出生后数周。父母的恐惧、挫折以及错误的信息很常见。拍照非常必要，并且及时得到来自配合一致的专业团队的正确信息是至关重要的。

观　察

这类少见的鼻窦病变会自然退化，因而可能不需其他治疗。因此，大多数小的血管瘤在其增生期及退化期只需进行观察，超过50%的病变会恢复正常，或仅在鼻部及病损周围的面部有轻微的损伤。

糖皮质激素

糖皮质激素，包括外用和病灶内应用，个体反应率可达90%以上，对于小的病变通常都是首选的方法[12]。系统性糖皮质激素应用主要用于问题较多、病变侵犯气道的情况。药物用量为泼尼松龙2~3mg/（kg·d），维持1年以上，并逐渐减少剂量。应用激素可能产生反弹性增长。

激光治疗

激光治疗在临床上有所应用，但在病损的初始阶段并没有发现其对减缓生长有任何益处[13]。

化学治疗

干扰素α治疗主要应用于较为广泛的累及面部、相邻眼眶和鼻鼻窦结构的病变中。其反应率约50%，但其潜在的神经系统毒性限制了其成为一线治疗的方案[14]。长春新碱也被作为一种替代的治疗方案应用[15]。

此病不建议行放射治疗。

普萘洛尔

这类非选择性β受体阻滞剂具有收缩血管的功能，并可以下调血管生成因子，例如VEGF和bFGF。其也可以上调毛细血管内皮细胞的凋亡过程，并缩短增生期。尽管普萘洛尔有潜在的心血管方面的副作用，但在目前仍可以替代类固醇类药物治疗这些患儿[16]。

累及鼻背部的婴儿血管瘤的手术治疗

这是一个具有争议的话题，在评估和治疗时需要对患儿及家长给予相当大的关怀。大多数血管瘤发生在出生后数周内，鼻部、附近的面颊或鼻腔内部均可受累。这自然而然地会让家长产生相当多的顾虑，家人十分期待肿瘤停止生长，使患儿恢复正常。家长们需要充分的心理咨询，再次确认他们的满意度下降到接受保守治疗的状况。然而，即使那些疾病缓解的患儿，也可能会在重要的外观部位如鼻部引起残留的纤维脂肪性病变，并导致鼻骨及软骨下方结构不同程度的残留畸形。

鼻尖部严重的水肿产生鲜红的泡状外观会使家长不安。Pitanguy及其同事在1996年[7]展示了33例鼻尖血管瘤的患者，85%的患者在7个月前至少接受过1次手术。他们讨论了鼻背部垂直入路的优点，但当他们把年长儿童的术后瘢痕当作疗效满意时，这个至少是具有争议的。

毫无疑问，巨大的鼻背部血管瘤畸形甚至也会使3或4岁的儿童产生痛苦，一旦他们开始上学这种痛苦就更加肯定。局部或系统的类固醇激素可以按月应用，当病变较平整、表浅时可以辅助激光治疗，但是家长必须明白如果病变范围足够大且较深时，疗效可能不是很明显。病变通常需要多次的激光治疗。目前，大多数有经验的外科医生在患儿3~5岁未上学时对有必要的病变手术进行切除。这样不仅为大多数婴儿血管瘤退化提供了一定的时间，还避免了不必要的手术。通过外侧鼻整形入路或是面中部掀翻入路可以避免任何明显的瘢痕的形成，并允许日后进行改善手术，尤其在鼻部停止生长后。

获得性小叶毛细血管瘤

别　名

很多各式各样的老的著作非常令人困惑！一些词如化脓性肉芽肿、肉芽肿性化脓炎、毛细血管瘤、鼻妊娠瘤、妊娠龈瘤及海绵状血管瘤均被应用。

发病部位、发病率及临床特征

这类病变主要发生在头颈部及手指，但在鼻鼻窦气道中隔黏膜，特别是利特尔区（Little's area）及鼻甲的头部是最主要受侵犯的区域（图9.1）。另外，还有报道在鼻窦中有此病发作[17]。

这类疾病几乎可发生在任何年龄，但主要集中在 18 岁以下的男性及生育年龄的女性。这些妇女中很多都是在妊娠期发病，这类病既往有很多名称，如妊娠肉芽肿。鼻部的病变通常会出现鼻出血，伴有或不伴有鼻阻症状；另外，可能出现肿瘤的溃疡，但很少引起疼痛（图 9.2）。

组织学特征与鉴别诊断

小叶毛细血管瘤实际上是之前上述"同义词"中描述的疾病名称潜在的病变。其通常是外生性生长，表面可能有溃疡及炎性细胞浸润，如淋巴细胞、浆细胞、组织细胞及中性粒细胞（如肉芽组织样改变）。在表面的溃疡下可见具有

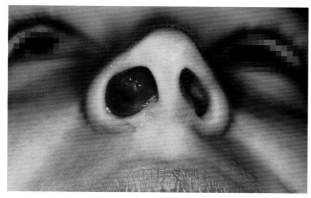

图 9.1　起源于鼻中隔右侧利特尔区的获得性小叶毛细血管瘤临床照片

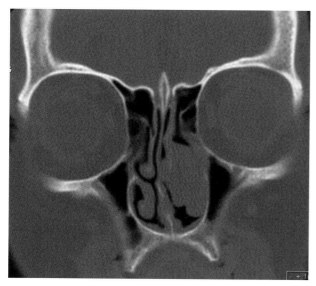

图 9.2　冠状位 CT 扫描示起源于中鼻甲左侧鼻腔获得性小叶毛细血管瘤

诊断特征的位于底部的小叶状排列的毛细血管。小叶由不连续的成群的内皮细胞组成，其空腔也不同，有的不明显，有的明显[18]。病变可能通过上皮样领划定出他的外缘及基底部。随着时间的延长，病变逐渐纤维化，其内的血管也减少。

这些组织病理学改变并不发生在婴儿血管瘤中，免疫组化结果也不表达 GLUT-1[11,19]。婴儿血管瘤与获得性小叶毛细血管瘤通常发生在不同的年龄组，临床上及组织病理上区别都很明显，但两者都需与罕见的疾病如鲜红斑痣（葡萄酒色斑）相鉴别，这种病变在出生时就呈巨大、红色及有斑点的病变。斯 - 韦综合征（Sturge-Weber syndrome）主要发生于三叉神经眼支分布的区域。与前两种血管瘤相比，鲜红斑痣是一种毛细血管畸形。

治疗与预后

在这种疾病的大量的报道中可以发现，其发病的性别分布有明显的不同，提示荷尔蒙（激素）因素如孕酮和雌激素会改变鼻黏膜的血管分布[20]。小叶毛细血管瘤在女性分娩后会自然退化[21]。既往认为创伤在发病中起重要的作用，但是并没有强有力的证据，并且当使用各类的简单鼻部手术或内镜手术切除病变后，病变不会复发。有记录表明这类病变有复发的情况，医生尝试用电刀、电凝或冷冻治疗去除复发病灶。钕 -YAG 激光（neodymium-YAG Laser）在去除这些局部的血管病变上具有精准和止血的优势，但对于鼻外侧壁较大的病变，尤其累及鼻甲前端时，肿瘤通常仍有蒂，因此可以通过内镜切除且不复杂。

樱桃状（"老年性"）血管瘤

这些病变多发生在躯干与上肢，并且多在青春期后发生。此病通常无症状，肿瘤的体积可以逐渐增大形成几毫米大的红色丘疹。虽然这种病变有可能发生在头颈部，但在鼻鼻窦气道未见报道[22]。

■ 获得性"丛状"血管瘤

获得性"丛状"血管瘤表现为暗红色斑块或结节，发生在头颈部及躯干上部的皮肤。其生长缓慢，多数发生在儿童5岁时。这种病变无明显症状，尽管比婴儿血管瘤退化的慢，但一般都会退化。获得性"丛状"血管瘤在鼻鼻窦气道中未见报道。肿瘤结节的组织病理学表现为扩张的薄壁血管，并形成细胞簇，通常发生在皮肤的中部和深层，这与婴儿血管瘤和获得性小叶毛细血管瘤区别明显（结合大多数病例的临床病史）。

■ 肌肉内血管瘤

这种罕见的血管病变发生在骨骼肌，在青春期及年轻成年人中最常见，并且病变主要累及下肢，然后是头颈部。他们主要发生在咀嚼肌、斜方肌、胸锁乳突肌、颞肌及眶周肌肉[23]。不侵犯鼻窦气道。

■ 脉管畸形

静脉畸形

发病部位、发病率与临床特征

静脉畸形是脉管畸形中最常见的类型，可能在出生时就存在，并发生在婴儿毛细血管瘤头颈部发病相近的区域。然而，静脉畸形可能在儿童及任何年龄的成年人中变得明显，男女发病比例几乎相同。**之前大多数所谓的海绵状血管瘤很可能就是由于异常的血管形态形成产生的先天性静脉血管畸形。**静脉畸形不会生长，仅仅发生肥大，随着患者的发育其体积也随之增大。年龄的增长不会使其退化，有时甚至会因轻微的炎症反应病变而导致发生水肿。

理论上静脉畸形发生在皮肤及皮下组织，且在一些患者中累及鼻背部，但同时静脉畸形还可以累及肌肉、喉部的深层结构、颈部、口腔、颅底、中枢神经系统、颞骨、鼻窦区及眶周（图9.3、图9.4）。皮肤的病变可发生在不同的部位，

这些部位通常会发蓝，有时呈结节状，压迫这些部位时蓝色会消退。同样，当进行瓦尔萨尔瓦动作时静脉畸形会明显增大。

所有深而广泛的畸形累及鼻、鼻窦、口咽及喉部时可能会压迫上呼吸道并使其移位，导致潜在的睡眠呼吸暂停（图9.5、图9.6）。颈面部的静脉畸形通常为单侧发病，除了上呼吸道阻塞外还会导致明显的面部与颈部不对称。

眶内静脉畸形可以使眼眶扩大，并通过眶上裂及眶下裂侵犯邻近结构，从而累及鼻、鼻窦及邻近的部位。当患者站立时，其可以导致随后的眼球突出或者偶尔的无眼畸形。

多发海绵状血管瘤多与常染色体显性遗传疾病蓝色橡皮泡痣综合征有关[24]。由于静脉畸形较大的体积及较广的累及范围，充分细致的影像学检查对确定此病的性质及其程度十分必要。

影像学表现

在头颈部，静脉畸形在临床表现及组织学上与淋巴管畸形相似，也可能是两者的混合。

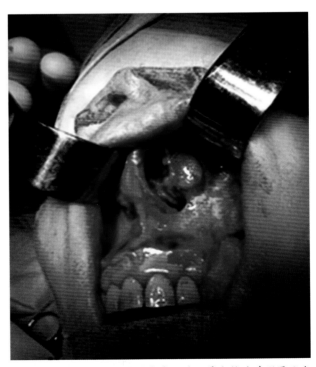

图9.3 面中部掀翻入路的术中照片示骨内静脉畸形累及左侧上颌骨

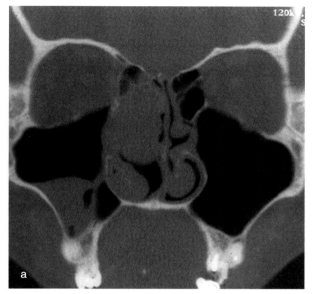
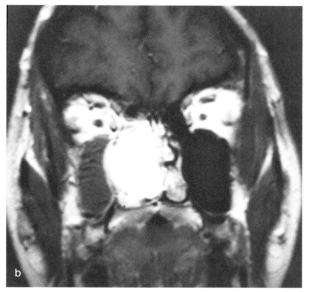

图 9.4a，b　a. 冠状位 CT 示界限清楚的静脉畸形。b. 相同患者的冠状 MRI（T1W 未增强）提示在邻近的上颌窦中可见病变及潴留的分泌物呈高密度信号

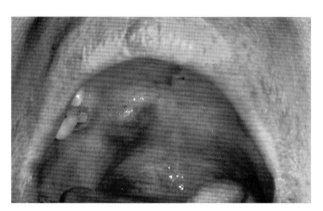

图 9.5　临床照片示由上颌混合静脉 / 淋巴畸形导致的硬腭突起

放射学上，静脉病变通常表现为静脉石形成（组织排列的钙化血栓）。普通放射片可以显示 50% 以上的静脉病变。CT 及超声检查可能对诊断有价值，但 MRI 是明确并定义这类疾病最好的影像学方法。MRI 可以区别 T1 加权像上的慢血流病变（表现为低密度信号）与 T2 加权像上的高密度信号。这类病变可能是有明显边界的或是侵袭性的，仅根据临床检查了解其病变程度可能会明显低估其范围。这种疾病很少需要行血管造影检查，并且有些病变并没有特定的供养（与已接受的临床观点相反）。当计划行介入放射治疗时往往才需进行血管造影术。

组织学特征

海绵状病变形态多变，可以是与周围组织无明显界限，或是更明显的小叶状团块，但包括多发，薄壁及被纤维结缔组织包绕的扩大血管间隙，通常只有少量散在的平滑肌。血管腔隙内充盈着血液，在低流速区域血栓形成较常见，最终形成静脉石。另外可能出现异常的淋巴和毛细血管，并且这种病变有时可能出现炎症反应，可观察到慢性炎症细胞。如果病变没有周细胞围绕内皮细胞排列成的血管，也没有增生表现，那么这些病变是血管畸形而不是血管瘤。周细胞呈 SMA（平滑肌动蛋白）阳性。

治　疗

此病的治疗方式有很多种，可以不做任何治疗，也可以是根据部位、大小及症状的一系列治疗。可选择的治疗方式包括弹性压缩、硬化剂、手术切除或根据病变部位结合应用以上的方式。外观不良、功能性气道病变、语言受损及有时的反复疼痛需要接受相应治疗。每日服用低剂量的阿司匹林可以预防由血栓及静脉石形成引起的疼痛。

硬化剂治疗

硬化剂治疗已被不同程度地应用了多年，

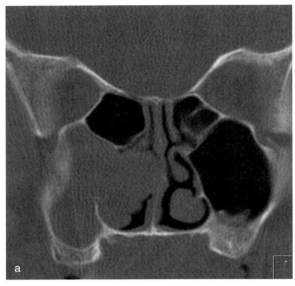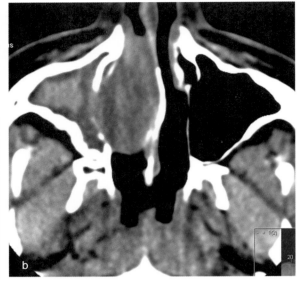

图 9.6a，b　a.冠状位 CT 示混合的静脉／淋巴畸形。b.相同患者轴位 CT 示在邻近上颌窦区域有鼻腔病变和潴留的分泌物

注射此类药剂的目的是使病变的静脉产生炎症并使其闭塞。这种方法对皮肤及黏膜的病变可能比较有效，但对于较大的鼻鼻窦部病变则需要在全身麻醉下由经验丰富的介入放射医生应用实时荧光技术及超声监测。不幸的是，由于大的静脉畸形可能出现静脉通道的再灌注及局部并发症，如产生气泡、坏死及出血、神经损伤和硬化剂的扩散，因此对于收缩大的静脉畸形可能需要多种治疗方式的结合应用。虽然各种报道的成功率区别很大，但 3/4 以上的患者可能会有明显的改善或治愈[25]。

内镜或开放性手术

鼻部小的病变可以通过内镜切除，但较大的病变如累及鼻腔和邻近的鼻窦，可能需要开放性手术，例如鼻侧切术或面中部掀翻手术。当大的颈面部病变累及鼻、鼻窦与鼻咽部，或是侵犯头颈部的其他部位时，肿瘤的范围会给儿童及成年患者手术的顺利进行造成巨大的挑战，这种挑战需要多学科团队共同评审，此团队应包含不同学科的外科医生，这些外科医生有针对此类问题的特定研究方向且经验丰富。对于病变导致的严重上呼吸道疾病、饮食问题、牙齿排列不齐、视觉干扰及神经受损之外很少需要大型手术参与，但是对于很多患者，即使

患有明显的深部病变，可能不需要任何介入治疗，并可以获得正常的生存期。

一些报道描述了内镜下切除鼻窦部海绵状血管瘤的过程，其中最著名的是 Song 等在 2009 年发表的研究[26]。他们报道了 22 例患者，包括 13 例毛细血管瘤，8 例海绵状畸形（可能是静脉畸形）患者和 1 例混合性患者。所有患者的病变都在内镜下切除，3 例患者进行了术前栓塞术。术后随访 8~48 个月（平均随访 21 个月），没有发现病例复发。

淋巴管畸形

淋巴管畸形的形态同样是各式各样，可以是头颈部小的局部病变，也可以是大的病变，可以是小囊性，或是大囊性。大囊性病变在很多年里都被称作"囊性水瘤"，小囊性病变被称作"淋巴管瘤"。这些病变的治疗方法与静脉畸形类似，可能需要硬化剂治疗，或是大小不等的手术治疗。

硬化剂治疗

硬化剂治疗最佳的效果就是治疗大囊性病变，尤其对那些抽吸内容物的单一腔隙，在注射完硬化剂后加压包扎。据报道称病灶内注射平阳霉素和 OK-432（一种人源化脓性链球菌衰减 A 组冻干混合物）对此病有较好的疗效[27,28]。

激光治疗

氩、钕 YAG 及二氧化碳激光均被应用以尝试去凝固静脉与淋巴管的畸形，但是其应用仅限于治疗表浅的病变，并可能实际只应用于小的病变。

开放性手术

患有颈面部静脉、淋巴管及混合畸形的新生儿可能因病变累及鼻、鼻窦、舌体、口腔或咽喉从而诱发呼吸困难，并需要即刻行气管切开术。病变后续的手术切除术需要推迟到婴儿期或儿童初期；虽然大龄儿童的神经血管解剖确实比婴儿的解剖相对容易些，但是彻底切除所有的病变的可能性也很小。

建议行分期手术切除病变，安排不同的时间阶段切除不同解剖部位的病变，但是若有邻近部位原先手术产生的瘢痕会增加此次手术的难度，在原先的手术部位再次实施手术会使得术中情况变得更加复杂。若患者之前使用过硬化剂治疗，尤其是在小囊性病变治疗中应用不当，会因畸形病变更黏附于其周围的组织结构，从而造成后续手术的难度增大。

毛细血管畸形

毛细血管畸形通常呈散发，但近 10 年对该病家族性病例的基因研究提示毛细血管畸形是常染色体显性遗传疾病，由常染色体 5q 上的 *RASA1* 基因引起[29,30]。这个家系中的一家人除了有此突变外还患有动静脉畸形和瘘管。有趣的是，遗传性良性毛细血管扩张症的基因缺陷也定位于这个常染色体[31]。

毛细血管畸形可以发生在身体的任何部位，从小区域的轻微皮肤红斑到广泛皮肤区域受累——通常在过去是指葡萄酒色斑。约半数的毛细血管畸形多限于三叉神经皮支支配的 1/3 区域，但是也可能重叠或越过中线[32]。此病也可累及鼻窦及口腔黏膜。

这类病变一般在出生时就很明显，随着年龄增加颜色逐渐变深；其可以产生结节性膨胀和上颌或下颌的膨胀。毛细血管畸形还可伴有鼻部及唇部肥大和牙龈增生。

治疗

当毛细血管畸形累及鼻、鼻窦、气道时，则需要一系列的治疗，如整形遮瑕；通过激光光凝、切除及植皮等多种方式结合；沿骨的轮廓切除，结合正颌术，来纠正多度生长的上颌。

斯－韦综合征

这类综合征由伴有同侧软脑膜和眼眶异常的面部毛细血管畸形组成（图 9.7）。软脑膜异常可以是毛细血管性、静脉性或动静脉性的。巨大的软脑膜血管病变可能导致运动和认知发育迟缓，并伴有癫痫和对侧偏瘫。由于脉络膜受累会引起视网膜脱落、青光眼及盲，因此婴儿及儿童应该进行常规的眼部评价。

与血管瘤及血管畸形相关的综合征

众多的与这些血管病变[33]相关的综合征（迄今至少有 15 种）已超过了本书的讨论范围，但需进一步说明的是，所有儿童和青少年患者需要由经验丰富的多学科相关专家组成的小组进行会诊以使患者获得准确的诊断、专业的影像学资料，并且使患者与家人之间获得良好的沟通与支持。一个全面的评价通常是必不可少的，对于患有巨大、复杂病变的患者，长期、多种方式结合的治疗必不可少。

血管瘤及脉管畸形的治疗：个体病例资料

作者有 21 例血管畸形的成年患者，其中 2/3 均为静脉畸形（表 9.1）。毛细血管畸形的发病年龄（平均年龄 37.3 岁）较静脉畸形（平均年龄 49.8 岁）早；在两类疾病组内或组间发病率未见特殊的性别倾向。11 例患者的病变累及鼻腔，受累的结构可以是外侧壁也可以是鼻中隔，都主要是毛细血管型畸形。与预期的一样，静脉病变范围更加广泛，可累及软组织和骨，影响面中部、颅底及眼眶。然而，所有的患者都愿意接受手术切除，并且手术很成功，除了 2 例巨大静脉/淋巴管混合畸形的患者，因为他们之前在其他医疗机构接受过多次手术。第 3 例患者 14 年前在作者中心接受过病变切除手术。

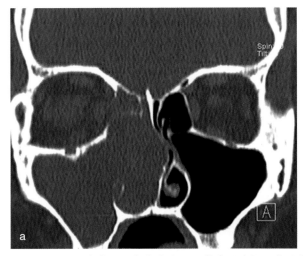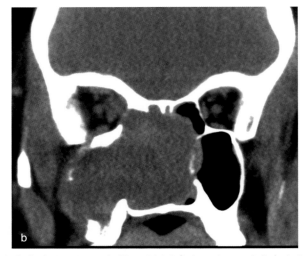

图 9.7a，b　a. 具有广泛面部皮肤毛细血管畸形的斯－韦综合征患者的冠状位 CT 扫描示同侧的鼻窦及眼眶可见潜在的毛细血管／静脉混合畸形。b. 冠状 CT 示相同患者较 a 图更偏后的位置可见病变累及眼眶

表 9.1　脉管畸形病变：个体病例资料

组织学	性别	年龄	部位	术式	随访时间（年）
毛细血管畸形	女	63	外侧壁	ESS	1
	女	24	鼻中隔	ESS	4
	女	35	鼻中隔	ESS	5
	女	53	外侧壁	ESS+ 激光	5.5
	男	31	鼻中隔	ESS	14
	男	11	鼻中隔	ESS+ 激光	17
	男	44	鼻中隔	ESS	18
静脉畸形	男	68	鼻侧壁，眼眶	ESS+ 激光（切除）	1
	男	23	上颌骨：骨内	MFD	3
	男	23	外侧壁	ESS	8.5
	女	50	外侧壁	ESS	10.5
	男	73	外侧壁	ESS	11
	女	35	上颌骨，眼眶	MFD	16
	女	72	上颌骨，眼眶	MFD	12
	男	64	眼眶，颅底	CFR	16
	女	42	额	OPF	15
	女	52	眼眶	LR	3
	女	55	眼眶	LR	10
	女	48	眼眶，上颌骨	MFD	2
	男	31	眼眶，上颌骨	LR	5
	男	61	眼眶，鼻腔，上颌骨，面中部	CFR（减瘤）	13

CFR：颅面切除术；ESS：鼻内镜鼻窦手术；LR：鼻侧切术；MFD：面中部掀翻手术；OPF：骨成形瓣

手术比例中，内镜手术达 52%，面中部掀翻手术达 19%，鼻侧切术达 14%，颅面部切除术达 10% 以及骨成形瓣术 5%。所有的病例都不需要行栓塞术，并且迄今的随访期（12 个月到 18 年，平均随访 9.5 年）内未见复发病例。

■ 关键点

· 血管性病变有两种类型，即肿瘤和畸形。

· 不要随意的应用"血管瘤"这个词。

· 由于很多症状都与这类脉管病变有关，因此，很多儿童及年轻人需要由多学科经验丰富的专家组成的小组予以评估。

· 体积较大且复杂的病变需要在很长的一段时间内接受多种方式结合的治疗。

参考文献

[1] Mulliken JB, Glowacki J. Hemangiomas and vascular malformations in infants and children: a classification based on endothelial characteristics. Plast Reconstr Surg,1982,69(3):412–422

[2] Lancaster JL, Alderson DJ, Sherman IW, et al. Papillary endothelial hyperplasia (Masson's tumour) of the maxillary sinus. J Laryngol Otol,1998,112(5):500–502

[3] Marler JJ, Mulliken JB. Current management of hem-angiomas and vascular malformations. Clin Plast Surg,2005,32(1):99–116,ix

[4] Brodsky L, Yoshpe N, Ruben RJ. Clinical-pathological correlates of congenital subglottic hemangiomas. Ann Otol Rhinol Laryngol Suppl,1983,105 :4–18

[5] Fu YS, Perzin KH. Non-epithelial tumors of the nasal cavity, paranasal sinuses, and nasopharynx: A clinicopathologic study. I. General features and vascular tumors. Cancer,1974,33(5):1275–1288

[6] Strauss M, Widome MD, Roland PS. Nasopharyngeal hemangioma causing airway obstruction in infancy. Laryngoscope, 1981,91(8):1365–1368

[7] Pitanguy I, Machado BH, Radwanski HN, et al. Surgical treatment of hemangiomas of the nose. Ann Plast Surg, 1996, 36(6): 586 –592, discussion 592–593

[8] Hunt SJ, Santa Cruz DJ. Vascular tumors of the skin: a selective review. Semin Diagn Pathol, 2004,21(3):166–218

[9] Orlow SJ, Isakoff MS, Blei F. Increased risk of symptomatic hemangiomas of the airway in association with cutaneous hemangiomas in a "beard" distribution. J Pediatr, 1997, 131(4):643–646

[10] Metry D. Update on hemangiomas of infancy. Curr Opin Pediatr,2004,16(4):373–377

[11] North PE, Waner M, Mizeracki A, et al. GLUT1: a newly discovered immunohistochemical marker for juvenile hemangiomas. Hum Pathol, 2000,31(1):11–22

[12] Gampper TJ, Morgan RF. Vascular anomalies: hemangiomas. Plast Reconstr Surg, 2002,110(2): 572 –585, quiz 586, discussion 587–588

[13] Batta K, Goodyear HM, Moss C, et al. Randomised controlled study of early pulsed dye laser treatment of uncomplicated childhood haemangiomas: results of a 1-year analysis. Lancet, 2002,360(9332): 521 –527

[14] Werner JA, Dünne AA, Folz BJ, et al. Current concepts in the classification, diagnosis and treatment of hemangio-mas and vascular malformations of the head and neck. Eur Arch Otorhinolaryngol, 2001,258 (3):141–149

[15] Perez J, Pardo J, Gomez C. Vincristine—an effective treatment of corticoid-resistant life-threatening infantile hemangiomas. Acta Oncol, 2002,41(2):197–199

[16] Zimmermann AP, Wiegand S, Werner JA, et al. Pro-pranolol therapy for infantile haemangiomas: review of the literature. Int J Pediatr Otorhinolaryngol, 2010, 74(4):338–342

[17] Sheppard LM, Mickelson SA. Hemangiomas of the nasal septum and paranasal sinuses. Henry Ford Hosp Med J,1990,38(1):25–27

[18] Mills SE, Cooper PH, Fechner RE. Lobular capillary hem-angioma: the underlying lesion of pyogenic granuloma. A study of 73 cases from the oral and nasal mucous membranes. Am J Surg Pathol,1980,4(5):470–479

[19] D yduch G, Okoń K, Mierzyński W. Benign vascular proliferations an immunohistochemical and comparative study. Pol J Pathol,2004, 55(2): 59–64

[20] Harrison DFN. The Effect of Systemic Oestrogen Upon the Nasal Mucous Membrane and Its Application to the Treatment of Familial Haemorrhagic Telangiectasia. MS thesis. London, UK: University of London, 1959

[21] Leyden JJ, Master GH. Oral cavity pyogenic granuloma. Arch Dermatol,1973,108(2):226–228

[22] Childers EL, Furlong MA, Fanburg-Smith JC. Hemangioma of the salivary gland: a study of ten cases of a rarely biopsied/excised lesion. Ann Diagn Pathol,2002,6(6):339–344

[23] Rossiter JL, Hendrix RA, Tom LW, et al. Intramuscular hemangioma of the head and neck. Otolaryngol Head Neck Surg, 1993,108(1):18–26

[24] Fine RM, Derbes VJ, Clark WH Jr. Blue rubber bleb nevus. Arch Dermatol, 1961,84:802–805

[25] Berenguer B, Burrows PE, Zurakowski D, et al. Sclero-therapy of craniofacial venous malformations: complications and results. Plast Reconstr Surg,1999,104(1):1–11, discussion 12–15

[26] Song CE, Cho JH, Kim SY, et al. Endoscopic resection of haemangiomas in the sinonasal cavity. J Laryngol Otol, 2009,123(8):868–872

[27] Okada A, Kubota A, Fukuzawa M, et al. Injec-tion of bleomycin as a primary therapy of cystic lymphan-gioma. J Pediatr Surg, 1992,27(4):440–443

[28] Greinwald JH Jr, Burke DK, Sato Y, et al. Treatment of lymphangiomas in children: an update of Picibanil (OK-432) sclerotherapy. Otolaryngol Head Neck Surg, 1999, 121(4):381–387

[29] Eerola I, Boon LM, Watanabe S, et al. Locus for susceptibility for familial capillary malformation ("port-wine stain") maps to 5q. Eur J Hum Genet, 2002,10(6):375–380

[30] Eerola I, Boon LM, Mulliken JB, et al. Capillary malformation-arteriovenous malformation, a new clinical and genetic disorder caused by RASA1 mutations. Am J Hum Genet,2003,73(6):1240–1249

[31] Brancati F, Valente EM, Tadini G, et al Autosomal dominant hereditary benign telangiectasia maps to the CMC1 locus for capillary malformation on chromosome 5q14. J Med Genet, 2003,40(11):849–853

[32] Enjolras O, Riche MC, Merland JJ. Facial port-wine stains and Sturge-Weber syndrome. Pediatrics,1985,76(1):48–51

[33] Hiatt K, Pashaei S, Smoller B. Pathology of selected skin lesions of the head and neck.// Barnes L. Surgical Pathology of the Head and Neck. 3rd ed. New York: Informa, 2008:523

血管纤维瘤

定　义

（ICD-O code 9160/0）

血管纤维瘤（国内也称纤维血管瘤——译者注）是一种良性的，但具有局部侵袭性的间叶组织肿瘤，以大量的纤维间质为特征，包含从毛细血管大小到巨大的扩张静脉窦大小的血管结构。

别名、发病率与真正的起病部位

Chaveau 在 1906 年提出了"青少年鼻咽血管瘤"的概念[1]。1940 年，Friedburg 通过对手术标本的组织学研究补充了"血管纤维瘤"这个词[2]。历史上，通过额镜进行鼻腔检查结合脑部放射片较易得到错误的结论，即血管纤维瘤起源于鼻咽。然而作者认为"青少年"与"鼻咽"这两个词都不准确。作者的一系列包含 150 例以上患者的资料，其年龄范围从 6~43 岁，超过 30 年的详细影像学资料及临床研究表明，血管纤维瘤实际起源于翼管前部的翼腭窝内（图9.8），并且首先腐蚀由腭骨的蝶突与翼突内侧板形成的蝶腭孔底部及其后方的骨质。肿瘤向内侧侵犯鼻腔后部并随后扩散至鼻咽部。

病变随后可能侵犯蝶骨并通过翼上颌裂进入颞下窝和上颌骨的后部（图9.9、图9.10）。病变向外侧扩大可以引起位于面颊的皮肤下，

穿过上磨牙与下颌骨升只之间的包块。此外，病变可能穿过眶下裂累及眼眶，并向更深部侵犯至颅中窝，然而肿瘤也可以通过蝶骨从外侧部直接侵犯（图9.11）。**虽然肿瘤可能会发生继发性粘连，但只要术者十分重视血管纤维瘤原发的部位及其自然病史便可以为患者提供更好的治疗方式**[3]。

血管纤维瘤的发病较少见，主要发生在青春期男性，并只占头颈肿瘤的 0.05%。然而，真实的发病率是推测出来的。虽然相关论著报道了多个小系列病例，但没有明显的证据能说明特定的种族易患性；像印度和埃及这些国家的大系列病例报道仅能反映出当地一些专业中心的转诊模式。最新发表的丹麦国家研究发现，1981—2003 年，此病在丹麦的发病率是每年每百万居民 0.4 例，相当于每年每百万男性（10~24岁）3.7 例。

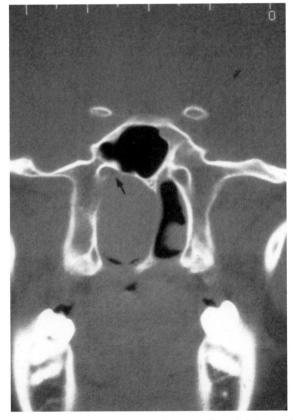

图 9.8 冠状位 CT 示位于右侧鼻腔的血管纤维瘤起源于翼管前部的翼腭窝内，且首先侵犯由腭骨的蝶突与翼突内侧板形成的蝶腭孔底部及其后方的骨质

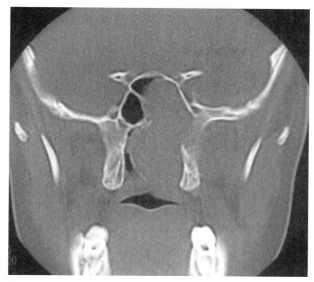

图 9.9　冠状位 CT 扫描示血管纤维瘤侵犯蝶窦底并向蝶窦延伸

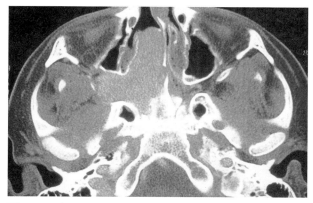

图 9.10　轴位 CT 扫描示病变通过翼上颌裂进入颞下窝和上颌骨的后部，并将其推向前方

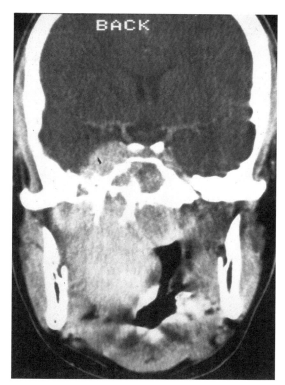

图 9.11　冠状位 CT 扫描示广泛的血管纤维瘤侵犯颅中窝，然而肿瘤也可以通过蝶骨从外侧部直接侵犯

同样，不同国家报道的这些病例发生的时间可能会给人们带来错误的印象，即不同种族间该病的自然病史也不一样。大多数患者在 10~20 岁被诊断为此病，在 10 岁前及 30 岁以后被诊断为此病的患者并不常见，并且作者的 150 例患者的年龄范围为 6~43 岁，与其他国家同类的统计结果类似（表 9.2）[4-8]。

病　因

虽然偶尔报道过女性血管纤维瘤的患者，但对此没有让人信服的证据，并且著名研究中心的最大病例系列也没有包含任何此类病例。也许，作者研究中心的 Osbourne 和 Sokoloski 在 1965 年描述的女性血管纤维瘤发病情况是记录最好的病例[9]。Osbourne 是经验非常丰富的头颈部病理学家，与其他的女性发病病例报道相比，他报道的性别及组织学诊断无需置疑。

正如现在作者可以通过最新的扫描技术准确地建立病变的起源部位，Brunner 在 1942 年[10] 的报道与 Harrison 在 1987 年[11] 的报道详细地描述了男女患者在蝶骨底部、蝶腭孔及翼板基底部的区域内存在的由内皮排列的血管腔隙，这提示了一些男性特定的遗传因素或内分泌异常在此肿瘤的发病中十分重要。Behan 等[12] 进行了细致的免疫组化及电镜实验分析，专门观察了 32 例血管纤维瘤的血管结构特征。他们的结论是他们所展示的所有形态学不规则提示血管纤维瘤是一种血管畸形而不是肿瘤。Schick 等[13] 进一步提出了血管纤维瘤的血管组成可以从胚胎学角度解释，此病变是由第一鳃弓动脉退化不完全而引起。在胚胎发育的最后阶段，蝶腭孔区域可以发现原先第一鳃弓动脉血管丛的残余。作者提出血管纤维瘤的血管成分可能由青春期的生长刺激引起。

表 9.2　血管纤维瘤；个体病例资料

	例数	年龄（岁）	
		平均	范围
鼻侧切术（1968—1988）	42	15.2	8~26
面中部掀翻手术（1988—）	97	16.4	8~32
Weber-Fergusson 术（1979—1987）	3	15（2），16	–
颅面部切除术（1980，1982）	1	27	
内镜下切除术（2000—）	12	18.5	16~22
合计	155	16.3	8~32

总能反映病变的血管瘤含量及总体的程度。病变若更广泛地累及眼眶和海绵窦可能会引起复视、视力减退、头痛及面部疼痛。

通过检查，一小部分患者的肿瘤可以从前鼻孔突出（图 9.12、图 9.13），或明显看到肿瘤从鼻咽突向口咽。更常见的是，前鼻镜检查可以在鼻腔中观察到大量的黏液脓性分泌物，在视觉上这种分泌物可以掩盖肿瘤，因此需要轻轻地吸出这些分泌物以较好地观察肿瘤。

口腔检查，大块的肿瘤可能压迫软腭使其向下移位，当肿瘤未突出至口咽部时，后鼻镜检查可见粉红或微红的包块堵塞鼻咽部。巨大

然而，对于性激素受体在青春期男孩的肿瘤发病中是否起到一些作用的争论十分激烈。研究者通过各种免疫细胞化学技术报道了雄激素、雌激素及黄体酮受体在纤维和内皮细胞中的变化[14-16]。

与上述血管组成的研究发现相比，近期越来越多的证据提示纤维组织（既往多称作"间质"）事实上是血管纤维瘤的肿瘤成分。成纤维细胞的核 B-catenin 染色已经证实了上述结论[17, 18]。这个与 B-catenin 调控的肿瘤形成机制一致，据文献记载家族性腺瘤性息肉的 APC/B-catenin/Tcf 通路一直被下调，而且家族性腺瘤性息肉的患者其血管纤维瘤的发病率也比其他人群高[19-21]。20 世纪七八十年代的超微结构研究也支持成纤维细胞是这种肿瘤的组成成分[22-24]。

诊断特征

临床特征

青春期男性的血管纤维瘤患者，伴有缓慢进展的鼻阻和反复的鼻出血症状，通常在被诊断时 80% 的患者症状都很严重。随着肿瘤增大，可能会出现其他的症状如软腭隆起、眼球突出、面部水肿，耳聋，流涕或脑神经麻痹。颅底受累的程度和鼻出血的严重度变化都很大，并不

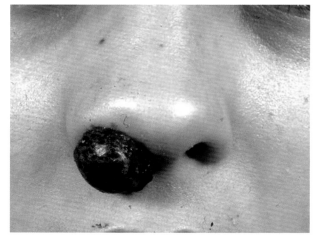

图 9.12　临床照片示鼻前庭前端的血管纤维瘤

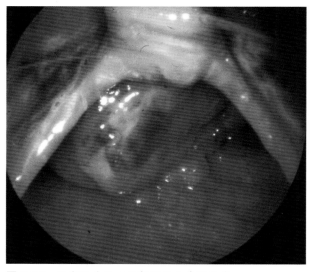

图 9.13　临床照片示口咽部可见血管纤维瘤

的肿瘤在口咽部时可能被一层化生上皮披覆，从而使其表面呈白色而不是粉红、红色或紫色。这种情况偶尔会误诊为后鼻孔息肉，这种息肉也可发生在年轻男性中。

颈部的查体也十分必要，以排除一些少见的累及鼻、鼻咽及鼻窦的恶性病变的淋巴结转移。

活检
由于此病可能引起严重的出血，在门诊及病房中都不建议对此病进行活检。放射学检查几乎可以很确定地明确此病的诊断，并对肿瘤的程度及血管情况进行准确评估。

影像学表现

影像学检查目前在血管纤维瘤的诊断、分期及治疗中起到十分重要的作用。影像学检查至今有效地应用了 20 余年，并使得易出血的有创性活检完全无须开展。在有 MRI 设备的地方，MRI 可以显示这些肿瘤的特征，并避免很多患者行血管造影术，除非血管造影是术前肿瘤栓塞的一部分。CT 与 MRI 的联合应用可以完善并增进人们对经典的，所谓的"窦"征更具体的了解，此征是在 1965 年被 Holman 和 Miller 所描述（图 9.14）[25]。在侧位平片中这个影像学特征是由上颌窦后壁的前弓构成，近期在轴位 CT 也可观察到。作者的研究回顾了 20 年的血管纤维瘤现代影像学资料，在 72 例连续纳入的患者中，81% 的患者可以出现此种特征。Holman 和 Miller 在其系列病例中发现 87% 的患者有此特征。

然而，像神经鞘瘤、血管外皮细胞瘤、横纹肌肉瘤这些颞下窝内生长缓慢的病变也可以产生上颌窦后壁的前弓影像。作者的研究[3] 表明所有此病的患者在翼腭窝都存在包块，并侵蚀蝶腭孔后缘骨质到翼板内侧的基底部。7 例患者中 96% 都有翼管的扩大和侵蚀，有 83% 肿瘤累及至蝶窦，有 64% 的患者翼上颌裂扩大，并延伸到颞下窝。这些特征并不发生在上颌窦后鼻孔息肉中，当此病变出现鳞状化生时，其在鼻咽部内与血管纤维瘤相似[3]。

CT 和 MRI 联合应用可以明确病变是否累

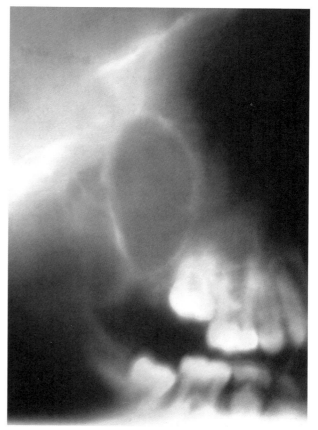

图 9.14 外侧内摆线体层摄影示上颌窦后壁呈弓形（窦征）

及蝶窦、颞下窝、眼眶或颅中窝（图 9.11、图 9.15、图 9.16）；特别是，MRI 可以区分阻塞窦腔中的包块和液体，并且血管性病变可以通过血管纤维瘤内血管的信号空隙清楚地观察到。钆增强可以进一步评估病变，甚至是明显侵犯颅底的较大病变，其也可能位于颅内但在硬脑膜外。

如果对于非常大的病变存在疑问，双侧的颈动脉造影可以很好地显示出肿瘤的血液供应，但是这种方法是特例而并非规范。大多数血管纤维瘤主要由颌内动脉提供血供，但也接受颈内动脉的蝶支与眼支及颈外动脉的咽升支和腭支提供血液供应。虽然在较早期病变中由颈内动脉提供的血液通常无实际影响，且可以通过目前的内镜技术切除，术后发病率也很低，但当那些较大的肿瘤其原先来自颌内动脉的主要血供被切断时，其与颈内动脉系统会有大量的血管吻合，尤其是易复发的病例。这种情况也可以发生在放射治疗后复发的患者中，并且颈内动脉及海绵窦周围可能存在大量的肿瘤组织，使得随后的治疗风险很大。另外，较大的原发肿瘤和复发的病变的血供可能一部分会来源于对侧血管，因此限制了栓塞术及气囊导管在治疗中潜在的应用价值。

世界各地的报道指出血管造影术的应用多种多样，但随着内镜技术的广泛应用，血管造影术的应用也在显著增加（图9.17）。在作者的155例系列病例中，2例男孩因术前栓塞术导致失明，第3名儿童产生了重度偏瘫，但幸运的是其在栓塞术1周后症状得到缓解。我想强调的是3例儿童均在经验丰富的三级介入放射中心接受了栓塞治疗。尽管在文献中有关于栓塞后并发症的散在病例报道，但是作者怀疑整体的情况被低估了。**术前栓塞术的作用，就像在文献中概述的一样，仍然颇具争议。**虽然很多内镜医生认为内镜术前行栓塞非常必要，但是其他一些医生处于另一个极端，他们很少应用此技术。当然，很多观点介于二者之间。虽然没有详细的前瞻性研究，毫无疑问由颌内动脉供血的较小的肿瘤在术中就可以得到较好的控制。完整的血管造影评价与术前栓塞术的指征是：①明显累及颅内，向硬脑膜内侵犯或范围更大的巨大肿瘤；②尤其是大的复发病例，它们进一步得到了颅内外分支的血供。在行栓塞术后，患者的术中出血通常都会变少[26]。

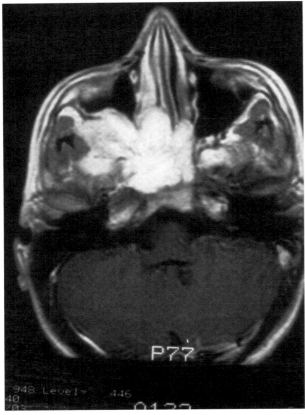

图9.15　轴位MRI（T1W钆增强后）示血管纤维瘤中由快流速血管内的信号空隙产生的"盐与辣椒"样外观的高密度信号

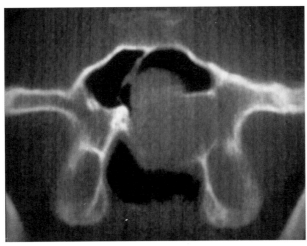

图9.16　冠状位CT扫描示位于翼管区域的蝶骨底被肿瘤侵蚀

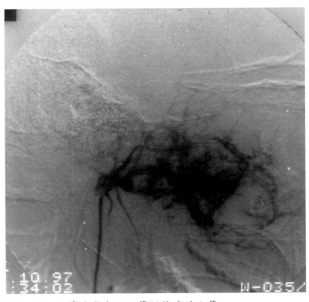

图9.17　血管造影术示血管纤维瘤的血管

虽然较少的术中出血可以改善手术操作情况，帮助完整切除肿瘤，并减少其复发率，但作者所在医院早期的小样本病例研究表明，相比之下，在术前栓塞后肿瘤的复发率似乎有所增加[27]。当时所有的手术都是开放性的，并且作者推定可能是手术视野内肿瘤的萎缩使得完整地界定肿瘤轮廓更加困难。

分期方案

尽管血管纤维瘤不是恶性病变，但是针对这些具有侵袭性并难处理的肿瘤有数个分级方案以帮助制定计划和评价治疗。Sessions 方案在1981 年报道，其是根据解剖位置及类似于治疗鼻咽癌的方案制定的[28]。然而，这个系统并没有考虑病变的病史及生长类型，之后 Chandler 在 1984 年修改了这个系统，但没有考虑到病变向颅内延伸的复杂性[29]。Chandler 系统被很多

人应用，但是并未利用现代影像学技术的丰富经验所带来的优点。作者支持 Andrew 及 Fish 在1989 年[30] 提出的方案，此方案从本质上详细描述了这类病变的生长和扩散情况，并更明确地指出哪些肿瘤可被内镜手术切除，哪些需要开放的面中部掀翻入路、颞下窝入路或是与神经外科入路相结合的方法。随后的分类方案在表9.3 中被推荐和归纳，这些在近期被发表在"对内镜治疗鼻、鼻窦及颅底肿瘤的欧洲意见书"中[31]。

组织学特征

大体观察，血管纤维瘤可以是小的、光滑的、多叶状肿物，颜色可以是灰白到红 / 紫，大小可以是 2~3cm 至 10cm 甚至更大（图 9.18）。病变表面的糜烂与溃疡可伴有此处明显的出血。显微镜下，他们表现出不同程度的血管和纤维

表 9.3　血管纤维瘤的分期方案 [31]

Sessions[28]1981 (n = 23)	Fisch[56]1983 (n = 41)	Chandler[29]1984 (n = 13)	Bremer[5] 1986 (n = 30)	Antonelli[32]1987 (n = 23)
IA 限于鼻腔后方和（或）后鼻孔缘	I 限于鼻咽及鼻腔，无骨破坏	I 限于鼻咽部	IA 限于后鼻孔或鼻咽顶	I 限于鼻咽部和（或）鼻腔
IB 包括后鼻沟和（或）后鼻孔缘，累及至少1 个鼻窦			IB 侵犯单个或多个鼻窦	
IIA 翼腭窝外侧轻度侵犯	II 侵犯 PMF 和上颌窦、筛窦及蝶窦，伴骨破坏	II 延伸至鼻腔和（或）蝶窦	IIA 轻度外侧扩展从蝶腭孔进入 PMF 内侧	II 侵犯蝶窦和（或）PMF
IIB 完全侵犯翼腭窝伴 /不伴侵蚀眶骨			IIB 完全侵犯 PMF，后壁的窦向前向上侵犯眶骨	
			IIC 肿瘤沿着 PMF 向面部及颞窝侵犯	
IIIA 侵犯颅底（例如，中颅窝，翼板）伴轻度颅内受累	III 侵犯 ITF、眼眶及蝶鞍旁部，仍在海绵窦外侧	III 延伸至 1 个或更多部位：上颌窦，筛窦，翼上颌窝及颞下窝，眼眶，和（或）面颊	III 颅内侵犯	III 越过 II 期，限于累及以下单个或多个结构：筛骨、眼眶、ITF，面颊，腭
IIIB 广泛的颅内受累 ±侵犯海绵窦				
	IV 严重侵犯海绵窦，视交叉处或垂体窝	IV 延伸至颅内		IV 侵犯颅内

Andrews[30]1989 （n = 15）	Radkowski[33]1996 （n = 23）	Ö nerci[68]2006 （n = 36）	Carrillo[34] 2008 （n = 54）	Snyderman[35]2010 （n = 35）
I 限于鼻咽部和鼻腔；骨破坏十分轻微或限于蝶腭孔	I A=Sessions	I 侵犯鼻部、鼻咽顶及蝶窦	（A）内侧，伴有肿瘤限于鼻咽、鼻腔、上颌窦及前组筛房	I 没有明显超出原发部位和仍在翼腭窝中点的内侧
	I B=Sessions			
II 侵犯 PMF 或上颌窦、筛窦或蝶窦伴骨破坏	II A=Sessions	II 病变延伸至上颌窦或前颅窝，完全侵犯 PMF，轻度侵犯 ITF 或翼板后方	（B）侵犯 PMF 或前部 ITF，肿瘤直径 <6cm	II 侵犯鼻窦和翼腭窝中点的外侧
	II B=Sessions			
	II C = Sessions 或翼板后部			
IIIA 累及 ITF 或眼眶区域，无颅内受累	IIIA 侵蚀颅底；最轻度颅内受累	III 深度侵犯翼突基部松质骨或蝶骨体和蝶骨大翼；明显侵犯 ITF 或翼板后部或眼眶区和闭塞海绵窦	（C）侵犯 PMF 或 ITF 前部，肿瘤直径 ≥ 6cm	III 局部进展伴颅底侵蚀或侵犯另外的颅外间隙，包括眼眶和 ITF；栓塞后无残留血管
IIIB 侵犯 ITF 或眼眶伴有颅内（鞍旁）硬膜外受累	IIIB 侵蚀颅底；广泛的颅内侵犯 ± 海绵窦			
IV 颅内硬膜内肿瘤，浸润海绵窦、垂体窝或视交叉		IV 在垂体和颈内动脉之间侵犯颅内，肿瘤侵犯颈内动脉后外侧，广泛的颅内受累	（D）侵犯 ITF 后部或颅底的顶部	IV 颅底侵蚀，眼眶、ITF 有血管残留
			（E）广泛的颅底及颅内受累	V 颅内受累，有血管残留 M：向内延伸 L：向外延伸

ITF：颞下窝；PMF：翼上颌裂

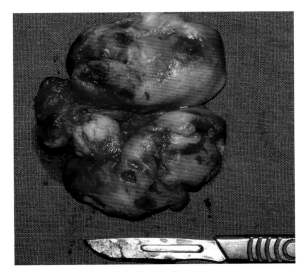

图 9.18　手术切除的血管纤维瘤标本

组织成分，血管结构变化多样，从毛细血管到压缩的狭缝状空间和扩张的窦区。血管通常都是薄壁的，只包含扁单层的内皮细胞，但也可观察到含有平滑肌层并伴有周细胞层的厚壁血管。

术前栓塞术及多种的血管内阻塞材料可以改变这些病变的组织学结构，栓塞可以使伴随区域产生明显的梗死。纤维组织通常由星形纺锤状成纤维细胞及肌成纤维细胞组成，并且目前这两类细胞被认为是肿瘤的组成成分。他们周围有伴随的呈致密粗壮的或波浪形排列的胶原纤维束。病变可能包括双核或多核细胞，或大神经节样细胞。有丝分裂程度通常较轻，且整体上讲，血管纤维瘤呈中度到低度的细胞密度。在长期存在的肿瘤内，纤维组织和血管结构成分通常呈下降趋势，尽管作者的病例提示在年轻男孩的病变多为明显的纤维性肿瘤，而二三十岁的成年人的病变是高度血管化的肿瘤，所以说这与作者的发现并不一致。

很少会应用免疫组化技术来诊断疾病，但是成纤维性肿瘤的细胞呈波形蛋白阳性，内皮细胞呈 CD31、CD34 及因子 8 相关抗原免疫阳性。如前所述，尽管对雄激素、雌激素及黄体酮受体染色的研究产生了不同的结果，但是成纤维细胞的核 β-catenin 染色结果与 β-catenin 调控发病的机制一致。

鉴别诊断

组织学报告结合经典的影像学结果通常可以为此病变提供准确的诊断。鉴别诊断包括鼻窦和上颌窦后鼻孔息肉，但是它们在影像学表现上有不同的特征，并在组织学上有明显的炎症反应证据。小叶状毛细血管瘤发生在鼻腔但很少累及鼻咽部，其经典的伴有内皮细胞的叶状排列的毛细结构与血管纤维瘤形成鲜明对比。

尽管有记录表明反复切除血管纤维瘤或高剂量的放射治疗后会诱发肉瘤，但血管纤维瘤的自发性恶变并没有足够的证据支持。恶变的肿瘤在大多数病例里多为纤维肉瘤或是其的一个变异[36]。

从放疗到确诊恶变的时间从 11 个月到 21 年不等。在 1984 年 Cumings 等报道的 55 例接受初次放疗的患者中，2 例在头颈部出现了恶性肿瘤。1 例患者在接受治疗 14 年后得了甲状腺癌，1 例在初始放疗后 13 年得了基底细胞癌[37]。

自然病程

尽管不断有血管纤维瘤会自动消失的报道，但根据作者的经验，这种情况很少发生。当然，虽然没有明确的证据说明年龄与肿瘤的侵袭程度有关，但是在 Jacobsson 等[38] 与 Stansbie 及 Phelps[39] 的报道中，即使是未成功切除的累及颅内的病变在其手术后也停止了生长，并且被影像学随访证实，需要有一个超过 20 年的长期随访研究以确信这并不是那些作者们已经在 36 岁和 43 岁男性患者中看到的大量证实的病例。

治　疗

治疗颅底部的肿瘤，重点在于了解其病史和病理特征，而明确血管纤维瘤的起源部位、其潜在的侵犯途径及这种具有局部侵袭性及破坏性肿瘤巨大的复发倾向是重中之重。以上问题处理欠佳可能会导致肿瘤未完整切除、较高的发病率，甚至更高的死亡率。这些年轻的男性患者可能死于不正确的治疗，而并非肿瘤[40]。由于过去的 20 年内诊断影像学技术不断进展，此病变的手术技术已经淘汰早期的经腭入路方式，这种入路通常应用手术钳撕脱分离组织、具有视野不佳及出血严重等缺点。目前的手术可以根据患者的个体情况或肿瘤的范围是否累及颅底来选择合适的治疗方式。

然而，切除这些肿瘤仍然需要特殊的专业知识，首次手术的成功至关重要。具体技术的实施也要根据所在中心现有的专业技术水平和设备来决定。

复　发

手术或放疗失败后复发的肿瘤几乎均与颅底结构明显粘连，并且在切断来源于颌内动脉的主要血液供应之后，他们多与颈内动脉建立许多额外的血管连接。多数复发的肿瘤发生在其蝶骨基部的起始处，在首次手术及二次的修复手术时，无论使用何种手术入路，了解肿瘤的自然病史中这一点对于实施手术的外科医生至关重要（图 9.19）[41]。肿瘤切除后仅检查蝶骨基部是不够的，需要术者非常仔细地磨除蝶骨基部区域部分，以确保翼管或蝶骨底的松质骨内无血管纤维瘤残留。

历史注释

著名的外科医生 Liston 于 1841 年在 *The Lancet* 杂志发表了一篇病例报道，报道的是切除了一名来自直布罗陀 (Gibraltar) 的 21 岁男子的鼻孔和邻近面颊所突出的巨大肿瘤包块。这名患者有 3 年的重度间歇性鼻腔出血病史，并且多次尝试通过结扎来破坏部分的肿瘤，但是当结扎物脱落时又再次出现严重的出血，并且当病变累及咽部、口腔和牙槽骨时，患者会感到明显的气道受阻。在没有全身麻醉的情况下，Liston通过4h的手术将患者的病变及整个上颌骨切除，但保留了眼睛的功能；术中估计失血8~9oz（240~300mL）。术后24d，*The Lancet*报道了患者的康复令人满意，其每天可以进食1块羊排。不幸的是，这名患者因头皮丹毒于术后3个月余去世。Myhre和Michaels于1987年从医学院的病理博物馆中取出了当时术中切下的标本，并在组织学确定该患者所患就是典型的血管纤维瘤（图9.20）[42]。

术前栓塞术

回顾20世纪发表的论著，介绍血管纤维瘤的治疗方案很多，但没有达成任何一致的方案，直到21世纪多数此类肿瘤可以通过经腭入路、Weber-Fergusson入路、鼻侧切入路、面中部掀翻入路或颅面部入路切除。虽然开放性手术适用于所有分级的肿瘤，且很多治疗团队将术前栓塞术作为这类肿瘤手术的一部分，但是这个方式仍存在争议。虽然其优点颇具争议，但随着近年鼻内镜技术的广泛应用，术前栓塞术也几乎常常一起应用。

当考虑行手术治疗去除任何血管病变时，很明显的是，术前栓塞可以减少病变的血液供应从而减少术中出血，使视野更加清楚（并由此切除肿瘤），并且减少了手术并发症。栓塞整个血管床可以更好地结扎滋养血管，且有些滋养血管并不能在手术开始时观察到。然而，在开始移位肿瘤之前，术者可以通过开放性入路如鼻侧切及面中部掀翻手术，沿着颌内动脉找到肿瘤的主要供血血管，并在肿瘤的外侧将其结扎。

如果术前想在血管内得到牢固的血栓，栓塞材料的选择、准确的血管造影评价及实施后续手术的时间都是需要重视的，并有待规范。

据报道，预期出血量的减少可能与血管纤维瘤内不同程度的纤维组织有关，因为男性患者可以是儿童或是完全发育的成人，此时使用总失血量的比例更加准确。

在高分辨率CT及MRI应用之前，血管造影最初被用于诊断，但目前其只作为一种术前栓塞的方法用于这类肿瘤的治疗。对于首次发生的肿瘤，其血液供应主要来自颌内动脉、咽升动脉及到达翼管的动脉。栓塞术通常要在术前48h内完成，并且虽然应用了各式各样的栓塞材料，但由于肿瘤的动脉血运可以迅速重新建立，术前栓塞及实施可吸收材料手术之间的时间间隔一定不要超过这个时间[43]。近期，推荐使用ONYX胶（美国MTI公司研究生产的一种全新的液态拴塞剂——译者注），既能改善动脉导管进入，又能造成肿瘤广泛梗死[44]。

对于颅外的原发肿瘤，来源于颈内动脉的主要血液供应很少见也无显著意义。然而，对于累及海绵窦的复发性肿瘤和少见的颅内及硬膜内局部进展的肿瘤，可以应用栓塞术，但是发生并发症的风险很高（图9.21）。像前文在"影像学表现"中描述的一样，在155例的肿瘤系

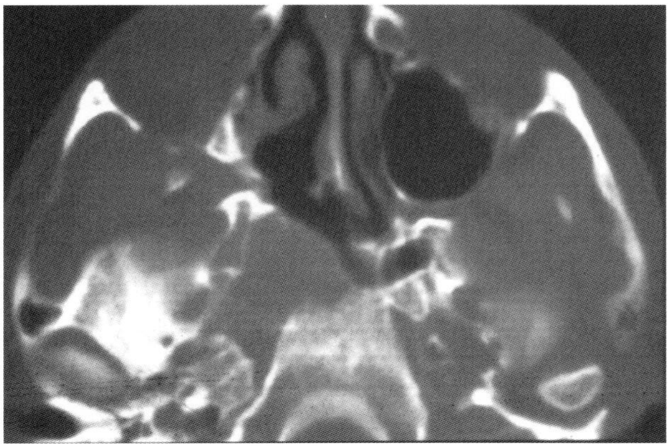

图9.19 轴位CT扫描示蝶骨底部复发的血管纤维瘤

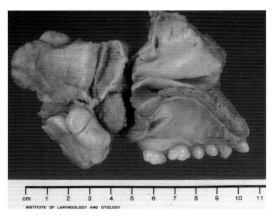

图9.20 Liston于1841年切下的组织标本

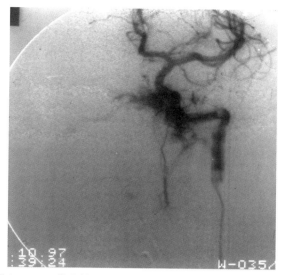

图 9.21 血管造影示从颈内动脉发出的血管供应血管纤维瘤

列病例中，作者提到了来自大的治疗中心的 3 例患者，其中 2 例在接受栓塞术后单侧失明，第 3 名儿童产生重度偏瘫，但幸运的在 1 周后症状缓解。对于这些病例建议在全身麻醉下行直接肿瘤内栓塞术，并在影像学监控下通过经鼻或外侧经皮穿刺路径完成[45]。

Roberson 等在 1972 年[46]首次推荐使用术前栓塞术，因此这不是一项新提出的技术。因导致小部分肿瘤区域无法观察到，肿瘤的收缩可能会导致无法完整切除肿瘤，并使其迅速进展。目前在内镜手术相关论著中报道的持续不断的复发率令人担忧，这个问题值得重视[31]。

作为一种代替术前栓塞术的方式，一名高年资医生借助低血压全身麻醉技术，应用面中部掀翻入路（D.J.H.），直接术中识别和结扎 / 凝固主要的供应血管，而不是术前栓塞。另外，术前自体献血和细胞保护系统将所收集的血液即刻回输的技术可以为这些病情复杂的患者提供额外的治疗方式，并减少输血的需求。开放性入路与内镜入路相比通常需要更短的手术时间，特别是在存在学习曲线和切除巨大的肿瘤时比后者需要的时间更短。

术前激素治疗

最早在 1959 年 Schiff 就开始提倡这个理论[47]。这个非对照的试验只包括 2 例患者，每日接受 15mg 己烯雌酚达 1 个月，在这之后有另外一项小样本、变量相同的关于睾酮和雌激素的研究，但也没有提出明确的结论。不用多说，这个病变因为患者多是青春期前后的小男孩，所以引起了大家相当大的关注。雌激素治疗目前来说可致青春期男孩发生继发性女性化影响，并且肿瘤的萎缩情况差异极大[48]。Gates 等[49]报道非固醇类雄激素受体阻滞剂氟他胺（Flutamide）可以使 44% 的小样本数量患者的肿瘤产生萎缩，但是值得注意的是，并没有进一步有关其应用的长期研究报道。Labra 等在 2004 年报道了 7 例病变程度为 4 期的病例，发现平均只有 7.5% 的肿瘤萎缩，因此疗效并不显著[50]。

放射治疗

由于对于手术技术和潜在的严重出血方面的担心，尤其是进展期的血管纤维瘤，在过去的 40 年中，很多治疗中心，特别是北美的放疗中心，将放疗作为首选或次选的治疗方案[37,51,52]。剂量和治疗方法根据仪器是植入氡粒子照射到目前的外束直线加速器照射的不同而选择（270~400kV）。来自加拿大多伦多的 Cummings 等[37]是早期放疗最热忱的支持者，但是仅 80% 的患者的症状得到长期控制，并且放疗后肿瘤萎缩缓慢，疾病可以持续长达 2 年之久，且可能存在最终高发病率的症状复发。虽然这些系统性病例均报道血管纤维瘤可产生大小不等的萎缩，但这些病例并没有通过隔行扫描进行评估，且大量文献记录这些年轻患者长期随访症状复发。这些结果需要与手术切除的风险及致畸率权衡，特别是对大的病变，但是在这些年轻的男性患者中出现了后期的恶变，这令人担心。在 Cummings 的 55 例病例中，2 例出现了肿瘤，1 例在 14 年后出现了甲状腺毛细血管癌，另外 1 例放疗 8 年后出现了基底细胞癌。Makek 等报道了 6 例患者发生纤维肉瘤和恶性纤维组织细胞瘤[36]。

报道称 1/3 的患者在治疗后的首个 20 年出现了进一步的并发症，包括生长阻滞、垂体功能减退症、颞叶坏死、放射性坏死、白内障及放射性角膜病变（图9.22）。即使在放疗30年后，很多患者才仅步入中年，如同任何残留的疾病一样，仍有进一步复发的风险[53]。对放疗或手术后存在残留或复发的患者，需要长期通过MRI来监测。

化 疗

随着关于治疗复发或晚期的血管纤维瘤潜在的手术及放疗问题的出现，Goepfert等在1985年[54]将化学治疗药物阿霉素、长春新碱、氮烯唑胺、放线菌素D、环磷酰胺和顺铂应用于两种不同的方案以治疗此肿瘤，并使肿瘤产生了一定的萎缩，但后来不建议将化疗进一步应用于良性肿瘤。

手术治疗

有多种不同的手术入路，因为现代影像学评估技术和手术设备的不同，在全世界范围内也不尽相同。没有一种单一式式可以适用于所有阶段的肿瘤，最终的手术方案要根据外科医生的经验、肿瘤的大小与部位、患者的年龄与身体状况，以及其他治疗手段的应用（如肿瘤栓塞术）来决定。在过去的20余年中，对于局限于鼻腔、鼻咽和鼻窦的良性肿瘤，经鼻内镜手术切除肿瘤备受青睐，而最令人瞩目的就是内镜切除血管纤维瘤。内镜技术可以在微创下切除整个肿瘤包块，减少出血量及手术并发症。然而，这种方式并不是对所有的肿瘤或所有的中心都适用。

不论采用何种手术方式及技术，首次手术治疗后最常见的并发症仍然是疾病的复发。外科小组需要重点明确的是，无论哪种手术方式，疾病的复发多是由于手术未完全切除位于蝶骨底的残余病灶引起的。这种情况的发生与术前是否栓塞或与任何手术方式无关。血管纤维瘤的自然病史提示其起源于翼腭窝与蝶腭孔，和翼管前方有关。其发展早期就可侵蚀翼板内侧的上部、翼管和邻近的蝶骨底[3]。非常仔细地磨除蝶骨底的区域保证在翼管或蝶骨底的骨松质内没有残留的血管纤维瘤。在此病变的原发和复发病例中，肿瘤对此处的侵蚀十分严重。作者的研究提示93%的疾病复发在此部位[41]。越来越多地使用内镜入路切除血管纤维瘤是在治疗领域的一个显著进步，但是只有磨除了蝶窦底部，保证没有能增加复发率的肿瘤残留，这项技术才会带来满意的没有复发的长期疗效。

经腭入路

因经腭入路可以切除累及鼻腔、鼻咽和蝶窦的血管纤维瘤，所以经腭入路在过去被广泛应用，但是此术式很难接近在翼上颌裂侧方走行的肿瘤，并且常常产生较多的手术盲区，使

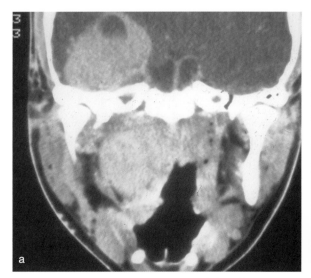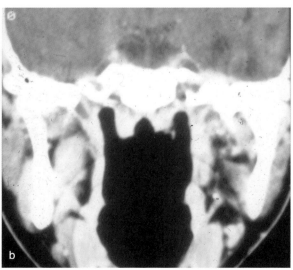

图9.22a，b　a.冠状CT扫描示病变在中颅窝明显复发。b.冠状CT扫描示同一患者在放疗后1年的病变情况

出血难以控制。一个易被疏漏的并发症是经腭入路术后腭部的瘢痕会导致患者继发的言语改变，尤其在男孩中。

鼻侧切入路及 Weber-Fergusson 入路

虽然在过去这两种术式可以较好地去除很多血管纤维瘤，但术后会使多数年轻人的面部产生瘢痕，现在的治疗方式已经不会对面部造成瘢痕。尽管在许多情况下鼻侧切术可以得到较好的伤口美容效果，但并非所有的病例都是这样。Weber-Fergusson 入路切除很少能给患者提供较为美容的伤口，并且面部的瘢痕对患者一生而言都是一个严重疾病的提醒。

面中部掀翻入路

自 1986 年 [55] 以来面中部掀翻入路就是作者选择的治疗血管纤维瘤的开放性手术方式，当病变广泛不适合内镜手术时，这一入路可以提供良好的暴露、出血控制和美容效果（图 9.23）。在作者所在中心，此入路主要应用于 Andrews-Fisch 分期 Ⅲ A 和 Ⅲ B 期，或 Radkowski 分期 Ⅱ C 和 Ⅲ A（表 9.3）。

这种手术入路可以切除上颌骨内侧、后侧及外侧部分以移动颞下窝及颊区的巨大肿瘤，在移动肿瘤之前，通过钳夹、结扎及电凝颌内动脉血供十分必要。手术显微镜和内镜可视系统都可以应用在此项技术中，特别是应用于切除完所有大块肿瘤后磨除蝶窦底（图 9.24）。即使对于明显的颅内但硬膜外病变，也可以实现对于颅底的很好显露。据报道此手术入路最常见的术后并发症是眶下神经感觉异常，这种并发症可以通过助手小心牵拉神经来减轻。另一个明显的并发症是前庭狭窄，其可以通过建立一个不规则的环前庭切口来减轻，通过做一个从鼻前庭软骨间向下至梨状孔的直角切口，然后沿着梨状孔下方再做一个直角切口。这个方式在环前庭切口的外侧形成了一个类似 Z 形的切口，并通过术后仔细的伤口缝合，可以避免（图 9.25）前庭狭窄。

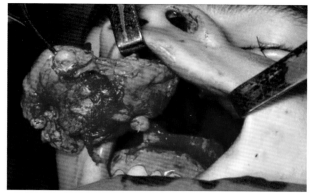

图 9.23　通过面中部掀翻入路切除血管纤维瘤

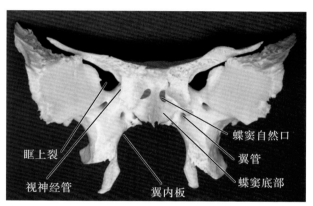

图 9.24　图示与周围结构分离的蝶骨

（图中标注：眶上裂、视神经管、翼内板、蝶窦自然口、翼管、蝶窦底部）

颞下窝入路

虽然与之前描述的一样，这种入路被用作 Andrews-Fisch 分期的 Ⅲ A、Ⅲ B 和 Ⅳ 期，但很多 Ⅲ A 和 Ⅲ B 期的肿瘤可以通过面中部掀翻入路切除，切记最重要的区域是蝶骨底。然而，Ⅲ B 和 Ⅳ 期的肿瘤其侵犯范围可能已超过蝶骨底，特别是位于卵圆孔、圆孔及破裂孔之间的三角区，并累及中颅窝和鞍旁。虽然这些肿瘤通常仍在硬膜外和海绵窦外侧，但原先的手术或放疗可能会促进形成更广泛的新血管连接及肿瘤与周围结构的粘连，从而使得颞下窝入路成为一个更适合的方法。当肿瘤破坏蝶窦的后壁并侵犯海绵窦、垂体窝及视交叉时，情况尤其如此。另外，其可能粘连或包围颈内动脉。在少数病例中，如果术前血管造影显示一支来自颈内动脉的大的血管分支为血管纤维瘤供血，此时需要评估，考虑在术前通过球囊闭塞技术闭塞血管。

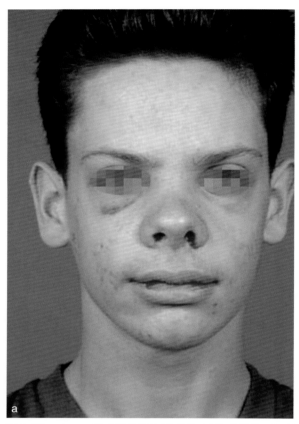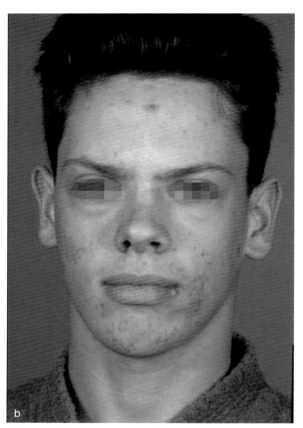

图 9.25a，b　a. 面中部掀翻入路术后 4d 患者照片。b. 面中部掀翻入路术后 2 个月患者照片

通过耳后解剖、乳突切开、颞骨岩部次全切和将中颅窝的硬脑膜向前内移位，这几点已经将 Fisch 颞下窝 C 型入路描述地十分细致[56,57]。为了暴露肿瘤，有必要开放关节窝并切除颞骨的关节结节。随后应横断三叉神经的下颌支和脑膜中动脉以使下颌骨向下牵拉。沿着颈内动脉的水平段至破裂孔进行解剖分离，切除一部分咽鼓管也很必要。

如果此入路只用作那些符合其适应证的范围广泛的肿瘤，翼突基底及翼外板通常已经被肿瘤侵蚀，在暴露蝶窦与鞍旁之前并不需要过多的切除。另外，分离三叉神经的上颌支以便在硬膜外抬起颞叶。如果需要，可以磨除翼突内侧板，更容易接近鼻腔部分的肿瘤，而随后在手术显微镜下可以看清颈内动脉，安全切除肿瘤。

通常有必要将肿瘤进行分块，并且切除其颅外的部分，使得累及颅内及硬膜外的部分肿瘤更容易移动。通常即使是明显累及颅内的肿

瘤仍在硬膜外，只要轻轻地牵拉肿瘤就可以使其与硬脑膜分开，除非患者有先前手术的经历或接受过放疗。即使是侵犯并穿过硬脑膜的肿瘤，通常仍位于在蛛网膜之外，但是一旦肿瘤侵犯海绵状窦，最好能留一小部分肿瘤在此处以避免损伤外展 – 动眼神经或滑车神经。在极少的病例中，颞下窝入路可以与改良的中颅窝开颅术联合应用[58]。

手术造成的局部缺陷可以应用颞肌瓣填充，蒂部插入下颌骨冠突与下颌支维持血液供应。这种扩大的术式适合一些 ⅢB 期和 Ⅳ 期的肿瘤，但因其会使外耳道永久闭合从而产生永久的传导性听力下降、关节窝切除，三叉神经的上颌支及下颌支切除，所以并不建议应用在较小的病变中。另外，通过额颞开颅术并联合颅内颅外入路的方式已很少被应用，并且上颌骨全切术会造成不必要的身体虚弱，其对于此病属于相对禁忌证[59-61]。

颞下窝 C 型入路最大的优点是可以安全地治疗颅内扩散的肿瘤，因其可以暴露颈内动脉垂直段和水平段，向上包括破裂孔，并且可以较好地靠近海绵状静脉窦。然而，Andrews 和 Fisch 在他们著名的报道中，描述了使用此入路在 20 世纪 70 年代至 80 年代处理的 51 例患者[30]，并且强调了，即使是大的颅内肿瘤扩散通常也仍位于硬膜外，并可在不需要打开硬脑膜的情况下切除。即使是累及硬脑膜内的病例，其蛛网膜层仍然完整。在初发的病例中，很多这类疾病都可以通过内镜技术、面中部掀翻术，或两者的结合治疗，这样可以避免颞下窝入路术后造成的更大的并发症。

血管纤维瘤的内镜治疗

世界上很多团队仅用一两名外科医生就可以行 Andrews-Fisch Ⅰ、Ⅱ 及 Ⅲ A 期肿瘤的切除术（图 9.26）。鼻内镜手术的优点是可以潜在地减少术中出血、降低术后并发症及缩短住院时间。然而，相关论著中有明显的偏见，因为没有前瞻性研究，并且这两种术式通常一个是针对较小病变，另一个是针对较大的病变，因此比较两种方式的出血量通常并不合适。通常我们可以预计内镜手术[62,63]及早期的肿瘤[62]，其术中出血均较少。

另外，建议在内镜手术中应用 KTP（磷酸氧钛钾）激光[64,65]和超声刀[66]，可以进一步减少出血。内镜术中的出血量的变化还与术前栓塞的质量和程度以及肿瘤的体积有关[67,68]。

与内镜手术的诸多潜在优点相比，其相对的缺点是需要更久的手术时间，并且外科医生需要更长的时间学习此项技术。一个缺乏经验的外科医生未成功将血管纤维瘤完整切除，并使病变迅速复发，这种情况当然不是在帮助患者，因此无论何时这种情况都应避免。再次强调，完全切除这种侵袭性强的良性肿瘤是必需的，在翼管区及蝶窦底松质骨处所有残留的血管纤维瘤及受侵骨质都必须去除，有时甚至会向外侧进入蝶骨大翼。

归纳起来，虽然一系列论著报道内镜下切除 Ⅰ 期与 Ⅱ 期的血管纤维瘤会有较好的疗效，但不幸的是内镜术后的复发率与经典的外入路手术相差不多（表 9.4）[31]。

■ 关键点

· 这种侵袭性强的良性肿瘤几乎特定发生在年轻的男性中，并且在过去的 50 年中引起了学术界的广泛关注。

· 建议在专长鼻、鼻窦及颅底肿瘤的三级转诊中心治疗这种罕见且复杂的疾病。

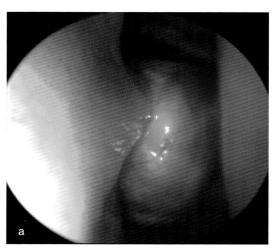
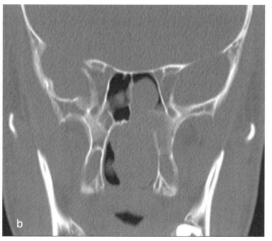

图 9.26a~e　a. 鼻内镜下示左侧鼻腔的血管纤维瘤。b. 冠状位 CT 扫描示鼻腔的血管纤维瘤侵蚀翼内板上部区域并至蝶骨。c. 同一患者的轴位 CT。d. 同一患者的冠状位 MRI（T1W 钆增强及抑脂序列）。e. 同一患者的轴位 MRI（T1W 钆增强及抑脂序列）

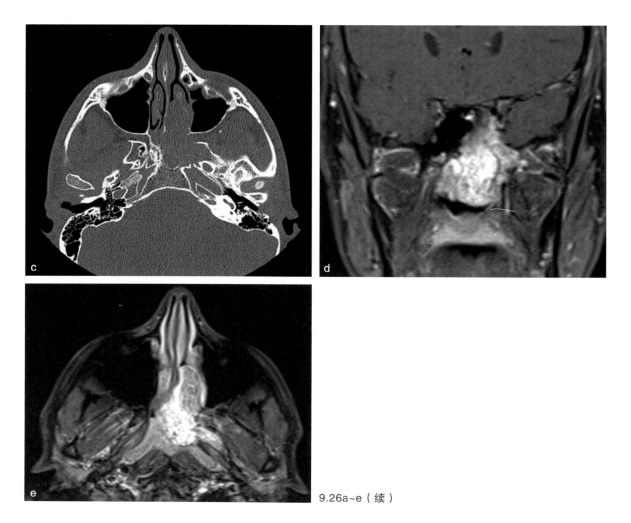

9.26a~e（续）

表9.4　内镜切除血管纤维瘤的结果

作者[a]（文章发表时间）	总数	分期	数量 + 分期		平均随访时间（月，范围）	复发 / 残留
Schick（1999）[69]	5	Fisch	5	Ⅱ型	（5~39）	无（0）
Jorissen（2000）[70]	13	Radkowski/ Chandler/ Andrews/ Sessions[b]	2	ⅠA期	35.3（12~72）（随访11 例患者）	1例行ⅡC期手术6个月后复发（ESS治疗）
			2	ⅠB期		1例行ⅢA期手术4个月后复发。栓塞ICA后退化
			2	ⅡA期		
			2	ⅡB期		
			4	ⅡC期		
			1	ⅢA期		
Roger（2002）[71]	20	Radkowski	4	Ⅰ期	22	2例ⅢA期患者有残留，术后30~36个月无症状
			7	Ⅱ期		
			9	ⅢA期		
			（包括7例开放 术后复发患者）·			

C-L：Caldwell-Luc；endosc：内镜；ESS：鼻内镜鼻窦手术；ICA：颈内动脉；JA：青少年血管纤维瘤；Rec.-rate：复发率；SD：标准差。经 Rhinology 许可，引自 Al-Deen S, Bachmann-Harilstad G. Rhinology，2008,46(4):281[31]

a 仅提及第一作者，按顺时针顺序。b Radkowski 选择在本文中应用的分期系统。c MRI 增强未发现症状或在随访的 3、5 及 10 年分别出现生长。d 31 例（66%）病例之前接受过治疗，其余的 16 例（34%）病例二次接受治疗，其原先接受过传统和内镜治疗方法；43 例行内镜治疗，并且 4 例接受联合的治疗。e 在摘要中。f 在正文中。g 2 例由于文中提到的经腭入路复发，但 1 例是接受内镜手术复发

作者[a]（文章发表时间）	总数	分期	数量 + 分期	平均随访时间（月，范围）	复发 / 残留
Önerci（2003）[68]	12	Radkowski	8　ⅡC 期 4　ⅢA 期	最少 6	ⅡC 期无复发 2 例ⅢA 期有残留无症状，随访 24 个月无进展
Nicolai（2003）[67]	15	Andrews	2　Ⅰ 型 9　Ⅱ 型 3　ⅢA 型 1　ⅢB 型	50 （24~93） （SD　19.9）	1 例残留（术后 24 个月）
Naragi（2003）[72]	12	Bremer	2　ⅡA 期 2　ⅡB 期 3　ⅡA 期 5　ⅡB 期	15	2（endosc.–C–L） 复发率 18%
Wormald（2003）[73]	7	Radkowski	1　Ⅰ 期 2　ⅡA 期 3　ⅡB 期 1　ⅡC 期	45 （SD　23）	无
Munoz del Castillo（2004）[74]	11	Andrews	8　Ⅱ 型		36.3% 复发
Mann（2004）[75]	15	Fisch	Ⅰ~Ⅲ期（具体病例数不确定）	（12~240，指患 JA 的 30 例患者）	1（未提及分期）
Pryor（2005）[76]	6	–	–	14	无复发 1 例二次手术行内镜切除，之前治疗在其他中心
Hofmann（2005）[77]	21	Andrews	1　Ⅰ 型 15　Ⅱ 型 5　ⅢA 型	51.7（5~120）	3 例（14.3%）复发（2 例内镜切除，1 例伽马刀）+3 例无症状[c]
Sciaretta（2006）[78]	9	Radkowski/ Andrews	1　ⅠA 期 4　ⅡA 期 1　ⅡB 期 2　ⅡC 期 1　ⅢA 期	18.1（6~75）	1 例ⅡB 期术后 20 个月复发，现在ⅡA 期：再次行 ESS，25 个月未见复发
Tosun（2006）[79]	9	Radkowski	2　ⅠA 期 2　ⅠB 期 3　ⅡA 期 2　ⅢA 期	20.6（12~55）	无复发，2 例复发肿瘤行内镜评价
Borghei（2006）[62]	23	Radkowski	5　ⅠA 期 9　ⅠB 期 4　ⅡA 期 5　ⅡB 期	33.1（14~57）	1 例ⅡB 期术后 19 个月复发（4.3%）。再次行内镜手术，至今 28 个月无复发[a]
Eloy（2007）[80]	6	Radkowski	1　Ⅰ 期 1　ⅠB 期 4　ⅡB 期	67	1 例复发行 ESS 治疗。 1 例在翼腭窝残留无症状结节（MRI 示术后 4 年退化）
Andrade（2007）[81]	12	Andrews	8　Ⅰ 期 4　Ⅱ 期	5~42[e] 24（12~60）[f]	无

续表

作者[a]（文章发表时间）	总数	分期	数量＋分期	平均随访时间（月，范围）	复发/残留
Yiotakis（2008）[82]	9	Radkowski	分期介于 Ⅰ～ⅡB	10.5（6~36）	1 例复发[g]
Gupta（2008）[83]	28	Radkowski	6　Ⅰ期 14　ⅡA 期 6　ⅡB 期 2　ⅡC 期	最少 12（12~65）	无复发 1 例残留（之前在 ⅡC 期复发） 7 例复发，之前行开放手术，现通过内镜入路治疗
Hackmann（2009）[84]	15	–	4 例有既往手术史	48（12~120，包含 16 例接受联合/开放手术的患者）	1 例（未详细说明）
Bleier（2009）[63]	10	Andrews	1　Ⅰ期 8　Ⅱ期 1　ⅡA 期	24.4（3.6~88.4，包含 8 例接受开放手术的患者）	无
Ardehali（2010）[85]	47[d]	Radkowski	21　ⅠA～ⅡB 期 22　ⅡC 期 3　ⅢA 期 1　ⅢB 期	33.1（8~74）	6/31 初次治疗的患者复发（1 例ⅠA 期，1 例ⅠB 期，2 例ⅡA 期；1 例ⅢA 期和 1 例ⅡC 期） 3/16 二次治疗后复发（1 例ⅡA 期，2 例ⅡC 期）。5 例患者术前行栓塞术。4 例患者用联合的方式

·此病变晚期表现为广泛的肿瘤，这种情况在全世界仍然常见，并且这种良性病变的复发率仍然高得难以接受。

·建议全面地了解此病的自然病史和所有手术入路的应用。

·高质量的颅底影像、术前栓塞术及现代的靶向放射治疗可以辅助患者得到满意的疗效。

参考文献

[1] Chaveau C. Histoire des maladies dupharynx. Paris: Barriere, 1906

[2] Friedberg P. Vascular fibromas of the nasopharynx. Arch Otolaryngol, 1940, 41:313–326

[3] Lloyd G, Howard D, Phelps P, et al. Juvenile angio -fibroma: the lessons of 20 years of modern imaging. J Laryngol Otol, 1999, 113(2):127–134

[4] Neel HB III, Whicker JH, Devine KD, et al. Juvnile angio-fibroma. Review of 120 cases. Am J Surg, 1973, 126(4): 547–556

[5] Bremer JW, Neel HB III, DeSanto LW, et al. Angiofibroma: treatment trends in 150 patients during 40 years. Laryngoscope, 1986, 96(12):1321–1329

[6] RaoBN, Shewalkar BK. Clinical profile and multimodality approach in the management of juvenile nasopharyngeal angiofibroma. Indian J Cancer, 2000, 37(4):133–139

[7] Paris J, Guelfucci B, Moulin G, et al. Diagnosis and treatment of juvenile nasopharyngeal angiofi-broma. Eur Arch Otorhinolaryngol, 2001, 258 (3):120–124

[8] Glad H, Vainer B, Buchwald C, et al. Juvenile nasopharyngeal angiofibromas in Denmark 1981-2003: diagnosis, incidence, and treatment. Acta Otolaryngol, 2007, 127(3):292–299

[9] Osborn DA, Sokolovski A. Juvenile nasopharyngeal angiofibroma in a female. Report of a case. Arch Otolaryngol, 1965, 82(6):629–632

[10] Brunner H. Nasopharyngeal fibroma. Ann Otol Rhinol Laryngol, 1942, 51:29–63

[11] Harrison DF. The natural history, pathogenesis, and treatment of juvenile angiofibroma. Personal experience with 44 patients. Arch Otolaryngol Head Neck Surg, 1987, 113(9):936–942

[12] Beham A, Beham-Schmid C, Regauer S, et al. Nasopharyngeal angiofibroma: true neoplasm or vascular malformation? Adv Anat Pathol, 2000, 7(1):36–46

[13] Schick B, Plinkert PK, Prescher A. Aetiology of angiofibromas:reflection on their specific vascular component. [Article in German] Laryngorhinootologie, 2002, 81(4):280–284

[14] Hwang HC, Mills SE, Patterson K, et al. Expression of androgen receptors in nasopharyngeal angiofibroma: an immunohistochemical study of 24 cases. Mod Pathol, 1998, 11(11):1122–1126

[15] Schick B, Rippel C, Brunner C, et al. Numerical sex chromosome aberrations in juvenile angiofibromas: genetic evidence for an androgen-depen-dent tumor? Oncol Rep,

2003,10(5): 1251–1255

[16] Montag AG, Tretiakova M, Richardson M. Steroid hormone receptor expression in nasopharyngeal angiofibromas. Consistent expression of estrogen receptor beta. Am J Clin Pathol, 2006, 125 (6):832–837

[17] Abraham SC, Montgomery EA, Giardiello FM, et al. Frequent beta-catenin mutations in juvenile nasopharyngeal angiofibromas. Am J Pathol, 2001, 158 (3):1073–1078

[18] Zhang PJ, Weber R, Liang HH, et al. Growth factors and receptors in juvenile nasopharyngeal angiofi-broma and nasal polyps: an immunohistochemical study. Arch Pathol Lab Med, 2003,127(11):1480–1484

[19] Giardiello FM, Hamilton SR, Krush AJ,et al. Naspha-ryngeal angiofibroma in patients with familial adenomatous polyposis. Gastroenterology, 1993, 105 (5): 1550–1552

[20] Ferouz AS, Mohr RM, Paul P. Juvenile nasopharyngeal angiofibroma and familial adenomatouspolyposis: an association? Otolaryngol Head Neck Surg, 1995,113(4): 435–439

[21] Guertl B, Beham A, Zechner R, et al. Nasopharyngeal angiofibroma: an APC-gene-associated tumor? Hum Pathol, 2000,31(11):1411–1413

[22] Stiller D, Katenkamp D, Küttner K. Cellular differentiations and structural characteristics in nasopharyngeal angiofi-bromas. An electron-microscopic study. Virchows Arch A Pathol Anat Histol, 1976,371(3):273–282

[23] Taxy JB. Juvenile nasopharyngeal angiofibroma: an ultra-structural study. Cancer,1977,39(3):1044– 1054

[24] Hill DL. Morphology of nasopharyngeal angiofibroma. An electron microscope study. J Submicrosc Cytol, 1985, 17(3):443–448

[25] Holman C, Miller W. Juvenile nasopharyngeal angiofibroma. AJR Am J Roentgenol, 1965,94:292–298

[26] Petruson K, Rodriguez-Catarino M, Petruson B, et al. Juvenile nasopharyngeal angiofibroma: long-term results in preoperative embolized and non-embolized patients. Acta Otolaryngol, 2002,122(1):96–100

[27] McCombe A, Lund VJ, Howard DJ. Recurrence in juvenile angiofibroma. Rhinology, 1990,28(2):97–102

[28] Sessions RB, Bryan RN, Naclerio RM, et al. Radiographic staging of juvenile angiofibroma. Head Neck Surg, 1981, 3(4):279–283

[29] Chandler JR, Goulding R, Moskowitz L, et al. Naspha-ryngeal angiofibromas: staging and management. Ann Otol Rhinol Laryngol, 1984,93(4 Pt 1):322–329

[30] Andrews JC, Fisch U, Valavanis A, et al. The surgical management of extensive nasopharyngeal angiofibromas with the infratemporal fossa approach. Laryngoscope, 1989,99(4):429–437

[31] Lund VJ, Stammberger H, Nicolai P, et al. European posi tion paper on endoscopic management of tumours of the nose, paranasal sinuses and skull base. Rhinol Suppl, 2010,(22):1–143

[32] Antonelli AR, Cappiello J, Di Lorenzo D, et al. Diagnosis, staging, and treatment of juvenile nasopharyngeal angio-fibroma (JNA). Laryngoscope, 1987,97(11):1319– 1325

[33] Radkowski D, McGill T, Healy GB, et al. Angiofibroma.

Changes in staging and treatment. Arch Otolaryngol Head Neck Surg, 1996,122(2):122–129

[34] Carrillo JF, Maldonado F, Albores O,et al. Juvenile nasopha-ryngeal angiofibroma: clinical factors associated with recurrence, and proposal of a staging system. J Surg Oncol, 2008,98(2):75–80

[35] Snyderman CH, Pant H, Carrau RL, et al. A new endoscopic staging system for angiofibromas. Arch Otolaryngol Head Neck Surg, 2010,136(6):588 –594

[36] Makek MS, Andrews JC, Fisch U. Malignant transformation of a nasopharyngeal angiofibroma. Laryngoscope, 1989, 99(10 Pt 1):1088–1092

[37] Cummin gs BJ, Blend R, Keane T, et al. Primary radiation therapy for juvenile nasopharyngeal angiofibroma. Laryngoscope, 1984,94(12 Pt 1):1599–1605

[38] Jacobsson M, Petruson B, Ruth M, et al. Involution of juvenile nasopharyngeal angiofibroma with intracranial extension. A case report with computed tomographic assessment. Arch OtolaryngolHead Neck Surg, 1989, 115 (2):238–239

[39] Stansbie JM, Phelps PD. Involution of residual juvenile nasopharyngeal angiofibroma (a case report). J Laryngol Otol 1986,100(5): 599 –603

[40] Sellars SL. Juvenile nasopharyngeal angiofibroma. S AfrMed J, 1980,58(24):961–964

[41] Howard DJ, Lloyd G, Lund V. Recurrence and its avoid ance in juvenile angiofibroma. Laryngoscope, 2001, 111(9): 1509–1511

[42] Myhre M, Michaels L. Nasopharyngeal angiofibroma treated in 1841 by maxillectomy. J Otolaryngol, 1987, 16(6):390–392

[43] De Vincentiis M, Gallo A, Minni A, et al. Preoperative embolization in the treatment protocol for rhinopharyngeal angiofibroma: comparison of the effectiveness of various materials. [Article in Italian] Acta Otorhinolaryngol Ital, 1997,17(3): 225 –232

[44] Gore P, Theodore N, Brasiliense L, et al. The utility of onyx for preoperative embolization of cranial and spinal tumors. Neurosurgery, 2008,62(6):1204– 1211, discussion 1211–1212

[45] Tranbahuy P, Borsik M, Herman P, et al. Direct intratumoral embolization of juvenile angiofibroma. Am J Otolaryngol, 1994,15(6):429– 435

[46] Roberson GH, Biller H, Sessions DG, et al. Presurgical internal maxillary artery embolization in juvenile angiofi-broma. Laryngoscope, 1972,82(8):1524–1532

[47] Schiff M. Juvenile nasopharyngeal angiofibroma. a theory of pathogenesis. Laryngoscope, 1959,69:981–1016

[48] Johnsen S, K loster JH, Schiff M. The action of hormones on juvenile nasopharyngeal angiofibroma. A case report. Acta Otolaryngol, 1966,61(1):153 –160

[49] Gate GA, Rice DH, Koopmann CF Jr, et al. Flutamide-induced regression of angiofibroma. Laryngoscope, 1992, 102(6):641–644

[50] Labra A, Chavolla-Magaña R, Lopez-Ugalde A, et al. Flutamide as a preoperative treatment in juvenile angio-fibroma (JA) with intracranial invasion: report of 7 cases.

Otolaryngol Head Neck Surg, 2004,130(4):466–469

[51] Redd KA, Mendenhall WM, Amdur RJ, et al. Long-term results of radiation therapy for juvenile nasopharyngeal angiofibroma. Am J Otolaryngol, 2001,22(3):172–175

[52] Lee JT, Chen P, Safa A, et al. The role of radiation in the treatment of advanced juvenile angiofibroma. Laryngoscope, 2002,112(7 Pt 1):1213–1220

[53] Gold DG, Neglia JP, Potish RA, et al. Second neoplasms following megavoltage radiation for pediatric tumors. Cancer, 2004,100(1):212–213

[54] G oepfert H, Cangir A, Lee YY. Chemotherapy for aggressive juvenile nasopharyngeal angiofibroma. Arch Otolaryngol, 1985,111(5): 285 –289

[55] Howard DJ, Lund VJ . The role of midfacial degloving in modern rhinological practice. J Laryngol Otol, 1999, 113(10): 885 –887

[56] Fisch U. The infratemporal fossa approach for nasopharyngeal tumors. Laryngoscope,1983,93(1):36–44

[57] Fisch U, Fagan P, Valavanis A. The infratemporal fossa approach for the lateral skull base. Otolaryngol Clin North Am, 1984,17(3):513 –552

[58] Donald PJ, Enepikedes D, Boggan J. Giant juvenile nasopharyngeal angiofibroma: management by skullbase surgery. Arch Otolaryngol Head Neck Surg, 2004,130(7):882–886

[59] Krekorian EA, Kato RH. Surgical management of nasopharyngeal angiofibroma with intracranial extension. Laryngoscope, 1977,87(2):154 –164

[60] Jafek BW, Krekorian EA, Kirsch WM, et al. Juvenile nasopharyngeal angiofibroma: management of intracranial extension. Head Neck Surg, 1979,2(2):119–128

[61] Cummings BJ. Relative risk factors in the treatment of juvenile nasopharyngeal angiofibroma. Head Neck Surg, 1980,3(1):21–26

[62] Borghei P, Baradaranfar MH, Borghei SH, et al. Transnasal endoscopic resection of juvenile nasopharyngeal angiofibroma without preoperative embolization. Ear Nose Throat J, 2006,85(11):740–743, 746

[63] Bleier BS, Kennedy DW, Palme JN, et al. Current management of juvenile nasopharyngeal angiofibroma: a tertiary center experience 1999–2007. Am J Rhinol Allergy, 2009, 23(3):328–330

[64] Nakamura H, Kawasaki M, Higuchi Y, et al. Transnasal endoscopic resection of juvenile nasopharyngeal angiofibroma with KTP laser. Eur Arch Otorhinolar yngol, 1999, 256 (4):212–214

[65] Mair EA, Battiata A, Casler JD. Endoscopic laser-assisted excision of juvenile nasopharyngeal angiofibromas. Arch Otolaryngol Head Neck Surg, 2003,129(4):454 –459

[66] Och K, Watanab S, Miyabe S. Endoscopic transnasal resection of a juvenile angiofibroma using an ultrasonically activated scalpel. ORL J Otorhinolaryngol Relat Spec, 2002,64(4):290–293

[67] Nicolai P, Berlucchi M, Tomenzoli D, et al. Endoscopic surgery for juvenile angiofibroma: when and how. Laryngoscope, 2003,113(5): 775 –782

[68] Önerci TM, Yücel OT, Oğretmenoğlu O. Endoscopic surgery in treatment of juvenile nasopharyngeal angiofibroma. Int J

Pediatr Otorhinolaryngol, 2003,67(11):1219–1225

[69] Schick B, el Rahman el Tahan A, Brors D, et al. Experiences with endonasal surgery in angiofibroma. Rhinology, 1999, 37(2):80–85

[70] Jorissen M, Eloy P, Rombaux P, et al. Endo-scopic sinus surgery for juvenilenasopharyngeal angiofi-broma. Acta Otorhinolaryngol Belg, 2000, 54(2):201–219

[71] Roger G, Tran Ba Huy P, Froehlich P, et al . Exclusively endo-scopic removal of juvenile nasopharyngeal angiofibroma: trends and limits. Arch Otolaryngol Head Neck Surg, 2002,128(8):928–935

[72] Naraghi M, Kashfi A. Endoscopic resection of nasopharyngeal angiofibromas by combined transnasal and transoral routes. Am J Otolaryngol, 2003,24(3):149–154

[73] Wormald PJ, Van Hasselt A. Endoscopic removal of juvenile angiofibromas. Otolaryngol Head Neck Surg, 2003,129(6):684–691

[74] Muñoz del Castillo F, Jurado Ramos A, Bravo-Rodríguez F, et al. Endoscopic surgery of nasopharyngeal angiofibroma. [Article in Spanish] Acta Otorrinolaringol Esp, 2004, 55(8): 369– 375

[75] Mann WJ, Jecker P, Amedee RG. Juvenile angiofibromas: changing surgical concept over the last 20 years. Laryngoscope, 2004,114(2):291–293

[76] Pr yor SG, Moore EJ, Kasperbauer JL. Endoscopic versus tra -ditional approaches for excision of juvenile nasopharyngeal angiofibroma. Laryngoscope, 2005,115 (7):1201–1207

[77] Hofmann T, Bernal-Sprekelsen M, Koele W, et al. Endoscopic resection of juvenile angiofibromas—long term results. Rhinology, 2005, 43(4):282–289

[78] Sciarretta V, Pasquini E, Frank G, et al. Endoscopic treatment of benign tumors of the nose and paranasal sinuses: a report of 33 cases. Am J Rhinol, 2006,20(1):64–71

[79] Tosun F, Ozer C, Gerek M, et al. Surgical approaches for nasopharyngeal angiofibroma:comparative analysis and current trends. J Craniofac Surg, 2006,17(1):15–20

[80] Eloy P, Watelet JB, Hatert AS, et al. Endonasal endoscopic resection of juvenile nasopharyngeal angiofibroma. Rhinology, 2007, 45(1):24–30

[81] Andrade NA, Pinto JA, Nóbrega MdeO, et al. Exclusively endoscopic surgery for juvenile nasopharyngeal angiofibroma. Otolaryngol Head Neck Surg, 2007, 137(3): 492–496

[82] Yiotakis I, Eleftheriadou A, Davilis D, et al. Juvenile nasopharyngeal angiofibroma stages I and II: a comparative study of surgical approaches. Int J Pediatr Otorhinolaryngol, 2008,72(6):793–800

[83] Gup ta AK, Rajiniganth MG, Gupta AK. Endoscopic approach to juvenile nasopharyngeal angiofibroma: our experience at a tertiary care centre. J Laryngol Otol, 2008, 122(11): 1185–1189

[84] Hackman T, Snyderman CH, Carrau R, et al. Juvenile nasopharyngeal angiofibroma: the expanded endonasal approach. Am J Rhinol Allergy, 2009, 23(1): 95–99

[85] Ardehali MM, Samimi Ardestani SH, Yazdani N, et al. Endoscopic approach for excision of juvenile nasopharyngeal angiofibroma: complications and outcomes. Am J Otolaryngol, 2010,31(5):343–349

球周皮细胞瘤（鼻窦型血管外皮细胞瘤）

引　言

在作者的耳鼻喉手术生涯中，作者从作者的病理导师 Leslie Michaels 教授、随后一代的病例专家 Andrew Gallimore 和 Ann Sandison 那里听过极具争议的毛细血管附近的可收缩周细胞的报道。此外，孤立的在 20 世纪 80 年代增加了一些有关胸膜外孤立纤维瘤的争论，其原先被认为是一种胸膜原发的肿瘤（1931 年首次报道）[1]，**争论出现在很多联合临床病理学和放射学会议的场合，使我们非常困惑。** 经过长时间的努力工作，作者非常幸运看到了关于这些问题的分类，2005 年 WHO 肿瘤分类[2]最终将鼻鼻窦形式的血管外皮细胞瘤称作"血管球外皮细胞瘤"。这种肿瘤目前看来只出现在头颈部。与可以发生在全身各处的血管外皮细胞瘤和孤立性纤维肿瘤相比（目前认为这两种疾病在组织学特征上十分相似，都呈 CD34 强阳性，或许代表一种特殊类型的成纤维细胞），血管球外皮细胞瘤呈 CD34 阴性，SMA 阳性，提示其呈肌外皮细胞瘤表型。

定　义

（ICD-O code 9150/1）

一种显示出血管周肌样周皮细胞瘤表型的鼻鼻窦肿瘤。

别　名

尽管同上述说明的一样，鼻鼻窦外皮细胞瘤这个词在很长一段时间被应用，但是其他的外皮细胞瘤样肿瘤，如鼻窦血管球瘤和单纯外皮细胞瘤都在文献中应用过。

病　因

目前未发现明确的病因。

发病部位与发病率

球周皮细胞瘤容易在鼻腔和鼻窦中出现，但是它只占此部位肿瘤的不到 5%，是一种少见的疾病。Catalano 等[3]在 1996 年展示出其诊断的 7 例患者，并对相关有价值的文献进行了全面的综述，确定了总共 119 例具有充足证据的鼻腔鼻窦血管外皮细胞瘤患者。目前有超过 150 例病例被报道，并且作者已经治疗了 13 例。

大多数报道的病例都起源于鼻腔，并且其中很多被记录起源于中鼻甲或下鼻甲（图 9.27）。然而，累及筛窦、蝶窦、上颌窦、额窦及鼻咽的病例都有记录。累及筛窦与蝶窦的病例比上颌窦与额窦的病例更多见。一小部分的肿瘤呈双侧发病。病变可以从筛板侵犯至颅内结构。Catalano 的 7 例病例中，2 例累及筛板[3]。在作者的病例里，7 例来源于鼻腔，2 例在筛窦（一个破坏颅底），并且 4 例来源于眼眶，尤其会影响鼻泪囊的功能。鼻腔外侧壁及鼻中隔都可能受到肿瘤侵犯（表 9.5）。

诊断特征

临床特征

报道称此病的发病年龄从 4 岁到 80 岁不等，男女发病大致相同，尽管 Catalano 报道的 7 例病例中男女比例是 1∶6[3]，但作者的病例中男女比例是 4∶9，年龄范围 20~82 岁，平均年龄 59.6 岁。

鼻阻与鼻出血是最常见的非特征性症状。其他包括流鼻涕、浆液性中耳炎、眼球突出、面部疼痛及眶下感觉异常。查体可见鼻腔的肿瘤呈褐色或灰色的息肉样变，触碰时会迅速出血。

影像学表现

影像学的表现是非特异的鼻腔或鼻窦病变，通常具有明显的息肉样外观，伴有相关鼻窦的炎症、骨破坏及硬化（图 9.27）。

组织学特征与鉴别诊断

在组织学评价上，此类病变位于上皮下层并且边界清楚，但此病变属于无包膜的细胞肿瘤，可以包绕其他正常组织。大多数肿瘤细胞拥挤密集，由大小呈短至中的纺锤形细胞构成，且这些细胞呈锥形，无太多细胞质，此病变的这种特征很容易将其与更高等级的病变如平滑肌肉瘤和纤维肉瘤区分开。其核仁通常单一并不明显，染色质精细而分散。其形式总体上是呈短束、小漩涡或垂直围绕血管中的一种。血管的大小各异，可能呈鹿角样形状。其组织学上典型的特征是显著的围上皮瘤样玻璃样变。可以偶尔观察到有丝分裂现象，但坏死在这类病变中未观察到。此病变组织学上最常观察到的是相关血管中渗出的红细胞、肥大细胞及嗜酸性粒细胞，偶尔可看到巨细胞。

免疫组化

就像在本章简介部分描述的一样，鼻鼻窦气道的球周皮细胞瘤与其他部位的软组织血管外皮细胞瘤区别十分明显，其缺乏强阳性的 CD34 弥散性染色。球周皮细胞瘤通常具有肌动蛋白、波形蛋白和 XIII a 因子的弥散性反应。虽然多年来这类疾病被认为是一种鼻鼻窦的血管外皮细胞瘤，但是其在临床、形态学及生物学特性上与软组织型血管外皮细胞瘤还是有很大的区别。

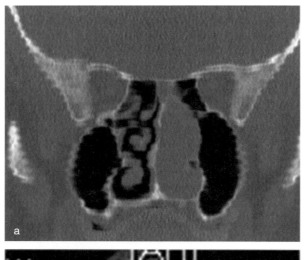

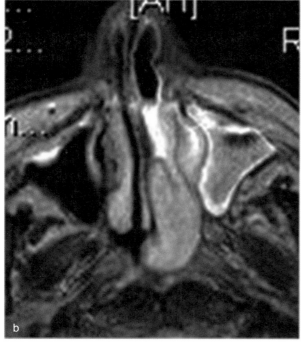

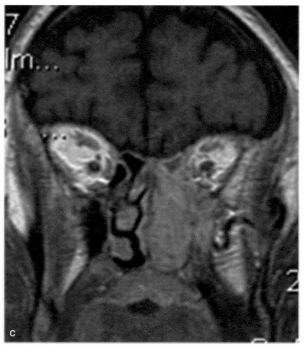

图 9.27a~c　a. 球周皮细胞瘤。冠状 CT 扫描（重建）示左侧鼻腔息肉样占位，无明显的骨质破坏，随后在内镜下肿瘤被切除。b. 同一患者数周后行冠状位 MRI（T1W 钆增强后）示鼻腔肿瘤伴有阻塞邻近上颌窦和筛窦引起的分泌物潴留。c. 同一患者的轴位 MRI（T1W 钆增强后）

表 9.5 球周皮细胞瘤：个体病例资料

年龄 / 性别	部位	治疗	长期随访
33 F	筛窦	INE	失访
69 F	鼻腔	鼻侧切术	A&W 2 年，后失访
82 F	鼻腔	鼻侧切术	DICD
54 F	鼻腔	鼻侧切术	A&W 2 年，后失访
69 F	后组筛窦	颅面切除术	A&W 22 年
54 F	鼻腔 – 筛窦	ESS	A&W 5 年
50 M	鼻腔 – 额隐窝	ESS	A&W 7 年 4 个月
49 M	鼻腔 – 中隔	ESS	A&W 10 年 4 个月
79 M	鼻腔 – 中隔	ESS	A&W 4 年
20 F	眼眶 – 鼻泪囊	通过鼻侧切行 DCR	A&W 10 年
68 F	眼眶 – 鼻泪囊	通过鼻侧切行 DCR	A&W 10 年
68 M	眼眶 – 鼻泪囊	眼眶摘除，放疗	AWR 2 年
80 F	眼眶 – 鼻泪囊	眼眶摘除	A&W 8 年

A&W：健康存活；AWR：存活复发；DCR：鼻腔泪囊吻合术；ESS：鼻内镜鼻窦手术；INE：鼻内筛窦切除术；F：女性；M：男性

鉴别诊断包括血管瘤、孤立性纤维瘤、血管球瘤、平滑肌瘤、滑膜肉瘤、平滑肌肉瘤、纤维肉瘤、恶性纤维组织细胞瘤。另外，嗅神经母细胞瘤、腺样囊性癌、血管纤维瘤与癌在既往易与此病相混淆，但是随着现在免疫组化技术的不断进步及对此疾病认识的不断增长，未来处理这些问题将不再困难。

治疗与预后

Catalano 等 [3] 及 Thompson 等 [4] 在关于此病的综述中强调，对于大多数患者手术是治疗首选。倘若肿瘤切除完整，患者的 5 年存活率将超过 90%。据报道，此病的复发率可高达 30%，但 Thompson 及其同事 [4] 报道了他们所收集的在 1970—1995 年的 104 例病例，其中有 18 例患者的肿瘤复发，发病时间在术后 1 年至 12 年不等。复发的肿瘤可以通过再次手术切除，104 例病例中仅 4 例接受了放疗。这篇由 3 位国际著名的病理学家 Lester Thompson、Markkus Miettinen 及 Bruce Wenig 所撰写的内容翔实的论文，其观点造成了相当大的争议，这些争议主要集中在他们对这类鼻鼻窦气道病变的生物学行为的描述及他们更偏向使用鼻鼻窦型血管外皮细胞瘤这个词的声明。不到 2 年的时间，WHO 就将此病归类为球周皮细胞瘤！他们详细的组织病理学及免疫组化研究并没有阐明小部分病例复发的原因，但是明确了此类肿瘤具有相对不活跃的行为，表现为潜在的局部复发而不是转移性疾病。他们总结相关诊断资料提示此病与血管球肿瘤相近，并报道了他们的观点，鼻鼻窦型血管外皮细胞瘤与软组织型血管外皮细胞瘤之间明显的区别是前者为一种肌样或血管球样分化的血管周肿瘤。

正如预期的那样，可以对这类肿瘤进行内镜下切除，并且有少数个案报道 [5,6] 或在论著中报道各种病例系列 [7]，此病最大的回顾性综述包含了 1997—2008 年治疗的 10 例病例 [8]。10 例患者中包含了 5 例男性及 5 例女性，平均发病年龄 59 岁，其中 1 例术后发生了卒中。

然而，只有 1 例患者因肿瘤复发需要联合开放及内镜手术切除，并进行了眼眶内容物切除术，在术后 138 个月时死亡。

作者的 13 例患者均进行了手术治疗，只有 1 例因复发接受了额外的放疗。手术方式涵盖在 1970 年进行的鼻腔内筛窦切除术到 2000 年以后进行的 4 例内镜手术。1 例患者因病变累及颅底进行了颅面部切除术，5 例因鼻腔或眼眶内侧的病变实施了鼻侧切术。在 2 例侵犯最严重的病例中，行眼眶内鼻泪道系统完整切除的同时需要联合行邻近眶骨膜和（或）眼眶摘除（表 9.5）。

无论采用何种手术方式，整体的治疗效果都非常好，目前 10 例患者存活，并且长期的随访结果良好，随访时间 2~22 年，1 例存活伴有复发，1 例因年龄原因死亡，最早的 1 例患者因来自国外而没有接受随访。作者系列病例的情况与论著所报道的情况相同。

■ 关键点

·世界卫生组织现在采用"球周皮细胞瘤"这个名称代替鼻鼻窦血管外皮细胞瘤，因为其在临床表现、形态学及生物学上与其他部位的血管外皮细胞瘤有明显的区别。

·在免疫组化上，血管球外皮细胞瘤缺乏 CD34 强阳性的弥散性染色。

·不论采用哪种入路，完整的手术切除是手术治疗的目的。

参考文献

[1] Klemperer P, Rabin C. Primary neoplasms of the pleura: A report of five cases. Arch Pathol (Chic), 1931,11:385–412

[2] Barnes L, Everson J, Reicchart P, et al. World Health Organization Classification of Tumours. Pathology and Genetics of Head and Neck Tumours. Lyon: IARC Press,2005

[3] Catalano PJ, Brandwein M, Shah DK, et al. Sinonasal hemangiopericytomas: a clinicopathologic and immunohistochemical study of seven cases. Head Neck, 1996,18(1):42–53

[4] Thompson LD, Miettinen M, Wenig BM. Sinonasal-type hemangiopericytoma: a clinicopathologic and immunophenotypic analysis of 104 cases showing perivascular myoid differentiation. Am J Surg Pathol, 2003, 27(6):737–749

[5] Serrano E, Coste A, Percodani J, et al. Endoscopic sinus surgery for sinonasal haemangiopericytomas.J Laryngol Otol, 2002, 116(11):951–954

[6] Schatton R, Golusinski W, Wielgosz R, et al. Endonasal resection of a sinonasal haemangiopericytoma.Rep Pract Oncol Radiother, 2005,10:261–264

[7] Kassam AB, Prevedello DM, Carrau RL, et al. Endoscopic endonasal skull base surgery: analysis of complications in the authors' initial 800 patients. J Neurosurg, 2011, 114(6):1544–1568

[8] Bignami M, Dallan I, Battaglia P, et al. Endoscopic, endonasal management of sinonasal haemangiopericytoma: 12-year experience. J Laryngol Otol, 2010, 124(11):1178–1182

血管肉瘤

定　义

（ICD–O code 9120/3）

血管肉瘤是一种少见的、具有高度恶性的血管表型肿瘤，伴有被显著不典型内皮细胞内衬的相互吻合的血管通道。

别　名

这种肿瘤的其他名称包括恶性血管内皮细胞瘤、血管肉瘤和淋巴血管肉瘤。

病　因

目前普遍认为血管肉瘤有 5 种不同的类型：①淋巴水肿性血管肉瘤，在 1948 年首次被 Stewart 和 Treves 报道[1]；②乳腺切除术后血管肉瘤[2,3]；③乳腺血管肉瘤；④深部软组织肉瘤；⑤皮肤血管肉瘤。其中只有后两种血管肉瘤发生在头颈部。尽管可以发生在舌体、口腔、口咽、鼻咽、鼻鼻窦气道和喉部，头皮仍是目前皮肤血管肉瘤最常见的发病部位[4-7]。虽然在细胞水平没有发现特定的致病因素，但有报道称血管肉瘤可以发生在使用胶质二氧化钍及放疗之后[8,9]。在细胞遗传学研究上，学者们未发现血管肉瘤存在任何持续反复的染色体异常，但是其通常具有复杂的染色体组型。有报道称对于 80% 的血管肉瘤，*TP*53 的突变失活和 MDM2 的表达增加可以导致 VEGF 的表达上调[10,11]。

发病部位与发病率

血管肉瘤最容易发生在头颈部的皮肤及表浅软组织中，但是这种疾病十分罕见，只在所有的肉瘤中占不到 2%。半数以上的血管肉瘤发生在头颈部。在目前较大型的系列报道中，血管肉瘤最常见的发表部位依次是头皮、额头及面部[6,12]。

据报道在鼻鼻窦气道中，上颌窦是最常见的肿瘤起源部位，尽管在发病时鼻腔及其他鼻窦也时常受累，其具体发病部位目前还不清楚。结合 2 份来自美国主要的头颈中心的报告（包含 43 例患者），其中只有 2 例累及鼻腔、鼻窦，其中筛窦与上颌窦各 1 例。Nelson 和 Thompson 在近期发表了一篇包含 10 例病例的回顾性报道[13]。

诊断特征

临床特征

血管肉瘤可以发生在任何年龄，从婴儿到老年人，但主要是在年龄偏大的人群中发病。根据报道，鼻鼻窦气道的疾病主要在 50 岁时达发病高峰，男性高发，男女比例在 3∶1 至 2∶1。女性患者的发病年龄实际比此前文献报道的发病年龄早约 10 年[14-16]。作者关于血管肉瘤的单一病例，是一名来自塞浦路斯的 58 岁妇女，肿瘤发生在中鼻道，累及中鼻甲及前组筛窦，但没有明显侵犯眶内。

据文献报道，老年男性患者鼻鼻窦气道病变的发病率与皮肤、头皮和面部软组织病变的发病率大致相同。鼻鼻窦气道病变的症状持续时间从数周到数月不等，但总体而言，鼻鼻窦处病变持续的时间比皮肤病变短。后者在相当长的一段时间里经常被误诊，据报道其易与肥大性酒渣鼻、动静脉畸形、淋巴瘤、结节病和面部肉芽肿相混淆。然而，鼻鼻窦病例通常会出现反复的鼻出血和鼻腔鼻窦包块、鼻阻、鼻部分泌物（通常被描述为恶臭并带有血迹）、感觉异常、面部疼痛及牙齿症状。与常见的皮肤病变相比，淋巴结受累及远处转移在鼻鼻窦病变中并不多见。

鼻部区域肿瘤的平均大小约 4cm，但也可能相当大，呈紫红色，质软易碎，但另外也可以呈结节或息肉状，病变常有溃疡并伴相关的出血、血凝块及一些区域明显的坏死。

影像学表现

鼻鼻窦气道的血管肉瘤在影像学上无特异性表现，尽管是高度未分化的血管型病变，但是通常没有足够多的大血管通道和间隙可在 CT 及 MRI 上清晰显示。影像学对于此病变的价值多体现在明确病变的范围，但这种病变可以是分散的和侵袭性的，导致对其真实范围的低估。

组织学特征

Nelson 和 Thompson 关于 10 例鼻鼻窦气道血管肉瘤病例的研究表明所有的血管肉瘤都有被显著非典型的内皮细胞内衬的相互吻合的血管通道，其可以突向管腔[13]。血管通道可以分离间质组织，并且有毛细血管和更多海绵状血管间隙。内皮细胞的形态变异很多，可以是扁平状到纺锤形，并且可产生乳头状纤毛的上皮样类型。新管腔的形成十分常见，并且存在很多不典型的有丝分裂像。坏死和出血可在一些明显的区域出现，免疫组化提示其呈 CD34、CD31、因子Ⅷ、R-Ag 和平滑肌动蛋白免疫阳性。他们总体上与角蛋白及 S100 蛋白无反应。

鉴别诊断

由于这种疾病十分罕见，使得其既往的鉴别诊断十分困难。需要与之鉴别的病变包括肉芽组织疾病如血管内毛细血管内皮增生、血管瘤、血管纤维瘤、血管球外皮细胞瘤，也包括低分化的肿瘤，如恶性黑色素瘤、癌、大细胞淋巴瘤及卡波西肉瘤。

血管肉瘤对 CD31 染色呈阳性与对上皮细胞膜抗原，S100 蛋白和黑色素瘤的标记呈阴性的特点可以帮助其与其他肿瘤进行鉴别。血管肉瘤的侵袭性生长形式、有丝分裂活跃及其明显的异型性特点可以帮助其与良性的血管肿瘤相鉴别。不幸的是，相关报道证实了在很多病例中鉴别诊断这类罕见的疾病十分困难，并且这种情况的后果会导致不充分和不正确的治疗。**由于血管肉瘤预后差，因此将此肿瘤与其他类似的疾病相鉴别十分重要。**

治疗与预后

事实上，报道的所有接受手术切除的患者，术前均接受了放疗，并且近期治疗的患者还进行了不同剂量的化疗。Nelson 和 Thompson 报道的 10 例鼻鼻窦病例术前均进行了放疗，但其中 6 例在平均生存了 28.8 个月后因病死亡[13]。2 例患者在平均生存了 267 个月后因未知原因死亡，还有 2 例在最长随访了平均 254 个月后仍无病存活。虽然超过 50% 的患者因肿瘤未完整切除，或是病变累及多个部位而出现复发，但是有些学者认为鼻部的血管肉瘤看起来比常见的头皮及面部皮肤血管肉瘤预后要好。没有足够的证据可以证明上述情况是否是因大多数鼻鼻窦血管肉瘤在组织学上呈相对高分化或是因其诊断和治疗间的时间间隔较短所引起。虽然大多数报道认为体积小的皮肤和软组织肿瘤预后更好，但存活率不同也可能是因为患者接受了不同的治疗方式[17,18]。在鼻鼻窦病例中，淋巴结受累及远处转移似乎并不常见，支持了其具有更好的预后的观点[19]。因在塞浦路斯化疗失败，一名患者于 1995 年接受了鼻侧切手术从而对病变进行了广泛的清除，她在随访的 3 年内疾病没有复发，但随后失访。

卡波西肉瘤

定　义

（ICD-O code 9140/3）

卡波西肉瘤（KS）是一类血管的增殖性病变，并被认为是血管肉瘤最常见的变异之一。Moritz Kaposi 在 1872 年[20]最早发现此病，并于 20 世纪 40 年代在非洲报道[21]。有文章于 1972 年报道此病可以在肾移植术后出现，并且在 20 世纪 80 年代在纽约和洛杉矶均报道了此病与 HIV 感染有关[21]。

因此，卡波西肉瘤被分为以下 4 个形式：①经典型；②非洲地方型；③免疫抑制 - 移植相关型；④艾滋病相关型[22]。而艾滋病型的肿瘤多发生在上呼吸道。近期又在 HIV 阴性男性患者身上发现了新的类型[23]。

病　因

卡波西肉瘤现在被认为继发于人类疱疹病毒（HHV）-8 感染[24,25]，并且传染途径主要是通过唾液[26]。发现有 HHV-8 感染的 KS 患者比例为 49%~100%。HHV-8 主要在口咽部细胞内复制。

发病率与发病部位

尽管其他类型的 KS 在头颈部相对少见，但艾滋病相关类型的 KS 主要发生在上呼吸道，尤其在口腔[27]。

在欧洲及美国，由于抗逆转录病毒治疗的应用，KS 的数量呈下降趋势，但是在非洲却呈上升趋势[28]。包括非洲地方型及艾滋病相关型的 KS 的发病速度呈 20 倍增长，男性、女性及儿童均可受累[29]。在津巴布韦，KS 是男性最常见的肿瘤，在 1993—1995 年 KS 的年龄标准化发病率为男性 47.2 /10 万，女性 17.3/10 万[28]。

诊断特征

临床特征与组织学特点

虽然经典型的 KS 主要发生在老年男性，但由于艾滋病人群的年龄特点，头颈部 KS 主要发生在青年到中年的男性中。然而，就像上文描述的那样，**女性和儿童同样可患此病。**

各种类型的发病表现都有报道，但此肿瘤最常见的表现是在皮肤或黏膜上出现一个斑点（早期）或青紫色结节状（晚期）的病变。这些表现主要发生在口腔，尤其是在硬腭和牙龈。这类病变偶尔会发生在鼻腔和上颌骨，伴或不伴艾滋病，但通常发生在传染性疾病中[30-33]。此类疾病可以是单发也可以是多发，并且无痛。由于其是表浅的病变，影像学表现很少。

在开始的时候，病变是非特异的血管组织

增生，但后来随着时间的推移变得更具侵袭性，发展成结节状。在这个阶段，病变由纺锤形细胞组成，伴有新血管形成、炎症反应及水肿。因此，KS 必须与其他肿瘤相鉴别，例如纤维肉瘤与卡波西型血管内皮瘤，后者多见于儿童患者的腹膜后及四肢[34]。然而，此病的诊断需要结合一系列免疫组化标志物结果，即内皮细胞抗原（CD31、CD34）和Ⅷ因子相关抗原阳性以及 HHV-8 免疫反应阳性[22]。此病也可呈波形蛋白、LYVE-1、VEGFR-2 和 VEGFR-3（血管内皮生长因子）、血管生成素 -2 与 D2-40 阳性。

自然病程

对 KS 究竟是恶性肿瘤，还是一种反应性改变或是两者结合存在着一些争议。这是因为不像大多数癌症细胞，KS 的细胞不会自己生长，需要在体外依赖外源性细胞因子来生长[21]。最新的证据表明这种病变最终形成一个肿瘤性的单克隆体[31]，并且一般认为此肿瘤为一种可在免疫抑制的情况下呈局部侵袭方式生长的中等恶性程度病变。

治疗与预后

这个取决于 KS 的不同类型。对于经典型，如果病变进展较慢往往不需要治疗，虽然手术切除和放疗也可能被采用。对于更具侵袭性的其他类型，可以采用多柔比星脂质体实施化学治疗[25]。

在艾滋病相关型的 KS 中，抗逆转录病毒药物的单独应用就有可能控制病情，但是对于那些更具侵袭性的类型可能还需要系统性化疗。这可以包括柔红霉素脂质体、多柔比星和紫杉醇 / 紫杉烷。放射治疗、激光治疗和冷冻治疗也被应用。对于很多患者，联合应用抗逆转录病毒药与多柔比星可以使此病变治疗的完全或部分反应率大于 70%，并且呈较低的复发率[35,36]。

随着细胞因子、生长因子、单克隆抗体及转化基因的出现，特殊化治疗的篇章可被打开。这些治疗包括使用靶向药物治疗疱疹病毒，如应用沙利度胺、IL-12，以及应用单克隆抗体如贝伐单抗和索拉非尼，这两者均靶向血管内皮生长因子[21,37-38]。

参考文献

[1] Stewart FW, Treves N. Lymphangiosarcoma in postmastectomy lymphedema; a report of six cases in elephantiasis chirurgica. Cancer,1948,1(1):64–81

[2] Miettinen M, LehtoVP, Virtanen I. Postmastectomy angiosarcoma (Stewart-Treves syndrome). Light-microscopic, immunohistological, and ultrastructural characteristics of two cases. Am J Surg Pathol,1983,7(4):329–339

[3] d'Amore ES, WickMR, Geisinger KR, et al. Primary malignant lymphoma arising in postmastectomy lymphedema. Another facet of the Stewart-Treves syndrome.Am J Surg Pathol,1990,14(5):456–463

[4] Kurien M, Nair S, Thomas S. Angiosarcoma of the nasal cavity and maxillary antrum. J Laryngol Otol,1989,103(9):874–876

[5] Kimura Y, Tanaka S, Furukawa M. Angiosarcoma of the nasal cavity. J Laryngol Otol,1992,106(4):368–369

[6] Aust MR, Olsen KD, LewisJE, et al. Angiosarcomas of the head and neck: clinical and pathologic characteristics.Ann Otol Rhinol Laryngol,1997,106(11):943–951

[7] Di TommasoL, Colombo G, Miceli S, et al. Angiosarcoma of the nasal cavity. Report of a case and review of the literature. [Article in Italian] Pathologica,2007,99(3):76–80

[8] Cafiero F, Gipponi M, Peressini A, et al. Radiationassociated angiosarcoma: diagnostic and therapeutic implications— two case reports and a review of the literature.Cancer, 1996, 77(12):2496–2502

[9] Lipshutz GS, Brennan TV, Warren RS. Thorotrastinduced liver neoplasia: a collective review. J Am Coll Surg, 2002, 195(5):713–718

[10] Naka N, Tomita Y, Nakanishi H, et al. Mutations of p53 tumorsuppressor gene in angiosarcoma. Int J Cancer, 1997, 71(6):952–955

[11] ZietzC, Rössle M, Haas C, et al. MDM-2 oncoprotein overexpression, p53 gene mutation, and VEGF up-regulation in angiosarcomas. Am J Pathol,1998,153(5):1425–1433

[12] Panje WR, Moran WJ, Bostwick DG, et al . Angiosarcoma of the head and neck: review of 11 cases. Laryngoscope, 1986,96(12):1381–1384

[13] Nelson BL, Thompson LD. Sinonasal tract angiosarcoma: a clinicopathologic and immunophenotypic study of 10 cases with a review of the literature. Head Neck Pathol, 2007,1(1):1–12

[14] Fu YS, Perzin KH. Non-epithelial tumors of the nasal cavity, paranasal sinuses, and nasopharynx: A clinicopathologic study. I. General features and vascular tumors. Cancer, 1974, 33(5):1275–1288

[15] Narula AA, Vallis MP, el-Silimy OE, et al. Radiation induced angiosarcomas of the nasopharynx.Eur J Surg Oncol,1986,12(2):147–152

[16] Triantafillidou K, Lazaridis N, Zaramboukas T. Epithelioid angiosarcoma of the maxillary sinus and the maxilla: a case

report and review of the literature. Oral Surg Oral Med Oral Pathol Oral Radiol Endod,2002,94(3):333–337

[17] Rich AL, Berman P. Cutaneous angiosarcoma presenting as an unusual facial bruise. Age Ageing,2004,33(5):512–514

[18] Hanke CW, Sterling JB. Prolonged survival of angiosarcoma on the nose: a report of 3 cases. J Am Acad Dermatol, 2006,54(5):883–885

[19] Bankaci M, Myers EN, Barnes L, et al. Angiosarcoma of the maxillary sinus: literature review and case report.Head Neck Surg,1979,1(3):274–280

[20] Kaposi M. Idiopathisches multiples Pigmentsarkon der Haut. Arch Derm Syphilol,1872,4:265–273

[21] Mesri EA, Cesarman E, Boshoff C. Kaposi's sarcoma and its associated herpesvirus. Nat Rev Cancer, 2010, 10(10):707–719

[22] Lamovec J, Knuutila P. Kaposi sarcoma.//Fletcher C, Unni K, Mertens F. Pathology and Genetics of Tumours of Soft Tissue and Bone. Lyon: IARC Press,2002,170–172

[23] Lanternier F, Lebbé C, Schartz N, et al. Kaposi's sarcoma in HIV-negative men having sex with men. AIDS, 2008, 22(10):1163–1168

[24] Chang Y, Cesarman E, Pessin MS, et al. Identification of herpesvirus-like DNA sequences in AIDS-associated Kaposi's sarcoma.Science,1994,266(5192):1865–1869

[25] Uldrick TS, Whitby D. Update on KSHV epidemiology, Kaposi sarcoma pathogenesis, and treatment of Kaposi sarcoma. Cancer Lett,2011,305(2):150–162

[26] Pica F, Volpi A. Transmission of human herpesvirus 8: an update. Curr Opin Infect Dis,2007,20(2):152–156

[27] Ramírez-Amador V, Anaya-Saavedra G, Martínez-MataG. Kaposi's sarcoma of the head and neck: a review.Oral Oncol,2010,46(3):135–145

[28] Chokunonga E, Levy LM, Bassett MT, et al. Cancer incidence in the African population of Harare, Zimbabwe: second results from the cancer registry 1993–1995. Int J Cancer,2000,85(1):54–59

[29] Mwanda OW, Fu P, Collea R, et al. Kaposi's sarcoma in patients with and without human immunodeficiency virus infection, in a tertiary referral centre in Kenya.Ann Trop Med Parasitol, 2005,99(1):81–91

[30] Fliss DM, Parikh J, Freeman JL. AIDS-related Kaposi's sarcoma of the sphenoid sinus. J Otolaryngol, 1992, 21(4): 235–237

[31] Ziegler JL, Katongole-Mbidde E. Kaposi's sarcoma in childhood: an analysis of 100 cases from Uganda and relationship to HIV infection. Int J Cancer,1996;65(2):200–203

[32] Wyatt ME, Finlayson CJ, Moore-Gillon V. Kaposi's sarcoma masquerading as pyogenic granuloma of the nasal mucosa.J Laryngol Otol,1998,112(3):280–282

[33] Venizelos I, Andreadis C, Tatsiou Z. Primary Kaposi's sarcoma of the nasal cavity not associated with AIDS. Eur Arch Otorhinolaryngol,2008,265(6):717–720

[34] Lyons LL, North PE, Mac-Moune Lai F, et al. Kaposiform hemangioendothelioma: a study of 33 cases emphasizing its pathologic, immunophenotypic, and biologic uniqueness from juvenile hemangioma. Am J Surg Pathol, 2004, 28(5):

559–568

[35] Di Lorenzo G, Konstantinopoulos PA, Pantanowitz L, et al. Management of AIDSrelated Kaposi's sarcoma. Lancet Oncol,2007,8(2):167–176

[36] Martín-CarboneroL, Palacios R, Valencia E, et al, Caelyx/ Kaposi's Sarcoma Spanish Group. Long-term prognosis of HIV-infected patients with Kaposi sarcoma treated with pegylated liposomal doxorubicin. Clin Infect Dis, 2008, 47(3):410–417

[37] Dezube BJ, Sullivan R, Koon HB. Emerging targets and novel strategies in the treatment of AIDS-related Kaposi's sarcoma: bidirectional translational science. J Cell Physiol, 2006,209(3):659–662

[38] Casper C. New approaches to the treatment of human herpesvirus 8-associated disease. Rev Med Virol, 2008, 18(5): 321–329

遗传性出血性毛细血管扩张症

定 义

以肌肉组织和弹性组织中毛细血管扩张、内皮细胞缺损为特征的遗传性疾病[1]。

病 因

遗传性出血性毛细血管扩张症（HHT）是常染色体显性遗传病，非伴性遗传。在 Cr9，12，5 号染色体上的编码信号转化生长因子（TGF-β）的基因发生突变，从而导致血管的异常发育[2]。有 3 种突变类型：

·内皮糖蛋白（Endoglin）基因，9 号染色体长臂 3 带 3 亚带 – 长臂 3 带（9q33-q3）；

·激活素样受体激酶（ALK1），位于 12 号染色体 1 带 3 亚带（12q13）；

·5 号染色体长臂（5q31.1-32）。

别 名

本病与 Osler(1901 年)[3]、Rendu(1896 年)[4] 及 Weber（1907 年）[5] 名字有关，但如其他命名来源一样，Sutton（1864 年）[6] 和 Babington（1865 年）[7] 于他们之前就曾提及过此病：Sutton 描述其为 "奇怪的反复性的鼻出血伴有内出血及皮肤毛细血管扩张的病例"。Babington 早期曾在 *The Lancet* 上报道过家族 5 代习惯性的鼻出血。

发病率

每 10 万人中有 12.5~15.6 例 HHT 患者，但地域差异明显。例如，法国部分地区为 1：2351，英格兰北部比例为 1：39 000[2,8]。

发病部位

毛细血管扩张可见于全身各个部位：皮肤，嘴唇，指尖和甲床，以及任何黏膜表面，或者脏器如肝、肺、大脑等，在这些部位还可以发现比较大的动静脉畸形。毛细血管扩张在鼻腔中特别常见，主要是位于鼻中隔和鼻腔外侧壁，倾向于局限在鼻腔前半部。

诊断特征

临床特征

临床表现可总结为一份表格协助诊断（表 9.6）[9]，并且近期得到了验证[10]，并由此形成了一项国际指南[11]。满足 3 项标准即可确诊，2 项为可疑，仅满足 1 项不足以诊断。

毛细血管扩张无论发生在人体何处，均有潜在问题的风险。但最普遍且最具挑战的症状是鼻出血[12]，小到轻微点状出血，大到复发性致死性的大出血。鼻出血随着年龄增长具有加重的趋势，但这可能仅类似于其他年龄相关的并发症。大多数患者于儿童期发病[13]，我们随访 298 例患者，54% 发生于此阶段，17% 发病于青春期至 20 岁前几年，但是具有临床表现的年龄范围为 2~70 岁（图 9.28）。约半数（51%）的患者每天出现鼻出血，59% 的患者多是每天至少 3 次鼻出血。极端的天气和干燥的环境会增加鼻出血的概率，相关的运动如仰卧起坐、健身、打哈欠、打喷嚏同样如此；但是近 1/3 的鼻出血是自发的并且不可预测。近期一项研究也在探索加重鼻出血的因素，如环境温度、湿度、饮水饮食、体力活动，上述因素都可以导致鼻出血，但是情感和压力也被认为是重要因素。

体格检查包括面部的皮肤、耳廓、手、嘴唇、口腔，通常会有不同程度的毛细血管扩张（图 9.29）。鼻腔的查体需动作轻柔，以避免诱发或加重出血。这个可以通过内镜来完成（图 9.30），

表 9.6　遗传性出血性毛细血管扩张症 Curacao 诊断标准[9]

遗传性出血性毛细血管扩张症诊断
· 满足 3 项确诊
· 满足 2 项疑诊
· 仅满足 1 项排除或不足以诊断
判断标准
鼻出血：自发性，反复性鼻出血
多发毛细血管扩张，位于以下常见部位：
· 唇
· 口腔
· 手指
· 鼻部
脏器病变包括：
· 胃肠道毛细血管扩张（无论出血与否）
· 肺部 AVM
· 肝脏 AVM
· 大脑 AVM
· 脊髓 AVM

家族史：一级亲属根据此表已经诊断为 HHT；AVM：动静脉畸形；HHT：遗传性出血性毛细血管扩张症

但是鼻腔充满陈旧性痂皮和血凝块，应避免过多触碰；在门诊上任何尝试麻醉鼻腔的措施也不值得提倡，但是应该评估鼻中隔是否完整而进行轻柔检查，这有利于未来治疗方案的选择。

出血可以发生在胃肠道的任何部分，造成慢性贫血和明显出血，肝脏动静脉畸形 90% 的患者是没有症状的，但可以造成心力衰竭和门静脉高压[14,15]。

很多女性患者因月经过多而就诊，这可能使她们面临子宫切除的风险。

脑血管意外事件在 HHT 患者中更容易出现，可表现为偏头痛、头痛、癫痫，约 23% 的患者存在脑血管畸形，3.7%~11% 的患者是高流量动静脉畸形（AVM）[2]。

肺动静脉畸形（PAVM）

与 HHT2 型相比，肺部动静脉畸形更常见于 HHT1 型（75% vs 44%）。临床表现是咯血（有时大咯血）、呼吸困难、发绀、头痛、杵状指或

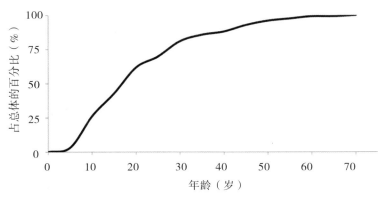

图 9.28　127 例患者的发病年龄

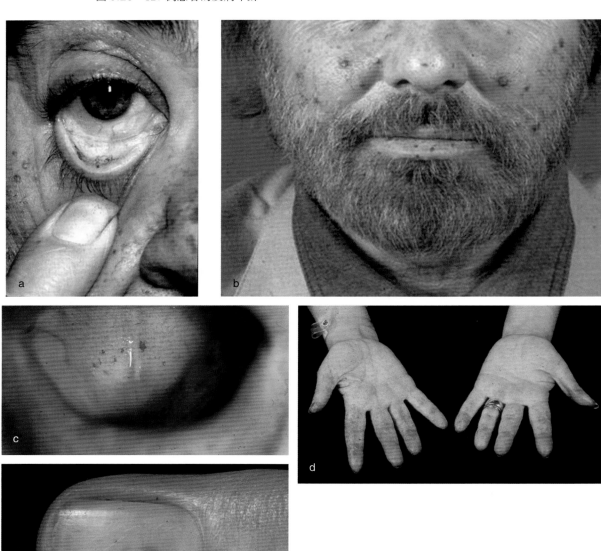

图 9.29a~e　遗传性出血性毛细血管扩张症的临床表现。
a. 结膜病变。b. 脸部和嘴唇病变。c. 舌体病变。d. 手部病变。
e. 甲下病变

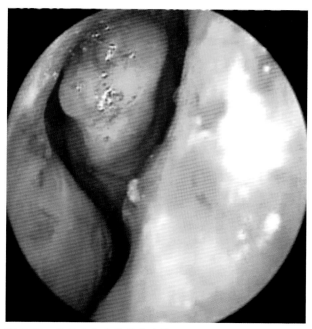

图 9.30 鼻腔毛细血管扩张内镜观

其他临床表现[13,16]。根据过去不同的文献记录，未治疗的有症状患者死亡率为 4%~20%，危重患者死亡率高达 40%[17]。

30%~40% 的 HHT 患者伴发肺动静脉血管畸形（PAVM），这会导致明显的右向左分流；伦敦工人医院近期研究表明，这可能反过来导致缺血性卒中或者脑脓肿，特别是处于妊娠期的患者。栓塞可以减少这种风险[2]。PAVM 患者病情很少好转，而是动静脉畸形体积渐增，特别是在多发的情况下[18,19]。因此，所有的 HHT 成年患者都应当进行筛查和治疗[20]。检测方法多样，但是最敏感的检查方法是超声造影和胸部 CT，而后者是作者选择的方法。在一项纳入 127 例患者的研究中，57.5% 的患者行肺部 PAVM 的相关检查，其中，40% 是阳性，38% 的患者被排除。如果主要供血血管直径大于 3mm，将会给患者实施介入栓塞。在作者的研究队列中，肺动静脉血管畸形中 59% 的患者接受了介入栓塞。其他患者随访观察。但行口腔诊疗时，应给予预防性抗生素，因为有可能通过动静脉瘘口，导致细菌在脑部的种植。

当评估其严重程度时，鼻出血越严重，患者并发动静脉畸形的可能性越大，越值得筛查。鼻出血为轻度时，发生动静脉畸形的概率为 27%，中度时为 35.5%，重度时为 51.5%。

影像学表现

鼻窦的影像学检查很少应用于此病，除非疑诊伴发疾病或考虑介入栓塞时。

胸部 CT 需作为常规检查排除 PAVM（见上文，图 9.31）。栓塞后，推荐在术后 6 个月、12 个月以及之后 3 年每年行胸部 CT 检查[11]。如果 PAVM 体积较小，甚至没有治疗的指征时，可常规 1~5 年每年随访。

无症状患者筛查到什么范围一直是有争议的，特别是考虑到脑部病变时，与检查和治疗相关的潜在风险高于动静脉畸形所带来的风险。对此，各位学者意见不同，但脑部筛查目前在英国并不常规推荐，美国的情况与此相反。

组织学特征与鉴别诊断

最轻的 HHT 病变是毛细血管后静脉局部扩张（图 9.32）[21]。当病变范围扩大，甚至与扩张的小动脉相通，供物质交换的毛细血管床缺失，动静脉瘘由此形成。**血管重塑导致动静脉畸形增大。血管壁变薄，中层平滑肌丢失，外膜层组织结构紊乱，以至于任何轻微的创伤即会导致出血和血管收缩失能。此时将持续出血直到血栓形成，凝血系统在 HHT 患者中是正常的。**然而 HHT 应该与血管性血友病（冯 - 维勒布兰德病）鉴别诊断，这也是一种常染色体显性疾病，可经常表现为鼻出血，皮肤、黏膜、胃肠道的毛细血管扩张。

如果存在疑问，可以通过基因检测确诊。但是对于病情明确的患者，基因诊断并非必需。然而，10%~20% 的家庭估计有意义不明的基因突变，可以产生干扰。

自然病史与分级

鼻出血的症状会逐渐加重，导致慢性贫血和频繁住院治疗，这给患者生活质量带来深远影响，在最近的研究中早已证实这一观点[22-25]。在一项纳入 127 例 HHT 患者的研究中，42.5%

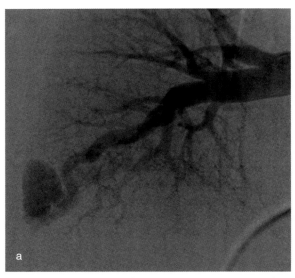
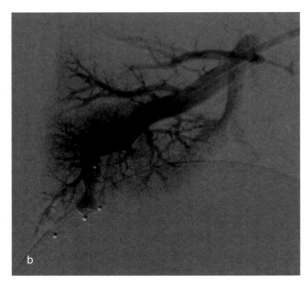

图9.31a，b　胸部的肺血管造影：右侧肺远段动静脉畸形治疗前（a）和栓塞后（b）。使用Amplatzer血管塞栓塞（图片经Shovlin及Rhinology许可应用[6]）

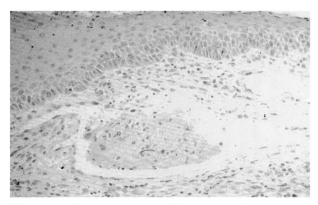

图9.32　遗传性出血性毛细血管扩张症患者鼻腔黏膜组织学标本

严重影响生活质量，37%中等程度影响，20.5%轻微影响。

HHT对寿命的影响研究表明，该病并未增加总死亡率[26]，在年轻群体中有增加的趋势，并因为儿童期大脑动静脉血管畸形出血或者妊娠相关情况而死亡[2]。其他研究已表明鼻出血和胃肠道出血的严重程度是早期死亡率最有力的预测因素[8]。

患者在妊娠期间存在高风险，主要是因为致死性出血和出凝血效应[27]。

部分作者建议把患者进行分类，以便得出最优化的医疗决策[28-32]。我们[29]根据鼻出血导致的输血量来简单地区分患者的患病程度

为轻度、中度、重度（图9.33）；一些学者建议简单量化出血量和出血频率。Al-Deen和Bachmann-Harildstad[31]综合这些方面制定了鼻出血量表（表9.7）。

治　疗

治疗方案可根据不同分组来处理不同的情况，如急性出血或者更多的慢性出血的支持疗法。这些包括补铁、输血、不同部位的局部止血。

鼻出血的处理可总结为一整套治疗方案，旨在降低鼻出血频率及严重程度（表9.8，图9.33）。

激光治疗

烧灼法，包括电流或者化学方法，虽然过去得到应用，但是效果非常有限，因为烧灼经常使出血更严重。电凝法效果更好，对周围的组织造成的创伤小。也可以使用其他类型的激光治疗，如KTP532（磷酸钛钾）、氩激光器、Nd:YAG激光[33-38]。切割激光例如二氧化碳、Ho:YAG等不建议使用。能量在红绿频段被微血管扩张所吸收，相当于被有效地加热、收缩，最后呈现白色的状态。应尽可能避免碳化。尽管激光很少造成术后出血，但是一项研究建议在激光术后应用纤维蛋白黏合剂[39]。

这种治疗方法在轻度至中度出血的案例中

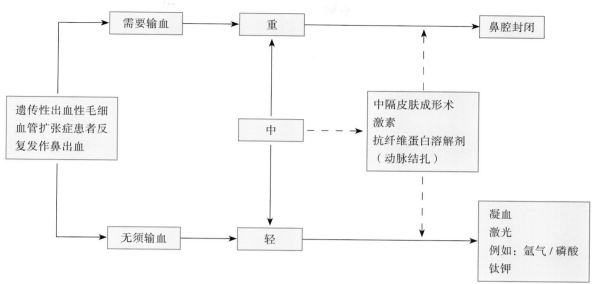

图 9.33　遗传性出血性毛细血管扩张度患者处理流程

表 9.7　鼻出血分级量表

在 4 周内观察强度、频率、是否需要输血					
出血强度（I）		出血频率（F）		输血（T）	
0	无	0	无	0	无
1	纸巾轻微沾染	1	1~5 次	1	1 次
2	浸透纸巾	2	6~10 次	2	多于 1 次
3	浸透毛巾	3	11~29 次		
4	必须使用碗或类似器皿盛接	4	每天		

经 Rhinology 许可，引自 Al-Deen S, Bachmann-Harilstad G. Rhinology, 2008, 46(4): 281[31]

表 9.8　遗传性出血性毛细血管扩张症鼻出血治疗策略

治疗	特征
激光	电凝，如 KTP（磷酸钛氧钾），氩激光器，Nd:YAG 激光
鼻中隔皮肤成形术	
激素	局部
	全身，如炔雌醇、甲羟孕酮、他莫昔芬
抗纤溶药物	氨甲环酸，6- 氨基己酸
鼻腔封闭术	
紧急情况	介入
	放射 - 栓塞
	动脉结扎：蝶腭动脉、筛动脉、上颌动脉、颈外动脉
研究之中	贝伐单抗
	沙利度胺
	N- 乙酰半胱氨酸

最为有效，通常不需要输血。在较大的病变出血时，如直径大于 2~3mm（图 9.34），激光止血并不是很有效。新的病变会在临近的黏膜生成，所以宜采取后续的治疗措施。没有发现该方法的并发症。作者总结出了一系列原则，在最初的治疗中，激光治疗可每 3~4 个月开展一次，后期根据治疗需求开展实施。此种方法可与其他治疗方法并用，如鼻中隔皮肤成形术等。

激光也可用于美容及减少指尖病变的疼痛。

鼻中隔皮肤成形术

1960 年 Saunders[40] 最早描述了这一手术方法，切除鼻中隔 HHT 病变黏膜，裸露区域进行植皮。也可以使用其他移植物，包括颊黏膜或羊膜，但遗憾的是这些黏膜都不是呼吸道纤毛柱状上皮，所以植皮区域容易结痂。尽管鼻中

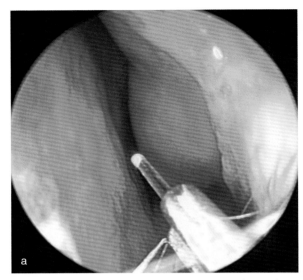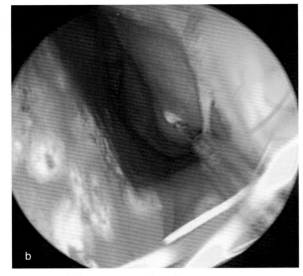

图 9.34a，b　鼻腔毛细血管扩张内镜观。a. 磷酸钛钾（KTP）激光治疗前。b. KTP 激光治疗后

隔双侧均可植皮，但是双侧植皮最佳时间是间隔 3 个月，目的是减小因为破坏血供而导致的鼻中隔穿孔概率。

大部分病变主要位于鼻中隔前份，植皮区域通常没有必要扩大到后方，在中鼻甲前端附着处即可。切除的层次最佳是黏膜下层，将带孔的移植皮肤置于残留的软骨膜之上。可以用生物胶、吸收性明胶海绵固定，并（或）用浸泡怀特赫德涂剂的材料填塞[41]。最近黏膜切割器被成功应用于黏膜清除。如果鼻中隔大穿孔早已存在，很显然在技术层面移植是困难的，在这种情况下硅橡胶片有所帮助。

鼻腔外侧壁的下半部分也可以采取移植的办法，技术要求更高：需去除下鼻甲，但保留鼻泪管开口[42]。

超过 80% 的患者在鼻出血方面有显著的改善，但是随着时间的推移，疗效会下降，因为移植区域会萎缩（图 9.35）；如有需要可行二次手术。在一项随访 5 年的研究中，131 例 HHT 患者行 268 次 KTP 激光手术和 33 次鼻中隔皮肤成形术。在行鼻中隔皮肤成形术的患者中，随访的 5 年内患者因为二次鼻出血而行激光止血减少了 57%，因此在一些患者中，这种手术是值得考虑的[43]。这种手术的优点也被其他学者证实[44]。

激素

口服激素治疗 HHT 是基于以下的事实依据：月经周期末期鼻出血的概率会增加[45]，或者当患者服用口服避孕药或激素替代治疗的情况下，鼻出血概率会减少；这是因为鼻腔黏膜的鳞状上皮化生，保护病变区域免于创伤的损害[46]。虽然其中的机制并不清楚。这就衍生了口服炔雌醇的疗法，它的口服剂量为 0.25 ~1mg/d[47]。虽然这种治疗方法在绝经后妇女人群中有效并且畅销，但肆意使用大剂量雌激素对其他器官有潜在的风险，如乳腺，因此 Van Cutsem 及其同事[48]推荐 0.5mg/d 的炔雌醇联合 1mg/d 炔诺酮。即使如此，仍然存在潜在的副作用，如暴发性出血或月经过多，特别是在未切除子宫的女性患者中。在男性中，性欲减退、乳腺发育和心血管疾病也是明显的问题。

对于男性患者，醋酸甲羟孕酮（medroxyprogesterone）（15~25mg/d）也可供选择，与雌激素相比，它具有更弱的女性化作用，但可能会导致水潴留和胃饱胀感。该药物一般用于老年男性患者。

局部雌激素治疗联合其他治疗方案[49]或作为膏剂，已成为另一种替代治疗的方法。尽管这些治疗的方法是作为润滑剂在起效用，而不是对激素受体或者鼻腔黏膜有特定的作用，有些患者轮流使用这 3 种不同的抗生素软膏，每种 1 周，最后结果为阳性，也支持了这一推断。

近年来可替代的药物是雌激素受体拮抗剂，他莫昔芬[50]被证实确有疗效。试验表明对比他莫昔芬（20mg/d）与安慰剂，时间 3 个月至 50 个月不等（平均 24 个月），共 38 例患者，他莫昔芬在鼻出血和生命质量方面显示出了明显的改善。他莫昔芬没有明显的副作用，但存在潜在风险：下肢深静脉血栓，卒中，子宫肿瘤，白内障；另一种可能的药物是雷洛昔芬，属选择性雌激素代谢调节剂[51]。

抗纤溶药物

在多数 HHT 患者中，凝血是正常的。氨甲环酸可在局部或全身使用，剂量是 1~2 g，3/d[52]。目的是增强凝血，但是当有血栓形成的风险时禁忌使用。氨基己酸（EACA）也可被用作鼻内局部喷剂[53]。

鼻腔封闭术

因为 HHT 患者最根本的问题是病变区域血管的收缩失能，即使最轻微的创伤也会诱发鼻出血。即便是鼻腔气流的干燥作用也是潜在的风险。因此鼻腔气流的完全阻滞可以使鼻出血停止，这可以通过鼻前庭的封闭来实现。Young 在 1967 年[54]最早描述该术式，它用于治疗萎缩性鼻炎。Gluckman 和 Portugal 在 1993 年最早将其应用于 HHT 患者[55]。从此，改良的 Young 手术治疗了 60 例患者（54 例双侧）（图 9.36、图 9.37）。**如果达到完全的鼻腔封闭要求，很少有患者再发生鼻出血。**偶尔也需要使用原来的切口或者鼻唇瓣完成修正性手术。3 例患者需要激光治疗因封闭鼻腔导致的口腔病变[56]。**鼻腔封闭术适用于病情严重的患者，他们宁愿牺牲鼻腔通气（这些鼻腔已经因为血凝块和结痂影响通气）来换取正常的生活。**

治疗前沿

贝伐单抗（阿瓦斯汀）——抑制血管生成药物

贝伐单抗是重组全长人源活性抗体，拮抗所有形式的 VEGF 和 TGF-β。

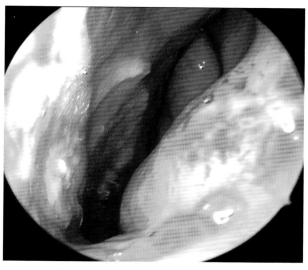

图 9.35　鼻内镜下鼻中隔皮肤成形术：可见左侧中隔收缩的皮肤移植物及下鼻甲遗传性出血性毛细血管扩张症

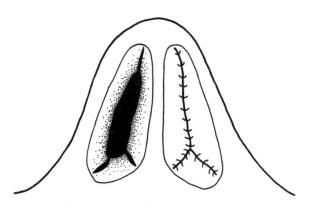

图 9.36　示意图显示鼻腔封闭术中翻瓣的切口

贝伐单抗被应用源于一次偶然的发现：一个 HHT 肿瘤患者伴有该药物适宜治疗的肿瘤而应用了此种药物[57]。尽管这引起了很大的反响，但至今只有少数病情改善的案例被报道[58-60]，静脉输注的同时存在许多潜在的副作用，例如出血、高血压、蛋白尿、血栓栓塞事件、胃肠道穿孔。因此，局部用药成为考虑的重点，Simonds[61]等报道了经 KTP 激光术后患者（n = 10）应用该药与未用该药在鼻出血频率、严重程度、是否需要输血和补铁、1 个月和 1 年的随访中的生活质量方面的差异。在鼻出血的频率、输血、伤残、患者社会生活方面，前者获益显著（80% *vs* 56% 总获益）。

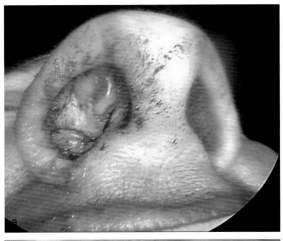
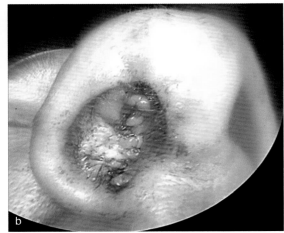
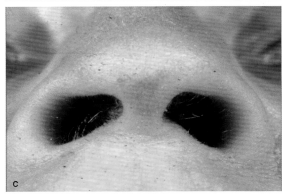

图 9.37a~c　鼻腔封闭术围手术期图片。a. 向后翻起的皮瓣维持固定位。b. 可吸收缝线缝合皮瓣。c. 双侧鼻腔封闭术后几个月鼻腔观：皮瓣回缩至鼻腔内

沙利度胺

该药成为治疗 HHT 的可能也是源于一次偶然的机会：它也在治疗肿瘤的同时被发现[62]，因为它作用于未成熟的血管网，在 Eng+/- 大鼠模型中，它可以使视网膜过多的血管正常化，也可以纠正含有 α 平滑肌肌动蛋白的贴壁细胞覆盖不足的问题[63]。虽然已知该药存在很多副作用，但该药的临床试验结果值得期待。

抗氧化剂

De Gussem 等在 43 例患者口服 n- 乙酰半胱氨酸的非对照试验中，报道了短期内使用这类药物的优势[64]。

急诊处理

当患者鼻腔大量出血时，可以用鼻腔填塞的方法；传统材料通常会进一步损伤脆弱的扩张的毛细血管，因此推荐使用无创吸收性明胶海绵和其他可吸收填充物[65]。如果需要持续填塞，可选择用怀特海德溶液浸泡过的填充物，时间为 1 周或者更长[41]。

放射介入治疗可以栓塞蝶腭动脉的分支[66]，或者外科结扎该血管或者上颌骨、筛骨，甚至来自颈外动脉分支，这些都可以有效阻止急性出血。然而带来了供血目标器官的问题，而且不可能阻断所有鼻部供血血管，最终这种优势会消耗殆尽。

结局

我们总结出依据出血的严重程度和是否需要输血来进行治疗的策略。尽管其他部位的出血可以导致贫血，但对大多数患者而言鼻出血是主要的失血原因。包括鼻腔封闭术在内的各种各样的治疗方法，旨在降低再出血的频率和严重程度，提高血红蛋白浓度，降低补铁和输血的概率。可以通过出血的严重程度和频率预测术后疗效，常用日常记录卡片和视觉模拟评分。

表 9.9　主要治疗方案成功率：个体病例资料

治疗方案	成功
氩激光器 /KTP（磷酸钛钾）	238（78%）
激素	31（10%）
·黄体酮	15
·雌激素	8
·他莫昔芬	5
鼻中隔皮肤成形术	57（19%）
鼻腔封闭术	60（20%）

a 共 298 例患者，一些患者接受了多种治疗方案

表 9.10　主要治疗模式：个体病例资料

结果	激光	SDP	口服激素	鼻腔封闭
成功率	86%	83	72	93
VAS 增加	35%~90%	25~90	50~80	80~100
平均	65%	55	60	88

SDP：鼻中隔皮肤成形术；VAS：视觉模拟量表评分（生活质量视觉模拟量表评分——译者注）0~100%

此外，可以通过生活质量评估来比较不同方法的获益大小。对于现在采取的一切措施，**鼻腔封闭术可以提供最大限度的生活质量改善**[23]。

大多数患者可采用多种治疗方法，但是当出血随着年龄增加时，治疗方法应递进，但只有 20% 的患者要求实施鼻腔封闭术（表 9.9、表 9.10）。

■ 关键点

·无论患者年龄大小，应询问每一位鼻出血患者的家族史。

·对每位鼻出血患者，查体时注意鼻腔、口腔、皮肤、手掌、甲床毛细血管扩张情况。

·鼻腔检查及治疗动作尽可能轻柔，避免传统材料填塞鼻腔，可能会对病变造成创伤。

·无论鼻出血程度如何或是否出现肺部症状，常规筛查肺部血管动静脉畸形。

·所有治疗之中，鼻腔封闭术是提高生活质量中最有效的方法。

参考文献

[1] Siegel MB, Keane WM, Atkins JF Jr, et al. Control of epistaxis in patients with hereditary hemorrhagic telangiectasia. Otolaryngol Head Neck Surg, 1991, 105(5):675–679

[2] Shovlin CL. Hereditary haemorrhagic telangiectasia: pathophysiology, diagnosis and treatment. Blood Rev, 2010, 24(6):203–219

[3] Osler W. On a family form of recurring epistaxis associated with multiple telangiectases of skin and mucous membrane. John Hopkins Med Bulletin, 1901, 12:333–337

[4] Rendu M. Epistaxis repetees chez un sujet postuer de petits angiones cutanes et murqueux. Bull Mem Soc Med Hop Paris, 1896, 13:731–733

[5] Weber F. Multiple hereditary developmental angiomata of the skin and mucous membranes with recurrent haemorrhage. Lancet, 1907, 2:160–162

[6] Sutton H. Epistaxis as an indicator of impaired nutrition and degeneration of the vascular system. Med Mirror, 1864, 1: 769–771

[7] Babington B. Hereditary epistaxis. Letter to the Editor of the Lancet. Lancet, 1865, 2:362–363

[8] Kjeldsen AD, Vase P, Green A. Hereditary haemorrhagic telangiectasia: a population-based study of prevalence and mortality in Danish patients. J Intern Med, 1999, 245(1): 31–39

[9] Shovlin CL, Guttmacher AE, Buscarini E, et al. Diagnostic criteria for hereditary hemorrhagic telangiectasia (Rendu-Osler-Weber syndrome). Am J Med Genet, 2000, 91(1): 66–67

[10] Van Gent M, Post M, Mager J, et al. Diagnostic Curacao Criteria for HHT: are they still valid? Hematol Meeting Rep, 2009, 3:13

[11] Faughnan ME, Palda VA, Garcia-Tsao G, et al; HHT Foundation International-Guidelines Working Group. International guidelines for the diagnosis and management of hereditary haemorrhagic telangiectasia. J Med Genet, 2011, 48(2):73–87

[12] AAssar OS, Friedman CM, White RI Jr. The natural history of epistaxis in hereditary hemorrhagic telangiectasia. Laryngoscope, 1991, 101(9):977–980

[13] Govani FS, Shovlin CL. Hereditary haemorrhagic telangiectasia: a clinical and scientific review. Eur J Hum Genet, 2009, 17(7):860–871

[14] Begbie ME, Wallace GMF, Shovlin CL. Hereditary haemorrhagic telangiectasia (Osler-Weber-Rendu syndrome): a view from the 21st century. Postgrad Med J, 2003, 79(927): 18–24

[15] Byahatti SV, Rebeiz EE, Shapshay SM. Hereditary hemorrhagic telangiectasia: what the otolaryngologist should know. Am J Rhinol, 1997, 11(1):55–62

[16] Folz BJ, Wollstein AC, Alfke H, et al. The value of screening for multiple arterio-venous malformations in hereditary hemorrhagic telangiectasia: a diagnostic study. Eur Arch Otorhinolaryngol, 2004, 261(9):509–516

[17] Shovlin CL, Letarte M. Hereditary haemorrhagic telangiectasia and pulmonary arteriovenous malformations:

issues in clinical management and review of pathogenic mechanisms. Thorax, 1999, 54(8):714–729

[18] Sluiter-Eringa H, Orie NGM, Sluiter HJ. Pulmonary arteriovenous fistula. Diagnosis and prognosis in noncomplainant patients. Am Rev Respir Dis, 1969, 100(2): 177–188

[19] Vase P, Holm M, Arendrup H. Pulmonary arteriovenous fistulas in hereditary hemorrhagic telangiectasia. Acta Med Scand, 1985, 218(1):105–109

[20] Shovlin CL, Jackson JE, Bamford KB, et al. Primary determinants of ischaemic stroke/brain abscess risks are independent of severity of pulmonary arteriovenous malformations in hereditary haemorrhagic telangiectasia. Thorax, 2008, 63(3):259–266

[21] Braverman IM, Keh A, Jacobson BS. Ultrastructure and three-dimensional organization of the telangiectases of hereditary hemorrhagic telangiectasia. J Invest Dermatol, 1990, 95(4):422–427

[22] Pasculli G, Resta F, Guastamacchia E, et al. Health-related quality of life in a rare disease: hereditary hemorrhagic telangiectasia (HHT) or Rendu-Osler-Weber disease. Qual Life Res, 2004, 13(10):1715–1723

[23] Hitchings AE, Lennox PA, Lund VJ, et al. The effect of treatment for epistaxis secondary to hereditary hemorrhagic telangiectasia. Am J Rhinol, 2005, 19(1):75–78

[24] Lennox PA, Hitchings AE, Lund VJ, et al. The SF-36 health status questionnaire in assessing patients with epistaxis secondary to hereditary hemorrhagic telangiectasia. Am J Rhinol, 2005, 19(1):71–74

[25] Ingrand I, Ingrand P, Gilbert-Dussardier B, et al. Altered quality of life in Rendu-Osler-Weber disease related to recurrent epistaxis. Rhinology, 2011, 49(2):155–162

[26] Sabbà C, Pasculli G, Suppressa P, et al. Life expectancy in patients with hereditary haemorrhagic telangiectasia.QJM, 2006, 99(5):327–334

[27] Shovlin CL, Sodhi V, McCarthy A, et al. Estimates of maternal risks of pregnancy for women with hereditary haemorrhagic telangiectasia (Osler-Weber-Rendu syndrome): suggested approach for obstetric services. BJOG, 2008, 115(9): 1108–1115

[28] Rebeiz EE, Bryan DJ, Ehrlichman RJ, et al Surgical management of life-threatening epistaxis in Osler-Weber-Rendu disease. Ann Plast Surg, 1995, 35(2):208–213

[29] Lund VJ, Howard DJ. A treatment algorithm for the management of epistaxis in hereditary hemorrhagic telangiectasia. Am J Rhinol, 1999, 13(4):319–322

[30] Bergler W, Sadick H, Gotte K, et al. Topical estrogens combined with argon plasma coagulation in the management of epistaxis in hereditary hemorrhagic telangiectasia. Ann Otol Rhinol Laryngol, 2002, 111(3 Pt 1):222–228

[31] Al-Deen S, Bachmann-Harildstad G. A grading scale for epistaxis in hereditary haemorrhagic teleangectasia. Rhinology, 2008, 46(4):281–284

[32] Pagella F, Colombo A, Matti E, et al. Correlation of severity of epistaxis with nasal telangiectasias in hereditary hemorrhagic telangiectasia (HHT) patients. Am J Rhinol Allergy, 2009, 23(1):52–58

[33] Levine HL. Endoscopy and the KTP/532 laser for nasal sinus disease. Ann Otol Rhinol Laryngol, 1989, 98(1 Pt 1):46–51

[34] Haye R, Austad J. Hereditary hemorrhagic teleangiectasia—argon laser. Rhinology, 1991, 29(1):5–9

[35] Harries PG, Brockbank MJ, Shakespeare PG, et al. Treatment of hereditary haemorrhagic telangiectasia by the pulsed dye laser. J Laryngol Otol, 1997, 111(11):1038–1041

[36] Lennox PA, Harries M, Lund VJ, et al. A retrospective study of the role of the argon laser in the management of epistaxis secondary to hereditary haemorrhagic telangiectasia. J Laryngol Otol, 1997, 111(1):34–37

[37] Shah RK, Dhingra JK, Shapshay SM. Hereditary hemorrhagic telangiectasia: a review of 76 cases. Laryngoscope, 2002, 112(5):767–773

]38] Pagella F, Semino L, Olivieri C, et al. Treatment of epistaxis in hereditary hemorrhagic telangiectasia patients by argon plasma coagulation with local anesthesia. Am J Rhinol, 2006, 20(4):421–425

[39] Richmon JD, Tian Y, Husseman J, et al. Use of a sprayed fibrin hemostatic sealant after laser therapy for hereditary hemorrhagic telangiectasia epistaxis. Am J Rhinol, 2007, 21(2):187–191

[40] Saunders W. Hereditary hemorrhagic telengiectasia: effective treatment of epistaxis by septal dermoplasty. Acta Otolaryngol, 1964, 58:497–502

[41] Lim M, Lew-Gor S, Sandhu G, et al. Whitehead's varnish nasal pack. J Laryngol Otol, 2007, 121(6):592–594

[42] Ross DA, Nguyen DB. Inferior turbinectomy in conjunction with septodermoplasty for patients with hereditary hemorrhagic telangiectasia. Laryngoscope, 2004, 114(4): 779–781

[43] Lund VJ, Harvey R, Kanagalingam J. The impact of septodermoplasty and potassium-titanyl-phosphate (KTP) laser therapy in the treatment of hereditary hemorrhagic telangiectasia-related epistaxis. Am J Rhinol, 2008, 22:182–187

[44] Fiorella ML, Ross D, Henderson KJ, et al. Outcome of septal dermoplasty in patients with hereditary hemorrhagic telangiectasia. Laryngoscope, 2005, 115(2):301–305

[45] Koch HJ Jr, Escher GC, Lewis JS. Hormonal management of hereditary hemorrhagic talangiectasia. J Am Med Assoc, 1952, 149(15):1376–1380

[46] Harrison DF. Use of estrogen in treatment of familial hemorrhagic telangiectasia. Laryngoscope, 1982, 92(3):314–320

[47] Harrison D. Familial haemorrhagic telangiectases. 20 cases treated with systemic oestrogen. Q J Med, 1963, 33:25–38

[48] van Cutsem E, Rutgeerts P, Vantrappen G. Treatment of bleeding gastrointestinal vascular malformations with oestrogen-progesterone. Lancet, 1990, 335(8695):953–955

[49] Sadick H, Naim R, Oulmi J, et al. Plasma surgery and topical estriol: effects on the nasal mucosa and long-term results in patients with Osler's disease. Otolaryngol Head Neck Surg, 2003, 129(3):233–238

[50] Yaniv E, Preis M, Hadar T, et al. Antiestrogen therapy for hereditary hemorrhagic telangiectasia: a double-blind placebo-controlled clinical trial. Laryngoscope, 2009,

119(2):284–288

[51] Albiñana V, Bernabeu-Herrero ME, Zarrabeitia R, et al. Estrogen therapy for hereditary haemorrhagic telangiectasia (HHT): Effects of raloxifene, on Endoglin and ALK1 expression in endothelial cells. Thromb Haemost, 2010, 103(3):525–534

[52] Fernandez-L A, Garrido-Martin EM, Sanz-Rodriguez F, et al. Therapeutic action of tranexamic acid in hereditary haemorrhagic telangiectasia (HHT): regulation of ALK-1/endoglin pathway in endothelial cells. Thromb Haemost, 2007, 97(2):254–262

[53] Saba HI, Morelli GA, Logrono LA. Brief report: treatment of bleeding in hereditary hemorrhagic telangiectasia with aminocaproic acid. N Engl J Med, 1994, 330(25):1789–1790

[54] Young A. Closure of the nostrils in atrophic rhinitis. J Laryngol Otol, 1967, 81(5):515–524

[55] Gluckman JL, Portugal LG. Modified Young's procedure for refractory epistaxis due to hereditary hemorrhagic telangiectasia. Laryngoscope, 1994, 104(9):1174–1177

[56] Lund VJ, Howard DJ. Closure of the nasal cavities in the treatment of refractory hereditary haemorrhagic telangiectasia. J Laryngol Otol, 1997, 111(1):30–33

[57] Flieger D, Hainke S, Fischbach W. Dramatic improvement in hereditary hemorrhagic telangiectasia after treatment with the vascular endothelial growth factor (VEGF) antagonist bevacizumab. Ann Hematol, 2006, 85(9):631–632

[58] Mitchell A, Adams LA, MacQuillan G, et al. Bevacizumab reverses need for liver transplantation in hereditary hemorr-hagic telangiectasia. Liver Transpl, 2008, 14(2):210–213

[59] Bose P, Holter JL, Selby GB. Bevacizumab in hereditary hemorrhagic telangiectasia. N Engl J Med, 2009, 360(20):2143–2144

[60] Oosting S, Nagengast W, de Vries E. More on bevacizumab in hereditary hemorrhagic telangiectasia. N Engl J Med, 2009, 361(9):931

[61] Simonds J, Miller F, Mandel J, et al. The effect of beva-cizumab (Avastin) treatment on epistaxis in hereditary hemorrhagic telangiectasia. Laryngoscope, 2009, 119(5):988–992

[62] Kurstin R. Using thalidomide in a patient with epithelioid leiomyosarcoma and Osler-Weber-Rendu disease. Oncology (Williston Park), 2002, 16(1):21–24

[63] Lebrin F, Srun S, Raymond K, et al. Thalidomide stimulates vessel maturation and reduces epistaxis in individuals with hereditary hemorrhagic telangiectasia. Nat Med, 2010, 16(4):420–428

[64] de Gussem EM, Snijder RJ, Disch FJ, et al. The effect of N-acetylcysteine on epistaxis and quality of life in patients with HHT: a pilot study. Rhinology, 2009, 47(1):85–88

[65] Gallitelli M, Pasculli G, Fiore T, et al. Emergencies in hereditary haemorrhagic telangiectasia. QJM, 2006, 99(1):15–22

[66] Braak SJ, de Witt CA, Disch FJ, et al. Percutaneous emboli-zation on hereditary hemorrhagic telangiectasia patients with severe epistaxis. Rhinology, 2009, 47(2):166–171

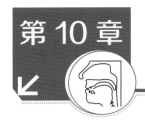

肌肉来源肿瘤

平滑肌瘤

定 义

（ICD-O code 8890/0）

平滑肌瘤是来源于平滑肌的良性肿瘤，可以有不同的分化程度。

病 因

鼻腔鼻窦鲜有平滑肌组织，虽然该种肿瘤可能起源于多能间充质干细胞，但其最有可能是来源于脉管系统的平滑肌。也有报道提出平滑肌肉瘤发生与放射治疗及环磷酰胺治疗有关[1,2]，但这一观点也缺乏明确的证据。同样，尽管文献中各种相互矛盾的结论都有，但也没有证据能证明平滑肌瘤会恶变为平滑肌肉瘤。

Fu 和 Perzin 报道 1 例平滑肌瘤和平滑肌肉瘤共存的情况[3]。Huang 及 Antonescu 报道了 12 例鼻腔鼻窦平滑肌瘤的临床病理和免疫组化分析，重点观察了肿瘤的范围、黏膜溃疡形成、细胞多形性、核异型性、细胞有丝分裂和坏死等组织学特点，以及其对相邻骨组织的破坏情况[4]。这引起了学术界的大讨论，学者们最终将平滑肌瘤分为 7 类，其中 2 类存在恶变风险，3 类是低级别的平滑肌肉瘤。最重要的一个临床特点是他们报道的 12 例患者全部经手术切除，1 例最终确诊为平滑肌肉瘤，并接受了放射治疗。随后平均 7 年多的随访，这 12 例患者均未见原位复发或转移。

别 名

血管肌瘤，血管平滑肌瘤，脉管平滑肌瘤，非血管平滑肌瘤等。

发病率

虽然头颈部平滑肌瘤并不少见，但却少有鼻腔、鼻窦来源的平滑肌瘤[4,5]。文献报道中以平滑肌肉瘤比平滑肌瘤多见，而且在女性中发病率较高，男女比例约为 1:3。与鼻腔鼻窦相比，平滑肌瘤以子宫和消化道较为常见。Enzinger 和 Weiss 报道了 7748 例平滑肌瘤，其中 95% 发生于女性生殖系统，3% 发生于皮肤，1.5% 发生于胃肠道[6]。作者处理的 1700 余例的鼻腔鼻窦肿瘤中有 3 例平滑肌瘤，且都发生于女性。

发病部位

平滑肌瘤在鼻腔和鼻窦中已有少数病例报道，其多来源于下鼻甲[4,5,7,-10]。牙槽突和硬腭可能也因肿瘤的扩张而进入鼻腔、鼻窦，这就说明了部分文献中报道的极少数病例中整个上颌骨都在肿瘤中的情况。作者报道的 3 例患者中，病变均出现在鼻腔外侧壁，或者中鼻甲（2 例），或者下甲损（1 例）。

诊 断

临床特征与影像学表现

文献报道中患者从儿童到中老年人都有（平均年龄 48 岁）。作者报道的患者发病年龄分别为 5 岁、41 岁和 55 岁。目前文献报道中常见症状主要有鼻塞、涕多、鼻衄，面部肿胀、疼痛、局部膨出等。主要的一点是因损害多在局部，且瘤体为灰白色或粉红色，一般多被认为是鼻腔息肉而切除以缓解鼻阻，这多见于肿瘤来源于单侧中鼻道的情况，此时则应多加注意。

肿瘤大小一般在 2cm 左右，也有报道瘤体大到 10cm 左右。无论肿瘤大到什么程度，一般仍呈息肉样，限于局部。

影像学上一般没有特殊表现，仅仅是术前影像学检查时提示单侧鼻腔肿物，且对周围结构没有明显侵犯。肿瘤一般来源于鼻甲。

组织学特征

显微镜下显示平滑肌瘤位于黏膜下层，表面有一层完整的呼吸道黏膜，该层黏膜可以因炎症而受影响。肿瘤一般常见不同程度的血管化、所以血管平滑肌瘤是最常见的类型，病变包含毛细血管、海绵状或静脉性血窦，伴有高分化的平滑肌细胞，该种细胞一般无异型性或仅有轻微异型性。可以清晰看到平滑肌细胞与血管壁相关，一般表现为纺锤形，呈纵形排列，在横截面上，周围被双极纤维状嗜酸性粒细胞环绕。在一些大的病变中，常可在共聚焦区见到黏蛋白变性、退化和透明样变等，但没有出现坏死和侵袭。在平滑肌瘤中基本观察不到有丝分裂，一般每高倍镜视野下小于 4 个有丝分裂。每 10 个高倍视野下发现大于 4 个有丝分裂的则可视为具有低级别的恶性潜能。如果每 10 个高倍视野下发现大于 10 个有丝分裂象的一般就可以确诊为平滑肌肉瘤。电镜下肌纤维呈现其特有的凝结状，免疫组化通常能显现肿瘤细胞中明显的肌间线蛋白。h-caldesmon 和波形蛋白可以确定其分化程度，KI67 一般小于 5%。

鉴别诊断

良性平滑肌瘤应与平滑肌肉瘤以及其他纺锤形细胞表现的肿瘤（如鼻腔鼻窦型球周皮细胞瘤）、周围神经鞘瘤、血管瘤和纤维肉瘤鉴别。

自然病程

平滑肌瘤可发展至非常大，并扩张到上颌窦、筛窦和蝶窦区域，但这仍可靠完全切除来治愈。手术时一定要全切，文献报道中复发概率仍很大，且复发一般都是因为不全切除造成的。

治　疗

这些病变平均大小为 2cm，通常位于鼻甲处，可以通过现代的鼻内镜技术切除。过去或在没有此技术的国家，鼻侧切或面中部掀翻术，可以提供很好的显露，实现肿瘤全切。肿瘤全切的重要性怎么强调都不为过，因为肿瘤复发的可能性较大，一旦复发，则需要更大范围的手术，比如颅面联合径路切除。对于一些年轻的患者或者是手术中担心切除不彻底的患者，必须长期随访，每年定期复查，如果有症状和体征提示有残余病变，必须进行恰当的影像学检查。

作者接诊过的最年轻的患者就生动地演示了治疗不彻底带来的后果。患者 5 岁时做了鼻腔“息肉”切除术，接着又在外院接受了 3 次鼻侧切开手术，最终在 1989 年患者 15 岁时接受了颅面联合径路手术，彻底清理了颅底及鼻骨的病变组织。之后她不得不接受了鼻部重建术，但令人欣慰的是到目前为止，她未再复发。

参考文献

[1] Lalwani AK, Kaplan MJ. Paranasal sinus leiomyosarcoma after cyclophosphamide and irradiation. Otolaryngol Head Neck Surg, 1990, 103(6):1039–1042
[2] Reich DS, Palmer CA, Peters GE. Ethmoid sinus leiomyosarcoma after cyclophosphamide treatment. Otolaryngol Head Neck Surg, 1995, 113(4):495–498
[3] Fu YS, Perzin KH. Nonepithelial tumors of the nasal cavity, paranasal sinuses, and nasopharynx: a clinicopathologic study. IV. Smooth muscle tumors (leiomyoma, leiomyosarcoma). Cancer, 1975, 35(5):1300–1308
[4] Huang HY, Antonescu CR. Sinonasal smooth muscle cell tumors: a clinicopathologic and immunohistochemical analysis of 12 cases with emphasis on the low-grade end of the spectrum. Arch Pathol Lab Med, 2003, 127(3):297–304
[5] Tsobanidou CH. Leiomyoma of the nasal cavity. Report of 2 cases and review of the literature. Oral Oncol Extra, 2006, 42: 255–257
[6] Enzinger F, Weiss P//Soft Tissue Tumours. 2nd ed. St Louis: Mosby, 1988:383–401
[7] Trott MS, Gewirtz A, Lavertu P, et al. Sinonasal leiomyomas. Otolaryngol Head Neck Surg, 1994, 111(5):660–664
[8] Llorente JL, Suárez C, Seco M, et al. Leiomyoma of the nasal septum: report of a case and review of the literature. J Laryngol Otol, 1996, 110(1):65–68
[9] Murono S, Ohmura T, Sugimori S, et al. Vascular leiomyoma with abundant adipose cells of the nasal cavity. Am J Otolaryngol, 1998, 19(1):50–53
[10] Vincenzi A, Rossi G, Monzani D, et al. Atypical (bizarre)

leiomyoma of the nasal cavity with prominent myxoid change. J Clin Pathol, 2002, 55(11):872–875

平滑肌肉瘤

定　义

（ICD–O code 8890/3）

平滑肌肉瘤是一种罕见的、间叶组织来源的恶性肿瘤。常见于子宫肌层、胃肠组织、腹膜后及皮肤。头颈部非常少见。

病　因

平滑肌肉瘤和其他少见的肉瘤类似，据报道常与早期放疗相关，少数发生于环磷酰胺治疗后。1990 年曾有文献报道 10 例患者[1]，这些患者在 6~40 年前曾接受过放疗，伴有或不伴有全身化疗。但作者一直以来在软组织肿瘤的文章中就指出相关报道的不确定性，因为现代免疫组化技术和基因技术的发展，这些肿瘤是否都是平滑肌肉瘤？已经有文献报道，在视网膜母细胞瘤的眼部放射治疗、纵隔和颈部的节细胞神经母细胞瘤的放射治疗以及骨盆区的 Wilms 肿瘤放射治疗后可以诱发肿瘤。Lalwani 和 Kaplan 报道的病例在对韦氏肉芽肿病进行放疗和环磷酰胺化疗后诱发了肿瘤，但是，他们的病例表现更类似 T 细胞淋巴瘤，所以不禁使人怀疑随后的病例是不是平滑肌肉瘤[1]。WHO 2005 年分类标准将放疗诱发的恶性肿瘤单独分为一类。

平滑肌肿瘤是头颈部极为少见的一类肿瘤，可能和头颈部平滑肌组织较少有关，最有可能的来源是动脉壁肌层，也有可能与其他内瘤类似，起源于多能间充质干细胞。头颈部原发的皮肤平滑肌肉瘤一般被认为来源于血管壁肌肉层或者竖毛肌。

发病率与发病部位

平滑肌肉瘤是头颈部成人多见的肿瘤，多发于 50 岁人群，无显著性别差异[2,3]。Kuruvilla[2] 等在全美军队病理研究所文档中的 602 例鼻窦来源恶性肿瘤中仅发现 9 例（1.5%）平滑肌肉瘤。

口腔平滑肌肉瘤多位于上颌骨和下颌骨，文献报道中约 70% 的肿瘤起源于下颌，也有部分来源于舌体、软腭、硬腭、口底、口腔黏膜、牙龈和上唇。来源于软硬、硬腭和上颌骨的肿瘤远期可能影响鼻腔和鼻窦，因此可能会对文献报道的鼻腔来源的肿瘤的发病率数据统计造成影响[4,5]。皮肤处的平滑肌肉瘤在头颈部也不少见，通常多见于老年男性，症状也各不相同，从小斑块或结节到巨大的伴有溃疡的肿物，此时可能侵犯鼻腔和下方的鼻窦[6]。

作者曾经处理过 5 例平滑肌肉瘤，早期的 2 例患者就表现为上颌窦和口腔的广泛浸润。近期处理的 3 例患者的病变侵袭了筛窦和鼻腔。

诊断特征

临床特征

鼻腔鼻窦平滑肌肉瘤与其相对应的良性肿瘤的发病年龄相差不大，文献报道一般为 18~75 岁（平均年龄 52 岁），也无明显性别差异。作者报道的病例中有 2 例男性，3 例女性，年龄分别为 47 岁、73 岁、38 岁、39 岁和 54 岁。病变损害主要表现为单侧鼻阻和鼻衄，有些晚期症状和肿瘤的发病部位以及肿瘤的侵袭部位相关，包括脸部肿胀和疼痛，以及口腔和眼部的症状和体征[2]。

体格检查时可见鼻腔内的肿瘤，且多被描述成息肉状、结节状，或是巨大的不能与其他病变区分的肿物。肿瘤质地多样，有些质软、凝胶状，或者质硬、橡胶状，剖面亦有灰白或黄褐色等。有时能看到坏死区域，很明显这些变化类似于其他肉瘤，与病变的分级相关。

影像学表现

Tanaka、Westesson 和 Wilbur 于 1998 年在他们的病例里回顾了上颌窦来源的平滑肌肉瘤的影像学特点[7]。

他们回顾了之前 38 篇文献中报道的口腔和鼻窦来源的 9 例平滑肌肉瘤的 CT 影像学特点。

6 例患者明显表现为骨质破坏，没有其他突出的特点。他们注意到平滑肌肉瘤的 MRI 表现为 T1W 中等信号，注射造影剂后中等强化，而在 T2W 上为中或高信号。这些表现均是非特异性的，另外，影像学中密度不均的地方通常反映在出血和坏死区，且不表现为增强。影像学在本病中的最大价值与在其他肉瘤中一样，可以准确判断肿瘤的大小和范围，同时可以判断对骨质的侵蚀程度（图 10.1）。

组织学特征与鉴别诊断

与其他少见的肉瘤一样，迅速增多的有关平滑肌肉瘤复杂的诊断问题的文献报道，这完美地诠释了对于这一疾病的不断了解，尽管新近的平滑肌肉瘤的细胞遗传学方面的研究表现出复杂的基因变异，但迄今还未发现肉瘤的典型变异 [8,9]。平滑肌肉瘤的分级不同，侵袭性

不同，但与对表皮或者腺体的侵袭相比，肿瘤对骨和软骨的侵袭尤其常见。肿瘤一般是多细胞的，但是坏死和出血可以减轻这种表象。肿瘤通常包括直角交叉束的纺锤形的被拉长的成束细胞，深染的分成小叶的或独立的细胞核，细胞核较为圆钝（所谓的雪茄影）。不同的肿瘤细胞形态将出现不同的表现，如表现为栅栏样散布以及所谓的血管上皮瘤的状态，这就给肿瘤分化诊断带来了难度。2003 年 Huang 和 Antonescu 在他们综述的 12 例鼻腔平滑肌肿瘤中描述了肿瘤细胞的典型及非典型的不同程度的有丝分裂情况 [10]。他们参照深部组织的平滑肌肿瘤分类指南，用每 10 个高倍视野下的超过 4 个有丝分裂象来区分平滑肌瘤和有恶变潜能的中间型病变，而后者其实已经属于肉瘤。后一组超过 10 个高倍镜视野 4 个有丝分裂象，很明

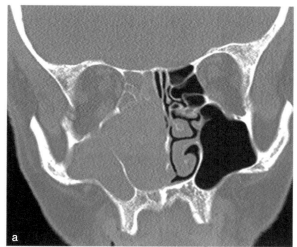
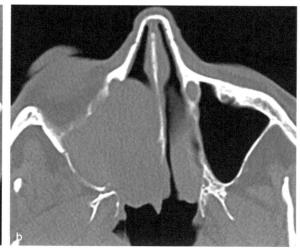
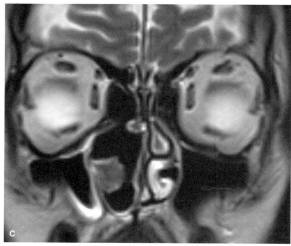

图 10.1a~c　a. 鼻窦冠状位 CT 显示右侧鼻腔和上颌窦密度增高，鼻腔外侧壁部分破坏。b. 同一患者的周围 CT。c. 冠状位 MRI 扫描显示患者在放化疗和鼻窦内镜手术后，下鼻甲仍有部分肿瘤残留

显已经属于低级别肉瘤。与此相比，Kuruvilla等认为鼻腔平滑肌肉瘤唯一一个重要预测因素就是引起症状时的侵袭范围，而非组织学分级[2]。Huang 和 Antonescu[10] 指出在鼻腔鼻窦平滑肌肿瘤的临床行为学方面，组织学分级仍有重要作用，他们报道的 3 例鼻腔平滑肌肉瘤患者中有 2 例已经广泛侵袭双侧鼻腔和鼻窦，在仅仅进行手术切除之后没有复发。这篇报道为软组织来源肉瘤的分级提供了借鉴，这可以帮助我们预测肿瘤的临床侵袭性。

但不幸的是，平滑肌肉瘤组织学上的表现变化多样且不太常见；细胞可以集中在某处，也可广泛播散，给诊断带来极大困难。不同的细胞间隔可能有不同的判断，如像实性肿瘤一样的细胞排列：破骨细胞样巨细胞，这会误以为是巨细胞恶性纤维组织细胞瘤。平滑肌肉瘤会有黏液样变性，偶尔会表现出肉瘤中骨肉瘤和软骨肉瘤的特点。

免疫组化特征

免疫组化对这类少见的肿瘤一直是不可或缺的检查，检查中可见大量波形蛋白和肌动蛋白强表达（这类蛋白在平滑肌等肌肉组织中有特异性），还可见 desmin 肌间线蛋白（虽然变异较大，但多数病例中可见）、calponin 钙蛋白酶、h-caldesmon 以及平滑肌肌球蛋白的表达。通常情况下，大多数病理学家更期望看到最少两个肌原性标记物同时出现，以支持诊断。这与恶性纤维组织细胞瘤（多形性肉瘤）的分化密切相关，因为其肌原性标记物存在标记减弱的情况。一般而言，平滑肌肉瘤不表达角蛋白标记物，但是在少数病例中角蛋白标记物会集中表达，这类肉瘤远期损害会重些。电子显微镜下可见平滑肌细胞的多种形态，如纵向排列的肌丝，以及密集的胞体、细胞连接带、胞吞囊泡和基底层。但有些不同的病例中却见不到平滑肌细胞。前面讲过，细胞基因组学的研究表明肿瘤的基因组有变化，但还没有明显的异常表现。平滑肌肉瘤的鉴别诊断较为困难，这其中包括

了恶性纤维组织细胞瘤（多形性肉瘤）、鼻腔血管外皮细胞瘤、恶性外周神经鞘膜瘤、梭形细胞黑色素瘤、梭形细胞肉瘤、黏液纤维肉瘤、单相纤维型滑膜肉瘤、肌上皮瘤。文后的参考文献中列出了对鉴别诊断较为广泛的参考和建议[11-18]。

治疗

在阅读有关治疗细节和预后的文献时，作者注意到病例中的复发情况较少见，而且在较早的一些文献中对于组织学诊断是缺乏准确性的。1990 年以来的文献报道中普遍认为，能达到较好预后的方法就是在对肿瘤的根治性切除，术式可以不同，但目的就是达到全切。作者的经验主要集中于近 30 年来在颅面联合手术方面，平滑肌肉瘤的复发主要集中在眼眶、颅底、前颅窝和翼腭窝。Ulrich 等[3] 在 2005 年的综述中指出局部复发是患者主要的死亡原因，特别是一些低级别的肿瘤，平滑肌肉瘤的复发概率一般小于 30%，远处转移率在 8% 左右。大多数复发的病例都是在术后 2 年左右被发现，因此这更倾向于肿瘤残留而引起。患者多因为复发而死亡，而并非肿瘤的远处转移。当然这很明显和报道中低级别或高级别肿瘤所占的比例有关，但在鼻腔鼻窦平滑肌肉瘤的报道中只占较少的一部分。Huang 和 Antonescu 的文献评论指出，大多数文献作者认为鼻腔鼻窦平滑肌肉瘤较差的愈后主要是因为肿瘤范围较大，侵袭鼻腔外组织，特别是颅底和眼眶、翼腭窝等[10]。

普遍认为平滑肌肉瘤对放射治疗不敏感，因此放疗仅仅用作基础或是辅助治疗；近年来，放疗和化疗被作为一种保守治疗来应用。但是，Fusconi 等报道了 1 例 1995 年治疗的 57 岁复发的女性患者，其手术方式是 Caldwell-Luc+ 腭开窗术[19]（这一般被认为是不恰当的术式）。该患者术后 6 个月即复发，之后开始异环磷酰胺、表柔比星、氮烯唑胺和阿霉素的 3 种方案的化疗。之后接受了 2 个月的放疗，文献中未说明

放射剂量等细节。治疗后 4 年患者的肿瘤大部分消失，且体检及大范围影像学检查（排除转移）未见明显异常。他们在妇科医学领域中做了报道，该领域对化疗的效果仍然存在争议，且美国妇产科肿瘤学组已认识到了异环磷酰胺和美司钠在治疗晚期和复发的子宫肉瘤中的有效性，尽管上述患者在四联疗法化疗后效果理想，但专业组还是不能因这 1 例病例而给出同意或不同意该方法的意见。从别的肿瘤治疗原则中可知，希望化疗的进展最终可以帮助治疗这种少见且多变的肉瘤。

在作者报道的病例中，20 世纪 80 年代的 2 例晚期患者均做了上颌骨切除和眶内容物摘除，1 例术后随访 5 年没有复发，另 1 例在术后 4 个月因为肿瘤扩散而死亡。另外在 2002—2008 年报道的 3 例患者（年龄分别为 38 岁、39 岁和 73 岁）中，有 2 例患者在内镜下进行了广泛的病变切除，之后进行了放化疗，另 1 例进行了颅面联合径路手术切除。这 3 例患者目前都健在，都遵医嘱定期进行影像学和鼻内镜检查。

参考文献

[1] Lalwani AK, Kaplan MJ. Paranasal sinus leiomyosarcoma after cyclophosphamide and irradiation. Otolaryngol Head Neck Surg, 1990, 103(6):1039–1042

[2] Kuruvilla A, Wenig BM, Humphrey DM, et al. Leiomyo-sarcoma of the sinonasal tract. A clinicopathologic study of nine cases. Arch Otolaryngol Head Neck Surg, 1990, 116(11): 1278–1286

[3] Ulrich CT, Feiz-Erfan I, Spetzler RF, et al. Sinonasal leiomyosarcoma: review of literature and case report. Laryngoscope, 2005, 115(12):2242–2248

[4] Wertheimer-Hatch L, Hatch GF III, HatchB S KF, et al. Tumors of the oral cavity and pharynx. World J Surg, 2000, 24(4):395–400

[5] Vilos GA, Rapidis AD, Lagogiannis GD, et al. Leiomyosarcomas of the oral tissues: clinicopathologic analysis of 50 cases. J Oral Maxillofac Surg, 2005, 63(10):1461–1477

[6] Kaddu S, Beham A, Cerroni L, et al. Cutaneous leiomyo-sarcoma. Am J Surg Pathol, 1997, 21(9):979–987

[7] Tanaka H, Westesson PL, Wilbur DC. Leiomyosarcoma of the maxillary sinus: CT and MRI fidings. Br J Radiol, 1998, 71(842):221–224

[8] El-Rifai W, Sarlomo-Rikala M, Knuutila S, et al. DNA copy number changes in development and progression in leiomyosarcomas of soft tissues. Am J Pathol, 1998, 153(3):985–990

[9] Mandahl N, Fletcher CD, Dal Cin P, et al. Comparative cytogenetic study of spindle cell and pleomorphic leiomyosarcomas of soft tissues: a report from the CHAMP Study Group. Cancer Genet Cytogenet, 2000, 116(1):66–73

[10] Huang HY, Antonescu CR. Sinonasal smooth muscle cell tumors: a clinicopathologic and immunohistochemical analysis of 12 cases with emphasis on the low-grade end of the spectrum. Arch Pathol Lab Med, 2003, 127(3):297–304

[11] Cavazzana AO, Schmidt D, Ninfo V, et al. Spindle cell rhabdomyosarcoma. A prognostically favorable variant of rhabdomyosarcoma. Am J Surg Pathol, 1992, 16(3):229–235

[12] Nakhleh R, Zarbo R, Ewing S, et al. Myogenic diffrentiation in spindle cell (sarcomatoid) carcinomas of the upper aero digestive tract. Appl Immunohistochem, 1993, 1:58–68

[13] Mentzel T, Dry S, Katenkamp D, et al. Low-grade myofiroblastic sarcoma: analysis of 18 cases in the spectrum of myofiroblastic tumors. Am J Surg Pathol, 1998, 22(10): 1228–1238

[14] Coff C, Fletcher J. Inflmmatory myofiroblastic tumour// Fletcher CDM, Unni K, Mertens F, eds. Tumours of the Soft Tissue and Bone. Lyon: IARC Press, 2002: 91–93

[15] Fisher C, Montgomery E, Healy V. Calponin and h-caldesmon expression in synovial sarcoma; the use of calponin in diagnois. Histopathology, 2003, 42(6):588–593

[16] Hornick JL, Fletcher CD. Myoepithelial tumors of soft tissue: a clinicopathologic and immunohistochemical study of 101 cases with evaluation of prognostic parameters. Am J Surg Pathol, 2003, 27(9):1183–1196

[17] Cardesa A, Zidar N. Spindle cell carcinoma//Barnes L, Eveson J, Reichart P, et al, eds.World health Organization Classifiation of Tumours. Pathology and Genetics of Head and Neck Tumours. Lyon: IARC Press, 2005:127–128

[18] Miettinen M, Fetsch JF. Evaluation of biological potential of smooth muscle tumours. Histopathology, 2006, 48(1):97–105

[19] Fusconi M, Magliulo G, Della Rocca C, et al. Leiomyosarcoma of the sinonasal tract: a case report and literature review. Am J Otolaryngol, 2002, 23(2):108–111

横纹肌瘤

定　义

（ICD–O code 8904/0）

横纹肌瘤是原发于间叶组织的良性肿瘤，由骨骼肌分化而来。

发病部位与发病率

横纹肌瘤是一类比较少见的肿瘤，占骨骼

肌肿瘤的不足 2%。肿瘤好发于头颈部，且可见于任何年龄，可由它们不同的组织学类型来区分（而不是由患者的年龄）分为婴幼儿、青少年及成人型，其中婴幼儿及青少年亚型是年轻患者中的多见类型。将这些定义为心肌外横纹肌瘤，以区别于心肌来源的横纹肌瘤。这类少见的肿瘤主要发生于头颈部皮肤组织、口腔和咽喉。肿瘤也偶尔发生于鼻咽部以及鼻部皮肤[1-5]。

诊断特征

临床与组织学特征

肿瘤对侵袭区的损害属于非特异性的，一般病史都较长。横纹肌瘤的组织学表现各不相同，但它的 3 个亚型均表现骨骼肌来源的肿瘤标志物，如肌间线蛋白、肌球素、肌肉特异性肌动蛋白。肌间线蛋白表达一般较强。婴幼儿横纹肌瘤一般需与胚胎横纹肌肉瘤相鉴别。因为没有明显的浸润，且没有有丝分裂、坏死和细胞的多形性，所以辨认出成熟的肌肉细胞即可确定为横纹肌瘤。

治疗与预后

保守治疗的总原则下，手术时应该全切，而且对于少部分的成人型肿瘤（因为可能是多发性的）则需要同期或分期手术切除。这也许能解释为什么肿瘤会在术后的几个月或几年复发。目前还没有恶变的病例报道。

参考文献

[1] Di Sant'Agnese PA, Knowles DM II. Extracardiac rhabdomyoma: a clinicopathologic study and review of the literature. Cancer, 1980, 46(4):780–789

[2] Gale N, Rott T, Kambic V. Nasopharyngeal rhabdomyoma. Report of case (light and electron microscopic studies) and review of the literature. Pathol Res Pract, 1984, 178(5):454–460

[3] Kapadia SB, Meis JM, Frisman DM, et al. Adult rhabdomyoma of the head and neck: a clinicopathologic and immunophenotypic study. Hum Pathol, 1993, 24(6):608–617

[4] Kapadia SB, Meis JM, Frisman DM, et al. Fetal rhabdomyoma of the head and neck: a clinicopathologic and immunophenotypic study of 24 cases. Hum Pathol, 1993, 24(7):754–765

[5] Hansen T, Katenkamp D. Rhabdomyoma of the head and neck: morphology and diffrential diagnosis. Virchows Arch, 2005, 447(5):849–854

横纹肌肉瘤

定 义

横纹肌肉瘤是一种由可分化为肌肉组织的原始间叶组织来源的恶性肿瘤。可能是胚胎期骨骼肌的卫星细胞起源的。

病 因

横纹肌肉瘤可大致分为 3 个亚型：胚胎型、腺泡型和多形型。胚胎型横纹肌肉瘤一般被认为是基因杂合性缺失或染色体短臂 11p15 区特殊位点的缺失。这种细胞遗传学的异常也多见于幼儿期的其他恶性肿瘤，肝母细胞瘤和肾母细胞瘤[1]。

别 名

肌肉瘤、胚胎肉瘤、恶性横纹肌瘤，横纹肌肉瘤、成横纹肌细胞瘤和葡萄状肉瘤都曾被使用。

发病部位与发病率

横纹肌肉瘤占了成人软组织肉瘤的 2%~5%，但在儿童软组织肉瘤中却占了约 60%，而且横纹肌肉瘤中约 35% 起源于头颈部区域[2]。

儿童患者中胚胎型的横纹肌肉瘤比较多见，腺泡型多见于成人，多形型则较为少见[3,4]。从不同类型的横纹肌肉瘤中得出的各种亚型的数据提示，约 20% 的头颈部横纹肌肉瘤发生于鼻腔、咽喉和鼻窦[5]。鼻咽部被侵袭的病变多于鼻窦，成人横纹肌肉瘤则多侵犯上颌窦和筛窦，其中又以筛窦多见。Nayar 等于 1993 年报道的 26 例患者中发病部位以筛窦最多，其次是上颌窦[6]。

作者处理的 26 例患者中，8 例起源于眼眶，另有 5 例是因为眶周鼻窦的肿瘤侵袭了眼眶。起源于鼻窦的肿瘤中有 9 例一开始就侵袭了上颌窦和筛窦，5 例局限于筛窦，1 例局限于上颌窦，3 例局限于鼻腔。有 3 例出现了远处转移。

诊断特征

临床特征

因为肿瘤的快速增长以及较长的病程，特别是侵袭性强的肿瘤，鼻腔鼻窦平滑肌肉瘤可表现多种症状，如鼻阻、鼻衄、疼痛、面部肿胀、感觉异常、眼球突出、头痛、牙痛、视力下降和分泌性中耳炎引起的听力下降等。儿童中的大部分病例发生于 1~15 岁。约 10% 的患者于 15~25 岁发病[7]。大于 30 岁的成人中很少发生横纹肌肉瘤。作者分析的患者中，男女发病率接近（1.2:1），发病年龄从 4 岁至 70 岁不等（平均年龄 26.8 岁），约 46% 的患者在 20 岁甚至更早即发病（图 10.2a）。

鼻窦区域的横纹肌肉瘤常常侵犯临近的眼眶、颅底和翼突上颌区。横纹肌肉瘤是儿童最常见的眶区恶性肿瘤，肿瘤可能向内侧侵犯鼻腔而引起鼻阻和鼻出血，作者的病例中有 8 例表现如此。大部分眼部横纹肌肉瘤来源于眼眶软组织，也有球结膜、眼睑和眼色素层来源的[8]。

据研究分析，大多数成人鼻腔鼻窦和鼻咽部横纹肌肉瘤一般都为 III 期或者 IV 期[7]。

约 40% 的肿瘤会转移至淋巴结、骨和肺组织。不幸的是，肿瘤还可转移至骨髓和软组织，肝脏和脑也可受侵犯，但这些转移都不多见[6]。

影像学表现

Hoon Lee 等回顾了 11 例成人横纹肌肉瘤的影像学资料，发现界限不清但均匀一致的肿物，右 CT 及 MRI 可见破坏周围骨质[9]。肿瘤在 CT 中与周围的肌肉组织强化类似，在作者的 4 例患者中表现出一些强化不均的情况。MRI 中表现为 T1W 中等信号，T2W 高信号（图 10.2b 和图 10.3a~d）。Hagiwara 等报道了 9 例 6~53 岁的患者的横纹肌肉瘤的 CT 和 MRI 影像。仅有 3 例患者肿瘤起源于鼻窦[10]；其他患者起源于颊部、软腭、眼眶、胸骨锁骨肌和咽旁间隙。4 例患者的肿瘤 MRI 表现为环形增强的葡萄串珠样。这个征象之前还没有被报道过，他们猜测这反

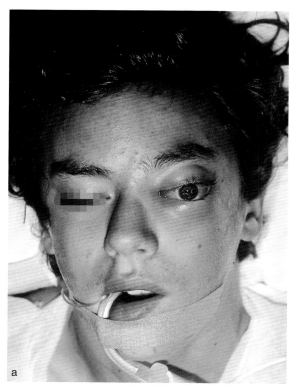
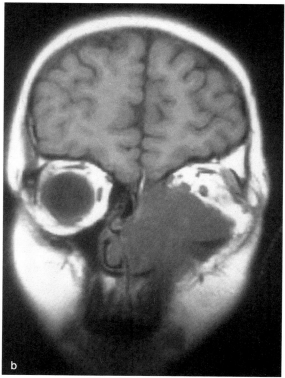

图 10.2a,b　a. 一位胚胎横纹肌肉瘤患者术前照片，病变侵犯左侧上颌窦，并使眼球突出。b. 这位患者的冠状位 MRI 显示（T1 加权像钆增强）肿瘤充满左上颌窦并突入眼眶

映了肿瘤的浅层围绕黏液基质，形成了串珠样改变。不幸的是，在增强 MRI 和病理样本中难以进行一对一的比较，因为后者标本更小，而且这些征象仅出现在 3 例不满 15 岁的患者中。

组织学特征

胚胎型横纹肌肉瘤

该型是头颈部常见横纹肌肉瘤的类型，一般出现在纺锤形细胞周围，且核多深染。圆形

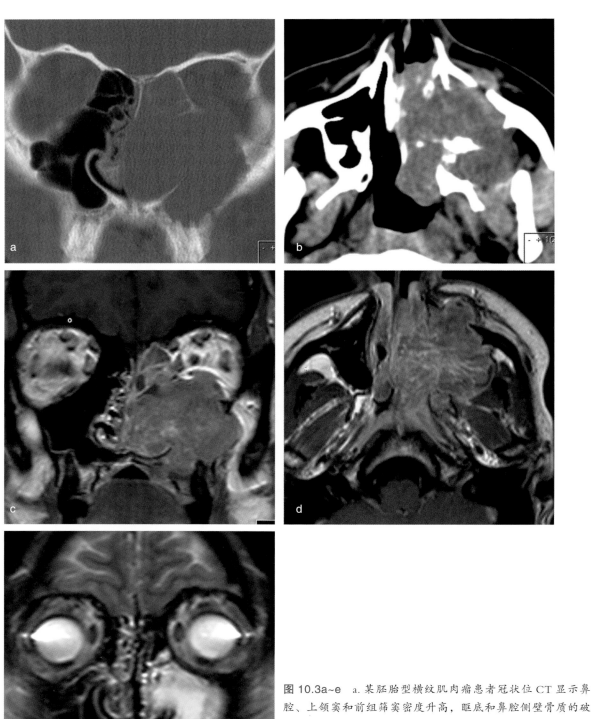

图 10.3a~e　a. 某胚胎型横纹肌肉瘤患者冠状位 CT 显示鼻腔、上颌窦和前组筛窦密度升高，眶底和鼻腔侧壁骨质的破坏。b. 同一患者的轴位 CT 显示上颌窦前壁和后壁骨质的破坏。c. 冠状位 MRI 清晰显示该患者软组织损害。d. 该患者轴位 MRI。e. 患者放化疗后 15 个月的冠状位 MRI 显示肿瘤消失，上颌窦炎症反应控制，且经鼻内镜手术确认

的分化的细胞类似于在胚芽肌肉中所见的横纹肌母细胞。这都是最原始的细胞，也可以是纺锤形的。较大的横纹肌母细胞中可见嗜酸性粒细胞胞质，但是横纹常常较难辨认。这些在不同数量的病例中均有报道，基本达到所报道的病例的 1/3。化疗后进一步分化，带状的细胞和横纹可能会变得明显些。胚胎横纹肌肉瘤的基质可以多种多样，如黏液性、纤维性等。

葡萄串珠样横纹肌肉瘤

该型与胚胎肉瘤不同，因为肿瘤一般含大量黏液基质，如葡萄样息肉状生长模式和一个生长层。

腺泡型横纹肌肉瘤

该型通常表现为肌纤维被隔膜分隔为小到中等的片区，围绕的核深染的肿瘤细胞和少量的嗜酸性粒细胞胞质。经常可观察到多核巨细胞的核在细胞周边聚集重叠的现象。镜下可见细胞成片生长的现象，且没有隔膜，同时可见到腺泡和胚胎状同时存在。

多形型横纹肌肉瘤

该型多见于成人，占横纹肌肉瘤的不足 5%，在鼻腔肿瘤中极为少见。

免疫组化特征

免疫组化检测在横纹肌肉瘤的诊断方面是不可替代的。一般检测肌肉特异性的肌动蛋白、肌间线蛋白和骨骼肌核特异性的肌调节蛋白，包括 MyoD1 和成肌素。Morotti 等对 956 例患者进行了检测，MyoD1 和成肌素均具有特异性，且阳性率达到 97%，特异性也很高[11]。

电子显微镜一般显示骨骼肌不同程度的分化。

作者报道的 26 例患者中胚胎型横纹肌肉瘤占 61%（16 例），腺泡型占 23%（6 例），多形型占 16%（4 例）。

鉴别诊断

需要与横纹肌肉瘤进行鉴别诊断的疾病较多，且容易鉴别错误，但是免疫组化检测可提高诊断的准确性。鉴别诊断包括其他表现出"杆状特点"和小圆细胞的肿瘤。一般囊括了肉瘤、

癌和恶性黑色素瘤。肾外的横纹肌样瘤是婴幼儿常见的头颈部恶性肿瘤，此时骨骼肌特异蛋白标记物和肌间线蛋白均为阴性，但是却常常表达神经标记物和角蛋白。胎儿的横纹肌瘤和成人横纹肌瘤有时可表现为横纹肌肉瘤的特点，前者通常不表现非典型的细胞形态改变、有丝分裂征象或者是坏死。但横纹却轻易可见。

鼻腔息肉一般含有多形性的组织细胞和成纤维细胞而表现为特殊的多囊性，因为葡萄串珠样的横纹肌肉瘤在显微镜下可与良性息肉轻易区分，所以非典型的息肉虽然是良性的，有时可被误认为是肉瘤。另外，息肉缺少 cambian 层，通常有大量炎性细胞、嗜酸性粒细胞、浆细胞和中性粒细胞，且他们的组织细胞标记物均为阳性，例如 CD68 和 CD163[12]。

许多小圆细胞肿瘤，特别是淋巴瘤、嗅母细胞瘤、鼻咽癌、恶性黑色素瘤和尤因肉瘤也都可发生于头颈部；但是它们通常可被其特殊的细胞学表型和生长模式所辨别，这些肿瘤经常可因为在某些特定的形式表现接近而被误判。免疫组化和细胞遗传学可以帮助这些疾病来分类，且在确定不同的治疗方法时是很有必要的，比如对于嗅神经母细胞瘤、淋巴瘤和横纹肌肉瘤、淋巴上皮癌和恶性黑色素瘤的治疗等。过去，一个低分化的恶性黑色素瘤，在没有黑色素表现时，容易和老年患者的横纹肌肉瘤混淆。现在免疫组化则可通过多种仅表达于恶性黑色素瘤的黑色素细胞的标记物来轻易区分这两种肿瘤。

其他软组织肿瘤，如平滑肌肉瘤和恶性纤维组织细胞瘤则易与成人纺锤形细胞型横纹肌肉瘤所混淆，但其实这都是极少见的肿瘤。这些免疫组化的细节详见相应的章节。

治疗与预后

横纹肌肉瘤的治疗，特别是对于儿童的治疗自 20 世纪 80 年代以来有了很大变化。Fu 和 Perzin 在文献中报道的 16 例横纹肌肉瘤中，有 14 例儿童及 2 例成人患者，病变侵及鼻腔、鼻

窦和鼻咽部[13]。病变按不同的情况行局部切除术。有 9 例患者接受不同剂量的长春新碱、放射菌素 D、氨甲蝶呤或者环磷酰胺治疗。其中 11 例患者在确诊 2 年后死亡，仅 3 例生存超过 5 年，还有 1 例患者在 7 年后因为广泛转移而死亡。这些患者以及早期的一些病例研究都仅仅使用单一化疗模式，其 5 年存活率为 8%~20%[13-14]。对于三联疗法（化疗、放疗和手术）患者的随访，提示患者无瘤存活率已超过 70%。

肿瘤的预后因素多年来一直存在争议，但是业界一致认为患者的年龄、肿瘤大小和分期、部位、组织学特点以及肿瘤转移才是最重要的预后因素。一些年轻患者以及头颈部肿瘤的患者相比于成人患者预后更佳。而头颈肿瘤中眼眶部肿瘤预后最佳。

肿瘤分期有两种，一种是临床分期（IRSV）[15]，另一种是病理学分期（IRSG）[16]。近来一篇质量较佳的日本综述中，报道了 1991—2002 年纳入的 331 例患者[17]，其中低风险组 80% 的患者及高风险组 38% 的患者在随访 10 年时存活。儿童患者存活率较高，而成人患者则相对较低。儿童的葡萄串珠样及梭形细胞的横纹肌肉瘤预后较佳[16]。相反，成人无论是不同的梭形横纹肌肉瘤，还是其他类型的横纹肌肉瘤，预后与肿瘤形态学均无关[18]。

手术治疗

三联治疗对于肿瘤预后的改善有着潜在的作用，因此越来越多的肿瘤学家都认为目前手术目的仅为活检取材或者减瘤。同样，对于化疗和 IMRT 的认识，已经将放疗化疗的范围明显拓宽。这也就忽视了现代颅颌面手术的作用。如面中部掀翻和双侧冠状切开可以彻底切除化疗不能解决的残留的横纹肌肉瘤。鼻腔和眼眶残留的病变可通过上述切口完全切除，且并发症较小。不是穷尽了其他选择，没有一个人将建议对一个儿童使用眶全切术，但是如果在最初治疗后仍有病变残留，眶切除术是一个快速有效的办法，条件是全切眶尖肿瘤，利用现代的骨结合种植体技术，好的眶植入体可以为儿童患者提供一个优秀的美学修复标准。因为此时肿瘤容易向后沿着眶尖侵犯进入颅内，让情况变得更糟且无法治愈。对于处理此类潜在致死性疾病，相关治疗的内科和外科医生进行多学科讨论非常有必要。

作者的同行们收集了超过近 40 年的资料，结果显示了横纹肌肉瘤治疗中的演变过程，可看出放化疗作为最初治疗的增长趋势（表 10.1）。但是仍有 2/3 的患者需要手术根治，5 例采用了颅面联合手术，眶内容摘除（单独进行或是联合颅面手术同时进行），或上颌骨切除（5 例）。另一个将来可能很有价值的路径就是放化疗后在广角内镜下的切除手术，这种术式不但精确且并发症少（图 10.3e）。

作者的数据统计缺少细节方面的分析，在作者的报道中，有 10 例存活的患者在 6~13 个月（平均 4.6 年）中没有病变发生，6 例因肿瘤而死亡（2~47 个月），2 例因为中途发生的其他疾病而死亡，另外 7 例因为来自国外而失访。

表 10.1　横纹肌肉瘤：个体病例资料[a]

治疗	例数	年龄（年）		男：女	CFR	Maxill	ESS	Orbit	未手术
		范围	平均值						
	26	4~70	26.8	1.2：1	5	5	2	7	9
放射治疗	2					1		1	
化学治疗	1							1	
化疗 + 放疗	19								9

CFR：颅面联合手术；ESS：鼻内镜鼻窦手术；Maxill：上颌骨切除；Orbit：眶内容摘除

a 某些病例中有联合治疗

■ 关键点

·横纹肌肉瘤尽管在鼻腔和鼻窦少见，但也是儿童头颈部常见的恶性肿瘤之一，多数会侵袭眼眶。

·儿童中多见胚胎型横纹肌肉瘤，成人多见腺泡型。

·通过三联疗法（化疗、放疗和手术）可以显著提高患者的存活率。

参考文献

[1] Parham DM, Ellison DA. Rhabdomyosarcomas inadults and children: an update. Arch Pathol Lab Med, 2006, 130(10): 1454–1465

[2] Pappo AS, Meza JL, Donaldson SS, et al. Treatment of localized nonorbital, nonparameningeal head and neck rhabdomyosarcoma: lessons learned from intergroup rhabdomyosarcoma studies III and IV. J Clin Oncol, 2003, 21(4):638–645

[3] Furlong MA, Fanburg-Smith JC. Pleomorphic rhabdomyosarcoma in children: four cases in the pediatric age group.Ann Diagn Pathol, 2001, 5(4):199–206

[4] Furlong MA, Mentzel T, Fanburg-Smith JC. Pleomorphicrhabdomyosarcoma in adults: a clinicopathologic studyof 38 cases with emphasis on morphologic variants and recent skeletal muscle-specifi markers. Mod Pathol, 2001, 14(6):595–603

[5] Weiss S, Goldblum J. //Enzinger and Weiss's Soft Tissue Tumors. 4th ed. St Louis: Mosby, 2001

[6] Nayar RC, Prudhomme F, Parise O Jr, et al. Rhabdomyosarcoma of the head and neck in adults: a study of 26 patients. Laryngoscope, 1993, 103(12):1362–1366

[7] Crist W, Gehan EA, Ragab AH, et al. The Third Intergroup Rhabdomyosarcoma Study. J Clin Oncol, 1995, 13(3):610–630

[8] Sheilds C, Sheilds J, Honavar S, et al. Primary ophthalmic rhabdomyosarcoma in thirty-three patients. Trans Am Ophthalmol Soc, 2001, 99:133–143

[9] Lee JH, Lee MS, Lee BH, et al. Rhabdomyosarcoma of the head and neck in adults: MR and CT fidings. AJNR Am J Neuroradiol, 1996, 17(10):1923–1928

[10] Hagiwara A, Inoue Y, Nakayama T, et al. The 'botryoid sign':a characteristic feature of rhabdomyosarcomas in the head and neck. Neuroradiology, 2001, 43(4):331–335

[11] Morotti RA, Nicol KK, Parham DM, et al; Children's Oncology Group. An immunohistochemical algorithm to facilitate diagnosis and subtyping of rhabdomyosarcoma: the Children's Oncology Group experience. Am J Surg Pathol, 2006, 30(8):962–968

[12] Nakayama M, Wenig BM, Heffer DK. Atypical stromal cells in inflmmatory nasal polyps: immunohistochemical and ultrastructural analysis in defiing histogenesis. Laryngoscope, 1995, 105(2):127–134

[13] Fu Y-S, Perzin KH. Nonepithelial tumors of the nasal cavity paranasal sinuses, and nasopharynx: a clinicopathologic study. V. Skeletal muscle tumors (rhabdomyoma and rhabdomyosarcoma). Cancer, 1976, 37(1):364–376

[14] Meza JL, Anderson J, PappoAS, et al;Children's Oncology Group. Analysis of prognostic factors in patients with nonmetastatic rhabdomyosarcoma treated on intergroup rhabdomyosarcoma studies III and IV: the Children's Oncology Group. J Clin Oncol, 2006, 24(24):3844–3851

[15] Raney RB, Anderson JR, Barr FG, et al. Rhabdomyosarcoma and undiffrentiated sarcoma in the fist two decades of life: a selective review of intergroup rhabdomyosarcoma study group experience and rationale for Intergroup Rhabdomyosarcoma Study V. J Pediatr Hematol Oncol, 2001, 23(4):215–220

[16] Asmar L, Gehan EA, Newton WA, et al. Agreement among and within groups of pathologists in the classifiation of rhabdomyosarcoma and related childhood sarcomas. Report of an international study of four pathology classifiations. Cancer, 1994, 74(9):2579–2588

[17] Hosoi H, Teramukai S, Matsumoto Y, et al. A review of 331 rhabdomyosarcoma cases in patients treated between 1991 and 2002 in Japan. Int J Clin Oncol, 2007, 12(2):137–145

[18] Rubin BP, Hasserjian RP, Singer S, et al. Spindle cell rhabdomyosarcoma (so-called) in adults: report of two cases with emphasis on diffrential diagnosis. Am J Surg Pathol, 1998, 22(4):459–464

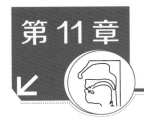

第11章

软骨源性肿瘤

许多软骨源性肿瘤能发生在这个部位，表现为广泛的组织侵犯。然而，全部的软骨源性肿瘤都应被视为具有恶性潜在可能。甚至那些从来不发生转移的软骨源性肿瘤仍能内向浸润，在颅底部位，这种能力最终导致患者的死亡。因此，外部的放射治疗是推荐使用的。

软骨瘤

（ICD-O code 9220/0）

真正良性软骨源性肿瘤极其少见，软骨瘤和分化好的软骨肉瘤难以鉴别[1,2]。因此对待Muller 在 1936 年描述的那种早期病例必须慎重[3]。

有时提到的外生性软骨瘤，这在软骨源性肿瘤中惊人地少，常常影响到筛窦和上颌窦，意味着它们可能来源于黏膜内异位软骨巢的局部过度增生。

没有有丝分裂的、边界清楚的、能被完全切除的病变可以称得上是真正的软骨瘤，但是非常罕见。

参考文献

[1] Fu YS, Perzin KH. Non-epithelial tumors of the nasal cavity, paranasal sinuses, and nasopharynx: a clinicopathologic study. 3. Cartilaginous tumors (chondroma, chondrosarcoma). Cancer, 1974,34(2):453–463

[2] Michaels L, Hellquist H. Ear, Nose and Throat Histopathology. 2nd ed. New York: Springer, 2000:236–237

[3] Muller M. Die Chondrom. Arch Klin Exp Ohren Nasen Kehlkopfheilkde (Berlin),1870,12:323

软骨母细胞瘤

（ICD-O code 9230/0）

软骨母细胞瘤代表性地影响长骨骺末端，比如股骨远端，并且发生于 20 岁以下的年轻人。这种肿瘤由带有局部钙化的软骨基质中的软骨细胞组成。这赋予它同分化好的软骨肉瘤相似的影像学表现。巨细胞的表现也同样使其与巨细胞肿瘤在组织学上难以鉴别。

尽管软骨母细胞瘤通常发生于颞骨，但仍有少量发生于上颌骨的病例报道[1,2]。

虽然采用刮治术来治疗，理想情况下，无论采用何种手术入路，都应实现肿瘤全切。因为有潜在地激发恶性变的可能，所以不推荐放射治疗。

参考文献

[1] Al-Dewachi HS, Al-Naib N, Sangal BC. Benign chondroblastoma of the maxilla: a case report and review of chondroblastomas in cranial bones. Br J Oral Surg, 1980, 18(2):150–156

[2] Madhup R, Srivastava M, Srivastava A, et al. Chondroblastoma of maxilla. Oral Oncol Extra, 2005,41:159–161

软骨黏液样纤维瘤

（ICD-O code 9241/0）

软骨黏液样纤维瘤是一种软骨起源的罕见良性肿瘤。

软骨黏液样纤维瘤多见于青少年和年轻成

人，多发生于长骨，比如胫骨[1,2]。该病极少见于鼻腔鼻窦部位，此时上颌窦常常累及。由此发展，附近结构如鼻骨、筛窦、蝶窦、斜坡和眼眶可能被侵及[3-5]。

软骨黏液样纤维瘤形成肉眼可见的非连续肿块，引起鼻部阻塞、面部肿胀和（或）眶内容物的移位。

影像学表现为一个局限的膨胀性的病变，具有清晰的分叶状边缘（图 11.1a、图 11.2）[6]。显微镜下软骨黏液样纤维瘤仍然是分叶状，由黏液软骨样基质中的纺锤状或星形细胞组成。它有侵袭性，所以需同软骨瘤和软骨肉瘤相鉴别[7]。

无论采用何种手术入路，彻底完全的外科手术切除是有效的，否则可预见其复发[8]。作者的病例中，1 例意大利 7 岁男性患者于 1990 年行颅面切除手术，随访 10.5 年无复发，假如他现在有复发表现，内镜下切除也是可行的（图 11.1b）[9]。还有 1 例 30 岁女性患者，在国外曾接受过手术切除，鼻腔内残留有病变组织。近期患者经活检确诊后接受了内镜下切除手术（图 11.2）。

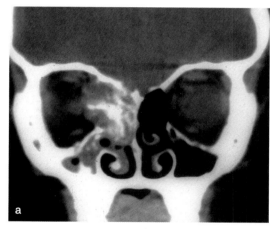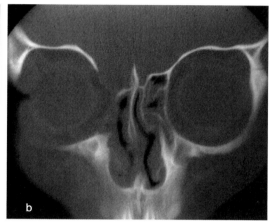

图 11.1a,b　a. 冠状位 CT 扫描示软骨黏液软骨肌样纤维瘤侵及右筛窦及附近颅底，1990 年行颅面切除术。b. 10.5 年后同一患者冠状位 CT 扫描

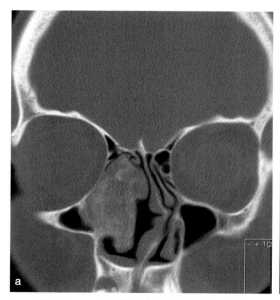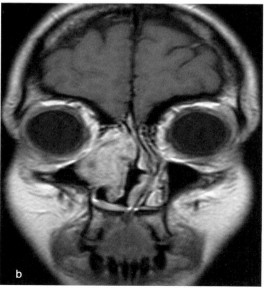

图 11.2a,b　a. 冠状位 CT 显示鼻腔内软骨黏液样纤维瘤，15 年前当患者 9 岁时通过上颌窦根治术行部分切除术。b. 同一患者冠状位 MRI（T2 加权序列）

参考文献

[1] Rahimi A, Beabout JW, Ivins JC, et al. Chondromyxoid fibroma: a clinicopathologic study of 76 cases. Cancer, 1972, 30(3):726–736

[2] Wu CT, Inwards CY, O'Laughlin S, et al. Chondromyxoid fibroma of bone: a clinicopathologic review of 278 cases. Hum Pathol,1998,29(5):438–446

[3] Baujat B, Attal P, Racy E, et al. Chondromyxoid fibroma of the nasal bone with extension into the frontal and ethmoidal sinuses: report of one case and a review of the literature. Am J Otolaryngol, 2001,22(2):150–153

[4] Koay CB, Freeland AP, Athanasou NA. Chondromyxoid fibroma of the nasal bone with extension into the frontal and ethmoidal sinuses. J Laryngol Otol,1995,109(3):258–261

[5] Nazeer T, Ro JY, Varma DG, et al. Chondromyxoid fibroma of paranasal sinuses: report of two cases presenting with nasal obstruction. Skeletal Radiol,1996,25(8):779–782

[6] Curtin H, Rabinov J, Som P. Central skull base: embryology, anatomy and pathology.// Som P, Curtin H, eds. Head and Neck Imaging. 4th ed. St Louis: Mosby, 2003:821

[7] Keel SB, Bhan AK, Liebsch NJ, et al. Chondromyxoid fibroma of the skull base: a tumor which may be confused with chordoma and chondrosarcoma. A report of three cases and review of the literature. Am J Surg Pathol,1997,21(5):577–582

[8] Shek TW, Peh WC, Leung G. Chondromyxoid fibroma of skull base: a tumour prone to local recurrence. J Laryngol Otol,1999,113(4):380–385

[9] Isenberg SF. Endoscopic removal of chondromyxoid fibroma of the ethmoid sinus. Am J Otolaryngol, 1995,16(3):205–208

软骨肉瘤

定 义

（ICD–O code 9220/3）

软骨肉瘤是一种来源于透明软骨的恶性肿瘤。

病 因

先前的创伤（意外或者手术）参与了软骨肉瘤的发展，其他如吸入碳氢化合物，虽然目前这些理论一般并不可信[1,2]。据报道，软骨肉瘤的发生与其他恶性肿瘤有关，如骨肉瘤、恶性黑色素瘤、肉瘤以及一些良性疾病如佩吉特病和骨纤维异常增殖症[3,4]。它们也与马富奇综合征有关[5]，与遗传性多发性外生骨疣、之前接受过放射治疗、静脉注射过二氧化钍造影剂有关[6]。

抑癌基因 P16、Rb 和 P53 的突变失活与肿瘤的发展密切相关，失活的 P53 基因与更高分级预后更差的肿瘤相关，Rb 和 P53 的突变与软骨肉瘤和骨肉瘤相关联[7]。

别 名

恶性软骨肿瘤分别由 Morgan 和 Heath 在 1836 年和 1887 年描述[8,9]。Mollison 在 1916 年第一次报道了鼻窦软骨肉瘤，但直到 1939 年 Ewing 确定后将软骨肉瘤作为独立实体从骨肉瘤中分离出来[10,11]。

发病率

软骨肉瘤占所有恶性骨肿瘤的 10%~20%，通常最常发生在长骨及骨盆[2,6,12]。3%~10% 的软骨肉瘤出现在头颈部[6,13,14]，颅底软骨肉瘤占所有颅内肿瘤的 0.15% 和所有颅底肿瘤的 6%[15]。鼻腔、鼻窦和鼻咽部的软骨肉瘤占所有软骨肉瘤的不到 16%，占非上皮鼻腔鼻窦肿瘤的 3%~5%。在作者研究的 1063 例鼻窦恶性肿瘤中有 34 例（3.2%）为软骨肉瘤。

发病部位

1979 年，Myers 和 Thawley 将软骨肉瘤分为原发性、继发性和间充质亚型[16]。原发性软骨肉瘤起源于未分化的软骨膜细胞；继发性发生于已经存在软骨病变，例如软骨瘤或外生骨疣；间充质亚型起源于原始的间充质细胞[16]。原发性软骨肉瘤可能出现在软骨或骨化软骨部位，如蝶骨。然而，它们也可以起源于没有明显软骨的软组织内，这被认为是逃脱了吸收的剩余胚胎细胞产生的，包括从异位软骨前体细胞或原始间充质细胞软骨分化而来[2,14,17,18]。这可以解释明显的多点起源。

经典的软骨肉瘤涉及上颌骨牙槽部、上颌窦、鼻中隔，蝶岩部和斜坡，这些部位的病变可能是多灶性的。事实上，临床经验告诉我们许多鼻窦病例是多发性的。肿瘤可以从鼻中隔向上到颅底，向下到腭部。它们也会发生在喉及颈椎骨[4,6,13,19,20]。

诊断特征

临床特征

文献中患者的年龄范围从 16 个月到 89

岁[21,22]，但大多数患者是 40~50 岁，平均年龄 46 岁[4,13,19,22-25]，这比其他发生鼻窦肿瘤或其他部位软骨肉瘤的年龄要小。在作者的研究中也是这样的情况，38 例患者年龄从 5 岁到 76 岁，平均年龄 42 岁。当儿童被报道患有软骨肉瘤[20]时，必须与间叶性软骨肉瘤进行鉴别（见下文）。

男女患者比例在不同研究中变化较大。据美国外科医师学院国家癌症数据库报道，鼻腔鼻窦软骨肉瘤 64.5% 发生在女性[2]，这与 Harrison 和 Lund 在 1993 年做的关于 125 例患者的调查分析结果是相符的，男女比例是 1:1.2[26]。作者在研究中发现了类似的比例，男女比例为 1:1.5。软骨肉瘤的种族倾向一般不易被发现，但美国癌症数据库报道，间充质和黏液样亚型在西班牙裔（44.9%）和非裔美国人（31.8%）比白人患者（17.1%）更常见[2]。

最初的表现最常见的是鼻塞和（或）鼻出血，当鼻中隔受损时可出现双侧症状（在作者的研究中发生率是 68%）[22,27,28]。鼻内镜检查能够看出被正常黏膜覆盖的光滑的肿胀（图11.3）。已报道的出现疼痛的概率小于 50%；面部和腭部的肿胀可能会很明显，尤其当肿瘤侵及上颌骨时[13,29]；也有可能发生牙齿松动。

一旦肿瘤累及颅底，各种神经系统症状都可能发生，尤其复发病例[6,14,22]。眼眶受侵及可能出现突眼和复视，有时也会有空间占位较大的颅内病变及脑神经麻痹[4,6,22,28]。值得注意的是，视神经可能被压迫导致视力丧失；视交叉和视神经受影响是很常见的致盲原因。在作者的研究中出现了 2 例（6%）（图 11.4、图11.5a,b）。

影像学表现

增强 CT 的典型表现为不规则基质的分叶状肿块，75% 含有钙化区域[4,30]。钙化可能呈点状、中空状、环形或弧形[31]。常有骨膨胀和侵蚀[4]。在作者的研究中发现，大多数病例涉及鼻筛窦区并且通常位于中央部位。2/3 侵及眼眶，2/3 延伸到颅内（图 11.6a、图 11.7a）。

MRI 成像显示一个不均匀强化的包块，T1W 低信号，T2W 高信号，这是由于软骨基质内的高含水量[6,14]。经氯化钆增强后，T1W 显示在外周出现诊断性的强化，沿着纤维血管分割，在内部有一个除此之外不强化的软骨瘤样核心（图 11.5b、图 11.6b、图 11.7）[4,30]。这样可以形成的囊状外观容易被忽略掉，尤其是仅使用 MRI 进行术后随访（图 11.5c）。作者一直使用常规的 MRI 对术后患者进行监测，但对最初手术后的软骨肉瘤患者进行基线 CT 检查，如果 MRI 显示有可疑变化的也要重复基线 CT 检查（图11.6c、图 11.7c）。

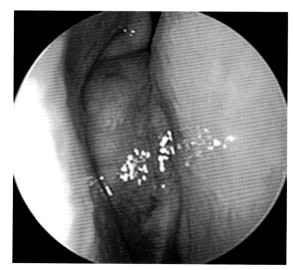

图 11.3　鼻中隔软骨肉瘤内镜下观

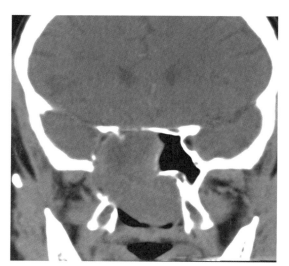

图 11.4　冠状位 CT 扫描示软骨肉瘤侵犯鼻中隔后部和蝶窦底，延伸入眶尖和蝶窦顶

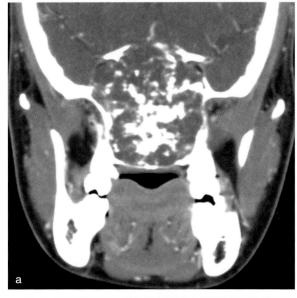

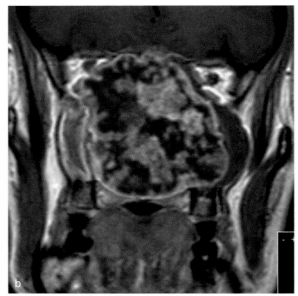

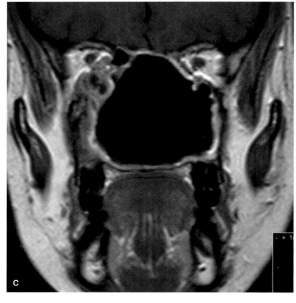

图 11.5 a~c　a.冠状位 CT 扫描示广泛的软骨肉瘤病变充满蝶窦,蔓延进入中颅窝,钙化区域有典型不均一信号。b.同一患者冠状位 MRI(钆增强后 T1 加权)示一巨大中间分隔肿瘤团块,压迫及堵塞上颌窦。钙化表现为空信号。c.同一患者面中部掀翻术后 2 年,冠状位 MRI(钆增强后 T1 加权)示右眶尖处有一小囊样复发,内镜下成功切除

软骨肉瘤必须与软骨瘤、脑膜瘤、骨瘤、骨肉瘤、骨母细胞瘤、纤维骨性病变及脊索瘤相鉴别[6,32]。偶尔肿瘤可能出现密集钙化引起的"日光"样骨膜反应,这在骨肉瘤中更常见[6,14,33]。

据报道在 CT 中偶尔也发现过鼻中隔的软骨肉瘤[32]。

组织学特征与鉴别诊断

肿瘤通常呈分叶状,致密伴有灰粉色闪光颗粒,表面呈"熟梨"样改变。很难将肿瘤与正常软骨相区分,因此显微标准的定义由 Lichtenstein 和 Jaffe 在 1942 年提出:细胞增生、

细胞深染或细胞核不规则、双核或多核、与非特异性肉瘤相一致的分化区域、明显扩大的软骨细胞或有丝分裂[34]。

分类标准已被描述,主要涉及细胞丰富的程度、核的大小和有丝分裂数目(等级 1 到 3 级,或高到低分化)[23]。1 级肿瘤细胞分化良好,有大量的软骨基质,正常或轻度和增大,软骨细胞无有丝分裂,偶尔有双核。2 级肿瘤(中度分化肿瘤)有少量基质和大量的软骨细胞,偶尔有有丝分裂和稍增大深染的核,出现多核。3 级肿瘤,低分化软骨肉瘤,含有黏液样基质和不

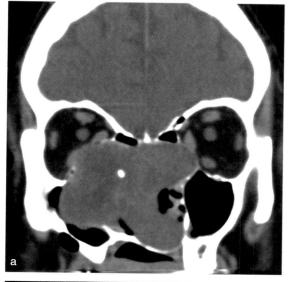

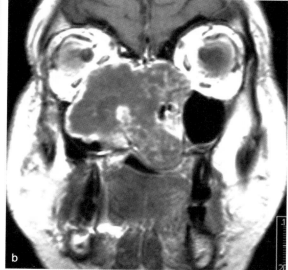

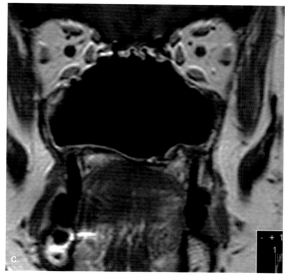

图 11.6a~c　a.冠状位 CT 扫描示起源于鼻中隔的一大的分叶状软骨肉瘤,从颅底延伸至上腭及双侧眼眶。b.同一患者 MRI 示周围增强,伴有不规则不均匀信号。c.冠状位 MRI（钆增强后 T1 加权）示面中部掀翻术后 3 年的术腔,无复发信号影

规则软骨细胞,细胞成分增多,核多形性,有有丝分裂[6]。

　　罕见的组织学变异已被描述,包括间叶性软骨肉瘤（见下文）和透明细胞软骨肉瘤,占所有软骨肉瘤的 2%。转移性肾细胞癌显然应该被排除在这些情况外[32]。黏液样软骨肉瘤是一种更具侵袭性的亚型,对儿童骨质破坏更多,t（9；22）易位,这些在典型的软骨肉瘤中不会出现[35]。去分化软骨肉瘤是一种恶性程度较高的变异[36]。

　　因为区分软骨肉瘤和骨肉瘤、脊索瘤和唾液腺瘤比较困难,所以应该尽可能地提供大的活检标本。值得注意的是软骨肉瘤染色 S100 蛋白是阳性的,在脊索瘤中,S100 蛋白和角蛋白

染色呈阳性[6]。为了区分脊索瘤和软骨肉瘤,进一步在新的标志物进行其他复杂的组织微阵列为基础的比较分析（brachyury,SOX-9,podoplanin）,发现在软骨肉瘤中,只有 podoplanin 是阳性的[37]。

　　如前所述,这一部位的所有软骨源性肿瘤都应被视为具有恶性潜能[23,32,38,39]。然而,这些病变必须与 OUier 病（多发内生软骨瘤病——译者注）区分,软骨瘤病是在骨的干骺端生长的良性肿瘤,其中可能含有一些非典型细胞。作者曾遇到过这样一例患者,病变广泛侵及了筛蝶和颅底,患者接受了颅面切除手术。4 年后,患者发展为多系统癌变,此时确诊为 OUier 病。

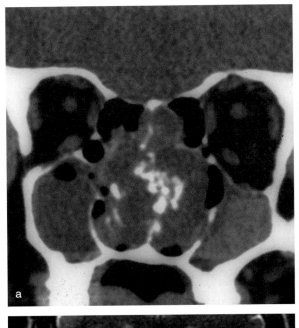
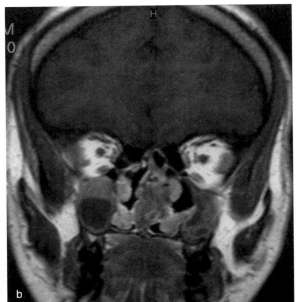
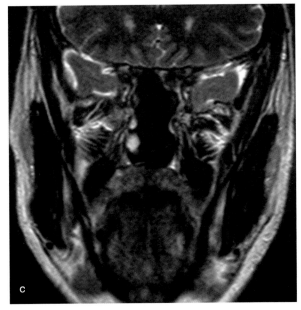

图 11.7a~c　a.冠状位 CT 扫描示带有钙化的鼻中隔肿瘤，适合内镜下切除。b.同一患者 MRI（钆增强后 T1加权）示外周增强。c.4 年随访冠状位 MRI（钆增强后T2 加权）示术腔无复发信号影

自然病程

鼻腔鼻窦软骨肉瘤虽然比喉软骨肉瘤少，但通常生长比较缓慢[2]。尽管如此，其发展必然是局部进展，但也出现了区域淋巴结转移的例外。

然而，已经有报道指出晚期远处转移的发生率达到 20%[6,21,32,40]，直到外科技术如颅面联合切除术出现之前仍在增加，外科技术的出现极大地改善了局部病变的控制，延长了生存期[41]。转移往往在肺部，但晚期骨转移也有报道[25,42]。

因此，其病史特征之一是多次的局部复发，

局部蔓延至整个颅底是这些患者最常见的死亡原因（高达 88%）[25]，这些有可能发生在很多年以后，因此需要终身随访[27]。

治　疗

手术是主要的治疗方法，绝不能做不全切除的打算，因为任何小于根治性切除手术的治疗都会留下残留病变。然而，当肿瘤涉及颅底的时候，阴性切缘不易取得。颅面切除术被认为是治疗鼻腔鼻窦及颅底肿瘤的金标准，并有充分的证据证明，包括软骨肉瘤[43,44]。

整块切除颅底的技术困难归因于肿瘤浸润了颅底周围重要的结构。因此，在内镜下切除术已经并且正在进行着，慎重选择病例是必不可少的[32,45-47]。

在作者的病例中，大多数接受了颅面切除术（63%，表11.1），但是，通过开放或更常见的面中部掀翻进路的上颌骨切除术、鼻侧切开术，以及最近的内镜下切除术已经被应用。有8例患者进行了再次手术，有些病例甚至进行了更多次手术。3例患者进行了眼球摘除；6例患者成功进行了眶尖/管减压手术。只有10%的患者接受了常规的放射治疗，而且都是在转诊到作者医院前进行的。不管用什么样的手术方法，必须仔细检查残余骨质，特别是在蝶骨基部，因为在此处很难区分软骨肉瘤和板障骨。因此在开放入路时建议增加内镜使用，仔细磨除这些可疑区域。

传统的经颅/颌面颅骨手术之所以与术后脑神经病变有关联是因为其需要获得一个良好的手术暴露范围[48]。Gay等报道了60例脊索瘤和软骨肉瘤的患者，通过术后影像学检查发现这其中仅有28例（47%）患者全切了肿瘤。然而，48例（80%）患者出现了新的脑神经病变[49]。Sekhar等回顾研究的64例患者中，仅50%进行了全切除，但有41%的患者引起了额外的神经

功能缺损[50]。Oghalai等报道的33例患者中仅有8例（28%）进行了全切除，有6例（18%）患者出现了手术并发症[48]。

Tzortzidis等回顾研究了47例接受显微外科手术已超过20年的患者[51]。所有患者中，61.7%进行了全切除，38.3%进行了次全切。据报道术后并发症的发生率为18%，包括脑脊液漏和新的脑神经麻痹。研究表明，作为一个主要的治疗方法，接受全切的患者局部病变得到了控制并且提高了生活质量[51]。

相比之下，作者研究发现，经过颅面手术之后，尽管一些患者需要接受大量的修复程序，其中一个病例需要6次，但术后并发症的发生率降低了（图11.8）。

仔细选择病例，无颅底或眶内病变，特别是位于鼻中隔水平的病变，适合于内镜切除手术（表11.2）。此外，发生在蝶窦[52-54]、斜坡[45,55,56]、岩尖[57]和翼腭窝[58]的软骨肉瘤也可以通过内镜处理。已经注意到鼻内镜入路的手术方式可以缩短住院时间，降低围手术期并发症，包括脑脊液鼻漏和神经功能损伤等。

传统观念认为软骨肉瘤对放疗不敏感[14,19]，化疗也是无效的[59]。如果肿瘤位置限制了广泛切除，或肿瘤为复发或高级别肿瘤，或手术切缘阳性时，可采用放射治疗[32]。已经有一些研

表 11.1　软骨肉瘤：个体病例资料

| | 例数 | 男：女 | 年龄（岁） | | 随访时间 | 结果 |
			平均值	范围	（月）	
内镜切除术	5	2：3	49	42~76	12~100	A&W 100%
颅面切除术	23	11：12	42.8	19~71	60~232	5 年 94%
						10 年 56%
						15 年 37%
其他	10	8：2	37.6	5~68	6~120	5 年 60%
面部掀翻术						10 年 35%
上颌骨切除术						
鼻侧切开术						
总计	38	21：17	47.2	5~76	6~232	

A&W: 健康存活

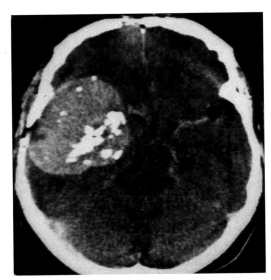

图 11.8　1 例 14 年经历了多种颅面切除术患者颅内一巨大复发病灶

究发现标准的光子放射治疗结合手术切除，反应良好[60-62]。

质子束疗法已经被成功应用。质子是亚原子粒子（氢原子核），相对于光子放射治疗具有更高的生物学效能，通过改善剂量分布有更好的空间选择性，从而提高了保留邻近重要器官的功能[63,64]。质子束放射治疗的优点是能够更好地杀死低氧性细胞，造成的损害是不易修复的，在整个细胞周期其放射敏感性有较小的变化[65]。它似乎对生长缓慢的肿瘤最有效，能够减弱细胞的恢复。软骨肉瘤细胞趋于缓慢增殖，是其理想的治疗对象。

结　局

头颈部的软骨肉瘤，尤其是鼻腔鼻窦的软骨肉瘤预后较身体其他部位的软骨肉瘤差[6,23,25,66]，因此要谨慎讨论其"治愈"。头颈部的软骨肉瘤的复发率从 40% 到 85% 各不相同，而身体其他部位的软骨肉瘤的复发率要低得多，一般在 15% 左右[14,32,67]。

影响预后的 3 个因素包括肿瘤的部位和范围，充足的阴性手术切缘，以及肿瘤的分化程度[23,48,68]。部位越靠后肿瘤的预后越差，因此鼻咽部的肿瘤，鼻腔后部和蝶窦的肿瘤较鼻腔前部预后差。涉及颅底的病变更容易复发[6,23]，因为获得干净的切缘非常困难，而这一点很明显是显著提高生存率的重要因素[25]。肿瘤的分级似乎与局部复发没有相关性，但它与远处转移和总存活率有关。5 年存活数据显示：肿瘤 1 级为 80%~90%，肿瘤 2 级为 71%~81%，肿瘤 3 级为 38%~43%。10 年存活率更低：肿瘤 1 级为 71%~83%，肿瘤 2 级为 40%~64%，肿瘤 3 级为 29%~36%[66]。

表 11.2　文献中采用鼻内镜方式切除的软骨肉瘤资料

部位	系列 [a]	研究设计	总病例数	软骨肉瘤数	切除程度	随访期	发病率	复发
鼻中隔	Matthews[74]	病例系列	1	1	完全		无	
鼻中隔	Giger[73]	病例系列	1	1	完全	3 年	无	
鼻中隔	Coppit[72]	病例系列	2	2	完全		无	
鼻中隔	Betz[75]	病例系列	2	1	不完全	1 年	无	早期复发并切除
鼻中隔	Jenny[76]	病例系列	1	1	完全		无	
蝶骨	Carrau[32]	病例系列	1	1	完全		无	
蝶骨	Castelnuovo[52]	病例系列	41	1				
蝶骨	Tami[54]	病例系列	8	1				
斜坡及	Frank[45]	病例系列	11	2				
斜坡	Zhang[55]	病例系列	9	2	完全/次全	3~39 月		
翼腭区	Hu[58]	病例系列	1	1				

经允许，引自 Lund V, Stammberger H, Nicolai P, et al. European position paper on endoscopic management of tumours of the nose, paranasal sinuses and skull base. Rhinol Suppl,2010,22:1–143

a 仅列出各系列的第一作者

手术治疗的初步结果通常是令人鼓舞的，所有等级的总体 5 年存活率曾被报道：44%~81%[6,14,69-72]。**然而，浸润性和可能的多点起源意味着"复发"是常见的，患者一生都有可能复发。**因此，作者的 22 例颅面软骨肉瘤的患者中，5 年存活率为 94%，10 年存活率降至 56%，15 年存活率降至 37%（表 11.1）[43]。大量来自美国国家癌症数据库的数据回顾了 400 例头颈部软骨肉瘤，发现这些特定疾病的 5 年存活率是 87.2%，10 年存活率是 70.6%。尽管这些病例包括喉软骨肉瘤，其中可能有预后相对较好的亚型，但也含有间叶性和黏液样亚型，它们的预后较差[2]。

到目前为止，只有零星的病例在内镜下切除（表 11.2）[12,32,72-78]，但是谨慎选择病例，可以在没有任何并发症的前提下实现表面上的全切，但是随访时间比较短。在作者自己的病例中，所有 5 例患者 1~8 年的随访均存活，但是仍需要终生持续随访。另外，任何形式的手术后的小的复发可能在内镜下切除（图 11.5c）。

目前质子束放射治疗仅仅能达到 2~3 倍直径的范围，比光子放射治疗更贵、传递更复杂。但是该治疗对于颅底软骨肉瘤、脊索瘤[64,79]**和眼部黑色素瘤**[63]**有很好的应用前景。**229 例经过质子束放射治疗的患者结局显示，5 年无瘤存活率是 98%，10 年存活率是 94%[80]。局部控制的不断提高在生存率不断提高的趋势中得以体现[81]。

立体定向放射外科治疗曾经也被提出作为颅底软骨肉瘤的辅助治疗，尤其是在没有质子束放射治疗的情况下。10 例患者的 5 年局部控制率为 80%[82]，但是肿瘤的大小限制了治疗方法的使用，平均体积为 9.8~20cm^3 的肿瘤被包括在内[82,83]。

■ 关键点

- 手术切除提供了最佳的长期疗效。
- 肿瘤的复发率与切除程度和组织学级别成正比。

- 颅面切除仍是"金标准"，但在仔细选择的病例中，也可以实现内镜下全切。
- 颅底病变往往与重要的神经、血管结构相连，因此，不管什么方法，其去除都是很复杂的。
- 如果可用的话，质子治疗可能是有价值的。
- 多年后可能发生局部复发，所以终身随访是必需的。

■ 间叶性软骨肉瘤

（ICD-O code 9240/3）

间叶性软骨肉瘤（MCS）是一种罕见的发生在骨或骨外组织的高度恶性肿瘤，在 1959 年第一次由 Lichtenstein 和 Bernstein 提出，一般常见于儿童、青少年和年轻人，女性尤其常见[84-86]。它占所有软骨肉瘤的 2%[87]，最常发生在肋骨和下颌，22%~27% 的病例报道显示会影响到上、下颌关节[84,88]。发生在鼻腔鼻窦的间叶性软骨肉瘤，会引起鼻塞和鼻出血[88,89]。作者曾经治疗了 4 例此类患者，2 例男性，2 例女性，年龄 15~23 岁（平均年龄 18.75 岁）。4 例病例的病变都影响到了上颌骨，其中 2 例还侵犯到了筛窦组织（表 11.3）。

间叶性软骨肉瘤在影像学检查中没有其他软骨肉瘤边界清晰，有局部浸润，相比较而言，它缺少不均匀钙化（图 11.9）。间叶性软骨肉瘤的特点是一个双相未分化的小圆细胞围绕在未分化的软骨岛周围[89-94]。后者可能不太明显，容易与血管外皮细胞瘤相混淆。CD99（MIC-2）和特定神经元烯醇酶（NSE）阳性可以把它与尤因肉瘤和原始性神经外胚层瘤进行区分[95]。在更多软骨聚集的区域 S100 也有可能是阳性的[96]。

与软骨肉瘤相比，MCS 在一些少数长期生存的患者中，可出现转移和局部的高侵袭性[2,68,97,98]。尽管采用了激进的的手术和放化疗的三联疗法，但预后仍然较差[25,85,89,93,99,100]。大多数病变都出现局部复发，如果患者幸存下来的话，可能多年以后出现颈部淋巴结转移和肺、骨的远处转移[98,101]。

表 11.3　间叶性软骨肉瘤：个体病例资料

年龄	性别	部位	治疗方法			后续治疗	结果
			手术	化疗	放疗		
15	女	上颌窦	MFD		是	—	DOD
18	男	上颌窦/筛窦	MFD	是	是	—	DOD
19	女	上颌窦/筛窦	MFD	是	是	MFD × 4	
23	男	上颌窦	MFD/切除眼球	是		CFR/ND	DOD

AWR：复发存活；CFR：颅面切除术；DOD：病死；MFD：面中部掀翻术；ND：颈淋巴清扫术

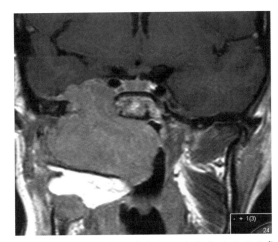

图 11.9　冠状位 MRI（钆增强后 T1 加权）示位于右鼻腔、上颌骨、翼突、颞下窝及中颅窝的复发间叶性软骨肉瘤。在下方的，可见曾用于重建的游离瓣的脂肪的高信号影

存活率报道显示，5 年存活率为 42%，10年存活率降至 28%[102]。最近一系列 13 例患鼻腔鼻窦间叶性软骨肉瘤的患者，在手术后部分接受了化疗和（或）放疗，他们的 5 年无病存活率为 64%，10 年无病存活率为 55%。美国癌症数据库发现间叶性软骨肉瘤的存活率显著劣于一般的软骨肉瘤。它们的 5 年存活率分别为53.2% 和 91.4%。

作者的 4 例患者，均通过面中掀翻手术结合放疗和（或）化疗切除了上颌骨（表 11.3）。2 例患者接受了进一步的根治手术（其中 1 例进行了多次），包括颈淋巴清扫术（1 例）。尽管如此，3 例死于疾病，第 4 例带瘤生存。第 4 例患者已经随访 13 年，但遗憾的是，只能通过化疗来控制局部和转移病灶，因为肿瘤范围太广，患者已无法接受质子治疗。

参考文献

[1] Coates HL, Pearson BW, Devine KD, et al. Chondrosarcoma of the nasal cavity, paranasal sinuses, and nasopharynx. Trans Sect Otolaryngol Am Acad Ophthalmol Otolaryngol, 1977,84(5):919–926

[2] Koch BB, Karnell LH, Hoffman HT, et al. National cancer database report on chondrosarcoma of the head and neck. Head Neck, 2000,22(4):408–425

[3] Barton RP. Metachranous chondrosarcoma and malignant melanoma of the nose. J Laryngol Otol, 1985,99(5):497–500

[4] Chen CC, Hsu L, Hecht JL, et al. Bimaxillary chondrosarcoma: clinical, radiologic, and histologic correlation. AJNR Am J Neuroradiol,2002,23(4):667–670

[5] Hyde GE, Yarington CT Jr, Chu FW. Head and neck manifestations of Maffucci's syndrome: chondrosarcoma of the nasal septum. Am J Otolaryngol,1995,16(4):272–275

[6] Downey TJ, Clark SK, Moore DW. Chondrosarcoma of the nasal septum. Otolaryngol Head Neck Surg, 2001,125(1):98–100

[7] Mohammadinezhad C. Chondrosarcoma of the jaw. J Craniofac Surg, 2009,20(6):2097–2100

[8] Morgan N. Exostoses of the bones of the face. Guys Hosp Rep, 1836,1:403–406

[9] Heath C. Lectures on disease of the jaws. Br J Dental Sci, 1887,30:756–761

[10] Mollison W. Some cases of growth of the upper jaw and ethmoidal region. Dent Rec (London), 1916,36:44–47

[11] Ewing J. A review of the classification of bone tumors. Surg Gynecol Obstet, 1939, 68:971–976

[12] Coppit GL, Eusterman VD, Bartels J, et al. Endoscopic resection of chondrosarcomas of the nasal septum: a report of 2 cases. Otolaryngol Head Neck Surg, 2002,127(6):569–571

[13] Saito K, Unni KK, Wollan PC, et al. Chondrosarcoma of the jaw and facial bones. Cancer, 1995, 76(9):1550–1558

[14] Rassekh CH, Nuss DW, Kapadia SB, et al. Chondrosarcoma of the nasal septum: skull base imaging and clinicopathologic correlation. Otolaryngol Head Neck Surg, 1996, 115(1):29–37

[15] Berkmen YM, Blatt ES. Cranial and intracranial cartilaginous tumours. Clin Radiol, 1968,19(3):327–333

[16] Myers EM, Thawley SE. Maxillary chondrosarcoma. Arch Otolaryngol, 1979,105(3):116–118

[17] Ringetz N. Pathology of malignant tumors arising in the nasal and paranasal cavities and maxilla. Acta Otolaryngol, 1938(Suppl 27):31–42

[18] El Ghazali AM. Chondrosarcoma of the paranasal sinuses and nasal septum. J Laryngol Otol, 1983,97(6):543–547

[19] Koka V, Vericel R, Lartigau E, et al. Sarcomas of nasal cavity and paranasal sinuses: chondrosarcoma, osteosarcoma and fibrosarcoma. J Laryngol Otol, 1994,108(11):947–953

[20] Gadwal SR, Fanburg-Smith JC, Gannon FH, et al. Primary chondrosarcoma of the head and neck in pediatric patients: a clinicopathologic study of 14 cases with a review of the literature. Cancer,2000,88(9):2181–2188

[21] Gallagher TM, Strome M. Chondrosarcomas of the facial region. Laryngoscope, 1972,82(6):978–984

[22] Beneck D, Seidman I, Jacobs J. Chondrosarcoma of the nasal septum: a case report. Head Neck Surg,1984,7(2):162–167

[23] Fu Y-S, Perzin KH. Non-epithelial tumors of the nasal cavity, paranasal sinuses, and nasopharynx: a clinicopathologic study. 3. Cartilaginous tumors (chondroma, chondrosarcoma). Cancer, 1974,34(2):453–463

[24] Ajagbe HA, Daramola JO, Junaid TA. Chondrosarcoma of the jaw: review of fourteen cases. J Oral Maxillofac Surg,1985,43(10):763–766

[25] Ruark DS, Schlehaider UK, Shah JP. Chondrosarcomas of the head and neck. World J Surg, 1992,16(5):1010–1015, discussion 1015–1016

[26] Harrison D, Lund V. Tumours of the Upper Jaw. London: Churchill Livingstone, 1990,204

[27] Vener J, Rice DH, Newman AN. Osteosarcoma and chondrosarcoma of the head and neck. Laryngoscope, 1984,94(2 Pt 1):240–242

[28] Lund VJ, Howard DJ, Wei WI, et al. Craniofacial resection for tumors of the nasal cavity and paranasal sinuses—a 17-year experience. Head Neck, 1998,20(2):97–105

[29] Anwar R, Ruddy J, Ghosh S, et al. Chondrosarcoma of the maxilla. J Laryngol Otol, 1992, 106(1):53–55

[30] Lloyd G, Lund VJ, Howard D, et al. Optimum imaging for sinonasal malignancy. J Laryngol Otol, 2000, 114(7):557–562

[31] Dass AN, Peh WC, Shek TW, et al. Case 139: nasal septum low-grade chondrosarcoma. Radiology, 2008, 249(2):714–717

[32] Carrau RL, Aydogan B, Hunt JL. Chondrosarcoma of the sphenoid sinus resected by an endoscopic approach. Am J Otolaryngol,2004,25(4):274–277

[33] Sato K, Nukaga H, Horikoshi T. Chondrosarcoma of the jaws and facial skeleton: a review of the Japanese literature. J Oral Surg,1977,35(11):892–897

[34] Lichenstein L, Jaffe H. Chondrosarcoma of bone. Am J Pathol,1942,19:553–589

[35] Kim YJ, Im SA, Lim GY, et al. Myxoid chondrosarcoma of the sinonasal cavity in a child: a case report. Korean J Radiol,2007,8(5):452–455

[36] Munshi A, Atri SK, Pandey KC, et al. Dedifferentiated chondrosarcoma of the maxilla. J Cancer Res Ther, 2007, 3(1):53–55

[37] Oakley GJ, Fuhrer K, Seethala RR. Brachyury, SOX-9, and podoplanin, new markers in the skull base chordoma vs chondrosarcoma differential: a tissue microarray-based comparative analysis. Mod Pathol,2008,21(12):1461–1469

[38] Buchner A, Ramon Y, Begleiter A. Chondrosarcoma of the maxilla: report of case. J Oral Surg,1979,37(11):822–825

[39] Michaels L, Hellquist H. Ear, Nose and Throat Histopathology. 2nd ed. Springer,2001:236–237

[40] Hug EB, Loredo LN, Slater JD, et al. Proton radiation therapy for chordomas and chondrosarcomas of the skull base. J Neurosurg,1999,91(3):432–439

[41] Lund V. Distant metastases from sinonasal cancer. ORL J Otorhinolaryngol Relat Spec, 2001,63(4):212–213. [Ferlito A, guest ed. Distant Metastases from Head and Neck Cancer: a Multi-Institutional View]

[42] el-Silimy OE, Harvey L, Bradley PJ. Chondrogenic neoplasms of the nasal cavity. J Laryngol Otol, 1987, 101(5): 500–505

[43] Howard DJ, Lund VJ, Wei WI. Craniofacial resection for tumors of the nasal cavity and paranasal sinuses: a 25-year experience. Head Neck,2006,28(10):867–873

[44] Wong LY, Lam LK, Fan YW, et al. Outcome analysis of patients with craniofacial resection: Hong Kong experience. ANZ J Surg,2006,76(5):313–317

[45] Frank G, Sciarretta V, Calbucci F, et al. The endoscopic transnasal transsphenoidal approach for the treatment of cranial base chordomas and chondrosarcomas. Neurosurgery, 2006, 59(1, Suppl 1) ONS50–ONS57, discussion ONS50–ONS57

[46] Lund V, Howard DJ, Wei WI. Endoscopic resection of malignant tumors of the nose and sinuses. Am J Rhinol, 2007,21(1):89–94

[47] Nicolai P, Battaglia P, Bignami M, et al. Endoscopic surgery for malignant tumors of the sinonasal tract and adjacent skull base: a 10-year experience. Am J Rhinol, 2008,22(3):308–316

[48] Oghalai JS, Buxbaum JL, Jackler RK, et al. Skull base chondrosarcoma originating from the petroclival junction. Otol Neurotol,2005,26(5):1052–1060

[49] Gay E, Sekhar LN, Rubinstein E, et al. Chordomas and chondrosarcomas of the cranial base: results and follow-up of 60 patients. Neurosurgery,1995,36(5):887–896, discussion 896–897

[50] Sekhar LN, Pranatartiharan R, Chanda A, et al. Chordomas and chondrosarcomas of the skull base: results and complications of surgical management. Neurosurg Focus, 2001,10(3):E2

[51] Tzortzidis F, Elahi F, Wright DC, et al. Patient outcome at long-term follow-up after aggressive microsurgical resection of cranial base chondrosarcomas. Neurosurge. ry,2006,58(6):1090–1098, discussion 1090–1098

[52] Castelnuovo P, Pagella F, Semino L, et al. Endoscopic treatment of the isolated sphenoid sinus lesions. Eur Arch Otorhinolaryngol, 2005, 262(2):142–147

[53] Podboj J, Smid L. Endoscopic surgery with curative intent for malignant tumors of the nose and paranasal sinuses. Eur J Surg Oncol,2007,33(9):1081–1086

[54] Tami TA. Surgical management of lesions of the sphenoid

lateral recess. Am J Rhinol,2006,20(4):412–416

[55] Zhang Q, Kong F, Yan B, et al. Endoscopic endonasal surgery for clival chordoma and chondrosarcoma. ORL J Otorhinolaryngol Relat Spec, 2008, 70(2):124–129

[56] Ceylan S, Koc K, Anik I. Extended endoscopic approaches for midline skull-base lesions. Neurosurg Rev, 2009, 32(3):309–319, discussion 318–319

[57] Zanation AM, Snyderman CH, Carrau RL, et al. Endoscopic endonasal surgery for petrous apex lesions. Laryngoscope, 2009,119(1):19–25

[58] Hu A, Thomas P, Franklin J, et al. Endoscopic resection of pterygopalatine chondrosarcoma. J Otolaryngol Head Neck Surg, 2009,38(3):E100–E103

[59] Smith TS, Schaberg SJ, Pierce GL, et al. Case 42, part II: Chondrosarcoma of the maxilla. J Oral Maxillofac Surg, 1982,40(12):803–805

[60] Paddison GM, Hanks GE. Chondrosarcoma of the maxilla. Report of a case responding to supervoltage irradiation and review of the literature. Cancer,1971,28(3):616–619

[61] Lott S, Bordley JE. A radiosensitive chondrosarcoma of the sphenoid sinus and base of the skull. Report of a case. Laryngoscope,1972,82(1):57–60

[62] Noël G, Feuvret L, Ferrand R, et al. Radiotherapeutic factors in the management of cervical-basal chordomas and chondrosarcomas. Neurosurgery,2004,55(6):1252–1260, discussion 1260–1262

[63] Jereczek-Fossa BA, Krengli M, Orecchia R. Particle beam radiotherapy for head and neck tumors: radiobiological basis and clinical experience. Head Neck,2006, 28(8):750–760

[64] Ares C, Hug EB, Lomax AJ, et al. Effectiveness and safety of spot scanning proton radiation therapy for chordomas and chondrosarcomas of the skull base: first long-term report. Int J Radiat Oncol Biol Phys,2009,75(4):1111–1118

[65] Laramore GE, Griffith JT, Boespflug M, et al. Fast neutron radiotherapy for sarcomas of soft tissue, bone, and cartilage. Am J Clin Oncol,1989,12(4):320–326 (CCT)

[66] Waga S, Tochio H, Yamagiwa M, et al. Chondrosarcoma of the ethmoid sinus extending to the anterior fossa. Surg Neurol,1981,16(5):324–328

[67] Ertefai P, Moghimi M. Chondrosarcoma of the nasal septum. Eur Arch Otorhinolaryngol, 1997,254(5):259–260

[68] Bloch OG, Jian BJ, Yang I, et al. A systematic review of intracranial chondrosarcoma and survival. J Clin Neurosci, 2009,16(12):1547–1551

[69] Crockard HA, Cheeseman A, Steel T, et al. A multidisciplinary team approach to skull base chondrosarcomas. J Neurosurg, 2001,95(2):184–189

[70] Wanebo JE, Bristol RE, Porter RR, et al. Management of cranial base chondrosarcomas. Neurosurgery, 2006, 58(2): 249–255, discussion 249–255

[71] Almefty K, Pravdenkova S, Colli BO, et al. Chordoma and chondrosarcoma: similar, but quite different, skull base tumors. Cancer, 2007,110(11):2457–2467

[72] Cho YH, Kim JH, Khang SK, et al. Chordomas and chondrosarcomas of the skull base: comparative analysis of clinical results in 30 patients. Neurosurg Rev, 2008, 31(1): 35–43, discussion 43

[73] Giger R, Kurt AM, Lacroix JS. Endoscopic removal of a nasal septum chondrosarcoma. Rhinology, 2002,40(2):96–99

[74] Matthews B, Whang C, Smith S. Endoscopic resection of a nasal septal chondrosarcoma: first report of a case. Ear Nose Throat J, 2002,81(5):327–329

[75] Betz CS, Janda P, Arbogast S, et al. [Myxoma and myxoid chondrosarcoma of the nasal septum: two case reports]. HNO, 2007,55(1):51–55

[76] Jenny L, Harvinder S, Gurdeep S. Endoscopic resection of primary nasoseptal chondrosarcoma. Med J Malaysia, 2008,63(4):335–336

[77] Kainuma K, Netsu K, Asamura K, et al. Chondrosarcoma of the nasal septum: a case report. Auris Nasus Larynx, 2009,36(5):601–605

[78] Lund V, Stammberger H, Nicolai P, et al. European position paper on endoscopic management of tumours of the nose, paranasal sinuses and skull base. Rhinol Suppl, 2010,(22):1–143

[79] Amichetti M, Amelio D, Cianchetti M, et al. A systematic review of proton therapy in the treatment of chondrosarcoma of the skull base. Neurosurg Rev, 2010,33(2):155–165

[80] Hug EB, Slater JD. Proton radiation therapy for chordomas and chondrosarcomas of the skull base. Neurosurg Clin N Am, 2000,11(4):627–638

[81] Nguyen Q-N, Chang EL. Emerging role of proton beam radiation therapy for chordoma and chondrosarcoma of the skull base. Curr Oncol Rep, 2008,10(4):338–343

[82] Martin JJ, Niranjan A, Kondziolka D, et al. Radiosurgery for chordomas and chondrosarcomas of the skull base. J Neurosurg, 2007,107(4):758–764

[83] Hasegawa T, Ishii D, Kida Y, Yoshimoto M, et al. Gamma Knife surgery for skull base chordomas and chondrosarcomas. J Neurosurg, 2007,107(4):752–757

[84] Lightenstein L, Bernstein D. Unusual benign and malignant chondroid tumors of bone. A survey of some mesenchymal cartilage tumors and malignant chondroblastic tumors, including a few multicentric ones, as well as many atypical benign chondroblastomas and chondromyxoid fibromas. Cancer, 1959,12:1142–1157

[85] Bottrill ID, Wood S, Barrett-Lee P, et al. Mesenchymal chondrosarcoma of the maxilla. J Laryngol Otol, 1994, 108(9): 785–787

[86] Pellitteri PK, Ferlito A, Fagan JJ, et al. Mesenchymal chondrosarcoma of the head and neck. Oral Oncol, 2007, 43(10): 970–975

[87] Ly JQ. Mesenchymal chondrosarcoma of the maxilla. AJR Am J Roentgenol, 2002,179(4):1077–1078

[88] Vencio EF, Reeve CM, Unni KK, et al. Mesenchymal chondrosarcoma of the jaw bones: clinicopathologic study of 19 cases. Cancer, 1998, 82(12):2350–2355

[89] Knott PD, Gannon FH, Thompson LD. Mesenchymal chondrosarcoma of the sinonasal tract: a clinicopathological study of 13 cases with a review of the literature. Laryngoscope, 2003,113(5):783–790

[90] Dahlin DC, Henderson ED. Mesenchymal chondrosarcoma. Further observations on a new entity. Cancer, 1962, 15:410–417

[91] Bertoni F, Picci P, Bacchini P, et al. Mesenchymal chondro-sarcoma of bone and soft tissues. Cancer, 1983, 52(3): 533–541

[92] Ito T, Hiratsuka H, Kohama G. Mesenchymal chondro-sarcoma of the maxilla. Report of a case. Int J Oral Maxillofac Surg, 1991,20(1):44–45

[93] Lockhart R, Menard P, Martin JP, et al. Mesenchymal chondrosarcoma of the jaws. Report of four cases. Int J Oral Maxillofac Surg, 1998, 27(5):358–362

[94] Iezzoni JC, Mills SE. "Undifferentiated"small round cell tumors of the sinonasal tract: differential diagnosis update. Am J Clin Pathol, 2005,124(Suppl):S110–S121

[95] Granter SR, Renshaw AA, Fletcher CD, et al. CD99 reactivity in mesenchymal chondrosarcoma. Hum Pathol, 1996,27(12):1273–1276

[96] Devoe K, Weidner N. Immunohistochemistry of small round-cell tumors. Semin Diagn Pathol,2000,17(3):216–224

[97] Ariyoshi Y, Shimahara M. Mesenchymal chondrosarcoma of the maxilla: report of a case. J Oral Maxillofac Surg, 1999, 57(6):733–737

[98] Tien N, Chaisuparat R, Fernandes R, et al. Mesenchymal chondrosarcoma of the maxilla: case report and literature review. J Oral Maxillofac Surg, 2007, 65(6):1260–1266

[99] Aziz SR, Miremadi AR, McCabe JC. Mesenchymal chondrosarcoma of the maxilla with diffuse metastasis: case report and literature review. J Oral Maxillofac Surg, 2002, 60(8):931–935

[100] Gelderblom H, Hogendoorn PC, Dijkstra SD, et al. The clinical approach towards chondrosarcoma. Oncologist, 2008,13(3):320–329

[101] Chidambaram A, Sanville P. Mesenchymal chondrosarcoma of the maxilla. J Laryngol Otol, 2000,114(7):536–539

[102] Huvos AG, Rosen G, Dabska M, et al. Mesenchymal chondrosarcoma. A clinicopathologic analysis of 35 patients with emphasis on treatment. Cancer 1983;51(7):1230–1237

鼻软骨间叶性错构瘤

定 义

鼻软骨间叶性错构瘤是对一种病理还未完全证实的病变的暂时命名。鼻腔和（或）邻近鼻窦呈进行性肿大，其具有软骨样、基质、囊性变等多种特点，这些特点和所谓的胸壁间叶性错构瘤有明显的相似性[1-3]。

一些最复杂的发育顺序发生在头颈部区域，且在 3 个胚层内伴有极其复杂的变化。一些导致的畸形是天然结构的错构，可能包含肌肉、神经组织、脂肪、唾液腺等多种成分。

发病率与发病部位

到目前为止，文献仅报道了 15 例病例，大部分是新生儿及 3 个月内婴儿。男性发病多于女性，比例约为 3∶1。仅有 1 例患者 16 岁（性别未注明），该病例被认为是已有多年临床表现[4]。作者认为该病已存在且未被发现多年。McDermott 在 1998 年报道了 7 例病例，其中包括 1 例确诊时已经 7 岁的患者，其余 6 例确诊时均小于 3 个月[5]。

诊断特征

临床特征

所有患者表现为鼻部肿物，约半数的患者伴有呼吸困难。产前超声检查发现 1 例患者有前颅窝异常伴脑积水。上述 7 岁患者有在 2 岁时患右胸壁肿瘤的病史。

影像学表现

CT 和 MRI 证实鼻肿物大小为 2~6cm，大多数病例病变蔓延至筛窦和额窦。McDermott 报道的 7 例患者中 4 例表现为病变通过筛板发展进入前颅窝。该病通常有不同表现，有时候有钙化和囊性变，虽然有骨侵蚀、皮质变薄、鼻中隔及鼻甲的移位，但明显的骨质破坏并不常见。

组织学特征

肉眼所见病变通常边界清楚，有室性和囊性区域，一些还有明显的软骨成分。McDermott 表明确定该病变确切的起源部位是困难的，鼻腔上部、鼻中隔、蝶骨和前颅底都是有可能的。组织学上，所有病变为各种大小不一、形状各异、分化程度不同的软骨结节。一些软骨结节为分化良好的软骨结构，其余的和软骨黏液样纤维瘤的软骨黏液样结节相似。在结节周围通常有疏松分布的纺锤样细胞或少量细胞纤维基质，但组分变化很大，可以是带透明结节的细胞基质，结节中伴或不伴有血管周基质细胞，也可以是以细胞基质成分为主，少部分区域为类似纤维发育不良的编织状骨组织。破骨细胞样多核巨细胞可以出现在类似动脉瘤样骨囊肿表现的区域。

免疫组化对这些病变是有帮助的，因为成熟的或不成熟的软骨对 S100 有免疫反应。病变中基质 - 间叶性成分中波形蛋白强阳性。纺锤状 / 单核细胞群 CD68 反应阳性，平滑肌肌动蛋白和肌特异性肌动蛋白在大多数病例中均阳性。

鉴别诊断

因为该病非常罕见，因而可能和别的软骨源性肿瘤混淆，如软骨肌样纤维瘤、软骨母细胞瘤，甚至还有软骨肉瘤，但小儿软骨肉瘤非常少见，21 岁以下患者尤其少见。该病同动脉瘤样骨囊肿、纤维发育不良及另一种罕见先天疾病——骨软骨黏液瘤——也容易混淆。骨软骨黏液瘤同 Carney 综合征相关 [6]。相反，鼻软骨间叶性错构瘤同 Carney 综合征不相关 [6]。

治疗与预后

McDermott 等在 1998 年报道了仅仅经鼻进路难以达到完整切除的效果，他们使用了经鼻进路联合颅骨切开术，但是具体细节未予披露 [5]。他们认为 5 例病例切除不完全，4 例病例再次手术切除残留病变，1 例病例在初次手术后 CT 扫描评估持续增大，于 16 个月月龄行二次手术。外科方法全部细节未报道，因此，该病采用鼻内镜手术或面中部掀翻手术是可行的。

目前未见已知的经历不完全切除术的复发患者的长期随访细节的报道。

参考文献

[1] MacLeod R, Dahling D. Hamartoma (mesenchymoma) of the chest wall in infancy. Radiology, 1979,131:625–661

[2] Odell JM, Benjamin DR. Mesenchymal hamartoma of chest wall in infancy: natural history of two cases. Pediatr Pathol, 1986,5(2):135–146

[3] Cohen MC, Drut R, Garcia C, et al. Mesenchymal hamartoma of the chest wall: a cooperative study with review of the literature. Pediatr Pathol, 1992,12(4):525–534

[4] Alrawi M, McDermott M, Orr D, et al. Nasal chondrome-synchymal hamartoma presenting in an adolescent. Int J Pediatr Otorhinolaryngol, 2003,67(6):669–672

[5] McDermott MB, Ponder TB, Dehner LP. Nasal chondro-mesenchymal hamartoma: an upper respiratory tract analogue of the chest wall mesenchymal hamartoma. Am J Surg Pathol, 1998,22(4):425–433

[6] Carney JA, Boccon-Gibod L, Jarka DE, et al. Osteochon-dromyxoma of bone: a congenital tumor associated with lentigines and other unusual disorders. Am J Surg Pathol, 2001,25(2):164–176

第 12 章

牙源性肿瘤与其他病变

数千年前人类已经患有牙源性肿瘤和囊肿（图 12.1）。在 18 世纪，有人描述了与牙齿发育相关的肿瘤[1]，Broca[2] 在 1868 年首次尝试进行了分类。Thoma 和 Goldman[3] 在 1946 年根据肿物的组织来源对其进行了分类：上皮源性，间充质源性，混合牙源性。这些肿瘤因其在生长、行为学和组织学方面的变异而著名。关于它们的分类至今仍有争论。

"牙源性肿瘤"覆盖了一组肿瘤和错构的病变，它们来源于涉及牙齿形成相关的细胞，或涉及牙发生的残余组织。这些病变极少会形成牙齿的硬组织。大部分是罕见的，一些甚至极为罕见。近期，电镜、免疫组化和分子生物学技术的应用极大地深化了作者对这些肿瘤的认知。也使得它们的分类更加复杂。

这些肿瘤发生在 3 个部位：①颌骨内（中央型）；②颌骨外（周围型）牙槽黏膜或邻近牙齿咬合区域牙龈；③在颅底区域，作为颅咽管瘤的变异之一。

Philipsen 和 Reichart[4] 已经发表了一篇关于牙源性肿瘤分类历史的极佳综述，如果希望深入研究，强烈推荐阅读这篇文献。本章其余部分使用了 WHO 2005 年的分类[5]，详细内容见表 12.1。

表 12.1　良性牙源性肿瘤

良性牙源性肿瘤
成釉细胞瘤（ICD-O 9310/0）
牙源性鳞状细胞瘤（ICD-O 9312/0）
牙源性钙化上皮瘤（ICD-O9340/0）
牙源性腺样瘤（ICD-O 9300/0）
牙源性角化囊性瘤（ICD-O 9270/0）
牙源性上皮性肿瘤，含牙源性外胚间充质，伴或不伴牙齿硬组织形成
成釉细胞纤维瘤（ICD-O 9330/0）
成釉细胞纤维牙本质瘤（ICD-O 9271/0）
成釉细胞纤维牙瘤（ICD-O 9290/0）
牙瘤（ICD-O 9280/0）
·混合型（ICD-O 9282/0）
·组合型（ICD-O 9281/0）
牙成釉细胞瘤（ICD-O 9311/0）
牙源性影细胞病变
牙源性钙化囊性瘤（ICD-O 9301/0）
牙源性钙化囊性瘤伴其他牙源性肿瘤
牙本质生成性影细胞瘤（ICD-O 9302/0）
含或不含牙源性上皮的牙源性外胚间充质肿瘤
牙源性纤维瘤（ICD-O 9321/0）
牙源性黏液瘤 / 黏液纤维瘤 (ODOMYX)

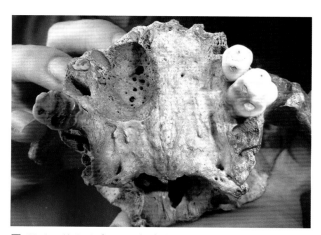

图 12.1　约公元前 2500 年前的新石器时代的颅骨，展示了一位 35~40 岁女性的破坏硬腭的腭部病变。发现于奥克尼群岛南罗纳德榭岛的 Eagles 墓，照片由 E Chevretton 提供

续表

成牙骨质细胞瘤（ICD-O 9273/0）
恶性牙源性肿瘤
转移性成釉细胞瘤（METAM）（ICD-O 9310/3）
原发型成釉细胞癌（ICD-O 9270/3）
继发型（去分化）成釉细胞癌，骨内型（ICD-O 9270/3）
继发型（去分化）成釉细胞癌，外周型（ICD-O 9270/3）
原发型骨内鳞状细胞癌（PIOSCC）（ICD-O 9270/3）
牙源性透明细胞癌（ICD-O 9341/3）
牙源性影细胞癌（GCOC）（ICD-O 9302/3）
牙源性肉瘤（ICD-O 9330/0 & 9290/3）

经许可，引自 Barnes 等

病 因

牙源性肿瘤的病因至今尚不明确，近期的研究提示基因的因素在某些病例中起一定的作用。而所有的发病机制也仅有部分被阐明，读者可再次查阅 Philipsen 和 Reichart 2004 年发表的综述[4]。

尽管 WHO 的关于牙源性肿瘤的组织学分类从恶性肿瘤开始，但作者认为从牙源性良性肿瘤的回顾和讨论开始更加合适。作为长期与来自英国伦敦的 Eastman 牙科医院和口腔病理研究院的牙科及颌面外科的同事所建立的紧密的工作联系的结果，作者很幸运地能够基于个人经验介绍一些章节内容，但有关一些非常罕见的肿瘤的经验仍是基于这些病例的文献报道，这些报道实际上通常也仅仅是一个简单的描述。

虽然大多数小的牙源性肿瘤常常在牙科和口腔外科被发现，但扩展入上颌窦、眶和颅底的病变也许会在颌面外科和耳鼻喉科被发现，偶尔在眼科也会被发现。本章作者力求涵盖那些常见和罕见的牙源性病变，而这些病变与多发生在下颌骨的病变相比，常常侵犯鼻腔鼻窦甚至是颅底区域。

良性牙源性肿瘤

本组的肿瘤由那些必需的牙源性上皮组成，伴有成熟的纤维间质，没有牙源性外胚间充质的证据。

■ 成釉细胞瘤

（ICD-O code 9310/0）

目前 WHO 将成釉细胞瘤分为 4 种类型，尽管在过去的文献中使用过各种命名。

- 实性 / 多囊型成釉细胞瘤
- 骨外 / 外周型成釉细胞瘤
- 促结缔组织增生型成釉细胞瘤
- 单囊型成釉细胞瘤

实性 / 多囊型成釉细胞瘤

这个中央性、实性 / 多囊型成釉细胞瘤是一个来自牙胚的上皮成分的组织学的良性肿瘤。它是一类具有高复发率，但很少转移的颌骨的局部侵袭性病变。

病 因

真正的病因不明，但关于细胞角蛋白的研究[6] 支持成釉细胞瘤是牙源性的，并不支持其他作者提出的来源于口腔上皮基底细胞的假说。

别 名

在过去的文献中使用过很多名称，包括以下几种：传统的成釉细胞瘤，经典的骨内型成釉细胞瘤，多囊颌骨肿瘤，上皮性牙瘤，成釉细胞的上皮瘤，囊瘤，釉质瘤。

发病率

尽管过去有很多论文对于这一病变的发病率提供了数据，但几乎没有细分成釉细胞瘤的亚型，而且也常常与其他牙源性肿瘤混淆。尽管如此，整体而言，成釉细胞瘤也许是牙瘤之后第二常见的肿瘤。Shear 等的著名的评估南非 1965—1974 年发病率的报道显示，成釉细胞瘤在非洲黑人中比非洲白人更常见[7]。Larsson 等在 1978 年报道了1958—1971 年瑞典肿瘤注册机构（Swedish Cancer Registry）全部的成釉细胞瘤数据[8]。他们估计真正的发病率约为每年 0.6/100 万。这为估计全世界白人的成釉细胞瘤发病率提供了可靠的基础。

1995 年，Reichart 等发表了有关成釉细胞瘤的最大综述，其中纳入了 1960—1993 年来自多种语言文献记录的 3677 例患者[9]。693 例患者来自病例报道，其余患者来自综述。正如 Gardner 在 1999 年指出的，来自报道中的数据不能必然地反映任何一个特定种族的成釉细胞瘤的发病率，而是反映了在这一人群中发表的数据[10]。它也未必能显示人群中真正的发病率。来自非洲的病例报道就是一个典型的轶事型报道。他们甚至被认为比在文献中提到的更普遍。

发病部位

Reichart 等的综述[9]显示所有种类的成釉细胞瘤，发生在上颌和下颌的比例是 1∶5.8。发生于上颌窦的成釉细胞瘤，男性患者超过女性。虽然有很多研究报道了发生于鼻窦尤其是上颌窦的成釉细胞瘤，但也有少数报道指出，原发于鼻窦的成釉细胞瘤与颌骨无关[11-17]。Schafer 等在 1998 年发表了一篇尤为有用的关于 24 例患者的综述[18]。

来自上颌骨且延伸入鼻窦的成釉细胞瘤的平均发病年龄是 35~45 岁[19]，而据报道来自鼻窦的成釉细胞瘤更易发生于老年人，平均年龄在 60~90 岁。来自颌骨的成釉细胞瘤常常表现为上颌骨的无痛性扩张。最常见于尖牙后方，大约超过半数的在磨牙区域。**约 15% 会侵犯鼻腔、鼻窦和鼻底**。来自上颌后方的成釉细胞瘤因为在鼻窦、颊部和腭部的扩张，在发现之前可以长到较大的尺寸。而据报道来自鼻窦的肿瘤，临床表现为伴或不伴鼻窦炎症状的单侧鼻阻。Schafer 报道的 24 例原发鼻窦的成釉细胞瘤中 7 例临床表现为鼻出血[18]。与所有的发表的关于成釉细胞瘤的文献对比，Schafer 的文献中记录了患者人种的 21 例患者中，19 例是白人，只有 2 例是美国黑人。出现症状时间从 1 个月到数年。**检查发现，24 例鼻腔鼻窦成釉细胞瘤中，9 例仅仅侵犯了鼻腔，6 例发生在鼻窦（上颌窦、额窦、筛窦或鼻窦），9 例在发现时同时侵犯了鼻腔和鼻窦。**

诊断特征

临床特征

来自病例报道中的平均发病年龄也是容易误导的，因为在不同种类的成釉细胞瘤有明显的不同，例如实性 / 多囊型和中央型成釉细胞瘤发病年龄约为 40 岁，而单囊型成釉细胞瘤（UNAM）在文献中记录的发病年龄是 14~26 岁。同样，发病率在不同的人种中也有差异，白人儿童中最常见的成釉细胞瘤是各种单囊型，而非洲儿童中的发病种类更类似于成人[20-21]。

值得注意的是，在 Reichart 等[9]的综述中，他们发现上颌成釉细胞瘤的平均发病年龄是 47 岁，而下颌骨成釉细胞瘤的平均发病年龄是 35.2 岁。这一数据可以用 UNAM 很少发生在上颌的事实解释。约 30% 的实性 / 多囊型成釉细胞瘤和骨外 / 外周型成釉细胞瘤发生在上颌。男女发病比例相似。

与预料中的情况一致，这些患者临床表现为无痛性的颊部、牙龈或腭部的肿胀，偶尔伴有鼻阻，有时有牙齿的移位而引起的错𬌗畸形、义齿佩戴不适或牙齿松动。作者的 6 例患者队列，包含 5 例男性和 1 例女性，发病年龄为 16~80 岁（平均年龄 50.8 岁），所有的患者都有一定程度的面部肿胀，2 例有鼻阻，2 例有口腔上颌窦瘘（表 12.2）。

影像学表现

与颌骨内成釉细胞瘤的多房透射影（"肥皂泡表现"）相比，在放射学上，鼻窦成釉细胞瘤常常被描述为鼻腔和鼻窦的实性肿块伴骨质破坏和部分病例中的骨质重塑。在任何鼻窦成釉细胞瘤中，未发现原发于上颌牙槽突的或与之相连续的。在 Schafer 等[18]报道的鼻窦病变中，检查发现，病变的大小介于数毫米至 9cm，与此相反，Reichart 等的报道中，上颌窦的成釉细胞瘤平均大小是 4.6cm，许多超过了 10cm[9]。在后者报道的病例中，8.7% 有埋藏牙，3.8% 有邻近牙根的吸收。

表 12.2　上颌窦成釉细胞瘤：个体病例资料

年龄/性别	临床表现	治疗	长期随访
16/M	后牙槽突肿块	部分上颌骨切除，放疗	A&W 30 年
35/F	面部肿胀，多次术后形成瘘口	根治性上颌骨扩大切除	3 年后失访
45/M	鼻阻，肿块	面中部掀翻	A&W 5 年
60/M	口腔上颌窦瘘，面部肿胀。曾行 Caldwell–Luc 根治术	上颌骨全切	A&W 10 年
69/M	面部肿胀	面中部掀翻	A&W 7 年
82/M	鼻阻，超过颧骨的肿胀，上颌牙槽突真菌样团块	放疗，上颌骨切除	DOD 3 年

A&W：存活；DOD：因病死亡；M：男；F：女

组织学特征

显微镜下，肿瘤常呈实性，表现为闪亮的灰白色或黄褐色。肿物可表现为囊性到实性，虽然鼻窦病变肉眼检查时很少表现为囊性。

显微镜下，这些肿瘤由包含在相对细胞缺乏的胶原基质中的牙源性上皮组成。两种主要的生长模式——滤泡型和丛状型——可以通过 4 种主要的细胞类型来辨认：星形类网状细胞类型，棘皮瘤型（鳞状细胞）细胞类型，颗粒状细胞类型，基底细胞类型。有趣的是，由长的相互吻合的牙源性上皮岛形成的丛状型是几乎唯一的和主要的发生在鼻窦的成釉细胞瘤的组织学类型。在 Schafer 等 [18] 的 24 例病例中占了 22 例（92%）。两种模式可以出现在一种肿瘤中，这种模式是否与肿瘤的临床生物学行为有关，目前还没有统一的观点。星形类网状的成分和棘皮瘤样模式，以在上皮岛的中央部分的鳞状化生和角蛋白形成为特点，构成了鼻窦丛状型成釉细胞瘤的仅仅一个小的次要的或局部的成分。Schafer 的 24 例鼻窦型的 15 例中，能够发现来自与完整的鼻窦黏膜上皮直接连续的成釉细胞瘤样增殖 [18]。他们由此得出结论，这种外周型的成釉细胞瘤更加类似于来自黏膜表面的多能干细胞。或者，成釉细胞瘤样上皮来自黏膜下，之后扩展进入上皮层，但可以肯定的是，并未在黏膜下发现牙源性牙板。

免疫组化特点

因为成釉细胞瘤是最常见的牙源性肿瘤之一，所以有相当多的关于它的研究，发表了许多关于其免疫组化和分子生物学研究的论文。除了电镜研究，有关其致病基因、基因变异、肿瘤的抑癌基因、DNA 修复基因、致癌病毒生长因子、端粒酶、细胞周期调控因子、细胞凋亡相关因子、牙齿发育调控因子、细胞黏附分子、基质降解蛋白酶、血管生成因子和溶骨细胞因子的研究。读者可以参考 Kumamoto [22] 在 2006 年和 Praetorius [23] 在 2009 年发表的两篇综述（见参考文献 [23] 第 1208 页）。

鉴别诊断

具有丛状生长模式的成釉细胞瘤需要和增生的牙源性上皮相鉴别。后者更常见于牙源性囊肿的壁。颗粒细胞型实性/多囊型成釉细胞瘤容易和颗粒细胞型牙源性肿瘤（GCOT）混淆，但是成釉细胞瘤一种上皮性肿瘤，而颗粒细胞肿瘤是外胚间充质；而且当发现牙源性上皮岛的时候，也与成釉细胞瘤的增生上皮不同。

治疗与预后

目前在全世界的关于发生在上颌或下颌的实性/多囊型成釉细胞瘤的治疗的文献中，关于更好的治疗方法仍有不同的见解。毋庸置疑，即使在近期，1/3 的复发率也并不少见 [24]。一些中心推崇根治性手术，Carson 在 2006 年报道保守治疗结果是不可预知的，而且复发或持续存在的疾病不能得到足够的治疗。他们研究了 82 例切除的实性/多囊型成釉细胞瘤，显示肿瘤超过了影像学范围 8mm（平均 4.5mm）。他们推荐，只要可能，切除范围应超过骨肿瘤长度的 1~1.5cm。Ghandhi 等 [25] 在 2006 年展示了初次的保守治疗（将来自苏格兰和旧金山的病例对比）导致了 80% 的病例复发，摘除和刮除术后的肿瘤复发率非常高。

早期的有关上颌和鼻窦的病变文献展示了不充分的手术，包括通过鼻内的类似息肉切除术、有限的 Caldwell-Luc 入路手术、小切口刮除术和不完全的部分上颌骨切除术。早期的手术不愿意采用面部切口，尤其在儿童，例如鼻侧切开或 Weber-Fergusson 切口，现在这种观点已经完全被摒弃了。现在，高质量和彻底的内镜技术，外鼻整形入路和面中掀翻入路可以实现扩大根治性的切除这些病变，以及冰冻切片控制下使用内镜切除鼻窦病变。期望在未来，现在文献中报道的早期和晚期（手术治疗后数年）的肿瘤复发情况不会继续再广泛出现。

Schafer[18] 等发现 24 例患者中 5 例至少复发了 1 次，一般在首次手术后 1~2 年，但是 1 例患者直到首次手术后 13 年才复发，据报道，颌骨的成釉细胞瘤有 30 年后复发的[26]。Schafer 的 24 例鼻窦成釉细胞瘤随访时间为 1~44 年，平均随访时间为 9.5 年， 所有患者都无瘤存活或死于其他病因，并没有复发[18]。这些患者中有 1 例失访。在作者的病例中，2 例之前已经接受了不完全切除手术，所有病例都需要一定程度的上颌骨切除。在最近的 2 例病例中，成功地通过面中掀翻入路完成了上颌骨切除。除了 1 例患者不幸失访之外，所有的患者都长期存活并随访。1 例在 1963 年接受治疗的极晚期病变老年患者，3 年后因病死亡，最初他拒绝任何治疗。

■ 关键点

·约 15% 的患者侵犯上颌窦和鼻底。
·症状可能持续数年。
·鼻窦病变可达数厘米。
·过去局部高复发很常见。

骨外 / 外周型成釉细胞瘤

外周型成釉细胞瘤（PERAM）是一种少见的良性、缓慢生长的、外生型病变，发生在牙龈或无牙区的上牙槽嵴黏膜。Philipsen[27] 等回顾了文献中的 160 例患者，发现 46 例（29.1%）发生在上颌骨。最常见的是上颌结节区域的软腭组织。病变一般是无痛的，有超过 1 年的长期病史。没有病例有明显的骨质或鼻窦区域侵犯，治疗主要是局部切除。

结缔组织增生型成釉细胞瘤

定 义

促结缔组织增生型成釉细胞瘤（DESAM）是一种少见的良性、局部浸润型肿瘤，被认为是一种成釉细胞瘤的变异。

诊断特征

临床特征

Philipsen 等 [27] 回顾了文献中的 100 例患者，而且他们自己的文献显示这种少见的肿瘤在女性中的发病高峰为 40~50 岁，但是在男性中的发病高峰是 60 岁。与更加常见的实性 / 多囊型成釉细胞瘤相比，本病很少发生在 30~60 岁之外的年龄。本病在上颌和下颌的发病率相同。值得注意的是，7 例侵犯了全上颌骨，其中 3 例侵犯了鼻腔并越过了中线。再次，与实性 / 多囊型成釉细胞瘤相比，大多数临床表现为无痛的硬组织肿胀，在有临床表现之前常常存在了好多年。

影像学表现

Philipsen 等 [27] 综述的病例中，53% 的病例存在混合的射线可透或不可透区域，伴有边缘不清，使得病变看起来像比鼻成釉细胞瘤更加具有侵袭性的纤维骨性病变。Thompson 等 [28] 在一篇优秀的论文中，展示了 CT 和 MRI 的价值，尤其是这些检查展示病变边缘的细节以及发现病变外周中混合细和粗的骨小梁。

组织学特征

Eversole 等 [29] 在 1984 年的早期定义性文献中详细描述，DESAM 由高细胞密度的肿瘤上皮岛和结节组成。上皮缺少星形网状细胞和柱状基底细胞，上皮细胞较小，呈梭形或多边形。

具有显著胶原形成和中等细胞质的丰富基质。在上皮岛的周围，除了无定形的细胞嗜伊红基质外，还可见黏液瘤样改变。在有些病例中可以看到肿瘤组织侵犯周围的骨质，但是在外周型成釉细胞瘤中可以发现混合有骨小梁的吸收和新骨生成的骨质。是否可以将 DESAM 作为与传统的成釉细胞瘤不同的独立病变一直存在争论。有报道指出有的病变同时具有两种组织病理学特点[30]。

免疫组化特征

许多研究试图去区分促结缔组织增生型和实性 / 多囊型的成釉细胞瘤，最有名的也许是 Takata 等[31]的研究，该研究比较了 7 例 DESAM 和 10 例常规成釉细胞瘤，结果显示在 DESAM 的肿瘤细胞巢的中心和外周细胞中都可以看到标记的免疫表达，但在常规成釉细胞瘤中却没有这种表达。肿瘤细胞产生的 TGF-β 被认为在促结缔组织基质形成中起一定作用。Philipsen 等[32]发现在 DESAM 的细胞岛附近的基质中有标记的染色或Ⅵ型胶原。传统的成釉细胞瘤是阴性的。

治疗与预后

促结缔组织增生型成釉细胞瘤本质上与进展型实性 / 多囊型成釉细胞瘤相同，需要切除至少 1cm 的骨质。发生在上颌骨的病例，有必要行半侧或全上颌骨切除来实现这一目的。同样，仍然有切除术后许多年复发的病例[33]。

单囊型成釉细胞瘤

单囊型成釉细胞瘤（UNAM）是一种牙源性囊性肿瘤，单发，常有大囊腔，由最初的夹层内、管腔内或囊壁内的成釉细胞瘤或这些部位的肿瘤组合发展而来。**病理学家需要完整的病例标本才能做出准确的诊断。**

别 名

曾被称为囊肿生成性成釉细胞瘤、丛状单囊型成釉细胞瘤、囊内成釉细胞瘤、囊性成釉细胞瘤、单囊成釉细胞瘤、大范围含牙囊肿及囊内成釉细胞乳头状瘤。

诊断与专有特征

临床特征

所有报道的病例中，超过 90% 发生在下颌骨，只有一小部分发生在上颌骨[34]。大多数患者表现为偶然发现的肿胀，影像学检查可见一边界清楚的单囊透光影。

治疗与预后

这些病变在术前很少被怀疑为成釉细胞瘤，因此常常被作为一种非肿瘤性的牙源性囊肿而被摘除和刮除。当通过组织病理学得到最终的诊断时，复发的风险与组织类型有关。如果诊断是 UNAM 3 级（囊壁内），那么应追加切除上颌骨的边缘部分或部分的上颌骨来防止复发。

■ 关键点

· 这些病变在上颌非常少见。

· 病理学家需要完整的肿瘤标本才能得到准确的诊断。

■ 牙源性鳞状细胞瘤

定 义

（ICD-O code 9312/0）

牙源性鳞状细胞瘤是一种局部浸润型肿瘤，由位于纤维性基质中的分化良好的鳞状上皮岛组成。它常常发生在骨内，严格来说，发生在有活力的、萌出的恒牙牙根之间的牙周韧带内。有近 50 例的病例报道，Philipsen 和 Reichart 分析了其中的 36 例[35]。患者也可以表现为单纯的肿胀，局部疼痛，或牙齿的移动。影像学上，患者表现为邻近牙齿牙根间的单囊或三角形透射影。

治疗与预后

目前尚无发生在鼻腔和鼻窦的报道。保守的手术方法，例如摘除术和刮除术或小切口被认为已经足够，但术后仍有一定的复发[36]。

■ 牙源性钙化上皮瘤

定 义

（ICD-O code 9340/0）

牙源性钙化上皮瘤（CEOT）是一种良性、生长缓慢、无包膜、局部浸润的病变。它具有特异的组织形态学特征，由嗜伊红的、多边形和通常多形性的细胞组成的不同细胞岛或团片组成，它们形成了一种嗜伊红的无定形物质，可以被淀粉样标记物染色，具有钙化的特点，但这种特征并非所有患者都具备。Pindborg 在1955 年首次描述这种肿瘤，因此它最常用的同义词是"Pindborg 肿瘤"[37-38]。

发病率与发病部位

CEOT 比较少见，在文献中报道的病例约200 多例。Franklin 和 Pindborg 回顾了 113 例患者，Philipsen 和 Reichart 回顾了 181 例患者[39-40]。骨内型 CEOT 的侵袭性弱于骨外型，但在男女中发病率几乎相同，发病年龄 8~92 岁，骨外型病变常发生于上颌骨的前方，下颌和上颌的发病率比是 2∶1。多病灶病例非常罕见，但曾有报道[41]。

诊断特征

临床特征

此类肿瘤生长缓慢，常常没有症状，表现为一个来自颌骨的质密肿块。**较大的病例也可在一定程度上侵犯鼻腔和上颌窦**，表现为单侧的鼻阻塞、鼻出血、疼痛和眼球突出[39]。Bridle 等在 2006 年报道了 1 例巨大的肿块侵犯整个上颌骨，并引起了明显的眼球移位的 30 岁女性病例[42]。

影像学表现

从本质上讲，影像学表现对本病的诊疗是无益的，因为这些病变有相当多的变异。可以发现从边界清楚的单囊透射影到弥漫性的界限不清的病变伴有小的病灶内的分隔而形成多房的表现。此外也许存在有点片状的钙化，整体看类似于造釉细胞瘤或含牙囊肿。随着钙化的增加，放射学的鉴别诊断开始包括骨化纤维瘤或牙源性纤维瘤[43]。

组织学特征

显微镜下这些病变看起来像实性肿瘤；看不到囊性改变，肿瘤由多边形上皮细胞岛及团片构成，伴有丰富的嗜酸性细胞质。细胞间界限非常清楚，有分化良好的细胞间桥，所有细胞位于纤维性基质内。核分裂象罕见，事实上，如果发现核分裂象，要怀疑有恶变的可能。细胞核常呈多形性。巨型核很常见。在肿瘤细胞内或周围可见同心圆方式的钙化，形成均一的淀粉样变的透明物质。但淀粉样变程度不同，有的肿瘤以上皮细胞为主。在骨外型肿瘤中更常见的非钙化型，含有糖原的透明细胞出现在上皮巢中，组成了肿瘤的主要成分[40]。

鉴别诊断

由于细胞核具有多形性，并且存在细胞间桥，应避免将 CEOT 误诊为骨内型鳞状细胞癌。CEOT 的透明细胞型，被描述为具有侵袭性更强的生物学行为[44]。

治疗与预后

据文献报道，手术时肿瘤的尺寸从几毫米到 10cm 不等。因此治疗的方法从简单的摘除和刮除到半侧和全上颌骨切除都有。肿瘤的大小和位置决定了治疗方案，所有的文献都同意必须行完全切除术，并且尽可能地得到一个无瘤的手术边界，并建议进行长期的随访[45]。较早的病例系列报道，组内也包括了其他肿瘤，报道了其具有显著的复发率。例如，Franklin 和 Pindborg 在 1976 年回顾了 17 例患者，随访超过 10 年，发现复发率为 14%[39]。这很有可能源自不完全的治疗，现代的手术方法和病理学评估水平可以降低复发率。也有偶发的恶变的病例报道[46]。

■ 关键点

· 肿瘤的大小从几毫米到 10cm，有可能侵犯鼻腔、上颌窦和眶底。

■ 牙源性腺样瘤

定 义

（ICD-O code 9300/0）

牙源性腺样瘤（AOT）是一种生长缓慢、有囊的上皮性牙源性肿瘤。它具有简单的组织形态学模式，有梭形细胞形成的盘旋状的结节，有丛状的双细胞链和微囊性或导管样间隔。它具有有限的生长潜能。关于其是否是肿瘤仍有争论[47]。

病 因

AOT 的发病机制仍然不明，但被认为来源于牙板的残余和邻近未萌出牙齿的减少的牙釉质上皮的牙源性上皮的增殖。

别 名

曾被称为腺样成釉细胞瘤。

发病率与发病部位

虽然 AOT 较少见，Philipsen 等[48]发现发表于 12 个国家的 1082 例病例，一般被认为是第三或第四位最常见的牙源性肿瘤。超过 95% 的是骨内型，发生在骨内，上颌发病概率是下颌的 2 倍。最常见的发病部位是上颌尖牙窝附近。外周的骨外型病例也有报道，几乎所有的此类病例都发生在上颌前部[49]。

诊断特征

临床特征

女性的发病率约为男性的 2 倍，很少有 30 岁以上发病的报道[48]，50% 的患者是青少年。骨内型 AOT 常常在评估影响牙齿萌出的原因时拍片被发现。AOT 的生长速度非常缓慢，较大的病例可以侵犯整个上颌窦，并达到眶底和鼻腔，但仍然可以无痛或仅仅有轻微的疼痛感。

影像学表现

因为大部分这种病变发生在年幼时和尖牙区域，会干扰恒牙的萌出，AOT 环绕牙冠甚至整个牙齿，所谓的"滤泡型"AOT 看起来像牙源性囊肿，除非透射影沿着牙根向顶周扩展并超过了牙釉质牙骨质连接处。病变常常为边界清晰的单房透射影。口内成像常常显示在透射区域有散在的细小的阻射团块[50]。滤泡型是迄今最常见的 AOT，但是骨内型 AOT 与牙齿萌出无关（滤泡外型），表现为界限清楚的透射病变。滤泡外型看起来像一个残余囊肿、根尖囊肿、根端囊肿或跟侧牙周囊肿。但上颌骨区的大病变也可以侵犯上颌窦[51-53]。

Leon 等发现这些病变的大小范围为 1~7cm，平均大小为 2.9cm。

组织学特征

显微镜下，肿瘤常常是界限清晰的，从实性到囊性，可能位于牙冠处。有趣的是，不论病变位于颌骨哪个位置，组织病理学显示的都是一种一致的模式。实性病变尺寸不一，立方状或高柱状牙源性上皮构成不同大小的实性结节（"玫瑰花结"），在上皮细胞之间以及在玫瑰花结中心可见嗜酸性无结构物质（"肿瘤小滴"）。

在结节之间可见不同尺寸的囊性空隙（"管样空隙"）。这些并非在所有肿瘤中都出现。这些管样的空隙由单排的柱状上皮细胞围成，实际上代表了由柱状上皮细胞分泌而成的假性管腔。这些细胞的细胞质常常轻微着色，椭圆形的细胞核成极性排列，远离管腔。大的囊性间隙常常由立方形上皮细胞围成而没有细胞核的极化。一些囊性间隙可以显示为内陷。另外，在肿瘤内可以有多面体的鳞状细胞构成的散在的病灶。

在一些肿瘤中发现的其他容易辨识的细胞模式是，长的、窄的立方细胞上皮链形成单层或双层，并以丛状模式形成大环。在这些环中，有时缺少松散的基质，这种模式更常见于肿瘤的外周。在 AOT 中也许存在透明的发育不良物质或者钙化的骨性牙本质。这也许是化生造成的，因为缺少牙源性外胚间充质。在少数病例中，可能发现具有牙本质小管的牙本质样物质。也许有些区域和牙源性钙化上皮瘤（CEOT）类似，但是这些被认为是 AOT 的组织学变异，并不会改变 AOT 的生物学行为。AOT 也可以含有类似牙源性钙化影细胞囊肿或其他牙源性肿瘤或错构瘤的区域。但都不影响肿瘤的现状。

治疗与预后

与其他牙源性肿瘤不同，已发表的文章均认为肿瘤的摘除术或刮除术已经足够，厚的结缔组织囊壁使得肿瘤摘除变得容易。复发的风险很低，没有恶变的报道。这与许多作者认为 AOT 是一种错构瘤相一致，当然，也没有证据表示肿瘤将停止生长。**因为肿瘤可以达到几厘米大的尺寸，侵犯整个上颌窦，甚至颅底，所以应与任何明显受侵的牙齿一起彻底切除** [47,52-53]。

■ 牙源性角化囊性瘤

定　义

（ICD-O code 9270/0）

一种良性的骨内的牙源性肿瘤，牙源性角化囊性瘤（KCOT）可以是单囊或多囊，具有潜在的侵袭性，浸润生长的病变，由不全角化的复层鳞状上皮衬里组成。多发的病例可能为痣样基底细胞癌综合征（NBCCS）。

病　因

近期的研究显示 *PTCH* 肿瘤抑制基因在 KCOT 的发病中发挥作用。*PTCH* 基因的突变体与散发的牙源性角化囊肿和痣样基底细胞癌综合征有关 [54-56]。

别　名

一个重要的和长期使用的同义词是牙源性角化囊肿（OKC），Philipsen[54] 在 1956 年开始使用，这个广泛使用的名称强调的是其良性的行为。但是 WHO 工作组在 2005 年将这一病变归类为 KCOT，因为这可以较好地反映肿瘤的本质和侵袭性的特点 [5]。本病也被称为始基囊肿、颌骨的表皮样囊肿、颌骨胆脂瘤和牙源性角囊瘤。

发病率与发病部位

角化囊肿在下颌骨和上颌骨的发病概率是 2∶1，不同的报道及不同的机构发现，牙源性病变的发病率在不同年龄有很大的不同。曾经有发病率为 16.5% 的报道 [57]。在上颌，最常见的发病部位是尖牙区。Brannon（1976）报道了 312 例患者，患者年龄介于 7~93 岁 [58]。

多发的伴或不伴 NBCCS 的 KCOT 的患者的平均年龄小于单发 KCOT 的患者，且较常见于男性，NBCCS 首次在 1960 年被 Gorlin 和 Goltz 提出 [59]，其特征是：①早期出现基底细胞癌；②颌骨内多发的牙源性角化囊肿；③宽的鼻底；④额骨和顶骨的突出；⑤大脑镰钙化；⑥分叉肋和其他骨畸形；⑦手掌和足跖的凹陷。这是一种常染色体显性遗传病，**牙源性角化囊肿的发病率超过 65%**。囊肿的多样性很常见，上颌骨内第二磨牙区是最常见的发病部位。在早期的文献中，复发很常见，超过 85%[60]。

据报道，多发性牙源性角化囊肿也与马方综合征和努南综合征有关 [61-62]。

诊断特征

临床特征

与其他牙源性病变类似，发生在上颌骨的病变常表现为无痛性肿胀，如果持续增大，可以引起面部肿胀和鼻阻塞。**报道的病例显示，病变可以使鼻腔外侧壁移位，破坏上颌窦前壁，类似于软组织囊肿性膨胀扩展达到内眦水平。**病变可以引起牙齿松动，在出现症状之前可以达到较大的尺寸 [62]。如果打开这些较大的囊肿，会发现其含有恶臭味的干酪样物质，这与胆脂瘤不同，尽管之前有这样的命名。

影像学表现

KCOT 一般是界限清楚的，周围有硬化的单囊或多囊性病变。并可能与阻生牙或牙根尖相关，并引起上颌骨的显著膨胀。在 X 线片上，与牙源性囊肿不易区别，一个侧方的牙周囊肿也可以引起牙根的移位，但很少会有吸收（图 12.2）。

组织学特征

KCOT 有显著的组织学特点，囊壁由薄层的不全角化的复层鳞状上皮构成，通常有 5~7 层

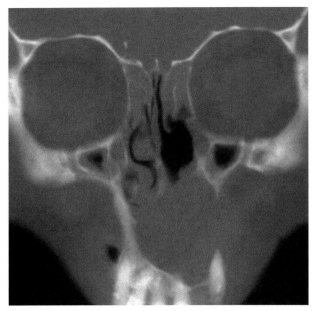

图 12.2 冠状位 CT 扫描显示 1 例牙源性角化囊肿

的细胞厚度。囊腔内常常含有角化蛋白。因为缺少上皮钉突，囊肿的衬里常常会和囊壁分离，这样的总体结构正是这一病变会复发的原因之一，**因为囊肿的衬里非常薄，在手术时很容易被撕开。** 基底层染色较浅，且表现为明显的栅栏样排列的基底细胞。可以看到继发的炎性改变，重要的是，囊壁可见 "子囊" 和牙源性上皮的增殖，提示有 NBCCS 的可能。**这些子囊和卫星囊也是这些病变为什么切除不完全的另一个原因。** 细胞异型性和核分裂象少见，**但囊肿衬里遗留后会很快再次生长** [63]。

鉴别诊断

一些牙源性囊肿也可以出现表面或囊腔内角化蛋白，但是不会出现浓染的基底细胞层，不应该与 KCOT 混淆。这很重要，因为它们并不会表现出来像 KCOT 一样的侵袭性。

治疗与预后

虽然在过去，治疗这样的患者，推荐使用摘除术和刮除术，因为正如在临床特征和组织学特征中介绍的，薄的衬里，多样性的表现，以及子囊的存在，使得通过这些有限的切除方法来完整切除病变非常困难。也可以加用骨质切除以及化学烧灼的方法，发表的文献中复发

率为 3%~62%。即使在知名中心的大规模病例系列研究中，复发率达到 30%[64] 也很常见。应该仔细考虑使用一种简单的方法实现彻底切除。尤其对于简单的孤立性病变，单一的部分上颌骨切除即可治愈疾病，这样的病例可能不会出现数年内的多次复发。

推荐对这样的患者进行长期的随访和每年的回访；如果做不到，应该给患者提供一个信息表来指导患者一旦在几十年后因肿物复发出现新的症状而及时就诊。对于多发的 KCOT 患者，如果没有确诊，应该评估 NBCCS 的可能。

在作者的中心，也有几例这样典型的病例，他们的病变多次复发。最典型的是 1 例 64 岁的女性患者，首诊时在 1983 年 11 月，当时已经有 44 年的 KCOT 复发的病史，并且已经侵犯上颌窦和眼眶。尽管进行了部分的上颌骨切除，而且切除了大部分的颧骨，她的肿瘤仍然在 4 年后复发于左眶外侧，紧密的粘连于眶骨膜，

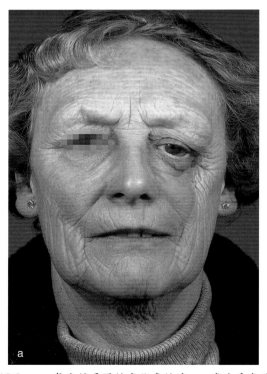

图 12.3a~c 复发性牙源性角化囊性瘤。a. 多次手术后患者照片。b. 同一患者的冠状 CT 显示在上颌窦后方和翼突的残余病变。c. 术中照片显示在面中部掀翻后从下方所见，可见一颗包埋在残余 KCOT 的磨牙

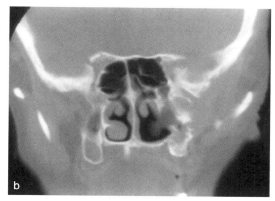
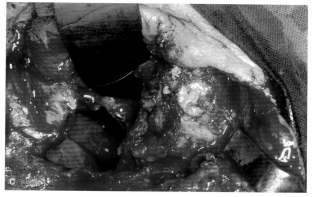

图 12.3a~c（续）

需要再次手术切除。因此这位患者总共有 48 年的复发病史（图 12.3）[65]。还有近期在 2003 年和 2007 年被作者治疗的 2 例病例，分别使用了面中部掀翻和内镜入路切除术。迄今，治疗成功，没有复发。

■ 关键点

· 囊肿的内壁非常薄，在手术时容易被撕裂，残余的囊壁将导致肿瘤的复发。

· 子囊和卫星囊可以引起不完全的切除。

· 多年内多次复发必须采用大的手术切除。

牙源性上皮性肿瘤，含牙源性外胚间充质，伴或不伴牙齿硬组织形成

引　言

这组肿瘤由肿瘤和一些错构样病变组成，它们被认为是真正的牙源性的，因为它们由牙源性外胚间充质和牙源性上皮组成，这在特定条件下，能够产生牙齿的硬组织，类似于正常的牙齿发生发育。如果理解牙齿的发生可以帮助理解肿瘤的形成，推荐大家阅读 Sharpe 和 Cobourne 的综述 [66~67]。

■ 成釉细胞纤维瘤

定　义

（ICD-O code 9330/0）

成釉细胞纤维瘤（AMF）是一种少见的良性牙源性肿瘤，牙源性上皮生长在细胞丰富的类似牙乳头的外胚间充质中。没有牙齿硬组织形成，如果有牙本质形成，则被称为成釉细胞纤维牙本质瘤。

发病率与发病部位

在本书完成之时，发表的所有病例大约是 200 例，推荐阅读 1997 年 Philipsen 等的综述 [68]。报道的发生在下颌骨和上颌骨的病例比例是 2.7：1 至 5：1。大多数下颌骨肿瘤发生在后牙区。虽然生长缓慢，但是文献报道，**发生在上颌和下颌的一些肿瘤仍然可以达到相当大的尺寸**，从 0.5cm 到 16cm，平均 4cm [69]。

诊断特征与专有特征

临床特征

大多数 AMF 表现为无痛性肿胀，或者是因为牙齿的萌出异常。大的上颌骨病变也可以引起面部肿胀和鼻阻塞，作者的 5 例患者中也有类似的临床表现，患者的年龄为 12~78 岁（平均年龄 49.3 岁）（图 12.4a）。这些患者中有 2 例男性，3 例女性，这也与报道的男女发病率基本一致，平均发病年龄为 15 岁，但是年龄范围介于 6 个月到 60 岁。

影像学表现

放射学检查中，这些肿瘤看起来是界限清楚的单囊或多囊的透射影，常常伴有周围的硬化带。在较大的病变中多囊更常见。约 75% 的病例与未萌出的牙齿相关。在上颌，AMF 可以

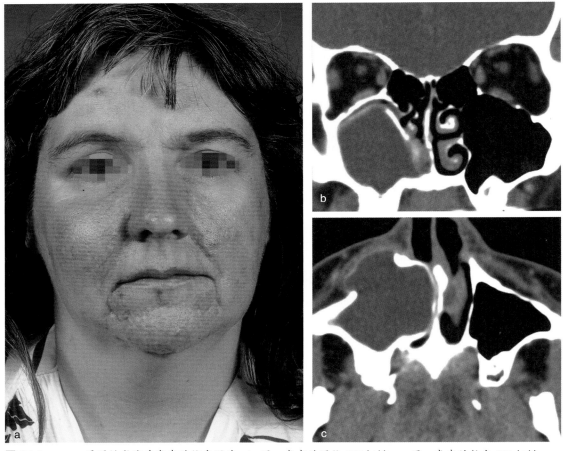

图 12.4a~c   a. 牙源性黏液瘤患者的临床照片。b. 同一患者的冠状 CT 扫描。c. 同一患者的轴向 CT 扫描

侵犯整个上颌窦和鼻腔外侧壁。特别推荐 CT 扫描来明确肿瘤的诊断（图 12.4b, c）[69]。

组织学特征

　　显微镜下，肿瘤常常表现为白灰色的圆形或椭圆形的肿块伴有被薄的囊袋形成的光滑的表面，囊性改变少见，切面是一致的。显微镜下 AMF 的上皮成分含有分支和相互吻合的各种密度的上皮条索，生长在一个细胞丰富的间充质组织中，组织形态学类似于牙乳头。这些条索形成大小不等的结节。外周为类似于内釉上皮的柱状细胞，在一些区域，上皮条索更大，中央区域为星形细胞。上皮条索形成了各种尺寸的芽，这些芽由星形细胞组成，外周是由细胞核极性排列的圆柱形细胞围成的基底层。这些增厚层类似于釉质器的早期阶段。

　　牙体硬组织的形成并不是 AMF 的组织学表现之一，上皮成分看起来像成釉细胞瘤，但是基质内容与其有很大的不同。在 AMF 中是一个不成熟的细胞丰富的黏液样基质，具有一个胚胎样组织的外观，一些 AMF 也可能含有颗粒状细胞。

　　如果在上皮或间充质成分中有相当数量的核分裂象，应该怀疑肿瘤是否为良性。尤其是伴有不典型细胞核和高细胞密度。

鉴别诊断

　　主要应与成釉细胞瘤、成釉细胞纤维牙瘤（AFOD）、成釉细胞纤维牙本质瘤（AFD）及牙源性纤维瘤（OF）进行鉴别诊断。简言之，与成釉细胞瘤相比，AMF 的上皮细胞形成了伴有芽的两层细胞条索，而成釉细胞瘤是宽的条索，大的上皮岛，伴有棘皮瘤和囊肿样改变的趋势。星形的网状组织样上皮的数量在成釉细胞瘤中更丰富。结缔组织成分也有很大不同，

在 AMF 中没有基质，而且结缔组织具有病变同样成分，组织形态学类似于牙乳头。与 AFD 和 AFOD 相比，AMF 不含牙齿硬组织牙本质和牙釉质。随着组化和分子遗传学的进展，关于这些病变的争论仍在继续。

治疗与预后

与许多牙源性肿瘤类似，成釉细胞纤维瘤也采用了保守手术治疗，包括摘除术、刮除术和一些根治性外科手术。记录的复发率也不同，但是早期组织病理学是否准确仍值得怀疑。Chen 等[70] 在 2007 年发表的一篇关于 20 世纪英国文献的综述中指出，在 123 例有高质量临床病理学和随访数据的资料中，118 例患者有手术治疗的细节，其中只有 10 例使用了根治性手术（由于发现时体积巨大）。根治性手术包括边缘切除、分段切除或者上颌骨或下颌骨的半侧切除。保守手术（108 例患者）使用了摘除术、刮除术或简单的局部切除。118 例患者中有 41 例复发（复发率为 33.3%），无复发时间为 1~96 个月，平均时间为 33 个月。在使用根治性手术的患者中，复发间期明显较长，即使考虑到只有最大的病变才使用根治性手术。

在复发的病例中有 14 例（11.4%）恶变，发病时间越长恶变的可能性越大。5 年恶变率是 10.2%，10 年恶变率是 22.2%。再次手术治疗的 11 例恶性肿瘤的随访发现，6 例肿瘤复发，但仅有 1 例出现远处转移。

统计学分析显示 22 岁以上的患者明显更容易发生恶变，作者根据以上数据总结，22 岁以下的年轻患者可以使用保守的手术治疗，但复发后应该使用根治性手术。**22 岁以上的患者，特别是肿瘤较大的患者，应该首先考虑使用根治性手术，当然复发的肿瘤更需使用根治性手术。**

在作者的病例中，对于良性的成釉细胞纤维瘤，4 例接受了面中部掀翻术，1 例通过上颌窦前壁开窗后使用了内镜手术，在 4~10 年的随访中，没有复发或恶变的证据。

■ 关键点

· AMF 可以侵犯整个上颌窦和鼻腔。
· 22 岁以上的患者应考虑使用根治性手术。

■ 成釉细胞纤维牙本质瘤

定 义

（ICD-O code 9271/0）

成釉细胞纤维牙本质瘤是一种具有成釉细胞纤维瘤的组织学特点的病变，但牙源性外胚间充质类似于牙乳头，上皮条索和巢类似于牙板和釉质器。常常可以看到牙本质形成，但很少看见管状牙本质。

别 名

过去曾使用牙本质瘤和不成熟的牙本质瘤，Takeda 在 1994 年讨论了以 AFD 和"不成熟牙本质瘤"命名发表的病例之间的不同[71]。

病因、发病率与发病部位

病因不明，AFD 是一种非常罕见的肿瘤，文献中有相当多的关于其病因的争论。Reichart 和 Philipsen 在 2004 年综述了 28 例病例[72]，70% 以上的 AFD 发生在下颌骨的后方，**仅有 7 例发生在上颌骨**：4 例在前方，3 例在后方。

诊断特征

临床特征与影像学表现

这些少见的病例被描述为缓慢生长的无痛性肿瘤，但出现症状时肿瘤也相当大，在一些病例中伴有未萌出的牙齿。影像学上，它们通常界限清楚，有贝壳样硬化边以及多囊样的投射影。在与牙齿相关的病例中，肿瘤常常更靠近牙冠。

组织学特征

AFD 的软组织成分类似于 AMF，具有胚胎性浆肉样外胚间充质，常常有明显的细胞结构，但有的病例细胞并不丰富，在这种病例中可以看到伴有球根状扩张的牙源性上皮形成的条索，邻近牙源性上皮有不同数量的牙本质和管状牙本质。这些牙本质可以矿化，表现为不同程度的不规则阻射影。病变中看不到有丝分裂。

治疗与预后

这种病变是一种肿瘤的长期生物学行为与它的组织病理学需要紧密联系的一个典型病种[73]。因为，与 AMF 相比，简单的手术切除已经足够，发表的病例较少，至今还没有复发或恶变的报道。

■ 成釉细胞纤维牙瘤

定 义

（ICD-O code 9290/0）

成釉细胞纤维牙瘤（AFOD）是一种少见的良性肿瘤，肿瘤由牙齿发生时能见到的所有成分组成，包括胚胎样牙髓样外胚间充质、牙源性上皮、牙本质、牙釉质，偶尔有牙骨质。

病 因

在过去的文献中有很多争论，成釉细胞纤维牙瘤常常被归类为一种本质上是畸胎瘤的牙瘤，在早期对这两种疾病进行分类非常困难，因为它们有很多共同点，但是 AFOD 是一种持续生长的病变。牙瘤虽然也能达到相当大的尺寸，但他们最终会停止生长。

别 名

过去使用过成釉细胞牙瘤这样容易混淆的术语。

发病率与发病部位

发病率通过既往已发表文献很难评估，但是 Philipsen 等在 1997 年[68]回顾了共 86 例病例的资料，其中包括早期被 Slootweg[74] 所描述的病例。Philipsen 等发现成釉细胞纤维牙瘤的发病年龄在 1~22 岁，平均发病年龄为 9 岁，超过半数的病变发生在下颌骨后方，但是有 **30 例发生在上颌骨**（18 例后方，12 例前方，1 例侵犯整个上颌骨）。

诊断特征

临床特征与影像学表现

与其他牙源性肿瘤相同，这种少见的肿瘤也常常表现为无痛性、缓慢生长的包块，引起颌骨的膨胀，导致肿胀，也许伴未萌出的牙齿。这些小的球形肿瘤伴有少量的牙本质和牙釉质的形成，这与未成熟的牙瘤非常难鉴别。但好在这种鉴别没有特殊的临床意义，因为治疗是类似的。较大的肿瘤可以引起上颌的巨大膨胀，甚至影响上颌窦，但没有骨质破坏。

AFOD 在影像学上可以是单房或多房的透射影，具有清晰的边界[68]。较大的肿瘤会有散在的阻射影，与未成熟牙瘤相比，牙瘤表现为一个中心圆形的规则阻射影，伴有周边的透射影。此外，位于未萌出牙齿咬合面的小的球形的病变，看起来很像未成熟牙瘤。**大的上颌病变可以侵犯上颌窦，CT 扫描可以确定病变的细节来帮助制定治疗计划**[75]。

组织学特征

显微镜下，AFOD 具有从白色到褐色的光滑表面，切面为颗粒状，含有硬结节，其含量与病变内牙齿硬组织的多少有关，软组织成分也许与成釉细胞纤维瘤相同，病变软硬组织的比例也不尽相同。外胚间充质起源的细胞丰富的黏液状结缔组织类似于胚胎性牙乳头状瘤。在牙齿硬组织成分有限的肿瘤中，广泛取样是必要的。

鉴别诊断

AFOD 很容易与成釉细胞瘤鉴别，但是在早期阶段，其看起来类似 AMF，而在病变后期，看起来又类似 AFD。**当与 AFD 混淆时，并不会引起特殊的临床结局，前面详细介绍过，AMF 有较高的复发率，所以其临床信息和组织病理学在鉴别诊断中都很重要。**例如，1 例具有 AMF 特点的肿瘤在 20 岁以上患者中复发，即使非常罕见，也更像 AMF。

治疗与预后

肿瘤摘除后进行彻底的刮治对大多数病例而言是合适的方法。但是很明显，对于侵犯上颌窦的较大肿瘤，也许需要部分上颌骨切除，但这在低龄儿童中常常很难决断，因此趋向于制订保守的治疗方案。但是在少见的复发病例中，应当考虑更加积极的切除方法。有 2 例年轻患者恶变的报道，但是这 2 例病例均无益于加深对组织病理学的认知 [76-77]。

■ 关键点

·这种少见的肿瘤可能侵犯整个上颌骨。

■ 混合型牙瘤与组合型牙瘤

定　义

（ICD-O code 9280/0）

牙瘤是一种类似于肿瘤但是为一种非肿瘤发展的畸形（错构瘤）。它们是来源于牙源性上皮和牙源性外胚间充质的高度分化的病变。混合型牙瘤（ODTx）显示了一种牙本质和牙釉质混合生长的模式，而组合型牙瘤（ODTp）由牙齿样组织形成（牙样小体）。这两种病变的区别有时非常困难，因为他们可以同时出现两种类型的成分。但从临床角度而言，这并不是至关重要的。

病　因

这两种类型牙瘤的病因不明，但有证据表明与基因因素有关，因为牙瘤可以发生于加德纳综合征和其他遗传性综合征 [78]。

别　名

这两种牙瘤都曾经使用过"复合"这一单词。例如混合型复合牙瘤和组合型复合牙瘤。

发病率与发病部位

两种病变都常见，据报道组合型牙瘤是所有牙源性肿瘤和类肿瘤病变中最常见的。在不同国家，其确切发病率是不准确的，因为这取决于这些病变真正被送去病理科进行评估的相对比例。这些病变常常被口腔外科医生通过显微镜来诊断，而并不是送去进行组织病理学检查。因此不同国家的病理科资料统计显示，发病率从中国的 1.2%（极低）[79]到美国的 36.7%（包含了超过 300 例牙源性肿瘤的研究）[80]，有这样的差异并不奇怪。

两种类型的病变都发生在承牙区，但是混合型牙瘤在有些报道中更常见于上颌骨，另外一些报道更常见于下颌骨。在上颌主要发生于上颌前部，在下颌常见于下颌后方 [81]。与此相比，关于相当数量的组合型牙瘤的许多综述都发现，其更易发生于上颌骨，尤其在上颌骨前方。再者，与混合型牙瘤相比，组合型牙瘤常常发生于下颌前部 [82]。

外周型（骨外型）牙瘤是非常少见的，但有发生在上颌窦 [83-84] 和鼻咽部 [85] 的报道。

诊断特征

临床特征

这两种肿瘤都的发病没有明显的性别差异，二者都主要发生在儿童和青少年期，虽然复合型牙瘤据报道也常发生于青壮年。两种病变的生长速度都很慢。儿童患者连续的全口曲面体层片提示这些病变至少需要 5 年才能成熟，而且在许多病例中，患者在确诊时已处于替牙晚期 [86]。

病变常常表现为无痛肿胀，但是当伴有炎症时可以引起疼痛，牙阻生和牙齿萌出的改变是常见的症状，而如果发生在上颌的病变达到一定大小，将可能引起颊部和上唇的肿胀 [87]。

影像学表现

影像学表现不尽相同，取决于病变的分期和病变矿化的程度。混合型牙瘤从一个透射影、界限清楚的病变到中心高密不透明影伴外周区不同程度透射影，最终向类似牙齿硬组织的不透射影发展，仅仅伴有一个薄的外周射线透射区。它们常常位于一个未萌出牙齿上方，与牙瘤相关的牙源性钙化囊性瘤相比，相邻牙齿的吸收是非常罕见的 [88]。**这些病变的大小从几毫米到几厘米，甚至可以侵犯整个上颌骨，这意味着因为症状的不同以及国家和医疗条件的不同，患者可能就诊于颌面外科、耳鼻喉科、整形外科和头颈外科** [89-90]。

牙瘤常常表现为一些小的牙齿样（牙样小

体）密集团块致密影，伴有薄的外周透射区，以及一个致密的边界。常常可以发现未萌出的牙齿，早期的小病变可能来源于萌出牙齿的牙根中间 [87]。与混合型牙瘤类似，组合型牙瘤不会引起相邻牙根的吸收。

组织学特征与鉴别诊断

混合型和组合型牙瘤最主要的鉴别诊断是在组合型牙瘤中存在牙齿样结构。组合型牙瘤可以发现在薄的纤维囊壁中含有牙齿样组织，特别是病变已经成熟时。即使是非成熟的组合型病变也可以在疏松的结缔组织中看到数个异形的牙胚，但是可以看见周围有与混合型病变类似的牙源性上皮条索和上皮岛。在组合型病变中，即使在脱钙后仍然可以发现牙釉质基质。

在发育中的牙瘤，病变的外周可以发现一个细胞丰富的软组织，伴有牙釉质和牙骨质的形成，但是这些又与牙齿的形态学不同。大量的主要是管状的牙本质包绕着环形或椭圆形中空结构，伴有釉质基质产生的上皮和结缔组织。关于发育中的混合型牙瘤和成釉细胞纤维牙瘤的鉴别非常困难，在成熟的混合型牙瘤，外围的囊壁由疏松的结缔组织组成，伴有牙源性上皮形成的条索和上皮岛。因此病理医生在诊断骨内型颌骨病变时，或者应参考影像学，或者最好能够和了解这些病变的影像学医生及临床医生进行全面的讨论。这一建议很有必要，因为这些不同的牙源性病变的鉴别非常困难。尤其是在没有其他相关信息的情况下区别未成熟牙瘤与 AMF、AFD 和 AFOD 是不合适的。常规的多学科学组会议是很有价值的，对所有的成员提供全面的信息，可以得到更加正确的诊断并谨慎地制定最合适的治疗方案。

治疗与预后

两种类型的牙瘤一般通过保守性的摘除和小的刮除手术切除，因为可以很容易将它们与它们生长的周围光滑的骨组织分离。这两种牙瘤的预后很好，很少复发，只有切除不完全或者病理诊断不正确时才有可能复发 [91-92]。

这一保守的治疗方法，常常可以使伴有的阻生牙满意地萌出或者通过正畸的方法萌出。

大的上颌骨或下颌骨的牙瘤明显需要考虑特殊的手术治疗，但是记住这些病变常见于儿童或青少年，部分上颌骨或下颌骨切除方法或口内入路切除整个肿瘤足够了，不需要面部切口。在少见的病例中，有必要考虑赝复体或者软组织或骨组织的重建。

■ 关键点

· 病理医生在报告骨内型颌骨病变时或者应参考影像学，更好的方法是与涉及这些病例的临床医生和放射科医生进行全面的讨论。因为关于这些牙源性疾病的鉴别诊断非常困难。特别是在没有这些相关信息的情况下，去鉴别非成熟牙瘤和 AMF、AFD、AFOD 是不合适的。在定期的多学科团队会议上，所有成员都尽可能多地提供自己专业相关的信息，其价值在于可以提供更准确的诊断以及更加仔细地考虑最合适的治疗方案。

■ 牙成釉细胞瘤

定　义

（ICD-O code 9311/0）

这种复合的肿瘤，正如其名字所提示的，在组织病理学上同时包括了类似成釉细胞瘤和相当于未成熟牙瘤或 AFOD 特点。

别　名

曾使用过成釉细胞牙瘤和成牙本质细胞瘤来描述这些疾病。

病因、发病率与发病部位

这些罕见的肿瘤病因不清，在发表的病例中仅仅有 12 例足够符合 WHO 2005 工作组制定的诊断标准 [93-99]。6 例发生在上颌，但 4 例是达到 4~6cm 的病变。

诊断特征

临床特征与影像学表现

患者临床表现为无痛的肿胀，在一些病例

中是长期的牙齿移位和偶尔的疼痛。影像学提示一个界限清楚的病变，可以是单囊或多囊，在病变中心或者外周常常伴有不规则的 X 线阻射影。但是与成釉细胞瘤相比，没有出现蜂窝状的模式。据报道，有牙根的移位和吸收。绝大多数患者都在 25 岁前被诊断[94-99]。

组织学特征

肿瘤的上皮成分具有成釉细胞瘤的典型特征，表现为滤泡状或丛状的牙源性上皮岛和条索。但是，这些肿瘤靠近上皮的多细胞黏液样组织中也含有在牙瘤中可以看到的矿化的牙齿组织的不同成分。有时也可发现含有影细胞的小区域[98]。

治疗与预后

在少量的关于这些患者的报道中，小的肿块使用刮除术，但也有使用较大范围的手术和整体的切除，包括半侧上颌骨切除。不幸的是，仅有一篇报道随访了 5 年以上[93]，但是这位患者的囊性病变，使用了刮除术治疗，第二次复发时，组织病理学表现越来越像成釉细胞瘤。第二次手术使用了整体切除，虽然关于此疾病的文献不多，但是已经提示这类病变类似于更常见的成釉细胞瘤，更适合于使用较大范围的手术和长期的随访。

■ 牙源性影细胞病变

定　义

牙源性影细胞病变是指一系列不同的牙源性病变，包括从囊性肿物到实性良性病变，到实性恶性病变，或有时是这些不同病变的组合。病变可以是在上颌或下颌骨内型或骨外型病变。在过去的 80 年中，曾使用过多种多样的名词，自从 WHO 1971 年[100]关于牙源性肿瘤和囊肿的分类首次出版以来，已经发生了相当大的变化。

这些影细胞病变具有与成釉细胞瘤类似的组织学特点，但另外有显著的影细胞区。有钙化倾向，并在靠近上皮的结缔组织中有发育不良的牙本质形成。研究人员曾提出过多种不同

的分类系统，推荐大家阅读 Praetorius 2009 年关于这一复杂争论的全面讨论[23]。在 WHO 2005 年[5]关于头颈肿瘤的分类中，牙源性影细胞肿瘤是指良性病变；而牙源性影细胞癌是指恶性肿瘤。具有肿瘤可能的囊肿被分类为牙源性钙化囊性瘤，在过去这些病变常常被分类为牙源性钙化囊肿和牙源性钙化影细胞肿瘤。许多囊性牙源性病变是非肿瘤的，使得这一分类变得更加复杂。

■ 牙源性钙化囊性瘤

定　义

（ICD-O code 9301/0）

牙源性钙化囊性瘤（CCOT）是一种具有牙源性起源的良性囊性病变，具有类似单囊型成釉细胞瘤的囊壁，即具有柱状细胞的基底层，但是在上皮衬里或在纤维囊壁的上皮条索和上皮岛中伴有成群的上皮影细胞，并可发生钙化。在靠近囊性衬里或纤维囊壁的上皮岛中常见到发育不良的牙本质。

病　因

CCOT 病因不清，但是骨内型囊肿也许起源于未萌出牙齿或残留牙板的牙釉质上皮。

别　名

牙源性角化钙化囊肿被使用了 50 余年，按照 Gorlin 等在 1962 年的认识，这一病变是单独的实体，也被称为 Gorlin 囊肿[101]。后来使用了更精确的名词，牙源性钙化影细胞囊肿。

发病率与发病部位

因为在过去许多年中对于这些疾病存在相当多的争论，所以不可能准确地说出它们的发病率。但是近期的研究发现，这些病变最常发生在 20 岁，很少发生在 40 岁以上。没有性别差异。可以表现为骨内或骨外病变。**上下颌发病率相似，较易发生在前部**。大多数报道肿物发现时为 0.5~4cm，**上颌病变可以侵犯上颌窦，甚至导致其完全闭塞**。

诊断特征

临床特征与影像学表现

骨内型和骨外型病变都表现为无痛性肿胀，影像学可见浅碟状吸收，骨外型病变可见相邻牙齿的移位，骨内型病变常常表现为单囊、界限清楚，半数左右含有不透射区域。牙根的吸收和两侧的分离在 CCOT 中很常见。但是仅在约 1/3 的病例中见到未萌出的牙齿[102-103]。

组织学特征与鉴别诊断

这些病变常常是单囊，但也曾有过多囊的病例报道。上皮衬里的形态也许不同，有些区域有类似成釉细胞瘤的表现，有丝分裂少见。在上皮层可见聚集的影细胞丛，类似于大的、苍白的嗜酸性粒细胞伴有清晰的轮廓，这些细胞比上皮细胞大，有些含有细胞核的剩余物，但是大多数伴有中央的空余区，因此使用名词影细胞。这些细胞可以发生钙化。在上皮细胞衬里附近常常可以发现管状牙本质，也许含有截留细胞。

在很多病变中可以发现影细胞，包括简单的萌出囊肿、成釉细胞瘤、AMF 及 AOFD，尤其是在牙瘤中。因此发现影细胞并不能作为诊断标准，必须同时发现星形网状样区域以及细长的基底细胞。**充足的组织学样本和典型临床表现及影像学表现可以帮助诊断疑似病例。**在 CCOT 中有丝分裂少见，但在牙源性影细胞癌中常见。

治疗与预后

对于此类病变，广泛接受摘除手术是对小病变的最合适的治疗方案。然而骨内型有复发的病例报道，**对于几厘米大小的侵犯上颌窦、鼻腔外侧壁和鼻腔的病变需要考虑大范围切除，避免复发和可能的远期恶变**，这一点已经在少数病例中出现。事实上，关于良性的囊性病变与肿瘤内部影细胞的相关性一直存在争论。

■ 牙源性钙化囊性瘤伴其他牙源性肿瘤

在罕见的病例中，这些囊肿伴有恶性上皮性牙源性肿瘤、实性/多囊性成釉细胞瘤、单囊型成釉细胞瘤、腺瘤样牙源性肿瘤、成釉细胞纤维瘤、成釉细胞纤维牙瘤、牙成釉细胞瘤、牙源性纤维黏液瘤和牙瘤。最后一种组合是牙源性钙化囊性瘤和牙瘤的组合，这比其他的 CCOT 的变异更加常见[104]。

■ 牙本质生成性影细胞瘤

定　义

（ICD-O code 9302/0）

这是一种良性但无包膜且具有局部侵袭性的上皮性牙源性肿瘤，在一个成熟的纤维结缔组织间质中具有成釉细胞瘤样上皮岛。在上皮岛或偶尔在结缔组织中可见成群的影细胞，邻近上皮的区域伴有数量不等的前期牙本质形成。

病　因

病因不明，但骨外型和骨内型的变异都曾经报道过。

别　名

有很多不同的名称，但以前这些病变常常被描述为牙源性钙化囊肿的实性变异，曾使用过的名称包括牙本质成釉细胞瘤、牙源性影细胞瘤和上皮性牙源性影细胞肿瘤。

发病率与发病部位

这些肿瘤很罕见，大概仅有 30 余例骨外型病变和 14 例骨内型病变曾被报道过[23]，**仅有 8 例发生在上颌骨，其中 7 例发生在上颌前部。**

诊断特征

临床特征

肿瘤常常表现为无症状的肿胀，但据报道，直径超过 10cm 的骨内型病变，导致了邻近牙齿的松动和移位。**整个上颌窦可以实变。**发病年龄为 10~92 岁。

影像学表现

在这些罕见的病例中，影像学表现并无重要意义。骨内型病变可以是单囊或多囊的投射影，但是同时具有清晰的和不清晰的边界。可以发现不同数量的散在的阻射影，邻近病变的牙齿可以表现为牙根的吸收或阻生。相当一部分上颌的肿瘤可以侵犯上颌窦[105-106]。CT 扫描可以确定肿物的边界，特别是在具有明显侵蚀性的大型的病变中。

组织学特征

在骨外型和骨内型变异中，没有明显的区别，这些肿瘤都明显侵犯周围组织。牙源性上皮形成的片状或圆形的上皮岛类似于成釉细胞瘤，有丝分裂罕见，然而，显著特征是上皮细胞向影细胞转化，除了单个的还可见大团的影细胞。影细胞突入纤维结缔组织中，引起异物反应，一些出现了钙化。正如它的名字所提示的，肿瘤形成了发育不良的牙本质，虽然量很少。影细胞可以包埋于这些发育不良的牙本质。大量的影细胞可以将这些病变和成釉细胞瘤区别，但是将其与多囊的牙源性钙化囊性瘤区别还存在困难。

治疗与预后

对于骨外型病变，简单的切除已经足够，而对于骨内型牙本质肿瘤，长期仍有复发的可能，因此大范围的局部切除比较合适，尤其是影像学上病变界限不清。在报道的有限的病例中，长期随访的结果不清，但是推荐术后进行超过 20 年的长期随访。

含或不含牙源性上皮的牙源性外胚间充质肿瘤

■ 牙源性纤维瘤

定 义

（ICD-O code 9321/0）

牙源性纤维瘤是一种少见的良性非侵袭性牙源性肿瘤，由增生的含有"看起来不活跃"的牙源性上皮组成的纤维组织组成。与其他牙源性病变一样，对这一特殊的病变，概念和定义也存在争论。在 WHO 2005 年的分类中，这一肿瘤被分为乏上皮型和富上皮型。肿瘤分为骨外 / 外周型和骨内 / 中央型。

别 名

本病曾被称为牙源性纤维瘤单纯型（乏上皮型）、牙源性上皮混合型（富上皮型）。

发病率与发病部位

这是一种少见的病变，但是有 2 篇重要的综述，分别在 1991 年和 1994 年报道了 39 例和 51 例病变[107-108]。虽然这些肿瘤可以发生在任何年龄，但最常见的是 20~40 岁，本病在女性中更为常见，上颌和下颌的发病率大致相似。

诊断特征与专有特征

临床特征与影像学表现

这些肿瘤表现为生长缓慢、具侵袭性但疼痛不明显的肿块。它在影像学表现上有很大的变化，从小的单囊病变到大的多囊病变，可能类似于成釉细胞瘤或黏液瘤[109]。肿瘤界限可能非常清楚，但在弥散性病变中变异也比较大。牙齿的移位、吸收以及牙根的改变变化太多而不能用于诊断，多囊的病变可能较大，大多数在发现时已经超过 3cm。

组织学特征

关于组织病理学仍然存在争论，不同的牙源性纤维瘤的变异曾经被报道过。乏上皮型的组织病理学类似中等细胞量的牙囊，伴有散在的纤细的胶原纤维。具有相当数量的产生纤维黏液样物质的细胞基质，其中具有不活跃的牙源性上皮形成的不规则上皮岛和条索，并伴有不同数量的钙化。富上皮型为细胞丰富的成纤维性结缔组织与细胞较少的血管丰富的区域相交织。不活跃的牙源性上皮岛和条索虽然很稀少，但是通常非常明显。没有有丝分裂，常常可见不同组织形态的钙化，类似于发育不良的牙骨质、骨样小体或牙本质。这些病变的鉴别诊断比较困难，主要依赖于对其余病变的排除[110]。**与其他诊断困难的牙源性病变类似，正确的诊断需要组织病理学知识、影像学表现和临床特征。**

治疗与预后

两种类型的牙源性纤维瘤都属于良性病变，推荐的治疗方法是刮除术，但需要保证足够的刮除范围，特别是对于影像学上界限不清的病变。有少数复发的病例报道，但缺少来自文献的长期随访的病例报道。对于这一特殊病变，争论很有可能仍将延续。

■ 牙源性黏液瘤 / 黏液纤维瘤

定　义

（ICD-O code 9320/0）

牙源性黏液瘤（ODOMYX）是一种良性的骨内型病变，**但具有明显的局部侵袭性的潜能**。病变由含有显著黏液状或类黏液样细胞外基质的梭形、星形或圆形的细胞组成。一些病变中具有相当数量的胶原，所以被称为黏液纤维瘤。

病　因

确切的病因不明，但被认为起源于发育中牙齿的牙源性外胚间充质或来自牙周韧带的未分化的间叶细胞。这一观点来自病变在组织学上与牙髓外胚间充质和牙囊类似。在非承牙区，这种病变罕见。曾报道过数例婴幼儿骨外型鼻旁黏液瘤，但其是否是牙源性起源仍存在争论[111-115]。

发病率与发病部位

全世界的报道中，牙源性黏液瘤的发病率差异较大。**但是在大多数文献中，这是继牙瘤和成釉细胞瘤之后第三位常见的牙源性肿瘤**。除了婴幼儿骨外型鼻旁黏液瘤[116]，这些病变的发病年龄从儿童到70多岁，大多数发生在20~40岁，没有明显的性别差异。在大多数研究中，大多数病变来源于上颌或下颌后方，上下颌发病的比例大致接近，尽管在不同的报道中明显不同。**上颌的较大的侵犯上颌窦的病变似乎具有更快的生长速度，可以同时侵犯上颌前方和后方**[110]。

诊断特征

临床特征

大多数文献指出这些病变可以缓慢的生长，小的病变除了肿胀外没有症状。疼痛不常见，牙齿的移位和松动常见。**较大的上颌窦肿瘤可以侵犯鼻腔，导致鼻阻，突入眶底导致眼球突出**（图12.4a）。

影像学表现

影像学表现多样，牙源性黏液瘤可以表现为单囊或多囊的具有清晰界限的透射影，但也可以边界不清呈弥漫样。偶尔由于骨小梁的出现，伴随蜂房样、肥皂泡样、网球拍样或毛玻璃样外观[117]。可同时出现牙根的移位和吸收，大的病变可伴明显的骨膜反应，Noffke等[117]报道的11例上颌病变中，上颌窦有明显的侵犯，2例侵犯进入了鼻腔。Peltola等[118]描述的21例牙源性黏液瘤放射影像学研究显示了类似骨肉瘤中的阳光样或射线样外观。大的肿瘤可以引起明显的骨质破坏、骨皮质穿孔，侵犯邻近的软组织，所以最好同时使用CT和MRI进行检查。

组织学特征

显微镜下，这些病变常常是白灰色团块，根据胶原含量的不同，表现为从胶冻状到实性肿块。显微镜下，它们没有包膜，特征是随机排列的星形、梭形和圆形细胞伴有冗长的、细的、相互交织的突起，伸向中央的细胞核。细胞分布在大量的黏液或含有稀疏、细小的胶原纤维的黏液样基质中[119]。

可见少量的多形性、双核细胞和核分裂象。具有较多的胶原的病变，被分类为黏液纤维瘤，具有类似黏液瘤的生物学行为。

鉴别诊断

小的牙源性黏液瘤也许会有类似黏液变的或增生的牙囊，与发育中牙齿的牙髓类似的组织病理学表现。一些病变可以表现为渗入邻近骨的骨髓，增加了恶变的可能。此外从上颌窦进入鼻腔的较大的病变可能和鼻息肉混淆。类似其他牙源性肿瘤，除组织病理学之外，临床病史和放射学信息有助于避免对于这一疾病的误诊。全部的鉴别诊断包括其他黏液型肿瘤，例如黏液纤维肉瘤、黏液神经鞘膜瘤和软骨黏液样纤维瘤。**一如既往，足量的高质量的活检组织对于诊断是必要的。**

治　疗

这些病变大多数虽然最初很小，生长缓慢，但是没有包膜，具有浸润性和有时有浸润性的生长方式。强调这一点是非常重要的。牙源性黏液瘤侵犯骨髓的趋势，使得摘除术和刮除术这样的保守治疗方式增加了复发的可能性。即使在近期的文献中，平均的复发率也高达 25%。2006 年的一篇优秀报道中，Li 等[120] 报道了 25 例患者的详细治疗经过，17 例使用了相对而言的根治性手术方法，例如方块切除或者部分或全上颌骨切除。1 例上颌肿瘤的患者术后 6 个月复发，但是其余 12 例患者经过 10 余年长期随访没有进一步复发，仅有 4 例可能恶变的转变为牙源性黏液肉瘤的报道[121]。

■ 成牙骨质细胞瘤

定　义

（ICD-O code 9273/0）

成牙骨质细胞瘤是由不规则的牙骨质样的骨小梁伴有噬碱性反转线形成的良性肿瘤，这一硬组织附着于相关的由于吸收而变短的牙齿牙根的吸收侧。

病因、发病率与发病部位

病因不明，这是一种非常罕见的肿瘤，报道的病例仅有约 120 例，而其中 80% 发生在下颌，特别是在第一磨牙附近[122]。

诊断特征

临床特征与影像学表现

它常常表现为磨牙区伴有疼痛的肿胀，影像学检查显示界限清楚的不透光影或周围伴有一层薄的透射影的混合密度的病变。有明显的牙根吸收和牙周韧带间隙的消失。

组织学特征与鉴别诊断

成牙骨质细胞瘤由致密的无细胞牙骨质样物质以及含有血管和多核细胞的纤维基质组成。相关的牙齿具有牙根吸收，这一点在区分成牙

骨质细胞瘤与成釉细胞瘤与骨肉瘤方面是很重要的。成釉细胞瘤没有和吸收的牙根表面相连，和骨保持分离。有时，成牙骨质细胞瘤可以表现出一些多形性，让人怀疑它是否是骨肉瘤。再次强调了这一观点：**这种疾病的诊断不能仅仅建立在活检上。患者的临床病史和影像学研究应与组织病理学同时考虑。**此时，它与牙根的明确关系是成牙骨质细胞瘤唯一的特点。这些病变**不会明显地侵犯上颌窦**，因此耳鼻喉科医生很少见到这样的病变。

治　疗

Brannon 等[122] 在 2002 年报道了他们自己的 44 例不完全肿瘤切除术后的患者，其中 37% 的患者出现了复发。当这些缓慢生长的病变被摘除时，应该同时拔除受影响的牙齿，同时进行彻底地刮除或部分截骨[123]。

恶性牙源性肿瘤

■ 转移性成釉细胞瘤

定　义

（ICD-O code 9310/3）

转移性成釉细胞瘤（METAM）具有与不转移的成釉细胞瘤相同的组织学特点，通过其临床行为进行诊断。

别　名

曾经使用过转移性恶性成釉细胞瘤和不典型的成釉细胞瘤，而具有恶性的组织学特征的成釉细胞瘤应该被归类为成釉细胞癌（AMCA）。只有长期的明显良性的成釉细胞瘤的临床行为决定了它的恶性潜能。超过 80% 的成釉细胞瘤发生在下颌骨。**文献报道的发生在上颌骨和相邻鼻窦的成釉细胞瘤罕见。**最常见的转移部位是肺[124]。

迄今，在临床特征、影像学表现、病理或免疫组化方面无法区分明显良性的成釉细胞瘤和转移的成釉细胞瘤。

因为罕见发生的结果，所以将所有的成釉

细胞瘤充分地切除是重要的，如果可能的话，包括上颌和邻近的鼻腔和鼻窦。转移可以发生在原发肿瘤切除很多年后，所有的成釉细胞瘤患者应该被随访很多年，并且进行每年的胸部影像学检查，因为曾报道过，切除肺部病变后仍有长期的存活率[125-126]。

■ 关键点

·目前没有特殊的方法根据就诊时的成釉细胞瘤来预测其未来恶性的可能。

■ 成釉细胞癌

原发型成釉细胞癌

定 义

（ICD-O code 9270/3）

原发型成釉细胞癌是一种非常罕见的恶性牙源性肿瘤的变异，它具有成釉细胞瘤的组织学表现，并具有细胞异型性。在没有转移表现时也用此名词表示。

这一少见的病例超过 2/3 发生在下颌骨，Dhir 等在 2003 年报道仅 19 例发生在上颌骨[127]。

病变的组织学模式类似成釉细胞瘤，但是具有其他恶性细胞学特点，常常由高的柱状细胞组成，伴显著的核分裂象、局灶性坏死、核深染和神经周围的浸润。与良性的成釉细胞瘤相比，病变整体显示了较高的增殖指数，在 Laughlin 等的文献中，1/3 的患者死于肺转移[124]。

继发型（去分化）成釉细胞癌，骨内型

定 义

（ICD-O code 9270/3）

这一名称是指来源于已经存在的良性成釉细胞瘤发生癌变后的病变。曾经使用"去分化成釉细胞瘤"这一名词，指在肿瘤中发现典型的成釉细胞瘤的形态学特点。这有助于将这一非常罕见的病变与转移性成釉细胞瘤进行区分，因为后者没有细胞的异型性表现。

也曾经使用过"癌在骨内型成釉细胞瘤中"来描述这一罕见的病变，但这使得它的命名更加复杂化。至今只有 7 例病例报道，这些病例全部发生在下颌骨[128]。

继发型（去分化）成釉细胞癌，外周型

定 义

（ICD-O code 9270/3）

仅报道过 6 例来源于前期存在的外周型成釉细胞瘤恶变的成釉细胞癌，它们需要更加广泛的局部切除，包括被侵犯的上颌骨部分的整体切除[129-130]。

■ 原发型骨内鳞状细胞癌

定 义

（ICD-O code 9270/3）

原发型骨内鳞状细胞癌（PIOSCC）是指来源于牙源性上皮残余的中央型颌骨癌，目前有 3 种不同的分类。它们都是非常罕见的病变，上颌的发病率远小于下颌。本病变的 3 种类型是：

1. **实性型**。是指侵犯骨髓腔并导致骨吸收的肿瘤，但与上呼吸消化道黏膜没有联系。

2. **囊性型**。是指来源于牙源性角化囊肿的肿瘤。

3. **牙源性角化囊性瘤恶变**。当这种肿瘤增大，侵犯上颌窦黏膜或鼻腔，此时无法将其与真正来源于鼻腔或鼻窦的肿瘤区分。较大的病例出现明显的皮质骨的膨胀和破坏，需要根治性的手术治疗（例如部分或全上颌骨切除）联合放疗或放化疗综合治疗。由于文献中的病例较少及容易混淆它的组织学来源，所以难以提供准确的预后。但是发现时的转移率接近 30%，报道的 5 年存活率是 30%~50%[131-134]。

■ 牙源性透明细胞癌

（ICD-O code 9341/3）

牙源性透明细胞癌是一种相对较新的诊断，1985 年 Hansen 等首次描述并使用牙源性透明细

胞肿瘤这一名称。Waldron 等在 1985 年使用透明细胞成釉细胞瘤。在 1992 年 WHO 的分类中都被认为是良性肿瘤[135-136]。这种恶性病变仅有 5 例发生在上颌，但是它们具有侵袭性，需要根治性切除加术后放疗和长期的随访[137-138]。

■ 牙源性影细胞癌

定　义

（ICD-O code 9302/3）

牙源性影细胞癌（GCOC）是牙源性钙化囊性瘤对应的恶性病变，特征是大的、细胞丰富的小圆上皮细胞形成的上皮岛，伴有较多的核分裂象和深染的细胞核，与影细胞相混合，偶尔有区域发生钙化[139]。

别　名

本病有许多不同的容易混淆的同义词！曾使用过恶性牙源性钙化影细胞瘤、牙源性钙化影细胞癌、恶性牙源性上皮性影细胞瘤、恶性牙源性钙化囊肿、来自牙源性钙化囊肿的癌及侵袭性牙源性上皮性影细胞瘤。

发病率、发病部位与临床特征

肿瘤曾使用过的名字几乎和报道的肿瘤病例一样多。Takata 在 2005 年报道了 19 例[139]，重要的是**这种肿瘤主要发生在上颌，男性与女性的发病比例是 3∶1**。报道的病例常常较大，**侵犯整个上颌、邻近的鼻腔及眼眶，甚至越过中线并侵犯周围软组织**。这些肿瘤最初表现为无痛性肿胀，生长很快。虽然仅报道了少数病例，但是肿瘤侵犯鼻腔、上颌窦和眼眶时仍会出现相关症状。虽然影像学上没有明显的特点，但是这些肿瘤可能范围广泛，需要使用 CT 和 MRI 评估侵犯部位。

组织学特征

为了准确诊断这种少见的肿瘤，这一恶性上皮肿瘤必须要含有经典的牙源性钙化囊性瘤的典型良性特点。恶性成分由纤维基质中小的、圆形的深染的细胞组成，具有较多的有丝分裂象。大的、多边形的细胞伴有均匀的、淡的嗜

伊红细胞质影细胞形成不同尺寸的上皮岛。由于细胞核的裂解，形成了圆的空区域，但可以发现一些染色质的剩余物。可能存在异物巨细胞反应，影细胞群位于结缔组织基质中，此外有不同程度的钙化。在肿瘤细胞的中央可见坏死，但是恶性上皮成分和经典的良性病变混合或分开。这是鉴别的要点，因为这一快速生长的病变在发现时可能非常大，**所以重要的是获得相当数量的高质量的活检标本，从而来鉴别这一病变的恶性成分。**

治疗与预后

文献报道的肿瘤的生长方式多样，有些病变生长缓慢，有些表现为高度的侵袭性。超过半数的病例尽管接受了扩大切除术，但仍会复发。Praetorius 在 2009 年描述的 26 例患者（见参考文献 [23] 1306 页），12 例在术后复发，而且常常多发，而且通常都接受过根治性手术。曾报道过，对于没有失访的患者，可能死于复发的局部侵袭性的肿瘤和转移癌。据报道，仅有 2 例患者超过 5 年没有肿瘤复发。**虽然这种肿瘤非常罕见，但是很明显，它是一种侵袭性肿瘤，适合于适当的根治性手术和术后放疗**（见参考文献 [23] 1306 页）。

■ 牙源性肉瘤

（ICD-O codes 9330/0 & 9290/3）

这是一组罕见的、恶性牙源性外胚间充质病变，包括成釉细胞纤维肉瘤、成釉细胞纤维牙本质肉瘤、成釉细胞纤维牙肉瘤，成釉细胞肉瘤也曾被用来作为这些病变的统一名称，所以导致文献中疾病的命名非常混乱。从治疗的观点来看，这些少见的病例都具有相似的临床特点，约 80% 发生在下颌骨[140]，患者从儿童到老年人，从文献中报道的少量病例来看，男女的发病比例为 3∶1。

这些病变表现为**局部肿痛**，影像学上可见一个扩张的骨内型透光影，边界不清[141]。

诊断特征

组织学特征

所有的这些肉瘤都含有良性牙源性上皮，但是成釉细胞纤维肉瘤类似于成釉细胞纤维瘤，其中上皮组织成分是良性的，但是结缔组织是恶性的。成釉细胞纤维牙本质肉瘤和纤维牙肉瘤含有类似于牙本质、前期牙本质、牙釉质、前期牙釉质等相应的硬组织成分。

治疗与预后

这些病变的生物学行为具有非常明显的局部侵袭性，但是局部或远处转移的可能性较低。他们需要足够的手术切除范围[141-142]。

■ 关键点

·虽然大多数小的牙源性病变主要就诊于牙科和口腔科，但是对于颌面外科、耳鼻咽喉头颈外科、整形科和眼科的医生而言，重要的是意识到这些病变可以侵犯鼻窦、鼻腔、眼眶和颅底。

·病理科医生需要全部的标本来获得对肿瘤正确的诊断，并且需要影像学检查和完整的临床资料来鉴别这些牙源性病变。

·大多数肿瘤的病史可以持续很多年，肿瘤可以达到相当大的尺寸。如果生长加速，应该考虑到恶性的可能。

参考文献

[1] Toller P. Origin and growth of cysts of the jaws. Ann R Coll Surg Engl, 1967, 40(5):306–336

[2] Broca P. Recherches sur une nouveau groupe de tumeurs designees sous le nom d'odontames. Gazette Hebdomadaire de Médecine et de Chirurgie, 1868, 8:113–115

[3] Thoma KH, Goldman HM. Odontogenic tumors: classifcation based on observations of the epithelial, mesenchymal, and mixed varieties. Am J Pathol, 1946, 22:433–471

[4] Philipsen H, Reichart P. The development and fate of epithelial residues after completion of the human odontogenesis with special reference to the origins of epithelial odontogenic neoplasms, hamartomas and cysts. Oral Biosci Med, 2004, 1:171–179

[5] Barnes L, Eveson J, Reichart P, et al. World Health Organization Classifcation of Tumours. Pathology and Genetics of Head and Neck Tumours. Lyon: IARC Press, 2005, 1–430

[6] Heikinheimo K, Hormia M, Stenman G, et al. Patterns of expression of intermediate flaments in ameloblastoma and human fetal tooth germ. J Oral Pathol Med, 1989, 18(5):264–273

[7] Shear M, Singh S. Age-standardized incidence rates of ameloblastoma and dentigerous cyst on the Witwatersrand, South Africa. Community Dent OralEpidemiol, 1978, 6(4):195–199

[8] Larsson A, Almerén H. Ameloblastoma of the jaws. An analysis of a consecutive series of all cases reported to the Swedish Cancer Registry during, 1958–1971. Acta Pathol Microbiol Scand A, 1978, 86A(5):337–349

[8] Reichart PA, Philipsen HP, Sonner S. Ameloblastoma: biological profle of 3677 cases. Eur J Cancer B Oral Oncol, 1995, 31B(2):86–99

[10] Gardner DG. Critique of the 1995 review by Reichart et al. of the biologic profle of 3677 ameloblastomas. Oral Oncol, 1999, 35(4):443–449

[11] De Gandt J-B, Gerard M. Ameloblastoma of the maxil lary sinus. [Article in French] Acta Otorhinolaryngol Belg, 1974, 28(3):365–368

[12] Pantoja E, Kopp EA, Beecher TS. Maxillary ameloblastoma: report of a tumor originating in the antrum. Ear Nose Throat J, 1976, 55(11):358–361

[13] Reaume C, Wesley RK, Jung B, et al. Clinical-pathological conference. Case 31, part 1. J Oral Surg, 1980, 38(6):435–437

[14] Reaume C, Wesley RK, Jung B, et al. Clinico-pathological conference. Case 31, part 2. Ameloblastoma of the maxillary sinus. J Oral Surg, 1980, 38(7):520–521

[15] Gaillard J, Haguenauer JP, Pignal JL, et al. Ameloblastoma of the maxillary sinus. [Article in French] J Fr Otorhinolaryngol Audiophonol Chir Maxillofac, 1981, 30(2):107–110

[16] Wenig BL, Sciubba JJ, Cohen A, et al. An unusual cause of unilateral nasal obstruction: ameloblastoma. Otolaryngol Head Neck Surg, 1985, 93(3):426–432

[17] Seabaugh JL, Templer JW, Havey A, et al. Ameloblastoma presenting as a nasopharyngeal tumor. Otolar-yngol Head Neck Surg, 1986, 94(2):265–267

[18] Schafer DR, Thompson LD, Smith BC, et al. Primary ameloblastoma of the sinonasal tract: a clinicopathologic study of 24 cases. Cancer, 1998, 82(4):667–674

[19] Regezi J, Sciubba J. Odontogenic tumours. Oral Pathology: Clinical Pathologic Correlations. 2nd ed. Philadelphia: WB Sanders, 1993:362–397

[20] Ord RA, Blanchaert RH Jr, Nikitakis NG, Sauk JJ. Amelo-blastoma in children. J Oral Maxillofac Surg, 2002, 60(7): 762–770, discussion, 770–771

[21] Arotiba GT, Ladeinde AL, Arotiba JT, et al. Ameloblastoma in Nigerian children and adolescents: a review of 79 cases. J Oral Maxillofac Surg, 2005, 63(6):747–751

[22] Kumamoto H. Molecular pathology of odontogenic tumors. J Oral Pathol Med, 2006, 35(2):65–74

[23] Praetorius F. Odontogenic tumours. //Barnes L, ed. Surgical Pathology of the Head and Neck. 3rd ed. New York: Informa Healthcare, 2009:1208–1214, 1260–1261, 1272, 1306

[24] Nakamura N, Higuchi Y, Mitsuyasu T, et al. Comparison

of long-term results between diferent approaches to ameloblastoma. Oral Surg Oral Med Oral Pathol Oral Radiol Endod, 2002, 93(1):13–20

[25] Ghandhi D, Ayoub AF, Pogrel MA, et al. Ameloblastoma: a surgeon's dilemma. J Oral Maxillofac Surg, 2006, 64(7): 1010–1014

[26] Hayward JR. Recurrent ameloblastoma 30 years after surgical treatment. J Oral Surg, 1973, 31(5):368–370

[27] Philipsen HP, Reichart PA, Takata T. Desmoplastic amelo blastoma (including "hybrid" lesion of ameloblastoma). Biological profle based on 100 cases from the literature and own fles. Oral Oncol, 2001, 37(5):455–460

[28] Thompson IO, van Rensburg LJ, Phillips VM. Desmoplastic ameloblastoma: correlative histopathology, radiology and CT-MR imaging. J Oral Pathol Med, 1996, 25(7):405–410

[29] Eversole LR, Leider AS, Hansen LS. Ameloblastomas with pronounced desmoplasia. J Oral Maxillofac Surg, 1984, 42(11):735–740

[30] Waldron CA, el-Mofty SK. A histopathologic study of 116 ameloblastomas with special reference to the desmoplastic variant. Oral Surg Oral Med Oral Pathol, 1987, 63(4):441–451

[31] Takata T, Miyauchi M, Ogawa I, et al. Immunoexpression of transforming growth factor beta in desmoplastic amelo blastoma. Virchows Arch, 2000, 436(4):319–323

[32] Philipsen HP, Ormiston IW, Reichart PA. The desmo-and osteoplastic ameloblastoma. Histologic variant or clinico-pathologic entity? Case reports. Int J Oral Maxillofac Surg, 1992, 21(6):352–357

[33] Ng KH, Siar CH. Desmoplastic variant of ameloblastoma in Malaysians. Br J Oral Maxillofac Surg, 1993, 31(5):299–303

[34] Li TJ, Wu YT, Yu SF, et al. Unicystic ameloblastoma: a clinicopathologic study of 33 Chinese patients. Am J Surg Pathol, 2000, 24(10):1385–1392

[35] Philipsen HP, Reichart PA. Squamous odontogenic tumor (SOT): a benign neoplasm of the periodontium. A review of 36 reported cases. J Clin Periodontol, 1996, 23(10):922–926

[36] Haghighat K, Kalmar JR, Mariotti AJ. Squamous odontogenic tumor: diagnosis and management. J Periodontol, 2002, 73(6):653–656

[37] Pindborg J. Calcifying epithelial odontogenic tumours. Acta Pathol Microbiol Scand, 1955, (Suppl 111):71

[38] Pindborg JJ. A calcifying epithelial odontogenic tumor. Cancer, 1958, 11(4):838–843

[39] Franklin CD, Pindborg JJ. The calcifying epithelial odonto-genic tumor. A review and analysis of 113 cases. Oral Surg Oral Med Oral Pathol, 1976, 42(6):753–765

[40] Philipsen HP, Reichart PA. Calcifying epithelial odontogenic tumour: biological profle based on 181 cases from the literature. Oral Oncol, 2000, 36(1):17–26

[41] Sedghizadeh PP, Wong D, Shuler CF, et al. Multifocal calcifying epithelial odontogenic tumor. Oral Surg Oral Med Oral Pathol Oral Radiol Endod, 2007, 104(2):e30–e34

[42] Bridle C, Visram K, Piper K, et al. Maxillary calcifying epithelial odontogenic (Pindborg) tumor presenting with abnormal eye signs: case report and literature review. Oral Surg Oral Med Oral Pathol Oral Radiol Endod, 2006, 102(4):e12–e15

[43] Kaplan I, Buchner A, Calderon S, et al. Radiological and clinical features of calcifying epithelial odontogenic tumour. Dentomaxillofac Radiol, 2001, 30(1):22–28

[44] Anavi Y, Kaplan I, Citir M, et al. Clear-cell variant of calcifying epithelial odontogenic tumor: clinical and radiographic characteristics. Oral Surg Oral Med Oral Pathol Oral Radiol Endod, 2003, 95(3):332–339

[45] Sciubba J, Fantasia J, Kahn L. Tumors and Cysts of the Jaws. 3rd series. Washington, DC: Armed Forces Institute of Pathology, 2001:1–275

[46] Kawano K, Ono K, Yada N, et al. Malignant calcifying epithelial odontogenic tumor of the mandible: report of a case with pulmonary metastasis showing remarkable response to platinum derivatives. Oral Surg Oral Med Oral Pathol Oral Radiol Endod, 2007, 104(1):76–81

[47] Reichart P, Philipsen H. Adenomatoid odontogenic tumor. Odontogenic Tumors and Allied Lesions. London: Quintessence, 2004:105–155

[48] Philipsen HP, Reichart PA, Siar CH, et al. An updated clinical and epidemiological profle of the adenomatoid odontogenic tumour: a collaborative retrospective study. J Oral Pathol Med, 2007, 36(7):383–393

[49] Philipsen HP, Reichart PA. Adenomatoid odontogenic tumour: facts and fgures. Oral Oncol, 1999, 35(2):125–131

[50] Philipsen HP, Reichart PA, Zhang KH, et al. Adenomatoid odontogenic tumor: biologic profle based on 499 cases. J Oral Pathol Med, 1991, 20(4):149–158

[51] Giansanti JS, Someren A, Waldron CA. Odontogenic adenomatoid tumor (adenoameloblastoma). Survey of 3 cases. Oral Surg Oral Med Oral Pathol, 1970, 30(1):69–88

[52] Takahashi K, Yoshino T, Hashimoto S. Unusually large cystic adenomatoid odontogenic tumour of the maxilla: case report. Int J Oral Maxillofac Surgv2001, 30(2):173–175

[53] Leon JE, Mata GM, Fregnani ER, et al. Clinicopathological and immunohistochemical study of 39 cases of adenomatoid odontogenic tumour: a multicentric study. Oral Oncol, 2005, 41(8):835–842

[54] Philipsen H. Om Keratoyster (kolesteatomer) Kalberne. Tandlaegebladet, 1956, 60:936–969

[55] Barreto DC, Gomez RS, Bale AE, et al. PTCH gene mutations in odontogenic keratocysts. J Dent Res, 2000, 79(6):1418–1422

[56] Gu XM, Zhao HS, Sun LS, et al. PTCH mutations in sporadic and Gorlin-syndrome-related odontogenic keratocysts. J Dent Res, 2006, 85(9):859–863

[57] Radden BG, Reade PC. Odontogenic keratocysts. Pathology, 1973, 5(4):325–334

[58] Brannon RB. The odontogenic keratocyst. A clinicopathologic study of 312 cases. Part I. Clinical features. Oral Surg Oral Med Oral Pathol, 1976, 42(1):54–72

[59] Gorlin RJ, Goltz RW. Multiple nevoid basal-cell epithe-lioma, jaw cysts and bifd rib. A syndrome. N Engl J Med, 1960, 262:908–912

[60] Donatsky O, Hjörting-Hansen E, Philipsen HP, et al. Clinical, radiologic, and histopathologic aspects of 13 cases of nevoid basal cell carcinoma syndrome. Int J Oral Surg, 1976,

5(1):19–28

[61] Connor JM, Evans DA, Goose DH. Multiple odontogenic keratocysts in a case of the Noonan syndrome. Br J Oral Surg, 1982, 20(3):213–216

[62] Shenoy P, Paulose KO, Al Khalifa S, et al. Odonto-genic keratocyst involving the maxillary antrum. J Laryngol Otol, 1988, 102(12):1168–1171

[63] Chuong R, Donof RB, Guralnick W. The odontogenic keratocyst. J Oral Maxillofac Surg, 1982, 40(12):797–802

[64] Myoung H, Hong SP, Hong SD, et al. Odontogenic keratocyst: Review of 256 cases for recurrence and clinico-pathologic parameters. Oral Surg Oral Med Oral Pathol Oral Radiol Endod, 2001, 91(3):328–333

[65] Lund VJ. Odontogenic keratocyst of the maxilla: a case report. Br J Oral Maxillofac Surg, 1985, 23(3):210–215

[66] Sharpe PT. Neural crest and tooth morphogenesis. Adv Dent Res, 2001, 15:4–7

[67] Cobourne MT, Sharpe PT. Tooth and jaw: molecular mechanisms of patterning in the frst branchial arch. Arch Oral Biol, 2003, 48(1):1–14

[68] Philipsen HP, Reichart PA, Praetorius F. Mixed odontogenic tumours and odontomas. Considerations on interrelationship. Review of the literature and presentation of 134 new cases of odontomas. Oral Oncol, 1997, 33(2):86–99

[69] Chen Y, Li TJ, Gao Y, et al. Ameloblastic fbroma and related lesions: a clinicopathologic study with reference to their nature and interrelationship. J Oral Pathol Med, 2005, 34(10):588–595

[70] Chen Y, Wang JM, Li TJ. Ameloblastic fbroma: a review of published studies with special reference to its nature and biological behavior. Oral Oncol, 2007, 43(10):960–969

[71] Takeda Y. So-called "immature dentinoma": a case presentation and histological comparison with ameloblastic fbrodentinoma. J Oral Pathol Med, 1994, 23(2):92–96

[72] Reichart P, Philipsen H. Odontogenic Tumours and Allied Lesions. London: Quintessence, 2004

[73] Gardner DG. The mixed odontogenic tumors. Oral Surg Oral Med Oral Pathol, 1984, 58(2):166–168

[74] Slootweg P. Ameloblastic fbroma/fbrodentinoma. //Barnes L, Everson J, Reichart P, Sidransky D, eds. World Health Oorganization Classifcation of Tumours. Pathology and Genetics of Head and Neck Tumours. Lyon: IARC Press, 2005:308

[75] Favia GF, Di Alberti L, Scarano A, et al. Ameloblastic fbro-odontoma: report of two cases. Oral Oncol, 1997, 33(6):444–446

[76] Howell RM, Burkes EJ Jr. Malignant transformation of ameloblastic fibro-odontoma to ameloblastic fbrosarcoma. Oral Surg Oral Med Oral Pathol, 1977, 43(3):391–401

[77] Herzog U, Putzke HP, Bienengräber V, et al. The ameloblastic fibro-odontoma—an odontogenic mixed tumor progressing into an odontogenic sarcoma. [Article in German] Dtsch Z Mund Kiefer Gesichtschir, 1991, 15(2):90–93

[78] Gardner DG, Farquhar DA. A classifcation of dysplastic forms of dentin. J Oral Pathol, 1979, 8(1):28–46

[79] Jing W, Xuan M, Lin Y, et al. Odontogenic tumours: a retrospective study of 1642 cases in a Chinese population. Int J Oral Maxillofac Surg, 2007, 36(1):20–25

[80] Regezi JA, Kerr DA, Courtney RM. Odontogenic tumors: analysis of 706 cases. J Oral Surg, 1978, 36(10):771–778

[81] Olgac V, Koseoglu BG, Aksakalli N. Odontogenic tumours in Istanbul: 527 cases. Br J Oral Maxillofac Surg, 2006, 44(5):386–388

[82] O'Grady JF, Radden BG, Reade PC. Odontomes in an Australian population. Aust Dent J, 1987, 32(3):196–199

[83] Zachariades N, Koundouris J, Angelopoulous AP. Odontoma of the maxillary sinus: report of case. J Oral Surg, 1981, 39(9):697–698

[84] Castro GW, Houston G, Weyrauch C. Peripheral odontoma: report of case and review of literature. ASDC J Dent Child, 1994, 61(3):209–213

[85] McClure G. Odontoma of the nasopharynx. Arch Otolaryngol, 1946, 44:51–60

[86] Jacobs HG. The period of hard substance formation in compound composite odontomas. A clinical/radiographic documentation. [Article in German] Dtsch Z Mund Kiefer Gesichtschir, 1988, 12(3):201–204

[87] Hisatomi M, Asaumi JI, Konouchi H, et al. A case of complex odontoma associated with an impacted lower deciduous second molar and analysis of the 107 odontomas. Oral Dis, 2002, 8(2):100–105

[88] Or S, Yücetaş S. Compound and complex odontomas. Int J Oral Maxillofac Surg, 1987, 16(5):596–599

[89] Salama N, Hilmy A. Extensive complex composite odontome occupying the whole of the left maxilla. Br Dent J, 1950, 89(3):68–70

[90] De Visscher JG, Güven O, Elias AG. Complex odontoma in the maxillary sinus. Report of 2 cases. Int J Oral Surg, 1982, 11(4): 276–280

[91] Friedrich RE, Siegert J, Donath K, et al. Recurrent ameloblastic fbro-odontoma in a 10-year-old boy. J Oral Maxillofac Surg, 2001, 59(11):1362–1366

[92] Tomizawa M, Otsuka Y, Noda T. Clinical observations of odontomas in Japanese children: 39 cases including one recurrent case. Int J Paediatr Dent, 2005, 15(1):37–43

[93] Frissell CT, Shafer WG. Ameloblastic odontoma; report of a case. Oral Surg Oral Med Oral Pathol, 1953, 6(9):1129–1133

[94] Silva CA. Odontoameloblastoma. Oral Surg Oral Med Oral Pathol, 1956, 9(5):545–552

[95] Jacobsohn PH, Quinn JH. Ameloblastic odontomas. Report of three cases. Oral Surg Oral Med Oral Pathol, 1968, 26(6):829–836

[96] LaBbiola JD, Steiner M, Bernstein ML, et al. Odontoameloblastoma. J Oral Surg, 1980, 38(2):139–143

[97] Kaugars GE, Zussmann HW. Ameloblastic odontoma (odonto-ameloblastoma). Oral Surg Oral Med Oral Pathol, 1991, 71(3):371–373

[98] Mosqueda-Taylor A, Carlos-Bregni R, Ramírez-Amador V, et al. Odontoameloblastoma. Clinico-pathologic study of three cases and critical review of the literature. Oral Oncol, 2002, 38(8):800–805

[99] Mosqueda-Taylor A. Odontoameloblastoma. In: Barnes L, Everson J, Reichart P, Sidransky D, eds. World Health Organization Classifcation of Tumours. Pathology and

Genetics of Head and Neck Tumours. Lyon: IARC Press, 2005:312

[100] Pindborg J, Kramer I. Histological Typing of Odontogenic Tumours, Jaw Cysts and Allied Lesions. Geneva: World Health Organization, 1971

[101] Gorlin RJ, Pindborg JJ, Odont, et al. The calcifying odontogenic cyst—a possible analogue of the cutaneous calcifying epithelioma of Malherbe. An analysis of ffteen cases. Oral Surg Oral Med Oral Pathol, 1962, 15:1235–1243

[102] Buchner A. The central (intraosseous) calcifying odontogenic cyst: an analysis of 215 cases. J Oral Maxillofac Surg, 1991, 49(4):330–339

[103] Ellis GL. Odontogenic ghost cell tumor. Semin Diagn Pathol, 1999, 16(4):288–292

[104] Ikemura K, Horie A, Tashiro H, et al. Simultaneous occurrence of a calcifying odontogenic cyst and its malignant transformation. Cancer, 1985, 56(12):2861–2864

[105] Hong SP, Ellis GL, Hartman KS. Calcifying odontogenic cyst. A review of ninety-two cases with reevaluation of their nature as cysts or neoplasms, the nature of ghost cells, and subclassifcation. Oral Surg Oral Med Oral Pathol, 1991, 72(1):56–64

[106] Castro V, Knezevic MR, Barrero MV, et al. The central (intraosseus) epithelial odontogenic ghost cell tumor: Report of a case. Med Oral, 1998, 3(2):101–106

[107] Handlers JP, Abrams AM, Melrose RJ, et al. Central odontogenic fbroma: clinicopathologic features of 19 cases and review of the literature. J Oral Maxillofac Surg, 1991, 49(1):46–54

[108] Kafe I, Buchner A. Radiologic features of central odontogenic fbroma. Oral Surg Oral Med Oral Pathol, 1994, 78(6):811–818

[109] Dahl EC, Wolfson SH, Haugen JC. Central odontogenic fbroma: review of literature and report of cases. J Oral Surg, 1981, 39(2):120–124

[110] Odell E, Morgan P. Odontogenic tumours. Biopsy, Pathology of the Oral Tissues. London: Chapman and Hall Medical, 1998, 365–439

[111] James DR, Lucas VS. Maxillary myxoma in a child of 11 months. A case report. J Craniomaxillofac Surg, 1987, 15(1):42–44

[112] Leiberman A, Forte V, Thorner P, et al. Maxillary myxoma in children. Int J Pediatr Otorhinolaryngol 1990;18(3):277–284

[113] Fenton S, Slootweg PJ, Dunnebier EA, et al. Odontogenic myxoma in a 17-month-old child: a case report. J Oral Maxillofac Surg, 2003, 61(6):734–736

[114] Wachter BG, Steinberg MJ, Darrow DH, et al. Odontogenic myxoma of the maxilla: a report of two pediatric cases. Int J Pediatr Otorhinolaryngol, 2003, 67(4):389–393

[115] Boussault P, Boralevi F, Raux-Rakotomalala F, et al. Odontogenic myxoma: a diagnosis to add to the list of facial tumours in infants. J Eur Acad Dermatol Venereol, 2006, 20(7):864–867

[116] Slater LJ. Infantile lateral nasal myxoma: is it odontogenic? J Oral Maxillofac Surg, 2004, 62(3):391

[117] Nofke CE, Raubenheimer EJ, Chabikuli NJ, et al. Odon-togenic myxoma: review of the literature and report of 30 cases from South Africa. Oral Surg Oral Med Oral Pathol Oral Radiol Endod, 2007, 104(1):101–109

[118] Peltola J, Magnusson B, Happonen RP, et al. Odontogenic myxoma—a radiographic study of 21 tumours. Br J Oral Maxillofac Surg, 1994, 32(5):298–302

[119] Buchner A, Odell E. Odontogenic myxoma/myxofbroma. //Barnes L, Everson J, Reichart P, et al, eds. World Health Organization Classifcation of Tumours. Pathology and Genetics of Head and Neck Tumours. Lyon: IARC Press, 2005: 316–317

[120] Li TJ, Sun LS, Luo HY. Odontogenic myxoma: a clinico-pathologic study of 25 cases. Arch Pathol Lab Med, 2006, 130(12):1799–1806

[121] Pahl S, Henn W, Binger T, et al. Malignant odontogenic myxoma of the maxilla: case with cytogenetic confrmation. J Laryngol Otol, 2000, 114(7):533–535

[122] Brannon RB, Fowler CB, Carpenter WM, et al. Cemento-blastoma: an innocuous neoplasm? A clinicopathologic study of 44 cases and review of the literature with special emphasis on recurrence. Oral Surg Oral Med Oral Pathol Oral Radiol Endod, 2002, 93(3):311–320

[123] Williams T. Aggressive odontogenic cysts and tumours. Oral Maxillofac Surg Clin North Am, 1997, 9:329–338

[124] Laughlin EH. Metastasizing ameloblastoma. Cancer, 1989, 64(3):776–780

[125] Ciment LM, Ciment AJ. Malignant ameloblastoma metastatic to the lungs 29 years after primary resection: a case report. Chest 2002;121(4):1359–1361

[126] Goldenberg D, Sciubba J, Koch W, et al. Malignant odontogenic tumors: a 22-year experience. Laryngoscope, 2004, 114(10):1770–1774

[127] Dhir K, Sciubba J, Tufano RP. Ameloblastic carcinoma of the maxilla. Oral Oncol, 2003, 39(7):736–741

[128] Abiko Y, Nagayasu H, Takeshima M, et al. Ameloblastic carcinoma ex ameloblastoma: report of a case-possible involvement of CpG island hypermethylation of the p16 gene in malignant transformation. Oral Surg Oral Med Oral Pathol Oral Radiol Endod, 2007, 103(1):72–76

[129] Philipsen HP, Reichart PA, Nikai H, et al. Peripheral ameloblastoma: biological profle based on 160 cases from the literature. Oral Oncol, 2001, 37(1):17–27

[130] Wettan HL, Patella PA, Freedman PD. Peripheral amelo-blastoma: review of the literature and report of recurrence as severe dysplasia. J Oral Maxillofac Surg, 2001, 59(7):811–815

[131] Shear M. Primary intra-alveolar epidermoid carcinoma of the jaw. J Pathol, 1969, 97(4):645–651

[132] Eversole LR, Sabes WR, Rovin S. Aggressive growth and neoplastic potential of odontogenic cysts: with special reference to central epidermoid and mucoepidermoid carcinomas. Cancer, 1975, 35(1):270–282

[133] To EH, Brown JS, Avery BS, et al. Primary intraosseous carcinoma of the jaws. Three new cases and a review of the literature. Br J Oral Maxillofac Surg, 1991, 29(1):19–25

[134] Thomas G, Pandey M, Mathew A, et al. Primary intraos-sseous carcinoma of the jaw: pooled analysis of world

literature and report of two new cases. Int J Oral Maxillofac Surg, 2001, 30(4):349–355

[135] Hansen LS, Eversole LR, Green TL, et al. Clear cell odontogenic tumor—a new histologic variant with aggressive potential. Head Neck Surg 1985;8(2):115–123

[136] Waldron CA, Small IA, Silverman H. Clear cell ameloblastoma—an odontogenic carcinoma. J Oral Maxillofac Surg, 1985, 43(9):707–717

[137] Maiorano E, Altini M, Viale G, et al. Clear cell odontogenic carcinoma. Report of two cases and review of the literature. Am J Clin Pathol, 2001, 116(1):107–114

[138] Braunshtein E, Vered M, Taicher S, et al. Clear cell odontogenic carcinoma and clear cell ameloblastoma: a single clinicopathologic entity? A new case and comparative analysis of the literature. J Oral Maxillofac Surg, 2003, 61(9):1004–1010

[139] Takata T, Lu Y. Ghost cell odontogenic carcinoma. // Barnes L, Everson J, Reichart P, et al, eds. World Health Organization Classifcation of Tumours. Pathology and Genetics of Head and Neck Tumours. Lyon: IARC Press, 2005:293

[140] Bregni RC, Taylor AM, García AM. Ameloblastic fbrosarcoma of the mandible: report of two cases and review of the literature. J Oral Pathol Med, 2001, 30(5): 316–320

[141] Altini M, Thompson SH, Lownie JF, et al. Ameloblastic sarcoma of the mandible. J Oral Maxillofac Surg, 1985, 43(10):789–794

[142] Slater LJ. Odontogenic sarcoma and carcinosarcoma. Semin Diagn Pathol, 1999, 16(4):325–332

本章包括以下内容：

- 纤维异常增生　无 ICD-O code
- 骨化纤维瘤　无 ICD-O code
- 骨瘤　ICD-O 9180
- 成骨细胞瘤　ICD-O 9200/0
- 骨样骨瘤　ICD-O 9191/0
- 动脉瘤样骨囊肿　无 ICD-O code
- 巨细胞肉芽肿和肿瘤　无 ICD-O code
- 骨巨细胞瘤　ICD-O 9250/1
- 家族性巨颌症　无 ICD-O code
- 甲状旁腺功能亢进引起的棕色瘤　无 ICD-O code
- 骨化生　无 ICD-O code
- 佩吉特病　无 ICD-O code
- 骨肉瘤　ICD-O 9200/0

良性骨纤维病变

定　义

由肿瘤和骨增殖异常组成的一组病变，能影响颌骨，颌骨的正常结构被胶原、成纤维细胞和不同数量的骨或类骨样物质替代。病变多样，从在影像学上偶然发现到巨大的侵犯所有鼻窦的破坏外形病变[1-3]。最常见的鼻窦区域的骨纤维病变是纤维异常增生和骨化纤维瘤。其他有时也被认为属于这一组的病变包括巨细胞肿瘤和骨母细胞瘤。但是因其病理学命名过于多变，因此在最新的 WHO 分类中没有骨化纤

维瘤的分类。表 13.1 展示了一个简单的分类，纤维异常增生、骨化纤维瘤和骨瘤的特点见表 13.2。

考虑到在组织学成分中相当多的重叠，所以对于病理科医生而言，诊断无疑很困难，所以除了组织标本之外，他们常常需要临床和放射学信息，有时也需要求助于骨病理学专家。

在作者的 112 例良性骨纤维病变中（表 13.3），患者年龄为 2~80 岁，平均年龄 27 岁，男女的发病率之比为 2.2 : 1，患者首诊去眼科的占 44%，耳鼻喉科的占 56%。常见临床症状有眼球突出、复视、视力下降和（或）溢泪。

■ 关键点

良性骨纤维病变：

- 包括了一系列疾病。
- 单独依靠组织学难以确诊。
- 诊断依靠临床病史、组织学和影像学。
- 常常不需要治疗！
- 需要选择恰当的手术入路处理病变。

表 13.1　良性骨纤维病变

纤维瘤病	骨化纤维瘤
发育性的	纤维异常增生
反应性的 / 修复性的	巨细胞肿瘤、"棕色瘤"、佩吉特病
肿瘤	骨瘤、骨母细胞瘤

表 13.2　鼻和鼻窦骨纤维病变的主要特点

	纤维异常增生	骨化纤维瘤	骨瘤
发病率	不详	不详	0.43%~3%
常见部位	上颌和下颌	下颌	额窦
组织学	骨组织被纤维组织替代	纤维组织，有钙化	象牙样，成熟骨或混合型
	没有包膜	有包膜	虽然界限清楚但没有单独的包膜
	非板状和未成熟的骨	板状骨，被成纤维细胞环绕	
发病年龄	10~20 岁	20~40 岁	30~40 岁
男女发病率之比	1∶1	1∶5	（1.5~3.1）∶1
影像学	CT 显示毛玻璃样	界限清楚的膨胀性肿块	质地均匀、致密、边界清楚
症状	面部不对称	肿胀伴有疼痛、鼻塞	额部头痛
生长方式	缓慢、渐进性生长，但为局限性，可终止	局部侵袭性的，在骨生长终止后仍可以继续生长	缓慢、渐进性的，但可以随着年龄变慢，甚至停止
恶性变	多骨型的恶变率是 0.5%	不详	没有报道
治疗	观察、仅在有症状时手术	观察；肿瘤较大的病例应尽可能完全切除	没有症状时观察；有症状或出现并发症时手术切除

经 Rhinology 许可，引自参考文献 [4]

表 13.3　作者所在单位病例的组织病理学类型（112 例）

骨瘤	55
骨化纤维瘤	31
纤维异常增生	18
其他，例如成骨细胞瘤	8
合计	112

■ 纤维异常增生

定　义

纤维异常增生（FD）在 1938 年由 Lichtenstein 首次提出，之后 Lichtenstein 和 Jaff 将其定义为一种涉及单骨或多骨的类似肿瘤的病变，它由纤维基质和骨组织组成 [1,5-7]。

病　因

Pensler 等 [8] 研究了来自 2 例单骨性纤维异常增生的儿童和 1 例纤维性骨营养不良综合征儿童的受累骨质，并进行组织培养，经过放射免疫学分析和免疫细胞化学分析发现，其中的雌激素和黄体酮的受体是正常水平的 2~3 倍。根据这一结果，他们认为雌激素在 FD 的骨代谢中起着重要作用。近期发现，纤维异常增生和相关异常疾病，包括纤维性骨营养不良综合征的真正病因是位于染色体 20q13.2 的 GNAS1 基因的系列突变，这一基因主要负责 G 蛋白 α 亚单位的编码 [9-11]。因此，这一疾病被认为是基因学引起的发育异常，也许是一种错构的过程。

别　名

这一疾病曾经使用过超过 33 个名称，从骨中心纤维化到局部纤维化骨炎到软骨素纤维化。

发病率

侵犯鼻窦的 FD 的发病率不详 [12]。

发病部位

纤维异常增生可能是多骨的（15%~30%），侵犯多块骨骼；或者是单骨的，仅仅侵犯某一块骨（70%~85%）[13]。可以侵犯股骨和其他长骨，以及颌骨、颅骨和肋骨。25% 的单骨性病变来自面部骨骼 [14]。在头颈部，尽管有报道可以发生在整个颌面部，包括其他的鼻窦，但是上下颌仍是最常见的发病部位 [13,15-17]。在作者的 18 例病例中，有 8 例侵犯蝶窦和眶尖（图 13.1、图 13.2）。第三种罕见的全身型是纤维性骨营养不良综合征，也被认为是多骨型的一部分[12,18]。

诊断特征

临床特征

许多报道都发现纤维异常增生多骨型在女性中更加常见[19-20]，而单骨型，男女发病率之比是 1:1[19]，然而在作者的 18 例病例中，男女发病率之比是 2:1（表 13.4）。

FD 常常在 20 岁前发病[1,12,21-22]，青春期后趋于稳定，患者 30 岁后肿物可能会停止生长[12,19]。病例的发病年龄为 20~66 岁，平均年龄 37 岁，纤维性骨营养不良综合征是一种多骨型的纤维异常增生，并具有性早熟的特点，全身分布有散在咖啡斑，这是一种罕见的病理类型，常见于年轻女性[23]。无症状的纤维异常增生常常是在因为其他原因（创伤或评估听力损失）进行影像学检查时偶然发现，尤其是蝶窦和中颅窝底的病变。

由于面部肿胀和不对称引起的外形改变是最常见的临床表现[14,17,22,24]。肿胀常常是无痛的，但是有些患者会主诉疼痛、咬合异常和神经症状[12,19,25-26]。眼球突出并不少见，最后也有可能会出现视力下降，但是当进展缓慢时，神经能够在一定时间内耐受一定程度的损伤（图 13.2）。

影像学表现

CT 扫描骨窗下，病变呈现毛玻璃样外观[27]是诊断 FD 最有价值的影像学表现[28]。然而病变会随时间变化。早期病变可能是透射影或囊性，中期表现为射线不透影，晚期表现为透射影和射线不透影的混合（图 13.1、图 13.2）。病变没有包膜，可广泛侵入骨质，有时会侵犯邻近的骨质（例如上颌骨和颧骨）。

FD 有时伴有邻近鼻窦膨胀或肺窦扩张，该症被认为与脑膜瘤、FD 或自发性相关，最早由 Benjam[29] 在 1918 年首次描述，近期 Lloyd[30] 在 1985 年再次描述了这一现象。

组织学特征与鉴别诊断

在世界卫生组织的定义中，FD "是一种没有包膜的病变，其中正常骨质被不同细胞密度的结缔组织替代，并含有骨小梁或未成熟的非薄片状的化生骨形成的群岛。成骨细胞形成的周缘不明显或缺损[31]。"

组织学显示骨髓被不正常的纤维组织缓慢替代，并伴有不同程度的骨化生[1,12]。必须与甲状旁腺功能亢进引起的棕色瘤、骨化生和骨肉瘤相鉴别[7]。

自然病程

生长速度不同，常常在青春期后减慢，但并非一成不变[32]。尽管如此，在许多病例中，患者 30 岁左右时病变将停止生长。纤维异常

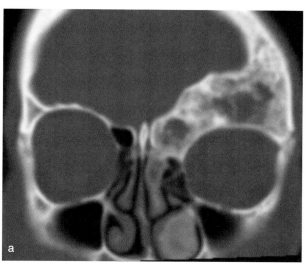

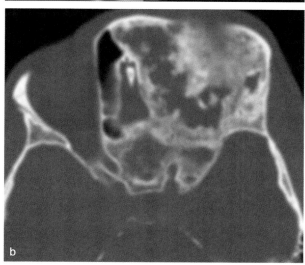

图 13.1 a，b　a. 冠状位 CT 显示一位 40 岁男性纤维异常增生，侵犯左侧额骨和中下鼻甲。b. 同一患者的轴位 CT 显示病变侵犯蝶窦和筛顶

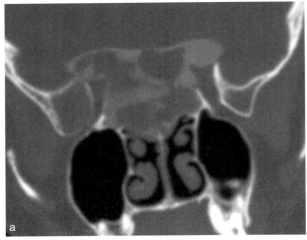

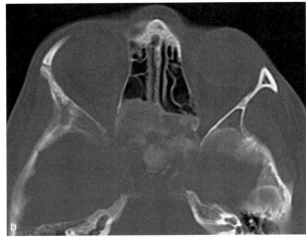

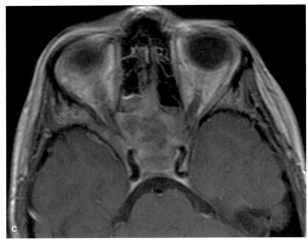

图 13.2 a~c　a. 一位 28 岁纤维异常增生的女性患者的冠状位 CT 显示病变侵犯蝶窦，呈毛玻璃样外观。b. 同一患者的轴位 CT 显示病变压迫眶尖，患者接受了内镜下的右侧眶和视神经减压术，术后视力有一定程度恢复。c. 同一患者的轴位 MRI（T1W 后钆增强），显示纤维异常增生的病变侵犯眶尖，每一侧都包绕颈内动脉

增生恶变成为骨肉瘤的概率很小 [13-14,33]，在多骨型中恶变率为 0.5%，而在纤维性骨营养不良综合征中为 4%[13,34]。

治疗与结局

因为纤维异常增生在大多数病例中最终成为自限性疾病，所以最好的治疗方案是观察，特别是在无论其他治疗方法还是手术都无法彻底解决这一问题时。每隔 1~2 年后进行一次影像学随访，直到采用推荐的连续扫描方法在影像学上都没有发现任何变化。但是因为纤维异常增生在 CT 上显示最为清晰，所以存在辐射的危险，这一点应该考虑到，并与患者讨论。放疗是本病的禁忌。

FD 的药物治疗仅适用于缓解症状。双膦酸盐类例如帕米膦酸二钠可以用来降低骨折和骨痛的发生率 [35-37]，但是也带来了例如颌骨坏死等药物潜在风险 [38]。也可以使用药物控制纤维性骨营养不良综合征的内分泌变化，例如奥曲肽可以减少生长激素的分泌，放射性碘、甲巯咪唑、丙硫氧嘧啶能被用于甲状腺功能亢进，螺内酯和酮康唑可被用于抗雄激素 [27]。

是否需要手术取决于患者的症状、病变的范围和患者的年龄 [12,18-19,25,39]。因为文献中缺少大规模病例的报道，所以无法概括出规律。可以考虑切除病变，重塑面部外形，但是最好能等到病变停止生长。有些作者报道了经鼻内镜治疗 FD 的结果，特别是用于缓解眼睛症状（视神经减压）或慢性鼻窦炎 [22,25,33,39-43]。无论如何，从定义上来看骨质是不正常的，出血较多，因此手术在技术上很有挑战性，应该由经验丰富的外科医生处理。此外，尽可能去除受侵的眶尖内侧骨质，超过视神经管，以在病情发展过程中预留空间。在作者的 18 例患者中，10 例接受了此类手术，效果满意。但是手术的目的不是治愈疾病，此时切开眶骨膜或神经束膜常常是没有必要的。

■ 关键点

· 从遗传学角度而言，FD 是一种发育畸形。

· 这是一种良性的单骨型（80%）或多骨型（20%）、无包膜的病变，以纤维组织和编织骨增殖为特点。

· FD 常在患者 20 岁之前开始发病，对于大多数患者，FD 最终会停止生长，但是有些会持续到 30~40 岁。

· 药物治疗推荐使用二膦酸盐；如果需要外科手术，尽可能延迟到病变停止生长。

■ 骨化纤维瘤

定　义

骨化纤维瘤（OF）是一种真正的良性带有包膜的肿瘤，由骨组织、纤维组织、钙化和牙骨质组成[1,44-46]。在世界卫生组织的定义中，OF 为梭形的成纤维细胞排列成漩涡状，并且含有小的岛状或板状化生骨和矿化物质的病变。存在包膜，骨板外周很少成板状结构，边缘常由成骨细胞形成。

病　因

OF 的病因至今不清，损伤被认为是 OF 形成的重要原因，特别是牙骨质 – 骨化纤维瘤[47]。从少量病例的研究中发现，基因学异常也可能是发病原因之一[48]。

别　名

Montgomery 在 1927 年最早描述了骨化纤维瘤[49]，并发现其大多数起源于下颌骨[45,50]。骨化纤维瘤曾使用过很多名称，包括牙骨质 – 骨化纤维瘤、牙骨质化纤维瘤和沙瘤样骨化纤维。建议将这些统称为青少年活跃性骨化纤维瘤[51]。

发病率

疾病名称和组织病理学上的混乱使得准确评估发病率比较困难。Eversole 等[21] 虽然在 30 年前检查了 841 例骨纤维病变，其中 309 例被诊断为纤维异常增生，225 例为骨化纤维瘤。在作者的患者中，28% 的患有骨化纤维瘤（表 13.4）。

发病部位

OF 可以发生于任何膜内成骨的骨质上，而且常发生在下颌骨（75%）。在临床上，肿瘤可以静止很长时间。尽管如此，OF 偶尔可以发生在其他区域，如上颌骨（10%~15%），偶尔可以发生于筛骨，包括中鼻甲和鼻腔（图 13.3~13.5）[20,45]。在 31 例（38%）患者中，尽管也可以影响鼻腔、筛窦和额窦，但上颌是最常见的发病部位。

诊断特征

临床特征

文献报道，OF 在女性中比男性中常见[8]，男女之比是 1:552[52]，这也与作者曾经的 11 例患者的特征类似，其多为年龄稍大者（表 13.4）。患者常常在 20~40 岁发病，比纤维异常增生的发病年龄稍大。患者的平均年龄为 40.5 岁。

根据病变范围，OF 可以导致肿胀、面部疼痛、鼻阻、鼻窦炎和眼部症状（如眼球突出、复视和溢泪）[44,47,53-54]。如果牙槽突受侵，可能会出现牙列改变以及面中部和外鼻畸形。

表 13.4　主要的良性骨肿瘤：个体病例资料

	病例数	年龄（岁）范围	平均值	男:女	CFR	MFD	OPF	LR	EFE	ESS	WW	复发率
骨瘤	55	15~85	42	2:1	10	–	16	3	10	13	3	0
骨化纤维瘤	31	7~59	24	21:10	6	13	4	1	3	4	–	11.5%（已治疗 MFD×2，ESS）
青少年	20	6~20	11.3	9:1								
非青少年	11	22~59	40.5	2:3								
纤维异常增生	18	20~66	37	2:1	2	–	–	–	3	10	3	不适用，因均有其他疾病

CFR：颅颌面切除；MFD：面中部掀翻；OPF：骨成形瓣技术；LR：鼻侧切开；EFE：扩大的额筛切除术；ESS：鼻内镜鼻窦手术；WW：观察

OF 的一种侵袭性变异称为"青少年骨化纤维瘤"，这一类型在年幼时发病。Reed 和 Hagy[55] 将其定义为一种"局部生长活跃的破坏性病变，主要发生于儿童和青少年。""活跃"或"侵袭性"等词也常被某些作者放入这一疾病的名称中。有一组 20 例患者的病例，发病年龄为 6~20 岁，平均年龄 11.3 岁（图 13.4）。这一组中，病变主要影响男性患者（该组男女比例为 18：2）。临床上这种肿瘤的侵袭性更强，常侵犯颅底和眶区[56]。Johnson 等[57] 研究了 112 例

该病患者，病变似乎更易发生于上颌骨、筛骨和额骨，占 20%。

影像学表现

CT 显示病变的特征是界限清楚的良性扩张性团块，被一个厚的骨壳包绕。有时具有多房的内部形态和不同密度的内容物[45,58]，因此有时被误诊为黏液囊肿。其中存在低密度影或散在的钙化区。肿瘤扩张，使邻近的骨质变薄和结构破坏。使牙齿、鼻中隔、眶内容物和颅底移位（图 13.4、图 13.5a，b）。

磁共振的表现取决于囊性变和钙化的程度。尽管如此，肿瘤的骨壁在 T2W 加权像中显示为空信号或低密度影，T1W 序列中与灰质的信号类似。内容物的信号在 T1W 和 T2W 中与在肌肉中类似，钆增强后在 T1W 上仅有轻度强化（图 13.5c）[59]。

组织学特征与鉴别诊断

大体上看，OF 表现为一个界限清楚的病变，

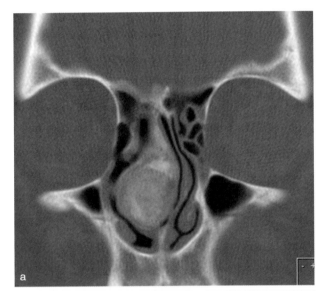

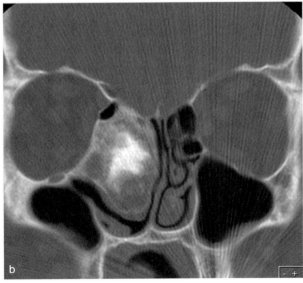

图 13.3 a，b　冠状位 CT 显示骨化纤维瘤侵犯中鼻甲（a）和后筛（b），附着于眶纸板和颅底。患者为 38 岁男性。肿瘤用内镜进行切除，并修复暴露的脑膜

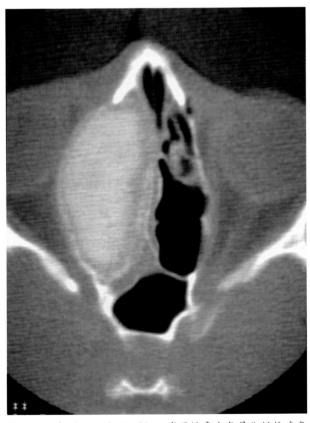

图 13.4　轴位 CT 显示 1 例 15 岁男性青少年骨化纤维瘤患者位于左筛的典型病变，界限清楚

具有清晰的边缘，由均匀的灰粉色颗粒状或沙砾状物质组成，致密而均一。显微镜下，由纤维组织和钙化的砂砾状物质组成[60]。所以被命名为牙骨质骨化纤维瘤。

青少年 OF 由特征性的黏液瘤样区域的"骨小体"、基质和"软骨样物"组成。有作者认为肿瘤来自黏液状组织，即在形成鼻黏膜的鼻窦分隔中发现的骨和软骨的前体样物。在有些患者中能够形成一个完整的黏液瘤。

如前所述，仅靠组织学与纤维异常增生（及其他纤维骨性病变）鉴别是困难的，必须给病理医生提供临床和放射学信息（表 13.2）。

自然病程

OF 在一生中都会持续生长，由于局部破坏性，它被认为具有比纤维异常增生更强的侵袭性。

治疗与结局

治疗方式的选择依据肿物的发病部位，但整体而言需要彻底的手术切除。如果没有完全切除，一般会再次生长，因此应尽可能完全切除[52,61]。因为本病罕见，所以文献中很少有大规模的关于许多不同手术入路的病例报道，包括颅颌面切除、面中部掀翻、鼻侧切以及使用完全经鼻内镜手术切除的病例报道[45,47,62]。Draf 等[63] 报道了 4 例使用经鼻微创内镜手术切除骨化纤维瘤的病例，没有并发症出现。有 2 例进行了视神经减压。在伴有明显颅内侵犯的骨化纤维瘤中，很多作者推荐使用联合入路，包括颅颌面切除[20,61,64]。作者的全部 31 例患者都接受了手术治疗，包括面中部掀翻（42%）、颅颌面或骨成形瓣入路（32%）、经鼻内镜（13%）。

术后复发率与切除是否完全直接相关，但是超过 1/3 的青少年骨化纤维瘤的患者尽管多次手术仍有复发。在作者的病例中，3 例（10%）患者复发，2 例采用了再次面中部掀翻入路，1 例使用了内镜手术。发现复发的时间分别为术后 3 年、6 年和 10 年，其中 1 例患者术后 18 年再次复发，提示对有些病例终生随访是必要的。

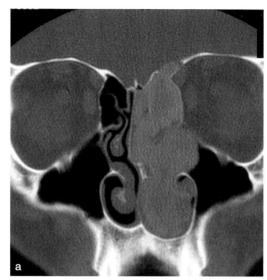

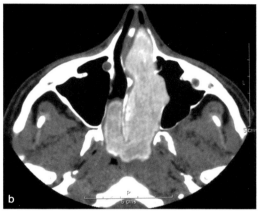

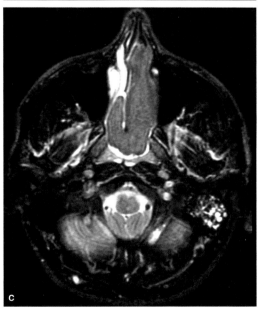

图 13.5a~c a. 冠状位 CT 显示 1 例 35 岁的女性患者左筛顶的小叶状骨化纤维瘤，肿物充满了鼻腔。b. 同一患者的轴位 CT，显示骨化纤维瘤出现在右侧鼻腔，但侵入左侧鼻腔。c. 同一患者的轴位 MRI 显示骨化纤维瘤信号不均

放疗对 OF 无效，而且会增加骨化纤维瘤向肉瘤转变的可能。

■ 关键点

· OF 是良性骨纤维疾病中的一种带包膜的真正良性肿瘤。

· 病变主要有纤维组织和编织骨的增殖，有时有散在的牙骨质样或沙瘤样小球，所以被描述为牙骨质骨化纤维瘤或青少年沙瘤样骨化纤维瘤，这是一种更具侵袭性的病变。

· 临床常表现为常无痛性肿胀，持续缓慢生长，具有局部破坏性。

· 治疗方法是采用合适的手术入路进行彻底的切除。

参考文献

[1] Fu YS, Perzin KH. Non-epithelial tumors of the nasal cavity, paranasal sinuses, and nasopharynx. A clinicopathologic study. II. Osseous and fibro-osseous lesions, including osteoma, fibrous dysplasia, ossifying fibroma, osteoblastoma, giant cell tumor, and osteosarcoma. Cancer, 1974, 33(5):1289–1305

[2] Senior BA, Lanza DC. Benign lesions of the frontal sinus. Otolaryngol Clin North Am, 2001, 34(1):253–267

[3] Eller R, Sillers M. Common fibro-osseous lesions of the paranasal sinuses. Otolaryngol Clin North Am, 2006, 39(3): 585–600, x

[4] Lund VJ, Stammberger H, Nicolai P, et al. European position paper on endoscopic management of the nose, paranasal sinuses and skull base. Rhinol Suppl, 2010, (22):1–143

[5] Lichtenstein L. Polyostotic fibrous dysplasia. Arch Surg, 1938, 36:874–898

[6] Lichenstein L, Jaffe H. Fibrous dysplasia of bone. Arch Pathol (Chic), 1942, 33:777–816

[7] Alawi F. Benign fibroosseous diseases of the maxillofacial bones. A review and differential diagnosis. Am J Clin Pathol, 2002, 118(Suppl):S50–S70

[8] Pensler JM, Langman CB, Radosevich JA, et al. Sex steroid hormone receptors in normal and dysplastic bone disorders in children. J Bone Miner Res, 1990, 5(5):493–498

[9] Shenker A, Weinstein LS, Moran A, et al. Severe endocrine and nonendocrine manifestations of the McCune-Albright syndrome associated with activating mutations of stimulatory G protein GS. J Pediatr, 1993, 123(4):509–518

[10] Ringel MD, Schwindinger WF, Levine MA. Clinical implications of genetic defects in G proteins. The molecular basis of McCune-Albright syndrome and Albright hereditary osteodystrophy. Medicine (Baltimore), 1996, 75(4):171–184

[11] Levine MA. Clinical implications of genetic defects in G proteins: oncogenic mutations in G alpha s as the molecular basis for the McCune-Albright syndrome. Arch Med Res, 1999, 30(6):522–531

[12] Ferguson BJ. Fibrous dysplasia of the paranasal sinuses. Am J Otolaryngol, 1994, 15(3):227–230

[13] MacDonald-Jankowski DS. Fibro-osseous lesions of the face and jaws. Clin Radiol, 2004, 59(1):11–25

[14] Tsai TL, Ho CY, Guo YC, et al. Fibrous dysplasia of the ethmoid sinus. J Chin Med Assoc, 2003, 66(2): 131–133

[15] Waldron CA. Fibro-osseous lesions of the jaws. J ral Maxillofac Surg, 1993, 51(8):828–835

[16] Lustig LR, Holliday MJ, McCarthy EF, et al. Fibrous dysplasia involving the skull base and temporal bone. Arch Otolaryngol Head Neck Surg, 2001, 127(10):1239–1247

[17] Chan EK. Ethmoid fibrous dysplasia with anterior skull base and intraorbital extension. Ear Nose Throat J, 2005, 84(10):627–628

[18] Ramsey HE, Strong EW, Frazell EL. Fibrous dysplasia of the craniofacial bones. Am J Surg, 1968, 116(4):542–547

[19] Rojas R, Palacios E, Kaplan J, et al. Fibrous dysplasia of the frontal sinus. Ear Nose Throat J 2004;83(1):14–15

[20] Mehta D, Clifton N, McClelland L, et al. Paediatric fibro-osseous lesions of the nose and paranasal sinuses. Int J Pediatr Otorhinolaryngol, 2006, 70(2):193–199

[21] Eversole LR, Sabes WR, Rovin S. Fibrous dysplasia: a nosologic problem in the diagnosis of fibro-osseous lesions of the jaws. J Oral Pathol, 1972, 1(5):189–220

[22] Mladina R, Manojlovic S, Markov-Glavas D, et al. Isolated unilateral fibrous dysplasia of the sphenoid sinus. Ann Otol Rhinol Laryngol, 1999, 108(12):1181–1184

[23] Pacini F, Perri G, Bagnolesi P, et al. McCune-Albright syndrome with gigantism and hyperprolactinemia. J Endocrinol Invest, 1987, 10(4):417–420

[24] Ozcan KM, Akdogan O, Gedikli Y, et al. Fibrous dysplasia of inferior turbinate, middle turbinate, and frontal sinus. B-ENT, 2007, 3(1):35–38

[25] Ikeda K, Suzuki H, Oshima T, et al. Endonasal endoscopic management in fibrous dysplasia of the paranasal sinuses. Am J Otolaryngol, 1997, 18(6):415–418

[26] Kim SW, Kim DW, Kong IG, et al. Isolated sphenoid sinus diseases: report of 76 cases. Acta Otolaryngol, 2008, 128(4): 455–459

[27] Hullar TE, Lustig LR. Paget's disease and fibrous dysplasia. Otolaryngol Clin North Am, 2003, 36(4):707–732

[28] Tehranzadeh J, Fung Y, Donohue M, et al. Computed tomography of Paget disease of the skull versus fibrous dysplasia. Skelet al Radiol, 1998, 27(12):664–672

[29] Benjamin C. Pneumosinus frontalis dilatans. Acta Otolaryngol, 1918, 1:412–422

[30] Lloyd GA. Orbital pneumosinus dilatans. Clin Radiol, 1985, 36(4):381–386

[31] Slootweg PJ. Maxillofacial fibrosseous lesions: classification and differential diagnosis. Semin Diagn Pathol, 1996, 13(2):104–112

[32] Chen YR, Fairholm D. Fronto-orbito-sphenoidal fibrous dysplasia. Ann Plast Surg, 1985, 15(3):190–203

[33] London SD, Schlosser RJ, Gross CW. Endoscopic mana-gement of benign sinonasal tumors: a decade of experience. Am J Rhinol, 2002, 16(4):221–227

[34] Schwartz DT, Alpert M. The malignant transfor-mation of fibrous dysplasia. Am J Med Sci, 1964, 247:1–20

[35] Liens D, Delmas PD, Meunier PJ. Longterm effects of intravenous pamidronate in fibrous dysplasia of bone. Lancet, 1994, 343(8903):953–954

[36] Lala R, Matarazzo P, Bertelloni S, et al. Pamidronate treatment of bone fibrous dysplasia in nine children with McCune-Albright syndrome. Acta Paediatr, 2000, 89(2): 188–193

[37] Zacharin M, O'Sullivan M. Intravenous pami-dronate treatment of polyostotic fibrous dysplasia associated with the McCune Albright syndrome. J Pediatr, 2000, 137(3):403–409

[38] Crépin S, Laroche M-L, Sarry B, et al. Oste-onecrosis of the jaw induced by clodronate, an alkylbiphosphonate: case report and literature review. Eur J Clin Pharmacol, 2010, 66(6):547–554

[39] Kessler A, Berenholz LP, Segal S. Use of intranasal endo-scopic surgery to relieve ostiomeatal complex obstruction in fibrous dysplasia of the paranasal sinuses. Eur Arch Otorhinolaryngol, 1998, 255(9):454–456

[40] Brodish BN, Morgan CE, Sillers MJ. Endoscopic resection of fibroosseous lesions of the paranasal sinuses. Am J Rhinol, 1999, 13(1):11–16

[41] Kingdom TT, Delgaudio JM. Endoscopic approach to lesions of the sphenoid sinus, orbital apex, and clivus. Am J Otolaryngol, 2003, 24(5):317–322

[42] Eviatar E, Vaiman M, Shlamkovitch N, et al. Removal of sinonasal tumors by the endonasal endoscopic approach. Isr Med Assoc J, 2004, 6(6):346–349

[43] Socher JA, Cassano M, Filheiro CA, et al. Diagnosis and treatment of isolated sphenoid sinus disease: a review of 109 cases. Acta Otolaryngol, 2008, 128(9):1004–1010

[44] Chong VF, Tan LH. Maxillary sinus ossifying fibroma. Am J Otolaryngol, 1997, 18(6):419–424

[45] Choi YC, Jeon EJ, Park YS. Ossifying fibroma arising in the right ethmoid sinus and nasal cavity. Int J Pediatr Otorhi-nolaryngol, 2000, 54(2-3):159–162

[46] Granados R, Carrillo R, Nájera L, et al. Psammomatoid ossifying fibromas: immunohistochemical analysis and differential diagnosis with psammomatous meningiomas of craniofacial bones. Oral Surg Oral Med Oral Pathol Oral Radiol Endod, 2006, 101(5):614–619

[47] Yilmaz I, Bal N, Ozluoglu LN. Isolated cemen-toossifying fibroma of the ethmoid bulla: a case report. Ear Nose Throat J, 2006, 85(5):322–324

[48] Sawyer JR, Tryka AF, Bell JM, et al. Nonrandom chromo-some breakpoints at Xq26 and 2q33 characterize cementoo-ssifying fibromas of the orbit. Cancer, 1995, 76(10): 1853–1859

[49] Montgomery AH. Ossifying fibromas of the jaw. Arch Surg, 1927, 15:30–44

[50] Kendi AT, Kara S, Altinok D, et al. Sinonasal ossifying fibroma with fluidfluid levels on MR images. AJNR Am J Neuroradiol, 2003, 24(8):1639–1641

[51] Robinson R. Head and Neck Pathology: Atlas for Histologic and Cytologic Diagnosis. Philadelphia: Wolters Kluwer, Lippincott Williams and Wilkins, 2010:102

[52] Commins DJ, Tolley NS, Milford CA. Fibrous dysplasia and ossifying fibroma of the paranasal sinuses. J Laryngol Otol 1998;112(10):964–968

[53] Hauser MS, Freije S, Payne RW, et al. Bila-teral ossifying fibroma of the maxillary sinus. Oral Surg Oral Med Oral Pathol, 1989, 68(6):759–763

[54] Cheng C, Takahashi H, Yao K, et al. Cemento-ossifying fibroma of maxillary and sphenoid sinuses: case report and literature review. Acta Otolaryngol Suppl, 2002, 547(547, Suppl)118–122

[55] Reed RJ, Hagy DM. Benign nonodontogenic fibroosseous lesions of the skull; Report of two cases. Oral Surg Oral Med Oral Pathol, 1965, 19:214–227

[56] Khoury NJ, Naffaa LN, Shabb NS, et al. Juvenile ossifying fibroma: CT and MR findings. Eur Radiol, 2002, 12(Suppl 3):S109–S113

[57] Johnson LC, Yousefi M, Vinh TN, et al. Juvenile active ossifying fibroma. Its nature, dynamics and origin. Acta Otolaryngol Suppl, 1991, 488(Suppl):1–40

[58] Levine PA, Wiggins R, Archibald RW, et al. Ossifying fibroma of the head and neck: involvement of the temporal boneand unusual and challenging site. Laryngoscope, 1981, 91(5):720–725

[59] Bendet E, Bakon M, Talmi YP, et al. Juvenile cemento-ossifying fibroma of the maxilla. Ann Otol Rhinol Laryngol, 1997, 106(1):75–78

[60] Wenig BM, Vinh TN, Smirniotopoulos JG, et al. Aggressive psammomatoid ossifying fibromas of the sinonasal region: a clinico-pathologic study of a distinct group of fibroosseous lesions. Cancer, 1995, 76(7):1155–1165

[61] Lund VJ, Howard DJ, Wei WI, et al. Craniofacial resection for tumors of the nasal cavity and paranasal sinuses—a 17-year experience. Head Neck, 1998, 20(2):97–105

[62] Post G, Kountakis SE. Endoscopic resection of large sinonasal ossifying fibroma. Am J Otolaryngol, 2005, 26(1): 54–56

[63] Draf W, Schick B, Weber R, et al. Endonasal microen-doscopic surgery of nasal and paranasal-sinuses tumors// Stamm AC, Draf W, eds. Micro-Endoscopic Surgery of the Paranasal Sinuses and the Skull Base. Berlin: Springer, 2000:481–8

[64] Howard DJ, Lund VJ, Wei WI. Craniofacial resection for tumors of the nasal cavity and paranasal sinuses: a 25-year experience. Head Neck, 2006, 28(10):867–873

骨 瘤

定 义

（ICD–O code 9180）

一种缓慢生长的良性肿瘤。

病　因

关于骨瘤究竟是肿瘤还是仅仅是由于某些物质刺激而产生的反应性骨增生仍存在争论。有3种主要的理论，分别是发育、损伤和感染。在发育学说中，之前静止的胚胎干细胞之后被激活导致不可控的骨质形成。在损伤和感染学说，一种炎症过程被认为是骨瘤形成的启动因素[1-4]。

骨瘤易发生在鼻窦靠近颅盖骨（膜性成骨）和颅底（软骨成骨）的联合处，这是一个不稳定的区域，该证据支持发育学说。

加德纳综合征是一种少见的常染色体显性遗传病，表现为颅底多发的骨瘤伴有可能恶变的结肠息肉和其他软组织肿瘤[5]。

病史与别名

Viega 被认为是首位报告鼻窦骨瘤的医生，并且他在 1506 年成功施行切除术[6-7]。Vallisnieri 在 1733 年报告了 1 例真正骨起源的鼻窦骨瘤，在 1857 年 Bickersteth 报道了 1 例上颌窦骨瘤，为了将肿瘤切除，他不得不将其锯为两半[8-10]。

发病率

骨瘤是面部最常见的骨肿瘤[11]。骨瘤的发病率为 0.43%[12]（颅骨的放射学研究）至 3%（一项 CT 扫描分析）[13]。这个 3% 的发病率已经被近期的关于 1889 例慢性鼻窦疾病 CT 的前瞻性研究证实[14]。来自埃及的大规模病例报道提示发病率有地域和种族的差异[15]，但这也许仅仅反映了不同地区患者的转诊模式。

发病部位

骨瘤是一种良性的、缓慢生长的肿瘤，大多数来源于额窦（57%），其次是筛窦、上颌窦和蝶窦[8,13,16-20]。有些肿瘤会跨过中线，变为明显的双侧肿瘤，尤其是在额窦区域（图 13.6~13.8）。

诊断特征

临床特征

男女的发病率之比为（1.5~3.1）:1，大多数报道中男性的发病率明显更高[3-4,7-8,20-21]。骨瘤可以发生于任何年龄，但是大多数在 30~40 岁[8,21-22]。作者的 55 例病例年龄为 15~85 岁（平均年龄 42 岁），男女例为比 2:1（表13.4）。骨瘤最常见的临床症状是额部疼痛和面部疼痛，大约有 60% 的额窦骨瘤患者主诉头痛[8,11,19-21,23-24]。尽管如此，应该注意到正是因为头痛的患者往往更需要接受影像学检查，从而容易发现骨质病变。而关于骨瘤本身是否会引起疼痛仍存在疑问。如果有关，最可能的原因也是因为堵塞了鼻窦，导致分泌物潴留、慢性鼻窦炎或黏液囊肿[8,25-26]。这一点可以被以下事实所证实，即许多患有骨瘤的患者都是因其他原因进行影像学检查时偶然发现，而且并没有症状[27]。

然而随着时间的延长，大的骨瘤可以导致眶和（或）颅内并发症。许多作者报道了骨瘤引起眶并发症的病例，例如复视、溢泪、面部畸形，甚至盲[1,20,28-36]。当骨瘤侵犯脑膜时可能会引起颅内并发症，以脑脊液漏、脑膜炎、脑脓肿或颅内积气为首发症状[7,17,37-57]。用力擤鼻涕时也可以导致空气进入眼眶，类似于气体进入颅内，产生眶内积气[58]。

影像学表现

0.1%~1% 的骨瘤在放射学检查和扫描时偶然发现。在 CT 中，骨瘤常常看起来是均匀的、非常致密和界限清楚的病变（图 13.6~13.8）。骨瘤常常以分叶状进入鼻窦，所以很难判断它真正的起源。在复杂病例中，例如骨瘤侵犯颅内，或患者孕期出现眼球突出时（图 13.9），MRI 检查有一定帮助[11,18]。

组织学特征与鉴别诊断

组织学上，有 3 种不同类型的骨瘤需要鉴别。象牙型由致密的皮质骨组成，也被称为致密型骨瘤。成熟型，也被称为海绵状骨瘤，含有被一定数量细胞纤维组织分割的松质骨[59]。这一类型必须和骨化纤维瘤鉴别，混合型骨瘤同时含有象牙型和成熟型两种类型[7-8,21,23,32-33]。

象牙型骨瘤非常致密，因此在对其进行组织病理检查时，常常需要 1~2 个月的脱钙。

自然病程

骨瘤的生长速度为每年 0.44~6.0mm。没有骨瘤恶变的报道[25]。

治疗与结局

唯一的治疗方法是手术切除。但大多数医生认为对于体积较小、无症状的病变，可以等待和观察，每隔数年进行 1~2 次连续扫描[8,20,25]。肿瘤生长加速，伴有慢性鼻窦炎的症状，具有明显的头痛或面部畸形的应该进行手术切除[8,20-21,52]。Smith 和 Calcaterra[27] 推荐，如果肿瘤体积已经超过额窦的 50%，应该考虑手术。

一般而言，手术入路分为经鼻/经鼻内镜、外入路或联合入路。对于大的额窦或额筛窦骨瘤需要外入路或联合入路，可以采用外入路的额筛切除，或通过使用冠状切口的骨成形瓣技术，甚至采用颅颌面切除[11,20,61-62]。关于内镜切除鼻窦骨瘤的大规模病例报道较少（图 13.6b，c）[19,23,63]。表 13.5 为使用完全经鼻/经内镜入路切除骨瘤的病例报道（n>8）。

有时骨瘤有一个较小的起源，所以很容易被分离。有时骨瘤呈弥漫性生长，不太容易区分骨瘤和它附着的骨质，尤其是在额窦区域的眶纸板。沿着骨瘤周围的黏膜常常可以确定病变的边缘，但必须清楚骨瘤附着的鼻窦的骨质可以非常薄，甚至缺损。即使采用外入路，通过裂隙或小磨钻将骨瘤分块切除也是很必要的。骨瘤附着的骨质，特别是在额窦区域，可能会有移位、变形，有时需要进一步修复，但是随着时间的推移，它常常会逐渐复位。在额窦后壁，如果有大面积的骨质缺损且硬脑膜变薄，建议使用阔筋膜或类似组织加强，避免发生作者曾经在有些病例中遇到的额叶脱垂。

眼睛的移位可以随着骨瘤的切除而复位，因为眶纸板很薄或缺损，需要告知患者，这种快速的眼球复位也许会出现复视，但常常是暂时性的。

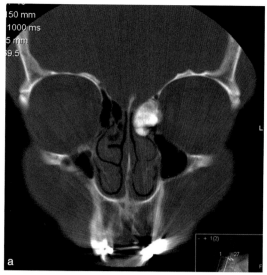

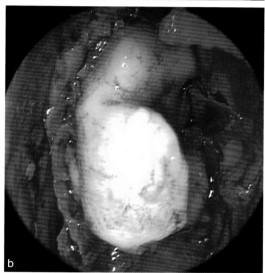

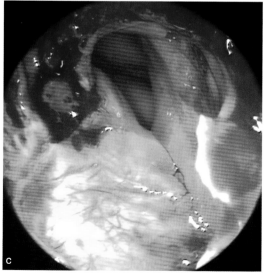

图 13.6a~c　a. 冠状位 CT 显示一小骨瘤位于中鼻道上方，来源于眶纸板。b. 骨瘤切除术中的内镜照片。c. 骨瘤切除后的内镜照片，显示之前阻塞的额窦

使用内镜切除时，除了小的病变能够被整体切除。常常有必要剜除病变深部，使残余的病变外部能够顺利从周围软组织分离或在切除前骨折，这一过程都被称为"空泡化"。应用影像导航技术能使得这一过程变得容易和安全[67]。内镜下切除的外侧界限是眶中线外侧或眶中线的延伸线。当额窦前后径小于10mm时，需要联合使用外入路和内镜手术。脑膜可能会变薄，应提前告知患者切除骨瘤后有脑脊液漏的风险。变薄的区域和任何瘘口都应该在术中同时修复，无论采用何种方法。

在55例患者中，最常用的术式是骨成形瓣，然后是内镜手术、外入路额筛切除和颅颌面联合切除。有3例（6%）患者仅观察，不做治疗。

少见的上颌骨瘤也存在类似的争论，即开放还是经内镜或二者联合使用。面中部掀翻入路为较大的病变提供了充分的入路，而且避免了由于鼻侧切开带来的面部瘢痕，或者更严重的上颌骨切除术的切口瘢痕。小的骨瘤可以经鼻内镜切除，此入路可以扩展到内镜下内侧上颌骨切除或联合使用前入路上颌窦开窗术。Castelnuovo及其同事全面地比较了颌面部骨瘤开放式入路和内镜入路[65]。

■ 关键点

· 骨瘤是面部最常见的骨源性肿瘤。
· 骨瘤常常在CT扫描时偶然发现，表现为均匀、界限清楚的高密度影。

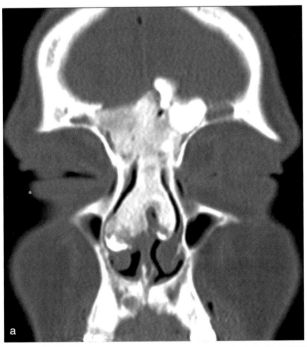

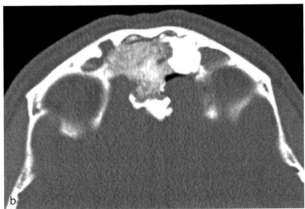

图13.8a，b a.冠状位CT显示一个较大的骨瘤侵犯双侧额窦和中隔并进入双侧鼻腔。b.同一患者的轴位CT显示骨瘤向后进入前颅窝，伴有双侧额窦外侧高密度影。病变通过颅颌面入路切除

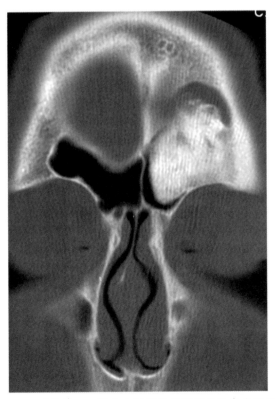

图13.7 冠状位CT显示左侧额窦骨瘤伴周边鼻窦钙化。需要采用骨成形瓣入路进行手术切除

· 骨瘤常常没有症状，但由于阻塞鼻窦或侵犯眼眶和颅底而出现症状。

· 骨瘤仅仅在阻塞鼻窦后才出现继发的头痛症状。

· 如果需要治疗，可采用手术切除。

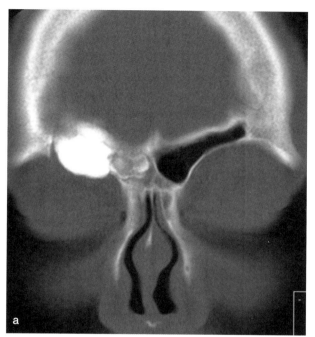

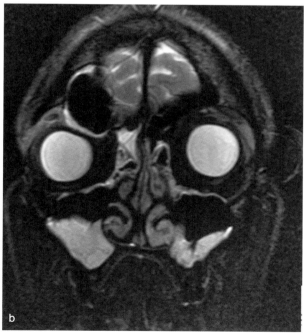

图 13.9a，b a. 冠状位 CT 显示右侧额窦骨瘤并压迫右眼。b. 同一患者冠状位 MRI（T2W 脂肪饱和序列）显示骨瘤为信号空洞，同时伴有鼻窦黏膜的炎性改变

表 13.5 经鼻内镜切除鼻窦骨瘤

作者	病例数	常见部位	随访（月）	复发
Bignami 等 [64]	11	额窦	40	0
Brodish 等 [19]	9	筛窦	1~17	0
Castelnuovo 等 [65]	22	筛窦	53	0
Schick 等 [20]	23	额窦	11	3
Seiberling 等 [66]	23	额窦	36	0
Lund	13	筛窦	6~60	0

经 Rhinology 许可，引自 Lund VJ, Stammberger H, Nicolai P, et al. European position paper on endoscopic management of tumours of the nose, paranasal sinuses and skull base. Rhinol Suppl, 2010, 22:1–143

参考文献

[1] Sayan NB, Uçok C, Karasu HA, et al. Peripheral osteoma of the oral and maxillofacial region: a study of 35 new cases. J Oral Maxillofac Surg, 2002, 60(11):1299–1301

[2] Naraghi M, Kashfi A. Endonasal endoscopic resection of ethmoidoorbital osteoma compressing the optic nerve. Am J Otolaryngol, 2003, 24(6):408–412

[3] Moretti A, Croce A, Leone O, et al. Osteoma of maxillary sinus: case report. Acta Otorhinolaryngol Ital, 2004, 24(4): 219–222

[4] Larrea-Oyarbide N, Valmaseda-Castellón E, Berini-Aytés L, et al. Osteomas of the craniofacial region. Review of 106 cases. J Oral Pathol Med, 2008, 37(1):38–42

[5] Gardner EJ, Richards RC. Multiple cutaneous and subcutaneous lesions occurring simultaneously with hereditary polyposis and osteomatosis. Am J Hum Genet, 1953, 5(2): 139–147

[6] Teed RW. Primary osteoma of the frontal sinus. Arch Otolaryngol, 1941, 33:255–292

[7] Summers LE, Mascott CR, Tompkins JR, et al. Frontal sinus osteoma associated with cerebral abscess formation: a case report. Surg Neurol, 2001, 55(4):235–239

[8] Broniatowski M. Osteomas of the frontal sinus. Ear Nose Throat J, 1984, 63(6):267–271

[9] Senior BA, Lanza DC. Benign lesions of the frontal sinus. Otolaryngol Clin North Am, 2001, 34(1):253–267

[10] Eller R, Sillers M. Common fibroosseous lesions of the paranasal sinuses. Otolaryngol Clin North Am, 2006, 39(3): 585–600, x

[11] Strek P, Zagólski O, Składzień J, et al. Osteomas of the paranasal sinuses: surgical treatment options. Med Sci Monit, 2007, 13(5):CR244–CR250

[12] Childrey JH. Osteoma of the sinuses, the frontal and the sphenoid bone: report of fifteen cases. Arch Otolaryngol, 1939, 30:63–72

[13] Earwaker J. Paranasal sinus osteomas: a review of 46 cases. Skelet al Radiol, 1993, 22(6):417–423

[14] Erdogan N, Demir U, Songu M, et al. A prospective study of

paranasal sinus osteomas in 1,889 cases: changing patterns of localization. Laryngoscope, 2009, 119(12):2355–2359

[15] Handousa A. Nasal osteomata. J Laryngol Otol, 1940, 55: 197–211

[16] Soboroff BJ, Nykiel F. Surgical treatment of large osteomas of the ethmo-frontal region. Laryn-goscope, 1966, 76(6): 1068–1081

[17] Mendelsohn DB, Hertzanu Y, Friedman R. Frontal osteoma with spontaneous subdural and intracerebral pneumatocele. J Laryngol Otol, 1984, 98(5):543–545

[18] Namdar I, Edelstein DR, Huo J, et al. Management of osteomas of the paranasal sinuses. Am J Rhinol, 1998, 12(6):393–398

[19] Brodish BN, Morgan CE, Sillers MJ. Endoscopic resection of fibroosseous lesions of the paranasal sinuses. Am J Rhinol, 1999, 13(1):11–16

[20] Schick B, Steigerwald C, el Rahman el Tahan A, et al. The role of endonasal surgery in the management of frontoethmoidal osteomas. Rhinology, 2001, 39(2):66–70

[21] Atallah N, Jay MM. Osteomas of the paranasal sinuses. J Laryngol Otol, 1981, 95(3):291–304

[22] Samy LL, Mostafa H. Osteomata of the nose and paranasal sinuses with a report of twenty one cases. J Laryngol Otol, 1971, 85(5):449–469

[23] Seiden AM, el Hefny YI. Endoscopic trephination for the removal of frontal sinus osteoma. Otolaryngol Head Neck Surg, 1995, 112(4):607–611

[24] Boysen M. Osteomas of the paranasal sinuses. J Otolaryngol, 1978, 7(4):366–370

[25] Schick B, Dlugaiczyk J. Benign tumors of the nasal cavity and paranasal sinuses. In: Stucker FJ, Souza C, Kenyon GS, Lian TS, Draf W, Schick B, eds. Rhinology and Facial Plastic Surgery. Heidelberg: Springer, 2009:377–386

[26] Lund VJ. Anatomical considerations in the aetiology of fronto-ethmoidal mucoceles. Rhinology, 1987, 25(2):83–88

[27] Smith ME, Calcaterra TC. Frontal sinus osteoma. Ann Otol Rhinol Laryngol 1989, 98(11):896–900

[28] Ataman M, Ayas K, Gürsel B. Giant osteoma of the frontal sinus. Rhinology, 1993, 31(4):185–187

[29] Mansour AM, Salti H, Uwaydat S, et al. Ethmoid sinus osteoma presenting as epiphora and orbital cellulitis: case report and literature review. Surv Ophthalmol, 1999, 43(5): 413–426

[30] Kim AW, Foster JA, Papay FA, et al. Orbital extension of a frontal sinus osteoma in a thirteen-year-old girl. J AAPOS, 2000, 4(2):122–124

[31] Huang HM, Liu CM, Lin KN, et al. Giant ethmoid osteoma with orbital extension, a nasoendoscopic approach using an intranasal drill. Laryngoscope, 2001, 111(3):430–432

[32] Naraghi M, Kashfi A. Endonasal endoscopic resection of ethmoidoorbital osteoma compressing the optic nerve. Am J Otolaryngol, 2003, 24(6):408–412

[33] Osma U, Yaldiz M, Tekin M, et al. Giant ethmoid osteoma with orbital extension presenting with epiphora. Rhinology, 2003, 41(2):122–124

[34] Tsai CJ, Ho CY, Lin CZ. A huge osteoma of paranasal sinuses with intraorbital extension presenting as diplopia. J Chin Med Assoc, 2003, 66(7):433–435

[35] Dispenza C, Martines F, Dispenza F, et al. Frontal sinus osteoma complicated by palpebral abscess: case report. Acta Otorhinolaryngol Ital, 2004, 24(6):357–360

[36] Karapantzos I, Detorakis ET, Drakonaki EE, et al. Ethmoidal osteoma with intraorbital extension: excision through a transcutaneous paranasal incision. Acta Ophthalmol Scand, 2005, 83(3):392–394

[37] Hardwidge C, Varma TR. Intracranial aeroceles as a complication of frontal sinus osteoma. Surg Neurol, 1985, 24(4): 401–404

[38] Ferlito A, Pesavento G, Recher G, et al. Intracranial pneumocephalus (secondary to frontoethmoidal osteoma). J Laryngol Otol, 1989, 103(6):634–637

[39] Huneidi AH, Afshar F. Chronic spontaneous tension pneumocephalus due to benign frontal sinus osteoma. Br J Neurosurg, 1989, 3(3):389–392

[40] Jackson WA, Bell KA. Pneumocephalus associated with a frontoethmoidal osteoma. J La State Med Soc, 1989, 141(12): 33–34, 37

[41] George J, Merry GS, Jellett LB, et al. Frontal sinus osteoma with complicating intracranial aerocele. Aust N Z J Surg, 1990, 60(1):66–68

[42] Lunardi P, Missori P, Di Lorenzo N, et al. Giant intracranial mucocele secondary to osteoma of the frontal sinuses: report of two cases and review of the literature. Surg Neurol, 1993, 39(1):46–48

[43] Rappaport JM, Attia EL. Pneumocephalus in frontal sinus osteoma: a case report. J Otolaryngol, 1994, 23(6):430–436

[44] Brunori A, Bruni P, Delitala A, et al. Frontoethmoidal osteoma complicated by intracranial mucocele and hypertensive pneumocephalus: case report. Neurosurgery, 1995, 36(6):1237–1238

[45] Brunori A, de Santis S, Bruni P, et al. Life threatening intracranial complications of frontal sinus osteomas: report of two cases. Acta Neurochir (Wien), 1996, 138(12):1426– 1430

[46] Maiuri F, Iaconetta G, Giamundo A, et al. Frontoethmoidal and orbital osteomas with intracranial extension. Report of two cases. J Neurosurg Sci, 1996, 40(1): 65–70

[47] Marras LC, Kalaparambath TP, Black SE, et al. Severe tension pneumocephalus complicating frontal sinus osteoma. Can J Neurol Sci, 1998, 25(1):79–81

[48] Koyuncu M, Belet U, Şeşen T, et al. Huge osteoma of the frontoethmoidal sinus with secondary brain abscess. Auris Nasus Larynx, 2000, 27(3):285–287

[49] Nakajima Y, Yoshimine T, Ogawa M, et al. A giant intracranial mucocele associated with an orbitoethmoidal osteoma. Case report. J Neurosurg, 2000, 92(4):697–701

[50] Johnson D, Tan L. Intraparenchymal tension pneumatocele complicating frontal sinus osteoma: case report. Neurosurgery, 2002, 50(4):878–879, discussion 880

[51] Nabeshima K, Marutsuka K, Shimao Y, et al. Osteoma of the

frontal sinus complicated by intracranial mucocele. Pathol Int, 2003, 53(4):227–230

[52] Akay KM, Ongürü O, Sirin S, et al. Association of paranasal sinus osteoma and intracranial mucocele—two case reports. Neurol Med Chir (Tokyo), 2004, 44(4):201–204

[53] Gezici AR, Okay O, Ergün R, et al. Rare intracranial manifestations of frontal osteomas. Acta Neurochir (Wien), 2004, 146(4):393–396, discussion 396

[54] Roca B, Casado O, Borras JM, et al. Frontal brain abscess due to Streptococcus pneumoniae associated with an osteoma. Int J Infect Dis, 2004, 8(3):193

[55] Panagiotopoulos V, Tzortzidis F, Partheni M, et al. Giant osteoma of the frontoethmoidal sinus associated with two cerebral abscesses. Br J Oral Maxillofac Surg, 2005, 43(6): 523–525

[56] Onal B, Kaymaz M, Araç M, et al. Frontal sinus osteoma associated with pneumocephalus. Diagn Interv Radiol, 2006, 12(4):174–176

[57] Umur AS, Gunhan K, Songu M, et al. Frontal sinus osteoma complicated with intracranial inflammatory polyp: a case report and review of the literature. Rev Laryngol Otol Rhinol (Bord), 2008, 129(4-5):333–336

[58] Jack LS, Smith TL, Ng JD. Frontal sinus osteoma presenting with orbital emphysema. Ophthal Plast Reconstr Surg, 2009, 25(2):155–157

[59] Fu YS, Perzin KH. Non-epithelial tumors of the nasal cavity, paranasal sinuses, and nasopharynx. A clinicopathologic study. II. Osseous and fibroosseous lesions, including osteoma, fibrous dysplasia, ossifying fibroma, osteoblastoma, giant cell tumor, and osteosarcoma. Cancer, 1974, 33(5): 1289–1305

[60] Koivunen P, Löppönen H, Fors AP, et al. The growth rate of osteomas of the paranasal sinuses. Clin Otolaryngol Allied Sci, 1997, 22(2):111–114

[61] Savić DL, Djerić DR. Indications for the surgical treatment of osteomas of the frontal and ethmoid sinuses. Clin Otolaryngol Allied Sci, 1990, 15(5):397–404

[62] Howard DJ, Lund VJ, Wei WI. Craniofacial resection for tumors of the nasal cavity and paranasal sinuses: a 25-year experience. Head Neck, 2006, 28(10):867–873

[63] Akmansu H, Eryilmaz A, Dagli M, et al. Endoscopic removal of paranasal sinus osteoma: a case report. J Oral Maxillofac Surg, 2002, 60(2):230–232

[64] Bignami M, Dallan I, Terranova P, et al. Frontal sinus osteomas: the window of endonasal endoscopic approach. Rhinology, 2007, 45(4):315–320

[65] Castelnuovo P, Valentini V, Giovannetti F, et al. Osteomas of the maxillofacial district: endoscopic surgery versus open surgery. J Craniofac Surg, 2008, 19(6):1446–1452

[66] Seiberling K, Floreani S, Robinson S, et al. Endoscopic management of frontal sinus osteomas revisited. Am J Rhinol Allergy, 2009, 23(3):331–336

[67] Samaha M, Metson R. Image-guided resection of fibroosseous lesions of the skull base. Am J Rhinol, 2003, 17(2): 115–118

成骨细胞瘤

定　义

（ICD–O code 9200/0）

成骨细胞瘤（OB）是一种良性肿瘤，由血管纤维基质组成，其中包含不规则的骨小梁和类骨样物质，周围包绕着增生的成骨细胞。

别　名

过去有时也被称为成骨细胞骨样组织形成的肿瘤或巨大的骨样骨瘤。Jaff 和 Lichtenstein[1-2] 在 1956 年分别创造了成骨细胞瘤这一术语[1-2]。

发病率

OB 一般是一种非常罕见的骨源性肿瘤，约占骨源性肿瘤的 1%[3]。虽然有 15%~20% 的成骨细胞瘤发生在颅骨，但很少发生在鼻窦[4]。

发病部位

OB 常发生在脊柱（包括骶骨，34%）、四肢长骨（30%）、手和足的小骨（13%）及之前提到的颅骨（15%~20%）[5]。有少数发生在鼻腔和鼻窦的报道，包括筛窦[6-9]、上颌窦[10-13]、额窦[14-15] 和蝶窦[16]。有时由于肿物较大，难以判断肿瘤真正的起源[17]。

诊断特征

临床特征

临床表现与纤维骨性病变类似[18-19]，一般表现为无痛性肿胀，生长速度不稳定。75% 的患者在 20 岁以下发病，大多数出现在儿童时期，男女比例为 2：112。作者的 4 例患者发病年龄为 7~22 岁（平均年龄 10 岁），2 例男性，2 例女性患者。肿物可以压迫并使眼眶变形，导致眼球突出和复视、鼻部扩张、面中部肿胀、牙齿移位和缺失，并可能侵犯颅底和前颅窝。

影像学表现

CT 是主要的影像学检查手段，常常表现为一个具有完整骨壳的扩张性病变，并可能会压迫邻近组织，例如眼眶（图 13.10a），可能会混合有毛玻璃样致密影或骨密质。病变中骨质不致密的部分在 MRI 上表现为明显强化，骨质明显硬化的区域和骨边缘在所有序列上均表现为信号缺失[15,20]。

组织学特征与鉴别诊断

病变内部为类骨质不规则钙化纤维基质，伴小编织骨骨小梁增生，其外由薄层皮质骨壳包绕，血运丰富。

在影像学上应与骨化纤维瘤、单骨性骨纤维结构不良、巨细胞肿瘤、软骨肉瘤、骨肉瘤、动脉瘤样骨囊肿、嗜酸性真菌性鼻窦炎以及内翻型乳头状瘤等相鉴别，在组织学上还需与其他软骨和骨样肿瘤鉴别。

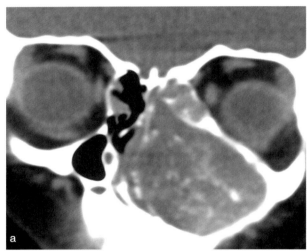

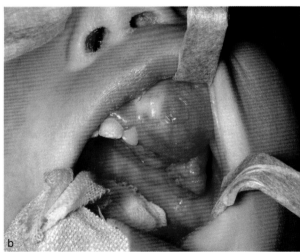

图13.10a，b　a.冠状位CT显示8岁男性患儿左侧上颌窦病变，伴有骨质扩张，成骨细胞瘤内密度不均。b.计划采用面中部掀翻的同一患者的术中照片，可见面中部和唇龈沟明显肿胀

自然病程

虽然从名称上看像良性病变，但是肿瘤增大也可引起临床症状。此外，一些成骨细胞瘤侵袭性更强，事实上可以侵犯邻近结构，但是真正的恶变仅在放疗后曾发现过[5]。

治疗与结局

病变需要手术切除,应选择合适的手术入路，包括颅颌面联合、面中部掀翻（图13.10b）和内镜手术切除。联合使用这些技术可以避免在年轻患者中做面部切口。因为仅有零星的病例报道，所以作者能够得到的结论是，完全切除后不会复发。这也是作者的经验，作者的4例患者分别采用了鼻侧切开、颅颌面联合、面中部掀翻和内镜手术切除，在1~15年的随访中没有复发。

参考文献

[1] Jaffe HL. Benign osteoblastoma. Bull Hosp Jt Dis, 1956, 17(2): 141–151

[2] Lichtenstein L. Benign osteoblastoma; a category of osteoid- and boneforming tumors other than classical osteoid osteoma, which may be mistaken for giant-cell tumor or osteogenic sarcoma. Cancer, 1956, 9(5):1044–1052

[3] Capodiferro S, Maiorano E, Giardina C, et al. Osteoblastoma of the mandible: clinico-pathologic study of four cases and literature review. Head Neck, 2005, 27(7):616–621

[4] Bilkay U, Erdem O, Ozek C, et al. A rare location of benign osteoblastoma: review of the literature and report of a case. J Craniofac Surg, 2004, 15(2):222–225

[5] Clutter DJ, Leopold DA, Gould LV. Benign osteoblastoma. Report of a case and review of the literature. Arch Otolaryngol, 1984, 110(5):334–336

[6] Freedman SR. Benign osteoblastoma of the ethmoid bone. Report of a case. Am J Clin Pathol, 1975, 63(3):391–396

[7] Som PM, Bellot P, Blitzer A, et al. Osteoblastoma of the ethmoid sinus: the fourth reported case. Arch Otolaryngol, 1979, 105(10):623–625

[8] Velegrakis GA, Prokopakis EP, Papadakis CE, et al. Osteoblastoma of the nasal cavity arising from the perpendicular plate of the ethmoid bone. J Laryngol Otol, 1997, 111(9):865–868

[9] Park YK, Kim EJ, Kim SW. Osteoblastoma of the ethmoid sinus. Skelet al Radiol, 2007, 36(5):463–467

[10] Tom LW, Lowry LD, Quinn-Bogard A. Benign osteoblastoma of the maxillary sinus. Otolaryngol Head Neck Surg, 1980, 88(4):397–402

[11] Osguthorpe JD, Hungerford GD. Benign osteo-blastoma of the maxillary sinus. Head Neck Surg, 1983, 6(1):605–609

[12] Jones AC, Prihoda TJ, Kacher JE, et al. Osteoblastoma of the maxilla and mandible: a report of 24 cases, review of

the literature, and discussion of its relationship to osteoid osteoma of the jaws. Oral Surg Oral Med Oral Pathol Oral Radiol Endod, 2006, 102(5):639–650

[13] Mahajan S, Srikant N, Boaz K, et al. Osteoblastoma of maxilla with cartilaginous matrix: review of literature and report of a case. Singapore Dent J, 2007, 29(1):12–18

[14] Meli GA, Meli L, Chiaramonte R, et al. Osteo-blastoma of the orbit: A case report and review of the literature. Neuroradiol J, 2008, 21:71–76

[15] Sidani CA, Karam AR, Bruce JH, et al. Osteoblastoma of the frontal sinuses presenting with headache and blurred vision: case report and review of the literature. J Radiol Case Rep, 2010, 4(6):1–7

[16] Kukwa W, Oziębło A, Oecińska A, et al. Aggressive osteoblastoma of the sphenoid bone. Oncol Lett, 2010, 1(2): 367–371

[17] Imai K, Tsujiguchi K, Toda C, et al. Osteoblastoma of the nasal cavity invading the anterior skull base in a young child. Case report. J Neurosurg, 1997, 87(4):625–628

[18] Ungkanont K, Chanyavanich V, Benjarasamerote S, et al. Osteoblastoma of the ethmoid sinus in a nine-year-old child—an unusual occurrence. Int J Pediatr Otorhinolaryngol, 1996, 38(1):89–95

[19] Mehta D, Clifton N, McClelland L, et al. Paediatric fibro-osseous lesions of the nose and paranasal sinuses. Int J Pediatr Otorhinolaryngol, 2006, 70(2):193–199

[20] Yang B-T, Wang Z-C, Liu S, et al. CT and MRI diagnosis of osteoblastoma in paranasal sinus and temporal bone. Zhonghua Fang She Xue Za Zhi, 2006, 40:365–366

动脉瘤样骨囊肿

（见图 13.11）

动脉瘤样骨囊肿是罕见病变，发生在颅颌面骨的不到 5%[1]，其中下颌骨约占 2/3，上颌骨约占 1/3。长骨和脊椎骨是更常见的发病部位。发生在眶筛复合体的动脉瘤样骨囊肿非常罕见[2-3]。动脉瘤样骨囊肿在女性中稍多见，90% 的患者在 20 岁前发病[4-6]。囊肿可能与之前的创伤有关，表现为无症状的肿块或伴有疼痛、眼球突出和鼻阻塞。

从组织学上看，病变为多囊性，内部充满红细胞并被纤维组织分隔，但缺少平滑肌层和正常血管的内皮细胞层。病变必须和骨肉瘤、骨纤维结构不良、巨细胞肿瘤相鉴别。为了防止病变影响外形和功能，常需要手术切除。作者有一例 8 岁男性患者在 1989 年接受了侧方颅眶联合入路手术，随访 8 年没有复发迹象。

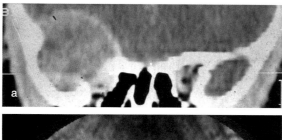
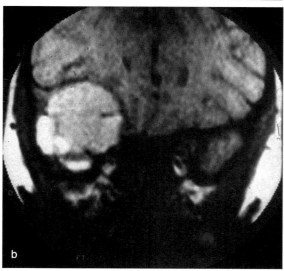
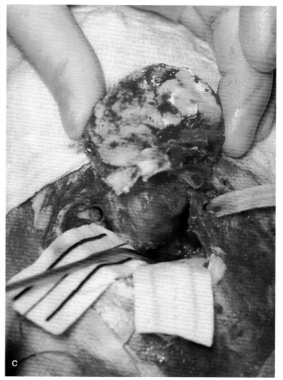

图 13.11a~c　动脉瘤样骨囊肿。a. 冠状位 CT 显示位于侧颅底、与眶区相连的巨大病变。b. 同一患者的冠状位 MRI。c. 术中照片显示侧方颅骨切开切除病变

参考文献

[1] Mehta D, Clifton N, McClelland L, et al. Paediatric fibro-osseous lesions of the nose and paranasal sinuses. Int J Pediatr Otorhinolaryngol, 2006, 70(2):193–199

[2] Citardi MJ, Janjua T, Abrahams JJ, et al. Orbitoethmoid aneurysmal bone cyst. Otolaryngol Head Neck Surg, 1996, 114(3):466–470

[3] Chateil JF, Dousset V, Meyer P, et al. Cranial aneurysmal bone cysts presenting with raised intracranial pressure: report of two cases. Neuro-radiology, 1997, 39(7):490–494

[4] Jaffe H, Lichtenstein L. Solitary unicameral bone cyst: with emphasis on the roentgen picture, the pathologic appearance and the pathogenesis. Arch Surg, 1942, 44:1004–1025

[5] Calliauw L, Roels H, Caemaert J. Aneurysmal bone cysts in the cranial vault and base of skull. Surg Neurol, 1985, 23(2):193–198

[6] Segall L, Cohen-Kerem R, Ngan B-Y, et al. Aneurysmal bone cysts of the head and neck in pediatric patients: a case series. Int J Pediatr Otorhinolaryngol, 2008, 72(7):977–983

巨细胞肉芽肿和肿瘤

颜面部的巨细胞肉芽肿和肿瘤是少见的良性病变，但是具有破坏性生长的可能。它们发病年龄范围较广，但更常见于 30 岁以下人群。它们由大型多核破骨细胞样细胞和单核细胞组成，可能含有纤维样分隔和血管样基质[1]。这些病变在鼻窦区域极为罕见，仅有几例发生在蝶窦和筛窦的报道[2-3]。有研究认为它们也可能来源于其他骨纤维病变，例如骨化纤维瘤、家族性巨颌症和佩吉特病，Penfold 及其同事[4]认为这些疾病可能是对原发病变中基质变化的反应。组织学上，它们必须与其他更加常见的由于甲状旁腺功能亢进引起的棕色瘤和巨细胞修复性肉芽肿鉴别。

使用降钙素改变了巨细胞肉芽肿的组织学结构，导致巨细胞和富含细胞的基质先后消失，遗留部分排列整齐的编织骨形成的骨小梁和没有炎症的纤维基质[5-6]。有些作者建议对于界限清楚的病变采用刮除术，复发率较低。但是无论何时，尽可能采用根治性手术更加合适[3,7]，也有人提议应用辅助放疗[3]。

参考文献

[1] Auclair PL, Cuenin P, Kratochvil FJ, et al. A clinical and histo-morphologic comparison of the central giant cell granuloma and the giant cell tumor. Oral Surg Oral Med Oral Pathol, 1988, 66(2):197–208

[2] Gupta OP, Samant HC, Bhatia PL, et al. Giant cell tumor of the spenoid bone. Ann Otol Rhinol Laryngol, 1975, 84(3 Pt 1):359–363

[3] Bertoni F, Unni KK, Beabout JW, et al. Giant cell tumor of the skull. Cancer, 1992, 70(5):1124–1132

[4] Penfold CN, McCullagh P, Eveson JW, et al. Giant cell lesions complicating fibro-osseous conditions of the jaws. Int J Oral Maxillofac Surg, 1993, 22(3):158–162

[5] Harris M. Central giant cell granulomas of the jaws regress with calcitonin theraphy. Br J Oral Maxillofac Surg, 1993, 31:89–94

[6] de Lange J, Rosenberg AJ, van den Akker HP, et al. Treatment of central giant cell granuloma of the jaw with calcitonin. Int J Oral Maxillofac Surg, 1999, 28(5):372–376

[7] Chuong R, Kaban LB, Kozakewich H, et al. Central giant cell lesions of the jaws: a clinicopathologic study. J Oral Maxillofac Surg, 1986, 44(9):708–713

家族性巨颌症

定义与病因

Jones[1] 在 1933 年首先将这一罕见的遗传病描述为"家族性颌骨多房囊性疾病"，后来又命名为"家族性巨颌症"[2]。这一疾病因为面下部的增大和下眼睑的牵拉而呈"仰望天堂"外形。它被认为是一种常染色体显性遗传疾病，但是关于男性和女性的外显率报道不一（报道的男性为 80%~100%，女性为 50%~80%），表达率有很大的不同[3-4]。其他可能的病因包括潜在的甲状旁腺功能亢进、外伤和膜状骨异常骨化。

别 名

家族性颌骨骨纤维结构发育不良，遗传性颌骨骨纤维结构发育不良，双侧巨细胞肿瘤，颌骨纤维性骨结构不良，家族性颌骨内纤维肿胀[5-6]。

发病率

到 1978 年，共报道了 145 例，包括数个受影响的家庭，但没有显示出种族差异。

发病部位

病变常影响双侧的上颌骨和下颌骨，虽然

从一侧起病，但最终常为对称性。在上颌骨，病变起自后方的上颌结节，之后向前侵犯眶底和眶下区域，最终侵犯上颌骨前方。在下颌骨，常常首先起自磨牙后三角和下颌升支，但很少侵犯髁突，因此张口并不会受到影响。

诊断特征

临床特征

患儿在出生时表现正常，但在 2~3 岁时出现疾病表现。发病年龄多见于 2~12 岁，平均年龄 7 岁[4]。随时间的推移，疾病常从十八九岁时开始逐渐减轻（从上颌开始）[5]。男性的发病率是女性的 2 倍[7]。作者治疗的一例 12 岁女性患者，外形严重受疾病影响，在被转诊到作者医院时已经接受过多次手术（图 13.12）。

疾病除了无痛性肿胀引起的外形改变并导致患者在年轻时出现严重的心理障碍之外，还可能会影响患者的发音、进食和呼吸。表现为面部宽阔，眼球向上翻转，导致瞳孔下方的巩膜缘暴露，或由于下睑外翻出现眼科疾病，有时可导致视物模糊[8-9]。

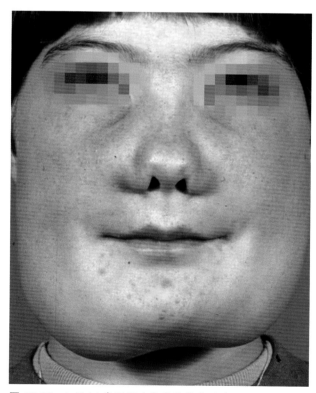

图 13.12　1 例 14 岁巨颌症患者的临床照片

另一特点是由于 Ⅰ 区淋巴结肿大导致的颌下肿胀，这一慢性的淋巴结肿大在疾病开始时出现，并随着病程发展而进展，但也常在 11~12 岁消失[15]。牙齿严重受影响，表现为疼痛、松动或缺失。硬腭的无痛肿胀形成 V 形隆起。本病不会产生智力障碍。碱性磷酸酶水平升高，而钙和磷水平正常，这并不奇怪[6]。偶尔其他骨质也会受影响，例如肋骨、肱骨或颧骨[5-6,10]。

影像学表现

CT 显示颌骨多发的多房改变，骨皮质变薄和扩张，但没有骨质破坏[11]，表现为肥皂泡样改变。牙齿不齐且移位，随着年龄增长，囊性区域逐渐部分被致密的颗粒状物质代替，形成了类似骨纤维结构不良样的毛玻璃样外观和变厚的松质骨。尽管临床表现有好转，但在影像学上仍可发现相关改变。

组织学特征与鉴别诊断

大体可见病变呈红色至红灰色，切开时感觉质地致密、坚韧[5]。McClendon 等[12]检查了 67 例患者，发现显微镜下病变是一个多核的巨细胞，被慢性炎症、增生纤维组织和不规则的骨小梁包绕，类似于巨细胞修复性肉芽肿。

诊断依靠发病年龄、家族史、特征性外观变化，缺少其他骨源性肿瘤的诊断及组织病理学特点。疾病特点也被认为与其他骨纤维疾病有关，比如骨纤维异常增生[13]。然而如果仅仅考虑组织学特点，骨纤维异常增生本身、巨细胞肉芽肿、各种牙龈/牙源性和动脉瘤样囊肿、成釉细胞瘤、甲状旁腺功能亢进引起的棕色瘤都可能增加鉴别诊断的难度。而巨颌症的特点需要考虑发病年龄、双侧颌骨改变、遗传学特征和正常的钙磷水平。

自然病程

如上所述，患者在出生时正常，2~3 岁时发病，在儿童时期逐渐减缓，并在青少年时期停止。上颌骨较下颌骨相对后缩，但是最终，颌骨在 20~30 岁时都会出现组织重塑，然而仍然会遗留一些畸形。

治疗与结局

由于本病少见，至今没有统一的治疗规范，但是由于本病的家族性特点，所以有一些集中的病例和专家意见报道。由于疾病进展的不确定性，而且牵涉外形重塑，所以一般等到青春期后再进行手术，此时手术，病变不会复发[14]。不幸的是，如果在病变的活动期进行手术，结果则完全不同[15]，作者的这位患者就在他的整个童年时期接受了多次手术，遗留下身体和精神上的创伤。尽管如此，如果病变威胁到患者的视力，那么需要进行手术干预来进行眶减压[8-9]。需要注意的是，在年轻患者中，由于病变血供丰富，有可能导致术中大量失血[7,16]。不应使用放疗，因为可能会导致病变恶化和出现放射性骨坏死[4,14]。

参考文献

[1] Jones W. Familial multilocular cystic disease of the jaws. Am J Cancer, 1933, 17:946

[2] Jones WA, Gerrie J, Pritchard J. Cherubism—familial fibrous dysplasia of the jaws. J Bone Joint Surg Br, 1950, 32-B(3): 334–347

[3] Anderson B, McClendon J. Cherubism–hereditary fibrous dysplasia of the jaws. I. Genetic considerations. Oral Surg, 1962, 15(Suppl 2):5–16

[4] Peters WJ. Cherubism: a study of twenty cases from one family. Oral Surg Oral Med Oral Pathol, 1979, 47(4):307–311

[5] Thompson N. Cherubism: familial fibrous fibrous dysplasia of the jaws. Br J Plast Surg, 1959, 12:89

[6] Topazian RG, Costich ER. Familial fibrous dysplasia of the jaws (cherubism). Report of a case. J Oral Surg, 1965, 23: 559–568

[7] Zachariades N, Papanicolaou S, Xypolyta A, et al. Cherubism. Int J Oral Surg, 1985, 14(2):138–145

[8] Hawes MJ. Cherubism and its orbital manifestations. Ophthal Plast Reconstr Surg, 1989, 5(2):133–140

[9] Marck PA, Kudryk WH. Cherubism. J Otolaryngol, 1992, 21(2):84–87

[10] Wayman JB. Cherubism: a report on three cases. Br J Oral Surg, 1978, 16(1):47–56

[11] Bianchi SD, Boccardi A, Mela F, et al. The computed tomographic appearances of cherubism. Skelet al Radiol, 1987, 16(1):6–10

[12] McClendon J, Anderson D, Cornelius E. Cheru-bism—hereditary fibrous dysplasia of the jaws (pathologic consi-derations). Oral Surg Oral Med Oral Pathol, 1962, 15(Suppl 2):17–42

[13] Zohar Y, Grausbord R, Shabtai F, et al. Fibrous dysplasia

and cherubism as an hereditary familial disease. Follow-up of four generations. J Cranio-maxillofac Surg, 1989, 17(8): 340–344

[14] Hamner JE III, Ketcham AS. Cherubism: an analysis of treatment. Cancer, 1969, 23(5):1133–1143

[15] Riefkohl R, Georgiade GS, Georgiade NG. Cheru-bism. Ann Plast Surg, 1985, 14(1):85–90

[16] Koury ME, Stella JP, Epker BN. Vascular trans-formation in cherubism. Oral Surg Oral Med Oral Pathol, 1993, 76(1):20–27

甲状旁腺功能亢进引起的棕色瘤

定 义

棕色瘤是由于甲状旁腺功能亢进（HPT）引起的破骨细胞活动和骨小梁纤维化导致的少见的骨侵蚀性病变，最终导致局部骨破坏。

病 因

在 20 世纪 20 年代中期，甲状旁腺功能亢进才开始逐渐被全世界认识，这一疾病以肾结石为主要特点[1]。随着时间的推移，研究者逐渐认识到，不管是原发或继发的甲状旁腺功能亢进，都是引起这一特殊的骨病变 "棕色瘤" 的主要病因。原发的甲状旁腺功能亢进起源于甲状旁腺腺瘤，而继发的甲状旁腺功能亢进可能继发于慢性肾衰竭。

别 名

有时使用 "骨巨细胞瘤" 这一名称，其在组织结构上与巨细胞肉芽肿相同。

发病率

虽然原发的甲状旁腺功能亢进相对常见（每年 25/10 万）并随年龄增长而上升，但是棕色瘤还是一种少见的疾病，因为目前潜在的甲状旁腺功能亢进在病变形成之前就很容易被发现[2]。在有慢性肾脏疾病的 115 例患者中，10 例（8.7%）在不同的骨骼中发现了棕色瘤，其中 5 例在颅颌面骨中发现病变[3]。

发病部位

病变更容易影响下颌骨，但有些也影响上颌骨[4-8]，偶尔发生在筛骨[9]或蝶骨[10-12]，进而影响眼眶[3]。也可见多处病变[13]。

诊断特征

临床特征

本病常影响 30 岁以上的成人，女性发病率较高，男女发病比例为 1 : 2。病变可能偶然发现或表现为一个缓慢生长的包块，可能引起鼻阻塞、鼻出血、疼痛、面部或腭部肿胀、牙齿脱落[14-15]。蝶窦的病变可能会引起头痛以及颅脑症状和体征[16]。

Cecchetti 及其同事对比了发生棕色瘤与没有发生棕色瘤的患者的年龄和肾衰竭的病程，并没有发现显著差异。

影像学表现

表现为伴有骨溶解的巨细胞病变。当发现这样的表现时，即使患者没有症状，也必须检查钙和其他骨性标记物（碱性磷酸酶、磷酸盐），以及进行甲状旁腺 CT。全身骨扫描可以发现其他骨骼的病变及骨质脱钙，特别是脊柱和手[17]。

更具体地说，CT 显示膨胀性软组织团块，在骨窗设置中，可以看到周围骨的溶解改变以及重塑[12]。在 MRI 中，病灶表现为 T1W 等信号，T2W 不均匀高信号。

组织学特征与鉴别诊断

棕色瘤是由圆形或纺锤状单核细胞组成的细胞群，混合一定数量的多核巨细胞，类似破骨细胞，常发现近期的出血性浸润及含铁血黄素沉积，故呈褐色。由于甲状旁腺激素的增加和肾衰竭都对骨密度有不利影响，因此有人认为棕色瘤可能是一种修复瘢痕的尝试[18]。鼻窦区有这种巨细胞病变时，必须考虑这种情况。因此，鉴别诊断包括巨细胞瘤、肉芽肿、动脉瘤样骨囊肿和巨颌症，但结合高钙血症的临床、放射学和生化检查结果以及甲状旁腺激素水平升高证实了诊断。细针穿刺在这些情况下可起到确认诊断的作用[19]。其他高钙血症的病因，如其他恶性肿瘤的骨转移、结节病等也应该考虑。

自然病程

有报道称，棕色瘤在甲状旁腺腺瘤切除和（或）HPT 矫正后消退，但这需要一段时间才能发生。

治疗与结局

仅纠正生化障碍就能使病变退行。因此，这些患者需要内分泌治疗和甲状旁腺肿瘤的切除。鼻鼻窦病变可能复发，但如果没有复发，根据病变的大小，可以采用任何合适的手术切除 / 重建骨病变处[5]。值得注意的是，它们可能是中度血管病变。如果不能纠正潜在的生化问题，可能会导致进一步的病变[8]和长期的肾透析[20]；甚至有报道称，患者在肾移植后会出现这些病变[21]。

参考文献

[1] Albright F. A page out of the history of parat-hyroidism. J Clin Endocrinol, 1948, 8:637–642

[2] Diamanti-Kandarakis E, Livadas S, Tseleni-Balafouta S, et al. Brown tumor of the fibula: unusual presentation of an uncommon manifestation. Report of a case and review of the literature. Endocrine, 2007, 32(3):345–349

[3] Cecchetti DF, Paula SA, Cruz AA, et al. Orbital involvement in craniofacial brown tumors. Ophthal Plast Reconstr Surg, 2010, 26(2):106–111

[4] Pecovnik Balon B, Kavalar R. Brown tumor in association with secondary hyperparathyroidism. A case report and review of the literature. Am J Nephrol, 1998, 18(5):460–463

[5] Taskapan H, Taskapan C, Baysal T, et al. Maxillary brown tumor and uremic leontiasis ossea in a patient with chronic renal insufficiency. Clin Nephrol, 2004, 61(5):360–363

[6] Lessa MM, Sakae FA, Tsuji RK, et al. Brown tumor of the facial bones: case report and literature review. Ear Nose Throat J, 2005, 84(7):432–434

[7] Triantafillidou K, Zouloumis L, Karakinaris G, et al. Brown tumors of the jaws associated with primary or secondary hyperparathyroidism. A clinical study and review of the literature. Am J Otolaryngol, 2006, 27(4): 281–286

[8] Proimos E, Chimona TS, Tamiolakis D, et al. Brown tumor of the maxillary sinus in a patient with primary hyperparathyroidism: a case report. J Med Case Reports, 2009, 3:7495

[9] Al-Gahtany M, Cusimano M, Singer W, et al. Brown tumors of the skull base. Case report and review of the literature. J Neurosurg, 2003, 98(2):417–420

[10] Kanaan I, Ahmed M, Rifai A, et al. Sphenoid sinus brown tumor of secondary hyper-parathyroidism: case report. Neurosurgery, 1998, 42(6):1374–1377

[11] Erem C, Hacihasanoglu A, Cinel A, et al. Sphenoid sinus brown tumor, a mass lesion of occipital bone and hyper-calcemia: an unusual presentation of primary hyperpara-thyroidism. J Endocrinol Invest, 2004, 27(4):366–369

[12] Takeshita T, Tanaka H, Harasawa A, et al. Brown tumor

of the sphenoid sinus in a patient with secondary hyperparathyroidism: CT and MR imaging findings. Radiat Med, 2004, 22(4):265–268

[13] Duran C, Ersoy C, Bolca N, et al. Brown tumors of the maxillary sinus and patella in a patient with primary hyperparathyroidism. Endocrinologist, 2005, 15:351–354

[14] Antonelli JR, Hottel TL. Oral manifestations of renal osteodystrophy: case report and review of the literature. Spec Care Dentist, 2003, 23(1):28–34

[15] Daniels JS. Primary hyperparathyroidism presenting as a palatal brown tumor. Oral Surg Oral Med Oral Pathol Oral Radiol Endod, 2004, 98(4):409–413

[16] Martínez-Gavidia EM, Bagán JV, Milián-Masanet MA, et al. Highly aggressive brown tumour of the maxilla as first manifestation of primary hyperparathyroidism. Int J Oral Maxillofac Surg, 2000, 29(6):447–449

[17] Leppla DC, Snyder W, Pak CY. Sequential changes in bone density before and after parathyroidectomy in primary hyperparathyroidism. Invest Radiol, 1982, 17(6):604–606

[18] Hellquist H. Pathology of the Nose and Paranasal Sinuses. Cambridge: Cambridge University Press, 1990:77

[19] Galed Placed I, Patiño-Seijas B, Pombo-Otero J, et al. Fine needle aspiration diagnosis of brown tumor of the maxilla. Acta Cytol, 2010, 54(5, Suppl) 1076–1078

[20] Masutani K, Katafuchi R, Uenoyama K, et al. Brown tumor of the thoracic spine in a patient on long-term hemodialysis. Clin Nephrol, 2001, 55(5):419–423

[21] Lee S, Lerer DB, Dorfman HD, et al. Brown tumors developing in renal transplant recipients with persistent hyperparathyroidism: two case reports and review of literature. Clin Nephrol, 2004, 61(4):289–294

骨化生

化生是指从一种完全分化的细胞类型转变为另一种完全分化的细胞类型，可见于上皮和结缔组织。在整个上消化道均可发现软骨瘤和骨化生，这必须和肿瘤区分[1]。化生很少由慢性炎症[2]或手术诱发[3-4]，但需要排除伴发的恶性病变。在发育良好的哈佛式系统和骨髓腔中，一般不会发生新骨形成。本病没有必要进行手术干预，但是如果病变突破黏膜或压迫邻近组织，例如眼眶，则有必要进行减压和（或）完全切除（图 13.13）。作者曾经遇到过一例 41 岁的非洲 - 加勒比裔的女性患者，她接受了联合鼻侧切开和内镜入路手术，切除了一个广泛侵犯鼻腔、鼻窦和眼眶的巨大病变。迄今已随访1 年，经过影像学检查未见复发。

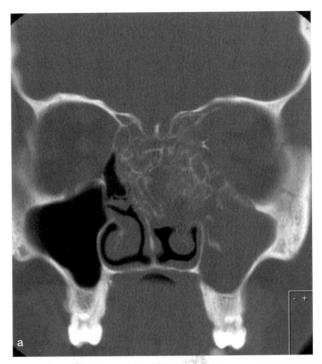

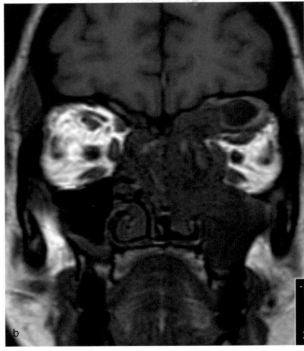

图 13.13a，b　a. 冠状位 CT 显示广泛骨化生，侵犯左侧鼻腔、鼻中隔和筛窦，并且进入上颌窦。b. 同一患者冠状位 MRI 扫描（未增强 T1W），显示肿块的信号不均，有散在的信号缺失和部分高信号区域

参考文献

[1] Macdonald-Jankowski DS. Focal cemento-osseous dysplasia: a systematic review. Dentomaxillofac Radiol, 2008, 37(6): 350–360

[2] Daley TD, Damm DD, Wysocki GP, et al. Atypical cartilage in reactive osteocartilagenous metaplasia of the traumatized edentulous mandibular ridge. Oral Surg Oral Med Oral Pathol Oral Radiol Endod, 1997, 83(1):26–29

[3] Lundgren S, Andersson S, Sennerby L. Spontaneous bone formation in the maxillary sinus after removal of a cyst: coincidence or consequence? Clin Implant Dent Relat Res, 2003, 5(2):78–81

[4] Maitra S, Gupta D, Radojkovic M, et al. Osseous meta-plasia of the maxillary sinus with formation of a wellde-veloped haversian system and bone marrow. Ear Nose Throat J, 2009, 88(9):1115–1120

佩吉特病

定　义

由不明原因引起的，以没有规则的骨形成和骨吸收为特征的一类疾病。

别　名

也被称为畸形性骨炎，1877 年佩吉特首次描述了这一疾病[1]，最初人们并不认为它会侵犯鼻窦，而认为它只会侵犯颅骨、骨盆、脊柱和股骨。已知本病可以发生于颞骨，虽然是多发性病变，发生于上颌骨和其他鼻窦的情况很少见报道。历史上，此病也是骨性狮面症或狮面样特点的起因[2]。

发病率

估计的发病率随年龄而不同，从 40~50 岁的 1% 到 90~100 岁的 10%。因为很多患者不去寻求医生帮助，所以很难准确估计发病率。然而，本病还是仅次于骨质疏松的第二常见骨性疾病[3]。本病很少见于幼儿[4]。

发病部位

佩吉特病最常侵犯颅底，其次是鼻窦。至少 17% 的患者会侵犯下颌骨。

诊断特征

临床特征

许多患者没有症状，多因其他原因进行影像学检查时偶然发现，或当疾病引起骨痛或神经方面的问题时才发现[5-6]。事实上，当本病侵犯颞骨引起听力下降和耳鸣时，更容易被耳鼻喉科医生发现。在男性中稍多见。

可以出现假牙佩戴困难、牙齿松动、鼻阻塞或面部肿胀，或者出现双侧额窦黏液囊肿伴有上睑瘘管形成（就像那位让我印象深刻的患者）。如果已诊断的佩吉特病患者出现了病变部位快速生长伴有疼痛和出血，应该考虑到恶变的可能。

影像学表现

（见图 13.14）

病程不同，透射影和硬化影的表现也不同。有可能偶然发现，并可能被误诊为骨纤维异常增生，但是对比不同特征，包括佩吉特病的对称性及颅骨皮质的厚度，常常能够确诊[7]。进一步的骨骼检查能够发现其他受侵部位，例如脊柱、骨盆或长骨。

组织学特征与鉴别诊断

组织学特征为活跃的骨形成伴有活跃的骨质破坏。在最初的骨质疏松期，在疏松的富有

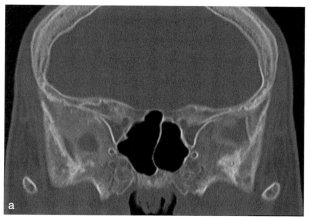

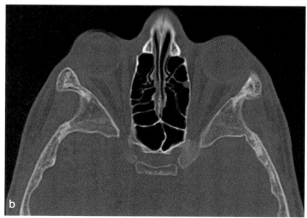

图 13.14a，b　a. 冠状 CT 显示广泛的佩吉特病，侵犯颅底和颅盖骨。b. 同一患者的轴位 CT

血管的结缔组织基质中伴有大量的新骨形成。在疾病成熟期，具有明显的骨质破坏和骨质形成，产生了一种特殊的马赛克样外观。

病程相当漫长，但是早期病变必须和由甲状旁腺功能亢进引起的棕色瘤、骨肉瘤、骨髓瘤和骨转移癌鉴别，而成熟的病变必须与骨纤维病变鉴别，这也是本章节的目的。

治疗与结局

除了活检之外（非必需项目），手术对于本病的处理几乎没有作用，但有时可能需要用于处理本病的一些并发症，例如黏液囊肿引流或偶尔用于神经减压。由于本病血供丰富和容易扩散的性质，如果可能的话，应该推迟到硬化期再行治疗。

一般而言，患者需要接受药物治疗，最初使用降钙素[8]，可以经鼻腔、经直肠和非肠道给药[9-10]。但是现在已经被新一代药物取代，如二膦酸盐[11-12]。口服依替膦酸和静脉应用帕米膦酸二钠已经得到推广，并且有良好的效果，但是也正逐渐被新的二膦酸盐口服剂型取代。包括替鲁膦酸盐、利塞膦酸盐和二甲基帕米膦酸盐。

鼻窦受累通常是全身性疾病的一部分，由于病变骨质中存在多处动静脉分流而可能引起高输出性心力衰竭。此外如之前所述，一小部分患者也许会进展成为骨肉瘤[13]。

参考文献

[1] Paget J. On a form of chronic inflammation of the bone (osteitis deformans). Med Chirurg Transact, 1877, 60:37–42

[2] Knaggs RL. Leontiasis ossea. Br J Surg, 1923, 11:347–348

[3] Ankrom MA, Shapiro JR. Paget's disease of bone (osteitis deformans). J Am Geriatr Soc, 1998, 46(8):1025–1033

[4] Bae KB, Kwon JH, Kim YH, et al. Juvenile Paget's disease with paranasal sinus aplasia. Clin Exp Otorhinolaryngol, 2008, 1(4):224–226

[5] Fuller AP. Paget's disease of the ethmoids. J Laryngol Otol, 1961, 75:860–863

[6] Drury BJ. Paget's disease of the skull and facial bones. J Bone Joint Surg Am, 1962, 44:174–178

[7] Tehranzadeh J, Fung Y, Donohue M, et al. Computed tomography of Paget disease of the skull versus fibrous dysplasia. Skelet al Radiol, 1998, 27(12):664–672

[8] Chesnut CH III, Azria M, Silverman S, et al. Salmon calcitonin: a review of current and future therapeutic indications. Osteoporos Int, 2008, 19(4):479–491

[9] Torres-Lugo M, Peppas NA. Transmucosal delivery systems for calcitonin: a review. Biomaterials, 2000, 21(12):1191–1196

[10] Ubhi K. Intranasal calcitonin: for postmenopausal osteoporosis. Can Pharm J, 2001, 134:41–44

[11] Reginster JY, Lecart MP. Efficacy and safety of drugs for Paget's disease of bone. Bone, 1995, 17(5, Suppl)485S–488S

[12] Ezra A, Golomb G. Administration routes and delivery systems of bisphosphonates for the treatment of bone resorption. Adv Drug Deliv Rev, 2000, 42(3):175–195

[13] Epley KD, Lasky JB, Karesh JW. Osteosarcoma of the orbit associated with Paget disease. Ophthal Plast Reconstr Surg, 1998, 14(1):62–66

骨肉瘤

定　义

（ICD–O code 9200/0）

骨肉瘤（OS）是一种骨来源的恶性肿瘤，被认为来自原始的间充质骨形成细胞，其特征是可以产生类骨质。

病　因

骨肉瘤的真正病因不清，但是有很多危险因素已确定，例如，骨生长迅速的患者更容易出现骨肉瘤，青春期发病率增加，以及典型的发病部位靠近长骨生长中心干骺端，也提示了这一危险因素。

暴露于放射环境是唯一已知的环境危险因素，这一点被切尔诺贝利核事故后发生的骨肉瘤病例证实[1]。骨发育不良（包括佩吉特病）、骨纤维结构发育不良、内生软骨瘤病和遗传性多发外生骨疣，这些疾病都增加了骨肉瘤的风险，特别是在放射线照射后[2]。从放射暴露到出现骨肉瘤的时间间隔从 3 年到 38 年不等，取决于是否侵犯了正常或不正常骨质，以及放射治疗的周期[1]。

本病也具有一定的基因易感性。原发性视网膜母细胞瘤基因（RB 基因）突变（胚胎性视网膜母细胞瘤）如果接受了放射治疗，将有很高的风险发展为骨肉瘤[3]。值得注意的是，位于染色体带 13q14 的视网膜母细胞瘤的基因位点也被发现与一些散在的骨肉瘤有关。此外，利 – 弗劳梅尼综合征（*TP*53 突变）以及 Rothmund–Thomson 综合征（也就是具有先天性骨缺陷、头发和皮肤发育不良、性腺功能低下、白内障的常染色体隐性遗传病）也有较高风险出现骨肉瘤。

别　名

也被称为成骨肉瘤或骨样肉瘤，这种肿瘤在很长时间内被认为是一种间叶组织来源的高度恶性肿瘤[4]。

发病率

在美国，骨肉瘤的发病率是每年 400 例（小于 20 岁人群中，每百万人中平均有 4.8 例），是青春期第三常见的恶性肿瘤。在非裔美国人中的发病率略高于白人[5]。发生在四肢的骨肉瘤的发病率随着年龄稳步增长，并在青春期出现一个相对明显的增长，这被发现与发育高峰期相一致。

发病部位

骨肉瘤能发生在任何一块骨骼，但是更常见于四肢长骨中靠近干骺端的生长板附近。发生在颅骨或颌骨的骨肉瘤少见，上颌骨的发病率为 1%~5%。发生在筛窦和蝶窦的更加罕见[6]。Garrington 等[7] 在 1967 年报道，仅 6.5% 的骨肉瘤发生在上颌骨或下颌骨。在 1925 年到 1996 年之间报道的 4399 例骨肉瘤中，378 例（8.5%）累及头颈部，其中 101 例（2.3%）发生在上颌骨[1]。发生在鼻腔的骨肉瘤更加少见。

诊断特征

临床特征

头颈部的骨肉瘤与其他部位的骨肉瘤不同，其他部位骨肉瘤的发病年龄是 26~40 岁，而发生在头颈部的骨肉瘤患者平均年龄要比发生在长骨的大 10 或 15 岁[8-9]。在 Unni 和 Dahlin 记录的发生在鼻窦的骨肉瘤的大型病例报道中，发病年龄为 15~50 岁，平均年龄 28 岁，20~29 岁发病率最高[10]。作者所在治疗中心的骨肉瘤患者的发病年龄要更大一些，平均年龄 51 岁[2]。尽管文献报道中没有发现不同性别的发病率差异，但在作者的这 7 位患者中，男女发病率之比是 2：5（表 13.6）。

最明显的临床特点是骨肿物明显快速增大，伴有疼痛及侵犯鼻腔、腭部和眼眶出现的并发症状。上颌的骨肉瘤常常起源于牙槽嵴并逐渐侵犯鼻窦[9]。如果侵犯神经可以出现疼痛，还有可能出现牙齿松动或牙齿拔除后出现的恶性上颌窦瘘、眼球突出、鼻阻和出血。

影像学表现

影像学显示病灶不规则骨质破坏，并常伴钙化。所以根据骨形成的不同，将形成一个密度不同的区域，从云雾状到骨针状，并可以被潜在的或之前存在的良性纤维骨样病变影响（图 13.15、图 13.16），增强扫描也可见到类似改变。经典的日光放射样改变在鼻窦型骨肉瘤中并不常见。

MRI T1W 序列影像为等信号或低信号，增强扫描可见中度到显著的不均匀强化。需要联合使用 CT 和 MRI 来显示受侵程度。

在所有病例中，需要检查骨肉瘤是否转移以确定分期，包括胸部和腹部 CT、骨扫描联合或不联合 PET 等。

组织学特征与鉴别诊断

骨肉瘤是一种不规则、钙化的破坏性肿瘤，由混合有小灶样恶性类骨质（或骨）的肉瘤细胞组成。肿瘤可能血供丰富，具有扩张的毛细血管及海绵状结构。可以发现其他组织，例如软骨、纤维状或黏液瘤样物质，因此，根据细胞分化方式，出现过大量关于骨肉瘤不同变异型的命名，如传统分型（也就是成骨细胞型、成软骨细胞型、成纤维细胞型）、血管扩张型、多病灶型、皮质骨型或骨膜型等。但组织学类型与预后不相关[11]。

对于骨肉瘤和其他未分化的小圆细胞肿瘤的鉴别需要组织病理学专业知识，包括免疫组化和临床及影像学证据[12]。如果伴发良性骨纤维病变，情况则更为复杂。因此提供有代表性的标本至关重要。

表 13.6　上颌骨肉瘤：个体病例资料

性别	确诊年龄（岁）	时间	始发情况	放疗史	治疗	随访
女	60	1962	上颌骨	220kV，5060cGy（1957）	220kV 5000R 铯放疗 上颌骨切除加眶内容物切除术 1963年复发：ⅠA化疗	18个月后死亡
女	69	1966	上颌骨前部及鼻窦		上颌骨部分切除术	11个月后死亡
男	30	1970	上颌骨、鼻腔、中颅窝	钴60 5200cGy（高压氧）	上颌骨切除加眶内容物切除术；环磷酰胺	3个月后死亡
女	30	1971	鼻腔外侧壁及鼻窦		钴60 6100cGy及鼻侧切开术	存活16年
女	58	1972	佩吉特病：上颌骨和眼眶		环磷酰胺IA	3个月后死亡
男	62	1974	上颌骨		上颌骨切除及眶内容物切除术加阿霉素	14年后死于创伤
女	45	1976	上颌骨、眼眶、中颅窝		上颌骨切除及眶内容物切除术加阿霉素	存活10年
女	43	1985	上颌骨、眼眶	5250cGy 4MeV，长春新碱及氨甲蝶呤（1984）	上颌骨切除加眶内容物切除术。3个月后复发：冷冻手术	7个月后死亡
男	40	1985	上颌骨	7000 cGy 加顺铂（1984）	上颌骨切除加眶内容物切除术	30个月后死亡
男	22	1987	筛骨及蝶骨		颅面联合切除术	姑息手术4个月后死亡
女	64	1999	筛骨及鼻腔		颅面联合切除术	存活6年
男	35	2000	筛骨及上颌骨		上颌骨切除及眶内容物切除术加放疗	6个月后死亡

自然病程

头颈部的骨肉瘤与来自四肢和躯干的骨肉瘤不同，局部进展较快，导致局部控制较差[11]。在大多数头颈部肉瘤中可以观察到一个现象：常常不可能得到足够宽的切缘，而且在重要的神经血管周围存在阳性切缘。

头颈部骨肉瘤的血液转移比发生在长骨的骨肉瘤少见，但是也需要进行全身转移灶的检查，因为肿瘤转移至颅底、颅内是造成患者死亡的主要原因。

治　疗

大多数肉瘤患者需要多学科治疗，但是不应忘记，治疗的根本原则仍是切除病变。有多种手术方式可以选择，包括经外入路或面中部掀翻入路行全上颌骨切除，以及保留或不保留眶内容物的颅颌面切除。内镜手术作用有限，但可以作为一种有用的辅助方式，特别是处理颅底处病变，在处理复发的病例时也很有用。

化疗推荐用于微转移病例的治疗，微转移也许在疾病确诊时已经出现，但是在多数患者中无法检出。在化疗用于骨肉瘤治疗之前，骨肉瘤主要通过手术治疗。然而，尽管对疾病局部控制良好，超过80%的患者最终还是出现了

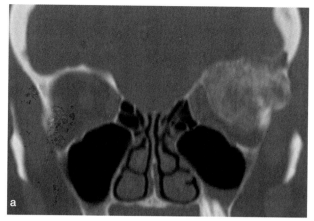

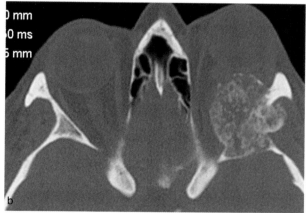

图 13.15a，b　a. 冠状位 CT 显示来自蝶骨大翼的骨肉瘤累及眶外侧。b. 同一患者的轴位 CT

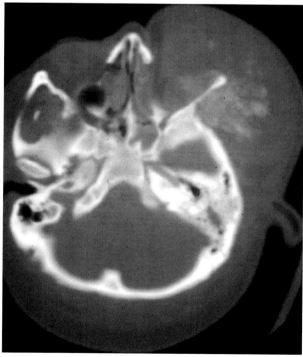

图 13.16　轴位 CT 显示来自蝶骨大翼的一例大范围骨肉瘤，广泛眼眶浸润

肺部转移。这促使辅助化疗（术后）被用于四肢骨肉瘤的治疗[13]。

最常用于治疗骨肉瘤的药物是阿霉素、顺铂以及大剂量氨甲蝶呤。也有关于其他一些化疗方案的研究报道，例如使用心脏保护剂后增加蒽环霉素、磷脂酰乙醇胺胞壁酰肽（MTP-PE）、其他免疫增强剂（如干扰素），以及在一些骨肉瘤中过度表达的抗人类表皮生长因子受体 2 抗原（Her2/neu）的单克隆抗体[14-15]。

放疗的作用仍然存在争议，因为一些肿瘤正是由于放疗诱发的。然而一些专家仍然推荐单独使用放疗或联合使用放化疗。质子束治疗的有效性在软骨肉瘤中得到证实，但尚缺少病例数，其有效性仍有待于进一步考察[16]。

对于软组织肉瘤，预计治疗效果较差的因素包括肿瘤体积较大、组织学分级较高，以及阳性切缘[17]。然而值得注意的是，对于骨肉瘤患者，主张切除转移的肺结节。如果骨肉瘤在治疗完成后 1 年以上以单发的肺结节复发，那么单独手术切除可以治愈，因为转移到其他部位的可能性很低[18]。相反，如果骨肉瘤在治疗后 1 年之内复发，需要使用化疗，因为其他部位微转移的可能性很大。

Carrau 等回顾了 15 例发生在鼻窦的肉瘤患者，评估颅底切除的作用[19]。虽然他们的结果没有统计学上的显著差异，作者仍建议切除颅底以提供一个足够的切缘，从而提高侵犯或靠近前颅底的鼻窦肉瘤的预后。Kassir 等评估了 173 例头颈部肉瘤患者辅助治疗的作用[20]。5 年整体存活率为 37%，发生在颌骨外的肿瘤的存活率比发生在上颌骨和下颌骨的肿瘤明显更差（$P<0.001$）。研究者发现单独手术比手术联合辅助治疗有更好的存活率（$P<0.03$），但这也许仅仅是因为辅助治疗常常用于进展型肿瘤或具有阳性切缘的肿瘤，因此产生了显著偏倚。

Laskar 等[21] 报道了 50 例发生在头颈部的骨肉瘤，主要采用了手术治疗。16 例发生在上颌骨，5例侵犯了鼻窦，发生在上颌的病例整体存活率比鼻窦部位的更好（平均存活时间：57个月 *vs* 17个月），虽然这些部位之间的区别不清楚，而且肿瘤的平均无瘤生存期分别仅为4个月和2个月。放疗的使用及放疗计划的制定均过于随意，所以无法得出强有力的结论。

对于手术后切缘不确定或阳性切缘的患者，联合使用放疗提高了局部控制率和疾病特异性及总体存活率。在一项119例患者的研究中，5年和10年整体存活率分别为63%和55%[22]。相应的疾病特异存活率分别为67%和61%。切缘的分层分析提示，联合使用放疗比单独手术提高了切缘阳性/不确定骨肉瘤患者的整体和疾病特异存活率。44例（37%）患者出现了局部肿瘤复发，25例（21%）患者出现了远处转移[22]。这一结论与 Patel 等[23]报道的结论类似，而且比过去报道的25%有很大的提高[6,24-25]。

■ 关键点

·发生在鼻窦的骨肉瘤非常罕见，因为它们常侵犯面部骨质和（或）上颌骨。

·一般而言，手术联合化疗是主要的治疗方法，放疗可用于部分病例。

·经鼻内镜入路可用于传统入路的补充，但很少使用，有时也可能作为切除肿瘤的唯一入路。

参考文献

[1] Harvey RT, Donald PJ, Weinstein GS. Osteogenic sarcoma of the maxillary alveolus occurring five years following the Chernobyl nuclear accident. Am J Otolaryngol, 1996, 17(3): 210–214

[2] Windle-Taylor PC. Osteosarcoma of the upper jaw. J Maxillofac Surg, 1977, 5(1):62–68

[3] Schefler A, Kleinerman R, Abramson D. Genes and environment: Effects on the development of second malignancies in retinoblastoma survivors. Expert Rev Ophthalmol, 2008, 3:51–61

[4] Budd J, McDonald J. Osteogenic sarcoma. A modified nomenclature and a review of 118 five-year cures. Surg Gynecol Obstet, 1943, 77:413–421

[5] Ries L, Smith M, Smith M, et al. Cancer Incidence and Survival Among Children and Adolescents: United States SEER Program 1975–1995. Bethseda MD: National Cancer Institute, 1999, NIH Pub. No. 99-4649

[6] Yang B-T, Wang Z-C, Liu S, et al. CT and MRI diagnosis of osteosarcoma in paranasal sinus. Zhonghua Fang She Xue Za Zhi, 2007, 41:1062–1065

[7] Garrington GE, Scofield HH, Cornyn J, et al. Osteosarcoma of the jaws. Analysis of 56 cases. Cancer, 1967, 20(3): 377–391

[8] Ha PK, Eisele DW, Frassica FJ, et al. Osteosarcoma of the head and neck: a review of the Johns Hopkins experience. Laryngoscope, 1999, 109(6):964–969

[9] Mardinger O, Givol N, Talmi YP, et al. Osteosarcoma of the jaw. The Chaim Sheba Medical Center experience. Oral Surg Oral Med Oral Pathol Oral Radiol Endod, 2001, 91(4): 445–451

[10] Unni K. Dahlin's Bone Tumours: General Aspects and Data on 11,087 Cases. 5th ed. Philadelphia: Lippincott Williams and Wilkins, 1996

[11] Dahlin D, Unni K. Osteosarcoma. Bone Tumors: General Aspects and Data on 8,542 Cases, 4th ed. Springfield, IL: Charles C Thomas, 1986, 269–307

[12] Iezzoni JC, Mills SE. "Undifferentiated" small round cell tumors of the sinonasal tract: differential diagnosis update. Am J Clin Pathol, 2005, 124(Suppl):S110–S121

[13] Link MP, Goorin AM, Horowitz M, et al. Adjuvant chemotherapy of highgrade osteosarcoma of the extremity. Updated results of the Multi-Institutional Osteosarcoma Study. Clin Orthop Relat Res, 1991, 270(270):8–14

[14] Nagarajan R, Clohisy D, Weigel B. New para-digms for therapy for osteosarcoma. Curr Oncol Rep, 2005, 7(6):410–414

[15] Meyers PA, Schwartz CL, Krailo MD, et al; Children's Oncology Group. Osteosarcoma: the addition of muramyl tripeptide to chemotherapy improves overall survival—a report from the Children's Oncology Group. J Clin Oncol, 2008, 26(4):633–638

[16] Jereczek-Fossa BA, Krengli M, Orecchia R. Particle beam radiotherapy for head and neck tumors: radiobiological basis and clinical experience. Head Neck, 2006, 28(8):750–760

[17] Potter BO, Sturgis EM. Sarcomas of the head and neck. Surg Oncol Clin N Am, 2003, 12(2):379–417

[18] Briccoli A, Rocca M, Salone M, et al. Resection of recurrent pulmonary metastases in patients with osteosarcoma. Cancer, 2005, 104(8):1721–1725

[19] Carrau RL, Segas J, Nuss DW, et al. Role of skull base surgery for local control of sarcoma of the nasal cavity and paranasal sinuses. Eur Arch Otorhino-laryngol, 1994, 251(6):350–356

[20] Kassir RR, Rassekh CH, Kinsella JB, et al. Osteosarcoma of the head and neck: metaanalysis of nonrandomized studies. Laryngoscope, 1997, 107(1):56–61

[21] Laskar S, Basu A, Muckaden MA, et al. Osteosa-rcoma of the head and neck region: lessons learned from a sing-leinstitution experience of 50 patients. Head Neck, 2008, 30(8):1020–1026

[22] Guadagnolo BA, Zagars GK, Raymond AK, et al. Osteosa-rcoma of the jaw/craniofacial region: outcomes after multi-modality treatment. Cancer, 2009, 115(14):3262–3270

[23] Patel SG, Meyers P, Huvos AG, et al. Improved outcomes in patients with osteogenic sarcoma of the head and neck. Cancer, 2002, 95(7):1495–1503

[24] Clark JL, Unni KK, Dahlin DC, et al. Osteosarcoma of the jaw. Cancer, 1983, 51(12): 2311–2316

[25] Mark RJ, Sercarz JA, Tran L, et al. Osteogenic sarcoma of the head and neck. The UCLA experience. Arch Otolaryngol Head Neck Surg, 1991, 117(7):761–766

虽然上呼吸消化道有充足的淋巴组织，但鼻腔鼻窦不同于鼻咽，鼻腔鼻窦缺乏黏膜相关性淋巴样沉积和淋巴结，具体表现为大多数鼻腔鼻窦恶性肿瘤局部淋巴结转移很少见。然而，鼻腔鼻窦区淋巴组织病变并不罕见，从局限性病变如 NK/T 细胞淋巴瘤到全身性病变，如 B 细胞淋巴瘤，或全身性肿瘤侵犯鼻窦，如绿色瘤。

淋巴瘤在整个头颈恶性肿瘤中占比不到 5%，而鼻腔鼻窦淋巴瘤在上呼吸消化道淋巴瘤中约占 13%。在作者报道的鼻腔鼻窦恶性肿瘤中，淋巴瘤约占 12%（表 14.1）。

基于对细胞来源和发病基因的了解，以及免疫细胞化学、流式细胞技术、细胞遗传和分子生物学，检测 T 细胞受体重组及基因融合技术的提高，淋巴及造血系统肿瘤分类在最近几十年有了很大的变化。世界卫生组织（WHO）分类涵盖了大部分淋巴及造血系统肿瘤分类[1]，远不止本书列出的分类。在简化的表格中，分类与细胞来源相关，分为 3 类：骨髓、淋巴、组织细胞 / 树突样细胞。

虽然作者主要集中介绍作者诊疗过的病变，但其中有一些很罕见。**有几个关键点适用于所有此类疾病。**

· 按慢性鼻 – 鼻窦炎诊断难以解释病情，即使没有明显的肿物或溃疡症状，也不能排除该病的可能。

· 组织活检应给病理医生提供足够的、典型的组织，采样时应避开坏死组织。

· 如果诊断存在任何疑问，求助淋巴瘤和（或）鼻腔鼻窦病理中心。

· 一旦确诊，在肿瘤科医生的指导下首先进行内科治疗，以获得良好的疗效并降低死亡率。

表 14-1 淋巴网状内皮细胞肿瘤的分布

	例数	年龄（岁）		男：女	部位 [a]				
		范围	平均值		上颌骨	额筛	鼻腔	眼眶	其他
髓样肉瘤	3	38, 52, 74	–	0：3	–	2	–	1	–
弥漫性大 B 细胞性淋巴瘤	60	20~89	58	2：1	10	18	22	18	4
鼻窦 NK/T 细胞淋巴瘤	33	17~87	53.5	7：4	1	6	25	1	–
伯基特淋巴瘤	1	60	–	1：0	1	1	1	1	1
髓外浆细胞瘤	13	28~85	43	11：2	4	4	3	2	–
郎格汉斯细胞增多症	2	8, 40	–	1：1	1			1	

a 某些病例多处受累

免疫缺陷相关淋巴组织增生性疾病

■ HIV 导致的淋巴组织增生

感染 HIV 病毒的患者将有很高风险患头颈部恶性肿瘤，包括鳞状细胞癌、卡波西肉瘤及淋巴瘤。淋巴瘤包括伯基特淋巴瘤和弥漫性大 B 细胞性淋巴瘤。作为弥漫性大 B 细胞性淋巴瘤的前驱病变，淋巴组织增生可能侵犯韦氏环的任何部分，包括鼻咽部，其腺样体增大可侵犯后鼻孔，导致单侧或双侧鼻阻。这些疾病的特点是显著的滤泡增生和生发中心增大，这些生发中心的形态不规则或呈"蛇形弯曲"[2]。一旦有不可解释或新发的腺样体肥大，可考虑行 HIV 检测，并进行专业咨询。

参考文献

[1] Swerdlow S, Camp E, Harris N, et al. World Health Organization Classification of Tumours of Haematopoietic and Lymphoid Tissues. 4th ed. Lyon: IARC Press, 2008:10–13

[2] Stelow E, Mills P. Biopsy Interpretation of the Upper Aerodigestive Tract and Ear. Philadelphia: Wolters Kluwer, Lippincott, Williams and Wilkins, 2008:258–260

髓细胞恶性肿瘤

■ 髓细胞肉瘤

定 义

（ICD-O code 9930/3）

髓细胞肉瘤是发生于骨及骨髓外的成熟或未成熟的髓母细胞肿瘤[1]。

别 名

髓外髓细胞肉瘤、粒细胞肉瘤、绿色瘤。

发病部位

可发生于全身任何部位，但在鼻腔及鼻窦罕见。它通常是全身疾病的一部分（急性髓性白血病或其他骨髓增生性肿瘤）[2-3]，但也可以是单一疾病，这种情况下它们容易被忽视。眼眶病变比鼻窦病变更常见。

诊断特征

临床特征

在大多数病例报道中，该病不仅见于儿童或年轻人，也会影响更大年龄的人群。以往认为男性多发，但作者遇到的 3 个病例都是女性（分别是 38 岁、53 岁和 74 岁）。她们的主诉为疼痛、轻度肿胀，其中 2 例被误诊为慢性额窦炎，1 例误诊为泪囊炎，这 2 例手术后症状无改善。在初次手术中病变组织未被切除，虽然患者的额窦及泪囊存在异常病变。确诊后，其他部位没有病变，患者接受放疗后效果良好（分别随访了 1 年、4 年和 8 年）。

鼻窦肿物的病例报道常见局部疼痛或头痛[4]，与作者的病例相同。

影像学表现

影像学表现没有特异性，肿物可最初局限于鼻窦腔（或囊），但可随时间增大，侵犯周围组织。少数恶性肿瘤可局限于额窦或蝶窦[5]。CT 和 MRI 均可应用，并且 MRI 信号在 T1W 和 T2W 上与脑组织信号相等。

组织学特征与鉴别诊断

免疫组化联合（或不联合）流式细胞技术通常能够确诊。肿瘤由成片的瘤细胞组成，有不同的分化和表现型。多数肿瘤组织表达髓过氧化物酶，CD68/KP1 是最常见的标志物，还有其他标志物[6]。荧光原位杂交以及其他细胞遗传学技术能够在 55% 的病例中发现染色体异常，例如 7- 单体或 8- 三体。

主要应与淋巴瘤鉴别，如淋巴母细胞瘤、弥漫性大 B 细胞性淋巴瘤、伯基特淋巴瘤，两者治疗方案不同。虽然骨髓移植后长期存活率更高，但很难早期预测发病[7-8]。

参考文献

[1] Pileri S, Orazi A, Falini B. Myeloid sarcoma.//Swerdlow S, Camp E, Harris N, et al. World Health Organization Classifiation of Tumours of Haematopoietic and Lymphoid Tissues. 4th ed. Lyon: IARC Press, 2008:140–141

[2] Barker GR, Sloan P. Maxillary chloroma: a myeloid leukaemic deposit. Br J Oral Maxillofac Surg, 1988, 26(2):124–128

[3] Ferri E, Minotto C, Ianniello F, et al. Maxillo-ethmoidal chloroma in acute myeloid leukaemia: case report. Acta Otorhinolaryngol Ital, 2005, 25(3):195–199

[4] O'rien J, Buckley O, Murphy C, et al. An unusual cause of persistent headache: chloroma (2008: 2b). Eur Radiol, 2008, 18(5):1071–1072

[5] Freedy RM, Miller KD Jr. Granulocytic sarcoma (chloroma): sphenoidal sinus and paraspinal involvement as evaluated by CT and MR. AJNR Am J Neuroradiol, 1991, 12(2):259–262

[6] Quintanilla-Martínez L, Zukerberg LR, Ferry JA, et al. Extramedullary tumors of lymphoid or myeloid blasts. The role of immunohistology in diagnosis and classifiation. Am J Clin Pathol, 1995, 104(4):431–443

[7] Breccia M, Mandelli F, Petti MC, et al. Clinico-pathological characteristics of myeloid sarcoma at diagnosis and during follow-up: report of 12 cases from a single institution. Leuk Res, 2004, 28(11):1165–1169

[8] Pileri SA, Ascani S, Cox MC, et al. Myeloid sarcoma: clinicopathologic, phenotypic and cytogenetic analysis of 92 adult patients. Leukemia, 2007, 21(2):340–350

淋巴组织恶性肿瘤

■ 非霍奇金淋巴瘤

弥漫性大 B 细胞性淋巴瘤

定　义

（ICD-O code 9680/3）

弥漫性大 B 细胞性淋巴瘤（DLBCL）是大 B 淋巴细胞性肿瘤，细胞核不小于巨噬细胞核，或是普通淋巴细胞的 2 倍以上，呈弥漫生长[1]。

病　因

EB 病毒与该病有关，它在免疫缺陷患者中更常见[2]。该病可能会出现一些分子和细胞遗传异常，并且在 30% 以上的患者中发生 3q27 染色体的重排[3]。根据基因表达谱可以将 DLBCL 分为 2 个亚型，一个是生发中心 B 细胞（占 45%~ 50%），另一个是活化的外周 B 细胞。

别　名

曾用名有恶性淋巴瘤和淋巴肉瘤。

发病率

西方国家成人中 DLBCL 是非霍奇金淋巴瘤中最常见的类型。

发病部位

结外 DLBCL 可发生于上呼吸消化道的任何部位，从鼻腔到鼻窦（以及鼻咽）。在作者的 60 个病例中，上颌窦和筛窦 DLBCL 最常见，其次是鼻腔，眼眶可能是原发或继发部位。

诊断特征

临床特征

DLBCL 主要发生于成年人。在作者发现的 60 例病例中，患者年龄分布于 20~89 岁，平均年龄 58 岁。文献中报道的男女性别比是 2∶1[4]。通常患者表现为快速出现的局部肿胀，包括临近软组织肿胀，可能被误诊为蜂窝织炎。或考虑急性细菌性鼻 – 鼻窦炎或软组织感染并接受抗生素治疗。肿物增大或浸润生长可能出现眼眶症状，或者因海绵窦受累出现神经系统症状。

影像学表现

软组织肿胀以及骨质重构、受损或浸润在 CT 和 MRI 上都呈现中等强度的增强信号（图 14.1~14.3）[5]。

所有患者应该接受全身影像检查，包括胸部及腹部影像学检查，如有必要可考虑行 FDG–PET，还有骨骼扫描、骨髓穿刺以及全身血液检查。

组织学特征与鉴别诊断

肿瘤通常是单发的，称为"原发性"或者从低等的淋巴瘤演化而来，如慢性淋巴细胞白血病 / 小淋巴细胞性淋巴瘤、滤泡性淋巴瘤或结外边缘区淋巴瘤（继发性）。它也可能于淋巴瘤治疗后出现在全身其他任何地方，这种现象在作者的 2 例患者中也出现了（睾丸和肩部）。过去，发生在眼眶的非霍奇金淋巴瘤被称为"假性肿瘤"，现在被认为是淋巴瘤的前体并按该病治疗。它可能侵犯鼻窦和颞下窝，属于耳鼻咽喉手术的范畴。

病理表现上 DLBCL 可见大肿瘤细胞，混合有较小的正常形态淋巴细胞。变异体富含 T 细胞和浆母细胞。

小肿瘤细胞侵袭性更强，在 HIV 感染者中更常见[2]。但是，在免疫组化中肿瘤细胞 B

细胞标志物阳性，如 CD19、CD20、CD22 及 CD79a[6]。肿瘤细胞不表达细胞周期蛋白 D1，可以借此与套细胞淋巴瘤相鉴别。

如果伴有炎症浸润将使诊断变得困难。另外还应该排除韦氏肉芽肿病。

自然病程

虽然 DLBCL 是一种独立的疾病，但在报道中 11%~17% 的病例骨髓受累[7]，且 1/3 在外周血中发现肿瘤细胞[8]。

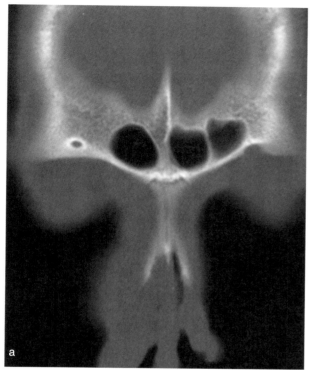

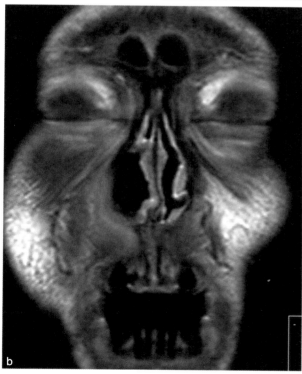

图 14.1a，b　a. 冠状位 CT 显示面颊肿胀及肿瘤侵犯前鼻腔软组织。b. 冠状位 MRI（T1W 增强）显示同一患者软组织受累及鼻腔前侧壁结构破坏

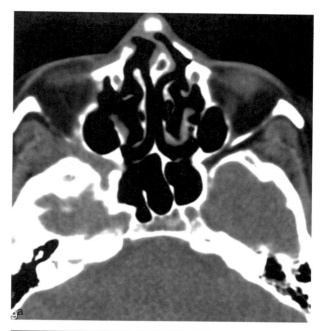

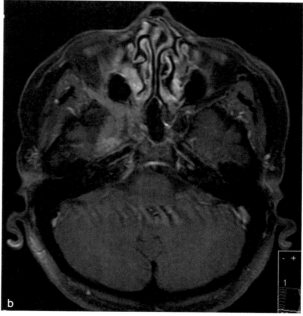

图 14.2a，b　a. 轴位 CT 显示肿瘤侵犯翼腭窝，导致裂隙增宽。b. 轴位 MRI（T1W 增强，脂肪饱和）显示同一患者软组织受累以及颞下窝、海绵窦和中颅窝受侵

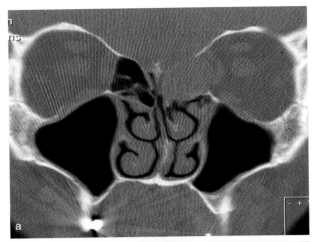

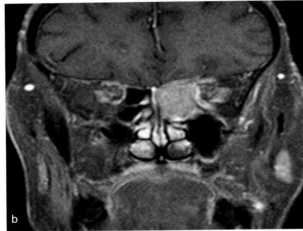

图 14.3a，b　a. 冠状位 CT 显示肿瘤侵犯左后筛窦，伴有临近颅底和筛骨纸样板的破坏。b. 同一患者冠状位 MRI（T1W 增强，脂肪饱和），肿瘤侵犯硬脑膜

治疗与预后

　　化疗，特别是 CHOP（环磷酰胺、阿霉素、长春新碱和泼尼松）已被用作主要治疗方法，可联合放疗。在利妥昔单抗（美罗华）问世前，国际预后评估指南（表 14.2）证实了 CHOP 在治疗侵袭性淋巴瘤中的可靠性[4]。CHOP 治疗的长期有效率为 50%~60%。在常规 CHOP 的基础上，联合使用抗 CD20 抗体，即利妥昔单抗，大大提高了疗效，尤其对于超过 60 岁的患者[9-10]。利妥昔单抗还可单独使用，用于维持疗效或治疗复发[11]。淋巴母细胞的特性及大量免疫组化标志物已被用于肿瘤早期预测，但其意义还存在争议，且由于利妥昔单抗的使用，其重要性进一步降低。

表 14.2　侵袭性淋巴瘤预后评估国际指南

不良变量		
年龄大于 60 岁		
全身状况差		
高 Ann Arbor 分级（Ⅲ ~ Ⅳ）		
超过 2 处结外病变		
血清乳酸脱氢酶（LDH）含量高（超过正常值）		

风险分组	不良变量	
	所有患者	小于 60 岁的患者[a]
低	0~1	0
低 / 中	2	1
高 / 中	3	2
高	4 或 5	3

数据来源：参考文献 [4]

a 不大于 60 岁的患者，国际预后评估指南（aaIPI）是通过 3 个不良变量计算的，包括全身状况差、高 Ann Arbor 分级（Ⅲ ~ Ⅳ）以及超过 2 处的结外病变

鼻窦 NK/T 细胞淋巴瘤

定　义

　　（ICD-O code 9719/3）

　　这是一种缓慢进展的、面部中线区发生持续的溃疡及坏死的疾病。它是罕见的结外非霍奇金淋巴瘤，被定义为 "NK/T" 而非 "NK"，因为虽然多数患者是 NK 细胞肿瘤，但是某些病例显示出细胞毒性 T 细胞表型[12]。

病　因

　　有报道认为发病与 EB 病毒感染有关。肿瘤细胞中检测到 EB 病毒的 DNA 和 RNA，还有高滴度的 EB 病毒抗体，但是病毒确切的作用还有待研究[13-14]。这可能是因为这些肿瘤患者大多集中在亚洲。

　　最常见的细胞遗传学异常是 6 号染色体长臂的缺失[15-16]，还有些研究报道在 EB 病毒阳性肿瘤细胞中发现人白细胞抗原 A（HLA-A）*0201 等位基因，这属于低频率事件[17]。

别　名

　　鼻腔鼻窦肿瘤中肉芽肿性肿瘤的命名最为混乱。例如 "中线破坏性肉芽肿" 这样的术语，在描述疾病表现的同时，这样的名称除描述疾

病表现，无助于理解肿瘤症状从而采取合适的治疗以提高患者的存活率。McBride[18] 在 1897 年首次报道该病，随后 Stewart[19] 详细描述了其临床和组织学特征，它也曾被称为中线恶性网状细胞增多症、多形性恶性网状细胞增多症、坏死性骨髓炎、致死性中线肉芽肿、NACE（一种恶性淋巴细胞肿瘤），以及血管中心免疫增生损伤[20]。事实上，现代组织病理学技术证实，上述所有病例都是 NK/T 细胞淋巴瘤的误称[21]。

发病部位

病变一般始于鼻腔，通常侵犯鼻中隔，导致穿孔，并侵犯面中线、上腭和眼球。但是作者应该认识到，面中线并非一定会受累。

诊断特征

临床特征

NK/T 细胞淋巴瘤可发生在任何年龄，虽然平均年龄在五六十岁。某些研究提示该病在男性或女性中发病率高，但在作者治疗过的患者中性别差异并不显著（表 14.1）。

该病在西方人群中罕见，多见于亚洲和南美洲人群[22]。一般将该病分为 3 期。

1. 前驱期。前驱期可能持续数年，患者会经历鼻阻、流涕症状。这个时期就诊于耳鼻喉科的患者可能将接受鼻外科手术，因为经常会被诊断为非特异性的慢性鼻炎或鼻窦炎[23]。

2. 活动期。随着病情的进展，流涕症状加重，鼻腔及周围的坏死区域扩大，然后结痂并导致组织缺失。渐进性中线结构缺失，合并鼻中隔侵蚀，上腭侵蚀形成上颌窦瘘，侵犯周围结构如颅底、鼻咽部、眼球及脑神经。继发感染和炎症将导致发热和全身乏力。

3. 终末期。随着病变影响到重要结构，出现严重感染、出血、全身乏力导致死亡，通常合并全身弥散性淋巴瘤。常出现夜间盗汗、发热。这个时期可能合并 NK 细胞白血病，并导致骨髓和外周血细胞受累。

疾病的进展速度因人而异，可能持续数年，常使医生对其严重程度产生误判。

影像学表现

在 CT 和 MRI 上可以观察到中线结构的进行性缺失，包括软组织及骨性缺失，但不是疾病特征性的改变（图 14.4）[5,24]。没有实质性包块可能会延误诊断。

全身症状及其他症状在鉴别诊断中有价值，胸、腹、骨扫描可提供帮助。

组织学特征与鉴别诊断

组织病理学在诊断中是最重要的。非典型的细胞浸润可能会被忽视，因为同时存在非特异性炎症反应和广泛坏死。提供典型的组织学特点对确诊意义重大，而仅活检不能明确诊断。现代免疫组化技术极大提高了诊断水平，并揭示了 NK 细胞和 T 细胞表型表达的特点。由于异常表型很常见，因此需要一组针对 T 细胞分化抗原的单克隆抗体。CD45 和 CD56 阳性，而 CD57 阴性[25-26] 很常见，鉴别该病与多数淋巴增生性疾病对于专科病理医生而言并不难，因此应该列出更多的鉴别诊断。

浸润组织可能含一种或多种细胞，包含非典型 T 淋巴细胞、浆细胞、小淋巴细胞、组织细胞和嗜酸性粒细胞，这些细胞呈现血管中心性、血管浸润的生长模式。病变中可以出现血栓形成和坏死，但无肉芽肿性改变。EB 病毒的

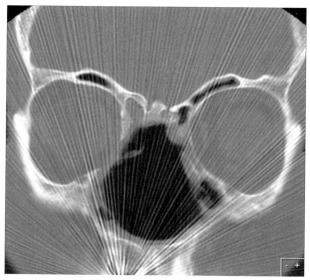

图 14.4 1 例 NK/T 细胞淋巴瘤患者冠状位 CT 表现

特异性检测在某些患者中有助于诊断。

滥用可卡因导致的中线破坏易与本病相混淆[27-28]。韦氏肉芽肿病（抗中性粒细胞胞浆抗体 C-ANCA 阳性）也需与本病鉴别。另外，细菌和真菌引起的中线坏死性感染可能引起同样的临床表现及影像学特点（图 14.4，表 14.3）。

因此，实验室检查应包括血细胞计数、红细胞沉降率、C 反应蛋白、抗中性粒细胞胞质抗体、血管紧张素转换酶，在某些病例中进行结核菌、梅毒和骨髓穿刺检测。

自然病程

由于缺乏对该疾病本质的理解，过去许多患者确诊时已到疾病后期，并死于继发感染、出血或散发性淋巴瘤。

治疗与预后

应该采用全程放疗结合化疗，并覆盖中线区所有受累部位。基于蒽环类抗生素的 CHOP（环磷酰胺、阿霉素、长春新碱和泼尼松）疗法已经广泛应用，但由于样本量大小使得制定标准化的治疗方案很困难，而且治疗需要根据疾病的期别进行调整。

表 14.3 NK/T 细胞淋巴瘤主要鉴别诊断

炎症	C-ANCA 阳性肉芽肿
	（韦氏肉芽肿或 GPA）
	可卡因滥用
	肉瘤
	系统性红斑狼疮
	多发性动脉炎
反复创伤	
感染	坏死性筋膜炎
	侵袭性霉菌感染
	鼻硬结病
	结核
	梅毒
肿瘤	其他淋巴瘤
	鳞状细胞癌
	基底细胞癌

C-ANCA：抗中性粒细胞质抗体；GPA：多发性血管炎肉芽肿

除非对本病正确分期且积极治疗，否则预后不良。过去低剂量的放疗最初疗效尚可，但最终不可避免产生致死性结果[29-31]。如果疾病扩散，预后将变差，虽然目前尚缺乏长期大样本随访。在报道的文献中，5 年存活率在 46%~63%，**但由于治疗阶段不同，所以作者推荐终生随访**，某些作者认为 5 年存活率低至 20%[32]。然而，近年来抗肿瘤联合治疗取得了较好的疗效，但个别患者表达了多重耐药基因，使得化疗效果降低[33]。因此，在一个 25 例患者的研究中，加用化疗并未提高疗效[34]，但本病的罕见性，意味着研究要持续多年，而且主要是回顾性研究，在这期间治疗的方式可能已经改变。

在作者的 33 例患者中，大多数接受全程放疗，从 20 世纪 70 年代开始使用钴 60，一直到现在。21 例存活（随访 6 个月至 23 年，平均随访 4.9 年），7 例死于本病（随访 3 个月至 12 年，平均随访 2.7 年），2 例死于并发症，3 例失访（表 14.1）。

血液中高滴度的 EB 病毒 DNA 通常与全身性疾病、对治疗反应不佳以及较差的存活率相关[35]。对 32 例日本患者进行的研究显示，$p53$ 的错义突变与较低的存活率相关[36]。总之，与作者预料一致的是，病变范围，特别是骨骼或皮肤受累，血液和骨髓中高水平的 EB 病毒 DNA 会导致较差的预后。这些指标也反映在国际预后指数，分值越高，预后越差（表 14.2）[37]。

其他淋巴瘤

其他非霍奇金淋巴瘤，如套细胞、滤泡、结外边缘区淋巴瘤发生在上呼吸消化道，主要影响咽淋巴环。套细胞和滤泡淋巴瘤在鼻窦区特别少见，但现在发现已处于晚期，并影响骨髓，高度恶性，长期存活率低。近年来大剂量化疗及外周血干细胞移植取得一定成效[38]，在化疗中加用利妥昔单抗能显著提高存活率及提高疾病控制水平[10-11]。结外边缘区淋巴瘤，或黏膜相关淋巴样组织淋巴瘤多为无痛性，当浆液性腺体受累时常同时出现干燥综合征。这些在文献中报道较少[39]。甚至有一些转变为弥漫性大B细胞性淋巴瘤。

伯基特淋巴瘤

定　义

（ICD-O code 9687/3）

伯基特淋巴瘤（BL）是B细胞淋巴瘤，在结外发病或表现为急性白血病的时间非常短[40]。

病　因

BL的3个特点是：地方性、散发、免疫缺陷相关。通常并发HIV病毒感染。

BL分布于赤道非洲（肯尼亚、加纳、尼日利亚、乌干达），发病高峰为4~7岁，男女发病比为2:1。本病由Denis Burkitt在1958年最先报道[41]。他同时发现本病的分布与某些蚊子的分布一致，提示昆虫传播在发病中起了一定作用[42]。之后人们在多数BL细胞中检测到EB病毒DNA，疟疾感染导致免疫力下降，EB病毒持续存在都被认为与发病机制相关。但这并不能解释疾病的分布，其他因素也在发病中起了重要作用[43]。

散发病例可见于儿童和青年人，特别是男性。约30%的病例伴有EB病毒感染，与病例中伴有HIV感染的情况相同。

发病率

在赤道非洲，地方性BL是最常见的儿童恶性肿瘤，而散发性BL只占西方世界淋巴瘤的1%~2%，但占儿童淋巴瘤的30%~50%。它常被认为是AIDS的早期信号。

发病部位

地方性BL在结外多见，在约50%的病例中上腭、下颌、眼球及其他面部骨质受累[40]，但在散发病例中未见此表现。疾病通常影响中枢神经系统，成人的淋巴结常受累，北非一例60岁患者表现为一个巨大肿块，累及眼球和面中部。

诊断特征

临床特征

疾病的特点是病变在数天或数周内迅速增长。因此大多数患者表现为急进性发病。

影像学表现

BL的特征性表现是快速进展的广泛性骨质破坏，与其他侵袭性恶性肿瘤难以鉴别（图14.5）。BL在CT上与肌肉等强度，肿物内部有显著坏死区域。在T1序列上，肿瘤增强呈低信号，但增强后和在T2序列上可呈不同的信号[44]。

组织学特征与鉴别诊断

BL的肿瘤细胞呈中等大小，呈单纯弥漫生长模式。它们具有有丝分裂像，大量凋亡细胞，被巨噬细胞摄取形成特征性的"满天星"

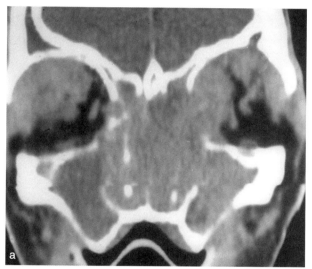

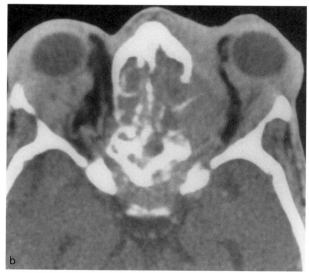

图14.5a，b　a.伯基特淋巴瘤。冠状位CT显示病变侵犯面中部，包括鼻腔、鼻窦、眼球及面部软组织。b.伯基特淋巴瘤。轴位CT显示同一患者病变浸润眼球、颅底

现象。肿瘤细胞表达中等到高水平的膜 IgM，该类 IgM 的轻链表达受限，且表达 B 细胞相关抗原（CD19、CD20、CD22）。事实上，所有 BL 都是 Ki67 阳性[6]，大部分有 MYC 易位。基因谱研究发现 BL 的基因表达不同于 DLBCL，而表现出独有的基因谱[45]。

自然病程、治疗与预后

未治疗的地方性及散发性 BL 病例都将快速恶化。地方性 BL 对化疗敏感，而在病变扩散前地方性及散发性病例都是可能治愈的。90% 的局限性病变是可以治愈的[46]，60%~80% 的晚期疾病可以治愈[47]，联合使用利妥昔单抗是有益的[48]。但是，由于肿瘤体积巨大，患者可能出现肿瘤溶解综合征，并由于器官障碍导致死亡，特别是肾衰竭。

■ 霍奇金淋巴瘤

霍奇金淋巴瘤在淋巴结外罕见，但可能侵犯上呼吸消化道，包括咽淋巴环，这一点在非霍奇金淋巴瘤中更常见。霍奇金淋巴瘤累及鼻、鼻窦的情况更为罕见。多个年龄段的人都可发病。混合细胞性和结节硬化型最为常见，诊断需要观察到里 – 施细胞，该细胞对 CD15 和 CD30 抗体具有免疫反应性，但对 CD45 抗体无免疫反应性。一篇 Cochrane 综述认为通常在霍奇金淋巴瘤的早期治疗中，化疗联合放疗能够提高存活率，控制肿瘤生长[49]。这个结果与同时期的结内病变一致。

参考文献

[1] Stein H, Chan J, Warnke R, et al. Diffuse large B cell lymphoma: not otherwise specified.//Swerdlow S, Camp E, Harris N, et al, eds. World Health Organization Classification of Tumours of Haematopoietic and Lymphoid Tissues. 4th ed. Lyon: IARC Press, 2008:233

[2] Dong HY, Scadden DT, de Leval L, et al. Plasmablastic lymphoma in HIV-positive patients: an aggressive Epstein-Barr virus-associated extramedullary plasmacytic neoplasm. Am J Surg Pathol, 2005, 29(12):1633–1641

[3] Kawasaki C, Ohshim K, Suzumiya J, et al. Rearrangements of bcl-1, bcl-2, bcl-6, and c-myc in diffuse large B-cell lymphomas. Leuk Lymphoma, 2001, 42(5):1099–1106

[4] Armitage JO, Weisenburger DD. New approach to classifying non-Hodgkin's lymphomas: clinical features of the major histologic subtypes. Non-Hodgkin's Lymphoma Classification Project. J Clin Oncol, 1998, 16(8):2780–2795

[5] Madani G, Beale TJ, Lund VJ. Imaging of sinonasal tumors. Semin Ultrasound CT MR, 2009, 30(1):25–38

[6] Harris NL, Jaffe ES, Stein H, et al. A revised European-American classification of lymphoid neoplasms: a proposal from the International Lymphoma Study Group. Blood, 1994, 84(5):1361–1392

[7] Campbell J, Seymour JF, Matthews J, et al. The prognostic impact of bone marrow involvement in patients with diffuse large cell lymphoma varies according to the degree of infiltration and presence of discordant marrow involvement. Eur J Haematol, 2006, 76(6):473–480

[8] Arber DA, George TI. Bone marrow biopsy involvement by nonHodgkin's lymphoma: frequency of lymphoma types, patterns, blood involvement, and discordance with other sites in 450 specimens. Am J Surg Pathol, 2005, 29(12): 1549–1557

[9] Coiffier B. Rituximab therapy in malignant lymphoma. Oncogene, 2007, 26(25):3603–3613

[10] Schulz H, Bohlius J, Skoetz N, et al. Chemotherapy plus Rituximab versus chemotherapy alone for B-cell non-Hodgkin's lymphoma. Cochrane Database Syst Rev, 2007, 4(4):CD003805

[11] Keating GM. Rituximab: a review of its use in chronic lymphocytic leukaemia, low-grade or follicular lymphoma and diffuse large B-cell lymphoma. Drugs, 2010, 70(11): 1445–1476

[12] Chan J, Quintanilla-Martinez L, Ferry J, et al. Extranodal NK/T-cell lymphoma, nasal type//Swerdlow S, Camp E, Harris N et al. World Health Organization Classification of Tumours of Haematopoietic and Lymphoid Tissues. 4th ed. Lyon: IARC Press, 2008:285–288

[13] Kanavaros P, Lescs MC, Brière J, et al. Nasal T-cell lymphoma: a clinicopathologic entity associated with peculiar phenotype and with Epstein-Barr virus. Blood, 1993, 81(10):2688–2695

[14] Dictor M, Cervin A, Kalm O, et al. Sinonasal T-cell lymphoma in the differential diagnosis of lethal midline granuloma using in situ hybridization for Epstein-Barr virus RNA. Mod Pathol, 1996, 9(1):7–14

[15] Strickler JG, Meneses MF, Habermann TM, et al. Polymorphic reticulosis: a reappraisal. Hum Pathol, 1994, 25(7):659–665

[16] Nava VE, Jaffe ES. The pathology of NK-cell lymphomas and leukemias. Adv Anat Pathol, 2005, 12(1):27–34

[17] Kanno H, Kojya S, Li T, et al. Low frequency of HLA-A*0201 allele in patients with Epstein-Barr viruspositive nasal lymphomas with polymorphic reticulosis morphology. Int J Cancer, 2000, 87(2):195–199

[18] McBride P. Photographs of a case of rapid destru-ction of the nose and face. 1897. J Laryngol Otol, 1991, 105(12):1120

[19] Stewart JP. Progressive lethal granulomatous ulceration of the nose. J Laryngol Otol, 1933, 48:657–701

[20] Michaels L, Gregory MM. Pathology of 'non-healing (midline) granuloma'. J Clin Pathol, 1977, 30(4):317–327

[21] Rodrigo JP, Suárez C, Rinaldo A, et al. Idiopathic midline destructive disease: fact or fiction. Oral Oncol, 2005, 41(4): 340–348

[22] Vidal RW, Devaney K, Ferlito A, et al. Sinonasal malignant lymphomas: a distinct clinicopathological category. Ann Otol Rhinol Laryngol, 1999, 108(4): 411–419

[23] Paik YS, Liess BD, Scheidt TD, et al. Extranodal nasal-type natural killer/T-cell lymphoma masquerading as recalcitrant sinusitis. Head Neck, 2010, 32(2):268–273

[24] Ooi GC, Chim CS, Liang R, et al. Nasal T-cell/natural killer cell lymphoma: CT and MR imaging features of a new clinico-pathologic entity. AJR Am J Roentgenol, 2000, 174(4): 1141–1145

[25] Emile JF, Boulland ML, Haioun C, et al. CD5−CD56+ T-cell receptor silent peripheral T-cell lymphomas are natural killer cell lymphomas. Blood, 1996, 87(4):1466–1473

[26] Jaffe ES, Chan JK, Su IJ, et al. Report of the Workshop on Nasal and Related Extranodal Angiocentric T/Natural Killer Cell Lymphomas. Definitions, differential diagnosis, and epide-miology. Am J Surg Pathol, 1996, 20(1):103–111

[27] Trimarchi M, Gregorini G, Facchetti F, et al. Cocaineinduced midline destructive lesions: clinical, radiographic, histopa-thologic, and serologic features and their differentiation from Wegener granulomatosis. Medicine (Baltimore), 2001, 80(6):391–404

[28] Peikert T, Finkielman JD, Hummel AM, et al. Functional characterization of antineutrophil cytoplasmic antibodies in patients with cocaine-induced midline destructive lesions. Arthritis Rheum, 2008, 58(5):1546–1551

[29] Harrison DFN. Midline destructive granuloma: fact or fiction. Laryngoscope, 1987, 97(9):1049–1053

[30] Sheahan P, Donnelly M, O'Reilly S, et al. T/NK cell non-Hodgkin's lymphoma of the sinonasal tract. J Laryngol Otol, 2001, 115(12):1032–1035

[31] Seok JK, Byung SK, Chul WC, et al. Treatment outcome of front-line systemic chemotheraphy for localized extranodal NK/T cell lymphoma in nasal and upper aerodigestive tract. Leuk Lymphoma, 2006, 47:1265–1273

[32] Mendenhall WM, Olivier KR, Lynch JW Jr, et al. Lethal midline granuloma-nasal natural killer/T-cell lymphoma. Am J Clin Oncol, 2006, 29(2):202–206

[33] Drénou B, Lamy T, Amiot L, et al. CD3−CD56+ non-Hodgkin's lymphomas with an aggressive behavior related to multidrug resistance. Blood, 1997, 89(8):2966–2974

[34] Chen HH, Fong L, Su IJ, et al. Experience of radiotherapy in lethal midline granuloma with special emphasis on centrofacial T-cell lymphoma: a retrospective analysis covering a 34-year period. Radiother Oncol, 1996, 38(1):1–6

[35] Au WY, Pang A, Choy C, et al. Quantification of circu-lating Epstein-Barr virus (EBV) DNA in the diagnosis and monitoring of natural killer cell and EBVpositive lymphomas in immunocompetent patients. Blood, 2004, 104(1):243–249

[36] Takahara M, Kishibe K, Bandoh N, et al. P53, N-and K-Ras, and beta-catenin gene mutations and prognostic factors in nasal NK/T-cell lymphoma from Hokkaido, Japan. Hum Pathol, 2004, 35(1):86–95

[37] Chor-Sang C, Shin-Yan M, Wing-Yan A, et al. Primary nasal natural killer cell lymphoma: long-term outcome and relationship with the International Prognostic Index. Neoplasia, 2004, 103:216–221

[38] Fagnoni P, Milpied N, Limat S, et al; Groupe Ouest-Est des Leucémies et des Autres Maladies du Sang. Cost effectiveness of high-dose chemo-therapy with autologous stem cell support as initial treatment of aggressive non-Hodgkin's lymphoma. Pharmacoeconomics, 2009, 27(1):55–68

[39] Babb MJ, Cruz RM, Puligandla B. Sinonasal mucosa-associated lymphoid tissue lymphoma. Arch Otolaryngol Head Neck Surg, 1999, 125(5): 585–588

[40] Leoncini L, Raphael M, Stein H, et al. Burkitt lymphoma. In: Swerdlow S, Camp E, Harris N et al, eds. World Health Organization Classification of Tumours of Haematopoietic and Lymphoid Tissues. 4th ed. Lyon: IARC Press, 2008, 262–264

[41] Burkitt D. A sarcoma involving the jaws in African children. Br J Surg, 1958, 46(197):218–223

[42] Burkitt D, Wright D. Geographical and tribal distribution of the African lymphoma in Uganda. BMJ, 1966, 1(5487):569–573

[43] van den Bosch CA. Is endemic Burkitt's lymphoma an alliance between three infections and a tumour promoter? Lancet Oncol, 2004, 5(12):738–746

[44] Weber AL, Rahemtullah A, Ferry JA. Hodgkin and non-Hodgkin lymphoma of the head and neck: clinical, patho-logic, and imaging evaluation. Neuroimaging Clin N Am, 2003, 13(3):371–392

[45] Dave SS, Fu K, Wright GW, et al. Lymphoma/Leukemia Molecular Profiling Project. Molecular diagnosis of Burkitt's lymphoma. N Engl J Med, 2006, 354(23):2431–2442

[46] Patte C, Auperin A, Gerrard M, et al. FAB/LMB96 Interna-tional Study Committee. Results of the randomized interna-tional FAB/LMB96 trial for intermediate risk B-cell non-Hodgkin lymphoma in children and adolescents: it is possible to reduce treatment for the early responding patients. Blood, 2007, 109(7):2773–2780

[47] Magrath IT, Janus C, Edwards BK, et al. An effective therapy for both undifferentiated (including Burkitt's) lymphomas and lympho-blastic lymphomas in children and young adults. Blood, 1984, 63(5):1102–1111

[48] Thomas DA, Faderl S, O'Brien S, et al. Chemoimmuno-therapy with hyper-CVAD plus rituximab for the treatment of adult Burkitt and Burkitt-type lymphoma or acute lymphoblastic leukemia. Cancer, 2006, 106(7):1569–1580

[49] Herbst C, Rehan FA, Skoetz N, et al. Chemotherapy alone versus chemotherapy plus radiotherapy for early stage Hodgkin lymphoma. Cochrane Database Syst Rev, 2011, 2(2):CD007110

髓外浆细胞瘤

定　义

（ICD-O code 9734/3）

浆细胞瘤的一种，髓外浆细胞瘤是浆细胞的单克隆增殖，出现在髓外，骨髓不受累。

别　名

髓外浆细胞瘤。

发病率

本病罕见。

发病部位

髓外浆细胞瘤（EOP）易侵犯上呼吸消化道黏膜[1-2]，尤其是鼻腔鼻窦区[3-5]。作者的13例患者中，4例侵犯上颌窦，4例侵犯前组筛窦，3例侵犯鼻腔，2例侵犯眼球。在头颈部其他部位，EOP可侵犯口咽、鼻咽及喉咽[6]。

诊断特征

临床特征

以往人们认为EOP易发于老年人，主要是60岁以上人群。但作者的患者比较年轻，发病年龄在28~85岁，平均年龄43岁。11例（85%）为男性，而文献报道中该病男性患者比例为66%。肿瘤引起的症状取决于其生长的部位，包括鼻塞、流涕、鼻出血。

影像学表现

CT在诊断中价值最大，影像上表现为鼻腔鼻窦非特异性肿物，伴或不伴骨质破坏（图14.6a）。

组织学特征与鉴别诊断

EOP是"未分化"小细胞肿瘤，需要免疫组化及病理诊断[7]。浆细胞的典型特征包括细胞核移位并含颗粒，或时钟样排列的染色质。拉塞尔小体也很常见。

定义中未涉及骨髓，但20%具有小M蛋白，多数是IgA[8]。

需鉴别诊断的疾病包括某些淋巴瘤，特别是结外边缘区淋巴瘤（MALT），该病也存在浆细胞分化[9]。

自然病程

据报道1/4的患者会发生局部复发（作者的13例病例中有2例复发），15%~25%发生颈部淋巴结转移、髓外转移及脊髓转移（见下文）。

治疗与预后

接受局部放疗后的患者预后良好，大多数治愈。据估计约70%的患者10年无复发，这是作者长期随访（平均随访8.6年，范围为4~17年）患者的总体存活率[10]。

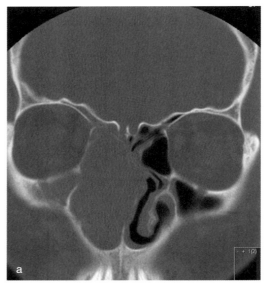

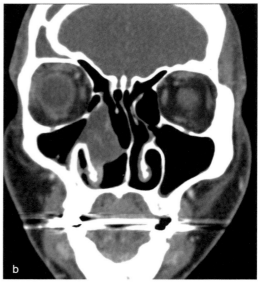

图14.6a，b　a.右侧鼻腔浆细胞瘤。冠状位CT显示单侧占位及右侧鼻腔扩大，是由于鼻腔的肿瘤阻塞上颌窦、额窦和筛窦。b.同一患者冠状位CT显示放化疗6个月后右侧中鼻道残留肿瘤。作者计划行鼻内镜切除术，但无肉眼可见病变

对于多数患者而言，手术的作用限于病理活检，也在放疗无效时则采用手术治疗。作者的 3 例患者采用了手术清除残余的异常组织，包括颌面部切除术、眼球切除、鼻内镜鼻窦手术，术后未见残余肿瘤（图 14.6b）。

骨髓瘤

浆细胞骨髓瘤是骨髓来源的、多发性浆细胞瘤，与血清和（或）尿液中的 M 蛋白相关，也称为多发性骨髓瘤。它可能不表现出任何症状，也可呈侵袭性，偶发于鼻腔鼻窦区。诊断依靠影像上的组织溶解性病变、高钙血症、血清 M 蛋白、尿液中本周蛋白，骨髓穿刺可明确诊断。肿瘤分期基于 Durie 和 Salmon 分类[11]，该疾病很难治愈，生存时间为 6 个月至 10 年，中位生存期为 3~4 年[12]。作者治疗过 2 例患者，分别为 58 岁和 80 岁，2 例都表现出慢性鼻窦炎，同时具有精神不振等全身症状。病理活检和尿液分析能够确诊。

参考文献

[1] Batsakis JG, Medeiros JL, Luna MA, et al. Plasma cell dyscrasias and the head and neck. Ann Diagn Pathol, 2002, 6(2):129–140

[2] Alexiou C, Kau RJ, Dietzfelbinger H, et al. Extramedullary plasmacytoma: tumor occurrence and therapeutic concepts. Cancer, 1999, 85(11): 2305–2314

[3] Ampil FL, Borski TG, Nathan CO, et al. Cavernous sinus involvement by extramedullary plasmacytoma of the sphenoid sinus. An argument for the use of adjuvant chemotherapy. Leuk Lymphoma, 2002, 43(10):2037–2040

[4] Ersoy O, Sanlier T, Yigit O, et al. Extramedullary plasmacytoma of the maxillary sinus. Acta Otolaryngol, 2004, 124(5): 642–644

[5] Anil S. Solitary plasmacytoma of the maxilla—a case report and review of the literature. Gen Dent, 2007, 55(1):39–43

[6] Manganaris A, Conn B, Connor S, et al. Uncom-mon presentation of nasopharyngeal extramedullary plasmacytoma: a case report and literature review. B-ENT, 2010, 6(2):143–146

[7] Iezzoni JC, Mills SE. "Undifferentiated" small round cell tumors of the sinonasal tract: differential diagnosis update. Am J Clin Pathol, 2005, 124 (Suppl):S110–S121

[8] Anon.; International Myeloma Working Group. Criteria for the classification of monoclonal gam-mopathies, multiple myeloma and related disorders: a report of the International Myeloma Working Group. Br J Haematol, 2003, 121(5):749–757

[9] Dimopoulos MA, Kiamouris C, Moulopoulos LA. Solitary plasmacytoma of bone and extramedullary plasmacytoma. Hematol Oncol Clin North Am, 1999, 13(6):1249–1257

[10] Dimopoulos MA, Hamilos G. Solitary bone plasmacytoma and extramedullary plasmacytoma. Curr Treat Options Oncol, 2002, 3(3):255–259

[11] Durie BG, Salmon SE. A clinical staging system for multiple myeloma. Correlation of measured myeloma cell mass with presenting clinical features, response to treatment, and survival. Cancer, 1975, 36(3):842–854

[12] Greipp PR, San Miguel J, Durie BG, et al. Inter-national staging system for multiple myeloma. J Clin Oncol, 2005, 23(15):3412–3420

组织细胞和树突状细胞恶性肿瘤

（ICD–O code 9751/3）

是一组罕见的肿瘤，常由巨噬细胞样细胞或树突状细胞组成，如组织细胞肉瘤、朗格汉斯细胞组织细胞增多症、树突状细胞肉瘤。朗格汉斯细胞组织细胞增多症（LCH）可发生于鼻腔鼻窦区，过去被认为是 X 细胞增多症、嗜酸性肉芽肿（如果出现独立损害）、汉 – 许 – 克病（如果出现多重损害），以及莱特勒 – 西韦病（如果出现弥散或内脏受累）[1-2]。本病与 T 淋巴细胞也有关系。

因此骨及邻近软组织（如颅骨）可能受累，皮肤、肺、肝、脾也可受累。可能出现溶骨损伤、合并软组织肿胀或淋巴结肿大，与急性感染相似，如乳突炎或鼻窦炎。可能出现发热和精神不振等全身症状，同时伴有血细胞减少。通常患者主要是儿童、青少年或青年人。

作者有 2 例患者，分别为 8 岁女性及 40 岁男性。8 岁患者有急性眼球肿胀，最初被认为是眼球蜂窝织炎（图 14.7），40 岁患者为上颌骨肿胀，初诊被认为是鳞状细胞癌，在转诊至我科前做了上颌骨部分切除术（图 14.8）。

LCH 是朗格汉斯细胞的克隆性赘生性增殖，表达 CD1a、特异性凝集素 langerin 和 S100 蛋白。超微结构可观察到 Birbeck 颗粒，形似网球拍状。

与所有淋巴网状病变一样，因为治疗和预后与疾病是单病灶还是多病灶密切相关，因此

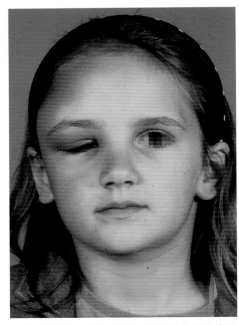

图 14.7 患有朗格汉斯细胞组织细胞增多症儿童的照片，表现为"急性"眼球蜂窝织炎

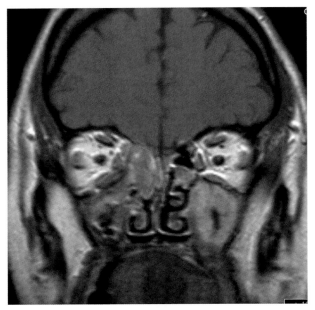

图 14.8 冠状位 MRI（T1W 钆增强）显示朗格汉斯细胞组织细胞增多症患者双侧上颌窦受累

需要完整的分期。预后不良的因素包括骨髓、肝、肺受累，但如果单病灶疾病及时接受治疗，几乎所有患者都能生存。而对于多病灶而言，存活率只有 1/3[3-4]。作者的患者中有 1 例为单病灶，另一例双侧上颌窦受累，两者均长期生存（分别生存 5 年和 17 年）。

当鼻窦组织细胞增多症伴有淋巴结严重肿大时，被称为 Rosai–Dorfman 综合征，多数侵犯皮肤、上呼吸道、骨质，任何部位都有可能受累[5]。

青少年黄色肉芽肿中，在受累皮肤、骨质或内脏沉积物中可见组织细胞增殖。罕见眼球或面部骨骼受累。

参考文献

[1] Jaffe R, Weiss L, Facchetti F. Tumours derived from Langerhans cells.//Swerdlow S, Camp E, Harris N et al, eds. World Health Organization Classification of Tumours of Haematopoietic and Lymphoid Tissues. 4th ed. Lyon: IARC Press, 2008:358–360

[2] Satter EK, High WA. Langerhans cell histiocytosis: a review of the current recommendations of the Histiocyte Society. Pediatr Dermatol, 2008, 25(3): 291–295

[3] Titgemeyer C, Grois N, Minkov M, et al. Pattern and course of single-system disease in Langerhans cell histiocytosis data from the DAL-HX 83- and 90-study. Med Pediatr Oncol, 2001, 37(2):108–114

[4] Minkov M, Pötschger U, Grois N, et al. Bone marrow assessment in Langerhans cell histiocytosis. Pediatr Blood Cancer, 2007, 49(5):694–698

[5] Foucar E, Rosai J, Dorfman R. Sinus histiocytosis with massive lymphadenopathy (Rosai-Dorfman disease): review of the entity. Semin Diagn Pathol, 1990, 7(1):19-73

鼻部和鼻窦中的原发性神经病变比较少见，但是越来越多的对颅底感兴趣的耳鼻咽喉外科医生将这些病变纳入了自己的诊治范围。在本章节中作者将讨论以下几个方面。

- 脑膜脑膨出
- 中枢神经系统组织异位（鼻腔神经胶质瘤）；无 ICD-O code
- 施万细胞瘤（神经鞘瘤）；ICD-O 9560/0
- 神经纤维瘤；ICD-O 9540/0
- 颅外脑膜瘤；ICD-O 9530/0
- 神经内分泌（小细胞）癌；ICD-O 8240/3; 8249/3; 8041/3
- 鼻窦未分化癌；ICD-O 8020/3
- 原始神经外胚层肿瘤；ICD-O 9364/3
- 嗅神经母细胞瘤；ICD-O 9522/3
- 黏膜恶性黑色素瘤；ICD-O 8720/3
- 婴儿期黑色素细胞神经外胚层瘤；ICD-O 9363/0

在这些疾病中，组织学鉴别较为困难，而更多的是依靠免疫组化来明确诊断（表 15.1）[1]。

脑膜脑膨出和中枢神经系统组织异位（鼻腔神经胶质瘤）

定　义

这些病变是指大脑内容物经由先天（或外伤）形成的颅底缺损部位形成的膨出。脑脊膜膨出仅包括脑膜和脑脊液，而脑膜脑膨出物

则也包括脑组织，少数情况下累及脑室。如果没有骨缺失，则大脑异位的情况被称为神经胶质瘤。

病　因

学术界存在着几种不同的病原学理论，但一般而言，引起额鼻病变的原因可能是盲孔闭合障碍[2]，从而导致颅内容物的膨出（图 15.1）。一般来说，这种情况可能被视为一种神经管缺陷症状，这种缺陷发生的频率在补充叶酸后会有所降低[3]。

即使神经胶质组织明显孤立于颅内结构，仍然有 15% 的病例被发现有纤维柄[4]。

在蝶窦外侧壁，Sternberg 管胚胎学上的发育缺陷被认为是导致骨缺损的原因，通常与蝶窦过度气化有关[5]。与额叶相反，颞叶通过此缺损脱出。一系列其他的先天畸形和综合征与这些缺损同时出现，但这些缺损通常是单独发生的。

别　名

神经胶质瘤有多个名称，包括神经胶质异位、脑瘤，以及最准确的术语——残留的脑膨出[6]。然而，这些病变不应该被视为肿瘤，因为它们的起源和表现不同于肿瘤。

发病率

该病变由 Berger 在 20 世纪 90 年代首次提出[7]，这些病变在 20 世纪 60 年代和 70 年代的报道数量越来越多[8-9]，使脑膜脑膨出被更多人知道。然而，在美国该病在婴儿中的发病率已被证实为 1∶10 000，在东南亚则高达 1∶3000。

这种地域性分布的原因尚不清楚。发病率的性别差异也没有得到证实。

发病部位

脑膨出通常根据其发病部位进行分类（表15.2）[10]。前部（或前额）缺损相对于枕骨区域并不常见（15% vs 85%），但在亚洲却较为多发。在对5年间257例来自柬埔寨的患者的调查中，鼻筛窦区域受累最多见（69%），而有46%的病例与眼科问题有关[11]。在欧洲的文献中，两个常见的先天缺陷的发病部位是中鼻甲垂直部和蝶窦内。多部位脑膨出虽然罕见，但也可能发生[12]。

据估计，约有25%的神经胶质瘤以鼻内病变的形式出现在鼻骨后方，鼻骨之前的皮下病变占60%，其余的是两者的组合。在上呼吸道的其他地方也有孤立的神经胶质组织的报道，包括鼻咽、鼻窦和上腭。

诊断特征

临床特征

大多数的病变在出生时或幼儿期就可以诊断出，但是也可能直到成年期才被发现，这时病变可能伴随有"自发性"脑脊液漏。

儿童脑膨出的经典临床特征是在眉间有可

表 15.1　不同免疫表型的鼻腔、鼻窦未分化或低分化癌的鉴别诊断

肿瘤	CK	NSE	SYN	CHR	S100	HMB45[a]	LCA	Desmin	MYO	FLI	CD99	EBV[b]
SNUC	+	+[c]	+[c]	+[c]	−	−	−	−	−	−	−	−
SCC	+	+	+[d]	+[d]	−	−	−	−	−	−	−	−
NPUC[e]	+	−	−	−	−	−	−	−	−	−	−	+
ONB	−[f]	+	+	+	+[g]	−	−	−	−	−	−	−
黑色素瘤	−	−	−	+	+	+	−	−	−	−	−	−
淋巴瘤[h]	−	−	−	−	−	−	+	−	−	−[i]	−[i]	−[j]
RMS	−	−	−	−	−	−	−	+	+	−	−	−
PNET	+[k]/−	+	+/−	+/−	−	−	−	−	−	+	+	−
PA	+	+	+	+	−	−	−	−	−	−	−	−
MC	−	+	−	+/−	−	−	−	+/−	−	−	+	−

CHR：嗜铬蛋白；CK：细胞角蛋白；EBV：EB病毒；LCA：白细胞共同抗原；MC：间充质软骨肉瘤；MYO：肌细胞生成素；NPUC：鼻咽未分化癌（淋巴上皮癌等）；NSE：神经元特异性烯醇化酶；ONB：嗅神经母细胞瘤；PA：垂体腺瘤；PNET：外周神经外胚层肿瘤；RMS：横纹肌肉瘤（胚胎型和腺泡型）；SNUC：鼻腔鼻窦未分化癌；SCC：小细胞癌；SYN：突触素

资料来源：Strelow 和 Mills，经 LippinCott，Williams&Wilkins 许可，引自参考文献 [1]

a 或其他特异性色素标志物

b EB 病毒的状况可以采用包括原位杂交等多种方法来评估

c 神经内分泌分化标志物往往使鼻腔鼻窦未分化癌局部染色

d 小细胞癌可能常常缺乏多种特异性内分泌标志物染色

e 也被称为非角化鳞状细胞癌

f 嗅神经母细胞瘤可对细胞角蛋白抗体产生局部免疫反应

g 嗅神经母细胞瘤 S100 免疫反应主要局限在支持细胞的周围染色

h 包括大多数在这个区域发现的血液肿瘤（例如，结外 NK/T 细胞型淋巴瘤、鼻型、浆细胞瘤）

i 淋巴母细胞淋巴瘤常与 CD99 和 FLI1 抗体反应

j 多数淋巴瘤不会与 EB 病毒相关核酸发生大范围的强烈原位杂交反应，也不会与 EB 病毒相关蛋白抗体产生广泛而强烈的免疫反应。一些重要的特殊情况包括移植后淋巴组织增生性疾病和结外 NK/T 细胞淋巴瘤，鼻型。对这类患者，可能需要其他标志物

k 外周神经外胚层肿瘤有时对低分子角蛋白抗体有一定程度的免疫反应

见的突起，常常在哭泣或颈静脉加压时会变大（Furstenberg 征阳性）[4]，也许可以被压缩或感觉到搏动（表 15.3）。而鼻外部神经胶质瘤仅仅表现为肿物，被正常皮肤覆盖或呈淡蓝色，那么在哭泣或颅内压升高时不会有变化。

鼻内部病变会造成单侧阻塞（或双侧阻塞，取决于病变大小和部位），内镜下或前鼻内镜下可见肿物，也许有搏动感。这样的病变在进

行影像学检查之前绝对不能取活检，不然可能有脑脊液漏或脑膜炎的风险。脑脊液漏也有可能一开始就存在。

肿物可能使鼻根部扩大，在极少数病例中，出生时，因为肿物巨大影响鼻腔呼吸，需要急诊干预。

肿物在内镜检查中可以看到，但是其可能与鼻中隔和（或）鼻腔外侧壁融合，并被黏膜

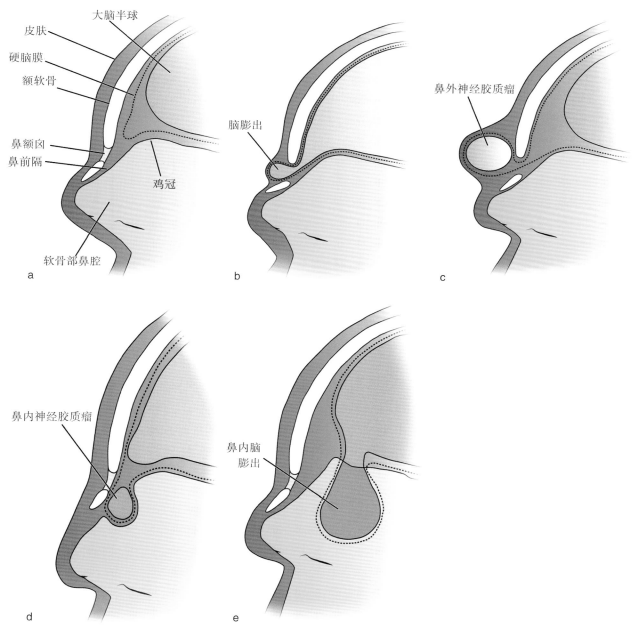

图 15.1a~e　a. 图示前颅窝及眉间发育的正常情形。b. 脑膨出的形成。c. 鼻外神经胶质瘤的形成。d. 鼻内神经胶质瘤的形成。e. 鼻内脑膨出的形成

表 15.2　脑膨出的分类

分类	疝出部位	肿块位置
Ⅰ 额型		
前额型		
1. 鼻额型	鼻额囟	额部、鼻梁
2. 鼻筛型	盲孔	鼻梁
3. 鼻眶型	眶内壁	眼眶
颅底型		
1. 经筛窦	筛板	鼻腔
2. 蝶筛型	筛窦、蝶窦之间	鼻咽部 / 筛窦 / 蝶窦
3. 经蝶窦	颅咽管	鼻咽部 / 蝶窦
4. 蝶上颌	眶上裂和眶下裂	翼腭窝
Ⅱ 枕骨型		

资料来源：参考文献 [10]

表 15.3　神经胶质瘤、脑膜脑膨出和皮样囊肿的鉴别

	神经胶质瘤	脑膜脑膨出	皮样囊肿
年龄	<5	<5，尽管成人可见	任何年龄
搏动	无	有	无
大小变化（例如哭闹时）	无	有	无
质地	硬	软	软硬不一
明显的颅内连接	无	有	可有
神经细胞	无	有	无
皮肤附件	无	无	有

资料来源：参考文献 [26]

覆盖，所以不一定表现为局限性鼻息肉。有时，病变可能因为太小而不易被发现，或隐藏在鼻窦内（图 15.2a、图 15.3a）。

也可能部分表现为常见的颅底畸形症状，例如，视神经或内分泌紊乱[13-14]。随着时间推移，患者可能会出现脑膜炎和（或）由脑脊液漏引起的单侧水样鼻漏。这些"自发性"渗漏在肥胖的个体中最为常见，尤其是女性[15]，渗漏量常为高流量的。渗漏可以是多处的，所以处理起来会比较困难。

有几个方案可以用来评估是否有脑脊液漏（图 15.4）；这些方案是通过 β2- 转铁蛋白或 β 痕量蛋白（D2 前列腺素合成酶）的表达和对渗漏部位的影像学检测来确认脑脊液漏的位置[16-19]。可以使用免疫固定或免疫印记电泳法分析 β2- 转铁蛋白，自 1979 年以来沿用至今。最少需要

2μL 样本，经过 2~4h 的分析就可以得到结果。β 痕量蛋白是在 2001 年利用激光比浊测定法检测到的，对样本量的需求略大（5μL），但是检测速度更快[20]，灵敏度和特异度也较高。

在复杂病例中，可以在术中鞘内注射荧光素钠[21]。尽管需要采用相应的策略和注意事项，如加用蓝光和阻塞过滤器等，但是荧光素钠在 1 : 10 000 000 的浓度下就可以检测到，而且并发症极其罕见。这也可以帮助手术医生观察到术中是否出现了脑脊液漏的密闭修补[22]。鞘内注射荧光素检测可出现假阴性结果，例如缺损部位被黏膜水肿、血肿或脑疝阻塞；同时，注射环节也可能出错，注射时间和患者的体位可能不恰当，或脑脊液循环被中断。但是，鞘内注射荧光素检测不会出现假阳性结果。

检测只需要 5% 的无菌、无致热源的荧光素

钠溶液。不需要添加其他潜在的如防腐剂或稳定剂等神经毒性物质。鞘内注射并不是荧光素的常规用法，因此使用前必须得到患者的知情同意。建议将注射剂量控制在 0.05~0.1mL/10kg 体重；对超重患者，剂量也不能超多 1.0mL/10kg 体重。荧光素通过标准的腰椎穿刺注射。在有明显脑脊液漏的情况下，应该在几小时前或术前注射；如果不清楚是否有脑脊液渗漏或间歇

渗漏，通常在手术前一晚注射（表 15.4）。这些技术已经取代了放射性染料的使用。

当诊断确定时，如果尚未接种过脑膜炎球菌、肺炎球菌和嗜血杆菌疫苗，建议立即接种。

影像学表现

（见图 15.3b，c、图 15.5、图 15.6a，b）

术前应进行详细的影像学检测。CT 和 MRI 可以理想地显示骨缺损、内容物以及与颅内的及连接，以及其他一些畸形。CT 和 MRI 应该是薄层三维扫描，根据患者的年龄和配合程度，有可能需要麻醉[23]。

如果脑脊液漏或脑膜炎在后来发现，可能需要额外的影像学检测。如果患者反复发生渗漏现象，CT 脑池造影可以用来确认是否发生渗漏及渗漏部位[23]。尽管如此，许多患者的渗漏是间歇性的，在这些情况下，需要进行其他影像学检测。

组织学特征与鉴别诊断

真正的脑膨出由成熟的胶质组织组成，具有不同数量的硬脑膜及软脑膜组成，而神经胶质瘤是局限性的，是松散的纤维间质中的星形胶质细胞的集合。与脑膨出相比，神经元很少见。

神经胶质瘤可能呈蓝色或红色，因此可能被误诊为毛细血管瘤[24-25]。神经胶质瘤也须与皮样囊肿区分开（表 15.3），尽管出生时患神经胶质瘤的情况很少见，但是单侧突起物的种类包括上颌窦后鼻孔息肉、良性和恶性肿瘤[26]。S100 蛋白或胶质纤维酸性蛋白免疫组化分析可以在许多不确定的病例中起作用。

自然病程

除了这些病变带来的外表和功能上的问题以外，不及时治疗会引起脑膜炎（和脑脊液漏），所以在没有任何干扰因素的情况下建议及时治疗。

治　疗

在过去，医生会选择神经外科方法治疗，但是对大多数病变来说，鼻内镜技术通常是第

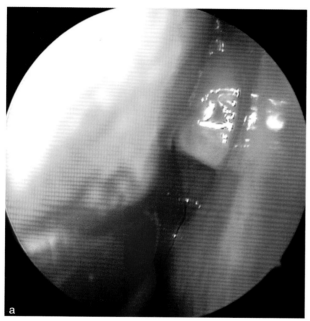
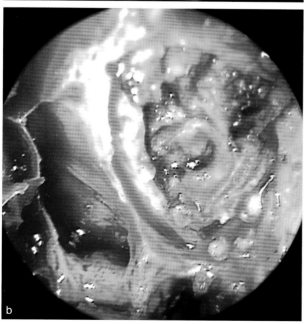

图 15.2a，b　a. 左鼻腔上部脑膜膨出内镜下观。b. 同一患者脑膜膨出切除后颅底内镜下观

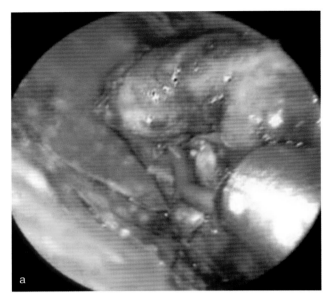

图15.3a~c　a.右侧颅底部位脑膜脑膨出在内镜下电凝术治疗过程中缩小的内镜下观。b.同一患者冠状位CT扫描示脑膜脑膨出经过右侧颅底缺损处。c.同一患者冠状位MRI（钆增强后T1加权）示脑膜脑膨出的内容物

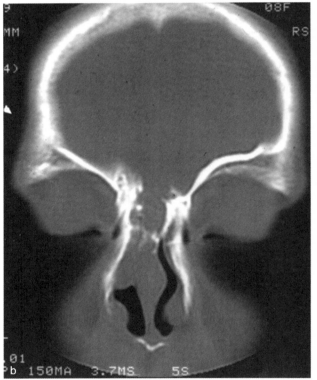

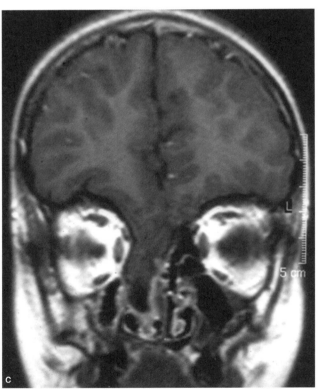

一选择，当有更为复杂的颅底异常情况，缺失非常大或有鼻外部组织时例外。鼻内镜手术可以完全切除多余组织，准确界定缺失部位，并且有多种修补材料可供选择。

　　疝出的神经组织一般认为是多余的，利用内镜电凝可以使其有效地缩小并切除，并与前颅底缺损齐平（图15.3a）。术中需要非常小心，在一些先天畸形中，在蝶窦内，肿物与视神经、颈内动脉及其他重要结构常密切相关。缺损区域需要大范围暴露，剥离黏膜，在颅底进行大面积骨化，包括完全的筛窦切除和中鼻甲切除（可用于黏膜移植）。对位于蝶窦和翼突的病变，广泛暴露是手术成功的关键，所以需要经翼突入路向远外侧方向去除蝶窦前壁（图15.2b、图15.6c，d）[27-28]。

　　已有大量文献报道了在内镜下修复颅底缺

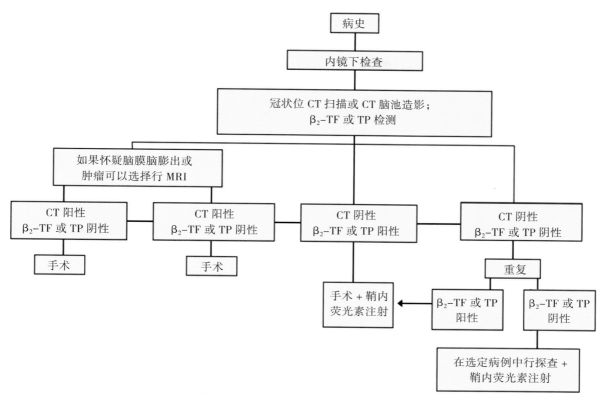

图 15.4　可疑脑脊液漏的处理原则。TF：转铁蛋白；TP：微量蛋白

表 15.4　脑脊液漏的荧光素方案

术前	患者荧光素皮试（眼睛最少滴 2%）
知情同意	癫痫大发作、脑神经瘫痪、角弓反张
手术当天	氯苯那敏 10mg 肌内注射，5min 后 10% 荧光素 0.25mL 用水稀释为 0.5mL 后静脉给药
	约 20min 后鞘内注射 7.5mL 以脑脊液稀释的 0.2mL 10% 的荧光素（25G 腰椎穿刺针）
	患者回恢复室（或病房），头低位大约 90min
	正常麻醉后行内镜下鼻窦手术
术后	如有必要，第 3、4 腰椎间硬膜外置 16G 管行腰池引流。每小时引流 5~10mL 并观察神经系统 24~48h

损的手术，但是用于修复缺损的材料取决于缺损的大小和位置，以及医生的手术偏好[29]。有一项荟萃分析对 35 篇关于材料的文献（共包含 1123 例病例）进行了综述[30]，结果显示，尽管筋膜移植和软骨移植物与黏膜联合使用是常用方法，但在众多材料中，某一材料并未比其他

材料显示出更大优势。在一些先天缺损的病例中，耳廓软骨往往会用于修复一些漏斗形的缺损部位，而脂肪作为"浴缸塞"在某些情况下也十分有用[31]。较大的缺损修复得益于血管化黏膜瓣的使用，例如 Haddad 及其同事在 2006 年描述的基于蝶腭动脉分支的大面积鼻中隔黏骨膜瓣的应用[32]。

修补技术可以采用内衬、上方覆盖，或两者联用；这些技术都曾被使用过，并被普遍认为用于先天性缺损时需要 2~3 层修复。各医疗中心的填塞材料、术后药物使用和卧床休息的方案各不相同，这些差别可能还包括抗生素、止吐药、颅内压升高时使用利尿剂（如乙酰唑胺）的不同。同样，关于腰椎引流的应用也没有达成共识，虽然一般不会在原发病例中使用，除非脑脊液漏是高流量的。有时，这些病例（通常是"自发性"渗漏）需要一种更为长期的脑室腹腔分流术。

对于大面积病变或病变部位包括眼眶时，

需要颅下或经颅入路。

对于幼童，外部神经胶质病变有时可以通过外部鼻整形术或面中掀翻入路，但是有时需要做外部切口／切除。

结　局

结局取决于多种因素，包括病变的大小和位置，其他异常情况的出现，以及在没有其他干预的情况下异常的脑脊液新陈代谢是否会自行矫正。一些面积非常大的脑膨出可能危及生命，其他的情况可能会造成长期的精神或神经损伤。整体而言，前部病变的结局要优于枕骨病变和前颅底病变；蝶窦病变是最为复杂的，尤其是在成年人"自发"组。

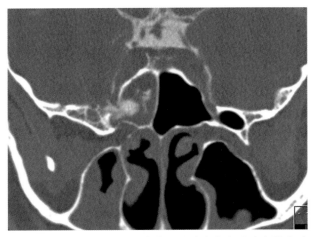

图 15.5　冠状位 CT 脑池造影示脑膜脑膨出通过右蝶窦外侧壁缺损处

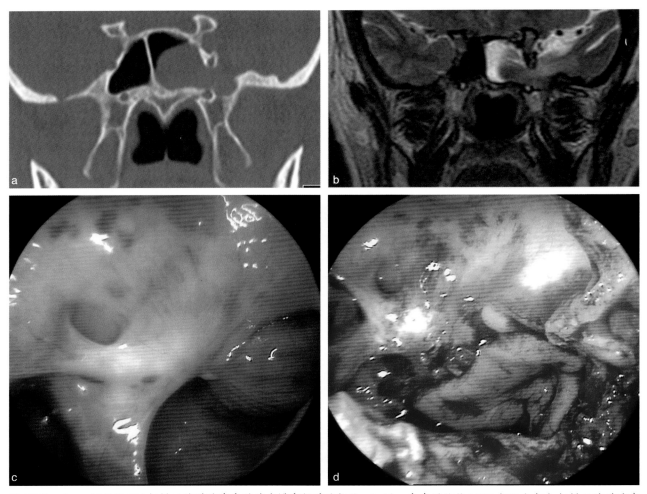

图 15.6a~d　a. 冠状位 CT 扫描示脑膜脑膨出通过左蝶窦侧壁缺损处。b. 同一患者冠状位 MRI（T2 加权）扫描示脑膜脑膨出内容物并有脑脊液充满左侧蝶窦。c. 蝶窦侧方的一处脑膜脑膨出的内镜下观。d. 内镜下示蝶窦侧方的脑膜脑膨出缩小后以耳廓软骨、筋膜、黏膜三层来修复缺损

大多数患者的内镜修复手术效果通常很好，包括先天的和后天的、不同范围、不同位置和持续时间的病变，初次成功率在 90% 以上。随访时间为 1~162 个月，病变可在 2d 到 18 个月内复发，但多见于术后前几周至前几个月[30]。然而，据报道，蝶窦缺损的成功率只有 50%，其中 50% 是自发性脑脊液鼻漏[33]。在初次治疗失败的病例中，第 2 次内镜手术是绝对值得的，成功率可达 93%~100%。难治性患者可以选择开颅术，但是也不能保证成功，并且有由于额叶牵拉带来的较高的并发症发生率以及嗅觉丧失[34-35]。

与此相反，就其本质而言，神经胶质瘤完全切除后不会复发。Rahbar 等[10]发表的文献报道了 10 例患有鼻神经胶质瘤的病例，患者平均年龄9 个月，手术成功，没有并发症，平均随访 3.5 年。

■ 关键点

· 在婴儿和儿童出现单侧鼻塞时考虑这些病变。

· 在完成影像学检查前不要活检。

· 自发的单侧水样鼻漏应该考虑为脑脊液漏，除非被证实是其他病变。

· 脑膜脑膨出可以发生在成年，可能伴随自发性脑脊液漏，尤其是在超重患者中。

· 大多数病变可以通过内镜治疗，其成功率和传统的穿颅术相当，并且并发症发病率最低。

参考文献

[1] Stelow E, Mills S. Biopsy Interpretation of the Upper Aerodigestive Tract and Ear. Philadelphia: Wolters Kluwer, Lippincott, Williams & Wilkins, 2008:150
[2] Michaels L, Hellquist H. Encephalocoeles. Ear, Nose and Throat Histopathology, 2nd ed. London: Springer, 2001:103
[3] MRC Vitamin Study Research Group. Prevention of neural tube defects: results of the Medical Research Council Vitamin Study. Lancet, 1991, 338(8760):131–137
[4] Hedlund G. Congenital frontonasal masses: deve-lopmental anatomy, malformations, and MR imaging. Pediatr Radiol, 2006, 36(7):647–662, quiz 726–727
[5] Tomazic PV, Stammberger H. Spontaneous CSF-leaks and meningoencephaloceles in sphenoid sinus by persisting Sternberg's canal. Rhinology, 2009, 47(4):369–374
[6] Macomber WB, Wang MK. Congenital neoplasms of the nose. Plast Reconstr Surg (1946), 1953, 11(3): 215–229
[7] Berger P. Considerations sur l'origine et le mode de la develo-ppment et le traitement de certaines encephalocoeles. Rev Chir, 1890, 10:269–321
[8] Karma P, Räsänen O, Kärjä J. Nasal gliomas. A review and report of two cases. Laryngoscope, 1977, 87(7):1169–1179
[9] Walker EA Jr, Resler DR. Nasal glioma. Laryngoscope, 1963, 73:93–107
[10] Rahbar R, Resto VA, Robson CD, et al. Nasal glioma and encephalocele: diagnosis and management. Laryngoscope, 2003, 113(12):2069–2077
[11] Oucheng N, Lauwers F, Gollogly J, et al. Frontoethmoidal meningoen-cephalocele: appraisal of 200 operated cases. J Neurosurg Pediatr, 2010, 6(6):541–549
[12] Schlosser RJ, Bolger WE. Management of multiple spontaneous nasal meningoencephaloceles. Laryngoscope, 2002, 112(6):980–985
[13] Pollack IF. Management of encephaloceles and craniofacial problems in the neonatal period. Neurosurg Clin N Am, 1998, 9(1):121–139
[14] Tsutsumi K, Asano T, Shigeno T, et al. Transcranial approach for transsp-henoidal encephalocele: report of two cases. Surg Neurol, 1999, 51(3):252–257
[15] Badia L, Loughran S, Lund V. Primary spontaneous cerebrospinal fluid rhinorrhea and obesity. Am J Rhinol, 2001, 15(2):117–119
[16] Sloman AJ, Kelly RH. Transferrin allelic variants may cause false positives in the detection of cerebrospinal fluid fistulae. Clin Chem, 1993, 39(7): 1444–1445
[17] Roelandse FW, van der Zwart N, Didden JH, et al. Detection of CSF leakage by isoelectric focusing on polyacrylamide gel, direct immunofixation of transferrins, and silver staining. Clin Chem, 1998, 44(2):351–353
[18] Arrer E, Meco C, Oberascher G, et al. beta-Trace protein as a marker for cerebrospinal fluid rhinorrhea. Clin Chem, 2002, 48(6 Pt 1):939–941
[19] Scadding G, Lund V. Investigative Rhinology. London: Taylor and Francis, 2004:111
[20] Bachmann-Harildstad G. Diagnostic values of beta-2 transferrin and betatrace protein as markers for cerebrospinal fluid fistula. Rhinology, 2008, 46(2):82–85
[21] Messerklinger W. [Nasal endoscopy: demons-tration, localization and differential diagnosis of nasal liquorrhea]. HNO, 1972, 20(9):268–270
[22] Stammberger H, Greistorfer K, Wolf G, et al. [Surgical occlusion of cerebrospinal fistulas of the anterior skull base using intrathecal sodium fluorescein]. Laryngorhinootologie, 1997, 76(10):595–607
[23] Lund VJ, Savy L, Lloyd G, et al. Optimum imaging and

diagnosis of cerebrospinal fluid rhinorrhoea. J Laryngol Otol, 2000, 114(12):988–992

[24] Hoeger PH, Schaefer H, Ussmueller J, et al. Nasal glioma presenting as capillary haemangioma. Eur J Pediatr, 2001, 160(2):84–87

[25] Oddone M, Granata C, Dalmonte P, et al. Nasal glioma in an infant. Pediatr Radiol, 2002, 32(2):104–105

[26] Robinson RA, ed. Head and Neck Pathology. Wolters Kluwer, 2010:140

[27] Lai SY, Kennedy DW, Bolger WE. Sphenoid encephaloceles: disease management and iden-tification of lesions within the lateral recess of the sphenoid sinus. Laryngoscope, 2002, 112(10): 1800–1805

[28] Tabaee A, Anand VK, Cappabianca P, et al. Endoscopic management of spontaneous meningoencephalocele of the lateral sphenoid sinus. J Neurosurg, 2010, 112(5): 1070–1077

[29] Lund VJ. Endoscopic management of cerebrospinal fluid leaks. Am J Rhinol, 2002, 16(1):17–23

[30] Lund VJ, Stammberger H, Nicolai P, et al. European position paper on endoscopic management of the nose, paranasal sinuses and skull base. Rhinology Suppl, 2010(22):1–143

[31] Wormald PJ, McDonogh M. 'Bath-plug' technique for the endoscopic management of cerebrospinal fluid leaks. J Laryngol Otol, 1997, 111(11):1042–1046

[32] Hadad G, Bassagasteguy L, Carrau RL, et al. A novel recons-tructive technique after endoscopic expanded endonasal approaches: vascular pedicle nasoseptal flap. Laryngoscope, 2006, 116(10):1882–1886

[33] Mirza S, Thaper A, McClelland L, et al. Sinonasal cerebro-spinal fluid leaks: management of 97 patients over 10 years. Laryngoscope, 2005, 115(10):1774–1777

[34] Aarabi B, Leibrock LG. Neurosurgical approaches to cerebrospinal fluid rhinorrhea. Ear Nose Throat J, 1992, 71(7):300–305

[35] Hughes RG, Jones NS, Robertson IJ. The endoscopic treatment of cerebrospinal fluid rhinorrhoea: the Nottingham experience. J Laryngol Otol, 1997, 111(2):125–128

良性施万细胞瘤和恶性外周神经髓鞘瘤

定　义

（ICD-O code 9560/0 & 9540/3）

神经鞘膜瘤，起源于神经组织周围的施万细胞（ICD-O code 9560/0）。当其为恶性时，其被称为恶性外周神经鞘膜瘤（MPNST）（ICD-O code 9540/3）。

病　因

这些肿瘤可能起源于三叉神经眼支和上颌支，但也有报道来自颈动脉丛自主神经纤维或蝶腭神经节[1]。已有报道称施万细胞瘤与除视神经外的所有脑神经有关。然而，确切的神经和（或）纤维起源却很难确定。

神经外科文献中也记录了几个起源于额叶下区域并累及前颅窝和鼻窦的病变。这些病变通常是由三叉神经/神经节引起的。

别　名

Verocay 在 1910 年第一次描述了神经鞘膜瘤，他相信其来源于施万细胞[2]。Antoni 在 1920 年描述了病变的两种特征，而第一例鼻部"神经瘤"的报道是在 1926 年[3]。Stout 在 1935 年使用"神经鞘膜瘤"[4]。

恶性施万细胞瘤，或 MPNST，也被描述为神经源性肉瘤或神经瘤。

发病率

神经鞘膜瘤在上呼吸消化道的任何部位均可能见到；25%~40% 的神经鞘膜瘤在头颈部、耳后，鼻部和鼻窦是最常见的发病部位[5]。尽管如此，据估计，总体上只有 4% 的神经鞘膜瘤会发生在这一区域[6-7]。他们通常独立发生，与任何遗传性疾病无关[8]。

MPNST 的发病率极低，目前只有 30~40 篇文献报道[9]。据估计 2.5%~16.5% 的 MPNST 来源于良性外周神经鞘膜瘤[10]，几乎没有此方面的大型研究。但在 1973 年，据 Ghosh 报道，在 115 例病例中，有 16 例是发生在头颈部的恶性神经鞘膜瘤[11]。

发病部位

筛窦据称是最常见的发病部位，其次是上颌窦、鼻腔和蝶窦[12]。在作者的 13 例良性、4 例恶性神经鞘膜瘤病例中，良性肿瘤主要出现在鼻腔外侧壁或鼻中隔，而恶性病变则影响筛窦或上颌窦。

在鼻腔中，病变可以侵犯鼻腔外侧壁，是为数不多的发生于下鼻甲的肿瘤[13]，也可能累及鼻中隔[14-20]。

诊断特征

临床特征

虽然从儿童到老年都有报道，但良性神经鞘膜瘤更常出现在老年患者中。其呈息肉状并伴随鼻阻塞。从作者的病例来看，并没有明显的性别或年龄差异。鼻部病变往往因为病变部位的关系而发现较早。造成鼻出血的原因是由于坏死。当翼上颌区或蝶窦受到影响时会引起疼痛，如果起源于三叉神经，可能会出现三叉神经痛。嗅觉丧失虽然令人惊讶，但并不是一个特定特征。

一些神经鞘膜瘤瘤体很大，但是临床症状却不明显[21-24]。

MPNST 也表现为肿物占位效应，但是他们更具侵袭性和破坏性，即使进行根治性切除仍有高复发倾向，也证明其具有转移能力[9]。

影像学表现

良性神经鞘膜瘤生长缓慢，尽管可出现一些局部浸润、骨重建或侵蚀的情况，但通常呈局限性病变[1]。CT 是主要的检查手段，但是 MRI 可能有助于将肿瘤从周围发炎区域或分泌物中区分出来（图 15.7、图 15.8）[25]。增强 CT 可以发现中央低密度，周边强化，这是因为周边血供丰富，而中心囊性变或坏死[20]。神经鞘膜瘤 T1W MRI 上的影像从等密度到低密度不同，增强后有强化，很少钙化[26]。

组织学特征与鉴别诊断

典型的肿瘤是由几个细胞区混合而成：束状型 Antoni A（细胞区），网状型 Antoni B（少细胞区）。有时会出现栅栏样细胞和贝罗凯小体。一些肿瘤会发生囊性变性。当其他一些肿瘤出现显著的核多形性时，被称为"古老型神经鞘膜瘤"[27]。

神经鞘膜瘤对 S100 的强烈免疫反应对诊断有所帮助。偶尔也对 CD34 有反应，但是反应不及神经纤维瘤对 CD34 的反应强[5,27]。这些病变必须与神经纤维瘤和广泛的纤维瘤病变区分开。

NPNST 必须和其他肉瘤鉴别，MPNST 通常少细胞，并且很少出现栅栏样核，但是其仍可以与纤维肉瘤混淆。再次，MPNST 对 S100 呈现阳性，但是与良性周围神经鞘瘤相比，MPNST 细胞有更多的有丝分裂[28]。MPNST 通常呈梭形细胞束排列，有丝分裂率高，并且细胞边界不规则[29-30]。

自然病程

缓慢的潜伏性增长可能会导致大的病变，主要取决于病变的部位。病变最终可能扩展到

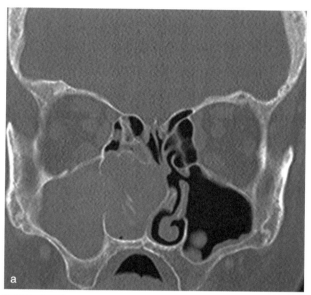

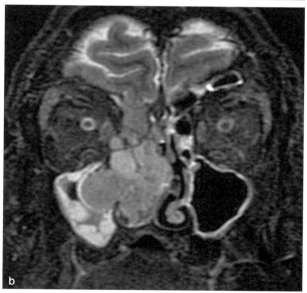

图 15.7a，b　a. 神经鞘瘤。冠状位 CT 示右鼻腔软组织团块，上颌窦不透明影像，以及鼻中隔移位。b. 同一患者冠状位 MRI 示鼻腔内不均一信号的分叶状团块，进入并堵塞上颌窦

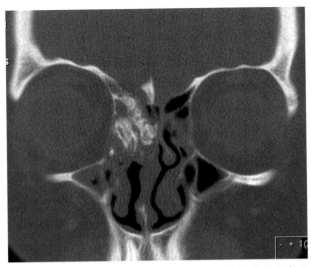

图 15.8　冠状位 CT 扫描示患者恶性周围神经鞘瘤伴有新生骨形成。内镜下手术切除肿块、颅底和纸样板

眼眶或前颅底，有一些病例起病于前颅窝，并且向下方生长。

对于恶性病变是否由良性神经鞘膜瘤或神经纤维瘤恶变而来存在许多争议[14]，但在梅奥医学中心 71 年间收集的 120 例全身各部位的大型 MPNST 队列中，至少有半数患者出现 I 型多发性神经纤维瘤病（NF1）[31]。尽管局部病灶已治愈，5~10 年后仍可发生远端转移扩散，这一现象与其他一些神经外胚层肿瘤相似，虽然在 27 例头颈部肿瘤患者中并未出现颈部转移[32]，而 18% 的病例出现肺部和肝脏的远端扩散。

治疗与结局

无论良性还是恶性，当肿瘤侵及范围大并波及前颅窝时，就需要采用鼻侧切开术、面中掀翻和颅面切除术[33-35]。根据起源于颅内的病变部位和程度，可能需要一系列的手术入路，包括经上颌窦入路、乙状窦前入路、乙状窦后入路、额颞入路、经外侧裂入路、经小脑幕入路和额叶下入路[36-37]。

可以使用内镜完成鼻窦和颅底神经鞘瘤的手术[38-39]。虽然作者早期进行的是开放性手术，但在 1994 年后内镜切除手术被大量应用[40-43]（表 15.5、表 15.6）。

尽管在治疗一些颅底病变，比如 Esposito 等[40] 描述的鞍内型肿瘤以及 Kurshel 及其同事部分切除的侵犯嗅神经的极其罕见病变，技术上存在一些挑战，但良性神经鞘瘤在完全切除后不会复发。只有一例良性鼻窦神经鞘瘤病例出现了复发，肿瘤已经扩散到额窦外侧，4 个月后通过一个局部外入路再次切除，随访 4 年没有复发。

相比之下，MPSNT 因为具有浸润性而经常"复发"，患者常需接受渐进的根治性切除手术，且常以失败告终[44]。在作者的 4 例患者中，2 例在最初接受了开放性手术后的 1 年后复发，继续接受更大范围的切除手术，包括眶内容物切除，其中 1 例还接受了放疗。不幸的是，2 例病例的存活期均不超过 2 年。

那些起源于 NF1 相关的神经纤维瘤的 MPSNT 是高度恶性的肿瘤，复发率高达 80%，不论采取任何治疗手段，5 年存活率只能达到 15%~30%。在 27 例病例中，有 6 例病变部位在鼻部和鼻窦，Vege 等[32] 记录了 5 年存活率为 33%，15% 的患者由于晚期局部病变在 18 个月

表 15.5　良性和恶性神经鞘瘤：个体病例资料 1986—2010

例数	年龄（岁）		男：女	ESS	LR	MFD	CFR	结局	随访
	范围	平均值							
良性 13	26~64	39.3	7：6	8	1	2	2	1 例 4 个月后复发 12 例存（93%）	2~12 年
恶性 4	41~53	46.7	2：2	2	2	48	11	50%6 个月后复发 2 例 2 年后死于该病 2 例存活	1 年，26 年

CFR：颅面联合切除术；ESS：鼻内镜鼻窦手术；LR：鼻侧切开术；MFD：面中部掀翻术

表 15.6　经蝶窦入路鼻内镜手术治疗施万细胞瘤

文献	患者总数	施万细胞瘤例数	组织学诊断（部位／起源）	切除程度	并发症	随访
Esposito 等 [40]	病例报道	1	施万细胞瘤（蝶鞍内）	次全切除	无	12 个月
Kanaan 等 [41]	病例报道	1	施万细胞瘤（嗅神经）	次全切除	无	失访
Kassam 等 [42]	40	6	施万细胞瘤（三叉神经）	全切 5 例 次全切除 1 例	一过性外展神经麻痹 1 例	失访
Kurschel 等 [43]	58	2	施万细胞瘤 a 施万细胞瘤（三叉神经）	部分切除 1 例 全切 1 例	无	35~37 个月

a 施万细胞瘤从左侧后颅窝蔓延至同侧上颌窦，累及左侧中颅窝、颞下窝和蝶鞍区域

内死亡。18.5% 的患者出现远端转移，而在最后的 5 年里，只有 15% 的患者没有出现肿瘤复发。主要的预后因素与肿瘤的大小相关，肿瘤直径大于 5cm 的患者预后会更差。肿瘤的级别与存活率之间并无显著相关性。

MPSNT 对放射线并不敏感，但放疗用于手术的辅助治疗及复发的治疗比预期的更有希望 [1,32]。长春新碱、环磷酰胺和丝裂霉素 D 的化疗也被用于复发的治疗 [32]。

参考文献

[1] Mey KH, Buchwald C, Daugaard S, et al. Sinonasal schwan-noma—a clinicopathological analysis of five rare cases. Rhinology, 2006, 44(1): 46–52

[2] Verocay J. Zur Kenntnis der Neurofibrome. Beitrage Pathol Anat Allergy, 1910, 48:1–6

[3] Antoni N. Uber Ruckenmarkstumoven und Neuro-fibrome. Munich: Bergmann-Verlag, 1920:413–423

[4] Stout A. Peripheral manifestations of specific nerve sheath tumours. Am J Cancer, 1935, 24:751–796

[5] Buob D, Wacrenier A, Chevalier D, et al. Schwannoma of the sinonasal tract: a clinicopa-thologic and immunohistochemical study of 5 cases. Arch Pathol Lab Med, 2003, 127(9):1196–1199

[6] Younis RT, Gross CW, Lazar RH. Schwannomas of the paranasal sinuses. Case report and clinico-pathologic analysis. Arch Otolaryngol Head Neck Surg, 1991, 117(6):677–680

[7] Braunschweig F, Kramer MF, Assmann G, et al. Schwannoma of the nasal cavity: a case report. [Article in German] HNO, 2007, 55(13):1013–1016

[8] Karaman E, Yilmaz S, Ozçora E, et al. Schwannoma of the lateral nasal wall:two case reports and a review of the literature. J Otolar-yngol, 2007, 36(3):E1–4

[9] Mannan AA, Singh MK, Bahadur S, et al. Solitary malignant schwannoma of the nasal cavity and paranasal sinuses: report of two rare cases. Ear Nose Throat J, 2003, 82(8):634–636, 638, 640

[10] Leslie MD, Cheung KY. Malignant transformation of neuro-fibromas at multiple sites in a case of neurofibromatosis. Postgrad Med J, 1987, 63(736): 131–133

[11] Ghosh BC, Ghosh L, Huvos AG, et al. Malignant schwan-noma. A clinicopathologic study. Cancer, 1973, 31(1): 184–190

[12] Sheikh HY, Chakravarthy RP, Slevin NJ, et al. Benign schwannoma in paranasal sinuses: a clinicopathological study of five cases, emphasising diag-nostic difficulties. J Laryngol Otol, 2008, 122(6):598–602

[13] Khnifies R, Fradis M, Brodsky A, et al. Inferior turbinate schwannoma: report of a case. Ear Nose Throat J, 2006, 85(6):384–385

[14] Butugan O, Grasel SS, de Almeida ER, et al. Schwan-noma of the nasal septum. Apropos of 2 cases. Rev Laryngol Otol Rhinol (Bord), 1993, 114(1):33–36

[15] Berlucchi M, Piazza C, Blanzuoli L, et al. Schwannoma of the nasal septum: a case report with review of the literature. Eur Arch Otorhinolaryngol, 2000, 257(7):402–405

[16] Wada A, Matsuda H, Matsuoka K, et al. A case of schwan-noma on the nasal septum. Auris Nasus Larynx, 2001, 28(2): 173–175

[17] Cakmak O, Yavuz H, Yucel T. Nasal and paranasal sinus schwannomas. Eur Arch Otorhinolaryngol, 2003, 260(4): 195–197

[18] Facon F, Forman C, Paris J, et al. [A case of nasal septum schwannoma: endoscopic resection]. Ann Otolaryngol Chir Cervicofac, 2004, 121(3):179–183

[19] Wang LF, Tai CF, Chai CY, et al. Schwannoma of the nasal septum: a case report. Kaohsiung J Med Sci, 2004, 20(3): 142–145

[20] Rajagopal S, Kaushik V, Irion K, et al. Schwannoma of the nasal septum. Br J Radiol, 2006, 79(943):e16–e18

[21] Schwartz TH, Bruce JN. Extended frontal approach with bilateral orbitofrontoethmoidal osteotomies for removal of a giant extracranial schwannoma in the nasopharynx, sphenoid sinus, and parapharyngeal space. Surg Neurol, 2001, 55(5):270–274

[22] Bezircioğlu H, Sucu HK, Rezanko T, et al. Nasalsubfrontal giant schwannoma. Turk Neurosurg, 2008, 18(4):412–414

[23] George KJ, Price R. Nasoethmoid schwannoma with intra-

cranial extension. Case report and review of literature. Br J Neurosurg, 2009, 23(1):83–85

[24] Zheng K, Jiang S, Xu JG, et al. Giant cranio-nasal schwannoma. J Clin Neurosci, 2010, 17(4): 520–522

[25] Dublin AB, Dedo HH, Bridger WH. Intranasal schwannoma: magnetic resonance and computed tomography appearance. Am J Otolaryngol, 1995, 16(4):251–254

[26] Osborn A. Diagnostic Neuroradiology. St Louis: Mosby, 1994

[27] Hasegawa SL, Mentzel T, Fletcher CD. Schwannomas of the sinonasal tract and nasopharynx. Mod Pathol, 1997, 10(8):777–784

[28] Hellquist HB, Lundgren J. Neurogenic sarcoma of the sinonasal tract. J Laryngol Otol, 1991, 105(3):186–190

[29] Wanamaker J, Wanamaker H, Kotton B, et al. Schwannomas of the nose and paranasal sinuses. Am J Rhinol, 1993, 7:59–65

[30] Gillman G, Bryson PC. Ethmoid schwannoma. Otolaryngol Head Neck Surg, 2005, 132(2):334–335

[31] Ducatman BS, Scheithauer BW, Piepgras DG, et al. Malignant peripheral nerve sheath tumors. A clinicopathologic study of 120 cases. Cancer, 1986, 57(10):2006–2021

[32] Vege DS, Chinoy RF, Ganesh B, et al. Malignant peripheral nerve sheath tumors of the head and neck: a clinicopathological study. J Surg Oncol, 1994, 55(2):100–103

[33] Shugar MA, Montgomery WW, Reardon EJ. Management of paranasal sinus schwannomas. Ann Otol Rhinol Laryngol, 1982, 91(1 Pt 1):65–69

[34] Howard DJ, Lund VJ. The role of midfacial degloving in modern rhinological practice. J Laryngol Otol, 1999, 113(10): 885–887

[35] Howard DJ, Lund VJ, Wei WI. Craniofacial resection for tumors of the nasal cavity and paranasal sinuses: a 25-year experience. Head Neck, 2006, 28(10):867–873

[36] Ramina R, Mattei TA, Sória MG, et al. Surgical management of trigeminal schwannomas. Neuro-surg Focus, 2008, 25(6): E6, discussion E6

[37] Gupta SK. Trans-sylvian transtentorial approach for skull base lesions extending from the middle fossa to the upper petroclival region. Br J Neuro-surg, 2009, 23(3):287–292

[38] Klossek JM, Ferrie JC, Goujon JM, et al. Endoscopic approach of the pterygopalatine fossa: report of one case. Rhinology, 1994, 32(4):208–210

[39] Pasquini E, Sciarretta V, Farneti G, et al. Endoscopic endonasal approach for the treatment of benign schwannoma of the sinonasal tract and pterygopalatine fossa. Am J Rhinol, 2002, 16(2):113–118

[40] Esposito F, Cappabianca P, Del Basso De Caro M, et al. Endoscopic endonasal transsphenoidal removal of an intra-suprasellar schwannoma mimicking a pituitary adenoma. Minim Invasive Neurosurg, 2004, 47(4):230–234

[41] Kanaan HA, Gardner PA, Yeaney G, et al. Expanded endoscopic endonasal resection of an olfactory schwannoma. J Neurosurg Pediatr, 2008, 2(4):261–265

[42] Kassam AB, Prevedello DM, Carrau RL, et al. The front door to Meckel's cave: an anteromedial corridor via expanded endoscopic endonasal approach—technical considerations and clinical series. Neurosurgery, 2009, 64(3 Suppl): ons71–82; discussion ons82–83

[43] Kurschel S, Gellner V, Clarici G, et al. Endoscopic rhino-neurosurgical approach for non-adenomatous sellar and skull base lesions. Rhinology, 2011, 49(1):64–73

[44] Sanchez-Mejia RO, Pham DN, Prados M, et al. Management of a sporadic malignant subfrontal peripheral nerve sheath tumor. J Neurooncol, 2006, 76(2):165–169

恶性蝾螈瘤

定义与病因

恶性蝾螈瘤（MTT）是一种非常罕见的肿瘤，最初在1932年被Masson描述为一种恶性施万细胞瘤，并伴有成横纹肌细胞的分化[1]。它获得"恶性蝾螈瘤"这个名称是在40年以后[2]，这个名称被用来定义其多向分化的能力，取蝾螈的四肢有再生能力之意。肿瘤成分最为可能的解释是新生的施万细胞转变为横纹肌，用于维持神经嵴进行间充质分化的能力。

病变部位

文献中只有少数关于鼻窦病例的报道，Heffner和Gnepp1992年收集的病例最多[3]。Nicolai等对8例病例进行了讨论，发现其鼻腔均有病变，并且其中3个病例的病变已经发展到临近的鼻窦[4]。此后陆续有一些鼻窦区域病变的报道[5-7]。Terzic等[6]报道了7例病例，其中4例有鼻窦病变，而其余的累及下颌骨、颞骨和枕骨。他们还在文献中综述了46例病例，其中24例肿瘤侵袭鼻窦。

诊断特征

超多半数（57%）的病例与NF1有关，且放疗可能是疾病发展的一个因素[6]。通常肿瘤在年轻人中多见，无性别差异。虽然与NF1相关的肿瘤的发病年龄较低（平均年龄26岁），但Terzic等在文献中发现其发病年龄在3~83岁（平均年龄40岁），整个头颈部队列有29例男性，24例女性患者[6]。

鼻窦病变主要引起鼻塞或鼻出血。虽然肺、

脑、肝、乳腺和骨骼的转移扩散很少见，但是鼻部病变却是例外。

组织病理学上 MTT 的诊断标准要求病变侵及外周神经，或患有 NF1 的患者表现出神经鞘瘤的生长特性并有真正的新生成横纹肌细胞[8]。

影像学并没有特异性，但最好行 CT 和 MRI 检查以明确肿物特征。

治疗与结局

该病的治疗在很大程度上依赖于手术，有时还需辅以放疗。根治手术可以达到比期望值更好的结果（$P=0.036$），并且在最近的病例治疗中有人提出内镜切除术，作者已经在 1 例患者中用了内镜切除术。由于加用辅助放疗的病例较少，因此不在此处讨论。总体来说，对于侵及头颈部的蝾螈瘤，5 年存活率为 49%，10 年存活率为 37%，存活 6.5 年以上的无死亡病例报道[6]。鼻窦病变的总体预后比身体其他部位的病变要好，超过 80% 的病例能存活 5 年以上[6]，与之相比，身体其他部位的 MTT 的总生存率和肿瘤特异性生存率分别为 11% 和 26%[8-9]。

参考文献

[1] Mason P. Recklinghausen's neurofibromatosis, sensory neuromas and motor neuromas.//Libman Anniversary. Vol 2. New York: International Press, 1932:793–802

[2] Woodruff JM, Chernik NL, Smith MC, et al. Peripheral nerve tumors with rhabdomyosarcomatous differentiation (malignant "Triton" tumors). Cancer, 1973, 32(2):426–439

[3] Heffner DK, Gnepp DR. Sinonasal fibrosarcomas, malignant schwannomas, and "Triton" tumors. A clinicopathologic study of 67 cases. Cancer, 1992, 70(5):1089–1101

[4] Nicolai P, Tomenzoli D, Berlucchi M, et al. Malignant triton tumor of the ethmoid sinus and nasal cavity. Ann Otol Rhinol Laryngol, 2000, 109(9):880–886

[5] López Alvarez F, Llorente Pendás JL, Coca Pelaz A, et al. Malignant triton tumor of the infratemporal fossa. J Craniofac Surg, 2009, 20(4): 1282–1286

[6] Terzic A, Bode B, Gratz KW, et al. Prognostic factors for the malignant triton tumor of the head and neck. Head Neck, 2009, 31(5):679–688

[7] Xue T, Wei L, Qiao L, et al. Malignant triton tumour of right paranasal sinuses: case report. J Laryngol Otol, 2009, 123(5):e16

[8] Woodruff JM, Perino G. Non-germ-cell or teratomatous malignant tumors showing additional rhabdomyoblastic differentiation, with emphasis on the malignant Triton tumor. Semin Diagn Pathol, 1994, 11(1):69–81

[9] Yakulis R, Manack L, Murphy AI Jr. Postradiation malignant triton tumor. A case report and review of the literature. Arch Pathol Lab Med, 1996, 120(6):541–548

神经纤维瘤与多发性神经纤维瘤

定　义

（ICD-O code 9540/0）

施万细胞构成的无包膜肿瘤，在结构和临床行为上与施万细胞瘤有区别。

病　因

这些肿瘤可能自发形成独立病灶，或与 I 型多发性神经纤维瘤（NF1）相关。这是一种较常见的遗传性疾病，是一种外显率可变的常染色体显性遗传病。与 NF1 相关的基因定位在 17 号染色体。相比之下，NF2 与听神经瘤相关（实质上是神经鞘瘤）且由染色体 22q 的病变引起。美国国立卫生研究院已经制定了针对 NF1 和 NF2 的诊断标准[1-2]。

对于 NF1，至少满足下列两个或以上的标准才能进行诊断：

1. 6 个或以上的咖啡斑。

2. 2 个以上的任何类型的神经纤维瘤或 1 种丛状神经纤维瘤。

3. 腋下或擦烂区的色素过度沉着。

4. 超过 2 个虹膜错构瘤。

5. 独有的骨畸形，如蝶骨发育不良。

6. NF1 的直系亲属。

别　名

Von Recklinghausen 在 19 世纪末对 NF1 进行了描述[3]。

发病率

与 NF1 相关的症状在活产儿中发生率约为 1/4000。神经纤维瘤中 NF1 一般占 90%[4-6]并且与其他神经源性肿瘤如视神经胶质瘤相关[7]。

在作者的 5 例鼻窦患者中，没有与 NF1 相关的病例。

病变部位

单灶或多灶纤维瘤可能遍及上呼吸消化道。它们在鼻腔鼻窦中仍然比较罕见，并且很难确定其在外周神经鞘的起源。丛状病变是一种 NF1，可能在眼眶区域更为常见。独立病变在鼻腔中已有报道，如下鼻甲[8-9]、鼻中隔[10-11]或鼻窦[12]。

诊断特征

临床特征

尽管神经纤维瘤往往为单发病变，但也应该关注其他多发性神经纤维瘤的病变迹象。其发病年龄与神经鞘瘤相比要小，尤其是当其与 NF1 相关时，通常在 20~40 岁或更年轻时发病。发病率无性别差异，也无人种差异。

尽管 NF1 会感到疼痛，但独立的肿瘤生长缓慢。如同预期，其症状最初是鼻塞，然后可能发生眼移位和鼻窦阻塞。

在作者的 5 例患者中，有 2 例男性，3 例女性，年龄在 37~53 岁（平均年龄 47.8 岁）。其中 4 例出现眼部症状，伴有渐进性眼球突出，而第 5 例患者有单侧鼻阻塞症状，反映出其病源部位（表 15.7）。

影像学表现

病变可能出现明显的边界（尽管并不是被膜包裹）或呈丛状。CT 和 MRI 检查可能都需要进行，特别是怀疑颅内异常，区分肿瘤与炎症和鼻窦分泌物时（图 15.9）。MRI 优先用于监测和后续治疗。

组织学特征与鉴别诊断

（见表 15.8）

大体观，病变可能比较明显，并且与病变起源处的神经密切相关。在显微镜下，其是由一致的梭形细胞与迂回或波状细胞核、胶原纤维和黏液样基质混合而成。梭形细胞可能是成纤维细胞、神经突起和施万细胞，所以在进行免疫组化染色时，S100 和 CD34 表达可能呈阳性。

丛状纤维瘤看起来像一个增厚扭曲的神经干。

小块活检或许比较难以区分其与神经鞘瘤。神经纤维瘤也可能与黏液瘤、纤维瘤、血管瘤和 MPNST 混淆。

过去有 5 种不同的神经纤维瘤[13]：

1. 黏液状——基质中充满黏蛋白；S100 阳性，有别于黏液瘤。

2. 胶原状——基质中存在厚胶原束。

3. 上皮样——肿瘤细胞被嗜酸性胞浆环绕。

4. 颗粒状——细胞中含有过碘酸 - 希夫反应阳性的颗粒和细胞质抗淀粉酶。

5. 色素样——分散的细胞含有黑色素；S100、HMB45（单克隆小鼠抗人黑素体抗体）和黑色素 A 呈阳性。

肿瘤的恶变比较罕见，尤其对于单发肿瘤，但是可能在多病灶（如 NF1）中出现。细胞增多、有丝分裂、非典型性及侵袭性生长都证实了这一点（见 MPNST）。这些病变必须与纤维肉瘤区分。

表 15.7　神经纤维瘤：个体病例资料

序号	性别	年龄（岁）	部位	治疗	结果
1	男	53	眼眶	眶外侧壁切开术及侧颅底切除术	AWR 10 年
2	女	42	眼眶	眶外侧壁切开术及面中部掀翻术	A&W 9 年
3	女	48	眼眶	面中部掀翻术	AWR 8 年
4	男	59	侧颅底	侧颅底切除术	A&W 8 年
5	女	37	鼻腔侧壁	内镜下切除术	A&W 5 年

A&W：存活良好；AWR：存活复发

表 15.8　成纤维细胞瘤和施万细胞肿瘤的病理鉴别

	纤维肉瘤	神经鞘瘤	神经纤维瘤	神经源性肉瘤
边界	浸润	包裹	浸润	浸润
低倍镜显示	中等细胞密度	细胞丰富（Antoni A）	中等细胞密度	细胞丰富
纤维组织	随细胞密度增高而减少	多少不一	少量	少量
黏液样组织	少见	局部（Antoni B）	主要成分	?
核形态	纺锤形	锥形	锥形	纺锤形
核异型性	少	奇异	奇异	少
核分裂活性	中度	少见	少见	很多

资料来源：参考文献 [7]

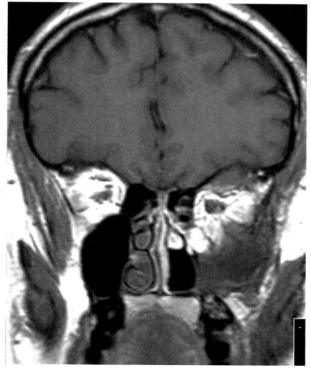

图 15.9　冠状位 MRI（钆增强后 T1 加权）示神经纤维瘤侵及左眼眶及上颌窦

自然病程

神经纤维瘤是生长缓慢的肿瘤，其症状的出现是由于压迫和局部浸润。自身的骨侵蚀并不能说明其发生了恶变。然而，病变的快速生长，特别是 NF1，则非常可疑。

治疗与预后

与几乎所有的良性肿瘤一样，完全切除可以治愈，但很难实现。根据病变的部位和程度，用内镜或其他任何外部入路手术进行切除可能

都会有效[14]。在作者的病例中，4 例需要外侧开眶 / 侧颅底切除，其中 2 例利用面中掀翻进行辅助。只有 1 例适合进行鼻内镜切除。在 2 例尚有残余视力的患者中，眶尖和海绵窦浸润说明肿瘤并未完全切除，他们仍然要接受定期的 MRI 检查和眼眶评估。

丛状病变尤其难以根除，发生恶变的肿瘤治疗效果不佳（见 MPNST），尽管进行了许多手术和辅助治疗，但大多数患者还是会死亡。

参考文献

[1] National Institutes of Health Consensus Development Conference. Neurofibromatosis. Conference statement. Arch Neurol, 1988, 45(5): 575–578

[2] Gutmann DH, Aylsworth A, Carey JC, et al. The diagnostic evaluation and multidisciplinary management of neurofibromatosis 1 and neurofi-bromatosis 2. JAMA, 1997, 278(1):51–57

[3] Von Recklinghausen J. Die fibrose oder deformiende osteite. Festschrift R Virchow zei Seinem. Berlin: Geburtage, 1881

[4] Riccardi VM. Neurofibromatosis: past, present, and future. N Engl J Med, 1991, 324(18):1283–1285

[5] Friedman JM. Epidemiology of neurofibromatosis type 1. Am J Med Genet, 1999, 89(1):1–6

[6] Greenberg M. Handbook of Neurosurgery. 6th ed. New York: Thieme, 2006

[7] Perzin KH, Panyu H, Wechter S. Nonepithelial tumors of the nasal cavity, paranasal sinuses and nasopharynx. A clinicopathologic study. XII: Schwann cell tumors (neurilemoma, neurofibroma, malignant schwannoma). Cancer, 1982, 50(10): 2193–2202

[8] Moreno PM, Meseguer DH. Solitary neurofibroma of the inferior nasal turbinate. Auris Nasus Larynx, 1998, 25(3): 329–331

[9] Manganaris A, Tsompanidou C, Manganaris T. A peripheral nerve sheath tumour as a cause of nasal obstruction. J Laryngol

Otol, 2006, 120(12):e44

[10] Annino DJ Jr, Domanowski GF, Vaughan CW. A rare cause of nasal obstruction: a solitary neurofibroma. Otolaryngol Head Neck Surg, 1991, 104(4):484–488

[11] Kim YD, Bai CH, Suh JS, et al. Transnasal endoscopic excision of an isolated neurofibroma of the nasal septum. Rhinology, 1997, 35(2):89–91

[12] Stevens DJ, Kirkham N. Neurofibromas of the paranasal sinuses. J Laryngol Otol, 1988, 102(3): 256–259

[13] Batsakis J. Pathology of the nasal cavity and para-nasal sinuses.//Thawley S, Panje W, Batsakis J, et al. Comprehensive Manual of Head and Neck Cancer. Philadelphia: WB Saunders, 1999:144–148

[14] Hirao M, Gushiken T, Imokawa H, et al. Solitary neurofibroma of the nasal cavity. J Laryngol Otol, 2001, 115:1012–1014

脑膜瘤

定　义

（ICD-O code 9530/0）

一种中枢神经系统的良性肿瘤，被认为起源于脑膜的蛛网膜帽状细胞。

病　因

侵及上呼吸消化道的病变有以下几种发生方式：

· 颅内肿瘤直接向颅外延伸。

· 从蛛网膜细胞和脑神经（例如视神经）向颅外生长，沿脑神经从颅骨孔隙离开颅腔。

· 来自异位的蛛网膜细胞可能有颅外生长，且没有明显的颅内连接。

· 一种颅内肿瘤的转移[1]。

颅内脑膜瘤的发生与 Ⅱ 型神经纤维瘤（NF2）[2]相关，并且在放射暴露后发生率增加。

发病率

脑膜瘤通常是一种颅内肿瘤（90%），占颅内原发肿瘤的15%。相比之下，真正的颅外脑膜瘤相对罕见，因为蛛网膜细胞一般不会出现在鼻窦区域。

病变部位

蛛网膜细胞所在的任何地方都可能发生脑膜瘤，因此脊柱也可能发生（9%），但其他位于头颈部的颅外病变也可能发生（1%）。前颅底脑膜瘤占40%的颅内脑膜瘤，常累及嗅沟、鞍结节和蝶骨嵴，也可能累及单侧或双侧眼眶[3-5]。约20%的病变发展到颅外，将这些侵犯部位按降序排列为：眼眶、颅骨外表面及头皮软组织、鼻窦和翼突区域[6]。嗅沟病变可能向下扩散，通过筛板进入筛骨。据估计，这种情况发生在15%的病例中[7]。

文献中的病例报道显示，颅外脑膜瘤可能累及鼻窦，偶尔也累及鼻腔，但病例报道数量并不多。病例数最多的报告之一是 Perzin 等在1984年报道的12例病例[8]。Thompson 在2000年发表的文献综述中，共有98例病例，但随后仅有少数病例报道被发表[9]。应该提出颅内来源的假设，除非影像学分析或其他早期的缺乏足够调查的病例报道能证明其仅为颅外扩展。在作者的11例颅外脑膜瘤病例中，额叶区和眼眶是最常见的受累区域（表15.9、表15.10）。

诊断特征

临床特征

颅内病变的发病峰值年龄在40~60岁，且在女性中更为常见。特异性的神经功能缺损显然取决于病变部位和大小。病变发生在嗅沟时，可能会发生嗅觉丧失，但往往不会立即引起患者的关注。视觉丧失和头痛与鞍结节处的脑膜瘤相关[10-11]。

颅外鼻腔鼻窦病变发病年龄范围很宽（9~76岁，平均年龄43岁），无性别差异，虽然在近期分析的100例病例中，男性发病较为多见[9]。在作者的病例中，8例为男性，3例为女性，年龄在14~75岁（平均年龄49岁）。大多数患者出现了肿物引起的症状，鼻塞、嗅觉减退、额部肿块等面部畸形[12-14]，有时会出现鼻出血。病变累及眼眶会引起眼球突出、视野变化、色觉丧失[15]。脑膜瘤是极少数会引起双目失明的肿瘤之一，因为其涉及视交叉，并且在作者的3例患者中发生了该症状。

在鼻部检查中可能发现坚硬的息肉，双侧"息肉"也有报道[16]。

影像学表现

CT 增强和 MRI 是最主要的诊断方法和随访手段[3]，虽然在某些病例中可以通过内镜活检来证实（图 15.10~15.14）[17]。脑膜瘤在 CT 中呈等密度至稍高密度，影像均匀，增强后界限清晰。临近处会出现骨质增生，这提醒耳鼻喉外科医生可能存在脑膜瘤。颅内病变可能会有周围水肿和钙化。

在 T1W MRI 检测中，病变中等密度至低密度；在 T2W 影像表现多变，且可能是高密度的。用钆对比剂增强的肿瘤可以看见一个"脑膜尾征"。可以使用其他的检测技术来显示肿物与神经血管的关系。

此区域的颅外病变可由在 CT 上检测到的临近区域的骨质增生和软组织肿块 ± 钙化来诊断，然后用 MRI 进一步诊断。确认其不存在颅内连接或颅内成分是至关重要的。骨质增生的原因尚不明确，由于其可能在离病变部位很远的地方出现，表明可能有额外的生长因子参与其中。但是，有时单独的软组织肿块可能会充满鼻窦并使鼻窦扩张，看起来像黏液囊肿[18]。

鼻窦扩张（Pneumosinus dilatans）是一种异常的鼻窦扩张，可能与脑膜瘤（以及良性骨纤维病变）相关。Benjamins 在 1918 年[19]首次描述了这一疾病，此病可以出现在除了上颌窦之外的任何鼻窦。20%~38% 的颅底脑膜瘤被报道出现鼻窦扩张。

组织学特征与鉴别诊断

这些病变是典型的局限性病变，且统一呈橡胶样。有一些呈斑块状生长而非形成肿块。病变分为 3 个等级[3,5,20]。

·1 级：成纤维细胞型、过渡性、沙粒体型、内皮型（血管瘤性）。

·2 级：非典型的细胞过多、频繁的有丝分

表 15.9　颅外脑膜瘤：个体病例资料

男	女	年龄（岁）	部位	治疗	结果
1		38	额骨	额部开颅手术（×2） 放疗 颅面联合切除术	14 年后 DOD
1		73	额骨	颅面联合切除术 钛板	6 年后 A&W
1		39	额骨	颅面联合切除术 开颅手术	2 年后 DOD
1		14	眼眶	眼眶探查术（×6） 双侧额部开颅手术 颅面联合切除术 + 眶内容物切除术	随访 9 年 AWR，后来失访
1		61	眼眶	眶内容物切除术	11 年后 A&W
1		25	眼眶	外侧开眶术（×2） 开颅手术 眶内容物切除术	16 年后 A&W
	1	40	筛骨、颅底	颅面联合切除术（×2）	10 年后 DOD
	1	75	额筛区	鼻侧切开术	10 年后 DICD
1		64	鼻中隔	鼻侧切开术 ×1 颅面联合切除术	26 年后 A&W
	1	40	嗅沟、颅底	颅面联合切除术	A&W，2 年后失访

A&W：存活良好；AWR：存活复发；DOD：死于疾病；DICD：死于并发疾病

裂及坏死。

·3级：恶性的或间变性的、具有侵袭性、会复发但是很少转移。

大部分病变（90%）属于1级。沙粒状小体呈层状钙化，与脑膜瘤相关，但不是特异性的，因为其可以在甲状腺癌和某些卵巢癌中出现[21]。

颅外脑膜瘤具有相同的组织学特征，并且通常1级脑膜瘤由丰满的梭形细胞轮生小结组

表15.10　颅外脑膜瘤：文献中的病例及个体病例资料

全部病例[a]	n=121
性别	
女	60
男	45
出现症状年龄	
范围	9~76岁
平均年龄	46.1岁
女性（平均年龄）	50.5岁
男性（平均年龄）	39.0岁
症状持续时间	
范围	0.1~40年
平均时间	5.1年
肿瘤部位	
仅限筛窦	5
仅限额窦	11
仅限鼻腔	4
仅限鼻咽部	6
仅限上颌窦	5
仅限蝶窦	17
仅限鼻窦	19
鼻腔及鼻窦（NOS）	51
眼眶	3
CNS连接	
有	38
无	65
未知	18
有复发/残留肿瘤证据	47

NOS：无其他特异性

a 文献报道中并非每一处都对参数做了说明，因此数字不一定等于表中的总值

成。2级和3级类型很少见。沙粒状小体在1/3的病例中出现。

免疫组化可能有助于确定诊断，特别是对上皮细胞膜抗原（EMA）和波形蛋白的阳性反应[9]。约50%的脑膜瘤对黄体酮受体的抗体有免疫反应，而只有一小部分可以与细胞角蛋白和雌激素受体抗体反应。但是，应该注意与其他神经外胚层肿瘤，如神经鞘瘤、神经纤维瘤，甚至恶性黑色素瘤或嗅神经母细胞瘤，以及神经节细胞瘤和具有侵袭性的沙粒状骨化性纤维瘤进行鉴别诊断。

自然病程

这些肿瘤通常生长缓慢，并可能永远不会出现临床表现。生长速度似乎与个体的年龄相关，在老年个体中呈一种无痛性病变。然而，从作者和其他人的经验上来看，在年轻男性中病变生长迅速且有局部破坏性，即使进行了根治性手术，仍可能死亡。

治　疗

在很多病例中颅外鼻窦病变可以合理利用外入路、内镜技术，或两者结合的技术进行完全切除。在过去，鼻侧切开和外部额筛切除术被作为治疗手段，对更为严重的病变则要进行颅面切除手术[22]。内镜技术的应用也很广泛[23]，

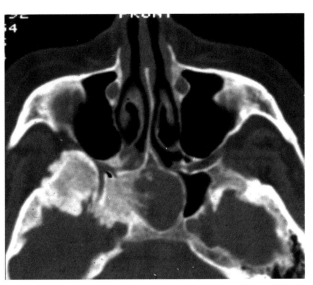

图15.10　轴位CT扫描示脑膜瘤侵及蝶窦和骨质，其中有软组织和钙化成分

但作者的病例都采用了根治性的开放手术（表15.9）。然而，因为脑膜瘤常浸润周围的正常组织，所以无论采用何种技术，广泛的根治性切除是必要的。特别是相邻骨质出现增厚时，必须假定其已经发生了脑膜瘤转移，应该立即切除。

颅内病变可以采用如下 4 种治疗策略：

·观察 ± 常规影像学检查，鉴别偶发的无症状病变及小型肿瘤，或患者不适合进行大型手术的情况。

·对有症状的病变进行手术切除 [24]。

·对手术后肿瘤残留、复发或不适合进行手术的病变进行立体定向放射治疗。

·常规放疗或立体技术可能适用于恶性病变。

神经外科技术在颅内病变中的应用超出了本书的范围，但是越来越多的鼻科医生处理侵犯颅底和眼眶的病变 [25-34]。只要说一系列联合外入路（额下、眶上和面中）和内镜入路处理侵犯鞍结节的病变就足够了 [35-39]。

内镜下经下部入路治疗颅内肿瘤的技术促进了脑膜供血的早期血行阻断，没有脑牵拉并且可以最大限度地降低死亡率，因为这种技术对周围结构的操作较少，特别是视神经和视交

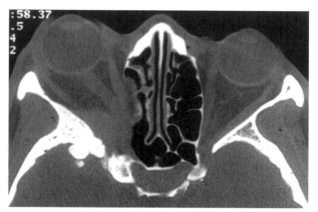

图 15.12　轴位 CT 扫描显示：一例由于蝶骨脑膜瘤骨质增生和肿物压迫眶尖，进行了眶内壁切除眶尖减压术后

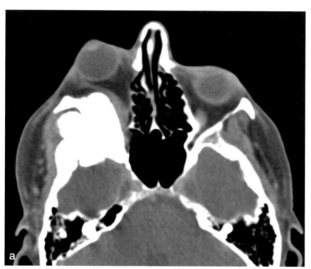

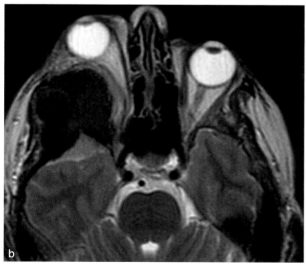

图 15.11a，b　a. 轴位 CT 扫描示脑膜瘤压迫左眼眶，蝶骨大翼骨质增生。b. 同一患者轴位 MRI（T2 加权）示钙化团块的空信号影

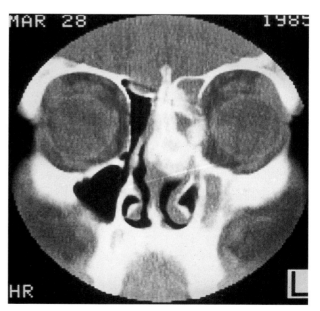

图 15.13　冠状位 CT 显示位于左侧鼻腔和筛骨的脑膜瘤，伴有高密度影

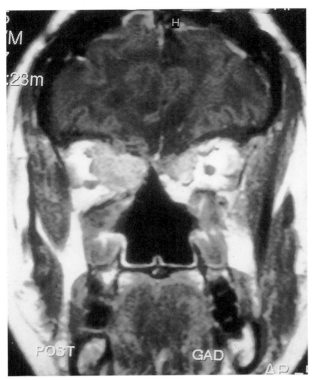

图 15.14 脑膜瘤。冠状位 MRI（钆增强后 T1 加权）显示患者虽然曾行开颅术和颅面联合切除术，双侧眼眶仍有病变

叉。Kassam 及其同事开发了一种模式化的入路技术进入颅底，大致可以划分为正中矢状位（纵轴）和旁正中位（冠状面）[34]。一般来说，当病变扩散到两侧上直肌之间的平面时有可能通过内镜观察到。这些切除手术最初会给重建带来很大困难，但这些在很大程度上已被血管化组织瓣的使用（如 Haddad 鼻中隔瓣）解决[40]，可以将术后脑脊液漏的概率从 40% 降至 5%。

眶尖、视神经管和视交叉的减压也可以通过外入路和内镜入路来实现[15,41]。虽然不能彻底解决问题，但是对于老年患者来说可以长时间改善视力。用内镜由前至后 0°~180° 去除内侧骨壁，包括蝶骨内侧壁。如有鞘膜内侵犯，可以同时切开视神经鞘膜。切口应该在上内侧的象限，以免损伤位于下部内侧象限的视神经鞘内的眼动脉（Lang 估计损伤眼动脉的概率为 15%）[42]。

结 局

一般而言，脑膜瘤长期预后良好，神经外科文献中指出其 5 年存活率达到 90%[43]。但这并不等同于无病存活率，且尽管表面上看起来进行了完全切除，但"复发"仍可以出现。这种位于颅底的病变可能在技术上是一个挑战，并且存在高并发症发生率[44-46]。在作者的病例组中，4 例因为疾病而死亡（2~14 年），4 例生存状况良好（6~26 年），1 例在治疗 10 年后死于并发疾病，2 例失访。这些数据对于进行有实际意义的分析而言过少，但是 55% 的病例需要1 种以上的治疗方法。

截至 2010 年，共报道了 82 例用内镜行鼻内入路治疗波及颅底的脑膜瘤病例[34]（表 15.10[17,47-55]），并进行了 1~51 个月的随访。病变主要发生在鞍结节。这组患者差异较大，很难进行比较，但其并发症包括短暂视力减退（6.5%）、尿崩症（短暂性的为 4.9%，永久性的为 3.7%）、脑膜炎（1.2%）、大量出血（1.2%）、颅内积气（1.2%）及死亡（1.2%）。这些数据与近期的经颅入路治疗鞍结节脑膜瘤的文献相符。不同的入路具有相似的切除率（经颅入路完全切除 86.4% vs 经内镜完全或近完全切除 86.9%），但是在数量上却有很大差异（487 vs 41），且患者的选择也显著不同。脑脊液漏在内镜手术后会比较高发，但是视觉功能在术后恶化和总体改进方面都有更好的表现[34]。

在嗅沟脑膜瘤的常规治疗及内镜治疗方面也有类似的对比研究[34]（表 15.11）。有许多病例显然不能用内镜处理，特别是脑神经外侧面的病变，必须用常规的治疗手段。具有可能涉及的神经外科手术技术的经验以及对这类肿瘤的自然病程的理解是选择更好的手术方法的先决条件。就像一直以来，手术方法是由疾病决定，而不是其他方式。

对 12 例伴有显著视力衰退的女性患者，进行了内镜下的眶尖减压术，其视觉功能在主观和客观上都有改善，包括敏锐度、RAPD 密度（相对性传入性瞳孔障碍）、视野、视觉平衡、眼

表 15.11　嗅沟脑膜瘤经颅和经内镜方法的比较

	经颅	经鼻内镜
例数	234	20
全切（平均）	90.7%	75%
死亡率（平均）	1%	0
总体并发症发生率		
平均	25.5%	
范围	0~46.6%	
脑脊液漏		
平均	9.4%	25%
范围	0~20%	

资料来源：参考文献 [34]

球动度、缓解眼球突出，并且无明显并发症[15]。平均随访 45 个月（范围 5~96 个月），在 4~5 年后仅有 2 例病例出现进一步恶化。

无论使用哪种方法，通常患者都需要长期随访。

参考文献

[1] Friedman CD, Costantino PD, Teitelbaum B, et al. Primary extracranial meningiomas of the head and neck. Laryngoscope, 1990, 100(1):41–48

[2] Barnholtz-Sloan JS, Kruchko C. Meningiomas: causes and risk factors. Neurosurg Focus, 2007, 23(4):E2

[3] Drummond KJ, Zhu JJ, Black PM. Meningiomas: updating basic science, management, and outcome. Neurologist, 2004, 10(3):113–130

[4] Greenberg M. Meningiomas. Handbook of Neurosurgery. 5th ed. New York: Thieme, 2001: 407–410

[5] Whittle IR, Smith C, Navoo P, et al. Meningiomas. Lancet, 2004, 363(9420):1535–1543

[6] Batsakis JG. Pathology consultation. Extracranial meningiomas. Ann Otol Rhinol Laryngol, 1984, 93(3 Pt 1):282–283

[7] Hentschel SJ, DeMonte F. Olfactory groove meningiomas. Neurosurg Focus, 2003, 14(6):e4

[8] Perzin KH, Pushparaj N. Nonepithelial tumors of the nasal cavity, paranasal sinuses, and nasopharynx. A clinicopathologic study. XIII: Meningiomas. Cancer, 1984, 54(9): 1860–1869

[9] Thompson LD, Gyure KA. Extracranial sinonasal tract meningiomas: a clinicopathologic study of 30 cases with a review of the literature. Am J Surg Pathol, 2000, 24(5):640–650

[10] Swain RE Jr, Kingdom TT, DelGaudio JM, et al. Meningiomas of the paranasal sinuses. Am J Rhinol, 2001, 15(1):27–30

[11] Chi JH, McDermott MW. Tuberculum sellae meningiomas. Neurosurg Focus, 2003, 14(6):e6

[12] Sadar ES, Conomy JP, Benjamin SP, et al. Meningioma of the paranasal sinuses, benign and malignant. Neurosurgery, 1979, 4(3):227–232

[13] Papavasiliou A, Sawyer R, Lund V. Effects of meningiomas on the facial skeleton. Arch Otolaryngol, 1982, 108(4):255–257

[14] Min JH, Kang SH, Lee JB, et al. Hyperostotic meningioma with minimal tumor invasion into the skull. Neurol Med Chir (Tokyo), 2005, 45(9):480–483

[15] Lund VJ, Rose GE. Endoscopic transnasal orbital decompression for visual failure due to sphenoid wing meningioma. Eye (Lond), 2006, 20(10):1213–1219

[16] Ismail H, Burnley H, Harries PG. Recurrent extracranial sinonasal meningioma presenting 27 years after complete surgical eradication of right frontal meningioma. Acta Otolaryngol, 2004, 124(6):751–753

[17] Liu HS, Di X. Endoscopic endonasal surgery for biopsy of cavernous sinus lesions. Minim Invasive Neurosurg, 2009, 52(2):69–73

[18] Daneshi A, Asghari A, Bahramy E. Primary meningioma of the ethmoid sinus: a case report. Ear Nose Throat J, 2003, 82(4):310–311

[19] Benjamins C. Pneumosinus frontalis dilatans. Acta Otolaryngol, 1918, 1:412–422

[20] Commins DL, Atkinson RD, Burnett ME. Review of meningioma histopathology. Neurosurg Focus, 2007, 23(4):E3

[21] Granich MS, Pilch BZ, Goodman ML. Meningiomas presenting in the paranasal sinuses and temporal bone. Head Neck Surg, 1983, 5(4):319–328

[22] Howard DJ, Lund VJ, Wei WI. Craniofacial resection for tumors of the nasal cavity and paranasal sinuses: a 25-year experience. Head Neck, 2006, 28(10):867–873

[23] Kainuma K, Takumi Y, Uehara T, et al. Meningioma of the paranasal sinus: a case report. Auris Nasus Larynx, 2007, 34(3):397–400

[24] Rockhill J, Mrugala M, Chamberlain MC. Intracranial meningiomas: an overview of diagnosis and treatment. Neurosurg Focus, 2007, 23(4):E1

[25] Jho HD, Carrau RL. Endoscopic endonasal transsphenoidal surgery: experience with 50 patients. J Neurosurg, 1997, 87(1):44–51

[26] Cappabianca P, Cavallo LM, Colao A, et al. Endoscopic endonasal transsphenoidal approach: outcome analysis of 100 consecutive procedures. Minim Invasive Neurosurg, 2002, 45(4):193–200

[27] Cavallo LM, Messina A, Cappabianca P, et al. Endoscopic endonasal surgery of the midline skull base: anatomical study and clinical considerations. Neurosurg Focus, 2005, 19(1):E2

[28] Kassam A, Snyderman CH, Mintz A, et al. Expanded endonasal approach: the rostrocaudal axis. Part I. Crista galli to the sella turcica. Neurosurg Focus, 2005, 19(1):E3

[29] de Divitiis E, Cavallo LM, Cappabianca P, et al. Extended endoscopic endonasal transsphenoidal approach for the removal of suprasellar tumors: Part 2. Neurosurgery, 2007, 60(1):46–58, discussion 58–59

[30] Kassam A, Thomas AJ, Snyderman C, et al. Fully endoscopic expanded endonasal approach treating skull base lesions in pediatric patients. J Neurosurg, 2007, 106(2, Suppl)75–86

[31] de Divitiis E, Esposito F, Cappabianca P, et al. Tuberculum sellae meningiomas: high route or low route? A series of 51 consecutive cases. Neurosurgery, 2008, 62(3):556–563, discussion 556–563

[32] Schwartz TH, Fraser JF, Brown S, et al. Endoscopic cranial base surgery: classification of operative approaches. Neurosurgery, 2008, 62(5):991–1002, discussion 1002–1005

[33] Dehdashti AR, Ganna A, Witterick I, et al. Expanded endoscopic endonasal approach for anterior cranial base and suprasellar lesions: indications and limitations. Neurosurgery, 2009, 64(4):677–687, discussion 687–689

[34] Lund VJ, Stammberger H, Nicolai P, et al. European position paper on endoscopic management of tumours of the nose, paranasal sinuses and skull base. Rhinol Suppl, 2010, (22):1–143

[35] Arai H, Sato K, Okuda, et al. Transcranial transsphenoidal approach for tuberculum sellae meningiomas. Acta Neurochir (Wien), 2000, 142(7):751–756, discussion 756–757

[36] Jane J, Dumont A, Vance M, et al. The transsphenoidal transtuberculum sellae approach for suprasellar meningiomas. Semin Neurosurg, 2003, 14:211–218

[37] Cook SW, Smith Z, Kelly DF. Endonasal transsphenoidal removal of tuberculum sellae meningiomas: technical note. Neurosurgery, 2004, 55(1):239–244, discussion 244–246

[38] Dusick JR, Esposito F, Kelly DF, et al. The extended direct endonasal transsphenoidal approach for nonadenomatous suprasellar tumors. J Neurosurg, 2005, 102(5):832–841

[39] Jane JA Jr, Han J, Prevedello DM, et al. Perspectives on endoscopic transsphenoidal surgery. Neurosurg Focus, 2005, 19(6):E2

[40] Ganna A, Dehdashti AR, Karabatsou K, et al. Frontobasal interhemispheric approach for tuberculum sellae meningiomas; long-term visual outcome. Br J Neurosurg, 2009, 23(4):422–430

[41] Hadad G, Bassagasteguy L, Carrau RL, et al. A novel reconstructive technique after endoscopic expanded endonasal approaches: vascular pedicle nasoseptal flap. Laryngoscope, 2006, 116(10):1882–1886

[42] Kennerdell JS, Maroon JC. Intracanalicular meningioma with chronic optic disc edema. Ann Ophthalmol, 1982, 14:80–83

[43] Lang J. Clinical Anatomy of the Nose, Nasal Cavity and Paranasal Sinuses. Stuttgart: Georg Thieme Verlag, 1989:128

[44] Nakasu S, Fukami T, Jito J, et al. Recurrence and regrowth of benign meningiomas. Brain Tumor Pathol, 2009, 26(2):69–72

[45] DeMonte F. Surgical treatment of anterior basal meningiomas. J Neurooncol, 1996, 29(3):239–248

[46] Little KM, Friedman AH, Sampson JH, et al. Surgical management of petroclival meningiomas: defining resection goals based on risk of neurological morbidity and tumor recurrence rates in 137 patients. Neurosurgery, 2005, 56(3): 546–559, discussion 546–559

[47] Samii M, Gerganov VM. Surgery of extra-axial tumors of the cerebral base. Neurosurgery, 2008, 62(6, Suppl 3)1153–1166, discussion 1166–1168

[48] Laufer I, Anand VK, Schwartz TH. Endoscopic, endonasal extended transsphenoidal, transplanum transtuberculum approach for resection of suprasellar lesions. J Neurosurg, 2007, 106(3):400–406

[49] de Divitiis E, Esposito F, Cappabianca P, et al. Endoscopic transnasal resection of anterior cranial fossa meningiomas. Neurosurg Focus, 2008, 25(6):E8

[50] Gardner PA, Kassam AB, Thomas A, et al. Endoscopic endonasal resection of anterior cranial base meningiomas. Neurosurgery, 2008, 63(1):36–52, discussion 52–54

[51] Kassam AB, Prevedello DM, Thomas A, et al. Endoscopic endonasal pituitary transposition for a transdorsum sellae approach to the interpeduncular cistern. Neurosurgery, 2008, 62(3, Suppl 1)57–72, discussion 72–74

[52] Ceylan S, Koc K, Anik I. Extended endoscopic approaches for midline skullbase lesions. Neurosurg Rev, 2009, 32(3): 309–319, discussion 318–319

[53] Kassam AB, Prevedello DM, Carrau RL, et al. The front door to Meckel's cave: an anteromedial corridor via expanded endoscopic endonasal approach—technical considerations and clinical series. Neurosurgery, 2009, 64(3 Suppl): ons71–82; discussion ons82–83

[54] Wang Q, Lu XJ, Li B, et al. Extended endoscopic endonasal transsphenoidal removal of tuberculum sellae meningiomas: a preliminary report. J Clin Neurosci, 2009, 16(7):889–893

[55] Kurschel S, Gellner V, Clarici G, et al. Endoscopic rhinoneurosurgical approach for nonadenomatous sellar and skull base lesions. Rhinology, 2011, 49(1):64–73

神经内分泌癌

· 类癌（分化完全的神经内分泌癌）（ICD-O code 8240/3）。

· 非典型性类癌（中度分化的神经内分泌癌）（ICD-O code 8249/3）。

· 小细胞癌（低分化或未分化的神经内分泌癌）（ICD-O code 8041/3）。

不同分化程度的神经内分泌癌可以在上呼吸消化道出现，主要在喉部[1]。然而，这一术语会造成一些混淆，与嗅神经母细胞瘤[2]的区分十分重要，并且其与鼻窦未分化肿瘤的关系也一直备受争议[3]。因其表现为广泛的生物学行为，准确的诊断十分重要。

定 义

不同分化性和侵袭性的神经内分泌源性肿瘤。

病　因

无已知致病因素。

别　名

除了划分分化程度，也可以将癌症分级（1~3级，类癌为 1 级，小细胞癌为 3 级）。经常使用缩写"SNEC"（鼻窦神经内分泌癌）。非典型的或中度分化的病变有时被称为大细胞，而小细胞的类型被称为"燕麦细胞"。小细胞癌也被称为小细胞未分化神经内分泌癌或低分化的神经内分泌癌[4]。

发病率

这些病变比较罕见，但先前可能被漏诊。它们经常会在声门上的黏膜下层出现。1969 年 Goldman 描述了第 1 例发生在这个部位的病变[5]。非典型或中度分化神经内分泌癌和小细胞的变异相对于分化完全的类癌肿瘤要常见，且 3 种类型中，小细胞变异是唯一一个在鼻腔鼻窦中也有发现的类型[6]。已报道的鼻窦类癌病例很少。直到 2000 年，只有大约 30 例鼻窦区域的小细胞癌被报道，而经过综述，其中有一些可能是鼻窦未分化癌（SNUC），所以真正的病例数量可能更少[7-10]。截止到 2004 年，Georgiou 及其同事报道，累计病例数量增加到 61 例[11]，但是没有连续超过 10 例的病例[12]。

病变部位

由于确诊病例过少，很难找到病源的部位，目前发现几例病变部位在鼻腔、筛窦、上颌窦及 1 例在蝶窦的[13-16]。并且，它们可能在鼻中隔出现[17]，但是在许多其他病例中，病源部位不能准确定位[2]。

诊断特征

临床特征

（见表 15.12）

在喉部，这些罕见的肿瘤在男性中较为普遍，50~60 岁发病；而在鼻部未见性别差异，且年龄范围也较大（20~77 岁，平均年龄 48 岁）。鼻塞和鼻出血是主要症状，且可以观察到平滑的息肉状肿物或颗粒状增厚的区域[9-10]。最大

的病例报道来自 2006 年 Babin 等[18]，其报道了 1989—2003 年几家法国医院收治的 21 例患有神经内分泌肿瘤的病例，其中男性 12 例，女性 9 例，平均年龄 55 岁（范围 27~79 岁）。大部分属于 T4 并且其中 3 个病例有双侧颈部转移，其余的属于 N0 类。1 例患者有远处转移。作者的 7 例患者中，5 例男性，2 例女性，年龄为 32~70 岁（平均年龄 47.2 岁）。所有病例发现时都属于晚期病变侵犯颅底，并且包括 2 例皮肤和骨转移。3 例位于筛上颌窦，2 例位于蝶窦，2 例病变在鼻腔。

有些病例报道提出鼻窦区域的神经内分泌癌会异常分泌抗利尿激素[19-20]。

为了保持分化程度，非典型和小细胞肿瘤多出现颈部转移，其中非典型肿瘤颈部转移的概率为 22%~30%，而小细胞肿瘤为 50%[21-22]。

影像学表现

除了显著增强的软组织肿物，没有其他可以显著区分这些肿瘤的特征。MRI 可见流动的真空区域，即这些病变的血供[23]。小细胞癌的影像上可见坏死区域（图 15.15）。

组织学特征与鉴别诊断

这些肿瘤的组织学表现与其在身体其他部位的相同，特别是在肺部，并且它们对神经内分泌标记物的免疫反应可以帮助区分 SNEC 与 SNUC[15]。

分化完全的神经内分泌癌是由小而均一的巢、带状和小梁状的上皮细胞组成。这些细胞的细胞核和细胞质可能是颗粒状的。有丝分裂和坏死比较罕见。

类癌通常对角蛋白、NSE（神经元特异性烯醇酶）、嗜铬粒蛋白、突触素和特定的内分泌抗原如血清素有免疫反应[1]。

在喉部，最主要的分化来源是副神经节瘤，这种肿瘤也比较罕见，但是与细胞角蛋白无免疫反应，并且具有典型的 S100 染色支持模式。在鼻窦区域，神经内分泌癌常与嗅神经母细胞瘤混淆。

表 15.12　上呼吸消化道神经内分泌肿瘤的临床和病理特点

	类癌肿瘤	非典型类癌瘤	小细胞癌	分化差的大细胞神经内分泌癌（包括 SNUC）
年龄（岁）	50~60	50~60	50~60	50~60
性别	男 > 女	男 > 女	男 > 女	男 > 女
部位	声门上喉	声门上喉	声门上喉及包括鼻腔、鼻窦在内的其他部位	所有部位，特别是鼻腔鼻窦
存活，5 年	>90%	50% 左右	<10%	<10%
非典型性	无	轻度至中度	明显	明显
核分裂	无	少，分散	很多	很多
坏死	无	无或少	大量	大量

SNUC：鼻腔鼻窦未分化癌

非典型或中度分化神经内分泌肿瘤在显微镜下的形态与分化良好的神经内分泌肿瘤相似，但是细胞核更多并且有细胞多型现象。核仁可能会偏移至细胞外围。它们的免疫组化结果也相同，接近 75% 的神经内分泌肿瘤会与血降钙素抗体反应[24]，所以必须利用其无法与甲状腺转录因子 1 反应将其与甲状腺髓样癌区分开。

淀粉状蛋白在全分化和中度分化肿瘤中有可能出现。术语"非典型"应该谨慎使用，因为其可能掩盖了一个预后较差的侵袭性肿瘤。

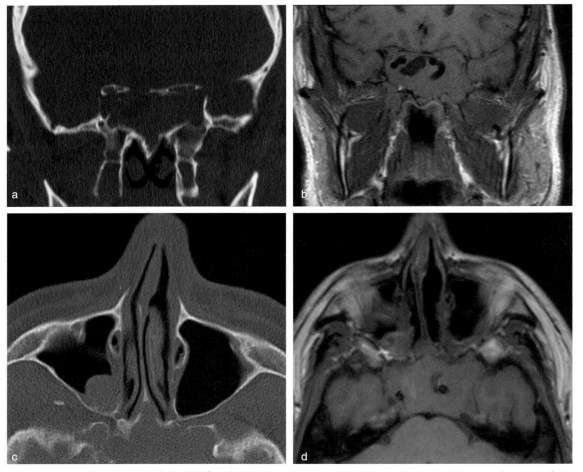

图 15.15a~d　广泛的神经内分泌肿瘤充满蝶骨区域并包绕颈动脉。a. 冠状位 CT 扫描。b. 冠状位 MRI（T1 加权未增强）。c. 轴位 CT 扫描。d. 轴位 MRI（T1 加权未增强）

小细胞癌呈片状生长模式，伴有高细胞核 / 细胞质比例及大量有丝分裂，并表现出显著坏死和血管受侵。免疫反应特异性较低，甚至大量与 SNUC 及嗅神经母细胞瘤有交叉反应的因子的特异性也较低（表 15.1）[3]。其他鉴别诊断还包括基底细胞样鳞状细胞癌和淋巴瘤。

自然病程

这些肿瘤的特点可以通过其组织学分化来预测。局部和全身转移与中度分化和未分化肿瘤相关[25]。骨骼、肺部、肝脏和皮肤转移也有报道[8,10]。

治疗与预后

分化良好和中度分化的肿瘤宜采用手术治疗，有人主张对喉部的中度分化肿瘤进行择期颈淋巴结清扫术。这些肿瘤在鼻部和鼻窦罕见且很少符合淋巴引流的指征，使得这种手术策略在这些部位并不适用，所以颈清扫仅局限运用于已证实有淋巴结病变者。

如最初阐述的那样，手术入路的选择由病变的部位及大小决定，同时，应当注意这些肿瘤可能血供丰富。因此，经颅面和内镜切除及鼻侧切开和面中部掀翻术都有报道[23,26]。

如果肿瘤被完全切除，那么对于几例分化良好的鼻窦类癌的治疗结果就是合理的，但是并没有有力的统计数据。最大的病例报道之一是 18 例来自 MD 安德森癌症中心的患者，其中 14 例接受过手术，12 例接受过化疗，5 年存活率达到 64%[27]。5 年局部控制失败率为 21.4%，区域性衰竭率为 13%，远端转移率为 14%。但是，对于非典型 / 中度分化的肿瘤情况更差，特别是在喉部，5 年存活率小于 50%，10 年死亡率为 2/3。

小细胞癌的预后更差，无论接受任何治疗，5 年存活率都小于 5%。MD·安德森癌症中心的病例包括 7 例有重病的患者，其中 5 例接受了放化疗，但是只有 1 例长期存活。因而，除了根治性手术，推荐使用在肺部疾病的治疗中发展出来的化疗和放疗计划[28]。

无论是诱导治疗[28]、联合放疗[29]还针对小细胞癌[30]，顺铂和依托泊苷似乎是治疗所有神经内分泌肿瘤的首选药物。

在 Babin 等报道的 21 例患有 SNEC 的患者中，有 52% 进行了手术治疗，66% 进行了放疗，57% 进行了化疗（通常使用顺铂和依托泊苷）[18]。47% 的患者出现局部复发，23% 出现区域性或全身性转移，其中 10 例（48%）在诊断后 4 年内死亡，只有 1 例长期存活。他们及 Silva 等[2,18] 对 SNEC 患者的综述显示，除了颅内肿瘤，异位激素综合征的存在增加了死亡率，然而，肿瘤的内在大小和有丝分裂的数量与复发率、转移率或存活率没有关联。

在作者的由 7 例组成的 SNEC 小组中，所有患者都接受了放化疗，其中 5 例随后接受了根治手术，包括颅面切除术及眼球摘除（1 例）。不幸的是，所有的病例在治疗后 3~48 个月内均死亡。

参考文献

[1] Ferlito A, Barnes L, Rinaldo A, et al A review of neuroendocrine neoplasms of the larynx: update on diagnosis and treatment. J Laryngol Otol, 1998, 112(9):827–834

[2] Silva EG, Butler JJ, Mackay B, et al. Neuroblastomas and neuroendocrine carcinomas of the nasal cavity: a proposed new classification. Cancer, 1982, 50(11):2388–2405

[3] Mills SE. Neuroectodermal neoplasms of the head and neck with emphasis on neuroendocrine carcinomas. Mod Pathol, 2002, 15(3):264–278

[4] Iezzoni JC, Mills SE. "Undifferentiated" small round cell tumors of the sinonasal tract: differential diagnosis update. Am J Clin Pathol, 2005, 124(Suppl):S110–S121

[5] Goldman NC, Hood CI, Singleton GT. Carcinoid of the larynx. Arch Otolaryngol, 1969, 90(1):64–67

[6] Perez-Ordonez B, Caruana SM, Huvos AG, et al. Small cell neuroendocrine carcinoma of the nasal cavity and paranasal sinuses. Hum Pathol, 1998, 29(8):826–832

[7] Raychowdhuri RN. Oat-cell carcinoma and paranasal sinuses. J Laryngol Otol, 1965, 79:253–255

[8] Koss LG, Spiro RH, Hajdu S. Small cell (oat cell) carcinoma of minor salivary gland origin. Cancer, 1972, 30(3):737–741

[9] Rejowski JE, Campanella RS, Block LJ. Small cell carcinoma of the nose and paranasal sinuses. Otolaryngol Head Neck Surg, 1982, 90(4):516–517

[10] Weiss MD, deFries HO, Taxy JB, et al. Primary small cell carcinoma of the paranasal sinuses. Arch Otolaryngol, 1983, 109(5):341–343

[11] Georgiou AF, Walker DM, Collins AP, et al. Primary small cell undifferentiated (neuroen-docrine) carcinoma of the maxillary sinus. Oral Surg Oral Med Oral Pathol Oral Radiol Endod, 2004, 98(5):572–578

[12] Renner G. Small cell carcinoma of the head and neck: a review. Semin Oncol, 2007, 34(1):3–14

[13] Soussi AC, Benghiat A, Holgate CS, et al. Neuroendocrine tumours of the head and neck. J Laryngol Otol, 1990, 104(6): 504–507

[14] Chaudhry MR, Akhtar S, Kim DS. Neuroendocrine carci-noma of the ethmoid sinus. Eur Arch Otorhinolaryngol, 1994, 251(8):461–463

[15] Smith SR, Som P, Fahmy A, et al. A clinicopathological study of sinonasal neuroendocrine carcinoma and sinonasal undifferentiated carcinoma. Laryn-goscope, 2000, 110(10 Pt 1):1617–1622

[16] Westerveld GJ, van Diest PJ, van Nieuwkerk EB. Neuroen-docrine carcinoma of the sphenoid sinus: a case report. Rhinology, 2001, 39(1):52–54

[17] Galm T, Turner N. Primary carcinoid tumour of nasal septum. J Laryngol Otol, 2009, 123(7):789–792

[18] Babin E, Rouleau V, Vedrine PO, et al. Small cell neuroen-docrine carcinoma of the nasal cavity and paranasal sinuses. J Laryngol Otol, 2006, 120(4):289–297

[19] Vasan NR, Medina JE, Canfield VA, et al. Sinonasal neuroendocrine carcinoma in association with SIADH. Head Neck, 2004, 26(1):89–93

[20] Rossi P, Suissa J, Bagneres D, et al. [Syndrome of inappro-priate antidiuretic hormone secretion disclosing a sinonasal neuroendocrine carcinoma: case report]. Rev Med Interne, 2007, 28(6):426–428

[21] Wenig BM, Gnepp DR. The spectrum of neuroendocrine carcinomas of the larynx. Semin Diagn Pathol, 1989, 6(4): 329–350

[22] Woodruff JM, Senie RT. Atypical carcinoid tumor of the larynx. A critical review of the literature. ORL J Otorhino-laryngol Relat Spec, 1991, 53(4):194–209

[23] Furuta A, Kudo M, Kanai K, et al. Typical carcinoid tumor arising in the nose and paranasal sinuses—case report. Auris Nasus Larynx, 2010, 37(3):381–385

[24] Woodruff JM, Huvos AG, Erlandson RA, et al. Neuroen-docrine carcinomas of the larynx. A study of two types, one of which mimics thyroid medullary carcinoma. Am J Surg Pathol, 1985, 9(11):771–790

[25] Lund V. Distant metastases from sinonasal cancer. ORL, 2001, 63:212–213

[26] Lee DH, Cho HH, Cho YB. Typical carcinoid tumor of the nasal cavity. Auris Nasus Larynx, 2007, 34(4):537–539

[27] Rosenthal DI, Barker JL Jr, El-Naggar AK, et al. Sinonasal malignancies with neuroendocrine differentiation: patterns of failure according to histologic phenotype. Cancer, 2004, 101(11):2567–2573

[28] Rischin D, Coleman A. Sinonasal malignancies of neuroen-docrine origin. Hematol Oncol Clin North Am, 2008, 22(6): 1297–1316, xi

[29] Fitzek MM, Thornton AF, Varvares M, et al. Neuroendocrine tumors of the sinonasal tract. Results of a prospective study incorporating chemotherapy, surgery, and combined proton-photon radiotherapy. Cancer, 2002, 94(10):2623–2634

[30] González-García R, Fernández-Rodríguez T, Naval-Gías L, et al. Small cell neuroendocrine carcinoma of the sinonasal region. A propose of a case. Br J Oral Maxillofac Surg, 2007, 45(8):676–678

鼻窦未分化癌

定 义

（ICD-O code 8020/3）

鼻窦未分化癌（SNUC）是一种罕见的具有侵袭性的鼻窦区域恶性肿瘤，普遍认为其为神经内分泌源性[1-4]。世界卫生组织随后将SNUC定义为一种高侵袭性、组织起源不明的独特临床病理性癌症[5]。

病 因

鼻窦未分化癌在1986年由Frierson首次描述，但是其准确的病因尚不清楚[6]。

别 名

未分化癌。

发病率

这种肿瘤的诊断数越来越多，而在过去却经常被忽视。在1986—2009年，共有28篇文献报道152例病例，自从1986年发现该病以来，已经报告了200例，数量逐年增加[7]。

病变部位

这种肿瘤的快速生长对于确定其真正的起源部位造成很大困难，因为通常会涉及多个鼻部和鼻窦部位，患者常出现颅内和眼眶受侵表现。通常鼻腔、筛窦和上颌窦容易受累（表15.13）[6]。

诊断特征

临床特征

平均诊断年龄是60~70岁[8]，但是有许多30~100岁的病例报道，并且可能出现在任何年龄[1,9]。

在文献中，SNUC在男性中较为常见（男女比例为2:1至3:1）[11]。在作者的24例患者中，

14 例为男性，10 例为女性，年龄为 21~79 岁（平均年龄 53 岁）（表 15.13）。

肿瘤出现时已经处理晚期，因为肿瘤生长迅速，快速侵犯周边组织如眶和颅底区域。患者起初出现一些常见症状，如鼻塞、鼻出血或有血性分泌物，其次是一些涉及眼眶的症状，如眼球突出、复视、溢泪，最后出现结膜水肿和盲。尽管颅内扩张常常比较隐秘，但脑神经损伤可能也会出现。

尽管全身转移并不常见，但是多达 1/3 的病例可能会出现颈部淋巴结肿大 [2,10-13]。在作者的病例中只有 8%（2/24）的患者出现颈部淋巴结肿大。

影像学表现与疾病分期

Philips 等在其报告的 11 例病例中对 CT 和 MRI 结果进行了分析 [14]。在 CT 结果中，可见明显的均匀不透明影，骨骼显著破坏，不伴钙化。MRI 可以区分肿瘤与阻塞的鼻窦，且在 T1 加权图像中呈现一个等信号肿物，在 T2 加权图像中呈现一个信号区间，有信号增大趋势。用造影剂产生不均匀的强化影像（图 15.16、图 15.17）。

最初为嗅母细胞瘤设计的 TNM、AJCC 和 Kadish 分级系统也被应用在 SNUC 上。正如作者研究组的发现一样，大部分报道病例依次属于上述分级系统的 T4、Ⅵ级或 C 级 [7,10,15-16]。

因为有早期扩散的倾向，在一些特定的肿瘤中，应该考虑颈部超声和颈部、胸部和腹部成像，PET-CT 在疾病分级中的应用越来越多。

组织学特征与鉴别诊断

因为肿瘤的定义是未分化，因此有一组可能的肿瘤，所以诊断通常是排除性诊断（表 15.14）。SNUC 由生长成巢状、条带状、片状及宽小梁状的中型细胞组成，伴有大量有丝分裂及细胞凋亡。细胞核/细胞质比例较高，核仁明显。有明显的坏死和血管浸润特征，伴有黏膜表面的生长并扩张至表面黏膜腺体内 [7,17]。

免疫组化、分子生物学和电镜分析等辅助分析通常可以用来进行确诊。事实上，免疫组化被作为确诊的金标准（表 15.1）[18] 尤其是对角蛋白、细胞角蛋白 7 和 8[19] 及神经内分泌标记物（如 NSE 和突触素）阳性，但是阳性程度不及嗅神经母细胞瘤（对细胞角蛋白呈阴性）。正是由于这个原因，这种肿瘤被归类为其他类型的神经内分泌肿瘤。EB 病毒状态、黑色素细胞和淋巴细胞抗原不应该在区别这类肿瘤与 NPC、黑色素瘤和淋巴瘤时出现 [1,9,20]。其他重要的鉴别诊断有基底样鳞状细胞癌及腺样囊性癌（固体变种）。在作者将近 1000 例的恶性鼻窦肿瘤病例中，只有 24 例被证明为 SNUC，另有一组患者（20 例），其在 20 世纪 80 年代初曾进行过免疫组化检测，他们被诊断为非典型性 SNUC。很有可能他们也属于 SNUC，但是在讨论时作者将其排除在外了，因此很难推断出

表 15.13　鼻腔鼻窦未分化癌：个体病例资料

	例数	年龄（岁）		性别	手术				肿瘤内科学	
		范围	平均值	M：F	CFR	MFD	LR	ESS	CRT	RT
结果	24	21~79	53	7：5	5	2	1	2	10	13
随访										
A&W	8	6 个月至 12 岁								
AWR	3	6 个月至 6 岁								
DOD	7	5 个月至 4 岁								
失访	6									

A&W：存活完好；AWR：存活复发；CFR：颅面联合切除术；CRT：化疗；DOD：死于疾病；ESS：鼻内镜鼻窦手术；F：女性；M：男性；LR：鼻侧切开术；MFD：面中部掀翻术；RT：放疗；SNUC：鼻腔鼻窦未分化癌

表15.14　显微镜下可能未分化的肿瘤

·鼻腔鼻窦未分化癌
·嗅神经母细胞瘤
·小细胞内分泌癌
·恶性黑色素瘤
·横纹肌肉瘤
·淋巴瘤，如 T/NK 细胞淋巴瘤
·原始神经外胚层肿瘤
·尤因肉瘤
·鼻咽癌
·NK– 自然杀伤细胞淋巴瘤

资料来源：参考文献 [3]

准确的发病率。

　　最近还有人提出，有些 SNUC 可能属于一种不常见的侵袭型中线癌，其特征包含一种在15 号染色体上的新基因——睾丸核蛋白基因的易位 [21]。这些肿瘤经常发生在青年患者的上呼吸消化道且出现未分化现象，尽管其可能在病灶部位出现鳞状分化。这也许可以对一些关于 SNUC 到底来源于表皮还是神经内分泌系统的争论作出解释。

自然病程

　　除了在外观上表现为大型肿物，还可以在 10%~30% 的病例中见到颈部淋巴结肿大 [2,10-13,22]。虽然远端转移在诊断时比较罕见，但随后可发生扩散，并且脑脊液可能包含病变细胞，导致"液滴转移" [23]。转移发生的时间从 2 个月至 30 个月不等 [24]。

治疗与结局

　　各种手术及放化疗都被用于治疗这种侵袭性肿瘤，主要有两大治疗策略。在可切除肿瘤

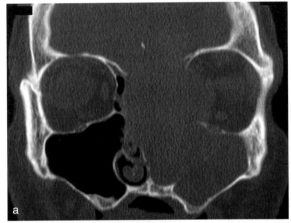
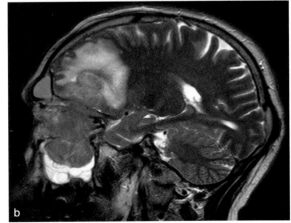
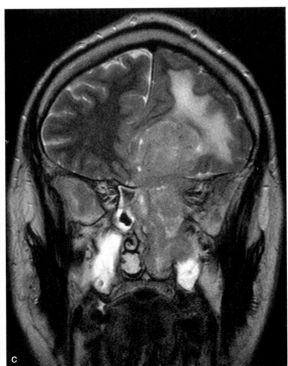

图 15.16a~c　a. 冠状位 CT 示广泛的鼻腔鼻窦未分化癌侵蚀浸润眼眶和前颅窝，左鼻腔、筛窦和上颌窦呈完全不透明影。b. 同一患者冠状位 MRI（T2 加权）示肿瘤蔓延入眼眶和前颅窝的程度，伴相应的脑水肿。c. 同一患者矢状位 MRI（T2 加权）

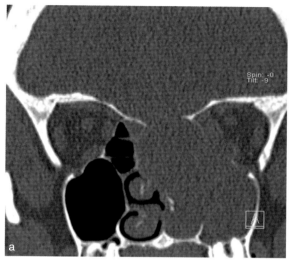
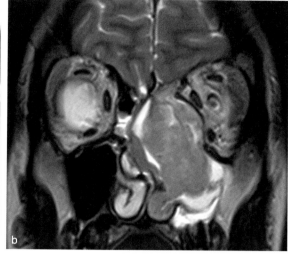

图 15.17a，b　a.冠状位 CT 示广泛的鼻腔鼻窦未分化癌占据左鼻腔、上颌窦和筛窦。b.同一患者冠状位 MRI（T2 加权）示肿瘤呈膨胀性而非浸润性侵及邻近结构

中，颅面切除加术后放疗已经在许多病例中获得成功 [16,25-26]，并且这也是作者前 20 年的治疗手段。内镜切除手术也有人报道过，在少数病例中 [7] 单独进行或与开颅手术加放化疗联合 [27] 进行，结果有可比性。总体，无病存活率为 57%，而平均随访时间为 32.3 个月。这一数据仅为作者自己的经验，但其数量太少故无法进行大量统计学分析。然而，大多数患有进展期疾病的患者在活检后会给予放化疗，通常以顺铂为基础治疗方法，将手术作为残留或复发疾病的治疗手段 [12,16]。对于这种肿瘤，内镜减瘤是否比手术切除更加可取存在争议。

颈部 N0 肿瘤病例也可以通过放射性照射治疗 [26]。调强放射疗法和（或）质子束治疗可能会在将来发挥较大作用，但目前只是一种推测。高剂量的化疗与自体骨髓移植相结合的治疗方法也有人提倡，但缺少相关数据 [28]。

荟萃分析对 2009 年以前的文献进行了综述，但因为随访时间相对较短（1~195 个月，平均23.2 个月，中位数 14 个月）而缺乏说服力 [29]。然而，肿瘤的总体预后较差，尽管在初期反应很好，但 5 年无病存活率小于 25%。22% 的病例带瘤生存，而 52% 的病例死于疾病。Lin 等对 19 例在同一治疗机构治疗了 13 年的患者进行病例回顾发现，在第 2 年时，局部区域控制率为 83%，区域控制为 50%。然而，在第 5 年时，总体存活率为 22%。事实上，一项研究表明中位生存时间为 4 个月，其他人报告的中位生存时间小于 1 年 [1,22]。死亡是由大范围的局部疾病以及肿瘤向肝脏、骨骼、脑和其他部位远端转移引起的。然而，在作者的病例中，有几例长期生存者（表 15.13），并且 Rosenthal 及其同事在对 72 例患有神经内分泌肿瘤（其中 16 例为 SNUC 病例）进行回顾时发现，无论是因为对小细胞癌进行了较好的组织学分化，还是因为在此基础上加用了化疗，都可能使存活率得到改善 [15]。对于少数经过多种治疗的病例，很难证明其中一种治疗方法优于其他。然而，Reiersen 在 2009 年进行的荟萃分析比较了分级相似的疾病（不考虑分级系统），结果表明接受过手术、放疗和化疗联合治疗的患者生存得最好。

参考文献

[1] Jeng YM, Sung MT, Fang CL, et al. Sinonasal undifferentiated carcinoma and nasopharyngealtype undifferen-tiated carcinoma: two clinically, biologically, and histopathologically distinct entities. Am J Surg Pathol, 2002, 26(3):371–376

[2] Musy PY, Reibel JF, Levine PA. Sinonasal undif-ferentiated carcinoma: the search for a better outcome. Laryngoscope, 2002, 112(8 Pt 1):1450–1455

[3] Ejaz A, Wenig BM. Sinonasal undifferentiated carcinoma: clinical and pathologic features and a discussion on classification, cellular differentiation, and differential diagnosis. Adv Anat Pathol, 2005, 12(3):134–143

[4] Enepekides DJ. Sinonasal undifferentiated carcinoma: an update. Curr Opin Otolaryngol Head Neck Surg, 2005, 13(4):222–225

[5] Iezzoni J, Mills S. "Undifferentiated" small round cell tumors of the sinonasal tract. Differential diagnosis update. Am J Clin Path, 2005, 124:S110–121

[6] Frierson HF Jr, Mills SE, Fechner RE, et al. Sinonasal undifferentiated carcinoma. An aggressive neoplasm derived from schneiderian epithelium and distinct from olfactory neuroblastoma. Am J Surg Pathol, 1986, 10(11):771–779

[7] Schmidt ER, Berry RL. Diagnosis and treatment of sinonasal undifferentiated carcinoma: report of a case and review of the literature. J Oral Maxillofac Surg, 2008, 66(7):1505–1510

[8] Frierson HF Jr, Bellafiore FJ, Gaffey MJ, et al. Cytokeratin in anaplastic large cell lymphoma. Mod Pathol, 1994, 7(3):317–321

[9] Cerilli LA, Holst VA, Brandwein MS, et al. Sinonasal undifferentiated carcinoma: immunohistochemical profile and lack of EBV association. Am J Surg Pathol, 2001, 25(2):156–163

[10] Miyamoto RC, Gleich LL, Biddinger PW, et al. Esthesioneuroblastoma and sinonasal undifferentiated carcinoma: impact of histological grading and clinical staging on survival and prognosis. Laryngoscope, 2000, 110(8):1262–1265

[11] Smith SR, Som P, Fahmy A, et al. A clinicopathological study of sinonasal neuroendocrine carcinoma and sinonasal undifferentiated carcinoma. Laryngoscope, 2000, 110(10 Pt 1):1617–1622

[12] Rischin D, Porceddu S, Peters L, et al. Promising results with chemoradiation in patients with sinonasal undifferentiated carcinoma. Head Neck, 2004, 26(5):435–441

[13] Lin EM, Sparano A, Spalding A, et al. Sinonasal undifferentiated carcinoma: a 13-year experience at a single institution. Skull Base, 2010, 20(2):61–67

[14] Phillips CD, Futterer SF, Lipper MH, et al. Sinonasal undifferentiated carcinoma: CT and MR imaging of an uncommon neoplasm of the nasal cavity. Radiology, 1997, 202(2):477–480

[15] Rosenthal DI, Barker JL Jr, El-Naggar AK, et al. Sinonasal malignancies with neuroendocrine differentiation: patterns of failure according to histologic phenotype. Cancer, 2004, 101(11):2567–2573

[16] Mendenhall WM, Mendenhall CM, Riggs CE Jr, et al. Sinonasal undi-fferentiated carcinoma. Am J Clin Oncol, 2006, 29(1):27–31

[17] Bellizzi AM, Bourne TD, Mills SE, et al. The cytologic features of sinonasal undifferentiated carcinoma and olfactory neuroblastoma. Am J Clin Pathol, 2008, 129(3):367–376

[18] Stelow E, Mills SE. Biopsy Interpretation of the Upper Aerodigestive Tract and Ear. Philadelphia: Wolters Kluwer/Lippincott Williams and Wilkins, 2008:150

[19] Iezzoni JC, Mills SE. "Undifferentiated" small round cell tumors of the sinonasal tract: diffe-rential diagnosis update. Am J Clin Pathol, 2005, 124(Suppl):S110–S121

[20] Lopategui JR, Gaffey MJ, Frierson HF Jr, et al. Detection of Epstein-Barr viral RNA in sinonasal undifferentiated carcinoma from Western and Asian patients. Am J Surg Pathol, 1994, 18(4):391–398

[21] Stelow EB, Bellizzi AM, Taneja K, et al. NUT rearrangement in undifferentiated carcinomas of the upper aerodigestive tract. Am J Surg Pathol, 2008, 32(6):828–834

[22] Righi PD, Francis F, Aron BS, et al. Sinonasal undifferentiated carcinoma: a 10-year experience. Am J Otolaryngol, 1996, 17(3):167–171

[23] Ghosh S, Weiss M, Streeter O, et al. Drop metastasis from sinonasal undifferentiated carcinoma: clinical implications. Spine, 2001, 26(13):1486–1491

[24] Kim BS, Vongtama R, Juillard G. Sinonasal undifferentiated carcinoma: case series and literature review. Am J Otolaryngol, 2004, 25(3):162–166

[25] Howard DJ, Lund VJ, Wei WI. Craniofacial resection for tumors of the nasal cavity and para-nasal sinuses: a 25-year experience. Head Neck, 2006, 28(10):867–873

[26] Tanzler ED, Morris CG, Orlando CA, et al. Management of sinonasal undifferentiated carcinoma. Head Neck, 2008, 30(5):595–599

[27] Revenaugh PC, Seth R, Pavlovich JB, et al. Minimally invasive endoscopic resection of sinonasal undifferentiated carcinoma. Am J Otolaryngol, 2011, 32(6):464–469

[28] Stewart FM, Lazarus HM, Levine PA, et al. High-dose chemotherapy and autologous marrow transplantation for esthesioneuroblastoma and sinonasal undifferentiated carcinoma. Am J Clin Oncol, 1989, 12(3):217–221

[29] Reiersen D. Sinonasal undifferentiated carcinoma. A 24 year meta-analysis. Otolaryngol Head Neck Surg, 2010, 143(2 Suppl):P202

原始神经外胚层肿瘤与骨外尤因肉瘤

定 义

（ICD-O code 9364/3 神经外胚层肿瘤；9260/3 尤因肉瘤）

不同证据表明原始神经外胚层圆形细胞瘤存在神经分化，且在基因学上具有 t（11；22）（q24；q12）易位的特点。

别　名

尤因肉瘤（ES）和外周或原始神经外胚层肿瘤（pPNET）现在被认为是一个谱系中的同一种肿瘤。ES 相当于谱系中未分化的初级的一端，而 PNET 则是神经分化更明确的另一端。James Ewing 在 1921 年提出该名称[1]，其出现在 1 例 14 岁女孩的尺骨部位；该患者最初接受了放疗，但是在 1 年后因为转移而死亡。Hart 和 Earle 在 1937 年引入了术语"PNET"[2]。其他术语，如外周神经上皮瘤和外周神经母细胞瘤也在使用。

发病率

一类罕见的肿瘤，偶见于头颈部，占儿童和青少年恶性肿瘤的 4%，在男性中的发病率略高于女性[3]。

发病部位

这些肿瘤可以在体内的任何部位发生；在儿童中，约 20% 的 ES/PNET 发生在头颈部。在 Raney 等报道的 130 例尤因肉瘤病例中，23 例发生在头颈部[3]。大约 20% 的头颈部病例发生在鼻腔鼻窦，通常在鼻腔内和上颌窦。虽然如此，至 2010 年，已报告的上颌部 pPNET 病例接近 20 例[4-6]。

诊断特征

临床特征

ES/PNET 可能发生在任何年龄，但是根据作者的经验，其往往发生在 30 岁前[7]。其发病高峰为 18 岁[8]，且男性发病率略高。尽管有明确的神经分化的证据，但是多数肿瘤在解剖学上与神经结构并无关联。作者曾治疗过 3 例 ES 患者（2 例男性，分别为 14 岁和 38 岁；1 例女性，8 岁）及 3 例 PNET 患者（2 例男性，分别为 40 岁和 58 岁；1 例女性，17 岁）。尤因肉瘤发生在胸部，并扩散至额筛区域及上颌骨（2 例），而 3 例 PNET 患者筛窦均受累。

尽管肿瘤生长快速（平均 3.6 个月）[9]且症状与大小或转移扩散相关，其症状是非特异性的，特别是在骨骼和肺部。肿瘤可能在鼻腔内呈息肉状团块或表现为使鼻背变形的软组织肿块[10-11]。

影像学表现

除了软组织破坏性肿块，伴有骨骼及软组织的浸润，没有其他特别的特征。

对于这类肿瘤，应该定期有计划地对颈部、胸部、腹部及骨骼进行影像学检查。

组织学特征与鉴别诊断

大体观，肿瘤的界限清晰，但并无包膜。从组织学上看，这些肿瘤通常由小蓝细胞组成，并且需要与其他几种肿瘤区分[12]，例如胚胎横纹肌肉瘤、嗅神经母细胞瘤及淋巴瘤。细胞呈片状和巢状排列，并伴有带状纤维插入。Homer Wright 样的菊形团，中部有纤维状物质。该细胞具有高细胞核/细胞质比例，且有丝分裂频繁。

这类肿瘤对免疫反应具有依赖性（表 15.1、表 15.15），如果可能的话，进行细胞遗传学分析，以揭示（11；22）（q24；q12）[13]。免疫组化可以显示其与突触素、NSE、S100 和 CD99 抗体的反应。FL11 抗体可能有助于鉴别 PNET，因为 PNET 既表达经典易位（在 22 号染色体上联合尤因肉瘤基因，在 11 号染色体上联合 FL11 基因[14]），也表达 FL11 抗原。

实际上，所有的神经母细胞瘤都不与波形蛋白反应，而 MIC-2 在 90% 的 PNET/骨外尤因肉瘤（EOE）中表达[15]。

自然病程

这些肿瘤在早期具有局部侵袭性并且可以扩散。肺部转移估计发生在 15%~30% 的近 6 个月内诊断的病例中，并且也是导致死亡的常见原因。即使患者能够生存，他们可能会长出第 2 个肉瘤。这种情况出现在 6.5% 的接受过大于

表 15.15　尤因肉瘤/原始神经外胚层肿瘤的组织学特点

·蓝色小肿瘤
·2 种或 2 种以上神经标志物免疫染色
·超微结构
·异常的 t（11，22）（q24；q12）转位证据

60Gy 剂量放疗的尤因肉瘤病例中[16]。

治疗与结局

起初的疗效非常差，大多数患者在 2 年内死亡，但是这种状况在三联疗法[17-18]——根治性手术切除与放化疗联合使用的情况下，得到了相当大的改善。然而，需要注意的是，这是一类疾病，PNET 患者的 5 年存活率为 30%，而骨外尤因肉瘤的 5 年存活率为 70%，且病变在鼻腔鼻窦时似乎相较于其他部位预后更好[4,19-21]。手术治疗的方法包括从颅面切除（在作者的病例中[22]）到内镜切除[23-24]，但是其目前是放化疗后对残留疾病的辅助治疗方法[25]。

对于这种肿瘤的治疗尚无标准方案，但是大多倾向于多药化疗，包括长春新碱、环磷酰胺，阿霉素与异环磷酰胺交替使用，以及依托泊苷[3]。作者的所有患者都接受了根治性放化疗，其中 2 例 PNET 患者在放化疗基础上还接受了颅面切除。但仅有 1 例患者长期存活，其患有从胸部至额筛区域的继发性疾病，但是在治疗后 7 年仍然存活。

这些肿瘤证明无论肿瘤的部位、大小或级别如何，*WES/FLI*1 基因融合可以改善预后[26]。

参考文献

[1] Ewing J. Diffuse endothelioma of the bone. Proc New York Path Soc, 1921, 21:17–24

[2] Hart MN, Earle KM. Primitive neuroectodermal tumors of the brain in children. Cancer, 1973, 32(4): 890–897

[3] Raney RB, Asmar L, Newton WA Jr, et al. Ewing's sarcoma of soft tissues in childhood: a report from the Intergroup Rhabdomyosarcoma Study, 1972 to 1991. J Clin Oncol, 1997, 15(2): 574–582

[4] Hafezi S, Seethala RR, Stelow EB, et al. Ewing's family of tumors of the sinonasal tract and maxillary bone. Head Neck Pathol, 2011, 5:8–16

[5] Mohindra P, Zade B, Basu A, et al. Primary PNET of maxilla: an unusual presentation. J Pediatr Hematol Oncol, 2008, 30(6):474–477

[6] Hormozi AK, Ghazisaidi MR, Hosseini SN. Unusual presentation of peripheral primitive neuroectodermal tumor of the maxilla. J Craniofac Surg, 2010, 21(6):1761–1763

[7] Howard DJ, Lund VJ. Primary Ewing's sarcoma of the ethmoid bone. J Laryngol Otol, 1985, 99(10): 1019–1023

[8] Dehner LP. Primitive neuroectodermal tumor and Ewing's sarcoma. Am J Surg Pathol, 1993, 17(1):1–13

[9] Windfuhr JP. Primitive neuroectodermal tumor of the head and neck: incidence, diagnosis, and management. Ann Otol Rhinol Laryngol, 2004, 113(7):533–543

[10] Pontius KI, Sebek BA. Extraskelet al Ewing's sarcoma arising in the nasal fossa. Light- and electron-microscopic observations. Am J Clin Pathol, 1981, 75(3):410–415

[11] Howard DJ, Daniels HA. Ewing's sarcoma of the nose. Ear Nose Throat J, 1993, 72(4):277–279

[12] Folpe AL, Goldblum JR, Rubin BP, et al. Morphologic and immunophenotypic diversity in Ewing family tumors: a study of 66 gene-tically confirmed cases. Am J Surg Pathol, 2005, 29(8):1025–1033

[13] Turc-Carel C, Aurias A, Mugneret F, et al. Chromosomes in Ewing's sarcoma. I. An evaluation of 85 cases of remarkable consistency of t(11;22)(q24;q12). Cancer Genet Cytogenet, 1988, 32(2):229–238

[14] Folpe AL, Hill CE, Parham DM, et al. Immunohistochemical detection of FLI-1 protein expression: a study of 132 round cell tumors with emphasis on CD99-positive mimics of Ewing's sarcoma/primitive neuroectodermal tumor. Am J Surg Pathol, 2000, 24(12): 1657–1662

[15] Weidner N, Tjoe J. Immunohistochemical profile of monoclonal antibody O13: antibody that recognizes glyco-protein p30/32MIC2 and is useful in diagnosing Ewing's sarcoma and peripheral neuroepithelioma. Am J Surg Pathol, 1994, 18(5):486–494

[16] Kuttesch JF Jr, Wexler LH, Marcus RB, et al. Second malignancies after Ewing's sarcoma: radiation dosedependency of secondary sarcomas. J Clin Oncol, 1996, 14(10): 2818–2825

[17] Ahmad R, Mayol BR, Davis M, et al. Extraskelet al Ewing's sarcoma. Cancer, 1999, 85(3):725–731

[18] Ludwig JA. Ewing sarcoma: historical perspec-tives, current state-of-the-art, and opportunities for targeted therapy in the future. Curr Opin Oncol, 2008, 20(4):412–418

[19] Shimada H, Newton WA Jr, Soule EH, et al. Pathologic features of extraosseous Ewing's sarcoma: a report from the Intergroup Rhabdomyosarcoma Study. Hum Pathol, 1988, 19(4):442–453

[20] Marina NM, Etcubanas E, Parham DM, et al. Peripheral primitive neuroec-todermal tumor (peripheral neuroepi-thelioma) in children. A review of the St. Jude experience and controversies in diagnosis and management. Cancer, 1989, 64(9):1952–1960

[21] Schmidt D, Herrmann C, Jürgens H, et al. Malignant peripheral neuroectodermal tumor and its necessary distinction from Ewing's sarcoma. A report from the Kiel Pediatric Tumor Registry. Cancer, 1991, 68(10):2251–2259

[22] Howard DJ, Lund VJ, Wei WI. Craniofacial resection for tumors of the nasal cavity and para-nasal sinuses: a 25-year experience. Head Neck, 2006, 28(10):867–873

[23] Iseri M, Ozturk M, Filinte D, et al. A peripheral primitive neuroectodermal tumour arising from the middle turbinate and transnasal endoscopic approach for its surgical treatment. Int J Pediatr Otorhinolaryngol, 2007, 2:180–184

[24] Hayes SM, Jani TN, Rahman SM, et al. Solitary extra-skelet al sinonasal metastasis from a primary skelet al Ewing's

sarcoma. J Laryngol Otol, 2011, 125(8):861–864

[25] Gradoni P, Giordano D, Oretti G, et al. The role of surgery in children with head and neck rhabdom-yosarcoma and Ewing's sarcoma. Surg Oncol, 2010, 19(4): e103–e109

[26] de Alava E, Kawai A, Healey JH, et al. EWS-FLI1 fusion transcript structure is an independent determinant of prognosis in Ewing's sarcoma. J Clin Oncol, 1998, 16(4): 1248–1255

嗅神经母细胞瘤

定　义

（ICD–O code 9522/3）

嗅神经母细胞瘤是一种恶性的神经内分泌肿瘤，通常源自嗅黏膜。

别　名

自 1942 年 Berger 及其同事首次描述这种肿瘤之后，"嗅神经母细胞瘤"这个名称经常被用于这种肿瘤[1]。该病的曾用名很多，例如嗅神经细胞瘤、嗅神经上皮瘤、鼻内神经母细胞瘤及嗅神经上皮肿瘤；在英文文献中，其经常被称为"嗅神经母细胞瘤"（ONB），用以体现其疾病起源部位。

发病率

虽然 ONB 相对比较少见，就像所有前颅底肿瘤一样，但目前认为是此区域最常见的组织学类型之一。在 1966 年，Skolnik 等[2]在 42 篇英文文献中只发现 97 例病例，大多数作者仅仅治疗过 2~3 例患者，到 1989 年，O'Connor 估计已发表的病例不到 300 例，仅仅相当于鼻腔恶性肿瘤总数的 1%~5%[3]。但是，这一数据在 1997 年增加到 945 例[4]，其中不包括来自美国军事病理研究所[5]以及古斯塔夫–鲁西研究所[6]的大量病例。在 2000 年，美国国家癌症数据库收录了 10 年间从超过 500 家美国医院（1985—1995 年）收集的 664 例病例。近年来，数据量的增加可以肯定源于对这种肿瘤的认识越来越多，并且用于诊断的组织学技术进步了。由于作者工作的单位是一个三级转诊中心，因此作者有机会从 1970 年开始对 80 例患者进行诊治（表 15.16）。

病因与流行病学

迄今，不同于其他一些鼻窦肿瘤，职业因素在嗅神经母细胞瘤发展中的影响尚未明确，只有一些偶发的无对照病例[7]，而在啮齿动物中 N–亚硝基化合物经注射、口服或局部给药均被报道会引起感觉神经上皮瘤[8-10]。双氯甲醚也有类似的效果[11]。在最近的 54 例嗅神经母细胞瘤患者中，通过问卷和（或）结构化访谈对可能的病原学因素进行评估。经过评估，筛选了 4 例（8%）患者，他们是牙科医生[2]或牙科护士[2]，在 1 项 700 例以上的鼻窦恶性肿瘤队列研究中，只发现了 1 例牙科医务人员（腺样囊性癌）。进一步询问还没有确定是哪种化学物质与这种疾病相关（如果有的话），但是值得继续观察。

病变部位

嗅神经母细胞瘤通常出现在鼻腔上部，与嗅上皮的解剖学分布相对应，从嗅区延伸至鼻中隔上端及鼻腔外侧壁的上鼻甲。神经丝的存在说明嗅神经母细胞瘤起源于神经嵴，但是并无其起源于特殊的嗅觉上皮的直接证据[4-5]，偶尔出现在这一区域外的肿瘤被归为嗅觉上皮异位。

嗅觉干细胞或基底储备细胞被认为是确切的起源细胞，但可能的来源包括犁鼻器、蝶腭神经节、外胚层嗅基板、鼻黏膜及嗅觉上皮的自主神经节。在筛板区产生的肿瘤可以很容易地沿着嗅纤维扩散，进入前颅窝并累及嗅球及嗅束[12]。鼻中隔上方经常受累并且肿瘤可能从这里向对侧进入筛窦和临近的眼眶区域扩散。

由于肿瘤有时可能在多年后在颅内复发并伴有远端硬膜侵犯定植，所以其必须假定微小癌栓扩散可能发生在早期，但仍处于非活动状态，直到一段时间之后。

诊断特征

临床特征

在文献中，这种肿瘤似乎有轻微的男性发病倾向，并且年龄范围较广（3~90 岁），一些文献作者报道了两个发病年龄高峰，在 20~30 岁及 60~70 岁[3,13-17]。无种族差异报道。在作者的

80 例病例中，性别比例为 1.3 : 1（男 : 女），年龄范围为 12~88 岁（平均年龄 48 岁）。作者并没有观察到双峰特征的发病年龄分布，大部分病例为 40~69 岁（表 15.16）。

单侧鼻塞、血性分泌物或鼻出血及嗅觉减退会伴随肿瘤发生，但是可能非常隐秘且可能会造成延迟诊断，一些患者甚至需要持续 1 年以上（Schwabb 等报道的 40 例患者中这一比例为 24%[6]）。在作者的 42 例病例中，单侧鼻塞的发生率为 93%，鼻出血为 55%，鼻漏为 30%[16]。在内镜检查中，肿瘤通常呈紫红色，并且很容易出血（图 15.18）。虽然出现了典型的早期前颅窝浸润，但是通常是无症状。患者可能出现溢泪、眼球易位、复视以及肿瘤向外侧侵犯引起的视力丧失。眼部症状在作者的患者中发生率为 11%[16]。在这些病例中，左侧（62%）较右侧（29%）更容易受累，而双侧均受累的占 9%。

由于很少有大样本研究的文献报道，真正的颈部转移的发病率很难准确评估[15]。一篇回顾性综述[18]基于 10 项研究共 207 例病例得出 27% 的发病率。相比梅奥医学中心的 Morita 等[20]报道的 20.4%（10/49）的发病率，在作者的 20 个病例中[19]，仅有 1 例出现了颈部疾病。在最近对 15 项研究（共 320 例病例）的回顾中，Rinaldo 等[15]报道的淋巴结转移率为 23.4%（从 5% 至 100%），虽然其中仅有 8 例经免疫组化确诊为 ONB。

伴或不伴局部疾病的远端转移可以发生，且可能广泛扩散，包括向皮肤、眼部、肺部、肝脏、骨骼及中枢神经系统的其他部分扩散。

由于 ONB 是一种神经内分泌瘤，因此其可与激素合成异常引起的综合征相关，比如库欣综合征或抗利尿激素（ADH）的分泌[6,21-24]。

影像学表现

所有患者在术前都应该接受鼻窦肿瘤的术前影像检查方案，该方案应结合高分辨率增强 CT（冠状面和矢状面）与钆 DTPA 增强的三维 MRI[25-27]，包括颈部检测。ONB 没有特异性的病征，但是肿块位于鼻腔顶部的嗅裂伴 / 不伴向前

表 15.16 嗅神经母细胞瘤：个体病例资料 1976—2010

| | 例数 | 年龄（岁） | | M : F | CFR | ESS | MFD | LR | 未手术 |
		范围	平均值						
	80	12~88	48	45 : 35	47	26	3	2	2
放疗	58				28	25	2	1	2
化疗	23				9	14	–	–	–
局部复发					11（23%）	2（7.6%）	1（33%）	1（50%）	2（100%）
生存时间									
5 年					75%	89%			
10 年					52%				
15 年					40%				
分期 a									
T1					2	4			
T2					11	16			
T3					24	6			
T4					10	0			

CFR：颅面联合切除术。ESS：鼻内镜鼻窦手术。F：女性。LR：鼻侧切开术。M：男性。MFD：面中部掀翻术
a 依据 Dulgerov 分期[13]

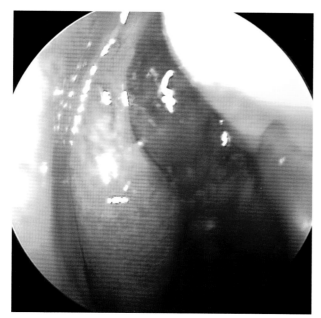

图 15.18　左鼻腔上部嗅神经母细胞瘤内镜下观

颅窝延伸则需要高度怀疑。冠状位 CT 依然是发现早期前颅底侵犯最准确的方法，而增强 CT 和 MRI 则可以显示颅内及眼眶的扩散（图 15.19a,b、图 15.20a,b）。肿瘤的血供丰富，造影强化前 T2W 序列高信号，钆增强的 T1W 序列中明显强化[28]。在 CT 和 MRI 上的增强信号可能是均匀或不均匀的。周边的囊性变性区域虽然并不常见，但如果出现则很有可能是 ONB（图 15.21）[29]。钙化区域也可能检测到，但是比软骨肉瘤的钙化区域要少。然而，即使用最现代化的成像技术仍不能明确肿瘤是否累及硬脑膜及眼眶骨膜，只能通过手术结合组织学检测来确定。

治疗后，除了在门诊进行的常规的内镜检查，对所有患者都应进行规律的终身 MRI 随访（加上常规检测及全身麻醉下活检），治疗后的 2 年内，每 3~4 个月检查 1 次，以后每 6 个月检查 1 次（图 15.19c、图 15.20c）[30–31]。PET–CT 检测在之后的随访中可能会有价值[32]，锝 [99mTc]– 乙基半胱氨酸二聚体的摄取已被用于显示源于神经嵴的肿瘤[33]。

颈部超声结合细针穿刺细胞学检测是一种重要的、具有高准确性的筛查技术[34]，并经常作为作者首诊的常规检测手段。据报道，咽后转移是除了颈部外经常出现转移的部位[35]。虽然转移扩散可发生在头颈外，但是这种情况比较罕见，所以笔者在本阶段并没有进行更多的全身影像学检测。去甲肾上腺素的降解产物——香草酸的尿检已经不再作为疾病的标志。

组织学特征与鉴别诊断

肉眼下，肿瘤呈息肉状、红灰色、易出血的肿物。显微镜下，肿瘤经常呈巢状或典型的围绕嗜酸性原纤维物质的菊形团状生长，但是形态可能是多样的。菊形团的形态进一步分化为"真菊形团"和"假菊形团"。

起初，ONB 被认为是尤因肿瘤的一种，但是在细胞遗传学检测中发现并与这些肿瘤相关的典型 t（11；22）尚未在 ONB 中得到证实[36–37]。其他遗传学标记物也被用于 ONB 与其他低分化肿瘤的区分[38]，并且细胞遗传学表征仍是重要指标，能够对诊断提供帮助[39, 40]。这也包括 p53 的检测，在一项有 18 例病例的小型研究中，p53 似乎与 ONB 的最初形成并无关联，但是或许在更具侵袭性的亚型中更为重要[41]。

将 ONB 归为小细胞瘤可能会对一般的病理学家造成诊断困难，这促使 Ogura 和 Schenck 将 ONB 形容成"大骗子"（表 15.17）[42]。因此，使用大量不同种类抗体进行的免疫组化检测被用于确诊，包括一般的神经内分泌标记物如神经元特异性烯醇酶（NSE）、突触素、嗜铬粒蛋白及蛋白基因产物 9.5（PGP-9.5），其结果通常为阳性[43–44]。肿瘤巢的外周可以看到 S100 阳性，且一些肿瘤的 MNF116 及 CAM5.2 对特定的细胞角蛋白的染色反应也为阳性。相反，LP34（一种高分子量细胞角蛋白染色）、EMA、癌胚抗原（CEA）及胶质纤维酸性蛋白（GFAP）通常呈阴性（表 15.1）。

基于其组织学特征，相关学者提出了不同的分级系统［例如，Hyams1 级（最高分化程度）至 4 级（未分化）］但是这已经在很大程度上被免疫组化取代了[5,43]。

疾病分期

相关学者已经提出了几种不同的分期系统，其中 Kadish 等提出的分期系统使用最多，其粗略地将肿瘤划分为 3 个阶段：

- A 期：局限于鼻腔的病变。
- B 期：涉及鼻腔 +1 个或更多的鼻窦。
- C 期：涉及鼻腔以外的，包括眼眶、颅底、颅内腔、颈部淋巴结，或出现全身转移。

一些作者采用了一种改良后的 Kadish 分期系统，将转移瘤划分入阶段 D（表 15.18）[20,24]。

使用 TNM 分类法后，Dulguerov、Allal 和 Calcaterra[13] 提出了一种进一步的分期系统（表 15.19）。

自然病程

在许多情况下，ONB 源于嗅觉上皮，从而位于紧邻筛板和前颅窝的位置。基于早期颅面

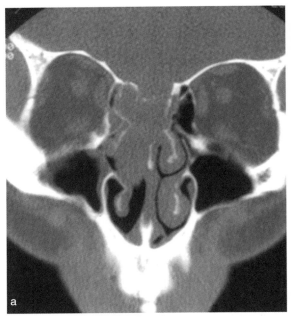
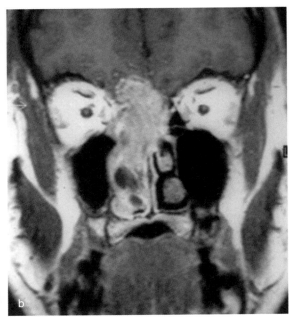
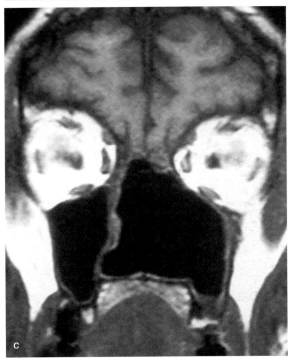

图 15.19a~c　a. 冠状位 CT 示右鼻腔上部嗅神经母细胞瘤伴颅底侵犯。b. 同一患者冠状位 MRI（钆增强后 T1 加权）示嗅神经母细胞瘤明显蔓延进入前颅窝。c. 同一患者颅面联合切除术及放疗后 5 年冠状位 MRI（T1 加权未增强）

标本的组织学研究表明，即使在大体上并不明显，但在微观上可见癌细胞向嗅球和嗅束的扩散（图 15.22）[12]，从而对常规切除硬脑膜及周围嗅觉系统提供证据支持。并且作者逐渐认识到颈部转移比其他鼻窦恶性肿瘤出现得更早且频率更高[15]。ONB 是少数可以扩散至脸颊及腮腺区域或对侧颈部淋巴结的鼻窦肿瘤之一。出现全身转移的概率估计为 10%~15%，其表现非常不明显，且通常在局部有残余病变或疾病复发出现时才会被发现。

神秘的是，ONB 可以在面中部的任何部位出现。作者有几例患者二次复发时出现在对侧眼部，常见的局部区域疾病的迟发特征是出现

硬脑膜瓷板样改变，可以像盔甲一样包裹脑组织；其通常生长缓慢但一般对任何形式的治疗都有抵抗作用（图 15.23）。局部复发可能找不到任何证据，所以很难对扩散途径及激活原因给出解释，但其有可能是通过静脉通道或脑脊液扩散的。

治　疗

颅面切除术的出现使得 ONB 的治疗发生了革命性的变化，使存活率倍增，并且现在被认为是治疗的"金标准"。Dulguerov 等在一项荟萃分析中证实颅面切除术结合放疗是首选治疗方案[13]，并且其他人也证实，无论是单独手术或放疗都不足以得到最佳的效果[16,46]。

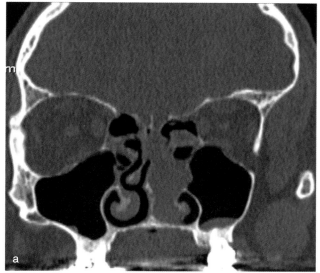

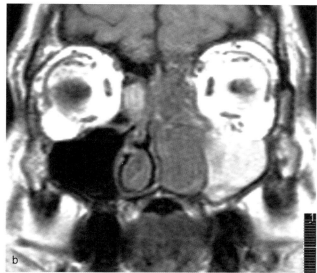

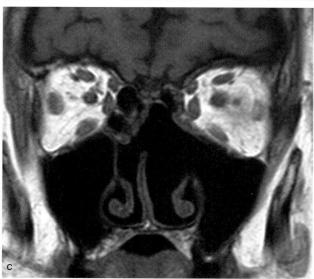

图 15.20a~c　a. 冠状位 CT 示嗅神经母细胞瘤团块充满左鼻腔伴明显颅底侵蚀。b. 同一患者冠状位 MRI（T1 加权未增强）示肿瘤局限于鼻腔。c. 鼻内镜下切除术及术后放疗后 1 年冠状位 MRI（T1 加权未增强）随访表现

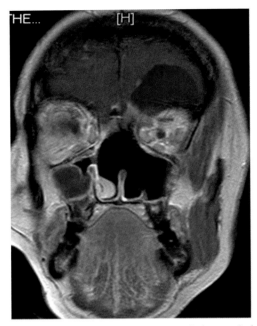

图 15.21　冠状位 MRI（钆增强后 T1 加权）示一患者在初次手术和放疗后 6 年，经历广泛嗅神经母细胞瘤颅面联合切除术后，前颅窝有一囊性病变并伴颊淋巴结高信号影

手术治疗

颅面切除术在 20 世纪 70 年代由 Ketcham 等提出，它提供了一种并发症发生率低且美容效果好的整块肿瘤切除方法[47-49]。经鼻及前颅窝接近肿瘤，手术直接处理肿瘤及局部扩散病

表 15.17　嗅神经母细胞瘤的鉴别诊断

- 腺样囊性癌
- 小细胞（高度神经内分泌）癌
- 鼻腔鼻窦未分化癌
- 外周神经外胚层肿瘤（PNET）/尤因肉瘤
- 淋巴瘤（弥漫大 B 细胞型）
- 基底细胞样鳞状细胞癌
- 恶性黑色素瘤

表 15.18　嗅神经母细胞瘤：依据 Kadish 等[45] 及 Morita 等[20] 修正后分期

类型	扩张性
A	肿瘤局限于鼻腔
B	肿瘤侵及鼻腔及鼻窦
C	肿瘤蔓延越过鼻腔及鼻窦，包括筛骨水平板、颅底、眼眶或颅内
D	肿瘤伴有颈淋巴结或远端转移

灶，从而切除硬脑膜及嗅觉系统，包括嗅觉上皮、筛板、嗅球及嗅束。这种手术方法直接对肿瘤的明显扩散和微扩散进行处理，降低局部复发率[50-51]。

虽然在手术技术上有很多变化，但是基本上所有的技术都包括某种形式的颅骨切除并结合不同切口和修复形式的鼻部入路。采用头皮冠状切口及面中掀翻的唇下切口可以隐藏手术

表 15.19　嗅神经母细胞瘤：Dulguerov 等[13] 之后的分期

分期	特征
T1	肿瘤位于鼻腔和（或）鼻窦（除外蝶窦），未侵及大多数上部筛房
T2	肿瘤位于鼻腔和（或）鼻窦（包括蝶窦），扩张或侵蚀筛骨水平板
T3	肿瘤蔓延入眼眶或突入前颅窝，未侵犯硬脑膜
T4	肿瘤侵及脑组织
N0	无颈淋巴结转移
N1	各种形式的颈淋巴结转移
M0	无转移
M1	任意远处转移

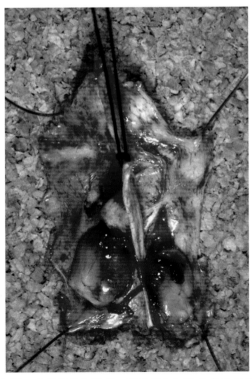

图 15.22　嗅神经母细胞瘤。颅面联合切除术中手术标本显示硬脑膜、嗅球和嗅束，肉眼观双侧嗅球因肿瘤浸润而肿胀

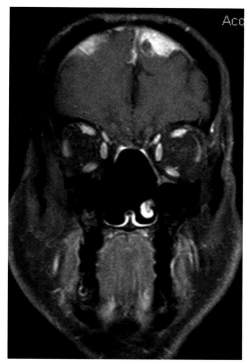

图 15.23　冠状位 MRI（T1 加权未增强）示嗅神经母细胞瘤多处侵犯硬脑膜

瘢痕。然而，扩展的鼻侧切开或眉弓切口在愈合后很难辨识。颅底修复可能会被颅骨膜瓣、阔筋膜及裂开的皮肤影响。在 27 年中，作者运用颅面切除术治疗的患者共有 308 例，术后的平均住院时间为 14d，且主要并发症的发生率低（表 15.16）[51]。

在颅面切除之前，应常规检查肿瘤是否临近或侵入眼眶膜，如果是则需要切除眼眶。但是，很明显，眼睛是有可能保住的，并且不影响生存。如果在冷冻条件下切除，肿瘤没有穿过眼眶膜全层，那么能够进行广泛切除并且在切口区域进行皮肤移植。尽管如此，如果眼眶膜全层已被穿透或眼眶内容物被肿瘤直接浸润，则应该摘除眼窝。

最近，作者对选定的病例进行了内镜切除术，这些病例通常没有显著的颅底受侵，或患者的麻醉风险较低。内镜入路不应被视为局限性的治疗方法，而应视其为经鼻内入路的颅面切除术，其包括在极佳直视条件下类似的广域切除[52]。具备经内镜入路进行颅底切除及修复的能力使以上操作更为容易[31,53]，事实上，在有些神经外科医生参与的团队中，内镜外科医生可以进行大范围的颅内切除[54]。或许，内镜入路可以与外部开颅术相结合[55-57]。应评估患者是否同时需要采用两种治疗方法，还是需要行扩大的内镜手术并扩展到包括了一个正规开颅手术的切除范围。

在最近的一组接受了根治性内镜切除的 49 例鼻窦恶性肿瘤病例中，11 例为嗅神经母细胞瘤，其中 1 例在 1 年后由内镜切除改为颅面切除[52]。其他已发表的恶性肿瘤病例中也包括嗅神经母细胞瘤[58-62]，并且在这些病例中，并发症发生率很低。作者治疗过的病例平均住院时间为 4d，并且很快就可以接受术后放疗。还应注意，内镜手术对常规颅面切除术后局部复发的治疗有一定作用。

虽然在出现病变时会给予选择性的颈淋巴清扫术，但颈部不被作为常规预防性处理部位[63]。

放　疗

在这一区域进行最大剂量的放疗时必须注意保护周围脑神经及视神经。外部兆伏光束及三野照射技术已普遍使用。前端口结合楔形侧野可以提供 55~65Gy 的剂量。因为临近视交叉，给予的剂量必须保持低于正常组织耐受量，并且强度调强放疗的出现在这方面或许会有一些优势。通常，放疗被作为开放性手术和内镜手术的一种辅助治疗方法[16,64-65]，且在术后给予。

其他一些作者将立体定向引导放疗与手术相结合，可能会有更好的局部控制及最小的并发损伤[66-67]，但缺少足够的数据量及随访证据。

选择性颈部照射的作用尚未证明，目前数据很少[68-69]。

化　疗

虽然在回顾性研究中发现肿瘤具有化疗敏感性，但化疗的作用尚未完全评估。ONB 已经表现出对顺铂化疗的反应[70-71]并且化疗已被作为放疗结合颅面切除的辅助治疗方案在几个治疗中心得到了相似的结果[72]。弗吉尼亚大学的研究者已经使用环磷酰胺、阿霉素、顺铂和依托泊苷结合放疗及手术治疗 3 期肿瘤，并获得了可观的结果[73-74]。在 1999—2005 年的 18 例患者中，8 例接受了放疗的患者同样接受了顺铂的化疗，虽然患者人数不足以得出可信的统计学结论，但其复发率有所降低[75]。尽管如此，作者的所有 ONB 患者都在术后一开始及放疗中途被给予了 2 个疗程的辅助性化疗。相似的治疗方法韩国和日本也在使用[71,76]，其与放疗和（或）手术治疗相结合，但是不良反应（尽管是暂时性的）很严重，不过韩国和日本报道的样本量较小（分别为 11 例和 12 例）。

使用顺铂或多西他赛加伊立替康的方法也有报道，但是需要权衡短期反应带来的疗效与可能出现的副反应发生率[77]。

结局与预后

ONB 具有病程长且局部复发率高的特点。因此，通常大多数鼻窦肿瘤需要终身随访并且治疗后 5 年存活并不等同于治愈。作者曾常规随访 12 年（包括定期 MRI 检查），以观察复发情况。

在进行颅面切除术之前，采用鼻侧切开术和放疗的治疗效果比较差[78-80]，只有不到 40%，主要是由于无法处理颅内扩散。颅面切除术专门针对这一问题，并能实现对已形成微观病灶而无法检出的嗅球和嗅束的摘除。因此，当分析大规模颅面切除术后长期随访病例时，5 年存活率会有显著改善[51,81-86]，甚至翻倍，在作者的病例中存活率达 77%[16]，在 Diaz 等及 Gabory 等的病例中 5 年存活率高达 89%[85-86]。然而，随着时间的推移，存活率逐渐下降，局部复发甚至可以在治疗后 12 年发生（从 12 个月至 144 个月，平均时间 37 个月）。在作者的 42 个病例中，无病存活率从第 5 年时的 77% 下降至第 10 年时的 53%。后来，这个队列研究的受试者增加到了 56 例，第 15 年时存活率下降为 40%，说明了长期随访的重要性（图 15.24）[30,51]。

最常见的复发症状是局部的，并且在作者的病例中占 17%，这与其他已发表的用颅面切

除术及放疗治疗的研究一致。已证明，可以通过加入放疗来降低局部复发率，无论术前还是术后。在作者的病例中，放疗原本是为患有颅底上部疾病的患者使用的治疗方案，但是经过分析，病变局限者的复发率（28%）高于病变较大者（4%）。这导致此后作者对所有 ONB 患者都给予术后放疗。有趣的是，先前的治疗似乎对 5 年实际存活率没有影响，而发生局部复发的患者进一步挽救性治疗后的 5 年存活率为 54%。

在美国一项纳入 311 例病例的回顾性研究中，运用了改进后的 Kadish 分级系统，淋巴结转移、不同的治疗方法及年龄被证明是疾病特异性存活率的显著预测因素[87]。Loy[74] 及 Ozsahin 等排除了年龄因素的干扰[88] 得出了与上述类似的结论。

Kane 等[89] 对 205 篇已发表的研究进行了分析，这些研究共包含了 956 例平均随访 3 年的病例。与作者的病例比较，他们没有证明手术治疗后放疗的获益，或许与其随访时间相对较短有关。对相关预后因素的单变量分析包括组织学分级、分期及 65 岁以上患者的疾病表现。然而，多变量分析显示，Hyam 3 级和 4 级肿瘤预后较差（风险比 4.83，$P<0.001$），5 年和 10 年存活率分别为 47% 和 31%。

对颅面切除的系列病例的多变量分析显示，病变累及大脑及眼眶是疾病预后的独立预测因

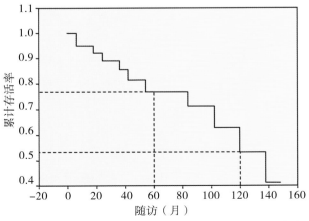

图 15.24 Kaplan-Meier 曲线图表明嗅神经母细胞瘤患者经历颅面联合切除术后的无病存活期

素[16]。眼眶未受累时 5 年实际存活率为 97%，而当眼眶骨膜受累时，存活率仅为 49%，但当眶内容物明显侵犯，即使行眶内容物切除术，也无 5 年存活病例（$P=0.006\ 7$）（图 15.25）。这支持了只有当有明显的眶内侵犯或眶骨膜全层被穿透时才需牺牲眶内容物。

当颅底和颅内受累时，累及鼻腔和颅底、嗅束、硬脑膜和脑部肿瘤间是有区别的（$P=0.035$）。当患有鼻腔和（或）颅底肿瘤的患者与其他组做比较时，可以预料到这些病例与那些累及硬脑膜和（或）嗅束（$P=0.006$）及累及脑组织的病例（$P=0.039$）具有统计学差异（图 15.26）。

目前为止，那些接受过内镜治疗及随访的患者的数量和随访时间有限，难以进行有意义

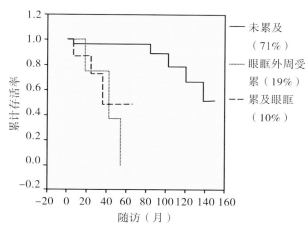

图 15.25　Kaplan-Meier 曲线图示伴眼眶受累的嗅神经母细胞瘤患者经历颅面联合切除术后的存活情况

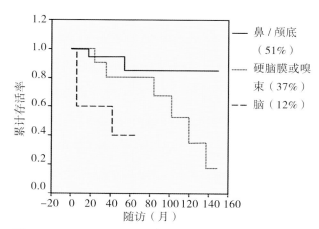

图 15.26　Kaplan-Meier 曲线图示伴颅内侵犯的嗅神经母细胞瘤患者经历颅面联合切除术后的存活情况

的比较。但是很明显，经过仔细挑选的患者，早期结果至少能达到那些和颅面切除术一致的水平[52,58-62,67,90]。Devaiah 和 Andreoli[91] 在荟萃分析中对 23 篇文献报道的开放性治疗和内镜治疗进行了对比，只考虑其中 362 例满足纳入标准的病例，结果显示两种治疗方法得出了相似的结果，考虑到此研究与作者的病例类似，较大的肿瘤常采用开放性治疗。内镜治疗法的优点是很明显的，其出现并发症的概率和致畸率相较于颅面切除术都要低，而切除效果却与之相当[92-93]。

如前所述，颈部淋巴结转移构成了一个重要的预后因素[87]。Koka 等[24] 报道，淋巴结转移的患者存活率为 29%，未患淋巴结转移的患者存活率为 64%，这一结果得到了随后的几项荟萃分析的支持[13,15,17]。局部控制下的远端转移相对少见（<10%[16,73]），但预后通常较差。

■ 关键点

· 嗅神经母细胞瘤需要手术及放疗。

· 辅助化疗的作用仍不确定。

· 颅面切除术结合放疗的治疗方案是"金标准"且总存活率增加了 1 倍以上。

· 内镜切除术在特别选择的病例中效果与开放手术切除接近。

· 随访必须是终生性的，因为疾病复发可能在 10 年后出现。

参考文献

[1] Berger L, Luc R, Richard D. L'estheioneuroepi-theliome olfactif. Bull Assoc Fr Etud Cancer, 1924, 13:410–421

[2] Skolnik EM, Massari FS, Tenta LT. Olfactory neuroe-pithelioma. Review of the world literature and presentation of two cases. Arch Otolaryngol, 1966, 84(6):644–653

[3] O'Connor TA, McLean P, Juillard GJ, et al. Olfactory neuro-blastoma. Cancer, 1989, 63(12): 2426–2428

[4] Broich G. Pagliaria, Ottaviani F. Esthesioneuroblas-toma: a general review of the cases published since the discovery of the tumour in 1924. Anticancer Res, 1927, 17:2683–2706

[5] Hyams VJ. Olfactory neuroblastoma.//Hyams VJ, Baksakis JG, Michaels L, eds. Tumours of the Upper Respiratory Tract and Ear. Washington, DC: Armed Forces Institute of

Pathology, 1998:240–248

[6] Schwaab G, Micheau C, Le Guillou C, et al. Olfactory esthesioneuroma: a report of 40 cases. Laryngoscope, 1988, 98(8 Pt 1):872–876

[7] Magnavita N, Sacco A, Bevilacqua L, et al. Aesthesioneuroblastoma in a woodworker. Occup Med (Lond), 2003, 53(3): 231–234

[8] Magee PN, Montesano R, Preussmann R. N-nitroso compounds and related carcinogens.//Searle CE, ed. Chemical Carcinogens. Washington DC: American Chemical Society, 1976:491–625

[9] Herrold KM. Induction of olfactory neuroepithelial tumors in Syrian hamsters by diethlynitrosamine. Cancer, 1964, 17: 114–121

[10] Vollrath M, Altmannsberger M, Weber K, et al. Chemically induced tumors of rat olfactory epithelium: a model for human esthesioneuroepithelioma. J Natl Cancer Inst, 1986, 76(6):1205–1216

[11] Leong BK, Kociba RJ, Jersey GC. A lifetime study of rats and mice exposed to vapors of bis(chloromethyl)ether. Toxicol Appl Pharmacol, 1981, 58(2):269–281

[12] Harrison D. Surgical pathology of olfactory neuroblastoma. Head Neck Surg, 1984, 7(1):60–64

[13] Dulguerov P, Allal AS, Calcaterra TC. Esthesioneuroblastoma: a metaanalysis and review. Lancet Oncol, 2001, 2(11):683–690

[14] Kumar M, Fallon RJ, Hill JS, et al. Esthesio-neuroblastoma in children. J Pediatr Hematol Oncol, 2002, 24(6):482–487

[15] Rinaldo A, Ferlito A, Shaha AR, et al. Esthesioneuroblastoma and cervical lymph node metastases: clinical and therapeutic implications. Acta Otolaryngol, 2002, 122(2):215–221

[16] Lund VJ, Howard D, Wei W, et al. Olfactory neuroblastoma: past, present, and future? Laryngoscope, 2003, 113(3):502–507

[17] Gore MR, Zanation AM. Salvage treatment of late neck metastasis in esthesioneuroblastoma: a metaanalysis. Arch Otolaryngol Head Neck Surg, 2009, 135(10):1030–1034

[18] Davis RE, Weissler MC. Esthesioneuroblastoma and neck metastasis. Head Neck, 1992, 14(6):477–482

[19] Harrison DFN, Lund VJ. Neuroectodermal lesions. Tumours of the Upper Jaw. London: Churchill Livingstone, 1993:295–328

[20] Morita A, Ebersold MJ, Olsen KD, et al. Esthesioneuroblastoma: prognosis and management. Neurosurgery, 1993, 32(5):706–714, discussion 714–715

[21] Singh W, Ramage C, Best P, et al. Nasal neuroblastoma secreting vasopressin. A case report. Cancer, 1980, 45(5): 961–966

[22] Srigley JR, Dayal VS, Gregor RT, et al. Hyponatremia secondary to olfactory neuroblastoma. Arch Otolaryngol, 1983, 109(8):559–562

[23] Myers SL, Hardy DA, Wiebe CB, et al. Olfactory neuroblastoma invading the oral cavity in a patient with inappropriate antidiuretic hormone secretion. Oral Surg Oral Med Oral Pathol, 1994, 77(6):645–650

[24] Koka VN, Julieron M, Bourhis J, et al. Aesthesioneuroblastoma. J Laryngol Otol, 1998, 112(7):628–633

[25] Kairemo KJ, Jekunen AP, Kestilä MS, et al. Imaging of olfactory neuroblastoma—an analysis of 17 cases. Auris Nasus Larynx, 1998, 25(2):173–179

[26] Lloyd GAS, Lund VJ, Howard DJ, et al. Optimum imaging for sinonasal malignancy. J Laryngol Otol, 2000, 114(7): 557–562

[27] Madani G, Beale TJ, Lund VJ. Imaging of sinonasal tumors. Semin Ultrasound CT MR, 2009, 30(1):25–38

[28] Pickuth D, Heywang-Köbrunner SH, Spielmann RP. Computed tomography and magnetic reso-nance imaging features of olfactory neuro-blastoma: an analysis of 22 cases. Clin Otolaryngol Allied Sci, 1999, 24(5):457–461

[29] Som P, Brandwein M. Tumors and tumor-like conditions. In: Som P, Curtin D, eds. Head and Neck Imaging. 4th ed. St Louis, MO: Mosby, 2003:261–373

[30] Lund VJ, Howard DJ, Wei WI, et al. Craniofacial resection for tumors of the nasal cavity and paranasal sinuses—a 17-year experience. Head Neck, 1998, 20(2):97–105

[31] Lund VJ, Stammberger H, Nicolai P, et al. European position paper on endoscopic management of tumours of the nose, paranasal sinuses and skull base. Rhinol Suppl, 2010, (22):1–143

[32] Nguyen BD, Roarke MC, Nelson KD, et al. F-18 FDG PET/CT staging and posttherapeutic assessment of esthesioneuroblastoma. Clin Nucl Med, 2006, 31(3):172–174

[33] Prado GL, Itabashi Y, Noda H, et al. Olfactory neuroblastoma visualized by technetium-99m-ECD SPECT. Radiat Med, 2001, 19(5):267–270

[34] Collins BT, Cramer HM, Hearn SA. Fine needle aspiration cytology of metastatic olfactory neuroblastoma. Acta Cytol, 1997, 41(3):802–810

[35] Zollinger LV, Wiggins RH III, Cornelius RS, et al. Retrophar-yngeal lymph node metastasis from esthesioneuroblastoma: a review of the therapeutic and prognostic implications. AJNR Am J Neuroradiol, 2008, 29(8):1561–1563

[36] Argani P, Perez-Ordoñez B, Xiao H, et al. Olfactory neuroblastoma is not related to the Ewing family of tumors: absence of EWS/FLI1 gene fusion and MIC2 expression. Am J Surg Pathol, 1998, 22(4):391–398

[37] Kumar S, Perlman E, Pack S, et al. Absence of EWS/FLI1 fusion in olfactory neuroblastomas indicates these tumors do not belong to the Ewing's sarcoma family. Hum Pathol, 1999, 30(11):1356–1360

[38] Mhawech P, Berczy M, Assaly M, et al. Human achaetes-cute homologue (hASH1) mRNA level as a diagnostic marker to distinguish esthesioneuroblastoma from poorly differentiated tumors arising in the sinonasal tract. Am J Clin Pathol, 2004, 122(1):100–105

[39] Bockmühl U, You X, Pacyna-Gengelbach M, et al. CGH pattern of esthesioneuroblastoma and their metastases. Brain Pathol, 2004, 14(2):158–163

[40] Holland H, Koschny R, Krupp W, et al. Comprehensive cytogenetic characterization of an esthesioneuroblastoma. Cancer Genet Cytogenet, 2007, 173(2):89–96

[41] Papadaki H, Kounelis S, Kapadia SB, et al. Relationship of p53 gene alterations with tumor progression and recurrence

in olfactory neuroblastoma. Am J Surg Pathol, 1996, 20(6): 715–721

[42] Ogura JH, Schenck NL. Unusual nasal tumors. Problems in diagnosis and treatment. Otolaryngol Clin North Am, 1973, 6(3):813–837

[43] Lund VJ, Milroy C. Olfactory neuroblastoma: clinical and pathological aspects. Rhinology, 1993, 31(1):1–6

[44] Hirose T, Scheithauer BW, Lopes MB, et al. Olfactory neuroblastoma. An immunohistochemical, ultrastructural, and flow cytometric study. Cancer, 1995, 76(1):4–19

[45] Kadish S, Goodman M, Wang CC. Olfactory neuroblastoma. A clinical analysis of 17 cases. Cancer, 1976, 37(3):1571–1576

[46] Gruber G, Laedrach K, Baumert B, et al. Esthesioneuroblastoma: irradiation alone and surgery alone are not enough. Int J Radiat Oncol Biol Phys, 2002, 54(2):486–491

[47] Clifford P. Transcranial approach for cancer of the antroethmoidal area. Clin Otolaryngol Allied Sci, 1977, 2(2): 115–130

[48] Terz JJ, Young HF, Lawrence W Jr. Combined craniofacial resection for locally advanced carcinoma of the head and neck I. Tumors of the skin and soft tissues. Am J Surg, 1980, 140(5):613–617

[49] Ketcham AS, Van Buren JM. Tumors of the paranasal sinuses: a therapeutic challenge. Am J Surg, 1985, 150(4): 406–413

[50] Shah JP, Kraus DH, Bilsky MH, et al. Craniofacial resection for malignant tumors involving the anterior skull base. Arch Otolaryngol Head Neck Surg, 1997, 123(12):1312–1317

[51] Howard DJ, Lund VJ, Wei WI. Craniofacial resection for tumors of the nasal cavity and paranasal sinuses: a 25-year experience. Head Neck, 2006, 28(10):867–873

[52] Lund V, Howard DJ, Wei WI. Endoscopic resection of malignant tumours of the nose and sinuses. Am J Rhinol, 2007, 21(1):89–94

[53] Lund VJ. Endoscopic management of cerebrospinal fluid leaks. Am J Rhinol, 2002, 16(1):17–23

[54] Kassam A, Horowitz M, Welch W, et al. The role of endoscopic assisted microneurosurgery (image fusion technology) in the performance of neurosurgical procedures. Minim Invasive Neurosurg, 2005, 48(4):191–196

[55] Thaler ER, Kotapka M, Lanza DC, et al. Endoscopically assisted anterior cranial skull base resection of sinonasal tumors. Am J Rhinol, 1999, 13(4):303–310

[56] Devaiah AK, Larsen C, Tawfik O, et al. Esthesioneuroblastoma: endoscopic nasal and anterior craniotomy resection. Laryngoscope, 2003, 113(12):2086–2090

[57] Yuen AP, Fan YW, Fung CF, et al. Endoscopicassisted cranionasal resection of olfactory neuroblastoma. Head Neck, 2005, 27(6):488–493

[58] Draf W, Schick B, Weber R, et al. Endoscopic microendoscopic surgery of nasal and paranasal sinus tumours. In: Stamm AC, Draf W, eds. Micro-Endoscopic Surgery of the Paranasal Sinuses and the Skull Base. Berlin: Springer, 2000:481–488

[59] Goffart Y, Jorissen M, Daele J, et al. Minimally invasive endoscopic management of malignant sinonasal tumours. Acta Otorhinolaryngol Belg, 2000, 54(2):221–232

[60] Walch C, Stammberger H, Anderhuber W, et al. The minimally invasive approach to olfactory neuroblastoma: combined endoscopic and stereotactic treatment. Laryngoscope, 2000, 110(4):635–640

[61] Casiano RR, Numa WA, Falquez AM. Endoscopic resection of esthesioneuroblastoma. Am J Rhinol, 2001, 15(4):271–279

[62] Batra PS, Citardi MJ, Worley S, et al. Resection of anterior skull base tumors: comparison of combined traditional and endoscopic techniques. Am J Rhinol, 2005, 19(5):521–528

[63] Zanation AM, Ferlito A, Rinaldo A, et al. When, how and why to treat the neck in patients with esthesioneuroblastoma: a review. Eur Arch Otorhinolaryngol, 2010, 267(11):1667–1671

[64] Foote RL, Morita A, Ebersold MJ, et al. Esthesioneuroblastoma: the role of adjuvant radiation therapy. Int J Radiat Oncol Biol Phys, 1993, 27(4):835–842

[65] Castelnuovo P, Bignami M, Delù G, et al. Endonasal endoscopic resection and radiotherapy in olfactory neuroblastoma: our experience. Head Neck, 2007, 29(9):845–850

[66] Zabel A, Thilmann C, Milker-Zabel S, et al. The role of stereotactically guided conformal radiotherapy for local tumor control of esthesio-neuroblastoma. Strahlenther Onkol, 2002, 178(4): 187–191

[67] Unger F, Haselsberger K, Walch C, et al. Combined endoscopic surgery and radiosurgery as treatment modality for olfactory neuroblastoma (esthesioneuroblastoma). Acta Neurochir (Wien), 2005, 147(6):595–601, discussion 601–602

[68] Monroe AT, Hinerman RW, Amdur RJ, et al. Radiation therapy for esthesioneuro-blastoma: rationale for elective neck irradiation. Head Neck, 2003, 25(7):529–534

[69] Noh OK, Lee SW, Yoon SM, et al. Radiotherapy for esthesioneuroblastoma: is elective nodal irradiation warranted in the multimodality treatment approach? Int J Radiat Oncol Biol Phys, 2011, 79(2):443–449

[70] McElroy EA Jr, Buckner JC, Lewis JE. Chemo-therapy for advanced esthesioneuroblastoma: the Mayo Clinic experience. Neurosurgery, 1998, 42(5):1023–1027, discussion 1027–1028

[71] Kim DW, Jo YH, Kim JH, et al. Neoadjuvant etoposide, ifosfamide, and cisplatin for the treatment of olfactory neuroblastoma. Cancer, 2004, 101(10):2257–2260

[72] Dulguerov P, Calcaterra T. Esthesioneuroblastoma: the UCLA experience 1970–1990. Laryngoscope, 1992, 102(8): 843–849

[73] Levine PA, Gallagher R, Cantrell RW. Esthesioneuroblastoma: reflections of a 21-year experience. Laryngoscope, 1999, 109(10):1539–1543

[74] Loy AH, Reibel JF, Read PW, et al. Esthesioneuroblastoma: continued follow-up of a single institution's experience. Arch Otolaryngol Head Neck Surg, 2006, 132(2):134–138

[75] Nikapota A, Sevitt T, Lund VJ, et al. Outcomes of radical conformal radiotherapy and concomitant cisplatin chemotherapy for olfactory neuroblastoma—review of a single centre experience. J Clin Oncol, 2006, 24(18 Suppl):5555

[ASCO Annual Meeting Proceedings (Post-Meeting Edition)]

[76] Mishima Y, Nagasaki E, Terui Y, et al. Combination chemo-therapy (cyclophosphamide, doxorubicin, and vincristine with continuousinfusion cisplatin and etoposide) and radiotherapy with stem cell support can be beneficial for adolescents and adults with estheisoneuroblastoma. Cancer, 2004, 101(6):1437–1444

[77] Yoh K, Tahara M, Kawada K, et al. Chemotherapy in the treatment of advanced or recurrent olfactory neuroblastoma. Asia Pac J Clin Oncol, 2006, 2: 180–184

[78] Bailey BJ, Barton S. Olfactory neuroblastoma. Management and prognosis. Arch Otolaryngol, 1975, 101(1):1–5

[79] Shah JP, Feghali J. Esthesioneuroblastoma. Am J Surg, 1981, 142(4):456–458

[80] Appelblatt NH, McClatchey KD. Olfactory neuroblastoma: a retrospective clinicopathologic study. Head Neck Surg, 1982, 5(2):108–113

[81] Eriksen JG, Bastholt L, Krogdahl AS, et al. Esthesioneuro-blastoma—what is the optimal treatment? Acta Oncol, 2000, 39(2):231–235

[82] Resto VA, Eisele DW, Forastiere A, et al. Esthesioneuroblas-toma: the Johns Hopkins experience. Head Neck, 2000, 22(6):550–558

[83] Patel SG, Singh B, Polluri A, et al. Craniofacial surgery for malignant skull base tumors: report of an international collaborative study. Cancer, 2003, 98(6):1179–1187

[84] Constantinidis J, Steinhart H, Koch M, et al. Olfactory neuroblastoma: the University of Erlangen-Nuremberg experience 1975-2000. Otolaryngol Head Neck Surg, 2004, 130(5):567–574

[85] Diaz EM Jr, Johnigan RH III, Pero C, et al. Olfactory neuroblastoma: the 22-year experience at one comprehensive cancer center. Head Neck, 2005, 27(2):138–149

[86] de Gabory L, Abdulkhaleq HM, Darrouzet V, et al. Long-term results of 28 esthesioneuroblastomas managed over 35 years. Head Neck, 2011, 33(1):82–86

[87] Jethanamest D, Morris LG, Sikora AG, et al. Esthesioneuro-blastoma: a populationbased analysis of survival and prognostic factors. Arch Otolaryngol Head Neck Surg, 2007, 133(3):276–280

[88] Ozashin M, Gruber G, Olszyk O, et al. Outcome and prog-nostic factors in olfactory neuroblastoma: a rare cancer network study. Int J Radiat Oncol Biol Phys, 2010, 78(4): 992–997

[89] Kane AJ, Sughrue ME, Rutkowski MJ, et al. Posttreatment prognosis of patients with esthesioneuroblastoma. J Neurosurg, 2010, 113(2):340–351

[90] Folbe A, Herzallah I, Duvvuri U, et al. Endoscopic endonasal resection of esthesioneuroblastoma: a multicenter study. Am J Rhinol Allergy, 2009, 23(1):91–94

[91] Devaiah AK, Andreoli MT. Treatment of esthesioneuro-blastoma: a 16-year metaanalysis of 361 patients. Laryn-goscope, 2009, 119(7):1412–1416

[92] Snyderman CH, Carrau RL, Kassam AB, et al. Endoscopic skull base surgery: principles of endonasal oncological surgery. J Surg Oncol, 2008, 97(8):658–664

[93] Ganly I, Patel SG, Singh B, et al. Complications of cranio-facial resection for malignant tumors of the skull base: report of an International Collaborative Study. Head Neck, 2005, 27(6):445–451

黏膜恶性黑色素瘤

定　义

（ICD-O code 8720/3）

黏膜恶性黑色素瘤（MMM）是一种产生于黑色素生成细胞（黑色素细胞）的侵袭性肿瘤，源自神经嵴组织。

病　因

虽然日晒是公认的引起皮肤黑色素瘤的原因，但是并没有其与鼻腔及鼻窦关联的证据。然而，甲醛职业暴露引起了一些关注[1-2]。对英国耳鼻喉科医生的进一步询问得到181例病例，其中26%在英国中部（莱斯特郡、诺丁汉郡和伯明翰），但不幸的是，肿瘤的罕见性限制了大型流行病学研究的开展，且这类肿瘤的受关注度也很低。甲醛已在动物模型，如大鼠中[3]被证实为呼吸致癌物，但鼻部的MMM在尸体防腐员这一被认为是高危职业的人群中并未见报道。然而，他们患皮肤黑色素瘤及结肠癌的概率确实很高[5-6]。

比较基因组杂交已经确定了染色体的异常，如皮肤黑色素瘤中并不常见1q和6p增益[5-6]。

发病率

皮肤黑色素瘤是最为常见的类型，15%~33%发生在头颈部皮肤[1]。黑色素细胞也存在于黏膜、分泌腺、鼻基质以及嗅觉上皮的支持细胞[7]这些其可能恶变的区域。MMM较罕见，但占所有恶性黑色素瘤的1.3%，其中55%发生在头颈部[8]。2/3起源于鼻窦，1/4源于口腔[1,9-13]。整体而言，1%以下的恶性黑色素瘤发生在鼻窦[1,10,14-15]。在各种鼻窦恶性肿瘤中，黑色素瘤约占4%[15]。

发病部位

鼻腔鼻窦恶性黑色素瘤最常见的病变位置是鼻腔外侧壁，其次为鼻中隔、上颌窦及筛窦[15]。起源于蝶窦、鼻咽或鼻前庭的较为少见。

在作者的115例病例中，90例（78.3%）

起源于鼻腔内，12 例（10.5%）在筛窦伴或不伴鼻腔侵犯，7 例（6.1%）累及上颌骨（其中 6 例的病变范围太大，很难确定病变原发部位）。

虽然罕见，但需要考虑鼻窦病变发生转移的可能性。这种情况曾在作者的 2 例病例中出现过。

诊断特征

临床特征

鼻腔鼻窦黑色素瘤在男性和女性中的患病率相等。在先前的病例报道中，平均患病年龄（64.3 岁）比皮肤黑色素瘤的患病年龄要大[1]。在日本，其发病率非常高，黏膜黑色素瘤占所有黑色素瘤的 1/4 至 1/3，并且其在黑人中可能更

为常见[10,16]。作者历时 47 年（1963—2010 年）纳入 115 例患者的研究，是来自一个独立单位最大的关于鼻腔鼻窦黏膜恶性黑色素瘤的研究，64 例（55.7%）为女性，51 例（44.3%）为男性。在接受初始治疗时的平均年龄为 65.9 岁（范围 15~91 岁）。

其表现和其他鼻窦恶性肿瘤一样，可能为类似炎症的表现，从而导致延误诊断。单侧鼻塞、肉眼可见的肿物，尤其是直接鼻出血，是最常见的特征（图 15.27）。在内镜检查中，病变可能会出现着色但至少有 10% 可能无黑色素。肿瘤通常富含血管且可能发生坏死，因为其生长速度超过了供血速度。虽然可能会有息肉状

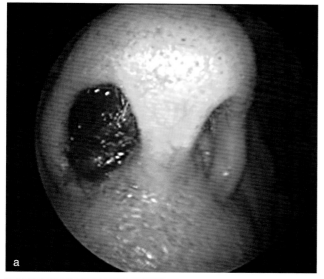
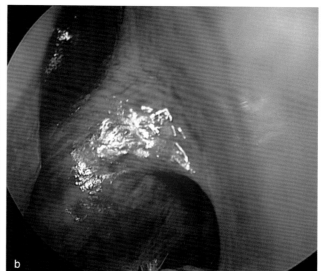
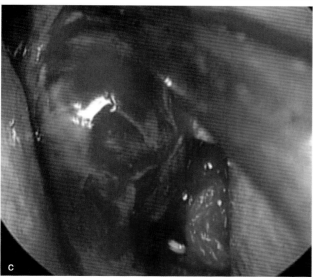

图 15.27a~c　a. 右侧鼻前庭黏膜恶性黑色素瘤。b. 表现为血管病变的黏膜恶性黑色素瘤充满中鼻道。c. 色素性病变充满鼻腔，碰触易出血

脆性肿块，但病变也可能扩散至任何地方。此外，卫星病灶可能在一侧或双侧鼻黏膜的任何部位出现，并且组织学上可以观察到由巨噬细胞内的黑色素形成的黑色素沉着斑块。因此，对肿瘤范围的确定往往很困难。复视、溢泪及眼球突出属于晚期特征，并且仅有 1/10 出现颈部淋巴结转移，但上述症状和全身转移可以在任何时间出现。

影像学表现

MMM 除了 CT 可见均质实性肿物对周边骨质的侵蚀，并没有其他特别的影像学特征，而这一特征甚至可能不会被注意到（图 15.28）。类似的，MRI 可以显示肿物周边的炎症及残留的分泌物，所以其必须与 SCC、腺癌及淋巴瘤区分。

颈部成像（或超声）、胸部及肝脏影像学检查可以用于其分期。而 PET 可能对于转移性疾病的检测更为敏锐[13,17]。

组织学特征与鉴别诊断

黑色素瘤按其定义源于黑色素细胞，由神经嵴胚胎期分化形成。其在皮肤及黏膜中广泛分布，包括鼻部黏膜，并且出现在腺体、鼻中隔和鼻甲的表面及深基质中，并且与嗅觉上皮中的支持细胞相关联。早期研究[7]发现其不存在于胚胎期及新生儿期的鼻黏膜中。

明显的黑色素沉着病在口腔中十分常见，且据估计，有一定的恶变比例（范围很大，从 0.5% 到 30%[18]）。

这种肿瘤可能会对诊断造成一些困难，其由许多多边形或梭形细胞组成，并伴有大量有丝分裂，所以必须与鼻窦未分化癌（SNUC）、淋巴瘤及鼻咽癌（NPC）区分。通过对 S100（均表达）、VIM、HMB-45、黑色素 A、酪氨酸酶及 MIFT（小眼畸形转录因子）的免疫组化分析及细胞内本身的黑色素的表现，可以对肿瘤进行确诊（表 15.1）。

分　期

皮肤黑色素瘤根据厚度[19]，厚度与溃疡

形成（TNM）或其与真皮层的关系[12,14,19-20]（Clarke's Level）进行分期。这些分期系统是基于大量病例提出的，并与预后紧密相关。鼻窦黏膜黑色素瘤自身并不符合这些分期系统，因为其没有真皮层的标记，缺乏参照物使衡量其浸润深度变得困难，且厚度与病程转归并没有联系。对于鼻窦黑色素瘤，学者们提出了许多分期系统，包括美国癌症联合分期委员会（AJCC）出版的第 7 版分期手册中关于黏膜黑

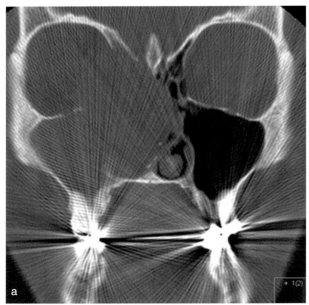

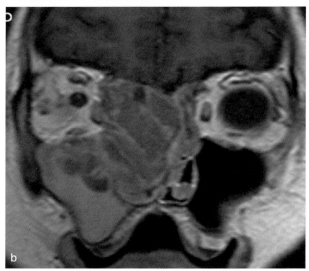

图 15.28a，b　a. 冠状位 CT 扫描示右鼻腔、筛窦和上颌窦不透明影像，伴鼻中隔移位及侵蚀进入眼眶。b. 冠状位 MRI（钆增强后 T1 加权）显示位于鼻腔上部，累及眼球和上颌窦的肿瘤团块，伴有分泌物堵塞

色素瘤的新章节[12]。因为其侵袭性特征，AJCC 将 T1 和 T2 期省略，将黏膜黑色素瘤的最低分期定为 T3。这使得肿瘤仅有 Ⅲ 期或 Ⅳ 期。大多数病例并没有显示出任何鼻腔或鼻窦肿瘤 TNM 分级系统与恶性鼻窦黑色素瘤结局的关系，只有美国 MD·安德森癌症中心的病例例外[15]。Ballantyne 提出了一种简单且常用的分级系统：Ⅰ 级为局部病变，Ⅱ 级为颈部淋巴结转移，Ⅲ 级为远处转移[21]。这种分级系统也因许多患者出现了各种局部病变（Ⅰ 级）但系统中并没有区分而受到批评[22]。Prasad 等根据黏膜受侵的深度提出了一种分期系统，Ⅰ 级为黑色素瘤在原位或"微浸润"，Ⅱ 级为侵及固有层的黑色素瘤，Ⅲ 级为深度侵入组织的黑色素瘤[23]。他们认为肿瘤分期是存活率的一个独立预测因素。Thompson 等对 115 例病例进行回顾后提出了一种针对鼻窦及鼻咽部黏膜恶性黑色素瘤的类似 TNM 的分期系统，其中 T1=1 个亚位点，而 T2=2 个或更多个亚位点；淋巴结转移为 N0 或 N1，转移沉着物出现为 M1[1]。然而，这种分级系统还没有大范围使用，且对于这种变化无常的恶性肿瘤，缺少对肿瘤大小及结果的相关对比[13]。

自然病程

大多数患者仅有一处局部病变，且最终死于局部复发，这在疾病进程中可能多次发生。但是，许多人会出现颈部淋巴结肿大（10% 和 18%），偶有远处转移（4%）。远处扩散成为进行性疾病的重要特征，其可以在任何部位发生，但更多见于肺部、肝脏、脑及骨骼。

在作者诊断的病例中，有 101 例（91%）患者，没有可识别的淋巴结受累（N⁻），10 例（9%）累及淋巴结（N⁺），有 4 例状态不明。

治 疗

文献中鼻窦恶性黑色素瘤的治疗主要依靠手术切除，有时会与术后放疗相结合[8,10,15,22,24-27]。过去临床上常使用开放性入路的根治手术，但是因其效果很难预测并且预后通常较差，内镜

技术成为治疗发展的趋势。在理想情况下，可以在内镜下看到清晰的边缘[28]，但是鼻窦肿瘤过于靠近或扩散至颅底、眼眶及其他重要结构却是一个挑战。

开放性入路包括鼻侧切开术、面中部掀翻术、上颌骨切除术、鼻切除术及伴或不伴眶内容物摘除的颅面切除，这些手术均有不同程度的致畸可能[29-33]。内镜切除术经常可以作为相似切除术辅助手段，虽然应用较少，但是不应该被视为范围较小的手术[34]。内镜相较于开放性手术，提供了一个更为清晰（放大）的解剖学视野及肿瘤边缘的评估，这对于有卫星病灶、无色素区及黏膜下层扩散的病变特别重要，并且可以更好地评估和清除肿瘤。缩短手术时间降低致畸率、减少住院时间、减少不适感及改善对患者容貌的损伤[8,35-36]。同样，内镜技术也可以与开放性治疗相结合。

黑色素瘤通常被认为是抗放射线的肿瘤，但可能对高剂量的射线有反应[37]。不同治疗中心的放疗程序会有所不同，但是通常放疗被作为辅助治疗而非单独的治疗形式。新的放疗技术，例如 IMRT 和质子束放射治疗技术已被采用，并且伽马刀也被用于较小范围的清除术[38-39]。尽管缺少统计学方面的证据，但对于状态良好的切除术后阳性切缘病例，或无法切除的病例，或复发病例，使用放疗是合适的。

今后的发展可能包括改进分期技术，诸如前哨淋巴结评估及使用 S100 和酪氨酸酶等分子标记物来识别高危患者[40-43]。

结 局

（见表 15.20、表 15.21）

鼻窦恶性黑色素瘤的预后很差（比皮肤黑色素瘤更差），且肿瘤的罕见性使其同样很难进行随机前瞻性试验。5 年存活率通常在 25% 以下，报道的范围为 8%~48%，整体生存期的中位数为 12.5~19.3 个月[1,10-11,13,15,22,24-25,46-55]。死亡往往是局部复发和转移性疾病的最终结果。

在作者的病例中，全部实施的是根治性治

疗计划。患者接受手术，部分病例给予术后放疗和（或）化疗。随访期从 2 个月至 360 个月不等，平均 37.5 个月，记录了其中 109 例患者的随访情况，6 例失访。对于所有病例，最主要的治疗方法是手术治疗，大部分接受了鼻侧切开术（n=71），但是在后 20 年间有很大一部分人（n=31）采用了内镜切除术。此外，4 例患者接受了颅面切除术，4 例患者接受了面中部掀翻术，并且都是由同一名外科医生进行的手术。64 例（55.7%）仅接受了手术治疗，51 例（44.3%）同时接受了手术及放疗，10 例在辅助放疗以外还接受了化疗，5 例仅接受了辅助性化疗。如表

15.20 所示，整体生存期的中位数为 24 个月〔标准误（SE）=5.127；95%CI 13.952~34.048〕（图 15.29），5 年整体存活率为 28%，10 年生存活率为 19.4%。无病生存期的中位数如预期的一样，少于 21 个月（SE=2.943；95%CI 15.232~26.768），5 年无病存活率为 23.7% 而10 年无病存活率为 9.7%。

如果诊断发现累及淋巴结（N+），整体存活率、局部控制率及无病存活率则会显著降低（Mantel-Cox 模型，P<0.001），且 N+ 组没有 5 年存活病例（图 15.30）。术后放疗并不能改善存活率，包括整体存活率和无病存活率，也未

表 15.20　黏膜恶性黑色素瘤：个体病例资料（存活率统计）

		5 年存活率	10 年存活率	平均时间（月）
总存活率		28%	19.4%	24
淋巴结	N0	31.5%	21.8%	32
	N1	0	0	11
放疗	无	31.7%	20.3%	28
	有	24.1%	19.3%	24
手术方式	内镜下	45.6%	N/A	59
	小开放	24%	16.9%	19
	大开放	10%	10%	7
无病存活率		23.7%	9.7%	21
淋巴结	N0	27.1%	11.1%	24
	N1	0	0	11
放疗	无	28.2%	12.9%	18
	有	18.8%	6.5%	21
手术方式	内镜下	31.3%	N/A	36
	小开放	27.7%	11.6%	18
	大开放	9.1%	0	7
局部对照存活率		27.7%	11.3%	21
淋巴结	N0	31.8%	13.0%	28
	N1	0	0	11
放疗	无	31.9%	14.6%	23
	有	23.7%	8.1%	21
手术方式	内镜下	40.2%	N/A	50
	小开放	25.3%	12.9%	18
	大开放	10.6%	0	15

N/A：不可用或不适用

改善局部控制情况，但这可能源自受累病例少以及选择偏倚（图 15.31）。因此，是否对患者进行术后放疗必须基于于每个个体的情况且必须经过知情讨论。

有意义的是，将内镜切除和开放性入路进行比较，内镜手术提高整体生存期多达 5 年（Mantel-Cox P=0.013）。局部控制（P=0.225）和无病存活率也有类似的趋势，内镜技术似乎更优，但没有达到统计学意义。以上现象不能简单地从疾病的程度来解释，因为对所有患者不考虑其分期，都使用了内镜技术，所以，内镜组是可以与鼻侧切开和面中部掀翻的患者比较的，因为后者都是同一医生完成的，且全部

被内镜技术取代。

这样看来，相较于鼻侧切开术、面中部掀翻术或鼻切开术，内镜手术有更好的预后（中位生存期 19 个月，SE=4.297；95%CI 10.578~27.422），而这三种手术方式又比颅面切除术或上颌骨切除术有更好的预后（整体生存期中位数为 7 个月，SE=7.115；95%CI 0~20.946）（图15.32、图 15.33）。现在，几项大型研究显示，即使没有显著提高，至少使用内镜技术治疗与开放性入路治疗 MMM 有相似的结果[13.22.35~36]。即使考虑到选择和手术偏倚（二者与疾病关联不大），在选定的病例中由技术熟练的医生进行内镜切除并没有对疗效产生负面影响，甚至

表 15.21 文献中鼻腔鼻窦恶性黑色素瘤的治疗效果

作者	患者数	初始治疗到局部复发	初始治疗到区域复发	初始治疗到远处转移	生存期和无病间隔时间
Brandwein 等[44]	25	N/A	N/A	N/A	60% 平均生存期为 21 个月，5 年无病存活率为 44%
Lund 等[30]（开放根治性手术 ± 放疗）	58	8 个月（平均）	N/A	N/A	5 年 A&W 为 28%，10 年 A&W 为 20%
Thompson 等[1]（广泛局部切除 + 部分放疗 / 化疗）	115	N/A	N/A	N/A	45% 存活，平均生存期为 2.3 年，5 年无病存活率为 22%
Bridger 等[45]（根治性手术 + 放疗）	27	14.7 个月（平均）	N/A	23.2 个月（平均）	5 年存活率为 46%，平均生存时间为 52 个月
Huang 等[46]（手术 + 部分放疗 / 化疗）	15	5 个月（平均）	7.45 个月（平均）	10.3 个月（平均）	2 年存活率为 49.5%，5 年为 33%
Lund 等[35]（全部内镜下切除术，ITC，预期）	11	N/A	N/A	N/A	2 年无病存活率为 36%
Dauer 等[33]（广泛局部切除 + 部分放疗）	61	9 个月（平均）	N/A	13 个月（平均）	3 年存活率为 48.9%，5 年为 22.1%，平均生存期为 19 个月
Nicolai 等[36]（内镜下切除术，可能有放疗，但无细节）	14	N/A	N/A	N/A	无病存活率为 18%，平均随访时间为 34.1 个月
Roth 等[13]（19 例 ITC 患者中 13 例行内镜下手术，6 例行开放手术，7 例放疗，6 例减轻）	25	平均无病生存间隔为 22 个月	N/A	N/A	5 年存活率为 33%，ITC 组平均生存期为 47 个月
Lund 等：当前正在进行研究（31 例内镜，78 例开放手术，可有放疗史）	109	21 个月（平均）	N/A	N/A	ESS：5 年存活率为 45.6%；开放手术：5 年存活率为 10%~24%。平均生存期：ESS 组 vs 开放组为 59：18

A&W：存活良好。ESS：鼻内镜鼻窦手术。ITC：治愈意愿。N/A：不可用或不适用
经 Rhinology 许可，引自参考文献 [8]

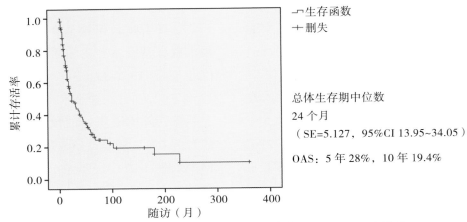

图 15.29　109 例鼻腔鼻窦恶性黑色素瘤患者总体生存期 Kaplan-Meier 曲线图

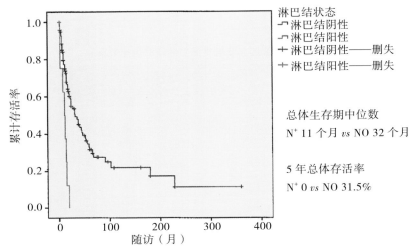

图 15.30　鼻腔鼻窦恶性黑色素瘤患者确诊时淋巴结阳性组和淋巴结阴性组总体生存期比较的 Kaplan-Meier 曲线图

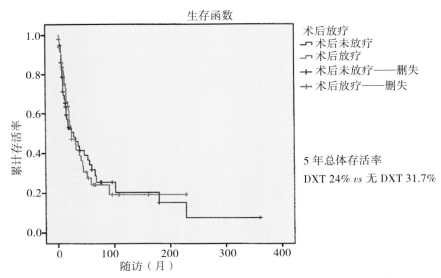

图 15.31　术后放疗组和术后未放疗组总体生存期比较的 Kaplan-Meier 曲线图

有可能改善存活率。一种可能的解释是，进行内镜手术的患者并发症发生率低，患者与肿瘤达到了良好的免疫平衡（通常为老年患者）。至于为什么这种获益的现象持续数年后又消失，原因并不清楚，尚需要进一步调查研究。

与其他研究中的病例相同，作者发现预后与肿瘤发源的部位没有关联[11]。一些人认为鼻中隔病变有良好的表现，也许是因其出现得更早，而源于上颌骨或筛窦的肿瘤的预后相较于鼻腔肿瘤预后较差[13,33,54]。这可能是临床表现较晚的结果，或因为累及眼眶或颅底，这些部位的肿瘤并不能切除干净，二者都可能成为负性预测因素[13,35]。

在文献中，与疗效最相关的结果预测因素似乎是累及淋巴结（如本系列病例）或远处转移的存在[15]。频繁的局部复发先于转移发生，且可能是鼻腔鼻窦黑色素瘤存活率的独立预测因素[55-56]。

在作者的系列病例中，放疗最初用于肿瘤完全切除并有干净切缘的无进展期疾病的患者。在作者最初的分析中[30]，虽然放疗没有呈现出统计学上的优势，但是表现出了一种受益的趋势（在当时可能因为病例数过少而证据强度较弱）。接着，自 1996 年，不考虑病变程度，所有患者都可以选择放疗，50 例患者中有 30 例

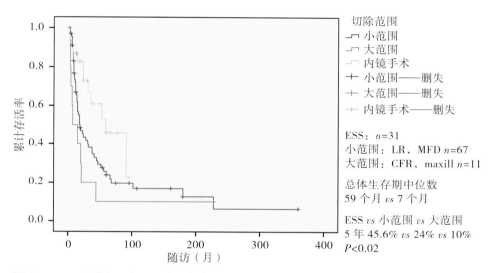

图 15.32　不同手术方式组间总体生存期比较的 Kaplan-Meier 曲线图

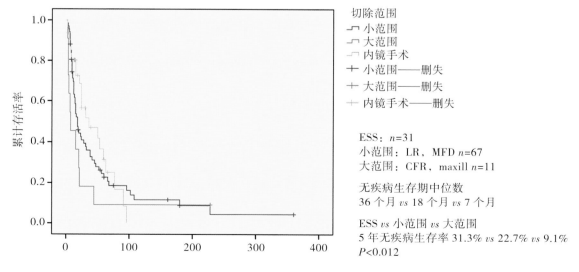

图 15.33　不同手术方式组间无病生存期比较的 Kaplan-Meier 曲线图

（60%）选择了接受放疗。在这个大型研究中，放疗确实表现出了一些有限的益处，但并没有统计学意义。为数不多的病例检验了放射线对黏膜黑色素瘤的影响，特别是对于头颈部混合病例。Krengli 等在一篇文献分析中对此做了总结[38]。他们得出了术后放疗可以改善局部控制的结论，并且建议在不能切除肿瘤的情况下使用，但是没有证据显示其可以改变存活率[38]。MD·安德森癌症中心的 Moreno 等的研究含 58 例病例，其中 33 例接受了术后放疗。虽然没有存活率上的改善，但是那些接受了 54Gy 或更大放射剂量的患者相较于接受 30~50Gy 剂量的患者在统计学上有更低的局部复发率[15]。这进一步强调了高剂量放疗的需求。但高剂量放疗在鼻窦疾病中受到了限制，因为其邻近重要结构，如视神经。其他声称辅助放疗可以带来收益的研究都是基于少量病例或缺少统计学证据[13,32-33,38]；相反的，一些大型研究，包括作者的研究，证实了辅助放疗可以在局部控制方面获得收益[29-31]。

将放疗作为唯一治疗方法的研究报道的 5 年存活率为 18%，比大多数手术治疗的病例要低[37]。

目前接受化疗和疫苗治疗的患者数量不足，因此对于其在 MMM 的治疗中能否成功无法评价。使用不同方案的化疗，如顺铂及超分割放疗或 ^{125}I 的个案已有报道[57-58]。相比之下，Eigentler 等对 41 项皮肤黑色素瘤姑息疗法的随机对照试验进行了荟萃分析[59]。然而，Hocker 等基于对黑色素瘤遗传学的深入了解，回顾了一些新型治疗技术，包括 Bal-2 信号网络的靶向因子[60]。Lotem 等考虑将白介素 2 及 DNP 修饰的自体疫苗联合使用以应对黑色素瘤的转移[61]，也有人对靶向细胞毒性 T 淋巴细胞抗原（CTLA-4）感兴趣，其可以用于单一疗法或与化疗/疫苗相结合[62-63]。在皮肤黑色素瘤治疗中观察到的收益是否也能在黏膜病变中见到尚待观察。最后，虽然恶性黑色素瘤被认为是一种分子异质性疾病，由不同的亚型组成，但是研究显示，黏膜肿瘤中 *KIT* 突变的频率很高[64-65]，新的生物制剂，如伊马替尼、索拉非尼及达沙替尼在将来可能具有治疗意义[66-67]。

■ 关键点

· 恶性黑色素瘤是最多变和不可预测的鼻窦肿瘤。

· 内镜切除相较于开放性治疗，前者的效果不会劣于后者。

· 放疗的作用尚未得到验证。

参考文献

[1] Thompson LD, Wieneke JA, Miettinen M. Sinonasal tract and nasopharyngeal melanomas: a clinicopathologic study of 115 cases with a proposed staging system. Am J Surg Pathol, 2003, 27(5):594–611

[2] Holmstrom M, Lund VJ. Malignant melanomas of the nasal cavity after occupational exposure to formaldehyde. Br J Ind Med, 1991, 48(1):9–11

[3] Monticello TM, Morgan KT. Cell proliferation and formalde-hydeinduced respiratory carcinogenesis. Risk Anal, 1994, 14(3):313–319

[4] Walrath J, Fraumeni JF Jr. Mortality patterns among embalmers. Int J Cancer, 1983, 31(4):407–411

[5] Cohen Y, Rosenbaum E, Begum S, et al. Exon 15 BRAF mutations are uncommon in melanomas arising in nonsu-nexposed sites. Clin Cancer Res, 2004, 10(10):3444–3447

[6] van Dijk M, Sprenger S, Rombout P, et al. Distinct chromo-somal aberrations in sinonasal mucosal melanoma as detected by comparative genomic hybridization. Genes Chromosomes Cancer, 2003, 36(2):151–158

[7] Zak FG, Lawson W. The presence of melanocytes in the nasal cavity. Ann Otol Rhinol Laryngol, 1974, 83(4):515–519

[8] Lund VJ, Stammberger H, Nicolai P, et al. European position paper on endoscopic management of tumours of the nose, paranasal sinuses and skull base. Rhinol Suppl, 2010, (22):1–143

[9] Andersen LJ, Berthelsen A, Hansen HS. Malignant mela-noma of the upper respiratory tract and the oral cavity. J Otolaryngol, 1992, 21(3):180–185

[10] Mendenhall WM, Amdur RJ, Hinerman RW, et al. Head and neck mucosal melanoma. Am J Clin Oncol, 2005, 28(6):626–630

[11] Bachar G, Loh KS, O'Sullivan B, et al. Mucosal melanomas of the head and neck: experience of the Princess Margaret Hospital. Head Neck, 2008, 30(10):1325–1331

[12] Edge SBBD, Compton CC, Fritz AG, et al. AJCC Cancer Staging Manual. 7th ed. New York: Springer, 2010

[13] Roth TN, Gengler C, Huber GF, et al. Outcome of sinonasal

melanoma: clinical expe-rience and review of the literature. Head Neck, 2010, 32(10):1385–1392

[14] Chang AE, Karnell LH, Menck HR. The American College of Surgeons Commission on Cancer and the American Cancer Society. The National Cancer Data Base report on cutaneous and noncutaneous melanoma: a summary of 84,836 cases from the past decade. Cancer, 1998, 83(8): 1664–1678

[15] Moreno MA, Roberts DB, Kupferman ME, et al. Mucosal melanoma of the nose and paranasal sinuses, a contemporary experience from the M. D. Anderson Cancer Center. Cancer, 2010, 116(9):2215–2223

[16] Thompson AC, Morgan DA, Bradley PJ. Malignant melanoma of the nasal cavity and paranasal sinuses. Clin Otolaryngol Allied Sci, 1993, 18(1): 34–36

[17] Goerres GW, Stoeckli SJ, von Schulthess GK, et al. FDG PET for mucosal malignant melanoma of the head and neck. Laryngoscope, 2002, 112(2):381–385

[18] Shah JP, Huvos AG, Strong EW. Mucosal melanomas of the head and neck. Am J Surg, 1977, 134(4):531–535

[19] Breslow A. Thickness, cross-sectional areas and depth of invasion in the prognosis of cutaneous melanoma. Ann Surg, 1970, 172(5):902–908

[20] Clark WH Jr, From L, Bernardino EA, et al. The histogenesis and biologic behavior of primary human malignant melanomas of the skin. Cancer Res, 1969, 29(3): 705–727

[21] Ballantyne AJ. Malignant melanoma of the skin of the head and neck. An analysis of 405 cases. Am J Surg, 1970, 120(4):425–431

[22] Moreno MA, Hanna EY. Management of mucosal melanomas of the head and neck: did we make any progress? Curr Opin Otolaryngol Head Neck Surg, 2010, 18(2):101–106

[23] Prasad ML, Patel SG, Huvos AG, et al. Primary mucosal melanoma of the head and neck: a proposal for microstaging localized, Stage I (lymph nodenegative) tumors. Cancer, 2004, 100(8):1657–1664

[24] Owens JM, Roberts DB, Myers JN. The role of postoperative adjuvant radiation therapy in the treatment of mucosal melanomas of the head and neck region. Arch Otolaryngol Head Neck Surg, 2003, 129(8):864–868

[25] Temam S, Mamelle G, Marandas P, et al. Postoperative radiotherapy for primary mucosal melanoma of the head and neck. Cancer, 2005, 103(2):313–319

[26] Howard DJ, Lund VJ, Wei WI. Craniofacial resection for tumors of the nasal cavity and paranasal sinuses: a 25-year experience. Head Neck, 2006, 28(10):867–873

[27] Wagner M, Morris CG, Werning JW, et al. Mucosal melanoma of the head and neck. Am J Clin Oncol, 2008, 31(1): 43–48

[28] Penel N, Mallet Y, Mirabel X, et al. Primary mucosal melanoma of head and neck: prognostic value of clear margins. Laryngoscope, 2006, 116(6):993–995

[29] Nandapalan V, Roland NJ, Helliwell TR, et al. Mucosal melanoma of the head and neck. Clin Otolaryngol Allied Sci, 1998, 23(2):107–116

[30] Lund VJ, Howard DJ, Harding L, et al. Management options and survival in malignant melanoma of the sinonasal mucosa. Laryngoscope, 1999, 109(2 Pt 1):208–211

[31] Patel SG, Prasad ML, Escrig M, et al. Primary mucosal malignant melanoma of the head and neck. Head Neck, 2002, 24(3):247–257

[32] Kingdom TT, Kaplan MJ. Mucosal melanoma of the nasal cavity and paranasal sinuses. Head Neck, 1995, 17(3):184–189

[33] Dauer EH, Lewis JE, Rohlinger AL, et al. Sinonasal melanoma: a clinicopathologic review of 61 cases. Otolaryngol Head Neck Surg, 2008, 138(3):347–352

[34] Zada G, Kelly DF, Cohan P, et al. Endonasal transsphenoidal approach for pituitary adenomas and other sellar lesions: an assessment of efficacy, safety, and patient impressions. J Neurosurg, 2003, 98(2):350–358

[35] Lund V, Howard DJ, Wei WI. Endoscopic resection of malignant tumors of the nose and sinuses. Am J Rhinol, 2007, 21(1):89–94

[36] Nicolai P, Battaglia P, Bignami M, et al. Endoscopic surgery for malignant tumors of the sinonasal tract and adjacent skull base: a 10-year experience. Am J Rhinol, 2008, 22(3):308–316

[37] Gilligan D, Slevin NJ. Radical radiotherapy for 28 cases of mucosal melanoma in the nasal cavity and sinuses. Br J Radiol, 1991, 64(768):1147–1150

[38] Krengli M, Jereczek-Fossa BA, Kaanders JH, et al. What is the role of radiotherapy in the treatment of mucosal melanoma of the head and neck? Crit Rev Oncol Hematol, 2008, 65(2):121–128

[39] Combs SE, Konkel S, Thilmann C, et al. Local high-dose radiotherapy and sparing of normal tissue using intensity-modulated radiotherapy (IMRT) for mucosal melanoma of the nasal cavity and paranasal sinuses. Strahlenther Onkol, 2007, 183(2):63–68

[40] Fernández JM, Santaolalla F, Del Rey AS, et al. Preliminary study of the lymphatic drainage system of the nose and paranasal sinuses and its role in detection of sentinel metastatic nodes. Acta Otolaryngol, 2005, 125(5):566–570

[41] Stárek I, Koranda P, Benes P. Sentinel lymph node biopsy: A new perspective in head and neck mucosal melanoma? Melanoma Res, 2006, 16(5): 423–427

[42] Vermeeren L, Valdés Olmos RA, Klop WM, et al. SPECT/CT for sentinel lymph node mapping in head and neck melanoma. Head Neck, 2011, 33(1):1–6

[43] Andrés R, Mayordomo JI, Visus C, et al. Prognostic significance and diagnostic value of protein S-100 and tyrosinase in patients with malignant melanoma. Am J Clin Oncol, 2008, 31(4):335–339

[44] Brandwein MS, Rothstein A, Lawson W, et al. Sinonasal melanoma. A clinico-pathologic study of 25 cases and literature meta-analysis. Arch Otolaryngol Head Neck Surg, 1997, 123(3):290–296

[45] Bridger AG, Smee D, Baldwin MA, et al. Experience with mucosal melanoma of the nose and paranasal sinuses. ANZ J Surg, 2005, 75(4):192–197

[46] Huang SF, Liao CT, Kan CR, et al. Primary mucosal melanoma of the nasal cavity and paranasal sinuses: 12 years of experience. J Otolaryngol, 2007, 36(2):124–129

[47] Trapp TK, Fu YS, Calcaterra TC. Melanoma of the nasal and paranasal sinus mucosa. Arch Otolaryngol Head Neck Surg, 1987, 113(10):1086–1089

[48] Stern SJ, Guillamondegui OM. Mucosal melanoma of the head and neck. Head Neck, 1991, 13(1):22–27

[49] Guzzo M, Grandi C, Licitra L, et al. Mucosal malignant melanoma of head and neck: forty-eight cases treated at Istituto Nazionale Tumori of Milan. Eur J Surg Oncol, 1993, 19(4):316–319

[50] Loree TR, Mullins AP, Spellman J, et al. Head and neck mucosal melanoma: a 32-year review. Ear Nose Throat J, 1999, 78(5):372–375

[51] Pandey M, Abraham EK, Mathew A, et al. Primary malignant melanoma of the upper aero-digestive tract. Int J Oral Maxillofac Surg, 1999, 28(1):45–49

[52] Prasad ML, Busam KJ, Patel SG, et al. Clinicopathologic differences in malignant melanoma arising in oral squamous and sinonasal respiratory mucosa of the upper aerodigestive tract. Arch Pathol Lab Med, 2003, 127(8):997–1002

[53] Narasimhan K, Kucuk O, Lin HS, et al. Sinonasal mucosal melanoma: a 13-year experience at a single institution. Skull Base, 2009, 19(4):255–262

[54] McLean N, Tighiouart M, Muller S. Primary mucosal melanoma of the head and neck. Comparison of clinical presentation and histopathologic features of oral and sinonasal melanoma. Oral Oncol, 2008, 44(11):1039–1046

[55] Clifton N, Harrison L, Bradley PJ, et al. Malignant melanoma of nasal cavity and paranasal sinuses: report of 24 patients and literature review. J Laryngol Otol, 2011, 125(5):479–485

[56] Lee SP, Shimizu KT, Tran LM, et al. Mucosal melanoma of the head and neck: the impact of local control on survival. Laryngoscope, 1994, 104(2):121–126

[57] Albertsson M, Tennvall J, Andersson T, et al. Malignant melanoma of the nasal cavity and nasopharynx treated with cisplatin and accelerated hyperfractionated radiation. Melanoma Res, 1992, 2(2):101–104

[58] De Meerleer GO, Vermeersch H, van Eijkeren M, et al. Primary sinonasal mucosal melanoma: three different therapeutic approaches to inoperable local disease or recurrence and a review of the literature. Melanoma Res, 1998, 8(5):449–457

[59] Eigentler TK, Caroli UM, Radny P, et al. Palliative therapy of disseminated malignant melanoma: a systematic review of 41 randomised clinical trials. Lancet Oncol, 2003, 4(12):748–759

[60] Hocker TL, Singh MK, Tsao H. Melanoma genetics and therapeutic approaches in the 21st century: moving from the benchside to the bedside. J Invest Dermatol, 2008, 128(11):2575–2595

[61] Lotem M, Shiloni E, Pappo I, et al. Interleukin-2 improves tumour response to DNP-modified autologous vaccine for the treatment of metastatic malignant melanoma. Br J Cancer, 2004, 90(4): 773–780

[62] Weber J. Overcoming immunologic tolerance to melanoma: targeting CTLA-4 with ipilimumab (MDX-010). Oncologist, 2008, 13(Suppl 4):16–25

[63] Nisticò P, Capone I, Palermo B, et al. Chemotherapy enhances vaccineinduced antitumor immunity in melanoma patients. Int J Cancer, 2009, 124(1):130–139

[64] Curtin JA, Fridlyand J, Kageshita T, et al. Distinct sets of genetic alterations in melanoma. N Engl J Med, 2005, 353(20):2135–2147

[65] Curtin JA, Busam K, Pinkel D, et al. Somatic activation of KIT in distinct subtypes of melanoma. J Clin Oncol, 2006, 24(26):4340–4346

[66] Woodman SE, Trent JC, Stemke-Hale K, et al. Activity of dasatinib against L576P KIT mutant melanoma: molecular, cellular, and clinical correlates. Mol Cancer Ther, 2009, 8(8):2079–2085

[67] Handolias D, Hamilton AL, Salemi R, et al. Clinical responses observed with imatinib or sorafenib in melanoma patients expressing mutations in KIT. Br J Cancer, 2010, 102(8):1219–1223

婴儿期黑色素细胞神经外胚层瘤

定 义

（ICD-O code 9363/0）

一种源于神经外胚层的良性黑色素细胞瘤，且好发于 1 岁以下儿童的上颌骨前部。

病 因

对于这种肿瘤的起源有一些争议，但目前普遍认为其起源于神经嵴。高水平的尿香草基扁桃酸的发现最初支持这一观点[1]，并在随后的超微结构研究中得到了证实[2-3]。

别 名

色素性成釉细胞瘤、黑色素性成釉细胞牙瘤、黑色素前体瘤、色素性龈瘤、先天性黑色素瘤。

发病率

Krompecker 首次描述了婴儿期黑色素神经外胚层瘤（MNTI，即先天性黑色素瘤），文献已报道了约 400 例病例[4]。

病变部位

这种病变主要出现在上颌骨。的确，全部报道病例中 80% 的病变累及上颌骨[5-7]，颅骨（15.7%）、下颌骨（6.4%）及口咽部病变也有报道[6,8-9]。其他病变部位包括脑部、附睾、大腿、股骨及纵隔[10-11]。

诊断特征

临床特征

在 Johnson 等及 Hupp 等报道的大多数病例中，1 岁以内发生 MNTI 的概率在男孩和女孩间相同[5-6]。患儿表现为坚实的无痛性肿块，常呈蓝黑色且穿过正常黏膜。病变生长迅速且累及牙槽沟，可能影响乳牙，最终导致牙列移位。通过文献来看，这些患者多在颌面外科医生处就诊，但也可能由耳鼻喉科、儿科及整形外科医生就诊[12]。

影像学表现

CT 显示上颌前部的囊性溶血肿块界限不清，且呈现不同程度的骨质破坏和牙齿易位。造影剂可显示肿瘤边缘，MRI 上可见无增强的组织密度不均的软组织肿瘤[13-14]。

组织学特征与鉴别诊断

肿瘤表面被着色且可能有包膜包裹。微观上其是由纤维间质内的两种细胞群组成的。一种细胞群是含有黑色素颗粒、在许多牙槽间隙排列的大立方形上皮细胞，而另一种是呈小泡状排列的小而黑的神经母细胞样细胞。

细胞角蛋白、突触素、HM4、NSE、上皮膜抗原、胶质纤维酸性蛋白及 Leu-7 的免疫组化检测为阳性[3,15]。De Souza 报道了含黑色素的上皮样细胞对 MDM-2 的弥散免疫反应及 p53 表达的完全缺失[16]。

由 Culter 等[8]进行的超微结构检查揭示了 3 种类型的黑色素颗粒形成；许多细胞有一根纤毛，并可见"闭合"或"光修饰"类型的细胞连接，但未发现桥粒。这对 MNTI 起源于神经嵴细胞的概念提供了支持。

在 Barrett 等[3]对 8 例病例的研究中，有丝分裂最活跃的肿瘤也表现得最具侵袭性，并且是唯一一个研究发现肿瘤具有 CD99 膜表达并可检测到 Ki-67 阳性的肿瘤。

鉴别诊断包括转移性神经母细胞瘤、原始神经外胚层瘤及横纹肌肉瘤，但是 MNTI 可以通过其存在色素沉着的双相细胞群与其他肿瘤区分[17]。

自然病程

这些病变通常被认为是良性的，但能迅速扩张，且尽管进行了手术切除仍有高达 36% 的局部复发率[8,13,18]，这可能是因为其起源于多个病灶。由于其存在恶变的可能（估计恶变率为 2%~7%）[8,13]，所以应该考虑局部和全身转移的可能性，并且可能导致死亡，如 Dehner 等描述的 1 例 4 月龄男孩的情况。在 Pettinato 等对 195 例病例进行的综述中，颈部转移的发生率为 6.6%[19]。

治疗与预后

过去，临床上仅使用简单的刮除术进行治疗，这几乎肯定会出现局部"复发"。边界清楚的大范围切除应该可以治愈，但可能对牙列产生不良影响。因此，局部上颌骨切除或面中部掀翻术已被用于治疗，如果需要，可与随后的组织重建相结合。

放疗联合化疗（长春新碱、异环磷酰胺、依托泊苷、环磷酰胺、阿霉素和放线菌素 D）已被用于复发、阳性切缘[20-21]或不适合切除的病变的治疗[4]。

尽管许多作者报道了局部复发，但是仍有一些长达 10 年无病的病例[21]。有研究报道过 20% 的复发率，主要集中在上颌骨，一般出现在 4 月龄且大多发生于手术后 4 周内[4]。6 月龄后的复发较罕见，但也有报道[22]。Chaudhary 及其同事报道的 18 例患者的平均生存期为 189.7 个月（95%CI 103.7~157.8）[23]。

参考文献

[1] Borello ED, Gorlin RJ. Melanotic neuroectodermal tumor of infancy—a neoplasm of neural crese origin. Report of a case associated with high urinary excretion of vanilmandelic acid. Cancer, 1966, 19(2):196–206

[2] Dehner LP, Sibley RK, Sauk JJ Jr, et al. Malignant melanotic neuroectodermal tumor of infancy: a clinical, pathologic, ultrastructural and tissue culture study. Cancer, 1979, 43(4): 1389–1410

[3] Barrett AW, Morgan M, Ramsay AD, et al. A clinicopathologic and immunohistochemical analysis of melanotic neuroectodermal tumor of infancy. Oral Surg Oral Med Oral Pathol Oral Radiol Endod, 2002, 93(6): 688–698

[4] Kruse-Lösler B, Gaertner C, Bürger H, et al. Melanotic neuroectodermal tumor of infancy: systematic review of the literature and presentation of a case. Oral Surg Oral Med Oral Pathol Oral Radiol Endod, 2006, 102(2):204–216

[5] Hupp JR, Topazian RG, Krutchkoff DJ. The melanotic neuroectodermal tumor of infancy. Report of two cases and review of the literature. Int J Oral Surg, 1981, 10(6):432–446

[6] Johnson RE, Scheithauer BW, Dahlin DC. Melanotic neuroectodermal tumor of infancy. A review of seven cases. Cancer, 1983, 52(4):661–666

[7] Tan O, Atik B, Ugras S. Melanotic neuroectodermal tumor in a newborn. Int J Pediatr Otorhinolaryngol, 2005, 69(10):1441–1444

[8] Cutler LS, Chaudhry AP, Topazian R. Melanotic neuroectodermal tumor of infancy: an ultrastructural study, literature review, and reevaluation. Cancer, 1981, 48(2):257–270

[9] Matsumoto M, Sakuma J, Suzuki K, et al. Melanotic neuroectodermal tumor of infancy in the skull: case report and review of the literature. Surg Neurol, 2005, 63(3):275–280

[10] Misugi K, Okajima H, Newton W. Mediastinal origin of a melanotic prognoma or retinal anlage tumour. Ultrastructural evidence for neural crest origin. Cancer, 1965, 18:477–484

[11] Elli M, Aydin O, Pinarli FG, et al. Melanotic neuroectodermal tumor of infancy of the femur. Pediatr Hematol Oncol, 2006, 23(7):579–586

[12] el-Saggan A, Bang G, Olofsson J. Melanotic neuroectodermal tumour of infancy arising in the maxilla. J Laryngol Otol, 1998, 112(1):61–64

[13] Fowler DJ, Chisholm J, Roebuck D, et al. Melanotic neuroectodermal tumor of infancy: clinical, radiological, and pathological features. Fet al Pediatr Pathol, 2006, 25(2):59–72

[14] Nazira B, Gupta H, Chaturvedi AK, et al. Melanotic neuroec-todermal tumor of infancy: discussion of a case and a review of the imaging findings. Cancer Imaging, 2009, 9:121–125

[15] Nelson ZL, Newman L, Loukota RA, et al. Melanotic neuroectodermal tumour of infancy: an immunohistochemical and ultrastructural study. Br J Oral Maxillofac Surg, 1995, 33(6):375–380

[16] de Souza PE, Merly F, Maia DM, et al. Cell cycle-associated proteins in melanotic neuroectodermal tumor of infancy. Oral Surg Oral Med Oral Pathol Oral Radiol Endod, 1999, 88(4):466–468

[17] Mills S, Gaffey M, Frierson H. Tumors of the Upper Aerodigestive Tract and Ear. Atlas of Tumor Pathology. Third Series. Fascicle 26. Was-hington: Armed Forces Institute of Pathology, 2000:138

[18] Brekke JH, Gorlin RJ. Melanotic neuroectodermal tumor of infancy. J Oral Surg, 1975, 33(11):858–865

[19] Pettinato G, Manivel JC, d'Amore ES, et al. Melanotic neuroectodermal tumor of infancy. A reexamination of a histogenetic problem based on immunohistochemical, flow cytometric, and ultrastructural study of 10 cases. Am J Surg Pathol, 1991, 15(3):233–245

[20] Woessmann W, Neugebauer M, Gossen R, et al. Successful chemotherapy for melanotic neuroectodermal tumor of infancy in a baby. Med Pediatr Oncol, 2003, 40(3):198–199

[21] Neven J, Hulsbergen-van der Kaa C, Groot-Loonen J, et al. Recurrent melanotic neuroectodermal tumor of infancy: a proposal for treatment protocol with surgery and adjuvant chemotherapy. Oral Surg Oral Med Oral Pathol Oral Radiol Endod, 2008, 106(4):493–496

[22] Omodaka S, Saito R, Kumabe T, et al. Melanotic neuroectodermal tumor of the brain recurring 12 years after complete remission: case report. Brain Tumor Pathol, 2010, 27(1):51–57

[23] Chaudhary A, Wakhlu A, Mittal N, et al. Melanotic neuroectodermal tumor of infancy: 2 decades of clinical experience with 18 patients. J Oral Maxillofac Surg, 2009, 67(1):47–51

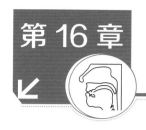

第16章

生殖细胞肿瘤

头颈部生殖细胞肿瘤罕见，组织学上与性腺同源（表16.1）。

未成熟畸胎瘤

（ICD-O code 9080/3）

发病率与发病部位

畸胎瘤在儿童中并不罕见，但多数原发于骶尾区。Tapper与Lack[1]回顾分析了波士顿一所儿童医院54年的患者数据，发现254例畸胎瘤患者中仅有5%的肿瘤原发于头颈部，无原发于鼻窦区者，原发于鼻咽部者仅1例。此后陆续报道数例鼻咽部畸胎瘤[2-3]、2例上颌窦畸胎瘤[4]，以及筛窦畸胎瘤[5]和蝶窦畸胎瘤[6]。

有研究报道，未成熟畸胎瘤不完全切除，可能继发胚胎性癌[7]和鳞状细胞癌[8]。Lack在16例头颈部畸胎瘤患者的综述中，对其中累及口咽、鼻咽及其相邻组织的4例患者进行了详细描述。其中1例畸胎瘤起源于鼻中隔后端，呈息肉状，向下垂入咽腔，最低处达喉入口水平。

表16.1 生殖细胞肿瘤

未成熟畸胎瘤	ICD-O 9080/3
畸胎瘤恶性变	ICD-O 9084/3
鼻窦卵黄囊肿瘤	ICD-O 9071/3
鼻窦畸胎癌肉瘤	无 ICD-O code
成熟畸胎瘤	ICD-O 9080/0
皮样囊肿	ICD-O 9084/0

诊断特征

临床特征

畸胎瘤通常体积较大，可形成明显的肿块或者导致原发部位相应症状，如呼吸窘迫、喂食困难、吞咽障碍等，所以畸胎瘤多在新生儿出生时即被发现。对于颈部巨大肿瘤患儿，以及侵犯口咽及鼻咽的患儿而言，常常必须行紧急气管切开术。

组织学特征

已报道的头颈部畸胎瘤直径在3~11cm，可为实性或囊性。累及鼻窦及鼻咽部的畸胎瘤包含3个胚层来源的成熟及不成熟组织，其中绝大多数不成熟组织为神经上皮来源。囊性畸胎瘤内除原始的神经上皮组织外，还可能存在假复层纤毛上皮。尽管不成熟组织常见核分裂象，但罕见异型细胞。不成熟的畸胎瘤很少表现为恶性，但对于未能完全切除的患者，需特别注意肿瘤恶性变的风险。

治疗与预后

生殖细胞来源恶性肿瘤无论位于全身任何部位，治疗原则都是尽可能完整地手术切除。治疗与预后取决于患者年龄、受累部位以及肿瘤的组织学特征。文献报道不管是颈部淋巴结成熟畸胎瘤或不成熟畸胎瘤，只要做到手术完全切除，颈部淋巴结畸胎瘤预后均良好。病理学家对于生殖细胞肿瘤组织学分级的准确判定、肿瘤完全切除、确认或排除胚胎性癌等方面至关重要。但对于新生儿及幼儿而言，起源于头颈部的不成熟畸胎瘤的组织学分级并不能预测肿瘤的生物学行为特征。

畸胎瘤恶性变

（ICD-O code 9084/3）

鼻窦及鼻咽部畸胎瘤恶性变极其罕见。前文已提及，此类肿瘤中除 3 个胚层来源的良性组织成分外，还有恶性组织成分，还可存在胚胎性癌 [5] 和鳞状细胞癌 [6]。患者应根据发病部位、肿瘤体积及恶性程度，选择个体化的放疗 - 化疗联合治疗方案。

鼻腔鼻窦卵黄囊瘤（内胚窦瘤）

（ICD-O code 9071/3）

此类肿瘤原发于鼻窦区者极其罕见，组织来源与性腺卵黄囊肿瘤（内胚层）相同。已报道的 2 例病例均为成人，年龄分别为 34 岁和 43 岁，其中一人合并有鼻窦非角化癌。

鼻腔鼻窦畸胎癌肉瘤

定 义

（无 ICD-O code）

顾名思义，此类肿瘤中既包含有畸胎瘤成分，又包含有癌肉瘤成分。通常同一上皮来源的良性与恶性组织成分同时存在。既有间质组织，又有包含胚胎细胞瘤非成熟组织的神经组织。无精原细胞瘤、胚胎性癌及绒毛膜癌特征。

病 因

目前尚无明确病因，通常将其划分为生殖细胞来源肿瘤，但近期的研究并不支持这种观点。Shimazaki 等 [9] 仔细分析了其超微结构，并结合免疫组化证据，认为鼻腔鼻窦畸胎癌是一种起源于神经外胚层的肿瘤，具有分化为多种体细胞的潜能。

发病率与发病部位

已报道约 60 例患者，多数原发于鼻腔，累及筛窦及上颌窦。男性患者多见，均为成年患者，报告的最大年龄为 79 岁 [10-16]。

诊断特征

临床特征

最常见的症状为鼻阻与鼻出血，与其他鼻部肿瘤不同之处在于，**患者出现症状的时间通常较短**。Heffer 等 [10] 报道的 20 例患者出现鼻部症状的时间为 2~10 周。其中仅有 2 例伴有局部痛或头痛，仅一人出现突眼。检查时鼻腔肿物通常被描述为中等硬度，红色或紫红色，部分病例组织脆性增加并有坏死区。多因鼻出血检查时发现。

影像学表现

CT 与 MRI 表现为非特征性软组织团块，伴有周围骨质破坏。

组织学特征

此类肿瘤组织学特点复杂，含有成熟和不成熟腺体组织、分化良好的鳞状上皮和恶性低分化上皮组织及神经上皮成分（菊形团及神经母细胞瘤样组织）。间质层包含从软骨至肉瘤等不同分化程度的组织成分，典型的间质层含有横纹肌样分化特征及纤维肉瘤样成分。另有难以进行组织学归类的小圆细胞。

免疫组化特征

肿瘤组成成分复杂，免疫组化检查表现也各异。原始细胞的细胞角蛋白、上皮膜性抗原、波形蛋白及神经特异性烯醇酶多为阳性表达。横纹肌样成分中结蛋白、肌动蛋白（HHF35）、α 平滑肌肌动蛋白、肌球蛋白及细胞角蛋白为阳性表达。鳞状细胞分化成分中细胞角蛋白、上皮膜性抗原及神经特异性烯醇酶为阳性表达。MyoD1 与肌细胞生成蛋白可表达于原始细胞、腺细胞及横纹肌细胞。基质内可包含少量 S100 阳性细胞。

鉴别诊断

此类肿瘤同时包含多种少见肿瘤组织，活检量不足常会导致误诊，鉴别诊断包括嗅神经母细胞瘤、未分化癌、腺癌、涎腺恶性肿瘤及腺鳞癌等。足量组织样本对于确诊至关重要，多需要在全身麻醉下获取。

治疗与预后

肿瘤组织恶性程度高，病程短，早期即侵犯周围组织，如骨组织、软组织、眼球、颅底及颅内组织等[16]。Heffer[10] 对 20 例患者进行临床病理学研究，患者平均生存期 <2 年，60% 患者生存期不足 3 年，该论文发表于 1984 年并被广为引用。20 世纪八九十年代，有论文描述了肿瘤淋巴结及远处转移（主要为肺转移）。需特别指出的是此阶段患者并未实施现代颅面手术，肿块并非完全切除，术后缺乏适当的放疗 ±化疗。早期准确诊断及手术完全切除、术后辅助放疗对改善此类患者的预后可能有帮助。化疗的临床效果因报道病例少、化疗方案不详等原因，尚无法客观评价[17]。

成熟畸胎瘤

定　义

（ICD-O code 9080/0）

鼻窦区及颅底成熟畸胎瘤与性腺内及性腺区畸胎瘤相似。肿瘤由三个胚层分化的多种成熟组织成分组成，有时仅见两个胚层分化组织，但均有别于鼻窦区组织成分。

病　因

此类肿瘤与其他生殖细胞肿瘤相似，争论的核心在于其形成是原始生殖细胞分化的结果，还是原始体细胞逃避正常细胞识别与生长因子调控的结果[1]。

别　名

常见的名称有良性畸胎瘤及畸胎瘤样肿瘤，也被称为多毛性息肉及错构瘤。

发病率与发病部位

头颈部畸胎瘤约占全身畸胎瘤的 6%，但鼻腔鼻窦成熟畸胎瘤罕见。多数患者为新生儿或婴幼儿，无明显性别差异[18]。此病被认为与羊水过多、胎位不正、早产、死产等有关。超声

检查在产前可检出此病。上颌窦最常受累，也有报道原发于筛窦及鼻咽部者[7-9,19-20]。

诊断特征

临床特征

鼻咽部畸胎瘤产前诊断有难度，但有报道产前超声检查可诊断多种先天性异常，尤其是对孕期羊水过多者。约 20% 存在先天性异常的患者合并有羊水过多表现。18% 的颈部畸胎瘤合并羊水过多，但鼻窦及鼻咽部畸胎瘤合并羊水过多者比例较低[21-23]。α-甲胎蛋白（AFP）水平升高被认为与鼻咽部畸胎瘤发病相关[24]。如果产前超声检查发现头颈部实性肿块，围生期新生儿气道梗阻可能性较大，需要恰当处理。

畸胎瘤被认为与下列头颈部发育畸形有关：腭裂、半无脑及先天性无脑畸形等[25]。

既往文献对鼻咽部皮样囊肿与鼻咽部畸胎瘤多有混淆。Chaudhry 等在 1978 年回顾分析了 113 例患者，认为鼻咽部皮样囊肿多带蒂，附着于鼻咽侧壁或软腭背面（鼻咽侧）；而真正的畸胎瘤多为较大的无柄病变[26]。Coppit 等在 2000 年发表的综述[23]中描述了一系列病例特征，用以鉴别鼻咽部畸胎瘤与皮样囊肿。

作者只接诊过一例成熟畸胎瘤患者，肿瘤通过颞下窝与翼腭窝侵犯鼻腔。患者幼年时曾因腮腺畸胎瘤就诊，12 年后因鼻阻症状再次就诊。

影像学表现

除产前超声诊断外，新生儿及婴儿行 CT 及 MRI 检查可确定软组织肿块侵犯鼻咽及咽旁间隙的范围，向下至口咽、喉咽或喉腔的深度水平等。通过 CT 检查常可查见骨裂隙产生、囊腔形成及局部钙化等表现[27]。

组织学特征

尽管畸胎瘤生长局限在鼻咽部及鼻腔鼻窦区，仍可以生长到相当大的体积，但仍会保持被壁囊包裹的结构，囊内容物为不同程度的囊实性结构，呈多房样结构。肿瘤可包含各种组织成分，包括皮肤及皮肤附属器、脂肪、平

滑肌、骨、软骨、神经胶质组织、唾液腺等。鼻腔鼻窦及鼻咽部畸胎瘤内常见神经组织成分，因此在现代影像学出现之前，推荐穿刺肿物后行脑脊液及葡萄糖含量检测。

鉴别诊断

成熟畸胎瘤的诊断通常并不困难，但仍需与鼻腔神经胶质瘤、脑膜脑膨出、脑膨出、先天性横纹肌肉瘤、血管瘤、神经纤维瘤及淋巴管畸形等相鉴别。高分辨率的影像学检查可有助于鉴别上述疾病。

治疗与预后

由于可在产前诊断，已有文献报道通过完善分娩计划等（主要通过剖宫产）措施可提高患病新生儿的预后。评估的主要内容包括肿瘤体积，是否压迫气道，是否合并其他先天发育异常，气管切开时是否需维持胎儿的母体血供，是否存在气管内阻塞，是否需要插管还是仅需密切观察。Coppit等[23]认为鼻咽部畸胎瘤合并羊水过多者均需实施气管插管或气管切开术。

解除气道梗阻后需行手术完全切除肿瘤。多数较小的肿瘤可经口或经腭入路切除，但需特别注意将囊壁也完全切除，文献报道认为术后复发多数与原发肿瘤切除不彻底有关。累及口咽、喉咽及咽旁间隙的较大肿瘤可能需口咽 - 颈部联合入路切除。本书作者之一 D.J.H. 曾治疗 3 例咽旁间隙非成熟畸胎瘤患者，肿瘤体积相似，均累及口咽及鼻咽，最远到达颅底。患者就诊年龄分别为 1 周、6 周及 2 个月，通过颈上入路完整切除肿瘤。患者均存活良好，随访 10 年无明显功能及外观异常。

原发于鼻腔鼻窦者罕见，通过面中部掀翻手术可完整切除，同时较少形成面部瘢痕。作者曾于 2003 年通过此手术入路治疗 1 例患者，至今未复发。

手术完全切除与预后直接相关，目前尚无鼻腔鼻窦、鼻咽畸胎瘤恶变的报道[24]。尽管有一例鼻咽部畸胎瘤死亡病例报道，但报道的死亡原因常常是合并的先天畸形[28]。

皮样囊肿

定　义

（ICD-O code 9084/0）

皮样囊肿是良性发育异常，包含外胚层和中胚层成分，不包含内胚层组织。囊肿内包含角化的鳞状上皮、汗腺和皮脂腺等皮肤附属器、毛囊、平滑肌以及脂肪组织等。

病　因

一般认为头颈部皮样囊肿是沿着胚胎融合的路线形成的先天性包裹体，内含皮肤及表皮附属器等结构。有许多胚胎发育理论试图解释表皮囊肿的发病原因，但这些理论均未被证实。相同的理论也被用来解释原发于此部位的其他解剖学病变，如神经胶质瘤及脑膨出。

New 与 Erich 于 1937 年最早报道了表皮囊肿家系[29]，Khan 与 Gibb 进一步报道了该家系新增的 4 例患者[30]。

别　名

文献中亦称之为皮样瘤、囊性皮样瘤、鼻部上皮窦性囊肿、幼儿皮样囊肿等。

发病率与发病部位

皮样囊肿约 10% 位于头面部，男性多发。约 1/3 患者在出生时即确诊，约 1/2 患者在 6 岁以前确诊[31]。约 3% 的皮样囊肿累及鼻部[32]。头颈部最常见的发病部位为眶周、鼻部、颏下及胸骨上窝[33-36]。虽然皮样囊肿最常累及眶上嵴皮下组织，但在胚胎发育过程中，前鼻区由颅底延展至鼻尖而形成鼻，因此皮样囊肿最常见于鼻梁中线、眉间、鼻中隔、鼻尖、鼻小柱等部位。仅个别病例原发于鼻窦[36]。

作者曾诊治 7 例该病患者，3 例原发于眼眶，3 例原发于鼻，1 例累及蝶骨。

一般情况下，面中线闭合过程中，外胚层组织可存在于骨、软组织及胎膜的结合区[37]。胎龄 2 个月时前鼻区由颅底延展至鼻尖而形成软骨性鼻囊。前鼻区处于鼻骨膜性骨化中心内。硬脑膜憩室经由前囟膨出时可向下累及鼻前区，此时可能伴有或不伴有神经组织。这些憩室可以与皮肤相连，正常情况下逐渐回缩。因此有假说认为回缩过程不完全时，可能造成鼻前区或鼻额区自盲孔至鼻尖范围内不同程度的外胚层组织残留。此区域的先天性皮样囊肿可能向内延伸至颅内。文献报道囊肿向颅内延伸的比例不一，分析原因可能是早期文献中影像学检查技术不统一，也可能是向颅内延伸的判断标准不统一，例如延伸至结构完整的颅底、延伸至硬脑膜，或延伸至大脑镰。Denoyelle 等 [31] 分析了 8 篇儿童鼻部皮样囊肿的报道，向颅内延伸的比例为 4%~45%。胚胎期上颌突与下颌突闭合时形成鼻眼沟，眶周区皮样囊肿即形成于此处。

Grunvald 于 1910 年首先提出皮样囊肿的形成学说并被广为接受，Bradley[38] 在 1983 年进一步扩展了该学说，并称之为颅源性学说。

诊断特征

临床特征

位于鼻梁、眉间或鼻尖的明显隆起，是鼻部皮样囊肿的典型特征。约半数患者合并有鼻背中线瘘管。Denoyelle 等 [31] 报道，其 36% 的患者因囊肿感染导致鼻侧瘘管形成而确诊。图 16.1 所示为作者的经验数据。少数患者皮样囊肿感染可继发鼻腔损害。个别病例因脑膜炎、脑脓肿、海绵窦栓塞等颅内并发症而被确诊，但此种情况很少见，而且在大部分病例报道中没有描述 [39-40]。另外，文献报道患者合并其他先天性异常的比例也不尽相同：Denoyelle 报道（49 例患者）的比例为 5%，Wardinsky 等报道的比例为 41%[31,39]。鼻部皮样囊肿唯一的特征性表现为 Gorlin 征。Gorlin 征表现为常染色体显性遗传，多系统受累，如多发基底细胞痣、腭囊肿、骨骼发育异常及其他异常表现。该作者认为基底细胞痣与腭囊肿或皮样囊肿并发，并非偶发事件，很可能二者的组织起源相同。

Bradley 1983 年 [38] 提出鼻部皮样囊肿有窦道或瘘管形成，并不能提示囊肿向上侵犯颅底；

但 Paller 等 [41] 认为合并瘘口者（44%）较单发囊肿者（10%）更易合并颅内受累。Denoyelle 等 [31] 发现，26 例有窦道或瘘管形成的患者中，仅 5 例（19%）向上累及颅底等相邻结构，**因此依靠此特征判断是否累及颅内并不可靠**。

除了肿块、窦道或瘘管等特征外，还可能出现鼻梁增宽，鼻镜检查可见鼻中隔增厚。由于囊肿感染，脓性分泌物可能经由瘘管溢出，造成周围蜂窝织炎。因角质碎屑及皮脂堵塞瘘管，其下方的囊肿摸起来可能从软的波动感肿物到不同的质硬肿物。

作者治疗的 7 例患者中，男性 4 例，女性 3 例，年龄为 3~68 岁，其中 4 例为儿童（表 16.2）。4 例表现为鼻部肿物，3 例表现为鼻部瘘管。2 例瘘管口位于鼻尖，另 1 例继发于泪囊鼻腔手术失败后（图 16.1）。其他患者因眼球移位而首诊于眼科（图 16.2）。

影像学表现

由于临床表现各异，主要依靠影像学检查判断肿物是否累及颅内。20 世纪 80 年代以前的文献中，病例主要依赖面部血管造影及瘘管造影技术。近 30 年来，轴位及冠状位 CT 扫描广为使用，MRI 检查是其重要的补充检查。**对绝大多数患者而言，CT（尤其是骨窗）与 MRI 融合成像技术可以准确判断肿物是否侵犯颅底或硬脑膜、甚至侵犯颅内。但对新生儿或婴儿来说，诊断肿物是否侵犯颅底却并非易事**。筛骨垂直板骨化过程起始于其中心区，逐渐向前向上靠近鸡冠。此过程直至幼儿 5 岁时仍在进行，可以解释为颅内扩张 [42]。

肿瘤累及颅内的可靠证据包括鸡冠被裂分为两部分，盲孔增宽等，Pensler 等认为**如果患者无上述特征表现，则未累及颅底** [43]。影像学检查方法本身的差异性，间接解释了颅内肿物检出率不等的原因，也可以解释为何部分病例通过影像学检查也无法发现颅内受累。不论过去的研究结果如何，**MRI 与 CT 骨窗融合成像技术是目前的标准诊断方法**，既可以对可疑颅

表 16.2 皮样囊肿：个体病例资料

年龄（岁）/性别	临床表现	发病部位	手术入路	随访期
3/M	鼻梁及中隔肿物，鼻尖瘘管	自鼻尖至鸡冠的整个鼻梁	MFD，8 个月后二次手术为鼻整形入路	A&W 20 年
4/F	鼻阻	鼻梁及中隔	MFD	A&W 5 年
8/M	鼻阻及瘘管	鼻梁及中隔	MFD	A&W 7 年
29/M	鼻阻	蝶骨	颅骨切开	A&W 17 年
10/F	内眦肿物，3 次 DCR 后瘘管形成	眶	鼻外前筛入路	A&W 19 年
27/M	眶肿物	眶	侧颅底切开	A&W 14 年
68/F	有眶肿物且眼球移位	眶	侧颅底切开	A&W 4 年

A&W：存活良好；DCR：泪囊鼻腔造瘘术；F：女性；M：男性；MFD：面中部掀翻术

内受累作出准确判断，又可以避免不必要的颅内检查带来的风险。Bradley 等报道，5% 的患者术后继发癫痫[44]。

组织学特征

尽管文献报道皮样囊肿最大直径达 12cm，但多数囊肿直径介于 1~2cm。囊腔内通常有白色或黄色干酪样物，被成熟的鳞状上皮角化物包裹。囊壁常见皮肤附属器，但与畸胎瘤不同之处在于，皮样囊肿不含内胚层组织成分。表皮包涵囊肿大体观与皮样囊肿相似，但前者不包含皮肤附属器，且仅发生于成人，新生儿、幼儿及儿童均不患此病。

治疗与预后

不管其发病部位及受累范围，完整切除囊肿是共识。部分学者认为，如果囊肿无颅内侵犯，可等婴幼儿年纪稍长后择期手术[30]。作者与多数学者的看法是，新生儿或婴儿应在诊断后尽早手术，因为无法预知囊肿是否及何时会发生感染；而一旦发生囊肿感染并形成瘘管，将增大手术难度，且瘘管周围瘢痕明显。尽管囊肿累及颅内造成颅内并发症的情况较罕见，

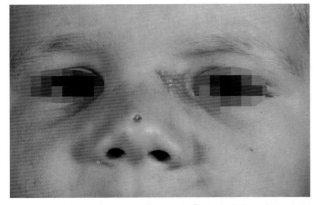

图 16.1 患儿 4 岁，既往曾行泪囊鼻腔造瘘术，术后左侧内眦处形成瘘管，鼻尖处有瘘管

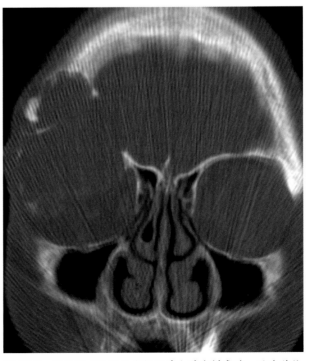

图 16.2 冠状位 CT 显示右侧眶外上壁皮样囊肿，眼球移位

但这也是建议尽早手术的原因之一。

早期文献中多采用面中线及鼻背垂直切口，Bradley 1982 年分析了 32 例患者，认为术后面部美容效果差[45]。有人采用眉间及鼻背上部水平切口或 H 形切口，尽管比垂直中线切口手术效果好，但随着儿童面部发育，瘢痕会明显增宽；若有必要（很少遇到），通过鼻整形常用的鼻小柱切口外入路，或为了充分显露而实施面中部掀翻术，均可避免此类不必要的面部皮肤切口。

无论是鼻部整形常用的鼻小柱入路或鼻前庭入路，还是经双侧唇龈切开的面中部入路，均可以通过切除部分骨质而到达颅底，肿物暴露良好。对于肿瘤位于鼻额角的患者，可以行内眦旁辅助切口。上述切口均可直接暴露颅底，囊肿切除术中内镜及手术显微镜下联合操作，不需要行颅骨切开。Bartlett[46] 及 Pensler[43] 等做了进一步改良，即在术中切除肿瘤上方组织送病理检查，如果送检组织内仅为纤维结缔组织而非囊肿组织，则不进行颅内探查。此方法并不会增加术后复发率，但如果有任何怀疑，则需定期复查 MRI。如果查到囊肿颅内侵犯，需行颅内探查、肿物切除术

20 世纪五六十年代的文献报道的复发率高达 50%[47-48]，通过现代手术技术及各种放大观察技术的使用，复发率降至 5% 以下[37]。

作者治疗的 7 例患者均预后良好，其中 2 例曾在外院行多次手术，2 例为我院二次手术患者。详见表 16.2。

■ 关键点

· 皮样囊肿是一种发育性病变，内含上皮及表皮附属器。

· 多发于儿童期，也可能发病较晚。

· 通常累及范围包括眼眶和从鸡冠至鼻尖的鼻中间区结构。

· 典型的为囊性结构，少数形成瘘管。

· 判断肿物范围需行 CT 及 MRI 检查。

· 需行囊肿的完整切除以避免复发，手术入路多选择外鼻整形术或面中部掀翻入路。

参考文献

[1] Tapper D, Lack EE. Teratomas in infancy and childhood. A 54-year experience at the Children's Hospital Medical Center. Ann Surg, 1983, 198(3):398–410

[2] Rowe LD. Neonatal airway obstruction secondary to nasopharyngeal teratoma. Otolaryngol Head Neck Surg (1979), 1980, 88(3): 221-226

[3] Igarashi Y, Suzuki JI. Nasopharyngeal teratoma. Report of a case. Auris Nasus Larynx, 1980, 7(2):73–79

[4] Guarisco JL, Butcher RB II. Congenital cystic teratoma of the maxillary sinus. Otolaryngol Head Neck Surg, 1990, 103(6): 1035–1038

[5] Patchefsky A, Sundmaker W, Marden PA. Malignant teratoma of the ethmoid sinus. Report of a case. Cancer, 1968, 21(4): 714–721

[6] Morita T, Fujiki N, Sudo M, et al. Neonatal mature teratoma of the sphenoidal sinus: a case report. Am J Otolaryngol, 2000, 21(6):398–401

[7] Lack EE. Extragonadal germ cell tumors of the head and neck region: review of 16 cases. Hum Pathol, 1985, 16(1):56–64

[8] Kuhn JJ, Schoem SR, Warnock GR. Squamous cell carcinoma arising in a benign teratoma of the maxilla. Otolar yngol Head Neck Surg, 1996, 114(3):447–452

[9] Shimazaki H, Aida S, Tamai S, et al. Sinonasal teratocarcinosarcoma: ultrastructural and immunohistochemical evidence of neuroectodermal origin. Ultrastruct Pathol, 2000, 24(2):115–122

[10] Heffer DK, Hyams VJ. Teratocarcinosarcoma (malignant teratoma?) of the nasal cavity and paranasal sinuses A clinicopathologic study of 20 cases. Cancer, 1984, 53(10): 2140–2154

[11] Fernández PL, Cardesa A, Alós L, et al. Sinonasal teratocarcinosarcoma: an unusual neoplasm. Pathol Res Pract, 1995, 191(2):166–171, discussion 172–173

[12] Pai SA, Naresh KN, Masih K, et al. Teratocarcinosarcoma of the paranasal sinuses: a clinic pathologic and immunohistochemical study. Hum Pathol, 1998;29(7):718–722

[13] Terasaka S, Medary MB, Whiting DM, et al. Prolonged survival in a patient with sinonasal teratocarcinosarcoma with cranial extension. Case report. J Neurosurg, 1998, 88(4): 753–756

[14] Rotenberg B, El-Hakim H, Lodha A, et al. Nasopharyngeal teratocarcinosarcoma. Int J Pediatr Otorhinolaryngol, 2002, 62(2):159–164

[15] Wellman M, Kerr PD, Battistuzzi S, et al. Paranasal sinus teratocarcinosarcoma with intradural extension. J Otolaryngol, 2002, 31(3):173–176

[16] Smith SL, Hessel AC, Luna MA, et al. Sinonasal teratocarcinosarcoma of the head and neck: a report of 10 patients treated at a single institution and comparison with reported series. Arch Otolaryn gol Head Neck Surg, 2008, 134(6): 592–595

[17] Takasaki K, Sakihama N, Takahashi H. A case with sinonasal teratocarcinosarcoma in the nasal cavity and ethmoid sinus. Eur Arch Otorhinolaryngol, 2006, 263(6):586–591

[18] Guarisco JL, Butcher RB II. Congenital cystic teratoma of the maxillary sinus. Otolaryngol Head Neck Surg, 1990, 103(6):1035–1038

[19] Shaheen KW, Cohen SR, Muraszko K, et al. Massive teratoma of the sphenoid sinus in a premature infant. J Craniofac Surg, 1991, 2(3):140–145

[20] Mwang'ombe NJ, Kirongo G, Byakika W. Fronto-ethmoidal teratoma: case report. East Afr Med J, 2002, 79(2):106–107

[21] Mills RP, Hussain SS. Teratomas of the head and neck in infancy and childhood. Int J Pediatr Otorhinolaryngol, 1984, 8(2):177–180

[22] Stocks RM, Egerman RS, Woodson GE, et al. Airway management of neonates with antenatally detected head and neck anomalies. Arch Otolaryngol Head Neck Surg, 1997, 123(6):641–645

[23] Coppit GL III, Perkins JA, Manning SC. Nasopharyngeal teratomas and dermoids: a review of the literature and case series. Int J Pediatr Otorhinolaryngol, 2000, 52(3):219–227

[24] Marras T, Poenaru D, Kamal I. Perinatal management of nasopharyngeal teratoma. J Otolaryngol, 1995, 24(5):310–312

[25] Abemayor E, Newman A, Bergstrom L, et al. Teratomas of the head and neck in child hood. Laryngoscope, 1984, 94(11 Pt 1):1489–1492

[26] Chaudhry AP, Loré JM Jr, Fisher JE, et al. So-called hairy polyps or teratoid tumors of the nasopharynx. Arch Otolaryngol, 1978, 104(9):517–525

[27] Carpenter LM, Merten DF. Radiographic manifestations of congenital anomalies affcting the airway. Radiol Clin North Am, 1991, 29(2):219–240

[28] Moriarty AJ, McEwan IP. Pharyngeal teratoma. Anaesthesia, 1993, 48(9):792–794

[29] New G, Erich J. Dermoid cysts of the head and neck. Surg Gynecol Obstet, 1937, 65:48–55

[30] Khan MA, Gibb AG. Median dermoid cysts of the nose familial occurrence. J Laryngol Otol, 1970, 84(7):709–718

[31] Denoyelle F, Ducroz V, Roger G, et al. Nasal dermoid sinus cysts in children. Laryngoscope, 1997, 107(6):795–800

[32] Zerris VA, Annino D, Heilman CB. Nasofrontal dermoid sinus cyst: report of two cases. Neurosurgery, 2002, 51 (3): 811–814, discussion 814

[33] Taylor BW, Erich JB, Dockerty MB. Dermoids of the head and neck. Minn Med, 1966, 49(10):1535–1540

[34] McAvoy JM, Zuckerbraun L. Dermoid cysts of the head and neck in children. Arch Otolaryngol, 1976, 102(9):529–531

[35] Torske KR, Benson GS, Warnock G. Dermoid cyst of the maxillary sinus. Ann Diagn Pathol, 2001, 5(3):172–176

[36] Pryor SG, Lewis JE, Weaver AL, et al. Pediatric dermoid cysts of the head and neck. Otolaryngol Head Neck Surg, 2005, 132(6):938–942

[37] Pratt L. Midline cyst of the nasal dorsum: embryological origin and treatment. Laryngoscope, 1965, 75:968–975

[38] Bradley PJ. The complex nasal dermoid. Head Neck Surg, 1983, 5(6):469–473

[39] Maniglia AJ, Goodwin WJ, Arnold JE, et al.Intracranial abscesses secondary to nasal, sinus, and orbital infections in adults and children. Arch Otolaryngol Head Neck Surg, 1989, 115(12):1424–1429

[40] Wardinsky TD, Pagon RA, Kropp RJ, et al. Nasal dermoid sinus cysts: association with intracranial extension and multiple malformations. Cleft Palate Craniofac J, 1991, 28(1):87–95

[41] Paller AS, Pensler JM, Tomita T. Nasal midline masses in infants and children. Dermoids, encephaloceles, and gliomas. Arch Dermatol, 1991, 127(3):362–366

[42] Barkovich AJ, Vandermarck P, Edwards MS, et al. Congenital nasal masses: CT and MR imaging features in 16 cases. AJNR Am J Neuroradiol, 1991, 12(1):105–116

[43] Pensler JM, Bauer BS, Naidich TP. Craniofacial dermoids. Plast Reconstr Surg, 1988, 82(6):953–958

[44] Bradley PJ, Singh SD. Congenital nasal masses: diagnosis and management. Clin Otolaryngol Allied Sci, 1982, 7(2):87–97

[45] Bradley PJ. Results of surgery for nasal dermoids in children. J Laryngol Otol, 1982, 96(7):627–633

[46] Bartlett SP, Lin KY, Grossman R, et al. The surgical management of orbitofacial dermoids in the pediatric patient. Plast Reconstr Surg, 1993, 91(7):1208–1215

[47] Nydell CC Jr, Masson JK. Dermoid cysts of the nose: a review of 39 cases. Ann Surg, 1959, 150:1007–1016

[48] Taylor P, Erich J. Dermoid cysts of the nose. Mayo Clin Proc, 1967, 42:488–494

第 17 章

鼻腔、鼻窦转移癌

定 义

身体其他区域恶性肿瘤转移至鼻腔鼻窦者。多数原发灶位于锁骨平面以下。

病 因

除非处于终末期，鼻窦癌罕见远处转移[1]；但原发于身体其他部位的肿瘤可能经由血流转移至鼻窦区，并且可能是肿瘤的最早表现。

发病率

Perls 在 1872 年最早报道此类疾病，原发于支气管的肿瘤转移至蝶窦[2]。1893 年 Von Eiselberg 报道了甲状腺肿瘤转移的病例，1905 年 Albrecht 报道了肾肿瘤转移的病例[3-4]。此种情况的发病率很难估计，只能说发病率很低。此区域缺乏骨髓或淋巴结，可能是肿瘤易转移至此的原因[5]。下颌骨比上颌骨更易发生转移（Batsakis 及 McBurney 的研究中发生比例为 93∶20[5]）。一般认为血液转移的途径为椎静脉丛或经肺部转移（隐匿）[6]。

作者诊治的 1635 例恶性鼻窦肿瘤患者中有 10 例为转移癌（表 17.1）

发病部位

最常见的鼻腔转移为肾细胞癌转移至上颌窦及筛窦[7]。估计约 8% 的肾脏肿瘤继发转移至头颈部，其中半数累及鼻窦区。在过去 140 年的报道中，肾脏肿瘤转移占此类报道患者总数的 42%，但在 Friedmann 与 Osborn 所报道的鼻腔鼻窦转移瘤病例中 80% 为肾肿瘤转移[8]。鼻窦转移癌的原发部位亦可见于肺、乳腺、甲状腺、胃肠道、前列腺、胰腺、肾上腺、肝脏及皮肤恶性黑色素瘤等（表 17.2）。

转移最常见于上颌窦，其次为筛窦、鼻腔、额窦及蝶窦发生率最低。有时可累及牙槽嵴及腭部。极少数情况下可见双侧受累[6,59,89]。

诊断特征

临床特征

无特征性临床表现，主要为鼻衄（尤以肾肿瘤明显[19]）、鼻阻、疼痛、鼻部或面部肿物隆起，以及眶部及相关神经症状等。50% 的患者在原发灶确诊前（甚至在确诊前 6 年）即可出现上述症状[90]；这些症状也可能出现在原发灶确诊并治疗结束后 10 个月至 17 年[20,91-92]。作者诊治的患者中半数在发病时没有发现原发灶，直到最长 8 个月以后，其他 5 例均在原发肿瘤确诊后发现转移灶，最长达 9 年（表 17.1）。病变可能同时合并颈部淋巴结转移[89,93]。据文献报道，患者发病年龄从 17 个月到 80 岁不等，转移灶可单发于鼻窦区，亦可以多脏器同时出现转移。

影像学表现

影像学表现为侵蚀性生长的团块，破坏周围骨质，可侵犯眼眶及前颅窝（图 17.1a）。一些转移癌，如肠腺癌，肿瘤局部可见钙化灶。前列腺癌（部分乳腺癌）转移灶可见骨质破坏与骨质硬化并存的情况，肿瘤转移灶可以发生于额骨与鼻窦交界处（图 17.1b）。

一旦怀疑为转移灶，需行胸、腹部 CT 检查，如有条件可同时行全身 PET-CT 检查。

组织学特征与鉴别诊断

对于病理学家而言，判断肿瘤是否为转移

表 17.1　上颌转移癌：个体病例资料

编号	原发灶	年龄（岁）	性别	发病部位	组织学	原发灶与转移灶关系	转移灶治疗情况	预后
1	肾	49	M	筛窦	透明细胞腺癌	转移灶首先确诊	鼻外入路前筛切除术，放疗	8 年后死亡
2	胰腺	56	M	筛窦	腺癌	4 个月后明确原发灶	颅面手术，放疗	4 个月后死亡
3	胰腺	61	M	筛窦	间变肿瘤	8 个月后明确原发灶	颅面手术，放疗，化疗	失访，可疑死亡
4	背部恶性黑色素瘤	34	M	鼻腔	恶性黑色素瘤	原发灶确诊 2 年后发现	颅面手术，放疗，化疗	27 个月后死亡
5	腿部恶性黑色素瘤	55	F	鼻腔	恶性黑色素瘤	原发灶确诊 9 年后发现	鼻侧切	随访 6 年存活良好
6	前列腺	72	M	额窦	低分化腺癌	转移灶首先确诊	化疗	4 个月后死亡
7	胰腺	55	M	前筛	腺癌	转移灶首先确诊	化疗 – 放疗	2 个月后死亡
8	皮肤	24	M	后筛 + 蝶窦	恶性黑色素瘤	原发灶确诊 4 年后发现	鼻侧切 + 放疗	4 月后死亡
9	前列腺	59	M	筛窦	腺癌	原发灶确诊后发现	ESS，放疗	失访
10	卵巢	68	F	蝶窦	腺癌	原发灶确诊后发现	ESS，化疗 – 放疗	6 个月后死亡

ESS：鼻内镜鼻窦手术；F：女；M：男；y：岁

表 17.2　上颌转移癌（文献报道数据）

原发灶	例数	年龄（岁）范围	平均值	男：女	组织学	转移灶部位 M	E	F	S	NC	其他
肾 [7,9–27]	112	34~85	61	2：1	肾上腺样癌（透明细胞）	38	34	14	5	16	5
乳腺 [5,9,24,25,28–38]	28	34~83	62	1：27	腺癌	15	5	2	3	2	1
支气管 [9,39–43]	20	38~81	60	6：1	SCC、间变腺样囊性癌、腺癌	6	1	3	2	3	5
甲状腺 [9,24,44–49]	18	28~81	–	1：2	滤泡型腺癌、乳头状腺癌	4	2	4	7	1	–
结肠 / 直肠 [9,24,25,50–55]	16	33~78	–	1：1	腺癌	7	–	3	3	–	3
前列腺 [9,56–65]	16	57~87	68	16：0	腺癌	3	2	6	2	3	–
肝脏 [9,66–73]	12	49~71	59	5：1	肝细胞癌	6	–	–	2	4	–
睾丸 [9,74–77]	12	24~69	50	12：0	精原细胞瘤、淋巴瘤、绒毛膜癌	7	1	1	–	1	2
子宫、宫颈、输卵管 [9,78–81]	11	3/12~77	–	0：11	平滑肌肉瘤、绒毛膜癌	5	–	2	1	–	3
胃 / 食管 [9,82]	6	45~70	58	1：1	腺癌、SCC	4	2	–	–	–	–
皮肤 [9,83–84]	5	21~47	33	2：1	恶性黑色素瘤	3	–	–	–	2	–
膀胱 [9,85–87]	5	67~80	74	3：2	SCC、移行细胞癌	3	2	–	–	–	–
肾上腺 [9,88]	3	17/12, 5, 8	–	1：1	神经母细胞瘤	2	–	–	–	–	1
胰腺 [9,27]	2	33, 65	–	1：1	间变肿瘤	1	1	–	–	–	–
总计	266					104	50	35	25	33	20

E：筛窦；F：额窦；M：上颌窦；NC：鼻腔；S：蝶窦；SCC：鳞状细胞癌

部分文献报道多部位受累。Harrison 与 Lund 的报道 [9] 已涵盖 1990 年以前的主要参考文献数据灶并非难事，但却是确诊的关键。肾癌有特征性表现：成簇的大而亮的空泡细胞及大量糖原聚集；间质内富含血管，因而鼻出血症状多见。免疫组化检查见脂质及糖原沉积有助于确诊。电镜可查见细胞质内包涵体及微绒毛等特征性表现。

Resto 等[94]观察了一些病例，试图找出肠型鼻窦腺癌与肠腺癌鼻窦转移组织学上的区别。Resto 等发现，CK7+、CK20+、MUC2+ 免疫表型的肿瘤更可能是鼻窦原发肿瘤，而 CK7-、CK20+、MUC2+ 免疫表型的更可能是转移瘤，需进一步寻找原发灶。透明细胞癌可与腺泡细胞癌表现相似。

自然病程

部分鼻窦继发肿瘤被当作原发肿瘤治疗，而真正的原发灶随后才被确定。作者早期有 2 例患者分别于颅面切除术 4 个月和 8 个月后，才找到胰腺腺癌的原发灶。这也引发了思考以下：对所有腺癌患者均实施全身扫描检查是否合理？

治疗与预后

转移灶的治疗多以姑息性治疗为主，但随着现代手术技术及肿瘤药物治疗技术的进步，内镜下及颅面手术鼻窦转移灶切除合并靶向放化疗药物治疗原发灶，可以延长患者的无症状存活期[95]。虽然如此，但既往的文献报道中上颌窦转移癌患者平均存活期为 20 个月[90]，而多数病例报道无随访数据。乳腺癌、胃癌及膀胱癌继发转移者生存期仅为 1 个月或 2 个月，而肾癌、支气管癌、肾上腺癌继发转移者生存期可达 24 个月甚至更长。作者的 10 例患者预后不佳，均在确诊数月内死亡（表 17.1）。

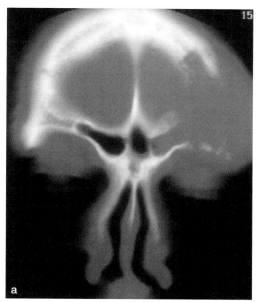

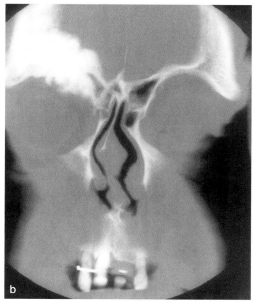

图 17.1a，b　a. 转移癌。冠状位 CT 扫描显示左侧额颞区侵蚀性肿物，为前列腺腺癌转移灶。b. 转移癌。冠状位 CT 扫描显示前列腺腺癌转移灶，右侧额部骨质增生

参考文献

[1] Lund VJ. Distant metastases from sinonasal cancer. ORL J Otorhinolaryngol Relat Spec, 2001, 63(4):212–213

[2] Beitrage zur Geschwulstlehre M. Virchow Arch Pathol Anat Histol (Berlin), 1872, 56:437–444

[3] Von Eiselberg A. Uber Knochen-Metastasen des Schilddrusen Krebses. Verhandlungen der Deutschen Gesellschaft fur Chirurgie, 1893, 22:255–259

[4] Albrecht P. Hypernephrom in Siebeingebeit. Archiv fur Klinische Chirurgie, 1905, 77:1073

[5] Batsakis JG, McBurney TA. Metastatic neoplasms to the head and neck. Surg Gynecol Obstet, 1971, 133(4):673–677

[6] Monserez D, Vlaminck S, Kuhweide R, et al. Symmetrical ethmoidal metastases from ductal carcinoma of the breast, suggesting transcribrosal spread. Acta Otorhinolaryngol Belg, 2001, 55(3):251–257

[7] Miyamoto R, Helmus C. Hypernephroma metastatic to the head and neck. Laryngoscope, 1973, 83(6):898–905

[8] Friedmann I, Osborn D. Pathology of Granulomas and Neoplasms of the Nose and Paranasal Sinuses. Edinburgh:

Churchill Livingstone, 1983:300

[9] Harrison D, Lund V. Tumours of the Upper Jaw. London: Churchill Livingstone, 1993:125–126

[10] Sgouras ND, Gamatsi IE, Porfyris EA, et al. An unusual presentation of a metastatic hypernephroma to the fronto-nasal region. Ann Plast Surg, 1995, 34(6):653–656

[11] Gottlieb MD, Roland JT Jr. Paradoxical spread of renal cell carcinoma to the head and neck. Laryngoscope, 1998, 108(9): 1301–1305

[12] Terada N, Hiruma K, Suzuki M, et al. Metastasis of renal cell cancer to the ethmoid sinus. Acta Otolaryngol Suppl, 1998, 537(Suppl):82–86

[13] Simo R, Sykes AJ, Hargreaves SP, et al. Metastatic renal cell carcinoma to the nose and paranasal sinuses. Head Neck, 2000, 22(7):722–727

[14] Yee LL, Keng CG. A rare case of renal cell carcinoma metastatic to the sinonasal area. Ear Nose Throat J, 2001, 80(7): 462–467

[15] Lang EE, Patil N, Walsh RM, et al. A case of renal cell carci-noma metastatic to the nose and tongue. Ear Nose Throat J, 2003, 82(5):382–383

[16] Maheshwari GK, Baboo HA, Patel MH, et al. Metastatic renal cell carcinoma involving ethmoid sinus at presentation. J Postgrad Med, 2003, 49(1):96–97

[17] Nason R, Carrau RL. Metastatic renal cell carcinoma to the nasal cavity. Am J Otolaryngol, 2004, 25(1):54–57

[18] Singh I, Khaitan A. Diplopia—an unusual primary manifestation of metastatic renal cell carcinoma. Urol Int, 2004, 73(3):285–286

[19] Lee HM, Kang HJ, Lee SH. Metastatic renal cell carcinoma presenting as epistaxis. Eur Arch Otorhinolaryngol, 2005, 262(1):69–71

[20] Ziari M, Shen S, Amato RJ, et al. Metastatic renal cell carcinoma to the nose and ethmoid sinus. Urology, 2006, 67(1):199

[21] Cobo-Dols M, Alés-Díaz I, Villar-Chamorro E, et al. Solitary metastasis in a nasal fossa as the fist manifestation of a renal carcinoma. Clin Transl Oncol, 2006, 8(4):298–300

[22] Brener ZZ, Zhuravenko I, Jacob CE, et al. An unusual presentation of renal cell carcinoma with late metastases to the small intestine, thyroid gland, nose and skull base. Nephrol Dial Transplant, 2007, 22(3):930–932

[23] Sawazaki H, Segawa T, Yoshida K, et al. Bilateral maxillary sinus metastasis of renal cell carcinoma: a case report. [Article in Japanese] Hinyokika Kiyo, 2007, 53(4):231–234

[24] Huang HH, Fang TJ, Chang PH, et al. Sinonasal metastatic tumors in Taiwan. Chang Gung Med J, 2008, 31(5): 457–462

[25] Kaminski B, Kobiorska-Nowak J, Bień S. Distant metastases to nasal cavities and paranasal sinuses, from the organs outside the head and neck. [Article in Polish] Otolaryngol Pol, 2008, 62(4):422–425

[26] Doğan S, Can IH, Sayn M, et al. The nasal septum: an unusual presentation of metastatic renal cell carcinoma. J Craniofac Surg, 2009, 20(4):1204–1206

[27] Duque-Fisher CS, Casiano R, Vélez-Hoyos A, et al. Metastasis to the sinonasal region. [Article in Spanish] Acta Otorrinolaringol Esp, 2009, 60(6):428–431

[28] Wanamaker JR, Kraus DH, Eliachar I, et al. Manifestations of metastatic breast carcinoma to the head and neck. Head Neck, 1993, 15(3):257–262

[29] Austin JR, Kershiznek MM, McGill D, et al. Breast carcinoma metastatic to paranasal sinuses. Head Neck, 1995, 17(2):161–165

[30] Pitkäranta A, Markkola A, Malmberg H. Breast cancer metastasis presenting as ethmoiditis. Rhinology, 2001, 39(2): 107– 108

[31] Monserez D, Vlaminck S, Kuhweide R, et al. Sym metrical ethmoidal metastases from ductal carcinoma of the breast, suggesting transcribrosal spread. Acta Otorhinolaryngol Belg, 2001, 55(3):251 –257

[32] Pignataro L, Peri A, Ottaviani F. Breast carcinoma metastatic to the ethmoid sinus: a case report. Tumori, 2001, 87(6): 455–457

[33] Hiromura Y, Dejima K, Imamura Y, et al. Breast carcinoma metastatic to the sphenoid sinus: a case report. Otolaryngol Head Neck Surg, 2003, 129(6):756–758

[34] Asproudis I, Gorezis S, Charalabopoulos K, et al. Breast carcinoma metastasis to the orbit and paranasal sinuses: a case report. Exp Oncol, 2004, 26(3):246–248

[35] Marchioni D, Monzani D, Rossi G, et al. Breast carcinoma metastases in paranasal sinuses, a rare occurrence mimicking a primary nasal malignancy. case report. Acta Otorhino-laryngol Ital, 2004, 24(2):87–91

[36] Fyrmpas G, Televantou D, Papageorgiou V, et al. Unsus-pected breast carcinoma presenting as orbital complication of rhinosinusitis. Eur Arch Otorhinolaryngol, 2008, 265(8): 979–982

[37] Darouassi Y, Fetohi M, Touiheme N, et al.Nasosinusal metastasis of a breast cancer in a man. [Article in French] Presse Med, 2010, 39(12):1340–1342

[38] Liao HS, Hsueh C, Chen SC, et al. Solitary nasal cavity metastasis of breast cancer. Breast J, 2010, 16(3):321–322

[39] Ii T, Doutsu Y, Ashitani J, et al. A case of pulmonary adenocarcinoma in a young man with multiple metastasis to the nasopharynx and paranasal sinuses.[Article in Japanese] Nihon Kyobu Shikkan Gakkai Zasshi, 1992, 30(10):1884–1888

[40] Clarkson JH, Kirkland PM, Mady S. Bronchogenic meta-stasis involving the frontal sinus and masquerading as a Pott's puff tumour: a diagnostic pitfall. Br J Oral Maxillofac Surg, 2002, 40(5):440–441

[41] Rombaux P, Hamoir M, Liistro G, et al. Frontal sinus tumor as the fist sign of adenocarcinoma of the lung. Otolaryngol Head Neck Surg, 2005, 132(5):816–817

[42] Huang CT, Hong RL. Nasion swelling as the presenting symptom of lung adenocarcinoma. J Thorac Oncol, 2009, 4(4): 555–558

[43] Khorsandi AS, Silberzweig JE, Wenig BM, et al. Adenoid cystic carcinoma of the trachea metastatic to the nasal cavity: a case report. Ear Nose Throat J, 2009, 88(12):E9–E11

[44] Cumberworth VL, Ohri A, Morrissey G, et al. Late sino-nasal metastasis from follicular thyroid carcinoma. J Laryngol Otol, 1994, 108(11):1010–1011

[45] Yamasoba T, Kikuchi S, Sugasawa M, et al. Occult follicular carcinoma metastasizing to the sinonasal tract. ORL J Otorhinolaryngol Relat Spec, 1994, 56(4):239–243

[46] Freeman JL, Gershon A, Liavaag PG, et al. Papillary thyroid carcinoma metastasizing to the sphenoid-ethmoid sinuses and skull base. Thyroid, 1996, 6(1):59–61

[47] Altman KW, Mirza N, Philippe L. Metastatic follicular thyroid carcinoma to the paranasal sinuses: a case report and review. J Laryngol Otol, 1997, 111(7):647–651

[48] Coca Pelaz A, Llorente JL, Suárez C. Infratemporal metastasis from occult follicular thyroid carcinoma. J Craniofac Surg, 2009, 20(1):165–167

[49] Nishijima H, Kitahara N, Murata M, et al. A case of papillary thyroid carcinoma metastatic to the sphenoid sinus presenting with epistaxis. [Article in Japanese] Nippon Jibiinkoka Gakkai Kaiho, 2010, 113(2):62–66

[50] Robiony M, Polini F, Costa F, et al. Disfiuring nasal metastasis from colorectal adenocarcinoma: a case report. Otolaryngol Head Neck Surg, 2001, 125(1):103–104

[51] Cama E, Agostino S, Ricci R, et al. A rare case of metastases to the maxillary sinus from sigmoid colon adenocarcinoma. ORL J Otorhinolaryngol Relat Spec, 2002, 64(5):364–367

[52] Somali I, Yersal O, Kilçiksiz S. Infratemporal fossa and maxillary sinus metastases from colorectal cancer: a case report. J BUON, 2006, 11(3):363–365

[53] Tanaka K. A case of metastases to the paranasal sinus from rectal mucinous adenocarcinoma. Int J Clin Oncol, 2006, 11(1):64–65

[54] bin Sabir Husin Athar PP, bte Ahmad Norhan N, bin Saim L, et al. Metastasis to the sinonasal tract from sigmoid colon adenocarcinoma. Ann Acad Med Singapore, 2008, 37(9): 788–783

[55] Conill C, Vargas M, Valduvieco I, et al. Metastasis to the nasal cavity from primary rectal adenocarcinoma. Clin Transl Oncol, 2009, 11(2):117–119

[56] McClatchey KD, Lloyd RV, Schaldenbrand JD. Metastatic carcinoma to the sphenoid sinus. Case report and review of the literature. Arch Otorhinolaryngol, 1985, 241(3):219–224

[57] Matsumoto I, Furusato M, Inomata I, et al. Prostatic cancer presenting as metastatic adenocarcinoma of sphenoid sinus. Acta Pathol Jpn, 1986, 36(11):1753–1756

[58] Gil Sánz MJ, González Enguita C, Roncales Badal A, et al. Metastasis in maxillary sinus as presentation form of adenocarcinoma of the prostate. [Article in Spanish] Actas Urol Esp, 1992, 16(3):272–274

[59] Fortson JK, Bezmalinovic ZL, Moseley DL. Bilateral ethmoid sinusitis with unilateral proptosis as an initial manifestation of metastatic prostate carcinoma. J Natl Med Assoc, 1994, 86(12):945–948

[60] Saleh HA. A case of prostatic cancer metastatic to the orbit and ethmoid sinus. Ann Otol Rhinol Laryngol, 1996, 105(7):584

[61] Jiménez Oliver V, Lazarich Valdés A, Dávila Morillo A, et al. Frontal ethmoid metastases of prostatic carcinoma. Report of one case and review of the literature. [Article in Spanish] Acta Otorrinolaringol Esp, 2001, 52(2):151–154

[62] Prescher A, Brors D. Metastases to the paranasal sinuses: case report and review of the literature. [Article in German] Laryngorhinootologie, 2001, 80(10):583–594

[63] Lavasani L, Zapanta PE, Tanna N, et al. Metastasis of prostatic adenocarcinoma to the sphenoid sinus. Ann Otol Rhinol Laryngol, 2006, 115(9):690–693

[64] Llarena Ibarguren R, García-Olaverri Rodríguez J, Villafruela Mateos A, et al. Metastases in the paranasal sinuses secondary to prostatic adenocarcinoma. [Article in Spanish] Arch Esp Urol, 2007, 60(9): 137–140

[65] Viswanatha B. Prostatic carcinoma metastatic to the paranasal sinuses: a case report. Ear Nose Throat J, 2008, 87(9): 519–520

[66] Sim RS, Tan HK. A case of metastatic hepatocellular carcinoma of the sphenoid sinus. J Laryngol Otol, 1994,, 108(6): 503–504

[67] Kleinjung T, Held P. Metastasis in the frontal skull base from hepatocellular carcinoma. [Article in German] HNO, 2001, 49(2):126–129

[68] Okada H, Kamino Y, Shimo M, et al. Metastatic hepatocellular carcinoma of the maxillary sinus: a rare autopsy case without lung metastasis and a review. Int J Oral Maxillofac Surg, 2003, 32(1):97–100

[69] Yoo SJ, Cheon JH, Lee SW, et al. Extrahepatic metastasis of hepatocellular carcinoma to the nasal cavity manifested as massive epistaxis: a case report. [Article in Korean] Korean J Hepatol, 2004, 10(3):228–232

[70] Satake N, Yoshida S, Jinnouchi O, et al. Adenoid cystic carcinoma of maxillary sinus with metastatic hepatocellu lar carcinoma. Case report. APMIS, 2005, 113(6):450–455

[71] Matsuda H, Tanigaki Y, Yoshida T, et al. A case of metastatic hepatocellular carcinoma in the nasal cavity. Eur Arch Otorhinolaryngol, 2006, 263(4):305–307

[72] Chang CW, Wang TE, Chen LT, et al. Unusual presentation of metastatic hepatocellular carcinoma in the nasal septum: a case report and review of the literature. Med Oncol, 2008, 25(3):264–268

[73] Kurisu Y, Tsuji M, Takeshita A, et al. Cytologic fidings of metastatic hepatocellular carcinoma of the nasal cavity: a report of 2 cases. Acta Cytol, 2010, 54(5, Suppl): 989–992

[74] Andaz C, Alsanjari N, Garth RJ, et al. Metastatic seminoma of the sphenoid sinus. J Laryngol Otol, 1991, 105(12):1075–1078

[75] Weiss JN, Ziegelbaum M, Hirschfild L. An unusual manifestation of testicular lymphoma. N Y State J Med, 1992, 92(6): 270–272

[76] Tariq M, Gluckman P, Thebe P. Metastatic testicular teratoma of the nasal cavity: a rare cause of severe intractable epistaxis. J Laryngol Otol, 1998, 112(11):1078–1081

[77] Xanthopoulos J, Assimakopoulos D, Noussios G, et al. Testicular tumor metastatic to the nose. A case report. Acta Otorhinolaryngol Belg, 2000, 54(4):479–482

[78] Merimsky O, Inbar M, Groswasser-Reider I, et al. Sphenoid and cavernous sinuses involvement as fist site of metastasis from a fallopian tube carcinoma. Case report. Tumori, 1993, 79(6):444–446

[79] Scott A, Raine M, Stansbie JM. Ethmoid metastasis of endometrial carcinoma causing mucocoele of maxillary

antrum. J Laryngol Otol, 1998, 112(3):283–285

[80] Sandruck J, Escobar P, Lurain J, et al. Uterine leiomyosarcoma metastatic to the sphenoid sinus: a case report and review of the literature. Gynecol Oncol, 2004, 92(2):701–704

[81] Ilvan S, Akyildiz EU, Calay Z, et al. Endometrial clear cell carcinoma metastatic to the paranasal sinuses: a case report and review of the literature. Gynecol Oncol, 2004, 94(1): 232–234

[82] Owa AO, Gallimore AP, Ajulo SO, et al. Metastatic adeno-carcinoma of the ethmoids in a patient with previous gastric adenocarcinoma: a case report. J Laryngol Otol, 1995, 109(8):759–761

[83] Hassard AD, Boudreau SF. Malignant melanoma of the maxillary sinus. Ear Nose Throat J, 1989, 68(6):469–471

[84] Nicolai P, Peretti G, Cappiello J, et al. Melanoma metastatic to the trachea and nasal cavity: description of a case and review of the literature. [Article in Italian] Acta Otorhino-laryngol Ital, 1991, 11(1):85–92

[85] Nanbu A, Tsukamoto T, Kumamoto Y, et al. Squamous cell carcinoma of bladder diverticulum with initial symptoms produced by metastasis to maxillary sinus. Eur Urol, 1988, 15(3-4):285–286

[86] Kawai N, Asakura K, Sambe S, et al. Metastatic squamous cell carcinoma of the paranasal sinuses from a primary squamous cell carcinoma of the urinary bladder. J Laryngol Otol, 1989, 103(6):602–604

[87] Torrico Román P, Mogollón Cano-Cortés T, López-Ríos Velasco J, et al. Bladder transitional cell carcinoma with metastasis to the maxillary sinus as fist symptom. [Article in Spanish] Acta Otor rinolaringol Esp, 2001, 52(7):622–624

[88] Ogawa T, Hara K, Kawarai Y, et al. A case of infantile neuroblastoma with intramucosal metastasis in a paranasal sinus. Int J Pediatr Otorhinolaryngol, 2000, 55(1):61–64

[89] Matsumoto Y, Yanagihara N. Renal clear cell carcinoma metastatic to the nose and paranasal sinuses. Laryngo scope, 1982, 92(10 Pt 1):1190–1193

[90] Kent SE, Majumdar B. Metastatic tumours in the maxillary sinus. A report of two cases and a review of the literature. J Laryngol Otol, 1985, 99(5):459–462

[91] Achar MV. Metastatic hypernephroma occurring in nasal septum. AMA Arch Otolaryngol, 1955, 62(6):644–648

[92] Edwards WG. Epistaxis from metastatic renal carcinoma. J Laryngol Otol, 1964, 78:96–102

[93] Robinson D. Antral metastases from carcinoma. J Laryngol Otol, 1973, 87(6):603–609

[94] Resto VA, Krane JF, Faquin WC, et al. Immunohistochemical distinction of intestinal-type sinonasal adenocarcinoma from metastatic adenocarcinoma of intestinal origin. Ann Otol Rhinol Laryngol, 2006, 115(1):59–64

[95] Bernstein JM, Montgomery WW, Balogh K Jr. Metastatic tumors to the maxilla, nose, and paranasal sinuses. Laryngo-scope, 1966, 76(4):621–650

第18章 类肿瘤病变与肉芽肿疾病

鼻窦区域受到一系列的病变、炎症或感染性疾病的影响，产生类似于肿瘤形成的临床表现，甚至在一些病例中表现出类似肿瘤的影像学特征。部分病例可能与病变共存，因此被当作一个整体来考虑更为合适。基于这一原因，作者将其归纳在一起以便诊断和鉴别（表18.1）。

这些病变包括：

· 黏液囊肿。
· 真菌性鼻窦炎。
· 上颌窦血肿。
· 鼻孢子菌病/鼻硬结病。
· 鼻窦结核。
· 韦氏肉芽肿。
· 结节病。
· 变应性肉芽肿性血管炎综合征。
· 复发性多软骨炎。
· 胆固醇肉芽肿。

黏液囊肿

定 义

黏液囊肿为上皮性囊肿，它可以完全充满鼻窦，膨胀生长[1]，这与窦口堵塞黏液潴留完全不同。

病 因

普遍认为黏液囊肿形成的原因包括阻塞和炎症，但只有少部分阻塞和炎症病例发展成囊肿。一种观点认为骨吸收和再生代谢平衡状态的

改变使得骨吸收增加，从而导致膨胀生长[2-3]；另外还有人认为压力侵蚀导致骨吸收[4]，但组

表18.1 鼻肉芽肿疾病

感染性疾病	
细菌性	
· 结核病	结核分枝杆菌
· 麻风病	麻风分枝杆菌
· 鼻硬结病	鼻硬结杆菌
· 梅毒	梅毒螺旋体
· 放线菌病	以色列放线菌
真菌性	
· 曲霉属真菌	黄曲霉、烟曲霉、黑曲霉
· 接合菌病	冠状耳霉属 米根霉
· Dematiacetes	弯孢霉 交链孢霉 双极霉
· 鼻孢子菌病	西氏鼻孢子虫病
· 芽生菌病	皮炎芽生菌 新型隐球菌
· 组织胞浆菌病	荚膜组织胞浆菌
· 孢子丝菌病	孢子丝菌
· 球孢子菌病	粗球孢子菌
原虫性	
· 利什曼病	利什曼原虫
炎症	
韦氏肉芽肿	
结节病	
变应性肉芽肿性血管炎综合征	
胆固醇肉芽肿	
肿瘤	
NK/T细胞淋巴瘤（肉芽肿）	
嗜酸性肉芽肿	

织学表现并不支持这种说法（见下文）。在一些病例中，"脓囊肿"形成，这是一个活跃的过程，可能因为感染而加速或者因为之前存在的感染而恶化。也有人提出腺体组织囊性变，但是如果存在这一情况，在囊肿完全形成充满鼻窦的早期阶段，应该可以看到囊肿的双层囊壁。但这种情况也许唯一出现在在日本开始进行 Caldwell-Luc 手术后 16~19 年后，黏液囊肿被频繁报道[5]。在西方，在超过 30% 的正常个体中发现有上颌窦囊肿，这些囊肿均为偶然发现，且无临床症状，而上颌窦是黏液囊肿发生率最低的部位[6]，所以这个假说似乎不太成立。

在黏液囊肿黏膜中发现了一些骨再吸收因子，包括 PGE2、白细胞三烯和一系列细胞因子[2]。与正常组织相比，来源于慢性鼻窦炎和阻塞性鼻窦炎黏膜中的 IL-1α、IL-1β 和肿瘤坏死因子 α（TNF-α）增加，血管黏附分子 e-selectin 和 I-CAM 表达上调[3]，表明鼻窦阻塞不是造成黏液囊肿的唯一原因。研究者推测在窦口阻塞之后，后续感染导致由细菌抗原引起的慢性炎症，因而促进骨吸收大于骨形成，但仍不清楚如何能提前干预这一过程。

因此，尽管目前尚不清楚为什么在普通的鼻窦炎症中黏液性囊肿如此常见，在约 2/3 的患者中可能的诱发因素是可以确定的（表 18.2）[7]。这包括各种形式的损伤导致鼻窦通气引流障碍，如交通事故和其他病理如骨瘤和佩吉特病[8-9]。不过，最主要的病因是慢性鼻窦炎、鼻息肉和过敏性 / 嗜酸性真菌性疾病，其内容物由各种分泌物组成，包括果酱样真菌样物质和息肉状组织。这些患者很多之前都接受过鼻窦手术，经常是多次手术，有 1/4 的患者曾接受鼻侧入路额筛窦切除术。还有部分患者由于非鼻窦疾病接受手术，如眼眶减压术和肿瘤切除手术。通常在这些诱发因素发生和囊肿出现之间有一个明显的时间窗，手术或创伤的时间窗平均为 23 年，而急性感染的时间窗是 22 个月[7]。

别　名

第一个脓囊肿患者可能是法国国王弗朗西斯一世（1494—1547 年）[10]。在 1819 年 Lagenbeck[11] 描述了一种鼻窦中的"包囊"病变，1896 年 Rollet 使用了术语"黏液囊肿"[12]。

发病率

考虑到提到的病因，黏液囊肿相对而言很少见，至少 1/3 的患者没有明确的诱发因素。大约 10% 的病例双侧发病，8% 为多部位发病，通常伴有鼻息肉。作者的队列研究包括 266 例病例，主要源自一个作者长期合作的单位英国摩菲眼科医院。其他大型系列研究见表 18.3。

发病部位

（见表 18.3）

黏液囊肿通常累及额窦和额筛区域，还可累及单个筛房（主要是前组筛窦）、蝶窦，偶尔也可以累及上颌窦。泡状鼻甲也可形成黏液囊肿。

表 18.2　黏液囊肿形成可能的病因：个体病例资料

因素	数量	因素详情
无	99	
创伤	20	
息肉性 / 慢性鼻窦炎	85	
既往鼻窦手术	52	鼻侧入路额筛窦切除术（12）
		皮瓣骨成形术（2）
		息肉切除术（45）
		一些患者进行过多次手术
急性感染	21	
其他病变	14	佩吉特病、骨肿瘤
其他手术	12	眶内容物摘除术（1）
		泪囊鼻腔吻合术（1）
		眼眶减压术（6）
		鼻侧切开术（1）
		颜面切除术（1）
		脑脊液鼻漏修复术（1）
		垂体手术（1）
总计	303	

请注意，一些患者存在多种因素

在作者的研究中，大部分囊肿发生在额窦和额筛区域（86%），其次是筛窦（8.6%）。在其他研究中，上颌窦是最罕见的发病部位（2%），但是蝶窦发病率可能高于作者的研究（3.4%），因为患者也可能就诊于神经内科。这种发病率分布可能与各鼻窦引流通道的复杂性有关，然而这并不容易解释。左右两侧鼻窦的发病率均等。

诊断特征
临床特征

患者通常仅有轻微的鼻部症状或没有症状，大部分患者因眼球轴向移位就诊于眼科（91%），还有一半以上患者出现外侧（55%）或下方位移（59%），导致许多患者在视野达到极限时出现一定程度的复视（95%）。在 55% 的病例中黏液囊肿的占位会限制眼球运动，除非发生脓囊肿，视力一般不受影响，仅在 9% 的患者中出现

表 18.3　文献中黏液囊肿的内镜治疗

	黏液囊肿数量	部位				年龄（岁）		女性男性	既往手术	随访		复发率
		F	E	S	M	范围	平均值			范围	平均值	
Kennedy 等 1989[13]	16	9	5	2	–	10~76	44.7	8:10	5（31%）	2~42 个月	17.6 个月	0%
Moriyama 等 1992[14]	49（47 pts）	–	41	8	–	20~69	46.2	14:33	37（78%）	2~10 年	?	?
Beasley 和 Jones 995[15]	34（25 pts）	21	10	1	2	23~76	51	7:18	18（72%）	6 个月~3 年	2 年	6%
Benninger 等 1995[16]	15	–	7	8	–	?	?	10:5	5（33%）	5~40 个月	20 个月	13%
Lund 1998[17]	20（ESS）	12	6	2	–	4~89	42.6	10:10	0	7~61 个月	34 个月	0
	28 （ESS 与外侧入路结合）	28				25~83	59	11:17	9（42%）	10~76 个月	44 个月	11%
Conboy 和 Jones 2003[18]	68（59 pts） 44 ESS 14 EFE 9 Comb	42	16	4	6	14~90	56	?	21（31%）	3 月~10.2 年	6.2 年	13%（9% ESS 后） （26% 外侧入路后）
Khong 等 2006[19]	41（28 pts）	32	3	1	5	15~83	52	11:17	至少 18 （64%）	1~42 个月	18 个月	0%
Bockmuhl 等 2006[20]	290（255 pts） 185 ESS	148	41	29	72	10~80	52	85~170	168（66%）	4~21 年	?	2%
Lund 等未发表	266	228	23	9	6	4~89	53	1:1.5		3 个月~25 年	65%>5 年	
ESS	103											2%
ESS/外侧入路联合	43											12%
仅外侧入路	120											

Comb: 内镜与外侧入路联合；E: 筛骨；EFE: 经外侧前额窦及筛窦切除术；ESS: 鼻内镜鼻窦手术；F: 额窦；M: 上颌窦；pts: 患者数；S: 蝶窦

光敏度降低。溢泪是由于泪道系统受到压迫所致。然而，更少数的患者因蝶窦黏液囊肿导致的突然的视力下降、眼肌麻痹或头痛而就诊于神经内外科。伴有脑膜炎和颅内高压者也有报道[21]。

黏液囊肿患者年龄从 23 个月到 79 岁都有报道。在作者的 266 例患者的研究中，患者的年龄在 4~89 岁（中位年龄 53 岁），男女发病比例是 1.5∶1。

儿童很少患黏液囊肿，作者报道的 7 例是报道中数量较多的[22]，而且所有患者都有鼻窦感染病史。

鼻内镜检查可见肿物表面光滑扩张的黏膜，但通常不易看到。除了眼球移位，在眼眶的内侧象限甚至前额或脸颊可扪及坚硬的隆起，其表面有或没有骨壳包绕，其骨壳非常薄，但在触诊时可以产生类似蛋壳破裂的感觉。在作者的病例中发现有 18 例上眼睑瘘管，这些瘘管或是先天的，或是医源性的[23]。

影像学表现

（见图 18.1~18.5）

CT 是主要的影像学检测手段，理想的 CT 要求有冠状位、轴位和矢状位（额窦病灶）影像。随着骨重塑，内壳样变和分隔消失，鼻窦骨质的轮廓变得圆钝[24]。鼻窦窦壁明显扩张，伴有光滑骨质吸收，尤其是骨质最薄处最为明显。外观似逐渐被吹起的气球，而不是恶性肿瘤不规则的骨质破坏（凹凸不平）。因此首先发生鼻窦和眼眶之间的骨边界消失，在额窦肿物可扩张至对侧额窦。额窦的后上壁常常被侵蚀，有时黏液囊肿可以延伸到前颅窝，引起额叶移位和受压的一些临床症状[25-26]。在蝶窦，可见到视神经骨管内侧面骨质破坏和蝶骨平面升高。上颌窦是最少见的发病部位，病变可导致所有窦壁扩张，导致眼球向上位移，囊肿突入鼻腔及面颊肿胀。

随着病变时间的延长，病变内蛋白含量逐渐增加（从 10~18HU 增加到陈旧病变的 20~

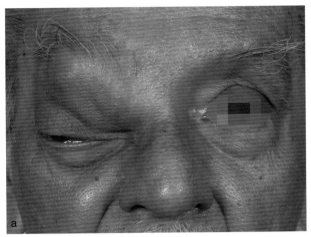

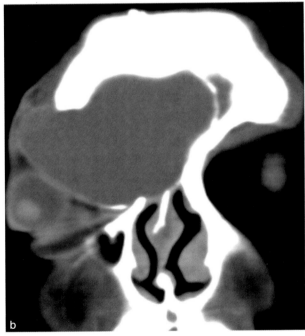

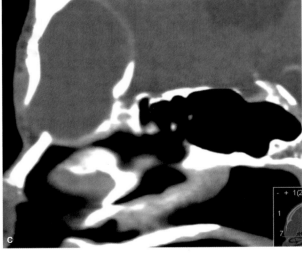

图 18.1a~c　a. 巨大额部黏液囊肿患者临床照片。b. 冠状位 CT 扫描显示额叶黏液囊肿。c. 矢状位 CT 扫描显示额叶囊肿

40HU），黏液囊肿内容物随着时间延长而逐渐减少。增强扫描很少应用于黏液囊肿的诊断，但是黏膜内侧缘可见到明显强化[24]。而其他病变如骨瘤、佩吉特病和息肉则可见到明显强化。

MRI 通常不作为黏液囊肿的常规检查，但在对诊断有疑问时具有重要作用。黏液囊肿常见的影像学特点表现为：低 T1 和高 T2 的信号

特征，但水化程度或近期的出血会改变此特征，而且可以观察到不同信号强度的内容。一般黏液囊肿形成时间越久，T1 弛豫时间越短。钆成像通常显示占位信号的缺失。

组织学特征与鉴别诊断

组织黏膜内面通常是假复层柱状上皮伴随一些鳞状上皮细胞化生，杯状细胞增生和急、慢性炎症细胞浸润。炎细胞包括中性粒细胞、嗜酸性粒细胞、巨噬细胞、单核细胞和浆细胞。因黏膜下层血供丰富，成纤维细胞的活性增加[27]。随着时间的推移，上皮变得更加扁平或者立方，但不像黏液囊肿内高压力下可能会萎缩或角质化，如果其存在于上颌骨可能会有牙源性角化囊肿，其下的骨质是编织骨和片状骨，可见频繁的破骨和成骨细胞的活动，表明上颌骨吸收和重建活跃。

鉴别诊断包括真菌疾病、胆固醇肉芽肿、良性和恶性肿瘤（神经鞘瘤、内翻乳头状瘤、黏液腺样癌）和上颌骨囊肿、牙源性囊肿。蝶窦的黏液囊肿须与鼻咽和垂体的病变鉴别。

自然病程

黏液囊肿的自然病程是持续多年的缓慢膨胀性生长，患者自己通常很少发现，而是由很

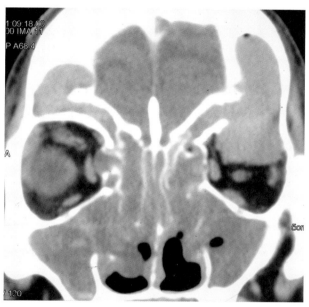

图 18.2　冠状位 CT 扫描显示额窦外侧严重息肉病伴双侧"息肉状突起"

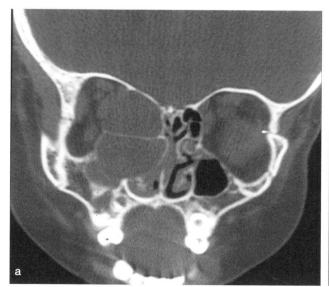

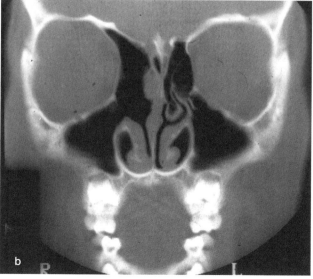

图 18.3a，b　a. 冠状位 CT 显示 1 例 6 岁儿童的双室筛窦黏液囊肿。b. 1 例儿童在另一家医院内镜引流 4 年后因头痛来我院就诊，图为冠状 CT

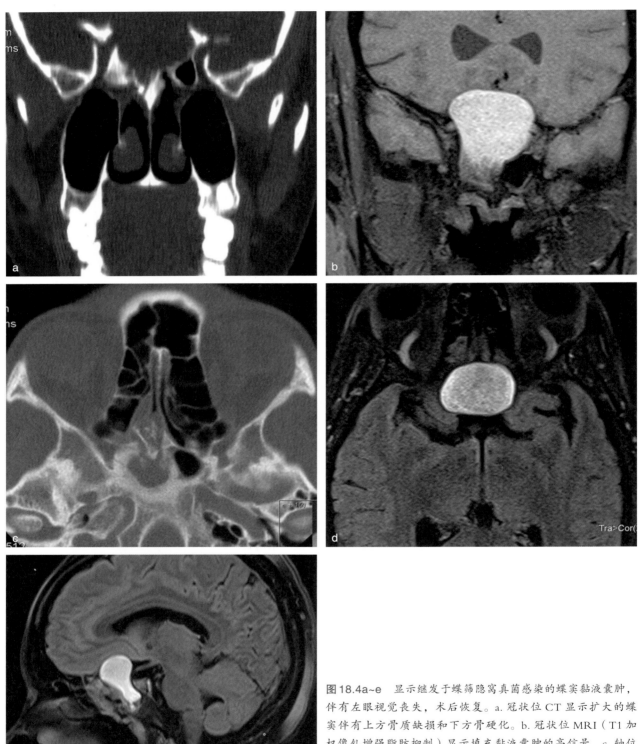

图18.4a~e　显示继发于蝶筛隐窝真菌感染的蝶窦黏液囊肿，伴有左眼视觉丧失，术后恢复。a. 冠状位 CT 显示扩大的蝶窦伴有上方骨质缺损和下方骨硬化。b. 冠状位 MRI（T1 加权像钆增强脂肪抑制）显示填充黏液囊肿的高信号。c. 轴位 CT 扫描显示硬化的左蝶窦伴有蝶筛隐窝由于真菌物质形成的高密度影。d. 轴位 MRI（鉴别）显示填充楔形黏液囊肿的高信号物质。e. 矢状位 MRI（T1 加权像钆增强后）显示楔形黏液囊肿中的高信号物质

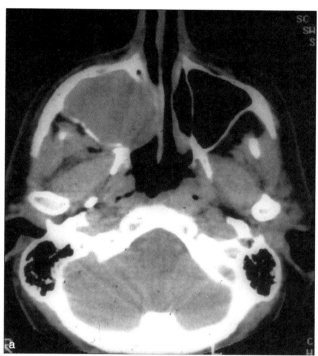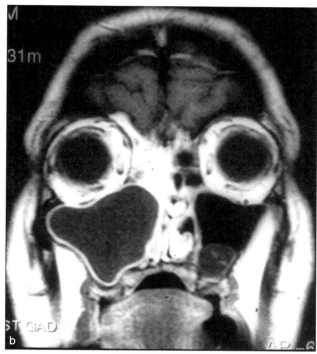

图 18.5a，b　上颌窦黏液囊肿。a. 轴位 CT 扫描显示扩大的上颌窦黏液囊肿。b. 冠状位 MRI（T1 加权像钆增强后）在扩大的上颌窦里有低信号内容物

久未见的朋友发现其容貌变化而发现的。急性感染可以导致病情快速进展，出现临床症状。在一些老年患者中可以观察到眼球轴向突出 17mm，而仅伴随很轻微的视觉症状。

治　疗

大部分患者通过鼻内镜手术进行鼻窦开窗减压术，使得鼻窦黏液囊肿内的液体能够充分排出，没有必要去除囊肿内侧壁[28]。这种方法对额窦病变是个例外，额窦可能还伴有其他疾病如大型骨瘤或额窦外侧壁的"真菌囊肿"或鼻息肉，后面的这两种情况都需要手术结合积极的药物治疗控制。此外，黏液囊肿本身可能位于眼眶中点外侧区。在这些病例中，当双侧鼻腔 Draf Ⅲ 径路并不能有效引流的情况下（罕见），行外侧小切口能够帮助排出囊液。还有一部分罕见病例有多发"黏膜息肉囊肿"合并有阿司匹林不耐受三联征（Samter's triad）（图 18.2）。由于既往手术和骨质硬化可能使得鼻内镜手术无法进行（表 18.4），此时需要行骨成形术（图 18.2）。如果采用外侧径路，在去除鼻额

隐窝支撑骨质的同时必须保证鼻额隐窝不被破坏，因为这会导致眼眶内容物向中线移位，这是造成 Lynch-Howarth 手术疗效不佳的主要原因。

在全身麻醉下经标准鼻内镜下黏液囊肿开窗减压术是使用广泛的手术方案[17]。影像导航在处理一些额窦黏液囊肿时具有重要辅助作用，但大部分时候不是必要手段。一旦黏液囊肿被打开，可以通过负压吸出大量黏液。吸出的黏液可能包含各种成分，取决于内容物是沉淀形成清澈液体或蛋白质样液体。在额窦黏液囊肿的患者中，如果流出清亮液体同时伴有传导性脑搏动和额窦后壁骨质缺失，则需警惕为脑脊液漏。然而，情况会迅速变得明确，假如出现了有颜色的、更黏稠的絮凝化内容物，诊断就很明确了。

通常应用镰状刀或切割器具打开黏液囊肿的囊，减压切口应该在解剖结构允许的情况下尽量做大。可以用蘑菇头环形咬钳、切钳或电动切割器来完成。如果怀疑是真菌，应该进行微生物检测，但阳性率只有不到 30%，分泌物

表 18.4　手术方法的优点和禁忌证

优点	禁忌证
鼻内镜手术	·当内容物无法取出或黏液囊肿已充分囊袋化
·快速	·分泌物太硬，如真菌物质
·住院时间短	·骨质太厚，如继发于慢性感染、佩吉特病的骨质硬化
·低发病率，不影响面容	·病理学组织学不符合，如较大的骨瘤、广泛浸润的恶性肿瘤
·美观	·黏液囊肿太靠外侧，如超过眼眶中点
·无或很少复视	·既往有鼻外侧手术史，如眼眶内容物纤维化、间顶化
·在复发的患者中也可以应用	
鼻外手术径路（如改良 Lynch-Howarth 方法，骨成形术）	·没有特别的禁忌证，但合并有感觉异常、手术瘢痕及斜视等
·以下情况可以和内镜方法联合使用	潜在并发症
－黏液囊肿在眼眶中点外侧壁	
－多发的黏液囊肿	
－伴有其他病变，单独鼻内镜手术无法完成，如大骨瘤	

的组织病理学检查也是需要的。

多数病例中，会存在因骨质侵蚀导致局部眶骨膜暴露或局部黏膜覆盖硬脑膜的情况。在眼睛上轻轻一压就能很证明这一点。完全没有必要修复这些区域，因为除非黏膜被剥离，否则不会有脑脊液漏或脑膜炎的风险。在年轻患者中，这些区域还观察到了重新钙化的证据。

随着囊肿被引流，眼球的位置会恢复正常，恢复的程度取决于骨质缺失的多少。通常术后立刻会有明显改善，随着但骨质重建随后的几个月还将继续改善。复视的程度在鼻内镜手术后远低于鼻外入路手术后，部分是后者变化更迅速，同时还由于对滑车区域没有造成影响，而在传统经鼻外额筛窦切除术中滑车区域经常受到影响。Lund 和 Rolfe[29] 在其前瞻性研究中报道，在接受 Lynch-Howarth 手术的黏液囊肿患者中有 7/22（32%）出现复视。因此，术前应向患者强调出现术后并发复视或术前复视加重的可能。术后可以佩戴棱镜眼镜来改善复视，必要时需要进行斜视手术。作者开展的一项包含22 例患者的前瞻性研究中，这种情况在行内镜开窗引流术的患者从未发生过，但是在一名接受外入路手术的患者中因为复视采取了这一手术。

经鼻内镜手术后不需要堵塞，实际上鼻内镜手术的患者几乎都是日间手术患者。

术后常规给予生理盐水鼻腔冲洗和鼻腔类固醇喷鼻，重要的是：观察患者在术后几周内开窗减压口是否保持得足够大。

结　局

在作者的临床实践及文献中，鼻内镜黏液囊肿引流都是非常有效的。预计长期随访的成功率是 98%（表 18.3）。在作者的研究中，随访时间为 3 个月到 25 年，其中随访时间 >5 年的占 65%。在鼻内镜手术组的 103 例患者中仅有 1 例复发，已通过内镜手术处理。在鼻内镜联合鼻外侧径路组中复发率是 12%，其中 1/3 通过鼻内镜手术处理。其余的属于 1990 年前的病例组，其复发率为 14%，部分患者为术后多年后才复发。内镜蝶窦黏液囊肿开窗减压术非常成功，如果在视力下降后 24h 内进行鼻内镜手术可扭转视力下降[16,30-31]。尽管非常罕见，上颌窦黏液囊肿更宜行经鼻内镜囊肿开窗减压术[32]。

这种手术方法的优势是手术时间短、住院时间短、低死亡率和美观。鼻内镜手术也可以用于复发性疾病的治疗。

对于那些需要额外入路的病例，由于病情复杂，复发率难免更高（11%）。这些共同影响因素包括先前多次手术、鼻息肉和眼睑瘘。

大部分患者可以预测到眼球复位和复视的消失解决或改善情况，而手术并发症轻微。相比之下，经鼻外径路手术的不足之处为手术切口影响外观[33]，骨成形术带来的问题（前额突出或骨缺损），甚至皮肤坏死[34]。对于年轻患者而言，经鼻内镜囊肿开窗引流术不影响外观这一优势更吸引人[35]。

■ 关键点

· 黏液囊肿的发病机制尚不清楚但包括阻塞和炎症。

· 黏液囊肿的特点是骨侵蚀和窦腔扩张。

· 大多数患者表现为眼部症状和体征。

· CT 扫描是主要的影像检查。

· 大多数的黏液囊肿可以采用鼻内镜治疗。

参考文献

[1] Natvig K, Larsen TE. Mucocele of the paranasal sinuses.A retrospective clinical and histological study. J Laryngol Otol, 1978, 92(12):1075–1082

[2] Lund VJ, Harvey W, Meghji S,et al. Prostaglandin synthesis in the pathogenesis of fronto-ethmoidal mucoceles. Acta Otol aryngol,1988,106(1–2):145–151

[3] Lund VJ, Henderson B, Song Y. Involvement of cytokines and vascular adhesion receptors in the pathology of fronto-ethmoidal mucocoeles. Acta Otolaryngol,1993,113(4):540–546

[4] Kass ES, Fabian RL, Montgomery WW. Manometric study of paranasal sinus mucoceles. Ann Otol Rhinol Laryngol, 1999,108(1):63–66

[5] Hasegawa M, Saito Y, Watanabe I,et al. Post-operative mucoceles of the maxillary sinus. Rhinology,1979,17:253–256

[6] Kanagalingam J, Bhatia K, Georgalas C, et al. Maxillary mucosal cyst is not a manifestation of rhinosinusitis: results of a prospective three-dimensional CT study of ophthalmic patients. Laryngoscope, 2009,119(1):8–12

[7] Lund VJ. Anatomical considerations in the aetiology of fronto-ethmoidal mucocoeles. Rhinology, 1987, 25(2):83–88

[8] Shady JA, Bland LI, Kazee AM,et al. Osteoma of the frontoethmoidal sinus with secondary brain abscess and intracranial mucocele: case report. Neurosurgery,1994, 34(5):920– 923, discussion 923

[9] Brunori A, Bruni P, Delitala A, et al. Frontoethmoidal osteoma complicated by intracranial mucocele and hypertensive pneumocephalus: case report. Neurosurgery, 1995, 36(6): 1237–1238

[10] Hackett F. Francis I. New York: Doubleday Doran and Co, 1934: 313–316

[11] Lagenbeck C. Neue Bibliothek fur die Chirurgie und Ophthalmologie. Hahn Hanover,1896, 2:365

[12] Rollet M. Mucocele de l'angle supero-interne des orbites. Lyon Med,1896,81:573–575

[13] Kennedy DW, Josephson JS, Zinreich SJ, et al. Endoscopic sinus surgery for mucoceles: a viable alternative. Laryngoscope,1989,99(9):885–895

[14] Moriyama H, Nakajima T, Honda Y. Studies on mucocoeles of the ethmoid and sphenoid sinuses: analysis of 47 cases.J Laryngol Otol,1992,106(1):23–27

[15] Beasley N, Jones N. Paranasal sinus mucoceles: modern management. Am J Rhinol,1995, 9:251 –256

[16] Benninger MS, Marks S. The endoscopic management of sphenoid and ethmoid mucoceles with orbital and intranasal extension. Rhinology, 1995, 33(3):157–161

[17] Lund VJ. Endoscopic management of paranasal sinus mucocoeles. J Laryngol Otol, 1998, 112(1):36–40

[18] Conboy PJ, Jones NS. The place of endoscopic sinus surgery in the treatment of paranasal sinus mucocoeles. Clin Otolaryngol Allied Sci, 2003, 28(3):207–210

[19] Khong JJ, Malhotra R, Selva D,et al. Efficy of endoscopic sinus surgery for paranasal sinus mucocele including modifid endoscopic Lothrop procedure for frontal sinus mucocele. J Laryngol Otol, 2004, 118(5):352–356

[20] Bockmühl U, Kratzsch B, Benda K,et al. Surgery for paranasal sinus mucocoeles: efficy of endonasal microendoscopic management and long-term results of 185 patients. Rhinology, 2006, 44(1):62–67

[21] Davis CH, Small M, Lund V. An 'empty' sphenoid mucocele. Br J Neurosurg,1992, 6(4): 381–383

[22] Hartley BE, Lund VJ. Endoscopic drainage of pediatric paranasal sinus mucoceles. Int J Pediatr Otorhinolaryngol,1999,50(2):109–111

[23] Rossman D, Verity DH, Lund VJ,et al. Eyelid fitula: a feature of occult sinus disease. Orbit, 2007, 26(3):159–163

[24] Lloyd G, Lund VJ, Savy L,et al. Optimum imaging for mucoceles. J Laryngol Otol, 2000,114(3):233–236

[25] Delfii R, Missori P, Iannetti G, et al.Mucoceles of the paranasal sinuses with intracranial and intraorbital extension: report of 28 cases. Neurosurgery, 1993, 32(6):901–906, discussion 906

[26] Voegels RL, Balbani AP, Santos Júnior RC,et al. Frontoethmoidal mucocele with intracranial extension: a case report. Ear Nose Throat J, 1998, 77(2):117–120

[27] Lund VJ, Milroy CM. Fronto-ethmoidal mucocoeles: a histopathological analysis. J Laryngol Otol, 1991, 105(11): 921–923

[28] Lund V. Endoscopic surgery for fronto-ethmoidal mucoceles. Oper Tech Otolaryngol Head Neck Surg,1995, 6:221–224

[29] Lund VJ, Rolfe ME. Ophthalmic considerations in fronto-ethmoidal mucocoeles. J Laryngol Otol,1989,103(7):667–669

[30] Li J, Stankiewicz J. The endoscopic approach to the lateral accessory sphenoid sinus. Otolaryngol Head Neck Surg,1991,105(4):608–612

[31] Yumoto E, Hyodo M, Kawakita S,et al. Effct of sinus surgery on visual disturbance caused by spheno-ethmoid mucoceles. Am J Rhinol,1997,11(5):337–343

[32] Makeief M, Gardiner Q, Mondain M,et al. Maxillary sinus mucocoeles—10 cases—8 treated endoscopically.

Rhinology,1998, 36(4):192–195

[33] Rubin J, Lund VJ, Salmon B. Fronto-ethmoidectomy in the treatment of mucoceles: a neglected operation. Arch Otolaryngol Head Neck Surg, 1985, 112:434–436

[34] Hardy JM, Montgomery WW. Osteoplastic frontal sinusotomy: an analysis of 250 operations. Ann Otol Rhinol Laryngol, 1976, 85(4 Pt 1):523–532

[35] Zrada SE, Isaacson GC. Endoscopic treatment of pediatric ethmoid mucoceles. Am J Otolaryngol, 1996, 17(3):197–201

真菌性鼻窦炎

定　义

由于真菌感染引起的鼻窦炎症。

根据鼻窦黏膜内是否存在真菌菌丝可以大致分为非侵袭性和侵袭性两种[1]，而不是根据骨侵蚀来定义的，骨侵蚀在侵袭性和非侵袭性的真菌性鼻窦炎中均可见到。分类见表 18.5[2]。

病　因

相关的真菌种类繁多（表 18.6），其中曲霉菌真菌曾被视为主要的致病菌之一，但近年来暗色真菌属交链孢霉菌、双极霉菌和弯孢属霉菌的重要性已经被证实。这涉及许多影响因素，也包括地区差异。据报道，非侵袭性真菌性鼻窦炎在法国的普瓦捷、奥地利的格拉茨和美国南部各州发病率较高[3]，而慢性侵袭性真菌性鼻窦炎似乎在印度、中东和苏丹更常见[4]。此外，接合菌属的根霉菌和耳霉属菌可能是侵袭性真菌病的原因。前者最典型的是导致鼻脑毛霉菌病（毛霉菌病），后者导致颅面毛霉菌病。

宿主的免疫反应也是影响各种病情发展的关键。急性暴发性真菌性鼻窦炎最常见于免疫

表 18.5　真菌性鼻窦炎的分类 ª

非侵入性	侵入性
真菌球	急性暴发
过敏性或者嗜酸性真菌性鼻窦炎	慢性
	·免疫功能正常
	·免疫功能不全
	硬化型
	肉芽肿型（足分枝杆菌）

a 根据 De Shazo 改编[2]

表 18.6　真菌性鼻腔鼻窦疾病的菌属

曲霉属真菌	烟曲菌
	黄曲菌
	曲霉菌
黑色霉菌	链格孢属
	双极霉属
	弯孢属
接合菌	冠状耳霉属
	米根菌
鼻孢子虫属	
新型隐球菌	
组织胞浆菌属	
孢子丝菌	
念珠菌	

力低下的个体，但这不是导致慢性侵袭性真菌性鼻窦炎的必然条件，也几乎不是非侵袭性真菌性鼻窦炎的一个特性。

非侵袭性真菌性鼻窦炎是目前大家研究的焦点，因为越来越多的人认识到，真菌是引起炎症的常见原因。随之而来的是，在 20 世纪 80 年代，Millar 及后来的 Katzenstein 首次描述了一例"变应性支气管肺曲霉菌病"患者患有"变应性真菌性鼻窦炎"[5-6]。"过敏"主要表现在在黏膜及分泌物中存在大量的嗜酸性粒细胞和对糖皮质激素治疗有明显反应。而这种反应现在看起来更像是一种抗真菌物质反应。由于嗜酸性炎症频繁出现，有研究者推测所有慢性鼻窦炎合并或不合并鼻息肉都是由真菌引起的，然而这种推测存在很大争议，目前仍未完全解决[7-9]。人们普遍认为，真菌仅仅是引起和维持鼻腔鼻窦慢性炎症的数种宿主反应之一；这部分具体细节的内容超出了本书的范围，该话题在文献中已有广泛讨论[10-12]。

别　名

"真菌球"一词曾被"足菌肿"代替使用，但现在一致认为后者多应用于有真菌参与的特殊肉芽肿反应时应该保留。

同样，"变应性真菌性鼻窦炎"也更适合称为"嗜酸性真菌性鼻 – 鼻窦炎"。

发病率

由于鉴别真菌性疾病的难度和广泛的地区差异，很难准确统计真菌性鼻窦炎的真实发病率。"真菌感染比当初认为的更普遍，但不是引起鼻腔鼻窦炎症的唯一原因"，也许这种说法是最好的概述。在临床实践中，大部分时候非侵袭性真菌性鼻窦炎比侵袭性更加常见或更多地被诊断，庆幸的是，侵袭性鼻窦炎很罕见[13]。在作者的病例研究中包括 91 例经组织学确诊的病例，绝大多数患者为非侵袭性真菌性鼻窦炎，其中嗜酸性鼻 - 鼻窦真菌病发病率是真菌球的 3 倍（表 18.7）。

发病部位

在侵袭性和非侵袭性真菌性鼻窦炎中，所有鼻窦都可能单一受累或被广泛侵及。在大多数的嗜酸性真菌性鼻窦炎病例中，左右两侧鼻窦同时受累。在大部分鼻窦（>80%）中，尽管一侧鼻窦可能更加严重，但均为双侧受累。在 22 例真菌球病例中，2 例累及筛窦，8 例累及蝶窦，12 例累及上颌窦。在大多数侵袭性真菌性鼻窦炎表现为多个鼻窦、眼眶和颅内均受累。

诊断特征

临床特征

尽管作者的研究中，两例患者既往发生过交通事故和面部骨折，真菌球通常是偶然发现的，主要发生在正常的、非过敏体质的病例。继发性细菌感染尤其是金黄色葡萄球菌和厌氧菌，可能使临床症状变得明显，患者可能有口腔科治疗的病史，曾经推荐应用氧化锌丁香油糊剂做根管填充，而这增加了曲霉属真菌的生长[14]。因此临床症状可能包括：脓性分泌物、恶臭、鼻腔阻塞和疼痛。真菌球表面可能是孢子囊或者简单地呈现为大量"花生酱"或"车轴润滑油"样黑色固体物质（图 18.6）。

嗜酸性真菌性鼻 - 鼻窦炎表现为弥漫性息肉病合并鼻阻塞、嗅觉减退和流涕，但很少出现疼痛，除非继发严重细菌感染。筛窦扩张可能导致假性眼距过宽、眼球移位伴突出，有时伴有"真菌性黏液囊肿"导致复视。这些病变可以占据前颅窝相当大的部分而没有明显的临床症状。患者常见三叉神经分布区域的疼痛，而这种疼痛可以持续到治疗后。一部分患者因蝶窦受累出现眶尖综合征[15]，患者以青年居多，

表 18.7 真菌性鼻窦炎：个体病例资料

	嗜酸性鼻 - 鼻窦真菌病	真菌球	急性侵袭	慢性侵袭	硬化	总数
例数	60	22	2	6	1	91
男性：女性	25：35	8：14	1：1	5：1	0：1	42：49
年龄						
范围（年）	7~79	7~79	45，49	32~70	22	7~79
平均值（年）	44.3	45		39		44
手术	ESS（45）	ESS 22	根治性手术：	根治性手术：	CFR	
	外入路 ±ESS（15）		CFR+OC（1）	LR（3）		
	EFE（8）		ESS（1）	MFD（1）		
	LR（2）			CFR（2）		
	MFD（2）					
	CFR（2）					
	OPF（1）					

ESS：鼻内镜鼻窦手术；CFR：颅面切除术；EFE：经外侧前额窦及筛窦切除术；LR：鼻侧切开术；MFD：面中部掀翻术；OC：眶内容物摘除术；OPF：骨成形瓣

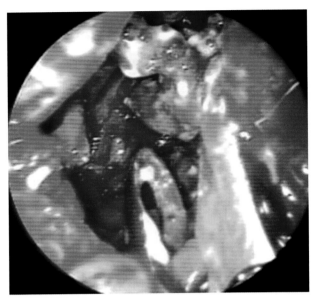

图 18.6　右上颌窦内真菌物质的内镜下照片

男性和女性发病率无明显差异，大部分患者伴有哮喘。患者多患有过敏性鼻炎，并且其中部分患者曲霉菌和枝孢菌属皮肤针刺反应阳性，但目前还不确定这种相关性有多大。由于缺乏标准化的提取物使得对其他真菌的检测变得困难。同前，分泌物的颜色从黏稠的柠檬色胶状物到深绿棕色固体物质都有可能。

慢性侵袭性真菌病呈现占位病变的特点（鼻阻塞、脸颊肿胀），累及相邻结构如眼睛（突出、复视和失明），有时伴有神经病变如头痛或脑神经麻痹。在鼻腔可见息肉或肉芽肿样物。因此需进行活检，与非侵袭性病变进行鉴别。这些患者的免疫功能可能正常，还可能因伴有糖尿病或者大剂量使用糖皮质激素而导致免疫功能缺陷。

急性暴发性真菌性鼻 - 鼻窦炎具有高度侵袭性，可在数小时内导致长期免疫功能缺陷患者死亡。因此，伴有糖尿病控制不佳、肿瘤免疫抑制、获得性免疫缺陷综合征（艾滋病）或结核病的急性爆发性真菌性鼻窦炎患者都是极高危人群。这些患者可能会感觉不适，鼻部症状较轻，鼻部逐渐出现结硬皮、流涕、疼痛和渐进性软组织和骨质破坏等症状。这导致鼻中隔、硬腭及皮肤瘘管形成、面部毁容及失明。神经病变逐渐发展累及脑神经，影响吞咽和其他功能。内镜检查发现大量黑色或萎缩的痂皮附着在坏死组织或焦痂表面，对其进行清理几乎不出血。

硬化性侵袭性真菌病非常罕见，只有极少数病例报道，主要来自中东和非洲地区。在该病变中，真菌丝引起纤维化反应，形成肿物并逐渐扩大从而在鼻腔、面部及眼眶内产生占位效应，引起相应的临床症状。这种疾病进展缓慢，在部分病例中可扩散到鼻和眼眶的皮下组织。

最后，肉芽肿性侵袭性真菌病（或真正的足分支菌病）是一种罕见病变，发病地区主要局限于苏丹，常继发于黄曲霉感染，常因眼球突出就诊。

影像学表现

尽管 MRI 可以提供更多额外的重要信息，但 CT 是主要的影像学检查手段[16]。需要进行三维扫描（额窦受累需进行冠状位、轴位和矢状位扫描），运用骨窗和软组织窗进行成像（表18.8）。这将很好地显示疾病的严重程度以及占位病变的高密度影的特点，虽然这不是非侵袭性真菌性疾病必备的特异性表现。这种高密度影主要是由于营养不良性钙化和（或）高原子序数元素如锰、钙、锌和铁引起的[17]。放射学检查很难鉴别非侵袭性和慢性侵袭性病变。

普通和增强 MRI 对于显示颅内侵袭都是必要的，但其信号主要依赖于蛋白质分泌物和顺磁材料的量。因此，窦内容物在 T1W 相为非常低的信号，在 T2W 相无信号。如果仅依据 MRI 可能误导临床医生认为窦是"空的"，但仔细检查可发现内壁黏膜有不规则的炎症或"模糊"的表现，这种影像应该引起高度怀疑。

真菌球影响单个鼻窦，以上颌窦最常见，其次为筛窦（包括鼻甲气化）或蝶窦。当窦腔扩张使鼻窦骨壁变薄和骨质受到侵蚀时，磁共振上可表现为部分或完全浑浊（图18.7）。相反，

表 18.8 真菌性鼻窦炎的影像学检查

CT	三维（冠状位、轴位、矢状位）
	骨窗
	·窗宽约 2000 HU[a]
	·中心 −250/−200
	软组织窗
	·窗宽 300~350HU[a]
	·中心 +30
	当颅内或眼眶内可疑受累时，进行增强扫描或 MRI 检查
MRI	三维（冠状位、轴位、矢状位）
	T1+ 钆增强
	T2 序列

a 根据 CT 扫描仪型号

也可以看到骨质硬化[18]。大多数表现为高密度（80%），因此可能导致 MRI 表现为"信号"缺失，这可能会误导医生。

嗜酸性真菌性鼻－鼻窦炎病变分布更广。曾有人认为其为主要累及单侧鼻窦，但作者在实践中发现 88% 的病例为双侧受累。如果病变伴有息肉及黏稠的分泌物，83% 的病例可见到混合性密度影。70%~80% 的病例可见明显的窦

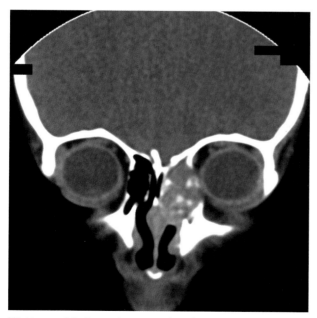

图 18.7 冠状位 CT 扫描显示非侵袭性真菌球感染，可见筛窦前部的筛房中透明及高密度影突入眼眶

腔扩张及骨质侵蚀[16,19-20]。多窦累及在 MRI 上具有特征性的影像学表现（图 18.8）。

慢性侵袭性疾病与非侵袭性疾病的表现类似，但是向周围结构侵袭更明显。常侵蚀眼眶、海绵窦和前后颅窝。骨质侵蚀和不均匀密度影也是其影像学特点。MRI 有助于明确眼眶和颅内受累情况（图 18.9）。

急性暴发性侵袭性鼻窦炎由于其病情进展非常迅速，伴随大量的组织坏死和颅底破坏，类似恶性肿瘤的过程，病情危重。CT 表现为混合高密度影，然而这不是其特异性表现，MRI 影像也可能提示为恶性进展，但其定义为炎症扩散和组织坏死（图 18.10）。

硬化性侵袭性鼻窦炎很罕见，在中线部位产生占位性纤维化病变，通常累及眼眶和前颅窝。MRI 显示来自纤维化肿物的低信号。某些病变可累及皮下组织（图 18.11）。

组织学特征与鉴别诊断

真菌球由真菌菌丝缠绕成的团块或结节构成，容易诊断。

嗜酸性真菌性鼻－鼻窦炎的确诊很困难，即使临床上高度怀疑也不能确诊，因为分泌物和软组织中缺乏真菌物质[21-22]。手术标本需进行微生物检测和真菌组织病理染色（环六亚甲基四胺银染色/Grocott 或过碘酸希夫染色），可能更容易明确诊断，或者可以应用甲壳素染色检测。真菌黏蛋白通常显示大量的嗜酸性粒细胞，夏科－莱登晶体（来源于死亡的嗜酸性粒细胞），并可能有真菌菌丝。如果发现真菌片段，经常呈 45° 分支并可能有孢子[23]。病理报告更倾向于标本描述"符合"病变，而不是诊断没有发现真菌成分。然而，值得注意的是，在大多数鼻窦炎患者和正常人群中只要精心收集都可以找到真菌成分[7-8]。Kuhn 及其同事针对这种情况设计了严格的诊断标准，包括真菌的证实[20]，但是其他人认识到这些诊断标准本身存在问题[21]。

曲霉菌和黑色霉菌与非侵袭性、慢性侵袭

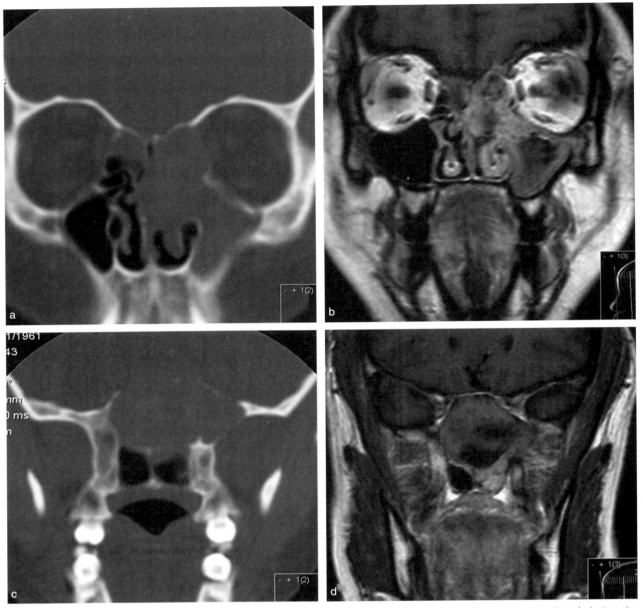

图 18.8a~d　非侵袭性嗜酸性（过敏性）真菌性鼻鼻窦炎。a. 冠状位 CT 显示上颌窦和筛窦单侧不透明组织影，密度稍不均。b. 同一患者的冠状位 MRI（T1 加权钆增强）显示上颌窦和筛窦真菌物质的混合信号。c. 同一患者冠状位 CT 显示蝶窦内占位病变伴有蝶窦扩张、骨侵蚀和轻微的混合信号。d. 同一患者冠状位 MRI（T1 加权钆增强）显示蝶窦内无效信号区域出现真菌物质的混合信号，并伴有信号消失区域

性、某些急性暴发性真菌性鼻窦炎的发病有关，但藻菌、米根霉或毛霉菌常是引起急性暴发性病变的原因。真菌侵袭组织，尤其是血管结构，导致血栓形成和梗死[24]。周围的炎症反应往往轻微，但组织坏死很常见。毛霉菌 / 米根菌菌丝是无间隔的，没有平行壁，而曲霉菌菌丝分支是有隔膜的。这些在苏木精 – 伊红染色时可以明显观察到，米根霉苏木精染色着色深，但如

果可能的话，也应进行特殊的真菌染色。

在任何情况下，邻近分泌物的黏膜必须进行组织学检查以明确有无真菌累及，同时做真菌培养。对所有病例，特别是在急性期，送检组织必须从脱落和坏死碎片组成的表皮物质中获取。

在罕见的硬化性病变中，菌丝在纤维组织中很难找到，必须进行仔细的组织学检查。这

可能与冠耳霉菌有关。菌体呈现不规则分支，偶尔可见隔膜，通常嵌入在嗜酸性物质中。HE染色显示嗜酸性物质周边有明显的空菌丝。

在侵袭性肉芽肿病变中，可以看到非坏死性肉芽肿炎症和黄曲霉累及组织。

进行影像学检查时，CT上的高密度影区域提示乳头状瘤、软骨肉瘤，甚至腺瘤，所有这些都可能显示高密度/钙化区域。尽管通过MRI影像可以明确诊断，CT影像还需与黏液囊肿和胆固醇肉芽肿进行鉴别。急性暴发性病变须区别于其他中线破坏性疾病如 NK/T 细胞淋巴瘤、韦氏肉芽肿病（WG）和坏死性筋膜炎。

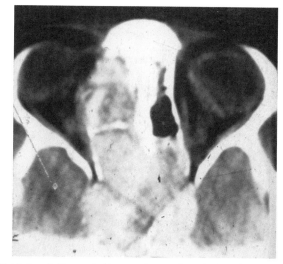

图 18.9　轴位 CT 扫描显示慢性侵袭性真菌性鼻鼻窦炎合并海绵窦侵犯

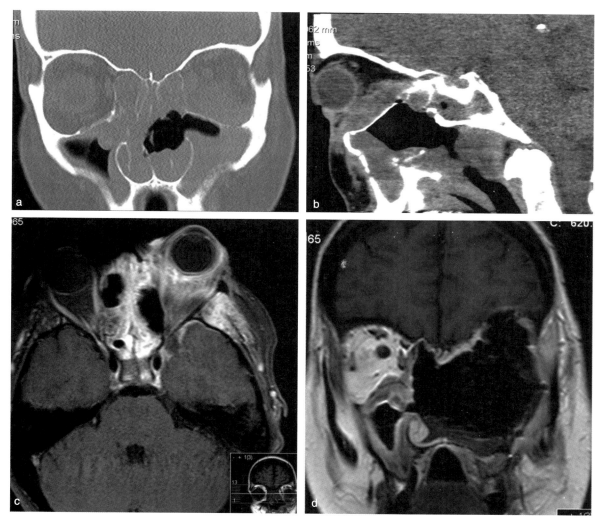

图 18.10a~d　急性暴发性鼻鼻窦真菌病。a. 冠状位 CT 显示双侧鼻窦炎症浸润和左侧眼眶浸润。b. 矢状位 CT 显示炎症过程累及左眼眶底到顶端，合并上颌窦、后筛窦和蝶窦受累。c. 轴位 MRI（T1 加强钆增强脂肪抑制）显示了影响颞下窝和颞叶硬脑膜的高信号炎症。d. 冠状位 MRI 显示包括眼眶内容物切除的根治性清创术后 2 周面中部结构

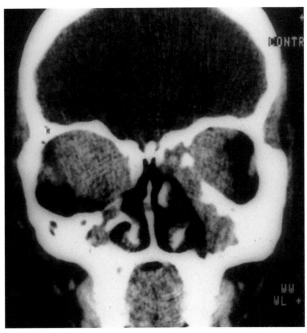

图 18.11 鼻窦冠状 CT 显示软组织病变浸润双侧眼眶，中央可有硬化性真菌性鼻窦炎术后缺损

自然病程

真菌球和嗜酸性真菌性鼻-鼻窦炎的患者自诉有长期病史，在治疗前鼻窦腔逐步扩大。因此，大量物质可聚集到前颅腔，但几乎没有临床症状。尽管这种疾病位于硬膜外，并且为非侵袭性病变，但需要进行大范围手术（图 18.12）。嗜酸性真菌性鼻窦炎治疗后复发率高，在治疗后一段时间内病变可以出现在对侧。

慢性侵袭性真菌病的病情是一个慢性发展的过程，除非患者的免疫功能发生改变。而进行性眼眶和颅窝受累的病变如果不积极处理会导致患者的死亡。

相反，急性暴发性疾病是一个快速进展的疾病，可以在数小时或数天内使患者病情加重，其原因是进行性的阻断血供导致颅底大面积坏死，任何结构（包括脑神经、骨骼和软组织）都可受到影响。

治疗

清除真菌物质是常规的治疗原则[25]。几乎都可以通过鼻内镜入路来实现，尽管分泌物常堵塞吸引器管并拥有惊人的抗拉和抗冲洗强度而使其不容易被清除。然而，有耐心、花时间和使用有力的设备，能够而且必须完整地移除它[26]。

作者的病例中，2/3 的患者完全可以通过鼻内镜的方法清除病变，但另外 1/3 的患者需要与鼻外径路相结合（表 18.7）。这种主要用于处理通气良好的额窦外侧病变，或外侧"真菌性黏液囊肿"或合并大范围的颅内受侵。在部分病例，首次病变清理和治疗后几个月需进行二次探查。

在真菌球患者和"嗜酸性"疾病的许多区域，底层黏膜看起来基本正常。对真菌球的处理常采用去除病变联合通气引流的方式，在作者所

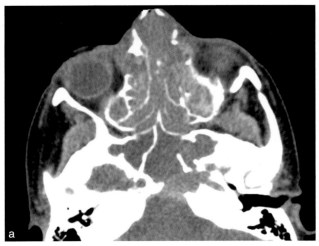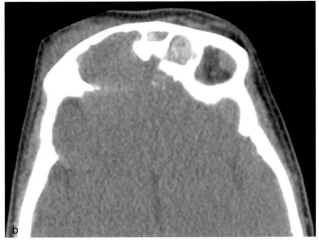

图 18.12a，b a. 轴位 CT 显示双侧鼻窦病变，伴有窦腔扩张和蝶窦后壁骨质缺损。b. 轴位 CT 显示双侧额窦的不均匀不透明病变伴有额窦扩张和额窦后壁骨质缺损，病变侵犯前颅窝

有的病例中都可通过鼻内镜的方法来处理。

但进行了根治手术后"嗜酸性"病变仍经常复发，其原因是诱发因素（吸入性真菌物质）仍然存在。虽然剂量和持续时间没有科学依据，目前推荐长期局部和口服类固醇及盐水冲洗鼻腔[27]。

抗真菌药物的使用近年来备受争议。两性霉素曾用于鼻腔冲洗，但对其疗效的研究主要是针对慢性鼻窦炎而不是已知的真菌病变。并没有随机对照试验表明联合治疗的疗效优于单独冲洗[28-31]。针对侵袭性真菌性鼻窦炎的抗真菌药剂已经开发出来，而其对非侵袭性真菌性鼻窦炎的疗效仍不清楚，它们对肾脏和肝脏具有潜在的副作用，必须对肝肾功能进行监测。尽管如此，在139例嗜酸性真菌性鼻-鼻窦炎的病例研究中，术后口服高剂量伊曲康唑联合口服及局部应用类固醇可将二次手术的概率降低到20.5%[32]。

在慢性侵袭性病变中，尽管病变扩展到海绵窦和颅内腔会增加手术技术上的难度，理论上通过外科手术进行通气引流和清创术可以去除所有受感染的组织。应用鼻内镜手术方式是可行的，但在一些晚期病例甚至有明显免疫缺陷的病例，可以使用更积极的手术，如颅面切除术、上颌骨切除术和眼眶内容物摘除术。此外，抗真菌剂常规使用8~12周。药物的选择将取决于致病菌，但口服伊曲康唑最为常用。在病情严重的病例中可以静脉点滴两性霉素脂质体或更新的抗真菌药物如伏立康唑和白沙康唑等。终生服用剂量不应过度，必须密切监测肝肾功能。

对于急性暴发性侵袭性真菌性鼻窦炎，迅速诊断和治疗对于挽救患者的生命是最重要的。对于某些病例，出现特异的影像学特点和坏死组织就应该紧急行清创术，即便是病原体未被正式鉴定。同时，也应该开始应用静脉抗真菌药物[33]。冰冻切片可以帮助确定真菌碎片的存在。坏死物质必须清除直到暴露"正常"流血

组织，即使这意味着摘除眼球和颅底切除。因此，此时，内镜手术可作为辅助手术，常常需要使用更大的外入路手术。在作者最近的病例中，一例45岁女性患者，无明显免疫功能缺陷，病情得到控制之前需先进行根治性的手术清创，包括眼球、整个鼻腔、所有鼻窦、扩大的上颌骨切除和翼腭窝区域及颅底的切除，手术成功，患者存活，现在正在接受重建手术。

硬化性病变的治疗主要为手术治疗，因为抗真菌药物在纤维组织中的渗透能力弱。作者唯一的病例为一名23岁女性患者，接受了经典的颅面切除手术以及两性霉素抗真菌治疗。

结　局

真菌球完整切除的患者可以达到治愈。作者的病例中未观察到原位复发，但观察到1例患者在对侧上颌窦再次发生真菌球。然而，对于嗜酸性真菌性鼻-鼻窦炎，无论采用什么治疗方式，复发率都很高，为32%~100%[25,34]。这种复发率的差异一定程度上与术后的药物治疗和随访的质量有关。在作者的病例研究中，随访时间从6个月到19年，如果将所有患者的息肉样改变都计算在内的话，复发率是30%左右，尽管其中许多患者都通过进一步口服和局部应用类固醇控制。对于那些伴有原发性颅内受侵，鼻内镜无法充分显示病变的患者，随访时需行MRI检查。

慢性侵袭性病变通常可以被控制，但若就诊时病情较重则常伴有较高的死亡率。急性侵袭性病变常导致较高病死率，文献报道的死亡率为25%~75%[35]。

■ 关键点

· 鼻-鼻窦真菌病可分为侵袭性和非侵袭性病变，分类依据是组织内是否存在真菌菌丝，而不是有无任何形式的骨侵蚀。

· 诊断很困难，通常需要组织学确认而不是真菌培养阳性。

· 分泌物和影像学表现出典型的特征，虽

然这些并不是特异性的病理表现。MRI单独作为诊断手段是不推荐的，由于窦内容物是空信号，可能会出现漏诊。

· 在所有病变中手术清除真菌物质都是必需的。

· 糖皮质激素用于嗜酸性真菌性鼻-鼻窦炎治疗；在这种情况下抗真菌药物的作用有限，但在高致畸性和高死亡率的侵袭性病变治疗中是必须使用的。

参考文献

[1] Schubert MS. Fungal rhinosinusitis: diagnosis and therapy. Curr Allergy Asthma Rep,2001,1(3):268–276

[2] De Shazo RD, Chapin K, Swain RE. Fungal sinusitis. N Engl J Med,1997,337(4):254–259

[3] Ferguson BJ, Barnes L, Bernstein JM, et al. Geographic variation in allergic fungal rhinosinusitis. Otolaryngol Clin North Am,2000,33(2):441–449

[4] Schwietz LA, Gourley DS. Allergic fungal sinusitis. Allergy Proc,1992,13(1):3–6

[5] Millar J, Johnston A, Lamb D. Allergic aspergillosis of the maxillary sinuses. Thorax,1981, 36:710

[6] Katzenstein AL, Sale SR, Greenberger PA. Allergic Aspergillus sinusitis: a newly recognized form of sinusitis. J Allergy Clin Immunol,1983,72(1):89–93

[7] Ponikau JU, Sherris DA, Kern EB, et al. The diagnosis and incidence of allergic fungal sinusitis. Mayo Clin Proc,1999,74(9):877–884

[8] Braun H, Buzina W, Freudenschuss K, et al. 'Eosinophilic fungal rhinosinusitis': a common disorder in Europe? Laryngoscope, 2003, 113(2):264–269

[9] Hamilos DL, Lund VJ. Etiology of chronic rhinosinusitis: the role of fungus. Ann Otol Rhinol Laryngol Suppl, 2004, 193: 27–31

[10] Fokkens WJ, Lund VJ, Mullol J, et al. EPOS 2012: European position paper on rhinosinusitis and nasal polyps 2012. A summary for otorhinolaryngologists. Rhinology, 2012, 50(1, Suppl 23):1–12

[11] Kern RC, Conley DB, Walsh W, et al. Perspectives on the etiology of chronic rhinosinusitis: an immune barrier hypothesis. Am J Rhinol, 2008, 22(6):549–559

[12] Fokkens WJ, Ebbens F, van Drunen CM. Fungus: a role in pathophysiology of chronic rhinosinusitis, disease modifier, a treatment target, or no role at all? Immunol Allergy Clin North Am, 2009, 29(4):677–688

[13] Lund V. The mushroom explosion. ENT News, 2000, 9:55

[14] Willinger B, Beck-Mannagetta J, Hirschl AM, et al. Influence of zinc oxide on Aspergillus species: a possible cause of local, non-invasive aspergillosis of the maxillary sinus. Mycoses, 1996, 39(9-10): 361–366

[15] Jonathan D, Lund V, Milroy C. Allergic aspergillus sinusitis—an overlooked diagnosis? J Laryngol Otol, 1989, 103(12):1181–1183

[16] Lund VJ, Lloyd G, Savy L,et al. Fungal rhinosinusitis.J Laryngol Otol, 2000, 114(1):76–80

[17] Zinreich SJ, Kennedy DW, Malat J, et al. Fungal sinusitis: diagnosis with CT and MR imaging. Radiology, 1988, 169(2):439–444

[18] Som PM, Dillon WP, Fullerton GD, et al. Chronically obstructed sinonasal secretions: observations on T1 and T2 shortening. Radiology, 1989, 172(2):515–520

[19] Bent JP III, Kuhn FA. Diagnosis of allergic fungal sinusitis. Otolaryngol Head Neck Surg, 1994, 111(5):580–588

[20] Mukherji SK, Figueroa RE, Ginsberg LE, et al. Allergic fungal sinusitis: CT findings. Radiology, 1998, 207(2):417–422

[21] Ferguson BJ. Eosinophilic mucin rhinosinusitis: a distinct clinicopathological entity. Laryngoscope, 2000, 110(5 Pt 1):799–813

[22] Karpovich-Tate N, Dewey FM, Smith EJ, et al. Detection of fungi in sinus fluid of patients with allergic fungal rhinosinusitis. Acta Otolaryngol, 2000, 120(2):296–302

[23] Torres C, Ro JY, el-Naggar AK, et al. Allergic fungal sinusitis: a clinicopathologic study of 16 cases. Hum Pathol, 1996, 27(8):793–799

[24] McGill TJ, Simpson G, Healy GB. Fulminant aspergillosis of the nose and paranasal sinuses: a new clinical entity. Laryngoscope,1980, 90(5 Pt 1):748–754

[25] Lund V. What is the place of endonasal surgery in fungal sinusitis?//Stamm A, Draf W, eds. Microscopic and Endoscopic Surgery of the Nose and Sinuses. Berlin: Springer, 2000: 309–314

[26] Kuhn FA, Javer AR. Allergic fungal rhinosinusitis: perioperative management, prevention of recurrence, and role of steroids and antifungal agents. Otolaryngol Clin North Am, 2000, 33(2): 419–433

[27] Schubert MS. Medical treatment of allergic fungal sinusitis. Ann Allergy Asthma Immunol, 2000, 85(2): 90–97, quiz 97–101

[28] Ebbens FA, Scadding GK, Badia L, et al. Amphotericin B nasal lavages: not a solution for patients with chronic rhinosinusitis. J Allergy Clin Immunol, 2006, 118(5):1149–1156

[29] Weschta M, Rimek D, Formanek M, et al. Effect of nasal antifungal therapy on nasal cell activation markers in chronic rhinosinusitis. Arch Otolaryngol Head Neck Surg, 2006, 132(7):743–747

[30] Ebbens FA, Georgalas C, Luiten S, et al. The effect of topical amphotericin B on inflammatory markers in patients with chronic rhinosinusitis: a multicenter randomized controlled study. Laryngoscope, 2009, 119(2):401–408

[31] Liang KL, Su MC, Shiao JY, et al. Amphotericin B irrigation for the treatment of chronic rhinosinusitis without nasal polyps: a randomized, placebo-controlled, double-blind study. Am J Rhinol, 2008, 22(1):52–58

[32] Rains BM III, Mineck CW. Treatment of allergic fungal sinusitis with high-dose itraconazole. Am J Rhinol, 2003, 17(1):1–8

[33] Rizk SS, Kraus DH, Gerresheim G. et al. Aggressive combination treatment for invasive fungal sinusitis in immunocompromised patients. Ear Nose Throat J, 2000, 79(4):278–280, 282, 284–285

[34] Manning SC, Schaefer SD, Close LG, et al. Culturepositive allergic fungal sinusitis. Arch Otolaryngol Head Neck Surg, 1991, 117(2):174–178

[35] Blitzer A, Lawson W. Fungal infections of the nose and paranasal sinuses. Part I. Otolaryngol Clin North Am, 1993, 26(6):1007–1035

上颌窦血肿

定　义

上颌窦内血肿（国内更多地称为出血坏死性息肉——译者注）的形成是上颌窦占位病变非常罕见的原因，可能会被误诊为肿瘤。

病　因

有时有外伤史，但并非所有病例都有，在血管性血友病等出血性疾病中曾有记录和描述[1-2]。推测认为上颌窦内黏膜渗血的速度超过了黏膜纤毛的清除速度，从而使血液在上颌窦内聚集[3-4]。

别　名

上颌窦血肿有时被称为血肿机化或出血性假瘤。

诊断特征

上颌窦血肿有一系列症状，最常见的是鼻出血或鼻涕带血，还包括鼻腔阻塞、脸颊肿胀和眼眶移位。内镜检查显示只有鼻外侧壁内移，但表面光滑。

影像学表现

CT 表现为无强化的不透明团块影，可能会被误认为是鼻窦的黏液囊肿或良性肿瘤（如神经鞘瘤；图 18.13）。肿物可能表现为密度均匀或因钙化形成而密度不均。局部扩张伴随邻近结构受压和骨质侵蚀，但这种确切的机制尚不清楚[4-5]。MRI 可以辅助诊断，因其在 T1 和 T2 加权相上都不增强，但不同年龄的血液能产生混杂信号。

组织学特征

组织学检查显示肿块主要由纤维蛋白和红

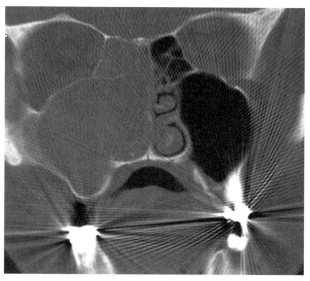

图 18.13　上颌窦血肿。冠状位 CT 显示扩大的上颌窦内出血性团块影

细胞组成。营养不良性钙化的病灶在成熟病变中可以看到，还可以见到纤维囊形成。然而，有时可见有异形内皮细胞的不规则血管区域和肉芽组织，易误诊为恶性血管肿瘤。

治疗与结局

文献报告有 12 例患者，年龄为 18~78 岁，使用的外入路包括鼻外侧切开术和 Caldwell-Luc 手术径路。然而，可以通过鼻内镜经中鼻道开窗术清除所有肿物，主要是血凝块组织。这种手术方法在作者唯一的一例 56 岁女性患者中也获得成功，1 年后内镜复查没有复发的迹象[6]。

参考文献

[1] Ozhan S, Araç M, Isik S, et al. Pseudotumor of the maxillary sinus in a patient with von Willebrand's disease. AJR Am J Roentgenol, 1996, 166(4):950–951

[2] Lee PK, Wu JK, Ludemann JP. Hemorrhagic pseudotumour of the maxillary sinus. J Otolaryngol, 2004, 33(3):206–208

[3] Unlu HH, Mutlu C, Ayhan S, et al. Organized hematoma of the maxillary sinus mimicking tumor. Auris Nasus Larynx, 2001, 28(3):253–255

[4] Tabaee A, Kacker A. Hematoma of the maxillary sinus presenting as a mass—a case report and review of literature. Int J Pediatr Otorhinolaryngol, 2002, 65(2):153–157

[5] Lee BJ, Park HJ, Heo SC. Organized hematoma of the maxillary sinus. Acta Otolaryngol, 2003, 123(7): 869–872

[6] Lim M, Lew-Gor S, Beale T, et al. Maxillary sinus haematoma. J Laryngol Otol, 2008, 122(2): 210–212

鼻孢子菌病 / 鼻硬结病

■ 鼻孢子菌病

定义与病因

鼻孢子菌病是鼻孢子菌所引起的一种累及鼻和眼睛的以息肉样改变为特点的慢性疾病，明确病因需进一步行体外培养确定。主要通过马、牛等宿主污染过的水传播，实际致病的病原微生物可能是与真菌有关的蓝细菌，铜绿微囊藻属[1]。

发病率

它可以发生在任何地方，但最常见的是印度南部和斯里兰卡。作者曾经治疗了一例 47 岁的印度裔男性，他因残留病灶对药物无反应转诊至我院。

诊断特征

临床特征

息肉可以是单发或多发的、带蒂或不带蒂，息肉表面不规则。如果息肉为单侧发生的，可能会被误诊为肿瘤。临床症状与息肉的大小有关，影像学不具有特异性（图 18.14、图 18.15）。

自然病程

微生物在组织中复制，形成孢子囊，释放成千上万的孢子。这一过程产生以嗜酸性粒细胞和巨细胞应答为主的慢性炎症反应。孢子囊需要进行组织学检测来确定[2-3]。

治疗与预后

这种疾病治疗困难，可用药物包括氨苯砜、灰黄霉素、两性霉素、二氨基二苯砜等药物都被证实无明显疗效。有时采用减容手术，患者接受扩大内镜手术切除病变组织结合双侧鼻腔和外侧鼻后区域 KTP 激光治疗。经过 2 年的随访，证实作者这种手术方式是成功的。

■ 鼻硬结病

诊断与病因

鼻硬结病是一种慢性肉芽肿性疾病，由克雷伯菌引起。1870 年 Von Hebra 首次描述该病，但到 1882 年 Von Frisch 才分离出病原微生物[4]。

发病率

世界范围都有发现，但是主要在非洲、中美洲及南美洲、东欧、中东和中国等地区发病，偶尔出现在欧洲和美国。作者只治疗过 1 例。

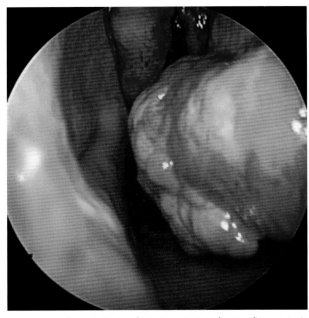

图 18.14　鼻孢子菌病。鼻内镜下见左侧鼻腔下鼻甲巨大肉芽肿

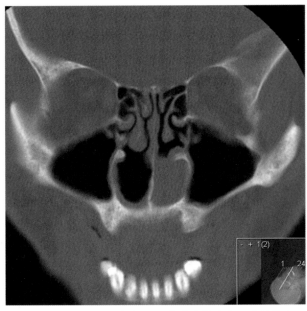

图 18.15　冠状位 CT 扫描显示鼻孢子菌病累及左侧鼻腔；右下小图为先前的手术治疗

诊断特征

临床特征

感染影响鼻腔但可以延伸到鼻咽、咽、喉，并能结痂、产生脓性分泌物，随着病情的进展出现鼻畸形，然后是鼻阻塞。Gamea[5] 对 80 例病例的研究显示，所有患者累及鼻穹窿，22% 累及上颌窦，27% 累及咽鼓管，26% 累及喉部。通常为 10~20 岁的青少年患者，例如作者有一例患者，是一位来自地中海的 15 岁女孩，她表现为鼻中隔扩张及鼻阻塞，CT 和 MRI 可以确定这种改变，所以她的表现不是很典型[6]。

尽管有传染性，但感染需要长时间接触，通常该病仅在家庭成员之间传播[7]。

诊 断

疾病主要经过以下几个阶段：渗出期、增生期、瘢痕或纤维期。渗出或者萎缩期是以炎症反应、化脓性坏死和微小脓肿为特点。增生或肉芽肿期表现为以泡沫状巨噬细胞摄取杆菌（鼻硬结细胞）、浆细胞和拉塞尔小体为特征的慢性炎症。最初形成蓝红色的非溃疡性结节。特殊的银染显示革兰氏阴性球杆菌的表现和克雷伯菌一致，需进行血琼脂或 MacConkey 琼脂培养来明确诊断[3]。可以进行荚膜抗原 O2K3 免疫组化染色，该染色是免疫过氧化物酶检测的基础[8]。纤维期的特点是形成致密的瘢痕组织。

治疗与预后

这种疾病通常具有自限性，但会留下明显的瘢痕。致病微生物对多种抗生素耐药，因其寄居于细胞内。最初的治疗是长期给予链霉素、四环素和复方磺胺甲恶唑，但是长期给予环丙沙星（500mg，口服，每天 2 次，连服 8 周）取得了更好的疗效[9-11]。这可能是因为喹诺酮都集聚在巨噬细胞中[12]。作者的患者在 1 年内组织活检一直为阴性，但之后检出异常。她继续服用了 3 个月环丙沙星，在接下来的 2 年中未复发，但需长期随访。

除了明确诊断和后期重建，一般不推荐手术。

参考文献

[1] Ahluwalia KB, Maheshwari N, Deka RC. Rhinosporidiosis: a study that resolves etiologic controversies. Am J Rhinol,1997, 11(6):479–483

[2] Arseculeratne SN. Recent advances in rhinosporidiosis and Rhinosporidium seeberi. Indian J Med Microbiol,2002,20(3): 119–131

[3] Batsakis JG, el-Naggar AK. Rhinoscleroma and rhinospori-diosis. Ann Otol Rhinol Laryngol,1992,101(10):879–882

[4] Winstead W, Connely TV, Raff MJ. Rhinoscleroma: a case report and clinical update. Am J Rhinol,1993,7:282–285

[5] Gamea AM. Role of endoscopy in diagnosing scleroma in its uncommon sites. J Laryngol Otol,1990,104(8):619–621

[6] Badia L, Lund VJ. A case of rhinoscleroma treated with ciprofloxacin. J Laryngol Otol,2001,115(3):220–222

[7] Shaw HJ, Martin H. Rhinoscleroma—a clinical perspective. J Laryngol Otol,1961,75:1011–1039

[8] Andraca R, Edson RS, Kern EB. Rhinoscleroma: a growing concern in the United States? Mayo Clinic experience.Mayo Clin Proc,1993,68(12):1151–1157

[9] Trautmann M, Held T, Ruhnke M, et al. A case of rhinoscleroma cured with ciprofloxacin. Infection,1993,21(6):403–406

[10] Avery RK, Salman SD, Baker AS. Rhinoscleroma treated with ciprofloxacin: a case report. Laryngoscope,1995,105(8 Pt 1):854–856

[11] Valor García C, Castillo Serrano E, Martín del Guayo G, et al. Rhinoscleroma. A case report. [Article in Spanish] Acta Otorrinolaringol Esp,1999,50(4):321–323

[12] Hooper DC, Wolfson JS. Fluoroquinolone antimicrobial agents. N Engl J Med,1991,324(6):384–394

鼻窦结核

定义与病因

鼻和鼻窦结核分枝杆菌感染。

发病率

除了寻常狼疮，结核在鼻和鼻窦相当罕见。在过去的 30 年作者只遇到 2 例病例。然而，在艾滋病和社会剥夺的影响下，又出现了发病率升高。过去的 95 年英文文献中共报道了 35 例病例[1]。

发病部位

鼻和鼻窦可以是原发部位，也可以继发于全身多部位感染。鼻腔比鼻窦更常见，但有额窦和蝶窦结核的病例报道[2-4]。

诊断特征

临床特征

症状是慢性鼻阻塞、流涕和鼻出血合并结痂及溃疡形成。累及部分鼻腔和鼻咽，溃疡可以导致上腭和鼻中隔穿孔[5-7]。如果出现大面积溃疡和黏膜剥脱，提示有其他慢性肉芽肿性疾病，如韦氏肉芽肿和结节病。由于结核病或继发炎症，颈部可能出现淋巴结结核病变。

作者的两位女性患者（分别为42岁和65岁）都有鼻前庭、鼻腔及鼻咽广泛受累和腭部溃疡，其他方面良好，没有其他部位的感染。该病比较典型的是在中年女性多见。

影像学表现

CT扫描可以观察到非特异性炎症改变及一定程度的软骨和骨破坏。必须检查胸部平片。

组织学特征与鉴别诊断

典型的组织活检可见富含朗格汉斯巨细胞的干酪样肉芽肿，抗酸杆菌染色和培养将为阳性。

必须排除其他肉芽肿性疾病，可能产生假性上皮瘤反应，这一点必须与鳞状细胞癌鉴别开[8]。

治疗与预后

一旦确定诊断，传染科医生将协助对患者的评估及抗生素治疗方案的选择和确定疗程，这一点是非常重要的。

参考文献

[1] Butt AA. Nasal tuberculosis in the 20th century. Am J Med Sci,1997,313(6):332–335

[2] Mohasseb G, Nasr B, Lahoud S, et al. Hypophyseal tuberculosis. A case report. [Article in French] Neurochirurgie, 1983,29(2):167–170

[3] Shah GV, Desai SB, Malde HM, et al. Tuberculosis of sphenoidal sinus: CT findings. AJR Am J Roentgenol,1993, 161(3):681–682

[4] Sierra C, Fortún J, Barros C, et al. Extra-laryngeal head and neck tuberculosis. Clin Microbiol Infect,2000,6(12):644–648

[5] Waldman SR, Levine HL, Sebek BA, et al.Nasal tuberculosis: a forgotten entity. Laryngoscope,1981,91(1):11–16

[6] Waldron J, Van Hasselt CA, Skinner DW, et al. Tuberculosis of the nasopharynx: clinicopathological features. Clin Otolaryngol Allied Sci,1992,17(1):57–59

[7] Kim YM, Kim AY, Park YH, et al. Eight cases of nasal tuberculosis. Otolaryngol Head Neck Surg,2007,137(3):500–504

[8] Sim DW, Crowther JA. Primary nasal tuberculosis masquerading as a malignant tumour. J Laryngol Otol,1988,102(12): 1150–1152

韦氏肉芽肿或肉芽肿性血管炎

定义

一种特发性慢性炎性疾病，其特点是坏死性肉芽肿病变，与抗中性粒细胞胞质抗体（C-ANCA）密切相关的系统性血管炎。

病因

病因不明，但其可能是一种自身免疫性疾病。最近的体内和体外研究表明ANCA通过结合和激活中性粒细胞从而诱导系统性血管炎[1]，导致氧自由基、溶解酶和炎性细胞因子的释放。ANCA也可能会引起免疫复合物的形成，直接黏附并杀死内皮细胞，从而导致血管炎[2]。PR3-ANCA（蛋白酶3）对韦氏肉芽肿（WG）高度特异，但始动因素可能是感染或其他环境因素，可能与遗传易感性相结合。暴露于二氧化硅是一种可能原因，但是寄居于鼻腔中的金黄色葡萄球菌被认为是最可能的致病物质，特别是在复发病变中，因为这在韦氏肉芽肿病中更常见[3-4]。也有报道称其与HLADPB1*0401密切相关[5]。

别名

1932年Klinger第一次描述该疾病，1936年在韦格纳的著作出版后该疾病被认为是韦格纳发现的[6-7]。最近被称为C-ANCA阳性的肉芽肿病在最新的术语里已经更改为肉芽肿性血管炎（GPA）[8]。

发病率

韦氏肉芽肿的发病率在过去实际是被低估的。即使有了ANCA测试，但许多局部病变仍然难以识别。据报道，欧洲的患病率为23.7/100万，美国为30/100万[9]。

各地域的总体发病率为每年2.9/100万至12/100万。

发病部位

典型的韦氏肉芽肿影响鼻、肺和肾脏。但是，它可以发生于任何系统，目前已研究清楚的只有几种，这些病变由Carrington和Liebow

在 1966 年首次描述[10]。除了鼻，该病还可能累及听力及前庭系统、喉和脑神经。任何器官都可能受到影响，包括眼睛、皮肤、心脏、胃肠道和神经系统。

诊断特征

临床特征

这种疾病可发生在任何年龄（13~78 岁），高峰年龄为 40~50 岁。在作者对 199 例患者的研究中，诊断时的平均年龄为 50 岁[11]，青年患者病情进展更快。男女发病无明显差异，绝大多数患者为白人（93%）[12-15]。然而，还有证据表明男性更有可能患"严重"疾病，女性更常见的是"局限型"类型[13]。

在作者的研究中，2/3 的患者最初表现为耳鼻喉相关症状，其中 41% 为鼻科相关，16% 为耳科相关，6% 为喉科相关（图 18.16）[11]。在小于 40 岁（55%）的患者中鼻部症状比大于 60 岁的患者（27%）更普遍。典型的鼻部症状包括结痂（75%）、流涕（70%）、鼻塞（65%）、出血（59%）、嗅觉下降（52%）和面部疼痛（33%）等。嗅觉减退可能只是由于嗅觉区域机械性梗阻或特定脑神经受累所致。顽固的面部疼痛常常难以忍受，可能继发于鼻窦变化，但也可能是由于面中部的骨炎，表明了疾病处

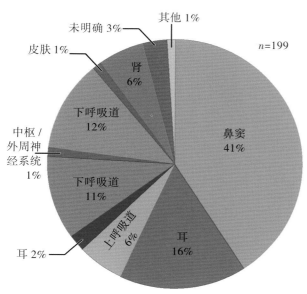

图 18.16 扇形统计图显示韦氏肉芽肿患者首发症状的分布（Srouji 等修订[11]）

于活动期（图 18.17）。所有鼻腔鼻窦症状中，结痂和鼻出血是最常见的症状[14]。

25% 的患者可出现鼻部外观的改变，特征性的表现为鼻尖塌陷，这与鼻中隔创伤后不同，仅在韦氏肉芽肿和复发的多软骨炎中可以见到（图 18.18）。鼻尖向内折叠，看着像是可以拔出来。这可能与鼻中隔穿孔有关，也可能无关。有时鼻部整个内部结构消失，呈现一个毫无特征的腔。内镜检查鼻腔黏膜往往非常松散，呈颗粒状，覆盖陈旧血液和痂皮（图 18.19）。可见鼻腔粘连。在接受鼻腔小手术后出现明显粘连的患者要怀疑该病。随着疾病的发展，可能有颅底骨质的侵蚀，偶有患者出现脑膜炎。

耳部受累表现为多种形式。患者可能发生慢性浆液性中耳炎，如果置管后出现持续性的分泌物，则可能存在韦氏肉芽肿。因此，听力损失可能是传导性的，也可能由于脑神经受累而出现感觉神经性耳聋，或者二者同时出现。鼻腔和咽鼓管区域的瘢痕常可导致持续性的中耳问题。患者还可能出现平衡障碍或面部神经麻痹。在作者的 199 例患者中，50% 出现耳闷症状，42% 出现头晕。33% 诉头痛[11]。

累及口腔的病变可能包括牙龈炎、溃疡和口腔上颌窦瘘，尽管韦氏肉芽肿所致的腭中线坏死较可卡因滥用所致的更罕见（见下文；图 18.20）。

经常被忽视的区域是喉，特别是声门下，此处易发生狭窄[16]。这可能是患者就诊的主诉，但可能被下呼吸道症状掩盖或者二者发生混淆。任何有呼吸困难、声嘶或者吸气喘鸣的患者都要考虑 WG，约 16% 的韦氏肉芽肿患者会发生这些喉部症状[17]。这些症状更常见于童年发病的韦氏肉芽肿患者[18]。另外，声带动度可能受到脑神经病变的影响。

尽管韦氏肉芽肿临床表现各异，但许多患者会出现轻微的上呼吸道症状，同时伴有严重的不适、疲劳、体重减轻和盗汗等系统症状，预示着全身性韦氏肉芽肿伴广泛的系统性症状

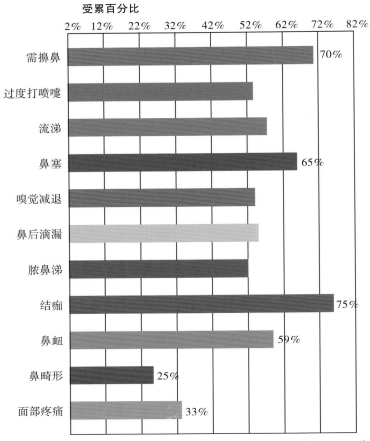

图 18.17　柱状图显示在韦氏肉芽肿患者中鼻鼻窦症状分布（n=199）（Srouji 等修订[11]）

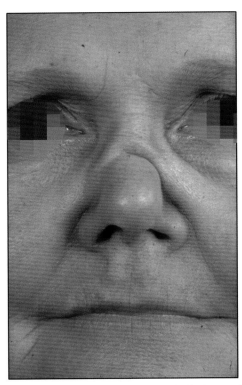

图 18.18　临床图片显示韦氏肉芽肿患者典型的鼻外部塌陷

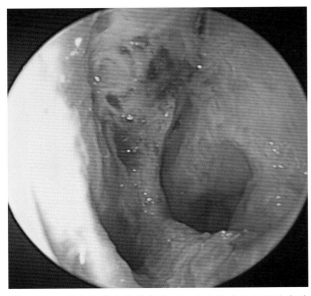

图 18.19　鼻中隔穿孔和带有陈旧性出血的广泛颗粒改变的鼻内镜观

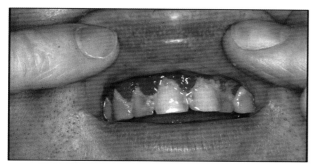

图 18.20　临床图片显示明显的牙龈炎

和体征（表 18.9）。在肺部，坏死性血管炎导致咳血、咳嗽，并由于肺功能丧失而导致胸膜炎疼痛，伴呼吸困难。坏死腔可能通过纤维化或形成封闭的脓肿而自愈。重要的是要与声门下狭窄所致的症状区别，后者可能被忽视。

75% 的患者可能发生肾脏受累，最终导致肾衰竭。

在眼眶，肉芽肿浸润和血管炎会导致突眼（2%）、角膜暴露、疼痛和视力下降（8%）[17]。患者也可能会有溢泪和泪囊淋巴腺炎，表现为"红眼"，由于巩膜外层炎或角膜炎，在 15% 的早期肉芽肿患者身上可观察到"红眼"[18]。大约有 50% 的患者在疾病进展过程中会出现眼部问题[19]。

其他症状还包括关节痛、皮肤损伤（如紫癜、皮下结节、溃疡、囊泡和丘疹）、心包积液、神经病变，因此患者可能会就诊于各科专家（表18.9）。

患者的生活质量必然会受到明显的影响。作者在对 199 例韦氏肉芽肿病例的研究中使用了 2 个评价患者生活质量（QoL）的指标——通用（SF-36）量表和鼻窦炎特异性生活质量（SNOT-22）量表，证实鼻腔鼻窦受累对日常生活质量产生明显影响[14]。这也表明韦格纳相关的鼻腔鼻窦疾病的影响至少与普通鼻窦炎人群中的影响一样明显，这可能部分解释了前者延误诊断的原因。

诊　断

在 ANCA 测试出现之前，对韦氏肉芽肿的诊断主要依靠临床症状和体征，包括红细胞沉降率（ESR）和 C 反应蛋白（CRP）升高，血和尿液检查提示肾功能改变，胸片可见粟粒样结构、渗透、坏死性空洞和纤维化的证据。尿检显示尿蛋白、显微镜下可见的血尿和红细胞管型对于诊断很有帮助。

ANCA 测试在 1985 年第一次由 Van Der Woude 及其同事提出后，显著提高了韦氏肉芽肿和其他血管炎的诊断[20]。联合应用免疫荧光法和酶联免疫吸附试验（ELISA）技术使其具有高达 99% 的特异性和 73% 的灵敏度。

95% 处于活跃期的系统性疾病的患者为 ANCA 阳性，大部分患者的 ANC 抗体直接针对蛋白酶 3（PR3）。体外和动物模型研究都表明，ANCA 与致敏的中性粒细胞细胞因子相互作用，导致嗜中性粒细胞的过早激活、呼吸爆发、脱粒，继而引起内皮细胞损伤及坏死性血管炎。选择性 T 细胞反应与主要的 T_H1 细胞因子的释放可能在韦氏肉芽肿中促进了自身抗原的识别[1]。

表 18.9　韦氏肉芽肿 / 多血管炎肉芽肿病累及不同系统的相关症状

身体系统	表现
耳、鼻、喉	鼻阻塞、结痂、出血、鼻窦炎
	耳痛、耳漏、耳聋
	口腔病变、喉炎
上呼吸道	喘鸣、声麻痹 / 固定、气管狭窄
下呼吸道	肺浸润、结节或出血
眼	巩膜炎、巩膜外层炎、视网膜炎、眶后肉芽肿
心脏	心律失常、心包积液、心肌梗死、心肌炎
肾脏	肾炎、肾损伤、肾衰竭
胃肠道	腹泻、出血
周围神经系统	感觉或运动性多发性神经病、单神经炎
中枢神经系统	中枢神经系统病变、脑膜血管炎
皮肤	紫癜、未愈合溃疡
骨骼肌肉系统	关节痛、肌肉痛

连续监测 c-ANCA 对疾病管理是一项非常有用的手段，早在 1989 年研究者已发现 c-ANCA 升高 4 倍则提示疾病复发[21]。但并不是在所有的患者中，c-ANCA 效价的波动都与疾病活动相关[22]。复发的患者中 c-ANCA 阳性率只有 68%[15]。此外，c-ANCA 在局限性病变和（或）接受糖皮质激素治疗的患者中缺乏敏感性（下降到 50%），所以 ANCA 阴性不能排除韦氏肉芽肿。有趣的是，少数患者（~5%）MPO-ANCA 呈阳性。

美国风湿病学院 1990 年提出了临床分类以区分韦氏肉芽肿与其他血管炎疾病（表 18.10），并发现了一系列指标用于半定量疾病的活动（如伯明翰血管炎活动评分）、程度和损伤。

可卡因滥用

目前明确的是通过"吸食"可卡因可能诱导鼻部和腭部中线结构的破坏[23]。在此之前可出现进行性鼻阻塞、鼻出血和结痂，非常类似于韦氏肉芽肿的鼻窦症状。黏膜溃疡形成，紧接着出现鼻中隔穿孔和颜面中部严重破坏（图 18.21）。此外，c-ANCA 和 PR-3 可能是阳性，

表 18.10　韦氏肉芽肿的定义和标准

美国风湿病学院提出的韦氏肉芽肿临床分类标准（血管炎必须存在）（1990）[a]
· 鼻腔或口腔炎症（疼痛或无痛的口腔溃疡，脓性或血性鼻涕）
· 异常胸片显示结节、固定浸润或空腔
· 异常尿沉积物（显微镜下血尿，有或没有红细胞管型）
· 动脉或血管周围区域活检有肉芽肿炎症
根据 Chapel Hill 共识的韦氏肉芽肿病的定义和分类（1994）
· 肉芽肿炎症涉及呼吸道和坏死性血管炎，其影响小到中型血管（即毛细血管、小静脉、小动脉和动脉）
· 坏死性肾小球肾炎常见
· 细胞质 ANCA（c-ANCA）和抗原特异性蛋白酶 3（PR3）对韦氏肉芽肿病是一个非常敏感的标记物

a 分类的目的：如果患者满足这 4 个标准中的任意 2 个或 2 个以上，应被诊断为韦氏肉芽肿。这个标准的灵敏度为 88.2%，特异度为 92.0%

使该病的鉴别困难[23-24]。然而，进一步研究发现 ANCA 在两者之间的表达存在细微差别[25]。同时可卡因滥用者似乎有大量的凋亡及丰富的 caspase-3 和 caspase-9 表达，而韦氏肉芽肿患者则没有[26]。在可卡因组 ANCA 可与人类中性粒细胞弹性蛋白酶反应，而自身免疫性血管炎组没有这种表现[27]，这有助于鉴别诊断。

影像学表现

鼻窦的影像学检查对于疾病的诊断非常有益，因其 CT 和 MRI 影像有典型的特征。对于一个没有鼻腔鼻窦手术史的患者，CT 显示同时有骨破坏和新骨形成时几乎可以诊断为韦氏肉芽肿病，尤其是 MRI 显示硬化的窦壁中有（"轨道"）脂肪信号，T1 加权像显示高信号。在 28 例病例的研究中，86% 显示非特异性鼻腔或鼻窦黏膜增厚，75% 显示有骨破坏，50% 有窦壁新骨形成[28]。这些变化在局部和系统性韦氏肉芽肿中均有表现。可以观察到进行性的面中部损害，与 NK/T 细胞淋巴瘤中观察到的类似。在一些个体还可同时观察到颅底骨质破坏（图 18.22~18.25）。

当该区域扫描完成时，一般需要加做更多层面的骨窗扫描，以便更好地显示眼眶。约 1/3 的有鼻部症状的患者伴眼眶受累，并且可表现为独立病变。CT 影像表现为边界不清的软组织团块影完全包裹视神经和眼外肌，经常从眶后开始伴有局部骨破坏。这个过程呈进行性进展从而使整个眼眶完全被侵犯。MRI 上 T1 和 T2 加权像可见低到中信号的肉芽肿影，可以与周围的脂肪和眼部肌肉区别[29]。随着时间的推移。肉芽肿组织可能被纤维组织取代，组织的信号也发生改变。

此外，任何患者如果伴有呼吸困难、嘶哑、喘鸣或其他呼吸道问题都应该行喉部影像学检查以显示声门下狭窄的情况。

肺部影像学特点为弥漫性浸润、多发性肺结节（直径 2~4cm）或伴有大片坏死及空洞形成的肉芽肿（直径 ≥ 10cm），部分可见液平面，

这可能会压迫或引流到相邻的支气管。CT 上表现为结节周围可能有毛玻璃样阴影，可能由出血造成[29]。随着时间的推移，结节进行性变硬，形成瘢痕。胸膜腔积液和肺门淋巴结肿大较其他肉芽肿病更少见。

组织学特征与鉴别诊断

韦氏肉芽肿有以下 3 个特征：

·肉芽肿性炎症。

·坏死。

·血管炎。

肉芽肿是由 CD4[+] 和 CD8[+] T 细胞、CD28[-] T 细胞、组织细胞、CD20[+] B 淋巴细胞、中性粒细胞、巨噬细胞和多核巨细胞围成的中央坏死区域。偶尔可见嗜酸性粒细胞浸润，可能与 Churg-Strauss 综合征混淆。

血管炎主要影响小到中型血管（毛细血管、小静脉、小动脉和动脉），同样与坏死有关。在肾脏可能引起急进性肾小球肾炎，肾或肺组织活检可以确定诊断。然而，仅仅依据组织学检查来明确诊断是非常困难的，其通常报告为"符合"，而不是明确。很多患者即使病情已经表现明显，进行鼻中隔穿孔边缘的组织活检

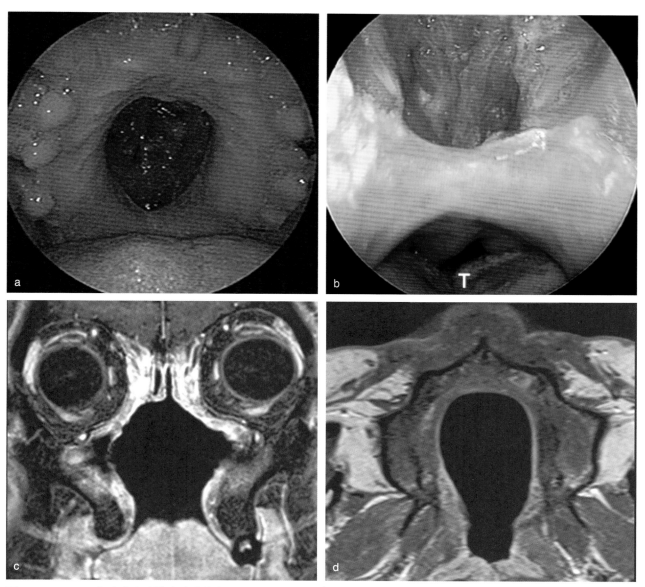

图 18.21a~d　可卡因滥用的影响（图片由 Matteo Trimarchi 博士提供）。a. 口腔的临床图片显示上腭中部瘘。b. 鼻腔的内镜视图显示中部结构缺失和上腭瘘。c. 冠状位 MRI 显示中线结构的丧失。d. 轴位 MRI 显示中线结构丧失

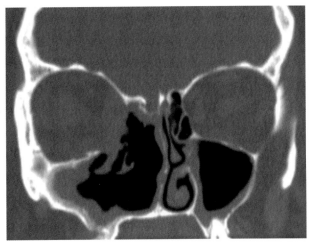

图18.22 冠状位CT扫描显示右侧鼻腔结构消失，伴随炎症改变尤其是右侧上颌窦和筛窦骨侵蚀和早期的眼眶浸润。上颌窦侧壁可以观察到轨道线，能确诊为韦氏肉芽肿

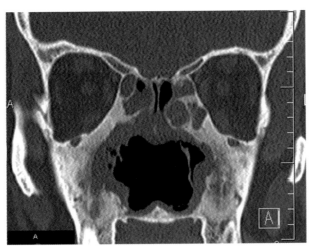

图18.23 冠状位CT扫描显示鼻中隔消失和新骨形成，鼻窦外侧壁的闭塞性改变

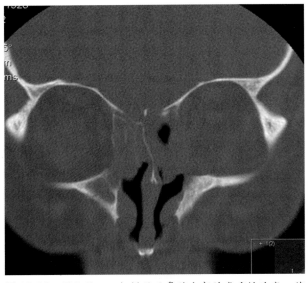

图18.24 冠状位CT扫描显示鼻腔上部的炎症性改变，伴随左颅底和筛骨纸板的早期骨吸收

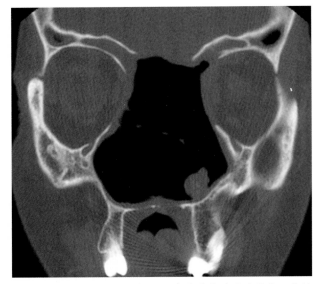

图18.25 冠状位CT扫描显示中线结构的明显缺失，伴随严重的颅底骨侵蚀，此患者伴有脑膜炎

也很少能直接诊断为韦氏肉芽肿[30-31]，来自鼻窦的异常组织可能有更标准的活检结果[32]。

需与其他肉芽肿性疾病进行鉴别（表18.1），包括肉瘤、T细胞淋巴瘤和一系列的感染性疾病，如肺结核和真菌感染，尤其是鼻孢子菌病和鼻硬结病。

自然病程

在系统性细胞毒性治疗出现之前，韦氏肉芽肿病是一种严重的疾病，通常患者会在2年内因肾衰竭导致死亡。在1970年之前，明确诊断后5个月的患者存活率只有50%，82%在1年内死亡[33]。甚至皮质类固醇的出现也仅将平均生存时间提高到12.5个月[34]。随着Fauci及其同事引入糖皮质激素和环磷酰胺联合应用的治疗方案后，这种情况得到了极大的改善，但病情的缓解经常伴随着复发和治疗相关的毒性[35]。目前的方案主要目的是快速缓解以防止器官损伤进一步发展和维持器官功能，同时减少药物的副作用。

然而，韦氏肉芽肿仍应被视为潜在的威胁

生命的疾病，因其诊断经常被耽误。一些患者会经历数天严重的疾病状态，另一些患者需要花几个月的时间才能确诊。在美国一项超过 700 例患者的调查 [36] 显示 1/3 的患者在确诊前要等待 6 个月或更长时间。在英国一项含 199 例患者的研究中，从最初症状出现开始，43% 超过 6 个月才明确诊断，23% 在 12 个月后都没有明确诊断 [11]。而且延迟诊断的情况多年来似乎并没有任何改善。当患者出现眼部症状时延误时间最长（>14 个月），耳鼻喉（ENT）症状次之（>8 个月）。遗憾的是，超过半数（56%）的患者在确诊前曾就诊于 ENT 外科，却没能发现。

作为 ENT 外科医生，应该认识该病的局部或全身表现。欧洲血管炎研究组（EUVAS）将"广义"韦氏肉芽肿进一步分为"局部性"（即韦氏肉芽肿病局限于呼吸道）和"早期系统性"韦氏肉芽肿病（即不累及肾的韦氏肉芽肿）（表 18.11）[37]。大多数患者在几个月或几年内最终发展为系统性疾病，但是否所有局部病变都会发展为系统性疾病，如果是，是什么决定了它进展和发展速度是未知的。这显然对治疗有重要意义，因为药物存在潜在的副作用，对局部病变的治疗是否能够预防扩散并不可知。

这种疾病也是一个波动的过程，个体与个体之间是不同的，是一个典型的"蛇梯棋"的例子，为了减少副作用减少药量或其他事件（如感染）发生时，患者病变可能出现复发。这也可能被许多事件触发，从流感到妊娠均可。

如果患者经多次复发（或治疗后）幸存，在许多患者中该病最终会消失。

治　疗

在严重的系统性疾病，类固醇常常与环磷酰胺联合应用以期获得快速缓解。给药途径为非肠道或口服。在急性期，环磷酰胺常以脉冲的形式给药，同时给予大剂量的甲泼尼龙，然后口服环磷酰胺维持（EUVAS）[37]。环磷酰胺标准的日剂量是 2mg/kg，一般不超过 200mg/d，老年人和肾功能不良的患者需适当减量。然而，这两种药物的长期副作用是一个问题，并不是所有的患者都对类固醇敏感。环磷酰胺可以导致显著的白细胞减少症、脱发、出血性膀胱炎和患某些恶性肿瘤的风险显著增加。长期应用患淋巴瘤和白血病的概率增加了 11 倍 [17]，患膀胱癌的概率增加了 33 倍。另外，生育能力受到影响，60% 的育龄女性出现卵巢衰竭。

对病情严重的患者给予甲泼尼龙 1g/d 静脉滴注，逐渐减少至口服泼尼松龙（最大剂量为 80mg/d）。如果患者的身体状况好，在最初的 6~9 个月内减少泼尼松龙的量，以便减少副作用，然后完全停药或低剂量维持（5~7.5mg/d）[38]。长期应用糖皮质激素的副作用包括骨质疏松、糖尿病、高血压、皮肤及肌肉改变和典型的"满月脸"（少见）。

对于长期维持治疗，除了泼尼松和硫唑嘌呤，最近麦考酚酯的应用逐渐增多，一种嘌呤合成抑制剂。这些可能具有"豁免类固醇"的作用，从而减少泼尼松龙的剂量或长期单药维持，且较少引起明显的副作用 [37,39]。在英国的

表 18.11　根据欧洲血管炎研究组织定义的韦氏肉芽肿病的临床分组

分组	受累器官	原发症状	ANCA 阳性
局部 WG	上和（或）下呼吸道	不是	是 / 不是
早期系统性 WG	任何器官，除了肾或即将发生的器官衰竭	是	通常是
广泛 WG	肾血清肌酐 ≤ 500mol/L 和（或）其他即将发生的器官衰竭	是	是
严重肾性 WG	血清肌酐 >500mol/L	是	是
难治性 WG	进行性疾病尽管应用糖皮质激素和环磷酰胺	是	是 / 不是

资料来源：参考文献 [36]

199 例患者中，71% 口服类固醇，41% 应用硫唑嘌呤进行维持治疗[11]。Jayne 等的前瞻性随机对照研究显示，一旦患者病情有所缓解，以硫唑嘌呤取代环磷酰胺并没有增加患者的复发率[38]。

严重肾功能障碍的患者可采用血浆置换。有时会应用免疫球蛋白替代和其他细胞毒性药物如氨甲蝶呤。氨甲蝶呤是每周 1 次（通常是每周 15~20mg），常同时口服类固醇，同时应给患者补充叶酸。同样，伴有肾脏功能障碍的患者应用这种药物时必须小心。最好将类固醇用于长期维持而不是初始治疗[40]。

最近单克隆抗体的应用已经取得了一些成功，尤其是抗 CD20 抗体利妥昔单抗[32]，在 197 例患者的 RAVE（对 ANCA 相关血管炎的利妥昔单抗）研究中[41]，间断性注射利妥昔单抗诱导缓解的效果相当于每天给予环磷酰胺的疗效，在复发性疾病中可能更有效。而应用 TNF-α 抑制剂如英夫利昔单抗和依那西普，其疗效与安慰剂比较则不明显[42]。

患者需要经常复查，以便确定治疗方案对疾病的效果和药物的副作用。因此，常规的 ANCA 检测以及全血计细胞数、ESR、CRP、肾功能检测是必要的。

虽然二膦酸盐治疗的常规使用受到质疑，仍应考虑骨密度检测和预防骨质疏松症。因曾经报道二膦酸盐治疗与颌骨坏死相关，主要用于服用抗肿瘤药物的患者[43]。绝经后妇女还可考虑给予钙维生素 D 补充剂及激素替代疗法。

当疾病彻底治愈后，部分患者需继续服用小剂量泼尼松龙（5mg/d）以替代其对皮质类固醇的基础需求。

因为感染源如金黄色葡萄球菌的可能作用导致长期口服复方新诺明（甲氧苄啶 - 磺胺甲恶唑）和鼻腔局部使用抗葡萄球菌软膏。有证据表明，复方新诺明降低了呼吸道的复发率[44]，也可以降低肺孢子菌肺炎感染的概率。

耳鼻喉治疗

鼻

局部药物治疗如鼻腔冲洗、鼻内皮质类固醇和（或）鼻腔润滑剂如葡萄糖和甘油滴剂或水凝胶都是有益的。手术的作用有限，但必须用内镜探查鼻窦，确认混浊是肉芽 / 纤维化而非感染。继发于颅底骨质损伤的脑膜炎患者需要进行颅底加强，这可以通过内镜有效定位。

鼻中隔穿孔的修补很难成功，但现在很多年轻人要求进行"整容"以改善外鼻畸形。病情稳定后，在合适的时间（如 1 年）进行手术有可能获得成功。

喉

韦氏肉芽肿病的声门下和支气管狭窄的处理没有达成共识，但在 18 例患者的研究中通过使用类固醇、保守激光手术和扩大治疗取得了好的效果[45]。应用此治疗方案，患者在治疗后平均 2 年时间内不需要间断的干预，不需要进行气管切开或支架植入。

在耳科，最好避免鼓膜置管，但佩戴助听器可能对患者有益。

预后

最好的预后来源于多学科的治疗策略，通常是在一名对该疾病非常擅长的内科医生领导下，联合可能受累的多个系统的专家一起治疗。这样可以定期监测肾、肺功能和 ANCA 滴度。序贯 ESR、CRP 检测是经济、快速但非特异性的，它们会受到其他病变（如感染）的影响。然而，它们仍然是有用的指标。

治疗的主要目的是实现缓解，但尚不清楚必须给药多长时间，相关研究正在进行中（表 18.12）。

近年来，虽然总体来说大多数患者预后有明显改善，据报道 10% 的患者病情从未缓解，50% 的患者出现复发，而死亡率仍然达 5% 或更高[15]。

表 18.12　根据欧洲血管炎研究组（EUVAS）拟定的韦氏肉芽肿病的复发标准

大复发

复发或新出现的主要器官的受累，如归因于活跃的血管炎。例如：

1. 3 个月内血清肌酐增加 > 30% 或肌酐清除率减少 > 25%，或组织学检查显示活动性、局灶性、坏死性肾小球肾炎

2. 临床、放射或支气管镜提示肺出血或肉芽肿

3. 危害视力，即增大的眼眶肉芽肿或视网膜血管炎

4. 显著的声门下或支气管狭窄

5. 颅脑 MRI 显示新的多发性脑血管性病变

6. 多发性运动性单神经炎

7. 胃肠道出血或穿孔

小复发

复发的疾病比较轻微，如归因于活跃的血管炎。例如：

1. 耳鼻喉症状：鼻出血、结痂、疼痛、新发耳聋、活动性鼻腔溃疡或鼻内镜检查显示增生性肿物

2. 口腔溃疡

3. 皮疹

4. 肌痛、关节痛或关节炎

5. 巩膜外层炎或巩膜炎

6. 肺部症状伴或不伴轻微影像学改变，如咳嗽、喘息、呼吸困难

资料来源：参考文献 [36]

■ 关键点

- 当出现以下情况时，需怀疑韦氏肉芽肿病：
  - 常规治疗没有改善耳鼻喉相关症状。
  - 有鼻腔结痂、出血和感觉不适。
  - 鼻腔小手术后发生粘连、中隔穿孔、鼻梁塌陷。
  - 成年人鼓室置管后发生持续溢液。
  - "自发"性声门下狭窄。

- c-ANCA 阳性结果有助于诊断，但阴性结果不能排除韦氏肉芽肿病。

- 如果有疑问，请咨询血管炎 / 肉芽肿病领域的同事。

参考文献

[1] Gross W, Aries P, Lamprecht P. Granulomatosis: Wegener's disease. Encyclopedia of Respiratory Medicine. Elsevier, 2006,255–261

[2] Jennette JC, Xiao H, Falk RJ. Pathogenesis of vascular inflammation by anti-neutrophil cytoplasmic antibodies.J Am Soc Nephrol,2006,17(5):1235–1242

[3] Stegeman CA, Tervaert JW, Sluiter WJ, et al. Association of chronic nasal carriage of Staphylococcus aureus and higher relapse rates in Wegener granulomatosis. Ann Intern Med,1994,120(1):12–17

[4] Popa ER, Tervaert JW. The relation between Staphylococcus aureus and Wegener's granulomatosis: current knowledge and future directions. Intern Med,2003,42(9):771–780

[5] Jagiello P, GrossWL, Epplen JT.Complex genetics of Wegener granulomatosis. Autoimmun Rev,2005,4(1):42–47

[6] Klinger H. Grenzformen der periarteritis nodosa. Frankfurt J Pathol,1931,42:455–480

[7] Wegener F. Uber generaliserle, septische geffasserkrankugen. Verhandlungen Deutschen Gesselschaft Pathol,1936,29:202–210

[8] Jennette J, Falk R, Bacon P, et al. 2012 Revised International Chapel Hill Consensus Conference Nomenclature of Vasculitides. Arthritis Rheum,2013,65(1):1–11.

[9] Cotch MF, Hoffman GS, Yerg DE, et al. The epidemiology of Wegener's granulomatosis. Estimates of the five-year period prevalence,annual mortality, and geographic disease distribution from population-based data sources. Arthritis Rheum,1996,39(1):87–92

[10] Carrington CB, Liebow A. Limited forms of angiitis and granulomatosis of Wegener's type. Am J Med.1966,41(4):497–527

[11] Srouji IA, Andrews P, Edwards C, et al. Patterns of presentation and diagnosis of patients with Wegener's granulomatosis: ENT aspects. J Laryngol Otol,2007,121(7):653–658

[12] O'Devaney K, Ferlito A, Hunter BC, et al.Wegener's granulomatosis of the head and neck. Ann Otol Rhinol

Laryngol,1998,107(5 Pt 1):439–445

[13] Stone JH; Wegener's Granulomatosis Etanercept Trial Research Group. Limited versus severe Wegener's granulomatosis: baseline data on patients in the Wegener's granulomatosis etanercept trial. Arthritis Rheum,2003,48(8): 2299–2309

[14] Srouji IA, Andrews P, Edwards C, et al. General and rhinosinusitisrelated quality of life in patients with Wegener's granulomatosis. Laryngoscope,2006,116(9): 1621–1625

[15] Sproson EL, Jones NS, Al-Deiri M, et al. Lessons learnt in the management of Wegener's granulomatosis: long-term follow-up of 60 patients. Rhinology,2007,45(1):63–67

[16] Hoare TJ, Jayne D, Rhys Evans P, et al.Wegener's granulomatosis, subglottic stenosis and antineutrophil cytoplasm antibodies. J Laryngol Otol,1989,103(12):1187–1191

[17] Hoffman GS, Kerr GS, Leavitt RY, et al. Wegener granulomatosis: an analysis of 158 patients. Ann Intern Med,1992, 116(6):488–498

[18] Rasmussen N. Management of the ear, nose, and throat manifestations of Wegener granulomatosis: an otorhinolaryngologist's perspective. Curr Opin Rheumatol,2001,13(1): 3–11

[19] Taylor S, Simon R, Salama A,et al. Ocular manifestations of Wegener's granulomatosis. Expert Rev Ophthalmol, 2007,2:91–103

[20] van der Woude FJ, Rasmussen N, Lobatto S, et al. Autoantibodies against neutrophils and monocytes: tool for diagnosis and marker of disease activity in Wegener's granulomatosis. Lancet,1985,1(8426):425–429

[21] Tervaert JW, van der Woude FJ, Fauci AS, et al. Association between active Wegener's granulomatosis and anticytoplasmic antibodies. Arch Intern Med,1989,149(11):2461–2465

[22] Lund VJ, Cambridge G. Immunologic aspects of Wegener's granulomatosis//Passali D, Veldman J, Lim D, eds. New Frontiers in Immunobiology. The Hague: Kugler Publications, 2000,195–207

[23] Trimarchi M, Gregorini G, Facchetti F, et al. Cocaineinduced midline destructive lesions: clinical, radiographic, histopathologic, and serologic features and their differen-tiation from Wegener granulomatosis. Medicine (Baltimore), 2001,80(6):391–404

[24] Trimarchi M, Nicolai P, Lombardi D, et al. Sinonasal osteocartilaginous necrosis in cocaine abusers: experience in 25 patients. Am J Rhinol,2003,17(1):33–43

[25] Peikert T, Finkielman JD, Hummel AM, et al. Functional characterization of antineutrophil cytoplasmic antibodies in patients with cocaine-induced midline destructive lesions. Arthritis Rheum,2008,58(5):1546–1551

[26] Trimarchi M, Miluzio A, Nicolai P,et al. Massive apoptosis erodes nasal mucosa of cocaine abusers. Am J Rhinol,2006, 20(2):160–164

[27] Wiesner O, Russell KA, Lee AS, et al. Antineutrophil cytoplasmic antibodies reacting with human neutrophil elastase as a diagnostic marker for cocaine-induced midline destructive lesions but not autoimmune vasculitis.Arthritis

Rheum,2004,50(9):2954–2965

[28] Lloyd G, Lund VJ, Beale T, et al. Rhinologic changes in Wegener's granulomatosis. J Laryngol Otol,2002,116(7): 565–569

[29] Allen SD, Harvey CJ. Imaging of Wegener's granulomatosis. Br J Radiol,2007,80(957):757–765

[30] Devaney KO, Travis WD, Hoffman G, et al. Interpretation of head and neck biopsies in Wegener's granulomatosis. A pathologic study of 126 biopsies in 70 patients. Am J Surg Pathol,1990,14(6):555–564

[31] Raynaud P, Garrel R, Rigau V, et al. How can the diagnostic value of head and neck biopsies be increased in Wegener's granulomatosis: a clinicopathologic study of 49 biopsies in 21 patients. [Article in French] Ann Pathol,2005,25(2):87–93

[32] Erickson VR, Hwang PH. Wegener's granulomatosis: current trends in diagnosis and management. Curr Opin Otolaryngol Head Neck Surg,2007,15(3):170–176

[33] Walton EW. Giant-cell granuloma of the respiratory tract (Wegener's granulomatosis). BMJ,1958,2(5091):265–270

[34] Hollander D, Manning RT. The use of alkylating agents in the treatment of Wegener's granulomatosis. Ann Intern Med,1967,67(2):393–398

[35] Fauci AS, Wolff SM, Johnson JS. Effect of cyclophosphamide upon the immune response in Wegener's granulomatosis. N Engl J Med,1971,285(27):1493–1496

[36] Abdou NI, Kullman GJ, Hoffman GS, et al. Wegener's granulomatosis: survey of 701 patients in North America. Changes in outcome in the 1990s. J Rheumatol,2002, 29(2): 309–316

[37] EUVAS – European Vasculitis Study Group. Trial protocol for randomized trial of daily oral versus pulse cyclophosphamide as therapy for ANCA associated systemic vasculitis. Biomed-2,2005,BMH4-CT97-2328

[38] Jayne D, Rasmussen N, Andrassy K, et al; European Vasculitis Study Group. A randomized trial of maintenance therapy for vasculitis associated with antineutrophil cytoplasmic autoantibodies. N Engl J Med,2003,349(1):36–44

[39] Langford CA, Talar-Williams C, Sneller MC. Mycophenolate mofetil for remission maintenance in the treatment of Wegener's granulomatosis. Arthritis Rheum,2004, 51(2):278–283

[40] De Groot K, Rasmussen N, Bacon PA, et al. Randomized trial of cyclophosphamide versus methotrexate for induction of remission in early systemic antineutrophil cytoplasmic antibody-associated vasculitis. Arthritis Rheum, 2005, 52(8): 2461–2469

[41] Stone JH, Merkel PA, Spiera R, et al. RAVE-ITN Research Group. Rituximab versus cyclophosphamide for ANCAassociated vasculitis. N Engl J Med,2010,363(3):221–232

[42] Wung PK, Stone JH. Therapeutics of Wegener's granulomatosis. Nat Clin Pract Rheumatol,2006,2(4):192–200

[43] Marx RE, Sawatari Y, Fortin M, et al. Bisphosphonateinduced exposed bone (osteonecrosis/osteopetrosis) of the jaws: risk factors, recognition, prevention, and treatment. J Oral Maxillofac Surg,2005, 63(11):1567–1575

[44] Stegeman CA, Tervaert JW, de Jong PE, et al. Dutch Co-Trimoxazole Wegener Study Group. Trimethoprim-sulfamethoxazole (co-trimoxazole) for the prevention of relapses of Wegener's granulomatosis. N Engl J Med, 1996, 335(1):16–20

[45] Nouraei SA, Obholzer R, Ind PW, et al. Results of endoscopic surgery and intralesional steroid therapy for airway compromise due to tracheobronchial Wegener's granulomatosis. Thorax, 2008, 63(1):49–52

结节病

定　义

结节病是一种慢性肉芽肿性疾病，可能是 Besnier 在 1889 年首次描述。他对于皮肤病变创造了术语"冻疮样狼疮"[1]。Boeck 和 Hutchinson 在 20 世纪 90 年代末期同时对该病的特征有了更深的认识[2-3]。

病因与病理生理

尽管很多病原被认为可能与该病有关，但目前结节病的病因仍不清楚。致病物质包括感染性媒介，如分枝杆菌或丙酸杆菌、化学物质（铍和锆）、松花粉和花生粉。这是为数不多的在非吸烟者中更常见的肺疾病之一。

它与细胞介导和体液免疫异常有关。

病理特征是 CD4+ 细胞的聚集和非干酪肉芽肿的形成。

发病率

结节病的分布很有趣，在北欧（瑞典和冰岛）更常见，影响估计 64/10 万的人口，但是在美国南部和澳大利亚也有病例发生。黑人的发病率是白人的 10~20 倍，女性比男性更常见，可发生于任何年龄的人，但主要从三四十岁开始发病。

发病部位

结节病是典型的多系统疾病，因此有多种表现形式，疾病的分布反映了各个系统来源。不过，该病更常见于下呼吸道（表 18.13）。患系统疾病的患者有 4% 的上呼吸道受累[4-5]，导致鼻塞、结痂和出血（表 18.14）。然而，耳、口腔和喉也可能受累[6-8]。

诊断特征

临床特征

在有明确结节形成且经过鼻科专家诊断的 148 例患者中，近 90% 主诉鼻充血或鼻阻塞，2/3 的患者有结痂，40% 出现鼻出血、痰中带血，近 1/4 的患者诉面部疼痛。嗅觉丧失可能由嗅觉区域的机械性阻塞和（或）神经异常引起[4]。这意味着许多患有其他肉芽肿病的患者可能就诊于 ENT，但未被识别出来[9]。在此背景下，在 5000 例因患有"慢性鼻窦炎"就诊于上述鼻科诊所的患者中，23 例患者被诊断为鼻结节病，这是其他人的经验[6,8,10]。

内镜检查发现，鼻腔黏膜呈现"草莓样皮肤"即红斑和颗粒状的黏膜上散布苍白的肉芽肿（图 18.26）。这些表现可能被广泛的痂皮所

表 18.13　结节病的全身症状

胸部	呼吸困难、咳嗽
淋巴	肺门和外周淋巴结病变
皮肤	皮疹、结节性红斑、冻疮样狼疮
腮腺	腮腺炎（Heerfordt 综合征）
眼	溢泪、葡萄膜炎、虹膜睫状体炎、角膜结膜炎 泪腺扩大
其他器官	肝脾肿大 心力衰竭和室性心律失常 肌痛、关节痛 多神经炎、周围单神经炎、脊髓病 指炎趾炎

表 18.14　结节病的耳鼻喉相关表现

耳	感音神经性耳聋
	传导性耳聋（中耳肉芽肿，咽鼓管受累）
	前庭功能障碍
	面神经麻痹
鼻	鼻塞、结硬皮、鼻涕带血
	面部疼痛
	嗅觉丧失
	鼻骨质疏松和软组织增生
口腔	脑神经麻痹
喉	声门上肉芽肿
	声带麻痹

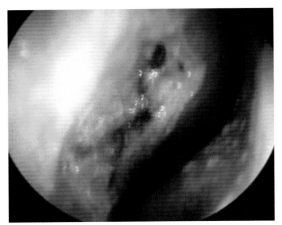

图 18.26　鼻内镜显示，鼻黏膜呈"草莓皮肤"表现，还可观察到鼻中隔形成痂皮

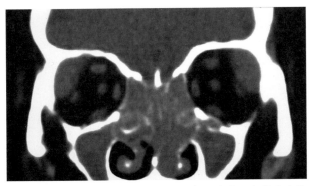

图 18.27　鼻窦冠状位 CT 扫描显示鼻结节病呈全鼻窦非特异性软组织影

掩盖，最终可能导致黏膜萎缩。在鼻腔内，特别是下鼻甲和相邻的鼻中隔易受累。然而，鼻窦、鼻咽、软腭、下咽都可能受累。

影像学表现

当患者有临床症状时，鼻和鼻窦的 CT 扫描显示出类似于慢性鼻窦炎的非特异性的大面积浑浊（图 18.27）。这可能是由于活跃的肉芽肿形成，病情恶化后的纤维化，以及非特异性炎症或感染引起的。

鼻骨的 CT 表现可类似于掌骨或跖骨，表现为骨质稀疏或点状溶骨（图 18.28）。

值得注意的是泪腺可能出现双侧扩大。

肺部 CT 可以显示多个结节或结节状浸润影，偶尔可见单个或单侧结节，直径为 1~5cm（图 18.29）。

组织学特征与鉴别诊断

（见表 18.15）

典型的外观是非干酪样肉芽肿，由紧密排列的上皮样巨细胞、被 CD8[+] T 和 B 淋巴细胞围绕的 CD4[+] T 细胞构成中心区域，外周为成纤维细胞。但是如果黏膜大体上看起来正常，此时鼻腔活检常常是无价值的，其中 92% 为阴性结果。相反，肉眼观异常的黏膜活组织检查阳性率可达 91%[4]。

但是，自从出于对健康和安全问题的考虑撤销 Kveim 测试后，目前并没有针对结节病的

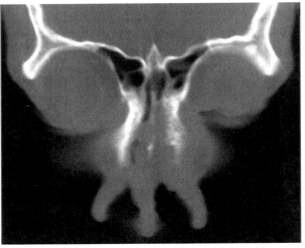

图 18.28　冠状位 CT 扫描显示鼻结节病中鼻骨的骨炎改变合并周围软组织肿胀

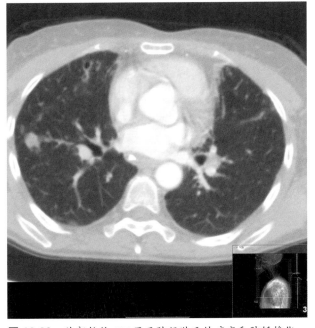

图 18.29　胸部轴位 CT 显示肺门淋巴结病变和肺纤维化

表 18.15　结节病诊断性检查 [a]

ESR、FBC、球蛋白、Ca^{2+}（升高 11%）
血管紧张素转换酶（ACE）（升高 76%）
肺部
– 影像（CT）
–RFT
– 灌注检查
– 支气管肺泡灌洗
镓 67 扫描
颅脑 MRI
鼻窦 CT
活检

ACE：血管紧张素转换酶；ESR：红细胞沉降率；FBC：全血细胞计数；RFT：呼吸功能测试。a Kveim 测试（93%+）不再可用

特异性检查。其诊断主要通过逐项排除，依赖临床表现、胸部影像和免疫、生化、组织学检查进行诊断。

血清血管紧张素转换酶的升高提示有结节病的可能，尽管这种升高也可见于其他疾病，如结核病、淋巴瘤、麻风病、戈谢病。11% 患全身疾病的患者可能出现血清钙升高。

镓 67（^{67}Ga）增强扫描显示，结节病肉芽肿的镓 67 摄取增加，脑 MRI 可能显示肉芽肿累及基底脑膜。

肺部检查包括 CT 扫描、肺功能测试、灌注测试和支气管肺泡灌洗。

必须与其他肉芽肿疾病进行鉴别诊断，如梅毒、肺结核、鼻硬结病、韦氏肉芽肿病和变应性肉芽肿性血管炎以及铍中毒、麻风病、真菌疾病。

自然病程与预后

在许多病例中，尤其是病变第一阶段（双侧肺门的淋巴结病变，而肺野正常），病变可在 2 年内不经治疗发生自发缓解。病变第二阶段（肺门淋巴结病和肺部病变），65% 自发减退；病变第三阶段，仅有肺部疾病的患者有 30% 的概率可缓解。相比之下，85% 的结节性红斑和急性关节炎可自发缓解。那些病变较重伴有 SACE 升高或肺部以外器官受累的患者通常需要治疗，且 50% 的患者可能会复发，1/10 的患者可能导致重度残疾。严重的心脏或肺受累可能导致某些患者死亡，曾进行肺移植的患者中 2/3 出现复发[11]。PDG-PET 用于监测重症患者的治疗反应。

治　疗

（见表 18.16）

最主要的治疗仍然是口服皮质类固醇，可加用羟化氯喹和豁免类固醇的细胞毒性药物如氨甲蝶呤（每周）。氯喹特别适用于有皮肤症状的病变，但会引起视网膜毒性。最近 TNF-α 的拮抗剂如英夫利昔单抗受到关注[12]。

鼻部症状在鼻腔冲洗、糖皮质激素和润滑剂等规范的局部治疗下可缓解。

手术的作用有限，局限于活检，罕见肉芽肿减瘤手术，偶尔会通过鼻内镜手术来确定 CT 中见到的变化[13]。鼻腔重建和面部重建也曾有过报道，主要是用于持续性冻疮样狼疮患者的治疗[14-15]。

在喉，微创内镜手术同时给予病灶内皮质类固醇注射，激光切除已经被证实在控制疾病和保持呼吸道通畅方面作用显著[16]。

表 18.16　鼻结节病的药物和手术治疗

系统性药物治疗	糖皮质激素口服或吸入
	氨甲蝶呤
	羟氯喹
	环磷酰胺
	环孢素
	硫唑嘌呤
	肿瘤坏死因子拮抗剂，如英夫利昔单抗
局部药物治疗	碱性鼻腔冲洗
	葡萄糖和甘油滴液滴鼻
	0.1% 倍他米松磷酸钠滴液
手术治疗	仅下鼻甲或息肉状肿块切除术
	鼻内镜鼻窦手术

参考文献

[1] Besnier E. Lupus pernio de la face. Ann Dermatol Syphiligr (Paris),1889,10:333–336

[2] Boeck C. Multiple benign sarcoid of the skin. J Cutaneous Genito-Urinary Dis,1899,17:543–550

[3] Hutchinson J. Cases of Mortimer's malady. Arch Surg,1898, 9:307–314

[4] Wilson R, Lund VJ, Sweatman M, et al.Upper respiratory tract involvement in sarcoidosis and its management. Eur Respir J,1988,1(3):269–272

[5] Lund VJ. Granulomatous diseases and tumours of the nose and sinuses//Kennedy DW, Bolger WE, Zinreich SJ, eds.Diseases of the Sinuses. Diagnosis and Management. Philadelphia: BC Dekker,2001: 85–106

[6] Schwartbauer HR, Tami TA. Ear, nose, and throat manifestations of sarcoidosis. Otolaryngol Clin North Am,2003, 36(4):673–684

[7] Aubart FC, Ouayoun M, Brauner M, et al. Sinonasal involvement in sarcoidosis: a case–control study of 20 patients. Medicine (Baltimore),2006,85(6):365–371

[8] Braun JJ, Gentine A, Pauli G. Sinonasal sarcoidosis: review and report of fifteen cases. Laryngoscope,2004,114(11): 1960–1963

[9] Srouji IA, Andrews P, Edwards C, et al. General and rhino-sinusitis-related quality of life in patients with Wegener's granulomatosis. Laryngoscope,2006,116(9):1621–1625

[10] Zeitlin JF, Tami TA, Baughman R, et al. Nasal and sinus manifestations of sarcoidosis. Am J Rhinol,2000,14(3):157–161

[11] Ma Y, Gal A, Koss MN. The pathology of pulmonary sarcoidosis: update. Semin Diagn Pathol,2007,24(3):150–161

[12] Paramothayan S, Lasserson TJ, Walters EH. Immunosuppressive and cytotoxic therapy for pulmonary sarcoidosis. Cochrane Database Syst Rev,2006,3(3):CD003536

[13] Kay DJ, Har-El G. The role of endoscopic sinus surgery in chronic sinonasal sarcoidosis. Am J Rhinol,2001,15(4):249–254

[14] Gürkov R, Berghaus A. Nasal reconstruction in advanced sinunasal sarcoidosis. Rhinology,2009,47(3):327–329

[15] Smith R, Haeney J, Gulraiz Rauf Kh. Improving cosmesis of lupus pernio by excision and forehead flap reconstruction. Clin Exp Dermatol,2009,34(5):e25–e27

[16] Butler CR, Nouraei SA, Mace AD, et al. Endoscopic airway management of laryngeal sarcoidosis. Arch Otolaryngol Head Neck Surg, 2010,136(3):251–255

Churg-Strauss 综合征血管炎

定　义

Churg-Strauss 综合征血管炎（CSS）是一种罕见的血管炎病变，主要特征为广泛的嗜酸性肉芽肿侵犯组织，导致成人哮喘、严重的鼻炎、鼻息肉和其他全身表现。Chapel Hill 组织将它定义为"呼吸道嗜酸性肉芽肿性炎和小至中型血管坏死性血管炎，与嗜酸性粒细胞相关"[1]。

病　因

病因不清楚，但这可能是一种影响嗜酸性粒细胞、内皮细胞和淋巴细胞的自身免疫性疾病。有人认为接触某些药物、皮质类固醇停药、接种疫苗、肺部感染都可能启动炎症级联反应[2]。一个有趣的现象是该病与使用抗白三烯拮抗剂如孟鲁司特的关系[3]。当这些已用于治疗某些哮喘患者时，如果口服糖皮质激素撤药，可能会掩盖 CSS（而不是加重病情）。其他一些有关联的药物如抗生素、雌激素替代疗法和卡马西平，可表现为过敏反应。

也有一些证据表明 HLA-DRB1 和 4 个基因座具有遗传易感性[4]。

别　名

Churg 和 Strauss 在 1951 年用他们的名字命名了这个综合征[5]，有时也被称为"过敏性肉芽肿和脉管炎"。

发病率

英国最近报道的年发病率为 4.2/100 万，不到韦氏肉芽肿发病率的 1/2，但比其他欧洲国家的发病率高 4~8 倍[6]。

在哮喘患者中发病率高达 67/100 万[7]。

发病部位

鼻腔和所有鼻窦都可受累。

诊断特征

临床特征

典型的 CSS 患者有过敏性鼻炎、鼻息肉和哮喘，但这些症状可能早于血管炎多年前就出现（平均 8 年）[3]。因此他们经常就诊于耳鼻喉科，可能发现不了潜在的更严重的系统性疾病。在作者的研究中，通过检查发现在 25 例 CSS 患者中 80% 的患者有明显的鼻腔鼻窦症状[8]。整体而言，28% 的 CSS 患者主诉因鼻症状加重而就诊，48% 的 CSS 患者接受了鼻部手术。这种患者特别相关的鼻症状是鼻阻塞（95%）、鼻漏（95%）、嗅觉缺失症（90%）和频繁打喷嚏（80%）。其他症状包括结痂（75%）、脓涕（65%）和鼻出血（60%）。这些症状出现的频率高于另外两组研究[9-10]。患者还可能出现并发症如浆液性中耳炎和继发于鼻阻塞及炎症的黏液囊肿（图18.30）。疾病或不当手术可导致鼻中隔穿孔。

在作者的研究中女性略多，有10例（40%）男性和15例（60%）女性，然而另外一些报道中男女数量相当或男性略多。绝大多数患者为白人（92%），诊断CSS的平均年龄是55.4岁（范围31.7~79.3岁，标准差为14.5岁）。根据主要症状对应的身体不同系统进行CSS诊断（图18.30），与韦氏肉芽肿病的比较见图18.31[11]。

另外一个特征性表现是外周神经系统受累（50%~78%），可能包括脑神经，患者常再次就诊于耳鼻喉外科医生[12]。然而，这是一种多系统性疾病，累及肺部导致哮喘、影响皮肤、骨骼肌肉系统和心脏（表18.17）。如果患者诉不适和发热，而当传统的鼻部治疗不能缓解与

临床检测结果不一致的不适感，应该怀疑血管炎的可能。

韦氏肉芽肿病、微小血管炎和CSS都是ANCA相关的血管炎。然而，只有约50%（35%~77%）的CSS患者有髓过氧化物酶特异的p-ANCA滴度升高，其诊断常非常具有挑战性。尤其是在耳鼻喉科，患者就诊时普遍表现为过敏性鼻炎和鼻息肉。因此，精确的定位诊断和确诊仍然很困难，不仅是由于实验室检测灵敏

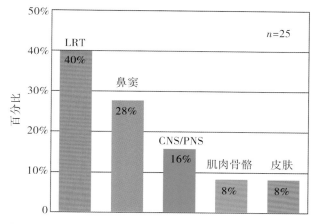

图18.30 诊断CSS患者的主要系统表现。LRT：下呼吸道；CNS：中枢神经系统；PNS：外周神经系统

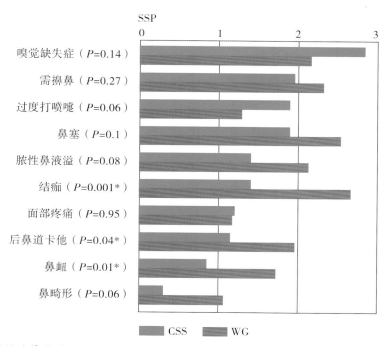

图18.31 伴有鼻部活动性脉管炎的Churg-Strauss综合征患者（n=20）和韦格纳肉芽肿患者（n=127）的鼻部症状严重性产物（SSP）指标（P值有统计学意义的以"*"标记，双侧t检验，Statistica Version 6）。经Laryngoscope允许，引自Srouji等[9]的文献

表 18.17　文献中 Churg-Strauss 综合征血管炎的疾病表现[a]

疾病表现		百分比
哮喘		96%~100%
周围性嗜酸性粒细胞		91%~100%
肉芽肿性炎症	鼻窦	52%~74%
	肺	27%~72%
血管炎		100%
	周围神经	66%~76%
	皮肤	51%~70%
	肾脏	25%~58%
	关节	19%~57%
胃肠道		13%~59%
心内膜		13%~47%
心包		8%~32%

a 根据参考文献 [7] 修改

度不高，且不断完善的临床 CSS 诊断标准预测价值低[1,13-14]。

影像学表现

检查如胸片和（或）胸部 CT 可能显示非典型"蓬松的"或结节性肺浸润。

除了预期的弥漫性息肉状鼻窦炎呈现"广泛浑浊"，鼻窦 CT 没有其他征象。在筛窦复合体可见到窦腔扩张和骨质侵蚀，内眦变宽。另外，可能会有黏液囊肿形成的证据，尤其是在额筛区域（图 18.32）。

肺和鼻窦影像的改变是美国风湿病学会定义 CSS 的 6 个诊断标准中的 2 个[13]。

组织学特征与鉴别诊断

疾病的特点是哮喘伴嗜酸性炎症、血管外肉芽肿和坏死性血管炎。然而，肉芽肿自身表现为坏死，其周围可见栅栏样排列的组细胞。肉芽肿被大量的嗜酸性粒细胞围绕，比在韦氏肉芽肿病中更明显。息肉是在"正常"组的患者观察到的良性嗜酸性组织学类型。

需要鉴别诊断的有其他嗜酸性肺炎、特发性嗜酸性粒细胞增多症、c-ANCA 阳性（韦格纳）肉芽肿病和微血管炎。此外，结节病、过敏性

支气管肺的曲霉病和寄生虫感染也需要考虑。

虽然组织学很重要，但必须结合临床标准才能作出诊断[1,13-14]。

自然病程

患者往往表现为鼻腔鼻窦症状，可以非常严重。应用 SNOT-22 自评量表评估生活质量[15]，该病患者得分远高于普通人群，但仍只能达到类似于普通鼻窦炎患者的平均值。这也可以解释为什么很多患者会延误诊断。据报告，从出现症状就诊于内科医生到病情恶化到最终诊断平均延误的诊断时间是 18.5 个月（范围为 1~71 个月，标准差为 21.6 个月）。10 例（40%）患者因哮喘恶化或发生新的肺部疾病就诊而确诊。很大比例的患者（28%）报告说，他们最初就诊主要是与鼻部症状的恶化有关。

一旦确定诊断，转诊到血管炎专科就会提供其他治疗的可能性，从而显著改善患者的生活质量。此外，早诊断、早治疗可以通过减少不可逆的血管组织损伤而提高整体疗效，尽管这个假设尚未得到临床研究的证实。然而，与这种多系统疾病死亡率相关的最常见的是心脏或严重的胃肠道受累。

有人认为根据 p-ANCA 是否为阳性，可将 CSS 划分为不同亚型。那些 ANCA 阳性的患者更容易伴有肾脏疾病、周围神经系统疾病和（或）肺泡出血，而 ANCA 阴性的患者更常患心脏、肺疾病和（或）全身性临床表现[16]。

治疗与预后

对于大多数患者，免疫抑制剂治疗可以实现疾病控制，根据疾病表现的严重程度，通常口服泼尼松龙 ± 细胞毒性药物如环磷酰胺、硫唑嘌呤、霉酚酸酯和氨甲蝶呤。环磷酰胺冲击治疗比常规口服剂量的毒副作用小[17]。单克隆抗体如利妥昔单抗也被使用[18]，其他新的生物疗法也可能有效，例如抗白介素[5]或抗免疫球蛋白 E 单克隆抗体[19]。

长期研究表明，该病总缓解率高（81%~92%），但是超过 1/4 的患者在治疗的第 1 年或

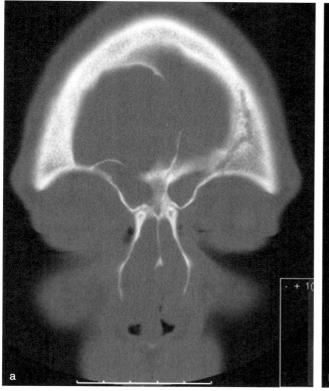

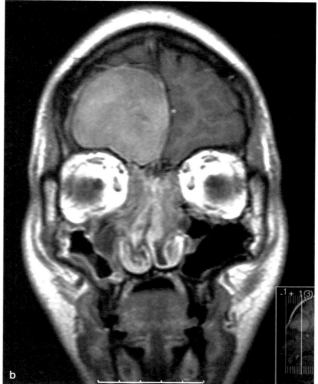

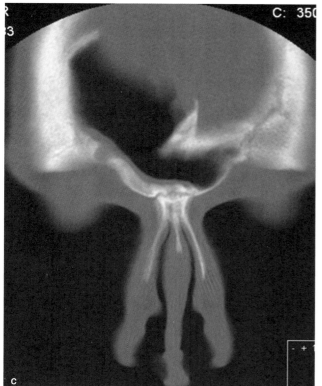

图 18.32a~c 男性 Churg–Strauss 综合征血管炎患者，伴有哮喘、鼻息肉、嗜酸性粒细胞增多症，以及一个无临床症状的"息肉黏液囊肿"，从右侧额窦扩张到前颅窝。a. 冠状位 CT 扫描显示额窦扩大合并明显的骨侵蚀。b. 冠状位 MRI（T1加权钆增强）显示窦内容物不均匀信号，包括浓缩嗜酸性黏液，提示嗜酸性真菌性鼻鼻窦炎，但没有发现真菌的证据。c. 冠状位 CT 扫描显示的是骨成形术联合鼻内镜治疗后 6 个月鼻窦的情况，可见窦腔气化和缩小。因为患者主诉头痛，所以做了 CT 扫描

更晚些时候复发。在复发患者中总体死亡率为3.1%。预后不良的因素包括肌酸酐 >140μmol/L、蛋白尿 >1g/d 和中枢神经系统、胃肠道、心肌受累。如果这些因素之一在发病初就有，5 年死亡率为 25.9%；当有两个或更多因素存在时，5 年死亡率增加至 46%[20]。

长期生存就意味着慢性症状会导致高发病率，需要对症治疗。鼻腔和鼻窦病变需要进行局部碱性液体灌洗治疗、局部鼻内皮质类固醇、针对鼻部相关症状和并发症的手术，例如置管或鼻窦黏液囊肿造袋术。在作者研究的 25 例患者中，48% 的患者施行了鼻腔手术，通常是息肉切除术，往往需要反复手术。

■ 关键点

· Churg-Strauss 综合征血管炎是一种系统性血管炎，影响小到中型血管，特点是鼻息肉和伴有组织和血液嗜酸性粒细胞浸润的哮喘。

· 确定诊断很难，但存在红细胞沉降率升高和 p-ANCA 阳性时应怀疑该病。

· 其他系统也可能被累及。如果怀疑该病，需转诊至血管炎病专家。

参考文献

[1] Jennette JC, Falk RJ, Andrassy K, et al. Nomenclature of systemic vasculitides. Proposal of an international consensus conference. Arthritis Rheum,1994,37(2):187–192

[2] Noth I, Strek ME, Leff AR. Churg-Strauss syndrome. Lancet,2003,361(9357):587–594

[3] Wechsler ME, Garpestad E, Flier SR, et al. Pulmonary infiltrates, eosinophilia, and cardiomyopathy following corticosteroid withdrawal in patients with asthma receiving zafirlukast. JAMA,1998,279(6):455–457

[4] Vaglio A, Martorana D, Maggiore U, et al. Secondary and Primary Vasculitis Study Group. HLA-DRB4 as a genetic risk factor for Churg-Strauss syndrome. Arthritis Rheum, 2007,56(9):3159–3166

[5] Churg J, Strauss L. Allergic granulomatosis, allergic angiitis and periarteritis nodosa. Am J Pathol,1951,27(2):277–301

[6] Lane SE, Watts R, Scott DG. Epidemiology of systemic vasculitis. Curr Rheumatol Rep,2005,7(4):270–275

[7] Keogh KA, Specks U. Churg-Strauss syndrome. Semin Respir Crit Care Med,2006,27(2):148–157

[8] Srouji I, Lund V, Andrews P, et al. Rhinologic symptoms and quality-of-life in patients with Churg-Strauss syndrome vasculitis. Am J Rhinol,2008,22(4):406–409

[9] Lane SE, Watts RA, Shepstone L, et al. Primary systemic vasculitis: clinical features and mortality. QJM,2005, 98(2):97–111

[10] Bacciu A, Bacciu S, Mercante G, et al. Ear, nose and throat manifestations of Churg-Strauss syndrome. Acta Otolaryngol, 2006,126(5):503–509

[11] Srouji IA, Andrews P, Edwards C, et al. General and rhinosinusitis-related quality of life in patients with Wegener's granulomatosis. Laryngoscope,2006,116(9):1621–1625

[12] Hattori N, Ichimura M, Nagamatsu M, et al. Clinicopathological features of Churg-Strauss syndrome-associated neuropathy. Brain,1999,122(Pt 3):427–439

[13] Lanham JG, Elkon KB, Pusey CD, et al. Systemic vasculitis with asthma and eosinophilia: a clinical approach to the Churg-Strauss syndrome. Medicine (Baltimore), 1984,63(2):65–81

[14] Masi AT, Hunder GG, Lie JT, et al. The American College of Rheumatology 1990 criteria for the classification of ChurgStrauss syndrome (allergic granulomatosis and angiitis). Arthritis Rheum,1990,33(8):1094–1100

[15] Piccirillo JF, Merritt MG Jr, Richards ML. Psychometric and clinimetric validity of the 20-Item Sino-Nasal Outcome Test (SNOT-20). Otolaryngol Head Neck Surg,2002,126(1):41–47

[16] Pagnoux C, Guillevin L. Churg-Strauss syndrome: evidence for disease subtypes? Curr Opin Rheumatol,2010,22(1): 21–28

[17] Gayraud M, Guillevin L, Cohen P, et al. French Cooperative Study Group for Vasculitides. Treatment of good-prognosis polyarteritis nodosa and Churg-Strauss syndrome: comparison of steroids and oral or pulse cyclophosphamide in 25 patients. Br J Rheumatol,1997,36(12):1290–1297

[18] Koukoulaki M, Smith KG, Jayne DR. Rituximab in Churg Strauss syndrome. Ann Rheum Dis,2006,65(4):557–559

[19] Pagnoux C, Guilpain P, Guillevin L. Churg Strauss syndrome. Curr Opin Rheumatol,2007,19(1):25–32

[20] Guillevin L, Lhote F, Amouroux J, et al. Antineutrophil cytoplasmic antibodies, abnormal angiograms and pathological findings in polyarteritis nodosa and Churg-Strauss syndrome: indications for the classification of vasculitides of the polyarteritis Nodosa Group. Br J Rheumatol,1996,35(10):958–964

复发性多软骨炎

定 义

复发性多软骨炎（RP）是一种自身免疫性疾病，特点是全身性、持续性、进行性的软骨炎症[1-3]。

病　因

病因尚不清楚，但认为是一种自身免疫性疾病。56% 的患者中发现了等位基因 *HLA DR*4[4]。

别　名

这种疾病在 1923 年被 Jaksch-Wartenhorst 首次发现，并称之为"软骨病"[5]。Pearson 等于 1960 年报道了 12 例患者，并提出了"复发性多软骨病"这个术语[6]。

发病部位

RP 可累及全身的多个结构，但是发生在头部和颈部时会影响耳廓软骨、喉和鼻腔。与气管、肋骨和关节一样，咽鼓管可能也会受累。本病还可扩散至心脏、肾脏和皮肤。

诊断特征

临床特征

梅奥医学中心报道了 29 例患者，年龄范围是 16~77 岁（平均年龄 49 岁），男女比例为 1.6∶17[7]。

RP 患者在儿童少见（<5%）[8]。其中 76% 累及外部耳廓软骨，62% 累及鼻腔，52% 累及喉。喉软骨、会厌和声门下区的病变可导致进行性气道塌陷和气道消失。最初，患者可能会有声音嘶哑或喘息声，吸气性喘鸣和渐进性呼吸困难最终导致呼吸道塌陷，必须行气管切开术。

此外，患者就诊时可伴有听力损失（传导性、感音神经性或混合性，占 46%）和前庭症状（6%）。

鼻外部的塌陷是具有特征性的，只在 RP 和韦氏肉芽肿病可见（图 18.33a）。内镜下可能观察到弥漫性结痂和黏膜脆性增加。

耳廓病变，常为双侧发病，表现为耳廓肿胀、轮廓消失，类似于耳廓血肿后的改变（菜花耳）[9]，为绝大多数患者最常见的表现（图 18.33b）。

其他系统的表现包括关节炎、心脏瓣膜病

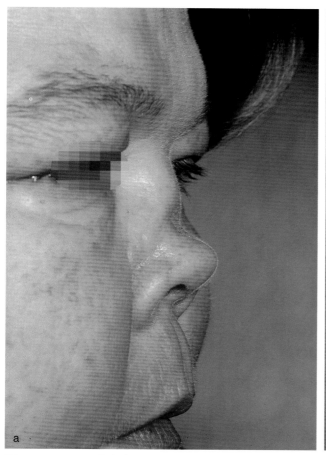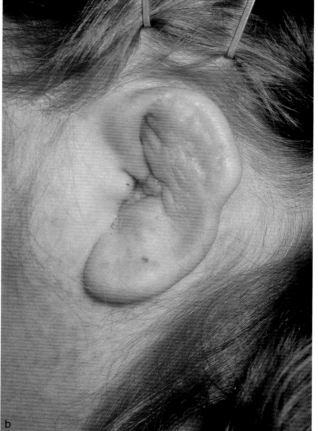

图 18.33a，b　a. 患者鼻外部塌陷照片。b. 照片上可见耳廓软骨结构缺失

和神经、眼、肾脏疾病。

尽管抗核抗体（5%~20%）、类风湿因子、抗中性粒细胞胞质抗体滴定[10]可能是异常的，但是除了 ESR 升高，很少有特异性实验室检查。因为 30% 的 RP 患者可能与其他自身免疫性疾病有关，如系统性红斑狼疮、类风湿性关节炎和脊髓发育不良等。

组织学特征与鉴别诊断

诊断通常基于临床表现，但需由组织学检查来证实。本病有两个阶段：活跃期和随后的静止期。在活跃期，可见软骨溶解和软骨炎。显微镜下可见软骨嗜碱性或异染现象缺失，合并软骨周围急慢性炎症反应。在第二阶段即静止期也可见软骨破坏和纤维组织修复。然而，这些变化对 RP 并不是特异性的。

主要的鉴别诊断是韦氏肉芽肿，二者很难鉴别。

自然病程

该病为反复发作的急性软骨炎症，有间隔几个月或几年不等的静止期。最终受累区域会导致严重畸形，心脏、肾脏和气道病变可能导致死亡。

治疗与预后

该病罕见，因此没有条件进行临床试验，其治疗只能参考其他自身免疫性疾病如韦氏肉芽肿病或结节病，主要依赖糖皮质激素和免疫抑制剂，如硫唑嘌呤、环磷酰胺、氨甲蝶呤、霉酚酸酯、羟氯喹和环孢素。也尝试过新型药物肿瘤坏死因子 α 拮抗剂，如英夫利昔单抗。药物治疗的结果是死亡率从 30% 降到了 6%[11-12]。

鼻或耳廓的畸形矫正手术应该推迟到疾病静止至少 2 年后进行。

在 Belot 等的系列综述中，1/3 的儿童 RP 病例接受了气管切开术，而成年人手术率为 6%[8]。大剂量糖皮质激素冲击也用于治疗该病。

参考文献

[1] Batsakis JG, Manning JT. Relapsing polychondritis. Ann Otol Rhinol Laryngol,1989,98(1 Pt 1):83–84
[2] Damiani JM, Levine HL. Relapsing polychondritis—report of ten cases. Laryngoscope,1979,89(6 Pt 1):929–946
[3] Trentham DE, Le CH. Relapsing polychondritis. Ann Intern Med,1998,129(2):114–122
[4] Lang B, Rothenfusser A, Lanchbury JS, et al. Susceptibility to relapsing polychondritis is associated with HLA-DR4. Arthritis Rheum,1993,36(5):660–664
[5] Jaksch-Wartehorst R. Polychondropathia. Wiener Archiv für innere Medizin,1923,6:93–100
[6] Pearson CM, Kline HM, Newcomer VD. Relapsing polychondritis. N Engl J Med,1960,263:51–58
[7] McCaffrey T, McDonald T, McCaffrey L. Head and neck manifestations of relapsing polychondritis: review of 29 cases. Otolaryngol,1978,86(3 Pt 1):ORL473–478
[8] Belot A, Duquesne A, Job-Deslandre C, et al. Pediatriconset relapsing polychondritis: case series and systematic review. J Pediatr,2010,156(3):484–489
[9] Bachor E, Blevins NH, Karmody C, et al. Otologic manifestations of relapsing polychondritis. Review of literature and report of nine cases. Auris Nasus Larynx, 2006, 33(2):135–141
[10] Geffriaud-Ricouard C, Noël LH, Chauveau D, et al. Clinical spectrum associated with ANCA of defined antigen specificities in 98 selected patients. Clin Nephrol, 1993, 39(3):125–136
[11] McAdam LP, O'Hanlan MA, Bluestone R, et al.Relapsing polychondritis: prospective study of 23 patients and a review of the literature. Medicine (Baltimore),1976,55(3):193–215
[12] Michet CJ Jr, McKenna CH, Luthra HS, et al. Relapsing polychondritis. Survival and predictive role of early disease manifestations. Ann Intern Med,1986,104(1):74–78

胆固醇肉芽肿

定 义

疾病的特征是对胆固醇的排异反应。

病 因

通常认为该区域受损伤会导致黏膜出血。然而，通气受干扰、引流受阻也是必要条件[1]。Jackler 和 Cho[2] 提出了另外一个理论，他们认为岩部顶端骨髓的暴露也是一个重要的因素。作者的 6 例鼻腔鼻窦的病例中只有 2 例曾有一定程度的创伤史。

别 名

令人困惑的是，这种疾病曾被称为眼眶胆脂瘤、巧克力囊肿或眼眶内血肿。

发病率

曾经有少量病例报道，文献报道大约有 50 例，其中 37 例为 Chao 及其同事在 2006 年总结的，包括他们自己的 2 例患者[1,3-9]。20 年来作者遇到过 6 例胆固醇肉芽肿患者，而同期有 177 例黏液囊肿。

发病部位

这些病变更常发生于耳部。但通常报道发生于鼻窦，尤其在上颌窦，偶尔在额窦。这与黏液囊肿的分布相反。在作者的 6 例鼻腔受累病例中，3 例累及眼眶，2 例累及前额区域，1 例累及蝶窦；所有患者都曾就诊于眼科（表18.18）。

诊断特征

临床特征

病变引起鼻窦扩张，导致鼻塞、鼻后滴漏和面部疼痛，与慢性鼻窦炎相似。病变可能会侵蚀相邻结构，如脸颊或眼眶，迫使眼球移位。

在作者的 6 例病例中，年龄为 31~89 岁（平均年龄 59 岁），男性占多数，男女比例为 5 : 1。眼眶病变在男性中更常见（男女比例为 8 : 1）[10]。症状出现的平均持续时间是 3 年，范围为 3 个月到 10 年。

影像学表现

CT 的典型表现是窦腔囊肿样扩大，伴有窦壁变薄和（或）侵蚀。可见与脑组织密度相同的软组织影，无增强。然而，MRI 显示病灶在所有序列上均为非常高的信号，这可与皮样囊肿鉴别，皮样囊肿在 T1 加权像为低信号（图 18.34）[11-12]。T2 加权像时信号不均匀，因为病变是分层的。这些累及眼眶的病变可能位于额窦腔的外侧，位于眼眶的外上象限（图18.35）。

组织学特征与鉴别诊断

病变呈蓝色，易被误诊为囊肿。切开病变组织，可见其内容物包含丰富的胆固醇晶体组成的金黄色液体，更多的是固体组织，为富含含铁血黄素的组织细胞和异物反应产生的大量的胆固醇结晶[3-4]。在组织学处理过程中当被酒精溶解时，可见在炎症细胞背景下，晶体不再是特征性的针状结构[8]。

鉴别诊断包括黏液囊肿、皮样和表皮样囊肿、白血病沉积或绿色瘤。如果影像检查不能鉴别，组织学检查可明确诊断。

自然病程

一旦开始，病灶会缓慢地逐渐增大。

治　疗

当窦腔受到累及时，需经鼻内镜下进行彻底的手术引流和开窗以防止复发[13-15]。位于眼眶外侧的病变处理起来则比较复杂。首先，它们需要行外部切口，一般位于眼眶的侧边到中点的位置，因此不适合内镜方法。一般在眉毛下方做一个小切口，尽可能不要损伤邻近的神经血管束，而针对较大的病变有时需行眼眶外侧切开术或骨成形皮瓣。第二，如果它们不能与相邻的额窦相通，需切除包括内侧黏膜在内的内容物，磨除下方的骨质。如果有硬脑膜暴露需要特别小心。不推荐用脂肪填充术腔，因随后成像时会增加混淆。

表 18.18　胆固醇肉芽肿：个体病例资料

序号	年龄（岁）	性别	发病部位	治疗	结局	可能的病因
1	56	F	眼眶	EFE	A&W 11 年	创伤
2	89	M	眼眶	EFE	A&W 9 年	
3	31	M	蝶骨大翼	LC	A&W 16 年	
4	63	M	眼眶	EFE×2	5 年时复发，A&W 8 年	
5	46	M	额骨	EFE	A&W 8 年	手术史
6	70	M	额骨	ESS	A&W 6 月	抗凝

A&W：生存良好；EFE：经外侧前额窦及筛窦切除术；ESS：鼻内镜鼻窦手术；F：女性；M：男性；LC：外侧开颅术

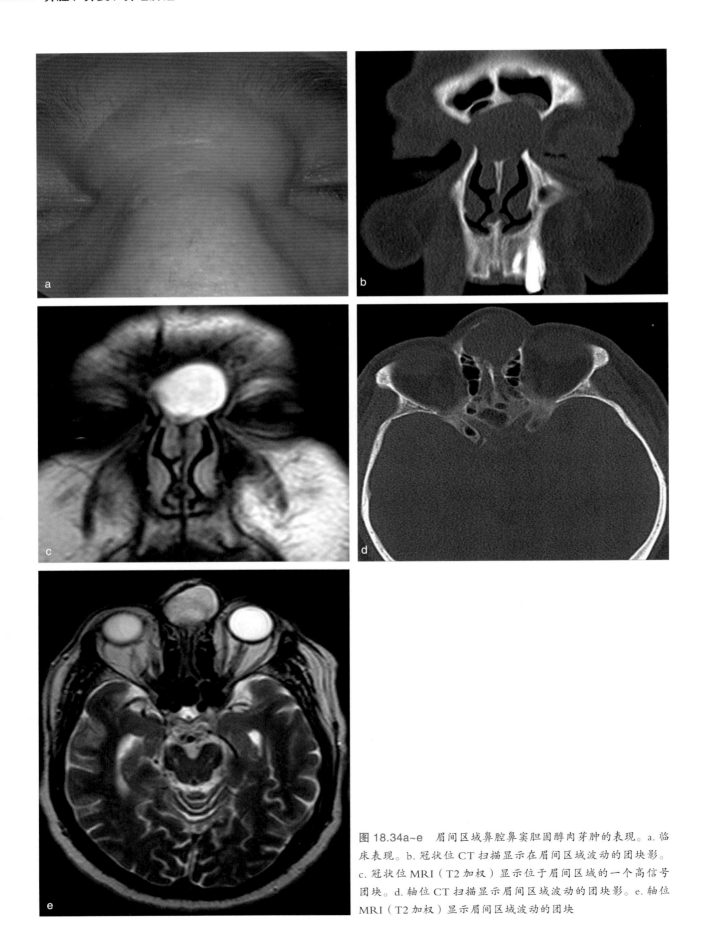

图 18.34a~e　眉间区域鼻腔鼻窦胆固醇肉芽肿的表现。a. 临床表现。b. 冠状位 CT 扫描显示在眉间区域波动的团块影。c. 冠状位 MRI（T2 加权）显示位于眉间区域的一个高信号团块。d. 轴位 CT 扫描显示眉间区域波动的团块影。e. 轴位 MRI（T2 加权）显示眉间区域波动的团块

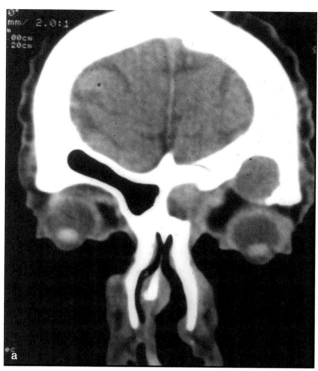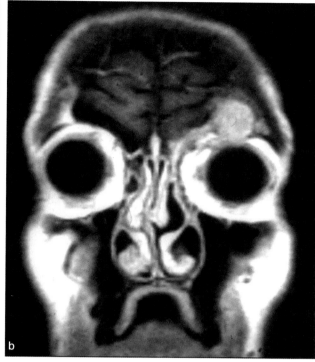

图 18.35a, b 眼眶胆固醇肉芽肿合并眼球突出。a. 冠状位 CT 显示眼眶左上外侧的病灶。b. 冠状位 MRI（T1 加权钆增强后）显示眼眶左上外侧的病灶

预 后

病变可能复发，需长期随访。如果有眼球突出应进行行术前评估，包括眼眶的评估。常规 MRI 是否有必要做、多长时间做，都有待商榷。

在作者的研究中，5 年后 1 例患者在眼眶外侧出现病变复发，需要进一步手术治疗。

参考文献

[1] Graham J, Michaels L. Cholesterol granuloma of the maxillary antrum. Clin Otolaryngol Allied Sci,1978,3(2):155–160

[2] Jackler RK, Cho M. A new theory to explain the genesis of petrous apex cholesterol granuloma. Otol Neurotol,2003, 24(1):96–106, discussion 106

[3] Friedmann I, Osborn D. Pathology of Granulomas and Neoplasms of the Nose and Paranasal Sinuses. Edinburgh: Churchill Livingstone,1982:26

[4] Hellquist H, Lundgren J, Olofsson J. Cholesterol granuloma of the maxillary and frontal sinuses. ORL J Otorhinolaryngol Relat Spec,1984,46(3):153–158

[5] Milton CM, Bickerton RC. A review of maxillary sinus cholesterol granuloma. Br J Oral Maxillofac Surg,1986, 24(4):293–299

[6] Niho M. Cholesterol crystals in the temporal bone and the paranasal sinuses. Int J Pediatr Otorhinolaryngol,1986, 11(1): 79–95

[7] Gunes HA, Almac A, Canbay E. Cholesterol granuloma of the maxillary antrum. J Laryngol Otol,1988,102(7):630–632

[8] Bütler S, Grossenbacher R. Cholesterol granuloma of the paranasal sinuses. J Laryngol Otol,1989,103(8):776–779

[9] Chao T-K. Cholesterol granuloma of the maxillary sinus. Eur Arch Otorhinolaryngol,2006,263(6):592–597

[10] McNabb A, Wright J. Orbitofrontal cholesterol granuloma. Ophthalmology,1990,97:28–32

[11] Lloyd G, Lund VJ, Savy L, et al. Optimum imaging for mucoceles. J Laryngol Otol,2000,114(3):233–236

[12] Shykhon ME, Trotter MI, Morgan DW, et al. Cholesterol granuloma of the frontal sinus. J Laryngol Otol,2002, 116(12): 1041–1043

[13] Marks SC, Smith DM. Endoscopic treatment of maxillary sinus cholesterol granuloma. Laryngoscope,1995,105(5 Pt 1): 551–552

[14] Kikuchi T, So E, Ishimaru K, et al . Endoscopic sinus surgery in cases of cholesterol granuloma of the maxillary sinus. Tohoku J Exp Med,2002,197(4):233–237

[15] London SD, Schlosser RJ, Gross CW. Endoscopic management of benign sinonasal tumors: a decade of experience. Am J Rhinol,2002,16(4):221–227

IC 篇　治疗选择

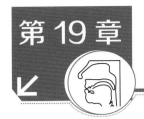

第 19 章

手术治疗

知情同意书

正如本书始终强调的，鼻窦肿瘤发病率低，早期不易发现，因而很难治愈。患者及其家属一开始就应该明确这一点，从而建立很好的医患信任。只有患者及其家属对所有可采取的治疗方案的依据、成功率及可能出现的并发症等情况均理解，才能达成一份合格的知情同意书。相比从前，在可获得更多信息的当今社会，患者可选择更多地参与到对自己治疗方案的选择中；但是更多的选择权利意味着更多的责任，因此，对选择一种方案可能产生的后果必须经过充分地讨论。这一过程无疑是困难的。患者参与治疗方案选择的程度也因人而异。无论如何，医生应该随时做好向患者解释专业知识、处理特殊情况的准备。如果有必要，还需要参考其他医生的意见。

讨论某一种手术选择开放性颅面切开术还是鼻内镜手术时，有必要取得患者对两种术式的知情同意，因为在手术过程中有可能发现肿瘤的范围超过术前影像学检查结果。Wolfgang Draf 已经非常明智地提出，"手术方式必须适合肿瘤，而不是肿瘤去迎合某一种特定手术方式"。

经鼻内镜手术入路

得益于 CT 和 MRI 技术的发展，鼻内镜术式在 20 世纪 80 年代开始出现。鼻内镜技术给几乎所有鼻科疾病的诊断和治疗带来了变革。内镜技术最早应用于炎症性和感染性鼻腔疾病，之后迅速扩展到眶内和颅底区域疾病的诊疗中，推动了跨专业交叉学科技术的发展，进而引出很多新技术，尤其是硬脑膜和眶骨膜修复技术的发展。虽然伴随着质疑和担心，但鼻内镜技术从最初仅用于切除鼻腔鼻窦良性肿瘤，现在已可以用来切除鼻腔鼻窦恶性肿瘤。同样，很明显，鼻窦外的疾病可以通过经鼻手术入路，从垂体开始，一直延伸到颅骨和眼眶病变。因此，鼻科、神经外科及眼科医生的合作被证明是一个共赢的选择，尤其对患者而言，可以避免一些传统外入路方式所带来的并发症，从而缩短住院时间。这反过来也导致了一种新的外科手术类型的出现——神经内镜外科或微创颅底外科，该类型基于内镜下颅底的详细解剖研究，使用新器械和术中导航技术。根据病变的复杂程度，常常由两位或更多高年资的外科医生一起合作手术。

因此，目前使用扩大经鼻内镜手术入路（EEA）可以到达前、中、后颅底[1-2]。目前，这些技术已经在全世界几个医学中心得到发展，这也在某种程度上使这些中心集中了一些罕见病例。这些手术方式已经具有了很好的可行性和安全性，并被文献广泛报道（表 19.1）[3-13]。然而，并非所有肿瘤都可以通过鼻内镜手术的方式切除。重要的是，在处理这些复杂和相对罕见病例时，应准备好其他备选治疗方案。

对内镜技术的主要争议之一是内镜手术通

常是分块切除。但是，任何经手过大型鼻－鼻窦手术的医生都知道，切除完主要病变组织后，常需要进一步切除周围组织。只要切除所有肿物并有明确边界（可以通过冰冻切片来确定），并无明确证据证明分块切除的方式对手术疗效不利[14]。事实上，有人认为内镜手术可视化操作明显提高了肿瘤全切程度。因此在采取开放性手术时，应将其与内镜技术相结合。"整体切除"的概念的起源与直肠癌有关，或许用在鼻科领域并不十分合理。"减瘤术"的概念也需要谨慎应用，因为这一概念意味着在手术最后会存在残余瘤体。在大多数病例中，这当然不是手术的目的，除非是在姑息治疗或进行某种减压手术时，例如在获取组织标本用于病理检查的同时进行眼眶减压术。无论采取何种适宜的手术入路，都应将以治愈疾病为目的的肿瘤切除作为指导原则。Piero Nicolai、Paolo Castelnuovo 及他们的同事们创造了一个更合适的术语，称为"肿瘤拆分术"。

扩大经鼻手术入路（EEA）的局限性一直在改变，尽管组织学、肿瘤的范围、肿瘤和重要神经血管的关系、肿瘤对硬脑膜和脑组织及眼部的侵犯情况，以及手术医生的经验、手术机构的设备情况是决定性因素，也不要忘记还有患者自身的情况[13]。保持良好的视野和止血的同时[15]，尽量减少对正常神经血管结构的操作对切除病变是至关重要的。处理血管并发症的能力，以及肿瘤切除后完成必要修复重建的能力[16-18]，对达到最佳的手术效果也是非常重要的（图 19.1）。最终，无论采取何种手术方式，必须应用统一的肿瘤学原则。

■ 技 术

虽然不同的扩大经鼻入路（EEA）案例在文献中都能查阅到，但是 Nicolai、Castelnuovo 及其同事[19] 对 EEA 的三级分类对于我们是非常有益的。

- 经鼻内镜切除术（EER）。
- 经鼻内镜鼻颅联合切除术（ERTC）。
- 经颅内镜切除术（CER）。

EER 可用于累及颅底，但不需要做颅底广泛切除或硬脑膜切除的所有鼻腔、鼻窦肿瘤。ERTC 应用于通过接触到或局灶浸润硬脑膜而累及和浸润颅底的肿瘤。也可以用于嗅神经母细胞瘤，因为其常累及嗅神经束。最后，还有一些肿瘤广泛侵犯颅底或硬脑膜，尤其是向外侧扩展，累及眶顶部和（或）脑组织的肿瘤，此时可采取伴或不伴有面部切口、内镜辅助下的传统颅颌面手术（CER）。

充分的入路

对 EEA 一个普遍的错误认识是经 EEA 手术的切口肯定更小。事实上，EEA 对正常组织的附带损害确实更小，但是实际的肿瘤切除和肿瘤边界的大小应与开放性手术方式相当。无论如何，充分的手术入路和术野的可视化是必要的。因此，对于累及上颌窦的肿瘤，必须进行内镜下上颌骨内侧切除，以此实现肿瘤的完全

表 19.1 扩大经鼻内镜入路的优点和缺点

优点	缺点
·降低并发症发生率	·恶性肿瘤分块切除？
·缩短手术时间	·由于肿瘤大小、血供分布、局部区域侵犯等，不是所有肿瘤都能切除
·缩短住院时间	
·直接到达病灶且正常组织损伤最小	
– 软组织	
– 脑组织	
– 神经血管结构	
·早期肿瘤血供阻断	
·直接眶减压	
·无外部切口	
·对于分期类似的肿瘤，肿瘤学效果堪比传统开放手术	

骨膜下分离，切除所有受肿瘤累及的黏膜和骨质。对于蝶鞍和颅底病变，常使用双鼻孔入路，以实现双人三手或四手技术[20]。通过双侧鼻腔入路可以实现双侧解剖，常需要结合鼻中隔后上部切除，因为后者为器械操作和内镜移动提供了必要空间，并改善解剖角度。为了获得鼻

恶性鼻窦肿瘤

症状和体征

↓

内镜检查

↓

影像学检查

CT/MRI

↓

活检

↓

肿瘤分期 + 多学科肿瘤讨论

↓ ↓ ↓

化疗 ⟷ 内镜手术 ⟷ 放疗

（依靠组织学）

↓ ↓

治疗意图的限制条件 | 缓解
绝对限制 | 目的：
当需行以下手术时 | 气道
  眶内容物剜除术 | 控制出血
  上颌骨切除术（内壁除外） | 神经血管结构减压
  切除皮肤 | 疼痛
  额窦前壁和（或）侧壁
  眶顶中线外侧或视神经外侧脑膜
    或脑组织受侵
  脑实质侵犯
相对限制
血管侵犯（颈内动脉、海绵窦）
视交叉侵犯
后颅窝侵犯
第 2 颈椎下方的肿瘤

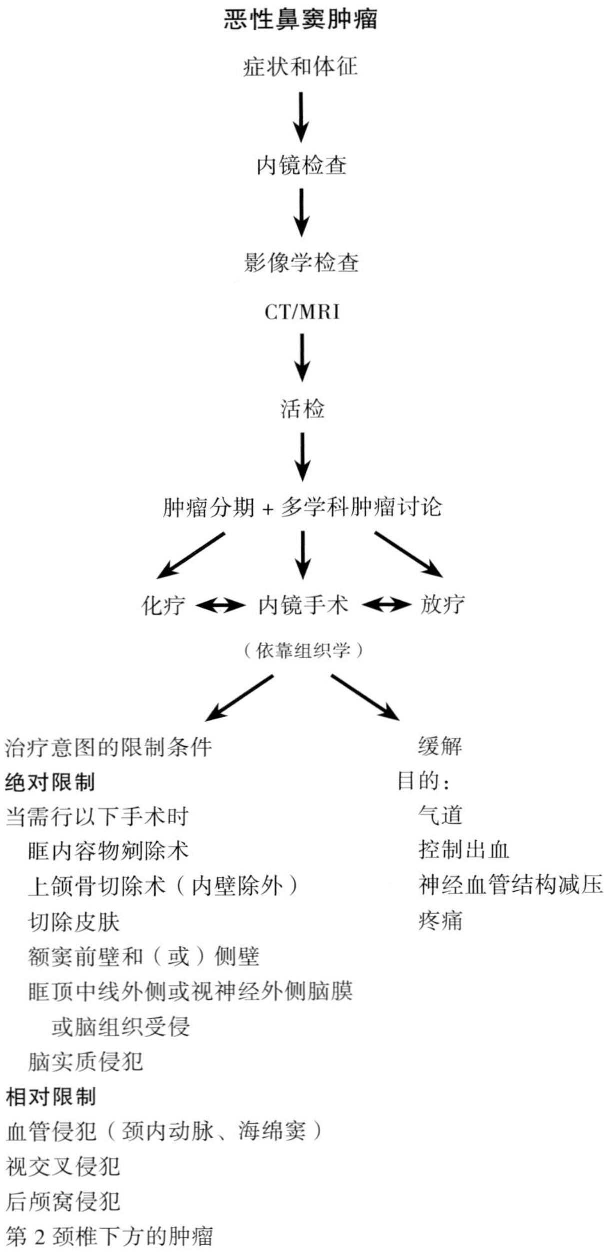

图 19.1 鼻内镜鼻窦手术处理鼻腔鼻窦恶性肿瘤的规则。引自图 14.7~14.9。Lund V J, Stammberger H, Nicolai P, et al. European position paper on endoscopic management of tumours of the nose, paranasal sinuses and skull base. Rhinology Suppl, 2010, 22:105

腔和颅底后上方宽敞的操作空间，在确定恶性肿瘤已完全切除且视野无改变的情况下，需要切除鼻腔外侧壁的一些结构或将这些结构向外折，如下鼻甲和中鼻甲。

很多外科医生主张在额窦手术中切除鼻中隔（Draft Ⅲ），以便术后随访可以清晰地观察，类似的，也常采用广泛的双侧蝶窦开放[21]。切除范围可以向外侧扩展到翼板和蝶窦外侧壁平面，向上到达蝶骨平台，向下到蝶窦底。即使鼻腔外侧壁没有受侵，也常推荐经中鼻道上颌窦开放作为分阶段手术的一部分，或为了便于术后观察和避免继发炎症或感染，尤其是需要放疗时。

手术切除

无论采用内镜、显微镜还是开放式手术，肿瘤切除范围应该是一致的。二者主要的区别在于内镜减容的必要性。即使在许多病例中，有可能沿着肿瘤边缘分离，获得正常的黏膜和黏骨膜边界，将肿物整块切除。这取决于病变的位置、大小和质地。体积小的骨瘤可以一次完全切除，体积稍大的骨瘤则需要从内部钻孔，然后"向内坍塌"。肿瘤切除过程可能需要用到吸引器、动力器械（吸切）、磨钻、咬骨钳和超声吸引器。颅内病变尤其需要序贯包膜松动，神经血管结构的包膜外分离、电凝，然后切除包膜。

EER/ERTC 主要分为以下 6 个主要步骤（图 19.2、图 19.3）[19,22]：

·减瘤或分块。

·中隔切除。

·邻近鼻窦开放（通常包括 Draf Ⅲ、筛窦全切术、内侧上颌骨切除、内侧蝶窦切除）和大范围的鼻腔鼻窦黏膜和骨膜切除。

·切除肿瘤邻近骨质——纸板、颅底。

·切除眶骨膜、硬脑膜、嗅球，并确定肿瘤是邻近、粘连或浸润。

·颅底和眼眶修复重建。

当采用 CER 时，主要分为以下 4 个步骤：

· 内镜切除。

· 经颅。

· 同时从上下切除"筛骨"。

· 颅底重建。

Kassam、Carrau 及其同事使基于解剖通道的鼻内镜手术的模式概念被更多人了解，他们以蝶窦作为矢状和冠状平面的轴心点（表19.2）[1-2,14,23]。矢状平面由额窦到第2颈椎，入路经鸡冠、蝶骨平台、鞍结节、鞍背和斜坡。冠状位平面的扩大经鼻内镜入路，根据对应颅底的关系分为前、中、后三个平面。

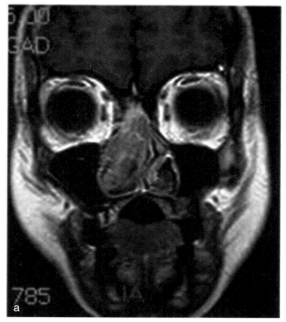

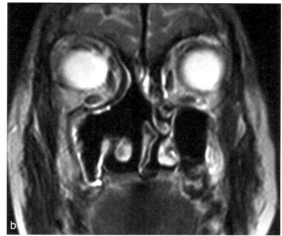

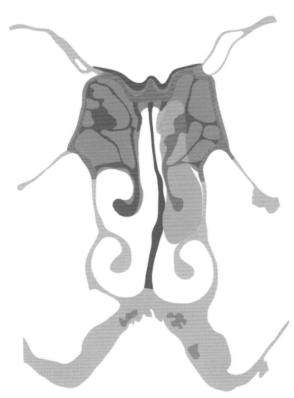

图 19.2 经面中部冠状位平面显示鼻内镜下手术切除的步骤（由参考文献 [19]、[22]、[82] 改编而来）

1. 减瘤或分块（橙色）。

2. 中隔切除（蓝色）。

3. 邻近鼻窦开放（通常包括 Draf Ⅲ、筛窦全切术、内侧上颌骨切除、内侧蝶窦切除）和大范围的鼻腔鼻窦黏膜和骨膜切除（绿色）。

4. 切除肿瘤邻近骨质——纸板，颅底（红色）。

5. 切除眶骨膜、硬脑膜、嗅球，并确定肿瘤是邻近、粘连或者浸润（淡蓝色）。

6. 颅底和眼眶修复重建（紫色）

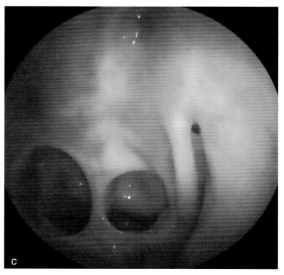

图 19.3a~c a. 术前冠状位 MRI（钆增强后 T1 加权）显示右侧鼻腔内的恶性黑色素瘤。b. 术后冠状位 MRI（T2W），鼻内镜切除术后 6 个月。c. 术后 6 个月鼻内镜下术腔观

表 19.2　腹侧颅底鼻内镜入路的分类

矢状面

经筛板

经额

经鞍结节 / 经蝶骨平台

经蝶鞍

经斜坡

- 上 1/3

　- 经蝶鞍（硬脑膜内）

　- 经鞍下（硬脑膜外）

- 中 1/3

- 全斜坡

经齿状突和枕骨大孔 / 颅椎入路

冠状面

前冠状面

- 眶上

- 经眶

中冠状面

- 岩尖内侧

- 岩斜区入路

- 海绵窦下方 / 四角形间隙

- 海绵窦上方

- 颞下入路

后冠状面

- 岩尖下

- 经髁

- 经舌下

- 咽旁间隙

　- 内侧（颈静脉孔）

　- 外侧

经许可，引自 Lund V J, Stammberger H, Nicolai P, et al. European position paper on endoscopic management of tumours of the nose, paranasal sinuses and skull base. Rhinology Supp, 2010, 22:19

经筛板入路

　　累及前颅底的鼻窦病变常采用经筛板入路[1]，该入路也被用于脑脊液鼻漏修补，切除脑膜脑膨出或良性颅内肿瘤，例如嗅沟脑膜瘤的手术入路。这一手术入路可以单侧或双侧使用。前界是鸡冠和额窦（即经额窦入路），后界是蝶骨平台，外侧界是筛窦顶（筛凹）和眶内侧壁（纸板）。

　　一个完整的额 – 筛 – 蝶切除可以与切除颅底鼻中隔前端一起完成。这使得肿瘤为恶性时可获得疾病完整的分期，并且可以更好地观察术后术腔。如果尚未进行上述操作，大型经中鼻道上颌窦开放可以避免继发的上颌窦炎，尤其是需要接受放疗的患者。

　　如果需要，眶纸板和眶骨膜可以一起切除（参见下一章"眼眶的处理"）。筛动脉（筛前、筛后动脉）可以辨认、电凝以及从眶纸板内侧切断，使得肿瘤去血管化（与蝶腭动脉类似）。根据病变的范围进行额窦开放，常使用 Draf Ⅲ（或内镜下 Lothrop），包括双侧窦底和窦间隔切除，有时单侧额窦切除已经足够（Draf Ⅱ）[21]。

　　通过筛板的骨质切除去除颅底，或去除黏膜后用磨钻磨除，或通过磨薄骨质分块切除，同时电凝筛骨血管和嗅丝。一旦切除筛板，则可以被磨除或分离取出鸡冠。需要电凝鸡冠两侧脑膜反折处，因为此处有脑脊液和（或）静脉通道走行。

　　电凝和切除大脑镰两侧显露的硬脑膜，并从两侧切除肿瘤，显露大脑镰的游离缘。在电凝大脑镰和任何来自相关动脉的滋养血管后，切除硬脑膜和残留的肿瘤。理想情况下，不要打开位于肿瘤和脑连接处前方的硬脑膜，以防止形成额叶脑疝。此时需要格外小心，轻柔牵拉，锐性分离，尤其是分离接近纵裂的肿瘤上极时，因为 A2 和额极动脉就走行于肿瘤表面。类似地，后下方分离时操作者会与视神经和前交通动脉密切接触。如果担心无法从下方安全切除，应考虑采用开放性颅面切除。理想情况下，如果存在疑问，应该在术前取得两种手术入路的知情同意。

经蝶鞍入路

经蝶鞍入路主要用于垂体病变，如垂体腺瘤和 Rathke 裂囊肿[1]。内镜提供了一个全面的视野，以保证肿瘤的完全切除。当有海绵窦侵犯时，可以从鞍内检查海绵窦内侧壁。因为动脉虹吸部常向前移位，因此颈内动脉虹吸部和后床突之间提供了一个理想的进入海绵窦的入路。有一篇很重要的关于此入路的文献，这部分已经不是本书讨论的内容[13]。

经鞍结节 / 经蝶骨平台入路

伴有鞍上扩展的鞍外型垂体腺瘤、脑膜瘤和某些颅咽管瘤常需要通过切除鞍结节，联合经蝶鞍 / 经蝶骨平台入路[1]。这使得直视下一期切除全部肿瘤成为可能。

经斜坡入路

从头侧至尾侧方向，斜坡可以被分为 3 部分[23]。上 1/3 包括鞍背和后床突，向下到达 Dorello 管水平。中 1/3 从 Dorello 管向下到颈静脉孔。下 1/3 从颈静脉孔向下经颈髓交界和枕骨大孔。适应证包括手术治疗脑膜瘤、脊索瘤和软骨肉瘤，这些也是此区域的常见病变。

经齿状突和枕骨大孔 / 颅颈联合入路

显露枕骨大孔和齿状突需要在全斜坡入路的基础上进一步切除软组织，可以用于齿状突本身的手术，复发的鼻咽癌，以及进入枕骨大孔和向下延伸到 C1~C2 平面的脊髓。因为器械无法在前上方越过鼻骨，后下方越过硬腭，限制了尾侧的暴露范围。连接这两点的线被称为鼻腭线（NPL）。NPL 准确地预测了经鼻内镜入路最下方可以达到的范围[23-25]。

前冠状平面：眶上和经眶入路

在眶上入路，通过切除眶内侧壁，眶内容物移位来暴露眶顶。经眶入路多用于视神经内侧和下方的肌锥内病变。从下直肌和内直肌之间进入，并注意保护眼外肌的功能。

中冠状平面

这些入路通过其与岩尖颈内动脉的关系进行进一步分类[2]。岩下入路可以进入岩尖内侧和岩斜区，而岩上入路可以进入海绵窦的下方和上方以及颞下窝 / 中颅窝。

岩尖内侧入路

在双侧蝶窦广泛开放后，切除从蝶窦前向下到斜坡的咽颅底筋膜。之后将蝶窦底向下磨除到斜坡凹陷，如果需要，也可以部分磨除斜坡。通过大的经中鼻道上颌窦开窗暴露上颌窦后壁，去除上颌窦后壁暴露翼腭窝。在蝶腭孔辨认和电凝蝶腭动脉，需要记住此处有多达 11 条分支动脉[26]。通过上抬翼腭窝软组织暴露翼板基底部，在蝶窦底和翼内板（MPP）联合处外侧确定翼管。翼管非常重要，因为很多病变如血管纤维瘤常侵犯此处，并通过此处浸润蝶骨基底。翼管也直接指向颈内动脉前膝（ICA），在此处颈内动脉的岩骨段向上形成垂直的斜坡旁 ICA。

沿着翼管向后，向破裂孔方向在翼管的内下方磨除翼内板。在确定 ICA 的前膝后，去除翼内板的外侧和上侧。为了到达岩尖，如果 ICA 需要向外侧移位，那么斜坡旁 ICA 表面的骨质也需要磨除[27]。通过磨除斜坡和岩尖联合处外侧的一部分骨质可以获得更大的暴露范围。

岩斜区入路

Kassam 及其同事描述了通过磨除翼管周围骨质，并沿此向后到达 ICA 的前膝扩大岩尖内侧入路的方法[28-29]。ICA 的前膝代表了此入路的外侧界，是最重要的解剖标志。覆盖 ICA 前膝及水平段、垂直段斜坡旁的骨质需去除以暴露 ICA，并使其可以向外侧移位。在确定 ICA 的前膝后，斜坡内侧的骨质就可以安全磨除。磨除岩斜区联合处斜坡外侧部分，向上到达蝶窦的斜坡凹陷。海绵窦是此入路暴露的上界，中颅窝是外侧界。

下海绵窦 / 四边形间隙入路

这是岩斜区入路的扩展，向外侧去除上颌窦口后壁，直到确定了向上向圆孔方向走行的三叉神经的上颌支（V2）。向下方和内侧磨除翼内板直到翼管。然后磨除翼管和圆孔之间的骨质，需要注意，随着深入这一骨性通道会逐渐狭窄。去除这部分骨质后进入一个四边形间隙，这一间隙的内侧是鞍旁段颈内动脉，外侧是 V2 和中颅窝硬脑膜，下界是水平段 ICA，上界是第Ⅵ对脑神经。如果需要移动 ICA，那么需要去除覆盖 ICA 水平走行的岩骨段、前膝、鞍旁段表面的骨质。通过从内向外切开 ICA 前膝（内侧）到 V2（外侧）的硬脑膜，进入下海绵窦。

海绵窦上方入路

这一入路需要和下海绵窦入路类似的骨质去除和 ICA 暴露范围。然而在切开硬脑膜之前，先确定内侧鞍内 ICA，以在后续操作中使其得到足够保护。硬脑膜切口自海绵窦的上外侧开始，沿着从内向外的方向。如果海绵窦已形成血栓压闭栓塞（较常见），在最初切开时很少发生静脉出血，但是一旦切除肿瘤，这种情况可能发生很大的变化。这一入路被用于对内科治疗或放疗不敏感的肿瘤和已经出现脑神经功能障碍的患者[30]。

颞下入路

一旦分离出翼内板，确定翼管，完成上颌窦开放，则磨除翼内板，与中颅窝和圆孔齐平。必须确定和电凝颌内动脉及其分支，在肿瘤切除开始之前确定 ICA 的前膝和水平的岩骨段。可以继续向外侧分离直到确定翼外板，继续磨除其头端，直到与中颅窝和卵圆孔平齐。来自翼腭静脉丛的出血可能非常明显，此时必须压迫这一区域，在静脉丛形成血栓后再进一步分离。

后冠状面

后冠状面从枕骨大孔穿过枕髁和舌下神经沟延伸至颈静脉孔。鼻窦肿瘤很少需要采用后冠状面，但为了完整起见，可将其包括在内。

岩尖下入路

在确定上颌神经（V2）、翼管和颈内动脉（ICA）的前膝后，使用磨钻磨除翼内板至与中颅窝和圆孔平齐[2]。切除翼外板，在其后方可见三叉神经的下颌支（V3），沿着其后缘继续磨除，也直到与颅中窝和卵圆孔齐平。切除咽鼓管的软骨段约 1cm。磨除岩骨内颈内动脉（ICA）的水平段和 V3 内侧咽鼓管之间骨质，达到岩尖的下表面。识别颈内动脉的岩部水平段和斜坡垂直段并轮廓化。进一步可以在颈内动脉岩部下方进行磨除和肿瘤分离，并进入岩尖。

沿后冠状平面的其他内镜入路（例如经枕髁、经舌下神经和经咽旁间隙入路）可处理其他颅底病变，但不能用于鼻腔鼻窦病变。

■ 重　建

随着经鼻内镜入路（EEA）扩展应用的出现，人们认识到很多病例都需要重建。尽管某些疾病（如黏液囊肿）导致的颅底骨性缺损在引流后无须加固，但先天性或后天性裂（漏）通常伴随着颅内容物膨出、脑膜炎和（或）脑脊液（CSF）漏，因此需要修复重建。随着扩大经鼻内镜入路手术在世界范围内的推广使用，发生了一些数量不多（<0.2%）但有临床意义的医源性颅底损伤。幸运的是，不管是即刻还是二次手术，都可以采用多种方法和材料进行颅底损伤修复。内镜修复有很高的成功率，因此被迅速应用于颅底缺损的修复，对于绝大多数非肿瘤病例而言，总体成功率 > 90%[13]。主要的例外是，已确定的"自发性"脑脊液鼻漏肥胖患者与脑脊液代谢异常有关[31]。

但是，在肿瘤病例中有几个特殊的考虑因素：

1. 必须确保移植物不含肿瘤组织且没有因疾病发生改变。

2. 修复需要足够坚固，可承受放射治疗。

3. 手术缺损可能很大而且很复杂。

各种各样的手术方式和修复材料已被应用，从游离移植物到局部血管化的黏骨膜瓣（表 19.3）。通常首选自体游离移植物，因为可避免传染性疾病（如 HIV、肝炎和疯牛病）的潜在风险[16,17,32-38]。

如果使用游离的同种移植物，对于鼻腔良性肿瘤而言，应取鼻腔健侧组织。但对于恶性肿瘤而言（如腺癌或嗅神经母细胞瘤），此方法可能根本不适用，因为供区可以伴随有疾病改变、不典型增生和（或）肿瘤可能在鼻腔的任何地方复发。

一般而言，修复技术可分为内衬、覆盖和脂肪封堵技术，最后一种技术主要适用于较小的缺损[39]。对于肿瘤，通常使用多层游离移植材料，联合内衬和覆盖方法修复，而阔筋膜是最可靠的大型移植材料来源。但是随着切除范围的扩大，尤其是在颅中窝，即便使用阔筋膜修复，这些常规的游离移植物也可能不够。尽管移植技术不断改进[16,40-43]，但持续性脑脊

表 19.3　扩大经鼻入路修补颅底缺损的材料

游离移植物
·自体移植物
·黏骨膜——中隔、下鼻甲或中鼻甲
·筋膜——颞筋膜、阔筋膜
·骨——中隔、下鼻甲
·软骨——中隔、耳软骨
·脂肪——耳、腹部
同种异体移植物
·冻干人硬脑膜
局部瓣
鼻中隔瓣
下鼻甲
中鼻甲
区域瓣
经翼突
颞顶筋膜瓣
经额窦颅骨骨膜瓣
Oliver 腭瓣

液漏仍是一个主要问题，从而引起了带血管蒂的鼻中隔瓣的发展。该瓣是利用一侧鼻中隔黏膜软骨膜 / 黏膜骨膜，后方的蒂来源于蝶腭动脉[44]。

Hadad-Bassagasteguy 瓣（HBF）由后方的鼻后中隔动脉供血，后者是鼻后动脉（颌内动脉的终末支之一）的分支。沿着鼻中隔做两条平行的切口，下切口在上颌嵴上方，上切口在鼻中隔顶下方 1~2cm，以保留嗅上皮。在前方皮肤黏膜交界处做一垂直切口，将这两个水平切口连接在一起。上切口向后外延伸，在蝶窦嘴向下倾斜，在蝶窦开口下方水平横过蝶窦嘴；下切口沿着鼻中隔下界向后延伸，沿着后鼻孔弓形缘向外。蝶窦嘴表面两条切口之间的黏膜带包含鼻后中隔动脉，可形成窄而长的黏膜瓣蒂部，可以到达更远的缺损部位，具有更大的旋转范围。将下方水平切口沿着鼻底外侧或上部切口更靠近鼻骨，可以获得更宽的瓣。黏膜瓣从软骨膜下平面剥离，手术中放置于鼻咽或窦腔内以避免损伤[45-48]。

HBF 可提供约 25cm² 的血管化组织[49]，足够单独覆盖大多数前颅底、筛板、蝶鞍或斜坡区缺损。这也常常足够覆盖两个相邻区域的缺损，如筛板和蝶骨平台或蝶鞍和斜坡。然而对于儿童来说，12 岁之前鼻中隔的尺寸尚不足以覆盖大的颅底缺损[50]。如果担心存在缺损，术前影像学检查可用于评估缺损和黏膜瓣的大小[49-50]，术后影像学通过检查黏膜瓣位置和缺损的关系，提供了一种确定重建可靠性的方法[51]。如果黏膜瓣离开了缺损，则应考虑进行二次探查。同样，造影剂无明显增强可能提示黏膜瓣缺血，应考虑再次探查或去除鼻腔填充物以减小压力。

HBF 已成为重建大型颅底缺损的主要手段，它可以应用于游离的非黏膜移植物。这一技术使术后脑脊液漏发生率显著降低至 <5%[44-48,50]，从而使越来越多的人选择 EEA 技术。

当由于肿瘤所在部位和范围或前期治疗方

式的影响，不适合使用或无法使用 HBF 时，其他带血管蒂的组织瓣也可以使用，提供了修复不同尺寸和位置颅底缺损的替代方案。例如，累及鼻中隔、翼腭窝或蝶窦嘴的肿瘤，以及由于前期的鼻中隔后端切除术或大型蝶窦切开术而影响了鼻中隔黏膜骨膜瓣血液供应。在这些情况下，可以考虑其他选择，例如下鼻甲或中鼻甲黏膜瓣、颞顶筋膜瓣、经额颅骨膜瓣和 Oliver 带蒂腭黏膜瓣。

蒂在后方的下鼻甲黏膜瓣（PPITF）的血供来源于下鼻甲动脉，蝶腭动脉（SPA）的分支之一，鼻后外侧动脉（PLNA）的终末分支[52]。沿下鼻甲做两个平行切口，一条在鼻腔外侧壁上方，另一条在下鼻甲尾端下方。下鼻甲前端做垂直切口连接两条平行切口。翻起内侧的黏骨膜瓣后，提供的面积约为 5cm^2。由于蒂部位于后外侧，它更适合尾侧缺损，例如蝶鞍、斜坡。然而，即使下方切口位于下鼻甲内侧或鼻底，也由于皮瓣狭窄且明显小于 HBF 而使用受限。有时，可以使用双侧黏骨膜瓣或联合使用另一个带蒂黏膜瓣。

蒂在后方的中鼻甲黏膜瓣（PPMTF）的血供来源于后方的蝶腭动脉的分支。可以用来修补筛板、筛凹、蝶骨平台或鞍结节的缺损[53]。在中鼻甲的最前方做一垂直切口，在中鼻甲内侧面颅底下方做一水平切口并与垂直切口起点平行。从上到下翻起黏膜骨膜，暴露中鼻甲的内侧面和外侧面，咬除中鼻甲骨暴露外侧黏膜的附着处，再做一外侧水平切口切开。进一步向后分离中鼻甲瓣暴露蒂部，这样皮瓣就可以从周围连接处松解和移动。

然而，PPMTF 较难揭起，且可能因解剖变异，如泡状中鼻甲、鼻甲反向弯曲或发育不良[53]都将增加分离的难度。PPMTF 的平均表面积约 5.6cm^2，但变异很大。它的优点之一是比 PPITF更容易到达蝶骨平台、鞍底和筛凹的缺损，但是如果要修补鞍底，黏膜瓣应该长于 4cm。

颞顶筋膜瓣（TPFF）来源于颞浅动脉（STA）

前分支，颈外动脉的终末分支之一[54]。除了可以修补传统的颅面手术切除后的颅底缺损外，也被用于头颈的其他部位，如口鼻和鼻皮肤瘘。在上颌窦中鼻道大范围开窗后，切除上颌窦后壁，分离蝶腭动脉和鼻腔后动脉直到进入翼腭窝。去除上颌窦外侧壁，形成一个进入颞下窝的大通道。分离翼腭窝的软组织暴露翼板的前方并磨除，从而制造一个供瓣转移的通道[54]。

通过半冠切口，颞深筋膜的浅层被垂直切开，并从其下方的颞肌表面剥离。从眶外侧壁和翼突上颌裂分离颞肌形成一条隧道，连接颞窝、颞下窝和经翼突入路。使用扩张器，如用于经皮气管切开术中的扩张器，在导丝引导下进一步扩大这一隧道。TPFF 被系在导丝上并被拉入鼻腔。也可以使用缝合和动脉夹。TPFF 有较长的血管蒂和较大的面积，可以用于重建蝶骨平台、鞍底、斜坡和颅颈交界处大的缺损。

带蒂轴形颅骨膜瓣或帽状腱膜颅骨膜瓣常用于常规颅面切除术后颅底重建。血供来源于眶上和滑车上动脉，能够修复较大面积缺损[55]。经过标准的冠状切口或使用内镜辅助技术[56]，沿着头皮的冠状平面做几个 2cm 的小切口制备此瓣。如果需要，可以使用多普勒超声定位眶上和滑车上动脉的位置并将其包裹在 3cm 宽的蒂部中。如果使用内镜技术，在眉间做 1cm 的切口，形成一条骨膜下隧道并与此瓣骨膜下平面相通。通过鼻根骨窗可以将此瓣通过鼻额隐窝进入经鼻手术术腔。必须进行 Draf Ⅲ 型额窦开放使骨膜瓣可以顺利通过，并保护额窦引流。因为蒂部的位置，内镜辅助的骨膜瓣适合于重建筛板和蝶骨平台的缺损，但是它也可以被延长用于修复鞍底和斜坡缺损。

Oliver 改良腭瓣（OPPF）是将血管化的硬腭黏膜骨膜瓣通过腭大孔转移进入鼻腔[57-58]。在硬腭外侧牙槽嵴边缘一周 2~5mm 处做黏膜切口，直到硬腭后界。在骨膜下掀起硬腭黏膜骨膜，保护一侧的腭大神经血管束。使用磨钻或咬骨钳扩大腭大孔，直到可以通过腭瓣。通过一个较大的中鼻道上颌窦开窗去除上颌窦后壁，暴露翼腭窝内蝶腭动脉和腭降动脉联合处。在梨状孔后方 2.5~3cm 处做一水平切口，沿此分离鼻底黏膜。打开翼腭管的骨性管道，将腭降动脉从骨管游离。然后将腭瓣转移至鼻腔并覆盖缺损。腭瓣的面积可达 12~18.5cm^2，蒂部较长使得皮瓣可以做大角度的旋转，以至可以到达大部分的颅底缺损区域，特别是蝶骨平台、鞍底和斜坡[57-58]。如果由于之前的手术或疾病本身导致其他重建方案无法使用时，腭瓣尤其有用。但是这也会带来永久的口鼻瘘，除非保留鼻底黏膜并覆盖缺损。

然而，保持移植物和组织瓣的位置也比较困难。常用的方法有生物胶、可吸收填塞物，或传统的堵塞浸泡，如 Whitehead 油（Whitehead 油是复合碘仿油剂：碘仿、二苯乙醇酮、制备好的安息香、妥卢香脂及醚类溶剂）。可充气的球囊和 U 形夹也曾被用于固定移植物以抵抗重力作用[13,59-60]，还有其他一些正在探索的方法。关于填塞材料应该保留多久还没有统一意见。作者的经验是 Whitehead 油纱条可以保留 7~10d，然后在一个短时全身麻醉下拔除。

类似地，使用腰穿脑脊液引流、持续卧床，使用利尿剂、抗生素或预防深静脉血栓，以及关于术后体育活动的建议等还没有定论，因为关于这些问题没有进行过任何试验。可以说，常识性方法可能是最好的方法，即卧床休息几天，根据重建的范围避免重体力活动数周或数月，因其可以升高颅内压，例如举重。大多数外科医生并不推荐常规腰穿脑脊液引流，最主要的原因是该措施存在进入空气的风险，从而可能引起气颅（如内置法）。

■ 训　练

为了达到最好的效果，使并发症最少，对于内镜技术的各个方面都需要综合训练，还包括开放入路的经验、可选择的其他治疗方案，以及对于诊断方案、相关病理的自然病程的全面理解。这绝不是一蹴而就的，但是分阶段性的手术进展对于获得必要的技巧和判断力至关重要。可以采用课程、带教指导和专科医师培训的形式。有很多关于鼻、鼻窦及其他部位内镜手术学习曲线的文献报道[61-62]，但是很难确定教学需要的病例数，因为这对不同的外科医生是不同的。强烈建议所有开展经鼻手术的外科医生，接受必要的和模块化的训练，不论其专业如何（表 19.4）[14]。应该认识到并不是每个人都能到达 V 级，也没有必要要求每个人都这么做，因为需要这些技术的病例数毕竟很少。尽管如此，在进展到具有更大风险和困难的下一阶段之前，熟练掌握本阶段的内容是很重要的。即使经验最丰富的专家，也会遇到严重的并发症甚至死亡，虽然考虑到两组颅内病变的占比不同，经鼻内镜手术也并不比颅面切除入路或外入路的神经外科手术并发症更严重。事实上，累及颅底的鼻窦肿瘤并发症的发生率非常低（见下文）[13]。

■ 并发症

如前所述，任何外科手术（或非手术）治疗都可能会带来某些并发症，但是在采用 EEA 之后，并发症发生率通常会降低。尽管如此，随着 EEA 技术进一步扩展至颅内，不可避免地会导致一些灾难性事件。外科医生在开展这类手术时，应该能很熟练地诊断及处理这些问题。因此，对于更多扩大的手术入路，必须强调神经外科、眼科和介入放射科的多学科合作。经鼻内镜手术的并发病见表 19.5。

术后结痂和鼻后滴漏等这些小问题也属于并发症，但是比传统的颅面手术要少。在一项 63 例接受经鼻内镜颅底手术的患者分析中，鼻腔结痂脱落的平均时间为 101d。如果使用鼻中隔黏膜瓣，那么鼻中隔再次黏膜化平均需要 89d。在更复杂的病例中，需要的时间更长，并且队列中很少接受放疗患者[63]。

表 19.4　经鼻颅底手术的建议训练计划 [13]

级别	手术
Ⅰ级	内镜鼻腔鼻窦手术
	内镜蝶筛窦切除术
	蝶腭动脉结扎
	内镜下额窦开放术
Ⅱ级	复杂鼻窦手术
	脑脊液鼻漏
	蝶窦外侧隐窝
	鞍底 / 垂体（鞍内型）
Ⅲ级（硬膜外）	眶内侧减压
	视神经减压
	鞍底 / 垂体（鞍外型）
	岩尖（内侧扩展）
	经斜坡入路（硬膜外）
	经齿突入路（颅外）
Ⅳ级（硬膜内）	A. 存在皮质带
	·经蝶骨平台入路
	·经筛板入路
	·漏斗前病变
	B. 不存在皮质带（直接接触血管）
	·经蝶骨平台入路
	·经筛板入路
	·漏斗病变
	·漏斗后病变
	·经斜坡入路
	·枕骨大孔入路
	C. ICA 解剖
Ⅴ级	A. 中颅窝平面（旁中央区）
	·岩尖上颈内动脉入路
	·岩尖下颈内动脉入路
	·经翼突入路
	·颞下入路
	B. 后颅窝平面（旁中央区）
	C. 血管手术

经许可，引自 Lund V J, Stammberger H, Nicolai P, et al. European position paper on endoscopic management of tumours of the nose, paranasal sinuses and skull base. Rhinology Suppl, 2010, 22: 23

表 19.5　鼻内镜手术的并发症（不包括全身并发症，如肺栓塞、胸部感染）

即刻或早期	晚期
丧失嗅觉和味觉	脑脊液漏
视力下降或盲	颅内成分经颅底缺损处脱垂
复视	癫痫
溢泪	额骨骨髓炎
眼球内陷	黏液囊肿形成
脑脊液漏	
脑膜炎	
硬膜内或硬膜外脓肿	
气颅	
出血	
脑血管事件或神经损伤	
意识模糊	
死亡	

术中大出血是最困难的并发症。如果可以预见，可以通过栓塞、输血和准备适宜的设备和专业人员来处理严重的血管损伤来减轻这一并发症。

术后持续的脑脊液漏已经被现在各种可用的修复技术很大程度地改善（见上文）[64]。

开放入路或内镜入路都可能带来眼眶并发症，除了视力丧失外，其他的并发症都可以在手术时或手术后进行处理。嗅觉丧失对生活质量有显著影响 [65]，但这是传统颅面手术不可避免的结果。因此人们尝试在一些内镜手术中保留一侧的嗅觉。然而，后续放疗可能会对残余的功能产生不利影响。

总体上，明显的并发症发生率是 0~28%；但在已发表的大规模研究中，这一比例通常为 14%~15%，以脑脊液漏常见。在 Villaret 等的系列研究中，脑脊液漏的发生率与肿瘤晚期、硬膜受累、早期开展的手术相关。也就是说，2004—2006 年与 2007—2008 年对比 [19]，提示了与修补技术相关的学习曲线。

表 19.6　完全内镜入路切除恶性肿瘤：已发表的系列研究

作者	组织学	病例数	平均随访时间（月）	存活率	放疗（± 化疗）
Walch 等，2000[71]	ON	6	57	100% 1 CFR	100%
Goffart 等，2000[67]	混合	66	26	66%（2 年）	90%
Casiano 等，2001[72]	ON	5（3 例原发）	31	DFS 80%	100%
Roh 等，2004[73]	混合	13（8ᵃ）	26	DFS 68%（86%ᵃ）	79%
Bockmuhl 等，2005[74]	Adeno、ON、SCC	29	65	5 年存活率 78%	?
Poetker，2005[75]	混合	16（14ᵃ）	51	总体 87%	69%
Shipchandler 等，2005[76]	SCC	7	31	随访 31.5 个月时 91%（OS & DFS）	73%
Carrau 等，2006[77]	混合	20	11~46	OS 95%	5%
Castelnuovo 等，2006[22]	混合	49（33ᵃ）	25	随访 19.8 个月时 91%	51%
Dave 等，2007[78]	混合	17（14ᵃ）	34	局部控制率 94%	82%
Lund 等，2007[79]	混合	49	36	OS 88% DFS 68%	76%（28%）
Nicolai 等，2007[80]	Adeno（12）SCC（4）	16	47	DFS 87% DSS 93%	50%
PodbojandSmid，2007[81]	混合	15	67	87% 总体	63%
Bogaerts 等，2008[82]	Adeno	44	36	OS 81% DSS 91% 局部控制率 73%	100%
Nicolai 等，2008[83]	混合	134	34	DSS 91%	43%
Eloy 等，2009[84]	混合	18	26	OS 94%	78%（11%）
Folbe 等，2009[85]	ON	19	45	局部控制率 89%	70%
Jardeleza 等，2009[86]	Adeno	12	30	OS&DFS 92%	92%（8%）
Villaret 等，2010[19]	混合	62	17.5	5 年 OS 80% 5 年 DSS 81% 5 年 DFS 85%	56%
VanGerven 等，2011[87]	Adeno	44	61	5 年 OS 63% 5 年 DSS 82% 5 年 DFS 60% 100 个月 OS 53% 100 个月 DSS 72% 100 个月 DFS 54%	100%

Adeno：腺癌；DFS：无病存活率；DSS：疾病特异性存活率；ON：嗅神经母细胞瘤；OS：总体存活率；SCC：鳞状细胞癌
a 治疗性的完全内镜手术（只相对于姑息治疗——译者注）

■ 结 局

某一种肿瘤的内镜手术研究结果被分部分讨论，但应该把关于 EEA 的文献做整体研究。内镜切除良性的鼻－鼻窦肿瘤开始于 20 世纪 80 年代末，持续至今，世界各地许多中心已经能处理越来越大的病变，并将手术延伸至眼眶及跨越颅底。在 20 世纪 90 年代末和 21 世纪初，出现了最早的为了治疗目的而完全内镜下切除鼻窦恶性肿瘤的试验性报道[66-68]。但是可以理解的是，为了谨慎起见，至今多数试验都是相对小规模的、组织学类型混杂，随访时间也较短。有一些作者描述了在传统的颅面切除术中使用内镜，改善视野或更倾向常规开颅术联合经鼻内镜下切除（内镜辅助颅面切除术），但出于同样的原因，比较这些改良入路和传统颅面手术入路的结果特别困难[69,70]。欧洲鼻科学会（European Rhinologic Society）提出一项方案，对所有的相关主题进行了回顾，发表了"关于鼻、鼻窦和颅底肿瘤的内镜治疗的欧洲意见书"[13]。它回顾了这一主题的几乎所有方面，包括迄今在现有治疗范围内诊断和内镜技术的证据；提出了不同肿瘤的治疗流程图，为将来研究结果评价提供了指导。也许最重要的是，它促进了国际数据库的开发，该数据库将能够前瞻性地收集详细（匿名）数据资料。

表 19.6[19,22,67,71-87] 显示了在这一领域发表的一些主要研究，从中可以看出，渐增的相当大数目的恶性肿瘤的研究在逐渐积累，但作者仍然缺乏长时间随访的信息，无法有效地与已成熟的颅面切除"金标准"进行统计学比较。尽管如此，有些作者现在长期随访他们的患者（中位数为 100 个月）并发现，只要持续监测，复发和患者失访就会继续发生[67,87]。此外，尽管不经常提及肿瘤分期，但是一般来说，选择 EEA 入路的病变范围在与预后相关的重要部位（如眼眶和颅底），可能侵犯范围不太大。尽管有这些问题，但仍可以说，EEA 至少在短期内提供了可以对比的结果。新得到的证据表明，从长期来看，也明显减少了并发症发生率和致畸率[83,84,88,89]。只要遵守肿瘤治疗原则，并且理解每种肿瘤的自然病程，EEA 就为大多数 T1、T2 和一些 T3 鼻窦恶性肿瘤提供了一个可替代开放入路的可行的选择。此外，在 T4+ 期的肿瘤姑息治疗中，当需要采取真正的"减瘤手术"时，内镜手术也可以发挥作用。

内镜下肿瘤切除术治疗恶性肿瘤的限定在哪里？决定于组织学的类型和侵犯程度，当然也会因不同单位之间、不同外科医生之间以及时间不同而不同。随着这些技术被越来越多地接受，更多的病例将采用这种手术方式。但作者应该意识到这些事实：①这需相当大的技术支持，这一点并不是全世界所有地方都具备；②在某些情况下仍然需要开放术式；③经验不足的团队将该技术应用于不适合的病例将导致结果不佳，这对所有相关人员而言都是伤害。

作为一般原则，内镜下以下区域难以暴露和充分切除，可被视为全内镜入路的排除标准：

1. 鼻泪管系统。
2. 眼眶——侵犯超过眶骨膜外和眶脂肪浸润。
3. 额窦——明显的黏膜或额窦骨质受侵。
4. 上颌窦——侵犯骨壁（内侧除外）。
5. 明显侵犯至翼腭窝和颞下窝。
6. 通过鼻腔和上颌骨底壁向下侵犯，累及硬腭牙槽骨及牙齿。
7. 破坏鼻骨。
8. 颅内——明显的硬脑膜受侵。
   · 上矢状窦浸润。
   · 脑实质浸润。
9. 鼻咽——显著侵犯。

参考文献

[1] Kassam A, Snyderman CH, Mintz A, et al. Expanded endonasal approach: the rostrocaudal axis. Part I. Crista galli to the sella turcica. Neurosurg Focus, 2005, 19(1): E3
[2] Kassam AB, Gardner P, Snyderman C, et al. Expanded

endonasal approach: fully endoscopic, completely transnasal approach to the middle third of the clivus, petrous bone, middle cranial fossa, and infratemporal fossa. Neurosurg Focus, 2005,19(1):E6

[3] Laufer I, Anand VK, Schwartz TH. Endoscopic, endonasal extended transsphenoidal, transplanum transtuberculum approach for resection of suprasellar lesions. J Neurosurg, 2007, 106(3):400–406

[4] Frank G, Pasquini E, Doglietto F, et al. The endoscopic extended transsphenoidal approach for craniopharyngiomas. Neurosurgery, 2006, 59(1, Suppl 1)ONS75–ONS83, discussion ONS75–ONS83

[5] de Divitiis E, Cappabianca P, Cavallo LM, et al. Extended endoscopic transsphenoidal approach for extrasellar craniopharyngiomas. Neurosurgery, 2007, 61(5, Suppl 2)219–227, discussion 228

[6] de Divitiis E, Cavallo LM, Cappabianca P, et al. Extended endoscopic endonasal transsphenoidal approach for the removal of suprasellar tumors: Part 2. Neurosurgery, 2007, 60(1):46–58, discussion 58–59

[7] Carrabba G, Dehdashti AR, Gentili F. Surgery for clival lesions: open resection versus the expanded endoscopic endonasal approach. Neurosurg Focus, 2008,25(6):E7

[8] de Divitiis E, Esposito F, Cappabianca P, et al. Endoscopic transnasal resection of anterior cranial fossa meningiomas. Neurosurg Focus, 2008, 25(6):E8

[9] Gardner PA, Kassam AB, Snyderman CH, et al. Outcomes following endoscopic, expanded endonasal resection of suprasellar craniopharyngiomas: a case series. J Neurosurg, 2008,109(1):6–16

[10] Dehdashti AR, Ganna A, Witterick I, et al. Expanded endoscopic endonasal approach for anterior cranial base and suprasellar lesions: indications and limitations. Neurosurgery, 2009,64(4):677–687, discussion 687–689

[11] Fatemi N, Dusick JR, de Paiva Neto MA, et al. Endonasal versus supraorbital keyhole removal of craniopharyngiomas and tuberculum sellae meningiomas. Neurosurgery, 2009, 64(5, Suppl 2)269–284, discussion 284–286

[12] Fraser JF, Nyquist GG, Moore N, et al. Endoscopic endonasal transclival resection of chordomas: operative technique, clinical outcome, and review of the literature. J Neurosurg, 2010;112(5):1061–1069

[13] Lund VJ Stammberger H, Nicolai P, et al. European position paper on endoscopic management of tumours of the nose, paranasal sinuses and skull base. Rhinol Suppl, 2010,(22):1–143

[14] Snyderman CH, Carrau RL, Kassam AB, et al. Endoscopic skull base surgery: principles of endonasal oncological surgery. J Surg Oncol, 2008,97(8):658–664

[15] Kassam A, Snyderman CH, Carrau RL, et al. Endoneurosurgical hemostasis techniques: lessons learned from 400 cases. Neurosurg Focus, 2005,19(1):E7

[16] Kassam A, Carrau RL, Snyderman CH, et al. Evolution of reconstructive techniques following endoscopic expanded endonasal approaches. Neurosurg Focus, 2005,19(1):E8

[17] Kassam AB, Thomas A, Carrau RL et al. Endoscopic reconstruction of the cranial base using a pedicled nasoseptal fap.

Neurosurgery, 2008,63(1 Suppl 1): ONS44–52; discussion ONS52–53

[18] Zanation AM, Snyderman CH, Carrau RL, et al. Minimally invasive endoscopic pericranial fap: a new method for endonasal skull base reconstruction. Laryngoscope, 2009, 119(1):13–18

[19] Villaret AB, Yakirevitch A, Bizzoni A, et al. Endoscopic transnasal craniectomy in the management of selected sinonasal malignancies. Am J Rhinol Allergy, 2010, 24(1): 60–65

[20] Castelnuovo P, Pistochini A, Locatelli D. Diferent surgical approaches to the sellar region: focusing on the "two nostrils four hands technique". Rhinology, 2006,44(1):2–7

[21] Draf W. Endonasal micro-endoscopic frontal sinus surgery; the Fulda concept. Oper Tech Otolaryngol Head Neck Surg, 1991,2:234–240

[22] Castelnuovo P, Battaglia P, Locatelli D, et al. Endonasal micro-endoscopic treatment of malignant tumors of the paranasal sinuses and anterior skull base. Oper Tech Otolaryngol Head Neck Surg, 2006,17:152–167

[23] Kassam A, Snyderman CH, Mintz A, et al. Expanded endonasal approach: the rostrocaudal axis. Part II. Posterior clinoids to the foramen magnum. Neurosurg Focus, 2005, 19(1):E4

[24] Kassam AB, Snyderman C, Gardner P, et al. The expanded endonasal approach: a fully endoscopic transnasal approach and resection of the odontoid process: technical case report. Neurosurgery, 2005, 57(1, Suppl) E213, discussion E213

[25] Messina A, Bruno MC, Decq P, et al. Pure endoscopic endonasal odontoidectomy: anatomical study. Neurosurg Rev, 2007,30(3):189–194, discussion 194

[26] Simmen DB, Raghavan U, Briner HR, et al. The anatomy of the sphenopalatine artery for the endoscopic sinus surgeon. Am J Rhinol, 2006, 20(5):502–505

[27] Zanation AM, Snyderman CH, Carrau RL, et al. Endoscopic endonasal surgery for petrous apex lesions. Laryngoscope, 2009, 119(1):19–25

[28] Kassam AB, Vescan AD, Carrau RL, et al. Expanded endonasal approach: vidian canal as a landmark to the petrous internal carotid artery. J Neurosurg, 2008, 108(1): 177–183

[29] Osawa S, Rhoton AL Jr, Seker A, et al. Microsurgical and endoscopic anatomy of the vidian canal. Neurosurgery, 2009, 64(5, Suppl 2)385–411, discussion 411–412

[30] Kassam A, Snyderman C, Carrau R. Expanded endonasal approach: Transplanum approach. Skull Base Interdiscip Approach, 2004,14(Suppl 1):10

[31] Badia L, Loughran S, Lund VJ. Primary spontaneous cerebrospinal fuid rhinorrhea and obesity. Am J Rhinol, 2001, 15(2):117–119

[32] Anand VK, Murali RK, Glasgold MJ. Surgical decisions in the management of cerebrospinal fuid rhinorrhoea. Rhinology, 1995,33(4):212–218

[33] Hughes RG, Jones NS, Robertson IJ. The endoscopic treatment of cerebrospinal fuid rhinorrhoea: the Nottingham experience. J Laryngol Otol, 1997,111(2):125–128

[34] Marshall AH, Jones NS, Robertson IJ. CSF rhinorrhoea:the

place of endoscopic sinus surgery. Br J Neurosurg, 2001, 15(1):8–12

[35] Lopatin AS, Kapitanov DN, Potapov AA. Endonasal endoscopic repair of spontaneous cerebrospinal fuid leaks. Arch Otolaryngol Head Neck Surg, 2003,129(8):859–863

[36] Al-Sebeih K, Karagiozov K, Elbeltagi A, et al. Nontraumatic cerebrospinal fuid rhinorrhea: diagnosis and management. Ann Saudi Med, 2004,24(6):453–458

[37] Tabaee A, Kassenof TL, Kacker A, et al. The efcacy of computer assisted surgery in the endoscopic management of cerebrospinal fuid rhinorrhea. Otolaryngol Head Neck Surg, 2005,133(6):936–943

[38] Alameda YA, Busquets JM, Portela JC. Anterior skull base cerebrospinal fuid fstulas in Puerto Rico: treatment and outcome. Bol Asoc Med P R, 2009,101(2):29–33

[39] Wormald PJ, McDonogh M. 'Bath-plug' technique for the endoscopic management of cerebrospinal fuid leaks. J Laryngol Otol, 1997,111(11):1042–1046

[40] Castelnuovo PG, Delú G, Locatelli D, et al. Endonasal endoscopic duraplasty: our experience. Skull Base, 2006, 16(1): 19–24

[41] Leong JL, Citardi MJ, Batra PS. Reconstruction of skull base defects after minimally invasive endoscopic resection of anterior skull base neoplasms. Am J Rhinol, 2006, 20(5): 476–482

[42] Locatelli D, Rampa F, Acchiardi I, et al. Endoscopic endonasal approaches for repair of cerebrospinal fuid leaks: nine-year experience. Neurosurgery, 2006,58(4 Suppl 2): ONS-246–256; discussiom ONS-256–257

[43] Castelnuovo P, Dallan I, Bignami M, et al. Endoscopic endonasal management of petroclival cerebrospinal fuid leaks: anatomical study and preliminary clinical experience. Minim Invasive Neurosurg, 2008,51(6):336–339

[44] Hadad G, Bassagasteguy L, Carrau RL, et al. A novel reconstructive technique after endoscopic expanded endonasal approaches: vascular pedicle nasoseptal fap. Laryngoscope, 2006,116(10):1882–1886

[45] El-Sayed IH, Roediger FC, Goldberg AN, et al. Endoscopic reconstruction of skull base defects with the nasal septal fap. Skull Base, 2008,18(6):385–394

[46] Kassam AB, Thomas A, Carrau RL, et al. Endoscopic reconstruction of the cranial base using a pedicled nasoseptal fap. Neurosurgery, 2008, 63(1, Suppl 1)ONS44–ONS52, discussion ONS52–ONS53

[47] Zanation AM, Carrau RL, Snyderman CH, et al. Nasoseptal fap reconstruction of high fow intraoperative cerebral spinal fuid leaks during endoscopic skull base surgery. Am J Rhinol Allergy, 2009,23(5):518–521

[48] Harvey RJ, Nogueira JF, Schlosser RJ, et al. Closure of large skull base defects after endoscopic transnasal craniotomy. Clinical article. J Neurosurg, 2009,111(2):371–379

[49] Pinheiro-Neto CD, Prevedello DM, Carrau RL, et al. Improving the design of the pedicled nasoseptal fap for skull base reconstruction: a radioanatomic study. Laryngoscope, 2007,117(9):1560–1569

[50] Shah RN, Surowitz JB, Patel MR, et al. Endoscopic pedicled nasoseptal fap reconstruction for pediatric skull base defects. Laryngoscope, 2009,119(6):1067–1075

[51] Kang MD, Escott E, Thomas AJ, et al. The MR imaging appearance of the vascular pedicle nasoseptal fap. AJNR Am J Neuroradiol, 2009,30(4):781–786

[52] Fortes FS, Carrau RL, Snyderman CH, et al. The posterior pedicle inferior turbinate fap: a new vascularized fap for skull base reconstruction. Laryngoscope, 2007,117(8):1329–1332

[53] Prevedello DM, Barges-Coll J, Fernandez-Miranda JC, et al. Middle turbinate fap for skull base reconstruction: cadaveric feasibility study. Laryngoscope, 2009, 119(11):2094–2098

[54] Fortes FS, Carrau RL, Snyderman CH, et al. Transpterygoid transposition of a temporoparietal fascia fap: a new method for skull base reconstruction after endoscopic expanded endonasal approaches. Laryngoscope, 2007, 117(6):970–976

[55] Yoshioka N, Rhoton AL Jr. Vascular anatomy of the anteriorly based pericranial fap. Neurosurgery, 2005, 57(1, Suppl) 11–16, discussion 11–16

[56] Zanation AM, Snyderman CH, Carrau RL, et al. Minimally invasive endoscopic pericranial fap: a new method for endonasal skull base reconstruction. Laryngoscope, 2009, 119(1):13–18

[57] Oliver CL, Hackman TG, Carrau RL, et al. Palatal fap modifcations allow pedicled reconstruction of the skull base. Laryngoscope, 2008,118(12):2102–2106

[58] Hackman T, Chicoine MR, Uppaluri R. Novel application of the palatal island fap for endoscopic skull base reconstruction. Laryngoscope, 2009,119(8):1463–1466

[59] Lim M, Lew-Gor S, Sandhu G, et al. Whitehead's varnish nasal pack. J Laryngol Otol, 2007, 121(6):592–594

[60] Gardner P, Kassam A, Snyderman C, et al. Endoscopic endonasal suturing of dural reconstruction grafts: a novel application of the U-Clip technology. Technical note. J Neurosurg, 2008,108(2):395–400

[61] Dagash H, Chowdhury M, Pierro A. When can I be profcient in laparoscopic surgery? A systematic review of the evidence. J Pediatr Surg, 2003,38(5):720–724

[62] Stankiewicz JA. Complications in endoscopic intranasal ethmoidectomy: an update. Laryngoscope, 1989,99(7 Pt 1):686–690

[63] de Almeida JR, Snyderman CH, Gardner PA, et al. Nasal morbidity following endoscopic skull base surgery: a prospective cohort study. Head Neck, 2011,33(4):547–551

[64] Harvey RJ, Smith JE, Wise SK, et al. Intracranial complications before and after endoscopic skull base reconstruction. Am J Rhinol, 2008,22(5):516–521

[65] Jones E, Lund VJ, Howard DJ, et al. Quality of life of patients treated surgically for head and neck cancer. J Laryngol Otol, 1992,106(3):238–242

[66] Yuen AP, Fung CF, Hung KN. Endoscopic cranionasal resection of anterior skull base tumor. Am J Otolaryngol, 1997, 18(6):431–433

[67] Gofart Y, Jorissen M, Daele J, et al. Minimally invasive endoscopic management of malignant sinonasal tumours. Acta Otorhinolaryngol Belg, 2000,54(2):221–232

[68] Stammberger H, Anderhuber W, Walch C, et al. Possibilities

and limitations of endoscopic management of nasal and paranasal sinus malignancies. Acta Otorhin-olaryngol Belg, 1999, 53(3):199–205

[69] Thaler ER, Kotapka M, Lanza DC, et al. Endoscopically assisted anterior cranial skull base resection of sinonasal tumors. Am J Rhinol, 1999,13(4):303–310

[70] Har-El G. Anterior craniofacial resection without facial skin incisions—a review. Otolaryngol Head Neck Surg, 2004, 130(6):780–787

[71] Walch C, Stammberger H, Anderhuber W, et al. The minimally invasive approach to olfactory neuroblastoma: combined endoscopic and stereotactic treatment. Laryngoscope, 2000,110(4):635–640

[72] Casiano RR, Numa WA, Falquez AM. Endoscopic resection of esthesioneuroblastoma. Am J Rhinol, 2001,15(4):271–279

[73] Roh H-J, Batra PS, Citardi MJ, et al. Endoscopic resection of sinonasal malignancies: a preliminary report. Am J Rhinol, 2004,18(4):239–246

[74] Bockmühl U, Minovi A, Kratzsch B, et al. Endonasal micro-endoscopic tumor surgery: state of the art. [Article in German] Laryngorhinootologie, 2005,84(12):884–891

[75] Poetker DM, Toohill RJ, Loehrl TA, et al. Endoscopic management of sinonasal tumors: a preliminary report. Am J Rhinol, 2005,19(3):307–315

[76] Shipchandler TZ, Batra PS, Citardi MJ, et al. Outcomes for endoscopic resection of sinonasal squamous cell carcinoma. Laryngoscope, 2005,115(11): 1983–1987

[77] Carrau R, Kassam A, Snyderman C, et al. Endoscopic transnasal anterior skull baseresection for the treatment of sinonasal malignancies. Oper Tech Otolaryngol Head Neck Surg, 2006,17:102–110

[78] Dave SP, Bared A, Casiano RR. Surgical outcomes and safety of transnasal endoscopic resection for anterior skull tumors. Otolaryngol Head Neck Surg, 2007,136(6):920–927

[79] Lund V, Howard DJ, Wei WI. Endoscopic resection of malignant tumors of the nose and sinuses. Am J Rhinol, 2007, 21(1):89–94

[80] Nicolai P, Castelnuovo P, Lombardi D, et al. Role of endoscopic surgery in the management of selected malignant epithelial neoplasms of the naso-ethmoidal complex. Head Neck, 2007,29(12):1075–1082

[81] Podboj J, Smid L. Endoscopic surgery with curative intent for malignant tumors of the nose and paranasal sinuses. Eur J Surg Oncol, 2007,33(9):1081–1086

[82] Bogaerts S, Vander Poorten V, Nuyts S, et al. Results of endoscopic resection followed by radiotherapy for primarily diagnosed adenocarcinomas of the paranasal sinuses. Head Neck, 2008,30(6):728–736

[83] Nicolai P, Battaglia P, Bignami M, et al. Endoscopic surgery for malignant tumors of the sinonasal tract and adjacent skull base: a 10-year experience. Am J Rhinol, 2008,22(3):308–316

[84] Eloy JA, Vivero RJ, Hoang K, et al. Comparison of transnasal endoscopic and open craniofacial resection for malignant tumors of the anterior skull base. Laryngoscope, 2009, 119(5): 834–840

[85] Folbe A, Herzallah I, Duvvuri U, et al. Endoscopic endonasal resection of esthesioneuroblastoma: a multicenter study. Am J Rhinol Allergy, 2009,23(1):91–94

[86] Jardeleza C, Seiberling K, Floreani S, et al. Surgical outcomes of endoscopic management of adenocarcinoma of the sinonasal cavity. Rhinology, 2009,47(4):354–361

[87] Van Gerven L, Jorissen M, Nuyts S, et al. Long-term follow-up of 44 patients with adenocarcinoma of the nasal cavity and sinuses primarily treated with endoscopic resection followed by radiotherapy. Head Neck, 2011,33(6):898–904

[88] Devaiah AK, Larsen C, Tawfk O, et al. Esthesioneuroblastoma: endoscopic nasal and anterior craniotomy resection. Laryngoscope, 2003, 113(12):2086–2090

[89] Batra PS, Citardi MJ, Worley S, et al. Resection of anterior skull base tumors: comparison of combined traditional and endoscopic techniques. Am J Rhinol, 2005,19(5):521–528

外入路手术

由于鼻腔鼻窦肿瘤**出现症状晚**、侵犯范围广、侵袭性强、病理类型多样的特点，所以外科手术切除是大多数病例的主要治疗方式。CT和MRI在影像学技术上的显著改善，使得我们能够不断提高判断患者术前病变范围的准确性。同时结合病理诊断技术的提高，使作者能够更合理地运用不同的外科技术，从内镜手术到复杂开放性颅底肿瘤切除术。当病变侵犯眼眶、鼻腔、鼻窦和邻近组织时，扩大的切除手术可能需要切除颅内结构、颅底骨质本身和颅外的广泛区域。术者最好是多学科团队中一员，并且在计划根治性治疗方案的同时要尽量保存功能、美容和外形及生活质量。

这些区域的手术通常很复杂，需要多学科的成员们精心合作，才能安全地进行切除和重建（后者如果需要的话）。关于这些不断发展的外科技术，已经有很多文献报道过，但大多数进入前颅底和前外侧颅底的各种开放入路，已经开展了足够长的时间，使作者在并发症发生率、死亡率和治愈率方面有大量的长期数据。内镜手术得到了越来越多的应用，但迄今，关于大量患者长期效果的资料仍然有限，尤其是接受治疗的恶性肿瘤患者。

尽管作者在这些手术中的经验越来越多，但在这些患者中仍有相当比例的患者无法得到治愈，而且几乎总是会有不同的并发症。尽管颅面手术经过过去 30 年的发展，死亡率和并发症发生率已经较低。但我们希望内镜手术、新型放射疗法、新的化疗方案和新颖的分子生物制剂能够为我们带来更多可能。

本书并不打算取代近年来出版的许多优秀的关于鼻腔、鼻窦和颅底肿瘤手术技术的手册，但对不同手术选择的优势和缺陷在下文中进行了分析。

当 1993 年《上颌肿瘤》（*Tumours of the Upper Jaw*）发表时，作者声明通过硬管和软管内镜所提供的显著改善的光学系统，可以明显地促进检查技术的发展，并且希望这个技术可以帮助这类疾病的早期诊断。**遗憾的是，只有个别幸运的患者从这项技术中获益**。很多鼻腔鼻窦肿瘤罕见，早期无典型症状，使得患者和医生都忽略了早期的轻微症状。鼻塞、流涕和面部疼痛等这些**简单和极其常见的症状**通常出现在 6 个月至 1 年前。但只有在出现出血、面部肿胀、眼眶症状、口腔问题或出现肿块时才会引起患者重视。内镜可以对许多此区域病变进行更精确、具体的观察和判断及多部位活检。但仍有许多患者即使影像学检查提示大范围病变，但通过内镜进行准确的活检仍然困难。在初诊和耳鼻喉科门诊应保持高度的警惕性，尽早发现这些罕见病例。应仔细评估有**单侧鼻腔和鼻窦症状**的患者，尤其是反复异常的鼻分泌物、鼻出血，以及异常的面部疼痛和麻木。另外两类

患者也值得注意，一类是随着全世界影像扫描检查的普及，使无症状患者可能会在其他无关问题的检查中发现病变；另一类是需要三级转诊治疗的患者，不幸的是相当多的患者已经接受过了之前失败的治疗，因为残留 / 复发病变转诊。

■ 临床特征

近期发作的单侧鼻部症状，要求至少进行高质量的鼻部检查，并对任何眼眶、口腔或神经症状进行评估。如果短疗程的适当药物治疗不能及时解决问题，应将患者推荐给专家进行评估。

在耳鼻喉科进行进一步专科检查后，最好使用硬性或纤维内镜检查，必要时进行影像学检查。

■ 影像学表现

影像学检查在制定鼻腔、鼻窦、鼻咽及邻近颅底的良恶性病变的治疗前计划中起着关键作用。**通常需要同时进行 CT 和 MRI 检查**，因为它们在评估该区域的病变时是互补的，可以最大化准确评估该区域肿瘤涉及的范围（图 19.4）[1]。

不同病理的影像学特点在之前相应的章节和第 5 章中已有概述。自 1986 年以来，作者一直采用高分辨率增强 CT（冠状面和轴面）和三维 MRI [用二亚乙基三胺钆喷他乙酸（钆 –DTPA）增强] 相结合的术前影像学检查。**这种联合的影**

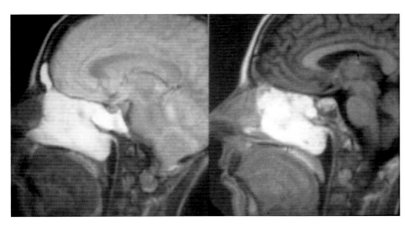

图 19.4　MRI（钆增强前及增强后 T1 加权）可以清楚地分辨肿瘤组织和邻近鼻腔鼻窦黏膜炎症性改变，以及额窦及蝶窦内分泌物的潴留

像学检查可以对肿瘤做出最全面的评估。需要注意的是，为了使患者顺利完成检查，需要疼痛管理；对于幽闭恐惧症患者，如果没有向他们解释检查过程和程度，做 MRI 和 CT 检查将是一个非常痛苦的经历，这类患者需要使用镇静剂。

根据肿瘤的类型和范围，可能还需要进行超声或 PET-CT 扫描等方式进行补充评估。最好结合患者的活检结果，与患者沟通及在多学科会议和其他专家讨论影像学检查和其他相关检查的结果，这一点很重要。

影像学检查还可以作为**术中**导航的辅助参数，对术后的长期随访也是必要的。然而，采用与术前检查不同的模式进行**术后影像学检查**，使用不同机器及不同设置，并由不同的放射科医生进行报告（通常无法获得术前原始影像学资料，也没有与治疗团队进行多学科讨论），此时得到的结果可能完全无法使用。在术后改变还没有完成时（少于 12 周或更久）进行不恰当的术后早期影像学检查的结果也会存在显著的误导。患者和治疗团队期待尽早确定"治愈"也可能是灾难性的。不推荐在治疗后至少 12 周之内反复对患者进行活检，因为如果病理学家的报告指出有"残留"的病变，但事实上这些病变没有活性时，这样将可能增加患者的痛苦，并且导致治疗混乱。

所有的扫描检查（CT、MRI、PET）在治疗后 4 个月，最好是 6 个月来预测是否"治愈"才变得更可靠。

■ 组织病理学

在鼻腔、鼻窦、鼻咽和邻近颅底的肿瘤中发现的病理多样性比人体的其他任何区域都要大。Leon Barnes 等在 2005 年编辑的《世界卫生组织肿瘤分类：头颈部肿瘤的病理学和遗传学》（*WHO classification of tumors*，*Pathology and Genetics of Head and Neck Tumors*）中对此有明确记录，如表 4.2 所示。

根据肿瘤可能的高发病率和死亡率等更丰富条件而进行的一些肿瘤分类也被添加到了本书中。

■ 围手术期患者处理——多学科团队

在作者的机构中，**多学科头颈外科团队**已经存在了 30 多年，而作者与放射肿瘤科同事联合门诊可以追溯到 1952 年。尽管如此，在世界各地的许多机构中，多学科团队是一个相对较新的事物，甚至在一些国家仍然不是被接受的工作方式。在英国，头颈外科多学科团队每周召开一次会议。在过去的 10 年里，越来越强调要建立一支额外的颅底团队，包括对这类患者尤其感兴趣的耳鼻喉科、神经外科、整形外科和颌面外科的外科医生。30 多年来，作者的多学科团队包括来自病理学、放射学和放射肿瘤学的同事，有时还包括不同级别和数量的专业外科医生。此外，高级护士，包括有 15 年以上临床经验的专科护士们、经过头颈外科训练的护士、营养师、社会工作者、营养学家、语言治疗师、物理治疗师和病房文员等，都参与了这支团队。团队中的**主要的工作人员**已经重点从高级病房护士转变到到临床专科护士，但这种情况在不同的医院和不同的国家有所不同。无论是在家里还是在医院里，有专门的医护人员能够与患者保持持续的联系是非常重要的。通常情况下，一个繁忙的多学科团队需要一个协调员来执行管理，加强沟通，整理检查结果，校对/完成详细的多学科团队会议记录文件。协调员应确保完成本地的和全国的数据收集并且记录。此外一些协调员还需要参与门诊预约和组织科研。然而令人遗憾的是，在英国很多的多学科团队没有协调员，团队的其他成员需要承担这些工作职能。

对于一个年轻的接受训练的外科医生来说，重点往往是获得外科专业知识，但了解疾病的自然病程，利用多学科团队各个方面的知识，便能够潜心于更多的工作和研究来获得对疾病的全面了解。对受训者来说，理解这一要求，尤其是研究这些疾病的不同的自然病程是至关重要的。

术前咨询与患者/亲属教育

本书概述的良性和恶性疾病通常需要与患者和其他家庭成员进行坦诚和详细的讨论。所涵盖内容很多，主要包括：

- 控制疼痛。
- 任何工作环境暴露的影响。
- 吸烟、酗酒、肥胖和总体生活方式。
- 营养不良，体重减轻。
- 患者及其家属对癌症的恐惧。
- 与即将进行的手术、放射疗法和（或）化疗有关的问题。
- 早期和长期术后治疗，有关于呼吸、言语、吞咽、美容、视力、嗅觉、味觉、听力、恢复正常活动或活动受限等。

缺乏有关潜在变化、畸形发生率和死亡率的信息，通常会导致患者及其家属应对中等或大手术的可能性及放疗和化疗的相关问题的能力不足。获得这些患者的知情同意并接受现状需要耐心和时间，而且在繁忙的治疗的三级转诊中心常常是不容易执行的，专门准备这样一个时间段，并且让多学科团队的所有成员充分了解患者的意愿是尤其重要的。这些患者中有很高比例是晚期疾病，关于他们能否被治愈，仍然无法确定结果。在多学科团队、患者及其家属之间建立一个确实可行的合作和信任非常重要。由于专业的外科手术过程通常由一位或多位外科医生共同合作完成，所以非常重要的是，一位或最好更多的外科医生能与他们的主要工作者（常常是临床专科护士）一起，对每位患者给予特别关注。尽管多年来一直提倡多学科团队合作，但在术前和术后，主要的手术医生和患者有足够的时间一起进行详细的病情沟通，这一点仍然是必要的。

头颈临床专科护士

在英国，临床专科护士通常之前是高级护士，其中许多人是头颈和神经外科病房的护士。因此，他们是**患者的代诉人，**并具有相当丰富的临床护理专业知识。除此之外，因为他们中的许多人了解多学科团队中所有成员的角色，还可以充当顾问、老师和研究人员，并在整个团队中担任联络员。他（她）们尤其能够为患者提供持续的护理，所以从初次接触患者到患者出院回家，以及随后与家庭医生的沟通、安排随访等他们都应该参与。对合适的人而言，这是一个高要求但是难以置信的令患者满意的角色，也是改善患者护理中的另一个关键环节。但是，无论如何，**这都不能代替治疗医生/外科医生和患者之间充分和仔细的沟通。**

初步评估和症状管理

相对早期的鼻腔、鼻窦和颅底肿瘤的患者，可能很少出现上述症状。但是任何晚期或先前失败的患者，在疼痛控制以及其他症状如鼻出血、溢泪或复视、张口受限、牙齿问题等方面都是很麻烦的问题。如果尚未进行准确的诊断，应立即考虑进行诊断，但在确诊之前或者同时，首诊医生和团队应该着力进行疼痛控制和解决患者其他需求。这一区域的疾病很少会导致严重的营养问题，因为大多数患者仍然能够口服食物，除非疾病范围很广，涉及口腔或产生严重的张口受限。然而，与一般癌症一样，**体重减轻**可能已经很明显，无论随后采取何种治疗形式，营养师的早期评估都是至关重要的。

疼痛管理越来越多地由团队的专业人员承担，可能需要立即使用吗啡及其衍生物，有时可能需要患者立即入院以解决疼痛和鼻出血问题。只有当这些问题得到控制后，团队才能继续进行影像学检查及活检等工作。

临终关怀

不幸的是，**这一区域晚期病变可能无法手术切除，**也不适合用化疗或放疗来治疗。需要多学科团队就这些问题达成一致意见很重要，然后与患者及其家属沟通。并将患者及其家属转介至适当的当地临终关怀机构（如果他们所在的国家有此机构的话）。当患者从医院转到临终关怀医院或返回家中接受恰当的基础护理时，疼痛控制和护理策略必须被清晰地传达和记录给接手的护理人员。

营　养

如何强调营养在所有大的头颈肿瘤治疗中的重要性都不过分。与其他区域的癌症一样，在过去的 30 年里，越来越多的国际文献表明，建立营养参数十分重要：

1. 治疗前；

2. 整个治疗过程中；

3. 在治疗后期阶段，特别是当已经开始联合治疗时。

不幸的是，患有鼻腔、鼻窦和颅底恶性疾病的患者与普通人群中的其他患者没有什么不同，肥胖、糖尿病、呼吸系统疾病、心血管疾病和胃肠疾病及关节炎都是常见的伴随因素。应该同时明确患者的总体重、近期的任何体重变化和当前的营养状况，并需要在任何主要治疗（外科手术、放射治疗或化疗）考虑因素之前，进行干预并制定详细的校正计划。每个患者的营养计划都是个体化的，并在随后的任何治疗中定期重新评估。患者对经口进食、鼻饲饮食或父母喂养给予的各种营养支持的耐受性存在很大差异，因此，如果可以，需要持续、专业的营养输入。**在那些没有饮食/营养专家知识的国家，手术团队必须考虑这些因素。**任何外科医生无论专业知识如何，如果对营养缺乏、脱水和准备不足的患者进行手术，都无法获得低并发症发生率和低死亡率的良好术后结果。

有一部分晚期颅底肿瘤患者术前有明显的脑神经损伤，术后和（或）放疗后这些损伤可能会显著增加，并可能伴有发音困难或吞咽困难等问题。在这些患者中，对这些问题的早期评估和长期护理对于成功的结局是非常必要的。他们可能需要一个全面的吞咽康复计划，以及

营养学家和言语治疗师（言语病理学家）之间的密切合作。

社会服务

一部分患有此类型疾病的老年患者可能处于独自生活、无有效家庭支持的状态。另一类即使有家庭帮助的患者，**社会服务也要尽早介入，并在任何重大手术之前加以考虑。**需要时间提前适应回家后面临的问题。例如，对于必须切除眼睛或上颌骨的患者，或者进行大量面部重建的患者，此时给予额外的支持来帮助患者处理**术后回家和有可能返回工作中面临的问题**可能是必要的。**患者的伴随疾病、酒精依赖和药物史**也可能是其需求的重要组成部分；同样，社会需求和护理需求评估也可以通过临床专科护士这一渠道解决，这取决于每个团队情况或患者接受治疗的国家情况。患者可能在家庭内、外都需要各种各样的帮助，帮助他们处理面部畸形、行动不便、驾驶能力等问题。

如同在所有癌症手术中一样，有时治疗前评估还需要心理学专家的意见，这对于少部分经过非常艰难的联合治疗中幸存下来的患者尤为必要，因为对他们而言很难恢复可以接受的生活质量[2]。这些问题不能被忽视，因为对许多不幸的患者来说治愈只是**长期康复**的开始。

牙科评估；骨结合赝复体

上颌骨切除术后**假体修复**的历史可以追溯到 1835 年的 Syme。到 20 世纪早期，上颌骨切除术后的假体修复和牙齿修复得到了很好的发展。Woodman 在 1923 年对最初石膏模型、临时义齿和之后永久义齿的相关技术进行了意义重大的描述（图 19.5）。随着越来越多的现代材料的使用，这些技术不断得到改进。因此在作者的医院中 60 多年前就开展了术前评估和制作上颌骨赝复体，并在切除手术结束时放置（图19.6）。在任何肿瘤治疗之前，**由口腔肿瘤相关的牙医进行全面的口腔和牙齿治疗前评估，并**

记录口腔和牙齿异常，相比之下，这一点目前还远远不够普遍。许多从事治疗的外科医生和内科医生，仍然没有做到记得在治疗前**减少或消除任何潜在感染源**，以及在手术时考虑上颌骨假体来帮助随后的康复是多么重要，即使在术后还需要放疗和化疗。外科医生、放射肿瘤学家和内科肿瘤学家应该能够评估继发于较差的牙齿状况、特别明显的牙周疾病、严重龋齿、不良修复体及口腔卫生差而引起的口腔疾病。作为最初评估的一部分，患者应被转诊到口腔科进行全面的口腔和牙科评估，以及适当的放射学检查，其中可能包括咬合、全景、根尖周和咬翼片等。**与 CT 和 MRI 相比，这些检查相对容易且费用低廉，在患者的长期护理中可能非常重要。**尤其在广泛的鼻腔、鼻旁、鼻窦或颅底病变涉及上颌骨下部的情况下，**赝复体的修复效果依赖于假体与健侧剩余牙齿的稳定固定**（图 19.7）。

可能预后不良的牙齿需要在术后化疗或放疗前拔除。有了前瞻性计划，这可以在全身麻醉下与外科切除手术同时完成。在初次手术时进行拔牙会减少团队的工作量和患者的等待时间。在术后患者护理方面有很大的改进空间，

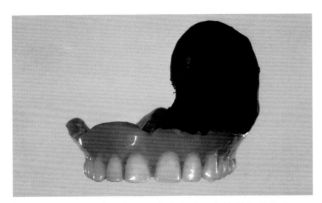

图 19.5　最初临时阻塞器的临床照片，它使用杜仲胶（gutta percha）制作，并和术前制作的腭护板相连。该阻塞器在同一麻醉下上颌骨切除及关闭伤口时立刻放入

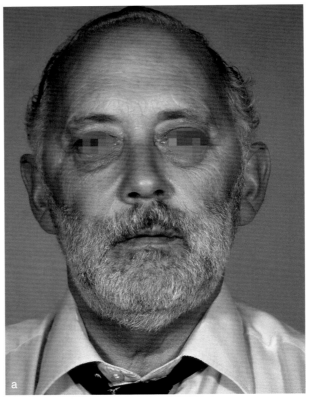

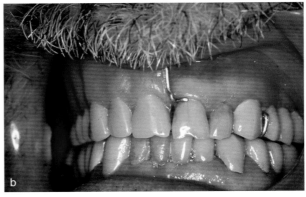

图 19.7　a. 一位因广泛腺样囊性癌行右侧上颌骨全切术后 6 个月的临床照片。b. 同一患者，配戴有一借卡环稳固地固位在残留的左上牙齿上的封闭假体装置，使该患者吞咽及语言功能恢复良好

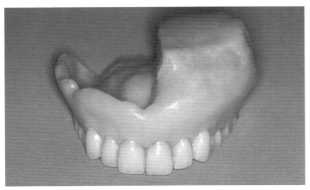

图 19.6　在上颌骨切除后术腔完全恢复并稳定后制作的轻质永久性上颌骨阻塞器

因为随后的**放射性骨坏死仍然是一个严重的、令人头痛的问题**，且一般预后较差。在手术后和治疗后，经常需要进行牙齿评估，尤其是那些接受额外放疗的患者。因为即使应用了更现代的 IMRT 技术，他们仍可能会出现口干（口干燥症）和牙齿疾病发病率增加的情况。尤其对于上颌骨切除的患者，他们可能需要持续的鼓励来使用简单的措施，如含氟漱口液，并鼓励他们在治疗后长时间内看普通牙医进行常规护理。

在过去的 20 年中，口外应用骨结合技术有了持续的进步，为口腔内 / 上颌骨切除术 / 眶 / 鼻 / 半面的赝复体提供稳定的固位（见第 21 章）。虽然游离皮瓣重建上颌骨切除术在那些能够进行该技术的国家变得越来越普及，但它对于一个构建完好的阻塞器赝复体而言并不总是最好的选择。尤其是假体可以完美方式牢靠固定在残余牙齿上和额外的骨结合种植体。有些病例，尤其是无牙患者，游离皮瓣重建也许可以提供一个可以接受的外形和功能重建结果。但对于老年患者，手术时间延长也许是相对禁忌。相比而言，对于一些老年无牙患者和无法维持和准确地安置假体的患者，游离皮瓣重建也许是有益的。但是要仔细考虑个体差异。

■ 概 述

过去，在理解患者对建议的鼻腔、鼻窦和颅底肿瘤治疗方案的关注度方面，常常没有给予足够的注意。多学科团队需要对这些问题提高警惕，并理解患者在这种压力局面下获得信息的能力。使用医学术语交流而不是可以理解的日常语言也是不合适的，整个患者治疗过程中，需要以一种积极的方式给予患者照顾和支持。这一区域手术的特殊性及辅助进行放疗和化疗治疗的可能性，需要与患者及其家属进行坦诚的讨论；患者本人对他们为什么患上这些癌症，以及对于有关并发症、发病率、面部畸形和日常生活的变化等问题的担心都需要全面讨论。团队的高级成员，最好是完成手术的外科顾问医生，来获得患者知情同意，临床专科护士最好在场。患者、亲属和团队成员都将从建立的相互信任的氛围中受益。特别是随着时间的推移，情况可能会发生变化，除了并发症发生和死亡之外，总有治疗失败或疾病复发的可能性。

■ 关键点

· 这些区域的手术通常很复杂，需要多学科团队的成员们密切配合。

· 这些疾病罕见，但出现的症状又都常见，意味着大部分患者在就诊时就属于晚期。

· 在初诊时，需要对单侧鼻腔和鼻窦症状提高警惕，并且由耳鼻喉科门诊医生仔细甄别，来发现这些罕见的疾病。

· CT 和 MRI 通常是影像学检查必需的，因为它们是互补的，并且为评估局部肿瘤范围提供最大的准确性。

· 在鼻腔、鼻窦、鼻咽和颅底的肿瘤中发现的病理学多样性比在人体的任何其他部位都要复杂。

· 多学科团队模式改善了这些患者的护理和预后。

· 年轻的外科医生需要全面了解这些疾病的病理学和自然病程。

· 对这些患者及其家属进行术前咨询是必要的。

· 专业的头颈部临床专科护士是团队中极重要的成员。

· 在晚期疾病中，疼痛控制管理和营养评估至关重要。

· 在选定的患者中，治疗前进行牙科评估和假体修复是重要的考虑因素。

· 对口腔和牙齿疾病进行彻底的预处理，以消除或减少感染，并考虑骨结合种植体，这在许多患者中是必要的，尤其是那些接受放疗

± 化疗和上颌窦手术的患者。

· 术前和术后恰当的信息、护理和支持对这些患者而言至关重要。

■ 手术治疗

此部分并非旨在取代那些出色的外科手术手册。显然易见的是，诸如手术设备、手术的体位、术前准备、铺巾，以及手术步骤取决于患者具体的手术方法。在任何情况下，**与麻醉科同事密切合作并清楚地交换信息都至关重要**。尤其是患者存在明显牙关紧闭及可能的困难气道的情况下。根据切除肿瘤方法的不同，需认真考虑气管插管的位置或是否需要气管切开术。

经验丰富的巡回护士和洗手护士是非常重要的。包括术后护理及康复都至关重要。虽然术后病房及重症监护室有许多高素质的护理人员，但如果他/她们不熟悉接受肿瘤切除手术的患者的特殊需求，则会出现各种问题。除了对伤口和术后患者管理的一般原则之外，还需要对术后神经监测、气道管理、假体的使用及护理、通过皮瓣和移植物进行的重建等有适当的了解。

■ 关键点

· 与麻醉科同事的合作和清晰的信息交流至关重要。

· 围手术期和专科的术后护理至关重要。

选择某一种手术方式

在为患者选择手术方式时，患者患病的部位、病变大小、组织学分类、病史，以及任何可能存在的并存疾病都非常重要。个人理念、经验和技术能力对外科医生也都会有影响。如果患者是可治愈的，需要采用专业的手术入路，**手术的目的是彻底切除肿瘤**。对一些肿瘤的联合入路需要具备更广泛的专业知识。通常在大

多数多学科临床中心，可能并不具备有相应经验的个人，并且术前讨论可能会偏重于某一个特定学科。不幸的是，在许多国家，经济因素也会参与决策过程，而且不同部门之间的不良的竞争可能会使问题进一步复杂化。但是，如果想要改善这类疾病的不良长期控制率，以及外科切除手术导致的致伤致残率，则需要认真考虑这些手术方法及步骤。**仅仅获得多种外科手术技巧并不一定能为患者提供适当的选择，这其中还充满了哲学的考虑**。尤其是成功手术带来的益处必须大于手术的风险及并发症发生率。外科医生必须扪心自问是否有能力完成手术到可以接受的水平。同时要时刻牢记，**对患者而言某种特定的肿瘤的最佳治疗方法**。如果达不到上述条件，他们应该考虑将患者转交给经验丰富的同事或可替代他们的专门处理这些罕见肿瘤的多学科团队。

许多旨在治愈或长期缓解此区域内肿物的手术都会导致一定程度的缺损和功能破坏。在一些国家，这种缺损会影响社会对患者的接受度。面部畸形在很多社区仍然是一个重要问题。即使是形态逼真的外部假体也只能充当伪装物，一些形象遭受严重毁损的患者需要相当大的支持才能恢复工作或日常生活（图 19.8、图 19.9）。

但是，与此相反的是，选择几乎无治愈希望的保守治疗不仅会使疾病进一步进展，而且在死亡来临之前，会使患者出现更多的症状和不适。而当患者可能会为"不惜一切代价

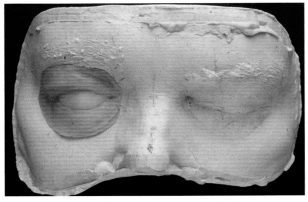

图 19.8　取一个面部模具，使初期眶植入物塑形

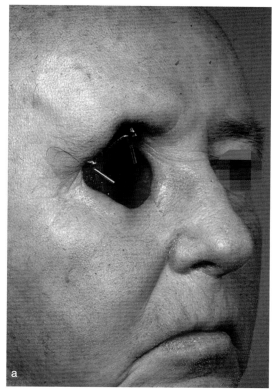

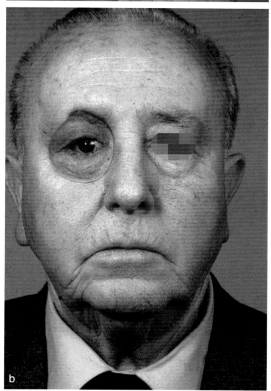

图 19.9a，b　a. 一位因恶性黑色素瘤行鼻侧切开和眶内容物剜除术后的患者照片，眶假体借固位卡环固位于骨结合种植体和金制的杆上。b. 骨结合眶假体就位。不幸的是，随时间推移（2 年），最初与周围面部皮肤相匹配的假体颜色发生了变化。假体需要修改，但是该患者感到满意，并已回归工作

治愈"这一理念付出代价时，不充分的"减瘤手术"和依赖"化学疗法"会产生毁灭性的后遗症。

■ 关键点

- ·任何手术的目的都是将肿瘤完全切除。
- ·对手术患者适当选择非常重要。

鼻、鼻窦及颅底的前外侧入路

一百年来，人们提出了各种各样的对于鼻腔、鼻窦和颅底肿瘤的前方及前外侧入路的手术，每种具体入路都存在多种变化。下文提及的方法并非面面俱到，但作者在实践中发现可用于处理本书中描述的 1600 多种良性和恶性肿瘤。

鼻侧切开术

直到 1902 年 E.J. Moure 教授（法国波尔多，耳鼻咽喉科）提出该手术之前，大部分起源于鼻腔内的肿瘤通常通过鼻内切除术和电灼术清除[3]。Moure 教授外入路到达筛骨迷路的方法，为鼻腔和鼻窦手术方式提出了新的理念；随着时间的推移，他最初的手术方式经过了小的改良，但从本质上讲，在处理接近鼻腔和邻近鼻窦内的肿瘤时，该入路提供了良好的暴露和美容效果。尽管在作者自己的实践中，它基本已被面中掀翻术所取代，但它仍然是一种有用且快速的方法，尤其是对于年龄较大的患者。

切　口

Moure 描述的皮肤切口从额骨下方、眉毛内缘上方开始，一直向下延伸到同侧相应的鼻孔。对于延伸至筛板或者穿过筛板的肿瘤，此切口或轻微改良切口也适合于完成一个有限的颅面切除手术入路。对于大多数位于鼻腔、筛骨和上颌骨内侧的病变，切口的上缘尽量不要超过内眦韧带（图 19.10a）。这样可避免内眦韧带脱位，并且可显著改善之后的美容效果。切口可以完全保留在鼻上颌沟中，向下弯曲到鼻翼边缘，进入鼻孔。尽管也有人提议修改鼻背侧

面的切口，但是没有明确的证据表明在很多患者中修改后的切口可以呈现更好的美容效果。可以将鼻背框架从梨状孔开口处分离并向内侧移动，露出下方骨质（图 19.10b，c）。

进入鼻前庭的、位于鼻翼切口内的上唇动脉分支通常需要电凝或结扎。根据所需的切口开放程度，相应地剥开分离鼻骨和上颌骨额突上方的皮肤和骨膜。同样的，外侧可以分开从上颌骨表面到达眶缘。

如有必要，可将内眦韧带与泪嵴分开（尽管通常没有必要），并将泪囊向外侧移位，以使眶骨膜从筛骨纸板处分离出来。另外，可对筛窦内血管进行电凝、切断及分离以方便手术进行。

■ 关键点

· 在许多患者中，切口无须超过内眦韧带。

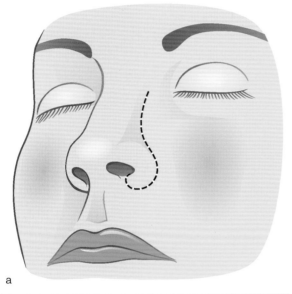

a

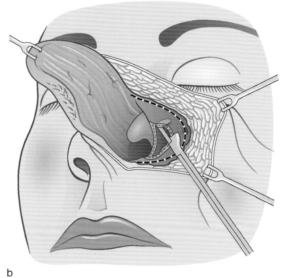

b

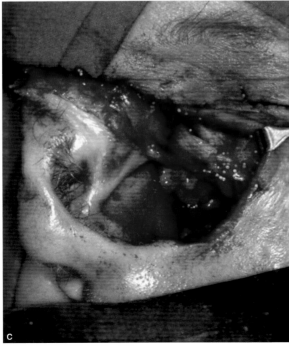

c

图 19.10a~c　a. 示意图显示了鼻侧切开术的切口，刚好从内眦韧带水平下方开始，并与鼻背和内眦等距，沿鼻上颌沟下行，准确地绕过鼻翼后进入鼻腔。b. 全层分开并且侧壁组织可以用缝线固定拉回来，下方骨质切除范围不同，具体根据肿瘤病理结果决定。c. 在 20 世纪 80 年代早期因广泛复发的内翻型乳头状瘤行右鼻侧切开术的术中观，该病现在已采取经鼻内镜方式来处理

骨切除（上颌骨内侧壁切除术）

需要去除多少骨质取决于病理结果，可包括鼻骨、上颌骨额突、泪囊窝、纸样板（保留眶下缘）、鼻腔侧壁、鼻中隔及上颌骨前壁骨质，以及尽可能地去除颊部的软组织。切除范围往往会超过眶下孔的垂直面，在老年患者中，可能会进入上颌骨的侧壁。当然，这种开放可以与内镜或显微镜技术相结合。重要的是，无论骨质去除程度如何，尽管儿童患者从远期效果来看不尽如人意，但成人患者却常常可以行一期缝合，并获得可接受的美容效果（图 19.11）。手术后鼻腔结痂现象会长期存在，定期用盐水冲洗鼻腔可以明显控制和减少痂皮产生。

■ 关键点

· 去除骨质的部位和程度取决于病变的位置、范围和病理类型。

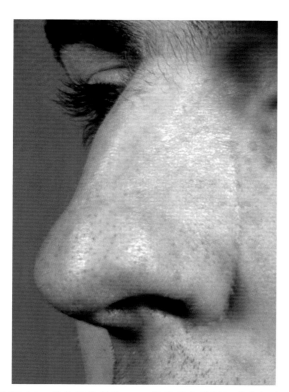

图 19.11　该年轻患者于 1984 年采用左鼻侧切开术切除血管纤维瘤，大多数人认为术后美观良好，但患者对轻微的鼻翼回缩不满意

适应证

此方法可以切除多种良性和恶性病变[4]。

如果需要的话，可通过锐性分离来抬高内眦肌腱（之后小心将其重新附着于同一点后拉紧），并根据肿瘤侵犯程度将内侧眶筋膜抬高以进行完整的筛窦切除术。如果肿瘤累及眶筋膜，则可以在内侧取筋膜组织，并进行组织冰冻检查，以评估肿瘤是否已穿过筋膜。如果明显累及眼眶内侧肌肉和脂肪，则应摘除眶内容物。同样，如果泪囊和泪小管被恶性肿瘤侵及并侵及眼球的话，则必须进行眶组织切除（或眶内容物摘除）。如果累及的眶筋膜可以被切除，切缘阴性，作者则采用内侧覆盖阔筋膜，刃厚皮片覆盖表层来填补缺损并保护眼球。

■ 关键点

· 儿童患者因鼻侧切开造成的面部瘢痕从远期效果来看无法令人满意。

· 此方法可以切除多种良性和恶性病变。

扩大鼻侧切开入路

鼻侧切开切口可在内眦韧带水平向外，沿着上下睑裂到达外眦区域。分离上下眼睑之后，许多眶内容物摘除术后患者，可用保存的眼睑来修复术后的缺损（图 19.12）。除了鼻侧切开术或颅面手术外，有关眶内容物摘除或切除（包括眼睑切除术）的内容将在眼眶处理的单独章节中讨论。

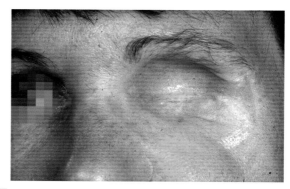

图 19.12　保留上下眼睑的左鼻侧切开及眶内容物摘除术，提供了良好的被覆皮肤利于眼窝修复

面中部掀翻

引 言

1992 年作者描述了面中部掀翻术在 36 例鼻腔鼻窦病变患者中的应用[5]。1999 年报道了 86 例患者使用该技术的进一步经验[6]。目前已有超过 200 例不同的鼻腔鼻窦颅底病变患者使用了这一系列技术治疗（表 19.7）。1950 年 Converse 首次描述了通过口内切口，骨膜下剥离暴露单侧的面中部骨质[7]。随后该技术扩展为联合双侧唇内切口，通过软骨间贯穿切口抬离外鼻组织，最终可以移动整个面部中间 1/3 的软组织[8]。

Casson 及其同事最初描述这种入路用于骨纤维异常增生病例治疗，但后来它被有效地用于面中部骨折，颅面骨发育不全和大范围的鼻、鼻窦、颅底肿瘤。Maniglia 和 Phillips 在 1995 年发表了一篇关于该入路的进一步综述，纳入了 1986—1994 年他们自己使用该手术治疗的病例（共 30 例）[9]。

手术技术

手术在全身麻醉下进行，气管导管位于口腔中央。患者仰卧，头偏向一侧并向上仰约 15° 置于头圈中。鼻腔软组织收缩采用滴入 Moffat 溶液[10]，在切口周围注射 2% 利多卡因和 1/80 000 肾上腺素：包括软骨间、鼻小柱和颊龈沟（图 19.13a）。角膜需用临时性双侧睑缘缝合术（图 19.13b）或适当的护板和胶带予以保护。

双侧唇内切口垂直至骨面，**从一侧上颌结节到对侧上颌结节，以获得最大的入口**（图 19.13c）。切口长度不足会使后续的软组织活动度变得更加困难，从而降低该入路的使用价值（以往的外科准则在此处仍然适用，即切口是切缘边边愈合而非切口两端愈合，切口过短严重影响手术，不能改善愈合）。仔细标记颊龈沟系带，以便在关闭时能准确复位。

与 Caldwell-Luc 入路类似，分离颊部的骨膜和软组织，在暴露眶下神经时需注意，并使术者可以明确地确定眶下缘。

类似常规鼻成形手术的软骨间切口切开，

表 19.7　面中部掀翻术：依据组织病理学分类的个体资料

良性病变	
血管纤维瘤	89
内翻型乳头状瘤	12
纤维骨性疾病	11
皮样囊肿	5
牙源性囊肿	4
真菌性感染	3
遗传性出血性毛细血管扩张症	2
神经鞘瘤	3
造釉细胞瘤	2
血管瘤	3
淋巴血管瘤	1
面部病变	1
巨颌症	1
脂肪瘤	1
脑膜脑膨出	2
黏液囊肿	1
总计	141
恶性病变	
鼻咽癌	13
腺样囊性癌	6
软骨肉瘤	7
嗅神经母细胞瘤	4
其他肉瘤	5
恶性施万瘤	2
横纹肌肉瘤	3
鳞状细胞癌	7
移行细胞癌	3
腺癌	2
浆细胞瘤	1
恶性黑色素瘤	2
淋巴瘤	1
基底细胞癌	1
纤维肉瘤	1
畸胎瘤	1
总计	59

注意：根据 2005 年世界卫生组织分类，其中一些病理学已经改变了它们的命名

并达鼻背软组织，通过向上颌骨前表面外侧分离，并和口内骨膜下切口相通，将鼻背抬起。软骨间切口沿鼻中隔软骨的背侧和尾部相延续形成贯穿切口，并将其与下外侧软骨的内侧脚分离（图 19.13d）。这个切口继续穿过鼻底，向外侧连接到软骨间切口。**从唇内切口进入鼻腔下方通常有助于更好地完成鼻腔下方切口**（图 19.13e）。在软骨间切口的外侧端，如果切口向下和向后到达梨状孔，而不是继续以圆形方式与下切口相接，那么这种阶梯式切口可减少术后鼻前庭狭窄的可能性。进一步仔细分离鼻背部皮肤和软组织，现在面中部 1/3 可完全脱套，提供了双侧鼻腔、上颌窦、筛窦、蝶窦、翼腭窝、颞下窝和鼻咽极好的入路（图 19.13f）。

蝶窦后壁、翼板和附着的肌肉及鼻咽后壁是手术的后界。上界由筛骨筛板和筛顶构成，外侧可探至下颌骨的冠状突。切除范围显然由病理类型确定，双侧根治性上颌骨切除术易于进行，如有需要，还可联合进行眶内容物清除术。该入路特别适合联合冠状切口进行广泛的颅面部手术，而不会留下任何面部瘢痕。

该术式也特别适用于血管纤维瘤的切除，病变暴露良好并可在切除血管纤维瘤前直接控制上颌动脉及其分支（图 19.13g）。

术后填塞 Whitehead 油纱（图 19.13h）或类似的抗菌材料，可大大促进止血。缝合切口时必须非常小心，以尽量减少并发症（图 19.13i），否则可能导致鼻前庭狭窄或口腔上颌窦瘘。可使用简单的可吸收缝线，常规鼻整形术后鼻部贴可以减少面部水肿和瘀斑。重要的是要提醒患者及其家属术后存在即刻的瘀肿。包扎持续时间不同，如果使用大量的包扎，拆除时可能需要短时间的全身麻醉。使用现代填塞材料，如纳吸棉（Nasopore），可避免拔除油纱填塞的需要。

术后即刻并发症包括出血和面颊皮肤的感觉异常，但如果对眶下神经保护得当，尤其是在术中牵开过程中，那么麻木仅仅是暂时的。

术腔的结痂是不可避免的长期后果，但随着黏膜的再生可逐渐解决。它可能会持续长达 18 个月的时间，并需要定期盐水冲洗，以减少和控制结痂程度。最初的面部肿胀通常在 2 周内消退（图 19.13j），如果累及鼻泪管，可能会出现溢泪（图 19.13k）。鼻前庭狭窄是最常见的需要矫正的重要问题，因此最好通过仔细地修复阶梯式鼻内切口来避免。

适应证

适用于大量的良性病变的治疗，包括血管纤维瘤、神经鞘瘤、牙源性病变和骨纤维异常增殖症，以及根据其大小和部位选择的恶性病变。如颊部前方软组织被恶性病变累及，为此入路的明确禁忌证。一直以来，令作者惊讶的是，面中部掀翻的技术并没有得到足够的关注，只有鼻整形外科医生将一个肿瘤手术入路应用于面部整形中才得到了有限的关注和普及。它提供了极好的涉及双侧鼻腔、面中部 1/3 和中颅底的暴露，可以很容易地被改良和扩大。与鼻侧切开术和 Weber-Fergusson 切口进行比较，鼻侧切开术的手术速度更快，但缺点是给患者带来了终身明显的面部瘢痕（图 19.14）。它们都可以导致溢泪，而鼻侧切开术还可导致鼻翼缘向上挛缩，Weber-Fergusson 术式则可引起上唇和鼻上颌沟不对称、内眦畸形和长期的下睑水肿（图 19.15）。面中部掀翻术也可与内镜手术相结合，在处理大范围的内翻型乳头状瘤、较大的血管纤维瘤和纤维骨性疾病等病变时，可获得良好的视野。

该技术对于鼻腔鼻窦恶性肿瘤，只适合于通过暴露可以被成功包围的病例（图 19.16）。面中部掀翻术可与冠状切口相结合，进行前颅开颅和颅面切除术。获得极好的后期美观效果（图 19.17）。

由于面中部软组织供血不受损害，该术式可与多种其他面部切口相结合，既往或术后放疗或化疗均不是该术式的禁忌证。此外，使用现代假体技术，如骨结合植入体，可让单侧或

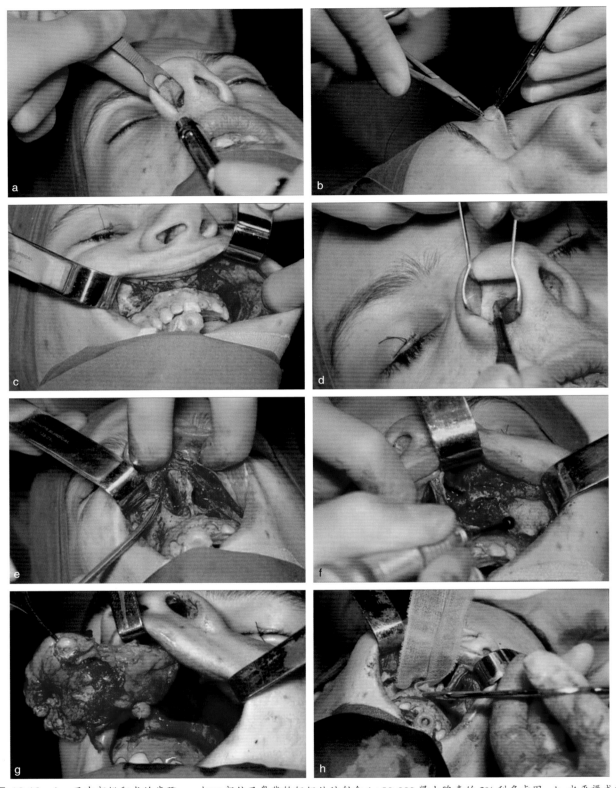

图 19.13a~k 面中部掀翻术的步骤。a.切口部位及鼻背软组织处注射含 1：80 000 肾上腺素的 2% 利多卡因。b.水平褥式临时缝合双侧眼睑。c.双侧唇下从一侧上颌结节至对侧上颌结节切开。将骨膜及软组织从右侧上颌骨表面开始掀起。d.右侧软骨间切口。注意双侧眼睑缝合。e.将唇下、软骨间及贯穿切口联合后翻起面中部软组织以暴露鼻中隔。f.用电钻打开左侧上颌窦前面，保护上方的眶缘和下方的牙槽骨。g.面中部掀翻切除Ⅲb 期（Radowski 分期）纤维血管瘤借助手术显微镜可提供蝶骨基底和颅底周围绝佳的视野。可仔细钻出蝶骨基底，以清除任何侵入骨和翼管的血管纤维瘤残留。这部分手术是防止复发的最重要因素。h.以浸 Whitehead 油纱布填塞术腔。i.以可吸收线间断缝合软骨间切口。j.术后第 4 天患者的临床照片（出院当天算起）。k.术后 3 个月患者的临床照片

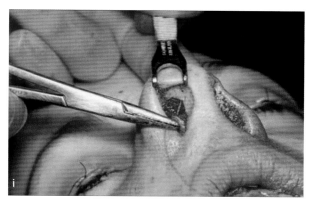

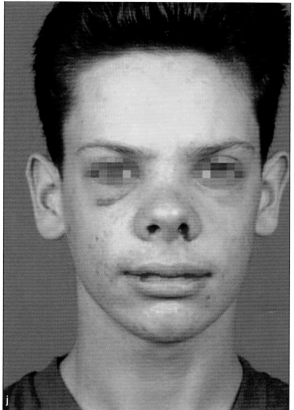

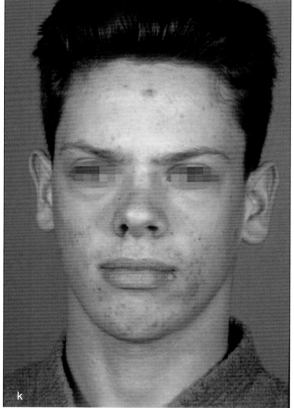

图 19.13a~k（续）

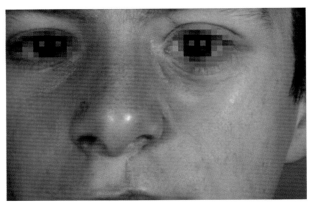

图 19.14 Weber-Fergusson 入路行纤维血管瘤切除术外院患者的临床照片，显示与切口相关的美观问题

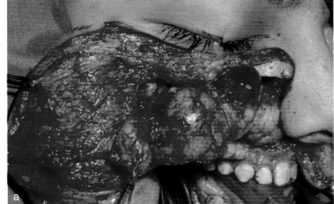

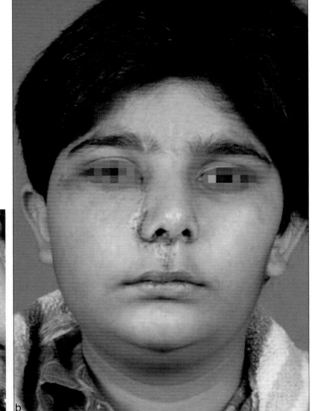

图 19.15a，b　a.1984 年另一位以 Weber-Fergusson 入路切除Ⅲa 期纤维血管瘤的患者的临床照片。b. 同一患者术后 10d 展示外切口的临床照片。外科医生认为术后多方面早期效果都较好，尽管该患者病变没有复发，但患者却因为具有终生面部瘢痕而极不开心

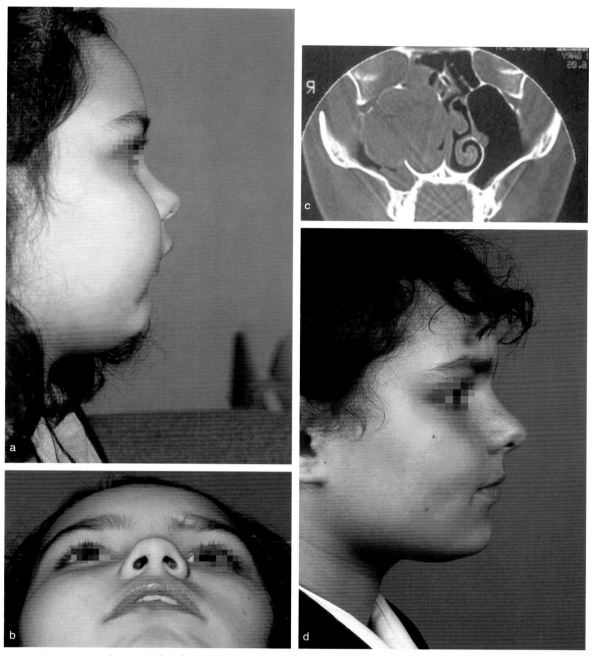

图 19.16a~f　a，b.1988 年右上颌骨、鼻腔恶性神经鞘瘤的 10 岁女孩的临床照片。她被建议采用 Weber-Fergusson 切口切除肿瘤。注意上颌窦前壁移位和颊部变形。c.冠状位 CT 扫描显示肿瘤位于鼻腔和上颌窦内。d.同一患者面中部掀翻术后 2 年后的临床照片。与图 19.15b 的效果相比较。e.同一患者另一张术后临床照片。f.同一患者 3 年后的临床照片，其有一个非常稳定的右上颌假体和正常的面部发育

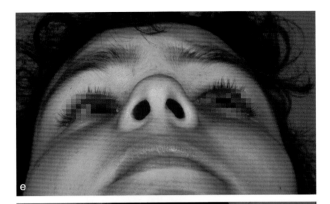

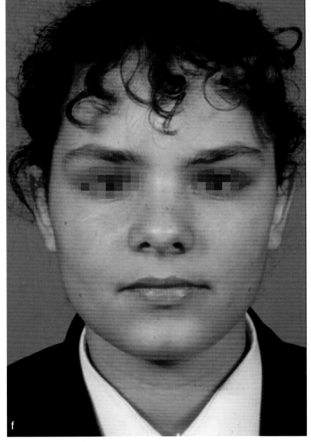

图 19.16a~f（续）

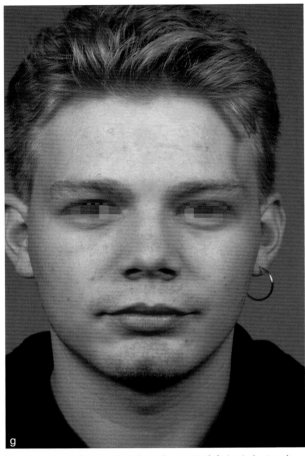

图 19.17 18 岁男性的临床照片。颅面前部切除术后 4 年，采用头皮冠状切开联合面中部掀翻术切除前颅底广泛的胆固醇肉芽肿

双侧上颌骨切除术的患者通过该方法得到良好的功能重建。

　　尽管美观上有很多优点，尤其对于年轻患者，可是人们最初还是担心根治性手术可能会影响面中部的发育。但是，作者对所有儿童采用标准化序贯摄影和侧位头影测量法进行的长期研究表明，只要中隔软骨的完整性得到保留，这种手术不会导致明显的面容后遗症[11]。

■ 关键点

　　·双侧唇内切口从一侧上颌结节到对侧上颌结节，以获得最大的入口。

　　·鼻前庭周围切口外侧部分的"阶梯式"切口，有助于减少出现鼻前庭狭窄的术后并发症。

　　·面中部掀翻术可联合冠状切口和前方开颅手术或经面颅底入路，使广泛的颅面手术无面部瘢痕。

　　·大量的良性病变和部分恶性病变可采取该术式。

扩大经上颌骨手术

　　如果有必要进一步进入颞窝、颞下窝、颅中窝底部、海绵窦和咽旁间隙，则可以移除上颌骨的后外侧壁、侧壁和前外侧柱。这样可以提供更佳的视野，可以通过使用外科显微镜放大获得一个更好的扩大的视野。必要时，进行双侧的 Le Fort Ⅰ截骨术可以进一步增加暴露，但这几乎没有必要。

扩大单侧上颌骨切除入路

这项技术已被用来切除罕见的颅底、颅颈部位的颅外病变，这些病变从蝶骨的顶部延伸至第 4 颈椎，尤其是位于颈动脉管之间[12]。通过面中部掀翻术，可以完全暴露双侧上颌骨前部、鼻、咬肌、下颌冠状突、翼内板翼外板和颧骨。硬腭的黏骨膜在病变的对侧沿 AP 方向垂直分开。首先抬起和保护好由下鼻道外侧、鼻底和邻近的鼻中隔后端组成的经鼻黏软骨膜瓣。为了实现上颌骨切除术暴露颅底，截骨线位于上颌骨上部，保留眶下神经，但允许下颌骨和颧骨的下半部可以被移动，以完整的同侧软腭为蒂。然后，这一部分上颌骨就可以被旋转并向对侧牵拉，上颌窦的后壁、内侧壁、外侧壁，以及中、上鼻甲可以被切除；如果需要的话，可以进行全筛窦和蝶窦切除术。此外，可以切除鼻中隔的后半部分，这样就可以全面暴露中、外侧颅底区和颞下窝。还可以进一步暴露咽后区和颈椎。

与标准的 Le Fort Ⅰ截骨手术相比，这种手术是通过中鼻道而不是下鼻道来切割上颌骨。这允许下鼻甲保持附着在牵开的上颌骨上，但仍然可以使颅底和上颈部区域充分暴露。不建议将这种更广泛的手术方式在双侧进行，因为将上颌骨分成两个以上的部分会带来上颌骨坏死的高风险[13]。虽然这种扩大的手术在切除较大的鼻和鼻窦肿瘤时并发症发生率较低。但对于大的疾病的治疗，尤其是颅底和颈椎区域的恶性肿瘤，并发症发生率显著增加。宽阔的术野使手术显微镜和手术器械在手术区域内以舒适的工作距离来进行良好的操作。

上颌骨全切术
引 言

上颌骨本质上类似是一个骨盒，有 4 个突起——颧骨、额骨、牙槽骨和腭骨，这些必须被分开才能取出。此外，骨盒有 4 个表面——鼻、前、眶和颞下，根据肿瘤的类型和侵犯的程度，其中任何一个都可能被疾病破坏。上颌骨切除术有着悠久的历史，通常认为 Gensoul 在 1827 年完成第 1 例上颌骨全切除术[14]。Lizars 在 1829 年描述了英国的上颌骨切除术[15]，而 Syme 在同年也进行了类似的手术[16]（参见第 2 章）。

手术步骤

手术是在全身麻醉下进行的，患者仰卧位，与 Trendelenberg 体位相反（Trendelenberg 体位是指常见于肝脏手术中为降低中心静脉压减少肝静脉出血采用的体位，头低脚高 15°~30°——译者注）。通常将一根带套囊的气管插管经患者对侧鼻腔插入，这样就可以在患者处于麻醉状态下，对术后假体或游离皮瓣重建进行评估和检查，以获得满意的牙齿咬合。角膜保护是必须的，通常是通过两侧暂时的眼睑缝合术来实现的。

切 口

经典的 Weber-Fergusson 切口沿着患侧的下睑毛缘以下 3~5mm 处，将皮肤从下方的眼轮匝肌表面分离。如果切口位置过低，眼睑会有影响外形的水肿。如果切口太靠近睑缘，可能会出现外翻。切口可以在外眦的下方向外侧延伸，但是从内眦的水平沿着鼻-上颌沟向下沿着鼻侧延伸，类似于鼻侧切开术，直接向下切开进入下方的骨面和鼻黏膜。切口从鼻翼弯曲到小柱的中点，然后沿中线切开上唇。已经有描述的关于中线和下部分切口的不同变化，包括沿着鼻槛和在皮肤与唇红交界处，以及沿人中嵴向下而不是通过中线。所有人都有自己的喜好，但没有一个人能给出始终如一的完美结果。准确缝合皮肤唇红缘无疑是一个重要的考虑因素。重要的是在内眦位置的皮瓣角度尽可能成钝角，因为内眦的血液供应可能会受到损伤，特别是如果患者以前接受过放射治疗。此处术后的裂开可能会成为一个主要问题（图19.18a）。

当切口的其余部分完成时，上唇可以用牵开器撑开。牙槽突唇颊沟切开，绕过上颌结节，在软腭和硬腭的交界处越过腭部。可以用切割电刀来减少出血。然后，切口从后向前穿过硬腭黏膜，在可能的情况下，沿着中线的外侧，可以保留一些黏膜，从而覆盖骨切开的内侧切口。然而这部分切口的确切位置将取决于病变在上颌骨、鼻腔和邻近鼻中隔的范围。切口通常在中切牙区域与唇颊沟切口相连，如果存在中切牙，必须拔除（图19.18b）。同样，应该拔除哪颗牙齿将取决于根治手术的程度，在不防碍肿瘤全切的情况下，必须尽可能地保留肿瘤外侧的健康牙齿。这可以为任何假体提供最佳固位和功能。

整个面部皮瓣，包括颊肌，现在可以被抬起，露出上颌骨和梨状孔，侧面露出颧弓和颧骨。确定眶缘的位置，仔细解剖眶骨膜暴露眶底。仔细检查这一区域，尤其是沿眶下管的区域，对于确保没有肿瘤侵犯是很重要的，否则需要额外的眶内容切除。类似地，如果必要时必须沿着眼眶长轴，仔细检查眶纸板和邻近的眶内侧壁骨膜，直到眶尖。

可以使用高速磨钻进行骨切开，但是通过弯钳进入眶下裂外侧的 Gigli 锯可以用来切割颧骨。穿过眶底和额突截骨并与梨状孔相连（图19.18c）。可以使用钻头、Gigli 锯或弯曲的骨凿，从切牙窝开始向后沿着鼻中隔附着处外侧来切开硬腭。硬腭分开后，只有翼板需要向后分开；最好用一个大的弯曲骨凿插入上颌结节后，在结节和翼板之间的凹槽中（图19.18d）。利用仔细控制的可变的力量和杠杆作用分离骨块，但是在完全游离标本之前，必须用弯曲的大剪刀切断翼突附着的肌肉。上颌骨切除后，立即

在术腔填塞热的纱布（60℃~70℃）有助于减少颌内动脉出血。几分钟后，可以检查术腔，如有必要，结扎动脉。

为了切除所有病变，可能需要进一步切除翼突肌肉、血管、神经和翼板。可以打开蝶窦前壁，切除筛迷路。可能需要额外的眶摘除或切除术。如果实际情况不需要这样，则检查上颌骨切除术腔的止血情况，并填塞浸有 Whitehead油的 5cm 宽的纱布条，只需足够覆盖术腔但不应阻碍任何假体的佩戴。

修复科医生现在可以使用杜仲胶或其他类似的可塑材料做一个临时的阻塞器，并附着在与现有的牙齿相连的预成型的假牙上，填充腭部缺损，恢复口腔顶部和面部的外形（图19.18e）。Whitehead 油膏和阻塞器的联合使用防止了上颌骨切除术后术腔的挛缩，并避免了术腔植皮的需要。事实上，在给定的时间内，术腔会与黏膜化成正常黏膜，这比皮肤移植的要好。因此，在术后的第一时间就可以实现正常的语言和进食。一些修复科医生更喜欢在制作阻塞器之前先将皮瓣放回，并分别用皮下和皮肤缝合线闭合。这使得阻塞器试戴更加困难，但是使得面部轮廓的评估更加精确。在内眦区域和唇红缘必须特别注意皮肤的缝合。

除去睑缘缝线后，仔细冲洗眼睛的血液，置入氯霉素软膏，并放置眼垫，然后轻轻加压敷料包扎 24h。保留 Lockwood 悬韧带、内侧和外侧眼睑韧带，以及眶底的后部通常可以为眼睛提供足够的支撑，在大多数患者中提供了极好的功能。

适应证

这种手术最常用于切除上颌骨内的恶性肿瘤，无论是在鼻窦内还是在上颌骨内，或者来源于牙源性组织。为了满足肿瘤学标准，疾病最好被限制在鼻窦腔内，但是由于肿瘤发现较晚，这种情况实际上很少发生。常常需要额外的眶内容物摘除伴有邻近筛迷路切除。**由于广泛的筛窦受累的患者，筛板有可能受侵，一般**

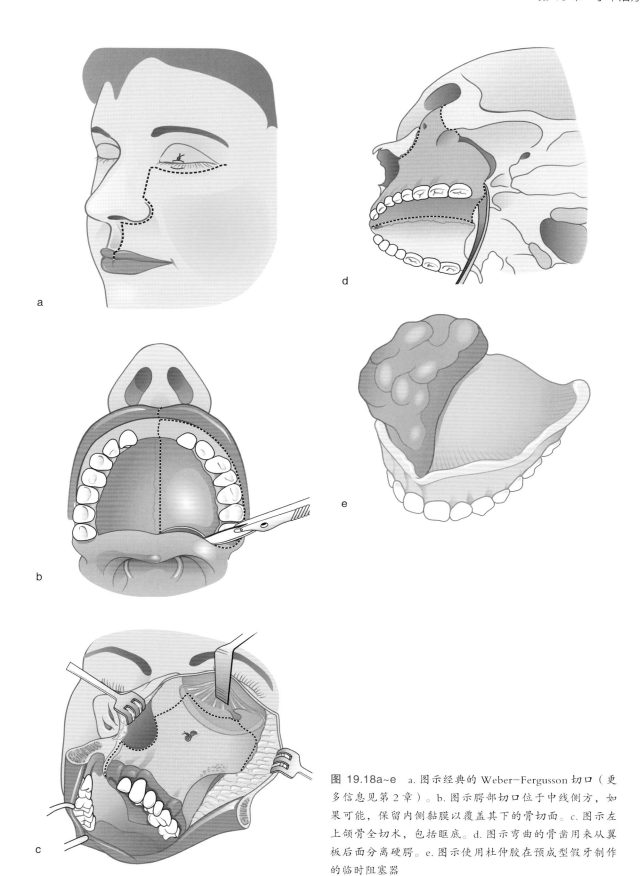

图 19.18a~e　a.图示经典的 Weber-Fergusson 切口（更多信息见第 2 章）。b.图示腭部切口位于中线侧方，如果可能，保留内侧黏膜以覆盖其下的骨切面。c.图示左上颌骨全切术，包括眶底。d.图示弯曲的骨凿用来从翼板后面分离硬腭。e.图示使用杜仲胶在预成型假牙制作的临时阻塞器

来说，通过颅面切除可以更好地控制疾病，颅面切除可以联合上颌骨切除和眶内容物摘除。有时，需要切除影响上颌骨的巨大的良性病变，通常这些病变在被忽视多年之后才会产生明显的畸形，如大范围的骨纤维异常增生。通常上颌骨全切除术是最后的手段。过去，Weber-Fergusson 切口已被过度使用，许多情况现在可以通过面中部掀翻或内镜手术进行，从而避免了进行如此大规模的面部手术的必要性。过去，许多患有大范围筛上颌窦病变的患者都进行了上颌全切除术和眼眶摘除术。如今，经过精确的放射学重新评估显示有颅内扩散后，可通过颅面切除术对其进行治疗。

■ 关键点

- 需要注意准确设计切口。
- 在不违反肿瘤学外科原则的前提下尽可能保留最大数量的牙齿。
- 切除后立即安装假体对患者极为有益，使他们可以在手术后立即说话和进食。
- 需要考虑通过面中部掀翻或内镜手术，这可能会避免进行上颌全切除术。

眶内容物摘除术

许多大型鼻腔、筛窦和上颌窦恶性肿瘤可能就诊时已侵犯眼眶，作者无法确认大型恶性肿瘤的最初起源。重点强调的是，出于有利于患者的考虑，虽然在许多情况下必须行眶内容物摘除术，但不必进行合并眼睑切除的眶切除术（眶内容物摘除术是指保留上下眼睑皮肤和眼轮匝肌，而眶切除术是指包括上下眼睑全部切除——译者注），这并无任何肿瘤学优点。如果眼睑没有受累，这也是在鼻 - 鼻窦肿瘤常见的情况（面部皮肤肿瘤相反），眼睑皮肤和眼轮匝肌可提供一种复合皮瓣，可以极好地封闭眼眶，后续也能应用骨结合种植体或其他眼眶假体技术。

眶内容物摘除术作为作者处理侵犯眼眶病变的处理策略，经受住了时间的考验。另外一条处理策略是**如果鼻和鼻窦的肿瘤已经侵犯眶骨膜，但没有跨越眶骨膜广泛侵犯眼眶内容物，就行眶骨膜切除和移植**。术中还可通过冰冻切片进行评估，对于仅累及眶骨膜的患者，可采用切除眼眶骨膜，使用阔筋膜和刃厚皮片移植；与之相比，如果恶性病变累及眼眶脂肪、肌肉和眼球，则需要眶内容物摘除术。尽管少量患者的眶内容物在后期仍然需要被摘除[17]，但作者 25 年来的颅面手术经验已经证实这种入路没有对预后产生不良影响。从患者的角度来看，这种方法有明显的功能和美容优势[18]（参见后文 "眶的处理" 一节）。

如果需要行眶内容物摘除术，则使用改良的 Weber-Dieffenbach 切口，绕过上下眼睑睫毛缘（图 19.19a）。需要注意的是和向下延伸的鼻面切口形成的角度（不能为太锐的角——译者注），向下的切口可以是鼻侧切术的延伸，也可能是用于全上颌骨切除术的全 Weber-Fergusson 型切口。使用保持缝合（译者注：指缝在眼睑皮肤上用于临时牵拉），牵开眼睑皮肤，并将其从下方睑板分离，最好在上下睑皮瓣均保留眼轮匝肌。

在掀起这些皮瓣后，完成眶内容物摘除术。没有将眶内容物摘除术和上颌骨切除连在一起同时进行，这是因为行眶内容物切除后会使后期的上颌骨切除术变得更容易。因此，在眼眶明显受累的情况下，先进行眶内容物摘除术，然后再切除上颌骨（图 19.19b）。从眼眶骨窝中剥离和游离眶骨膜，要考虑到它在骨缝线和滑车的粘连。分离内侧和外侧悬韧带，手指在眼窝内环转完成解剖分离。其他学者主张使用直角钳夹住眶尖，但是眶尖的组织可以用弯 Mayo 剪分割，与已经在眶尖放置直角钳相比，它可以从侧面沿着眶壁的自然曲线进入，更能彻底地切眼眶尖部的组织。注意不要对眼球造成不当的创伤，有些随后将其送去进行角膜移植。

此时，可以使用之前已经浸泡在热水（60℃～70℃）中 10cm×10cm 的纱布，将其置入眼眶，而不是使用血管钳钳夹。同时检查切除的标本，以确定肿瘤在其最后方的浸润范围。约 5min 后取出热纱布，这时术区可能已经完全止血，或者至少可以很清楚地发现眼动脉，然后可以根据需要进行结扎。

肿瘤在眶尖的浸润深度是一个极其重要的切缘。根据肿瘤范围（如有必要可通过冰冻切片进行评估）决定是否在眶尖后侧切除更多组织。Zinn 纤维环在视神经周围与骨质紧密相连，把眼肌的起始部位游离出来，需要进一步确定的切除。仔细切除视神经周围的所有组织，并在视神经残端和眼动脉出视神经管部将其分开。此时可以进一步冰冻切片，如果有必要，可通过磨除视神经管来获得阴性健康的切缘。如果必要，还可对视神经继续分离直到视交叉，但如果此时有肉眼可见的肿瘤受累，则需转为颅面手术，以提供必要的额外颅内显露。如果眶上裂受肿瘤侵犯，可能需要开颅手术才能进入颅中窝。最后，如果术中显微镜评估或冰冻切片分析证实眶下神经明显受累，则可能需要额

外切除圆孔周围的颅底骨并评估神经至硬脑膜。根据肿瘤的类型、患者的特点和冰冻切片的结果，可能需要额外在颅内探查 Meckel 腔。

手术切除完成后，眶尖用吸收性明胶海绵轻轻填塞，在已经填塞 Whitehead 油纱条和临时阻塞器的上颌骨切除后术腔上方，继续填塞 Whitehead 油纱条。使用精细的可吸收缝线，分两层将眼睑的边缘仔细接近缝合，第一层通过眼轮匝肌，第二层在皮肤，术后不应拆线。通过仔细的拉近和正常眼睑的弹性，皮肤最终会在呼吸的作用下缩回覆盖眼窝；在最初的几周里，就可以发现皮肤被拉进眼窝。在全身麻醉术后 7~10d 取出填塞物，这时可重新评估并对术毕时安装的阻塞器进行必要的调整。

如果有合适的设备，在眼睑缝合之前，可以在眶窝上半周放置骨结合种植体，完成一期手术。二期种植体植入可能会在 3 个月到 1 年后进行，这取决于放疗后的情况和治疗团队的习惯。一旦眼窝的皮肤合适，就可以根据术前照片制作眼眶假体，这种假体可以戴在眼镜上，也可以使用生物胶和骨结合种植体自行固定在腔内（参见后文"眶的处理"一节）。

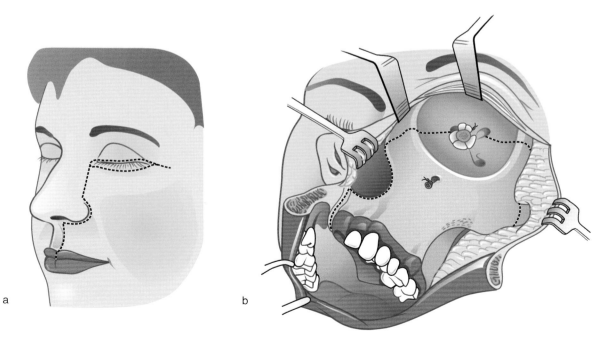

图 19.19 a. 图示改良 Weber-Dieffenbach 切口，当行眶内容物摘除术时用以保留双侧眼睑。b. 图示行眶内容物切除后可以进行扩大的截骨

■ 关键点

·在鼻和鼻窦肿瘤的治疗中，通常使用眶内容物摘除术而不是眶切除术。保留的眼睑用于眼窝重建。

·眼眶骨膜可以切除并移植，以保护眼睛的功能和位置。

·眶内容物摘除术在上颌骨切除术**之前**进行。

·必须清除眶尖部的肿瘤。

·眶尖部有意想不到的广泛肿瘤侵犯时改行颅面手术。

扩大上颌骨全切除术

如果前颊皮肤受累，通常使用局部皮瓣或带蒂皮瓣进行切除和重建，如果受累范围广泛，则适合使用游离肌皮瓣进行手术。从上颌骨后壁侵犯进入翼突周围肌肉组织，需要进一步清除这一区域。如有必要，可切除颞下窝。有人主张对颅底区域进行放射性粒子植入，

如前所述，进一步额外的颅面手术也符合适应证。

扩大经面颅下入路

随着许多外科医生完成标准的前颅面入路和前方开颅，信心进一步得到增强，他们现在越来越多地通过鼻侧切开类型的入路，使用一种**前方的颅下技术**（图 19.20a）。这样避免了开颅手术伴随的移动和牵拉脑组织的必要性。然而，筛板和筛顶暴露受限，这使得该术式仅适用于局限的硬脑膜和颅内疾病（图 19.20b）。颅内暴露有限，即使使用内镜或显微镜扩大的视野，颅下的硬脑膜和邻近结构暴露仍然有限。的确如此，这也正是在此区域手术的先驱者开始使用标准的颅面手术和前方开颅的真正原因。在采用颅面手术之前，外科医生们切除了鼻腔和筛窦肿瘤，由于担心并发症，筛窦顶部和筛板水平上有残余肿瘤，术后患者被推荐进行放射治疗，希望治疗残余病变。在颅面外科之前的时代，即使接受上颌骨切除术和眶内容物摘

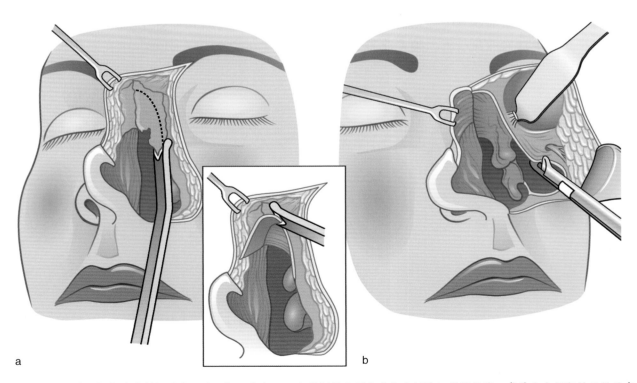

a

b

图 19.20　a. 图示扩大的鼻侧切开术入路。切口上部可以向外侧转向眉毛或向内侧进入眉间区域。鼻骨向内侧翻转以便于在手术显微镜（或鼻内镜）下显示筛窦上方、鼻腔和颅底。b. 图示依据疾病的范围切除鼻腔外侧壁、上颌骨和眼眶的骨质及软组织

除术以及放射治疗，恶性病变的 5 年存活率也只有 23%~38%[19-24]。

相比之下，如今对于颅底侵袭较小的肿瘤，大部分肿瘤可从鼻腔和筛窦内切除，仅残留小部分穿透颅底区域。这一区域肿瘤必须通过截骨术完全切除，使用小的切割钻或刀片，距瘤体边缘至少 5mm。使用内镜或手术显微镜，注意不要穿透硬脑膜，但如果硬脑膜被侵犯，则将该区域切除，对于大多数病理类型的肿瘤，切除硬膜距瘤体边缘至少 5mm。如果此时颅内侵犯明显，应该放弃颅下入路，继续行标准的开颅手术。冰冻边缘切片通常是检查肿瘤是否完全切除的关键，但并非在所有医院都可行，而且其本身并不完全可靠，其很大程度上取决于标本的数量和质量，以及实验技术人员和病理医生的经验。再次强调，了解该病的自然病程非常重要。例如，对于腺样囊性癌患者，特别是对于硬脑膜边缘和嗅球，在这种狭窄的手术入路中依靠冰冻切片确定界限是不合适的。而在嗅神经母细胞瘤侵及筛板的情况下，需要切除部分嗅束。

硬脑膜缺损可通过移植物修补，移植物缝合至缺损处，额外可选用组织胶和（或）术者偏好的其他额外移植材料。如果病变不累及鼻中隔，那么带蒂的血供丰富的鼻中隔瓣可以增强移植物的愈合。如果鼻骨和额鼻突整体被切除，且没有肿瘤侵犯，它们可以被微型钛板复位，但骨面的深层往往会受肿瘤累及。这种经面颅下入路通常被称为 ⅠA 型入路；如果合并行眼眶切除术，则被称为 ⅠB 型入路。如果附加上颌骨切除术，则被称为 Ⅱ 型手术[25]，但其他学者将该术式仍称为标准前方颅骨切开颅面手术。

■ 关键点

· 该入路对筛顶和筛板区域的显露有限。

颅下的扩大前颅面入路

早在 20 世纪 70 年代，扩大的前方颅下入路已经被用于颅面先天畸形和高速公路颅底损伤的手术治疗中。Raveh 等进一步发展了这种技术，并将其应用于切除鼻、鼻窦和颅底的良性和恶性肿瘤手术中[26,27]。采用这种方法，鼻眶额外骨切开能够为前颅底、眼眶和蝶筛平面的手术提供极好的手术入路。由于这种方法采用头皮冠状切口，因此避免了面部切口和明显的额叶牵拉。还可以评估视神经管、视神经和后方的海绵窦前内侧的情况。因为缺少颅内额叶的操作和面部切口，可以避免和此因素相关的术后并发症和美观问题。

外科技术

在骨膜下平面掀起头皮冠状皮瓣，保留颅骨膜，因为它可能被用于之后的颅底重建。冠状头皮瓣向两侧分离至额颧缝，中线分离至梨状孔。眶周骨膜可以从眶上壁、内侧壁和侧壁分离到眶尖，并结扎筛前动脉。当分离头皮瓣和面部皮瓣时一定要轻柔，避免因牵拉而对眶内容物产生影响（图 19.21a）。

根据鼻、鼻窦或颅底病变的大小，可对鼻额截骨范围做相应调整。在完成截骨线之前，先使用微型钛板（预成型和打孔标记——译者注）。Raveh 提出了一种截骨技术：初始时先钻孔，然后插入剥离子，在截骨时保护额叶硬脑膜。作者使用了一种替代技术，使用 2mm 的玫瑰花头钻来磨出硬脑膜蓝线，使用的是在颞骨手术中磨出半规管同样的方法。仔细地按照其下方已知的病变范围勾勒出截骨范围，设计的鼻额骨瓣的大小不超过所需的大小，以减少并发症或随后的畸形。一旦磨钻完成了跨过额骨、眶上缘、眶内侧壁和鼻骨的暴露硬脑膜蓝线的过程，就可以使用一个小的骨凿来凿开非常薄的残余骨质，无论骨瓣的大小，此时都可以被取开。在去除骨瓣之前先使用的 1.7mm 微型钛板（预成型和打孔——译者注），意味着可以实现极准确的骨瓣复位。

如 Raveh 所述，截骨术基本分为两种类型：

1 型，如果肿瘤侵及额窦后壁，则仅额窦前壁截骨。

2 型，如果肿瘤未累及额窦后壁，可将额窦前壁和后壁一起截骨。

这些截骨术的大小可以根据肿瘤的范围而变化，偶尔对于单侧肿瘤，可以保留对侧嗅觉神经，尤其是在没有明显颅内侵犯的情况下（图19.21b，c）。眼眶和蝶骨顶部多余骨质可以切除，从而更好地暴露肿瘤。并且向后可以更好地暴露视神经管内侧和视交叉。建议使用特殊的牵开器，以避免在手术过程中对眶内容物产生压力并破坏眶周骨膜。但作者发现仔细使用软的、可弯曲的铜牵开器也可以满足需要。另外牵拉应该是轻柔而且间断的，而不是长期持续牵拉。

该区域的重建取决于肿瘤切除的范围，类似在所有的颅面外科手术中，小的硬脑膜缺损可以直接缝合，大的硬脑膜缺损可以用阔筋膜打补丁修补，并用刃厚皮片或颅骨骨膜瓣覆盖。眼眶内侧骨膜缺损可采用阔筋膜、植皮等多种材料修复。使用这种技术，作者发现没有必要用软骨或骨移植物修复眶内壁。阔筋膜移植联合第二层的刃厚皮片覆盖，为切除眶纸板和眶骨膜后提供了一种牢固的修复。而皮片移植后轻微的收缩也有助于支持眼眶内容物。仅仅在很少的情况下需要使用游离的骨肌皮瓣，那就是必须要非常大范围地切除颅底骨质框架。

鼻额骨瓣需要精确复位，最重要的是，内眦韧带必须重新复位。Raveh 的方法是将不可吸收的缝线穿过患侧内眦韧带，然后将缝线经过鼻额骨瓣下方到对侧眶上缘额窦前壁，将该缝合线的两侧收紧导致内眦韧带向下、向里和向内侧牵拉，来达到沿垂直、水平和矢状面的正确复位。因为内眦韧带和睑裂的不对称将会造成一个明显的长期外观畸形，这是在重建中非常重要的一点。作者使用了类似的技术，使用Prolene 缝线，两次穿过内眦韧带，然后穿过上颌骨额突上方、泪前嵴上后方的两个钻孔。在骨瓣复位之前，这一缝线进一步穿过鼻额骨瓣上对侧眉间区域两个 1.5mm 的钻孔（这使缝合

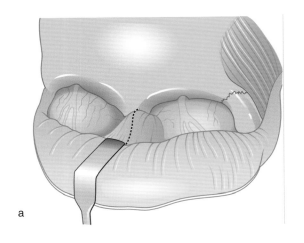

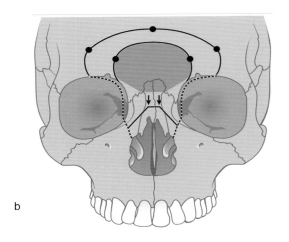

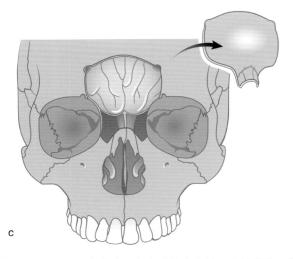

图 19.21a~c a. 自骨膜下分离冠状头皮瓣，两侧超过双侧额颞缝。可能需要在中线骨膜上行辅助松解切口，以协助自鼻骨表面分离。沿眼眶上、内侧、外侧壁的骨膜分离的程度将根据疾病的范围而变化。b，c. 额骨截骨术的大小可以根据肿瘤的范围而变化。作者建议保留鼻骨的下部，并且不必分开上外侧软骨与鼻骨的附着，因为几乎不需要这些额外的暴露。如果鼻腔或上颌骨下半部存在广泛的疾病，建议行冠状入路联合面中部掀翻术

线的钻孔和放置很容易）。一旦鼻额骨瓣复位，这些缝线将被收紧，直到内眦被牢固固定。不幸的是，由于内眦移位，所有这些技术将变得复杂。

术后并发症

这种极好的手术方式术后并发症的发生非常少见。在报告的病例中，虽然额叶挫伤合并相关水肿的发生率很低，但是少数患者确实术后出现了脑脊液鼻漏。眶区脑神经功能障碍（如视神经、滑车神经、外展神经和动眼神经）、眼球内陷和内眦问题比其他经面部或冠状切口前方开颅的颅面手术更多见。

■ 关键点

· 这种方法避免了硬脑膜内额叶操作和面部外切口。

· 根据其下方病变的部位、范围和类型的不同，额鼻截骨术可以有所不同。

· 内眦复位是必需的，而且在重建中极为重要。

· 需要精确复位鼻额骨瓣。

颅面切除术

引　言

20 世纪后半叶，人们逐渐认识到，鼻和鼻窦恶性肿瘤预后不良的主因是切除不彻底导致局部复发。每一个累及筛板下表面及筛顶的肿瘤理论上都可能已向颅内侵犯，认识到这点促进了颅面入路的发展。这一入路为此区域病变提供了手术路径，建立了以解剖学为依据的更加合理的切除方式。此外，累及眶骨膜内或通过眶顶侵犯累及前颅窝的病变也可以更好地暴露和切除。因此，前入路颅面联合手术已经变得越来越成熟。该手术最早于 1954 年被报道[28]，随后由 Ketcham、Smith、Van Buren 等进一步完善[29]。

自 1978 年以来，在作者中心使用的这一技术得到了相当大的发展，手术规范符合肿瘤学要求，并发症发生率低，同时美容效果很好。手术需运用多种神经外科技术，目前常由多专业联合的外科医生团队完成，但在作者中心的手术主要是耳鼻喉科的，在过去的 30 年中仅仅由 3 名耳鼻喉科 / 头颈外科医生进行。

解剖与扩散

鼻腔顶部和筛窦复合体的冠状位解剖关系如图 19.22 所示。图中可见筛板比其相邻的筛顶更为狭窄。鼻腔和鼻窦的肿瘤可以通过筛板的薄骨板及嗅板上已经存在的嗅丝小孔迅速扩散到前颅窝和眼眶，尽管硬脑膜和眶骨膜在相当长的时间可以阻碍病变扩散，但最终会侵犯大脑和眶内容物。

病变可以通过眶后内侧壁进入视神经管，经眶后外侧壁进入蝶翼腭窝和中颅窝，或经中隔由一侧筛窦累及对侧筛窦。通过截骨术整块切除筛骨，范围包括双侧筛骨和筛顶，前方进入额窦，后方进入蝶窦，这显然是肿瘤学的巨大进步（图 19.23、图 19.24）。

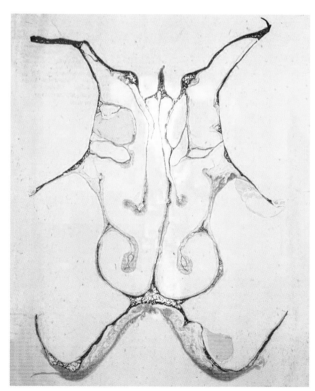

图 19.22　面中部冠状切面显示将肿瘤与重要的预后区域分隔开的薄的眶壁、筛顶和筛板

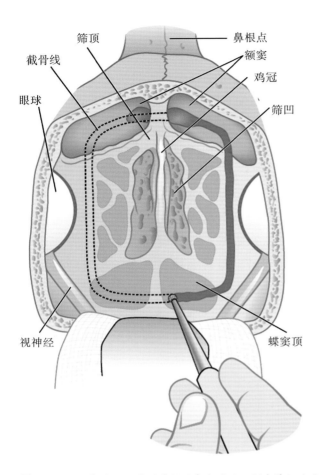

图 19.23 示意图显示盾形前颅开窗术后观，颅底骨切除应包括整个筛骨、筛板，可根据病变范围进一步扩大至中间部分的眶顶及蝶骨平台

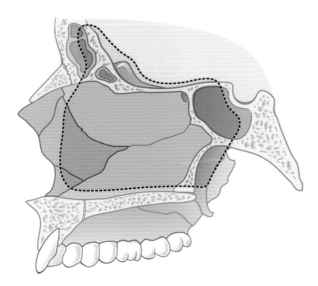

图 19.24 示意图显示标准的颜面切除术切除界线的矢状位观。对于更广泛的病变，明显还需进一步切除骨及软组织

■ 关键点

· 鼻腔和鼻窦的肿瘤可能快速经过这些薄的骨性界线和已经存在颅底孔隙扩散。

手术技巧

作者中心主要使用两种技术。在过去的 20 年中，对于年轻患者，作者更倾向于使用面中部脱套术联合头皮冠状切口入路（图 19.25）。在老年患者中，作者使用 Moure 改良的鼻侧切开入路，该切口暴露速度快且美容效果好。此切口位于病变侧，并且额部中线旁的垂直皮纹垂直向上延伸进入前额直至发际线（图 19.26a，b）。

扩大的鼻侧切开术

双侧暂时的睑缘缝合，皮肤采用肾上腺素（1：200 000）浸润麻醉后，之后进行扩大的鼻侧切开术。将软组织与颌面骨分离，注意小心保护骨膜（图 19.26c）。通过"盾

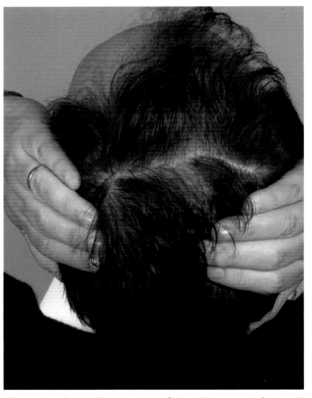

图 19.25 术后照片显示冠状位愈合头皮切口。头皮切口应倾斜与毛囊成同一角度以使术后沿着切口线的脱发最小化，并将切口尽量放到现有发际线后方，同时需谨记随后可能的男性脱发，这些都很重要

形"骨窗进入前颅窝，截骨之前先将微型钛板预成形和预固定，使得完成切除手术后可将骨瓣精确复位。这个小的截骨的骨瓣约2.5cm×2.5cm，下点位于额窦，但不包含眶上缘（图19.26d）。用2mm的高速玫瑰头钻确定骨瓣界线。包括额窦后壁在内的骨质被磨至接近硬脑膜，当其足够薄时，可以使用小弯剥离子将其向外折断，此法对硬脑膜造成的损伤最小（图19.26e）。

硬脑膜在两侧额部前方被抬高，向后逐渐降低，因此即使向后到蝶骨平台，也不需要对额叶进行明显的牵拉。将硬脑膜从额骨剥离及向侧方分离是此步手术的关键。最初筛板和筛顶的分离应在硬脑膜外，以便评估肿瘤对硬脑膜的侵犯程度（图19.26f），但是很有必要在硬脑膜前上方切开，评估肿瘤经过硬脑膜后的侵犯程度，包括嗅球、嗅束和邻近额叶的侵犯情况（图19.26g）。这样就可以对安全边界、肿瘤切除和前颅窝底部截骨术的位置进行评估和决策（图19.26h）。

手术在显微镜下进行，显微镜可以为整个眶顶、筛骨和筛板区域及后方的蝶骨平台提供极好的照明和放大视野。额叶组织用10cm×2cm的湿润脑棉片保护，明确辨认筛前和筛后血管后，适当使用双极电凝或夹闭处理（图19.26i）。

人为地过度换气，将二氧化碳分压降至2.7~3.3kPa（20~25mmHg）以收缩脑组织。也可头位抬高15~20°并控制收缩压至70~90mmHg，如果效果不佳，可静脉滴注甘露醇（很少需要）。眶板上方硬脑膜的广泛游离有助于硬脑膜向后移动，通常只需要放置两或三片10cm×2cm的湿润神经外科棉片就足以清晰地显露前颅窝底部，而不需要任何其他脑部牵拉。

通过截骨可以对筛骨复合体、筛板和鼻中隔上部进行整块切除。用2mm玫瑰头磨钻画出颅侧截骨轮廓线，包括双侧筛窦和蝶窦前壁。在前方用裂钻通过鼻额管至眼眶完成切割，将

颅内和颅外切口相连（图19.26j）。

将筛骨垂直板与剩余中隔分离后即可游离病变组织，然后通过面部切口取出。根据病变的范围，在冰冻病理切片的控制下，进一步切除受累的皮肤、鼻骨、额窦、眶壁和眶内容物、上颌骨、翼腭窝、颞下窝、硬脑膜和脑组织（图19.26k）。

此入路可以为眶内壁后部提供良好视野，所以可以准确评估眼眶受累情况（图19.26l）。部分患者眶内侧骨壁被破坏但骨膜完好，但骨膜相应受累部分也应切除（图19.26m）。

硬脑膜缺损用阔筋膜以内衬方式修复，阔筋膜置于大脑和硬脑膜之间，仔细缝合或黏合以修补脑脊液漏（图19.26n）。其下方覆盖薄层中厚皮片，并用组织胶固定（图19.26o）。眶骨膜切除区覆盖阔筋膜和中厚皮片，保护眼球及其肌肉组织。移植物收缩对眼功能的影响非常小（图19.26p）。

浸泡Sofradex滴耳液（硫酸新霉素、短杆菌肽、地塞米松）吸收性明胶海绵放置于移植皮片表面（图19.26q）。鼻腔用浸有Whitehead创面敷裹剂的5cm纱条填塞（图19.26r）。额骨盾形骨瓣复位并用微型板固定（图19.26s），骨膜及皮肤分三层缝合（图19.26t）。

极晚期患者可能需扩大切除鼻骨及相邻皮肤组织，需要在缝合时考虑利用额正中瓣或眉间皮瓣修补切除鼻骨表面受累皮肤后缺损；对于更大范围病例，需切除眶上外侧部分时，可考虑使用颞肌瓣修复缺损。由于肿瘤或既往根治性放疗导致颅底存在大面积坏死时，有时需要移植吻合血管的带蒂游离皮瓣。髂骨移植可用于修复因为额窦广泛受累而切除鼻额部大量的骨质后带来的术后骨缺损。术后使用中等压力的头皮绷带包扎24h，患者保持30°卧位3~4d。术后10d，在全身麻醉下拔除Whitehead敷裹剂纱条，同时检查术腔。对于老年患者术后美容效果满意（图19.27）。

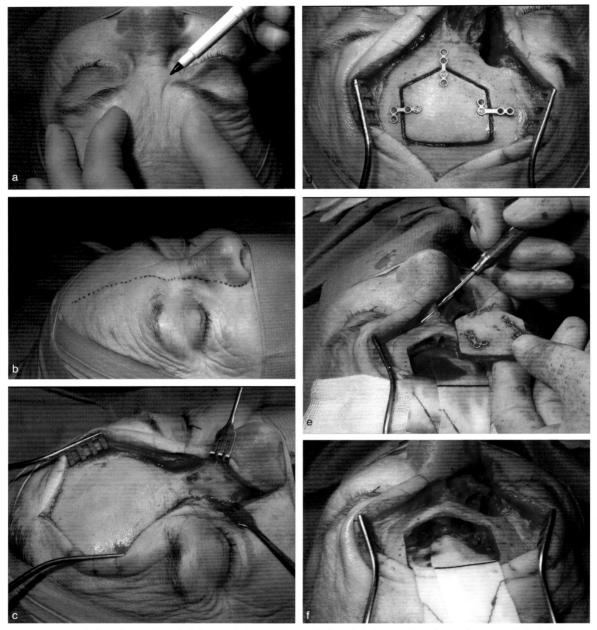

图 19.26a~t　a, b. 术中照片显示扩大的鼻侧切开术切口位置。注意前额的垂直切口是顺着额正中线侧方的自然皮肤皱褶线，还要注意水平褥式缝合双侧眼睑。同时还要注意该患者不必完全分离右鼻翼缘。这些要点有助于提高最终的美容效果。c. 通过开放切口可见，鼻腔来源的高分化腺癌已侵犯右侧鼻骨，需要切除，这已经被术后病理证实。皮肤和骨膜被四齿牵开器持续牵开。注意在皮肤皱褶做小的水平标记以辅助手术结束时准确对位缝合皮肤。d. 同一患者从上向下观。注意最初计划切除的右侧鼻骨、右纸板和邻近滑车神经的眶上缘内侧部分。颅骨前方的盾形窗已被画出，1.7mm 微型钛板在去除骨窗前已钻孔并固定在骨瓣上。e. 前方的颅骨开窗骨瓣被移除。注意硬膜上湿润的神经外科棉片。f. 评估显示肿瘤位于右额窦且广泛侵犯右眶骨膜。额窦后壁已被切除，较大范围的眶骨膜将送病理组织学分析

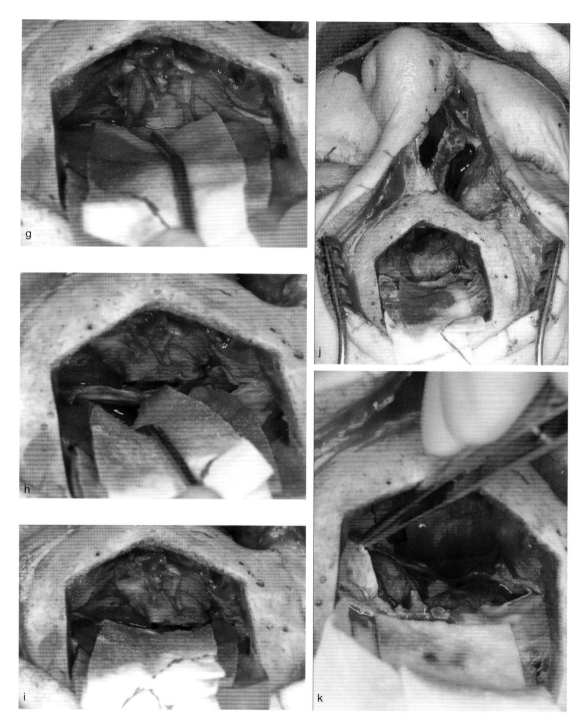

图 19.26a~t（续）　g. 硬脑膜前上做切口进行硬膜内探查，确定病变累及硬脑膜并侵犯右眶顶内侧、筛顶、右筛凹及嗅球。照片显示通过盾状颅骨瓣可获得广泛的组织暴露，硬脑膜应沿着左筛顶侧外切开。h. 硬脑膜受累区域已沿其足够安全的边界标记出来，并通过冰冻切片检查证实。双侧嗅束已被分离。i. 前颅底截骨术前所见。注意除了硬脑膜和额叶表面的 3 个脑棉片外，术中任何时候都没有使用过长时间牵拉。j. 前颅窝底骨切除及切除全部中央部分的组织和肿瘤后所见。注意对眶骨膜也进行了广泛切除。k. 图中所示：检查硬脑膜切缘，邻近额叶组织未受侵犯，双侧蝶窦顶壁已被切除，蝶窦黏膜也被剥除。右蝶窦内有病变侵入

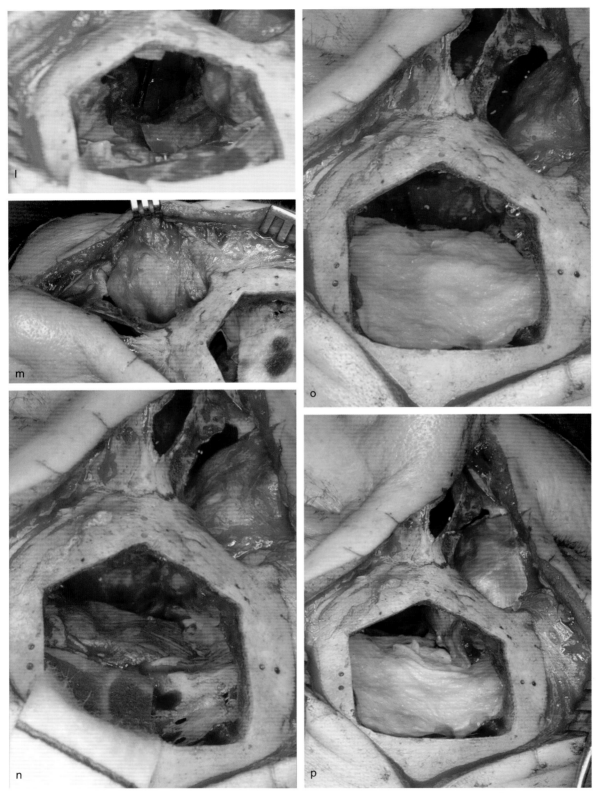

图 19.26a~t（续）　l.进一步显示清除了蝶窦和蝶骨底至后鼻孔区病变后的情况，特别注意右侧翼腭窝并确定病变未累及此处。同时注意眶内壁切除到几乎近眶尖位置。如有必要，要切到视神经管的上内侧区。m.右侧眶内侧面所见显示广泛切除了眶骨膜。冰冻切片证实病变广泛侵犯骨膜外侧面但未侵犯全层进入眶内。因而决定利用移植物保护眼球。n.硬脑膜缺损采用阔筋膜内衬技术和纤维蛋白胶予以修复。o.中厚皮片移植物覆盖硬脑膜表面。p.阔筋膜修复右眶内侧面

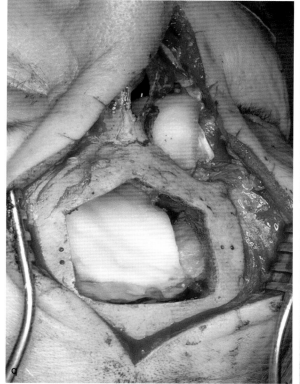

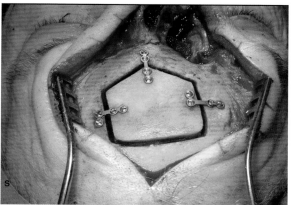

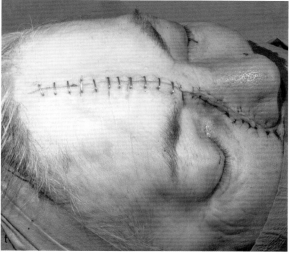

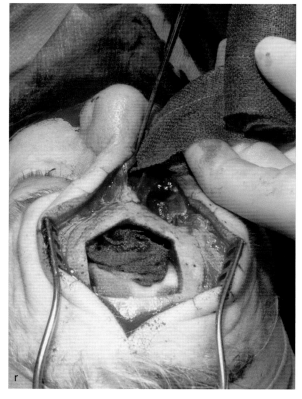

图 19.26a~t（续）　q. 中厚皮片移植物修复右眶内侧面。移植物表面覆盖浸有 Sofradex 抗生素液（硫酸新霉素、短杆菌肽、地塞米松）的吸收性明胶海绵。r. 颅面术腔内轻轻填塞浸有 Whitehead 敷裹剂（复合碘仿油）的 5cm 纱布条。s. 前窗骨瓣复位。t. 患者随后进行右内眦固定及缝合皮肤

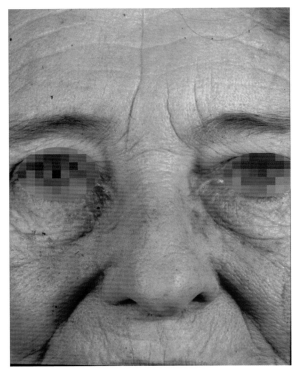

图 19.27　患者术后照片，5 年前经右侧扩大鼻侧切开入路行颅面切除术

■ 关键点

· 颅面手术是肿瘤学的重大进步。

· 硬脑膜在前方，尤其侧方应广泛游离。

· 若眶筋膜受累而眶内容没有明显受侵，可切除眶筋膜后用移植物修复。

· 由经验丰富的病理学家负责的冰冻切片来控制手术切除范围是有益的。

· 湿润神经外科棉片、过度换气及控制性降压避免了脑组织牵拉。

· 显微镜可以为术区提供良好的照明与放大的视野。

并发症与发病率

2006 年，作者发表了一篇文章，总结了 25 年来鼻腔、鼻窦和颅底肿瘤颅面切除术的经验，对 308 例患者进行了分析[30]。表 19.8 列举了作者研究队列中颅面切除术后的并发症。整体而言，这项手术的并发症仍然很低，大多数较严重的并发症出现在早期完成手术的老年患者，许多长期的并发症，如溢泪、复视和分泌性中耳炎，经过处理都能缓解。患者在手术前 48h 开始每日两次服用 100mg 苯妥英钠，术后继续服用 2 个月。预防性抗生素（头孢呋辛酯 750mg/8h，甲硝唑 500mg/8h）在术前用药时给予，并持续到围手术期 48h，然后继续口服直到 10d 后取出鼻部填充物。

颅面外科手术效果

表 19.9 显示了颅面手术患者的肿瘤恶性和良性组织学分类。恶性疾病占主要部分，几乎发生在这一区域的所有组织学类型作者都遇到过。最常见的是腺癌（62 例），其次是嗅神经母细胞瘤（56 例）、鳞状细胞癌（34 例）和软骨肉瘤（24 例）。恶性疾病占多数（84%），但良性组中包括少量病变广泛的非肿瘤性疾病，需要通过颅面手术进行根治性治疗。

表 19.8　颅面切除术：个体病例资料并发症

	例数	结果
即刻		
惊厥	1	无后遗症
出血	2	1 例通过栓塞控制，1 例死亡
气体栓塞	1	恢复
视力下降	4	3 例恢复，1 例成永久性
中 / 晚期		
CVA	2	1 例部分恢复，1 例死亡
意识模糊	6	恢复
肺栓塞	2	1 例死亡，1 例恢复
脑膜炎	2	恢复
脑脊液漏	8	4 例修补，4 例自然愈合
气肿（颅内积气）	2	恢复
额叶脓肿 / 脑炎	4	2 例死亡，2 例恢复
骨坏死 / 瘘管	6/8	修补后恢复
癫痫	7	抗惊厥药物控制
溢泪	11	7 例行 DCR，2 例置 Jones 管
复视	6	修复或自然恢复
分泌性中耳炎	15	鼓膜置管
鼻窦炎 / 黏液囊肿	3/2	手术治疗
垂体功能不足	1	替代治疗

CVA：脑血管事件；DCR：泪囊鼻腔吻合术

表 19.9　颅面切除术：个体病例资料组织病理学分组

良性		恶性	
脑膜瘤	9	腺癌	62
纤维骨性疾病	6	嗅神经母细胞瘤	54
真菌肉芽肿	6	鳞状细胞癌	34
骨瘤	5	软骨肉瘤	24
修复性肉芽肿	2	腺样囊性癌	19
成骨细胞瘤	2	鼻腔鼻窦未分化癌	15
平滑肌瘤	2	恶性黑色素瘤	8
脑膜脑膨出	2	柱状细胞癌	9
血管瘤	2	原始神经母细胞瘤	6
骨髓炎	2	横纹肌肉瘤	5
神经纤维瘤	2	骨肉瘤	5
血管纤维瘤	2	转移性肿瘤	4
皮样囊肿	2	癌肉瘤	4
胆固醇肉芽肿	1	恶性纤维组织细胞瘤	2
假瘤	1	血管肉瘤	1
脉管畸形	1	梭形细胞癌	1
多形性腺瘤	1	血管外皮细胞瘤	1
颅咽管瘤	1	腺泡状软组织肉瘤	1
n	49	恶性神经鞘瘤	1
		黏液表皮样癌	1
		尤因肉瘤	1
		浆细胞瘤	1
		n	259

注意：因为在本书中别的地方使用了 2005 年 WHO 分类，这些病理术语中的一部分有所改变

尽管很难确定较大的肿瘤准确的起源部位，但本组大多数肿瘤发生于筛窦或鼻腔，或在病变广泛分布于这些区域时被定义为上颌窦筛窦。

只有近半数（49%）的患者在颅面切除前没有接受过任何治疗，其余的患者接受过手术、放疗、化疗或联合治疗。然而，在颅面切除术前接受过治疗，尤其是接受过手术的患者与未接受过治疗的患者之间，存活率没有统计学差异（$P=0.20$）。40% 的患者在颅面手术后接受了其他治疗，由于疾病的反复复发，6.5% 的患者接受了再次颅面手术，手术次数为 1~6 次。5%的患者随后接受了颈清扫，其中 2 例为双侧。

眼眶

在作者这组颅面切除手术中，所有切除的组织都要进行详细的组织病理学检查，并且会根据患者眼眶和颅内病变进行分层，因为这些早就被发现是影响术后存活率的重要因素。308 例患者中 187 例（56%）未发现眼眶受累。53 例（17%）在颅面切除时进行了眼眶摘除术，50 例（16%）在保留眼球的情况下进行了眼眶骨膜切除术。5 例患者在术后 5 个月至 4 年的时间内又再次接受了眼眶摘除术。因此，作者本组手术中需要摘除眼眶的患者总数为 63 例（20.5%）。

73 例（24%）有硬脑膜受累，17% 侵犯额叶。患者平均住院 14d，平均手术时间 3.3h。

长期随访

作者长达 25 年研究的平均随访期为 63 个月。保守统计的恶性肿瘤 5 年无病存活率为59%，10 年为 40%，15 年为 33%。对于良性肿瘤，保守统计的 5 年时的无病存活率为 92%，10 年时降至 82%，15 年时降至 76%。表 19.10 显示了不同组织学类型分组的无病存活率。采用 Cox回归法进行多因素分析，显示了脑受侵犯、恶性肿瘤类型和眼眶受累是影响本组整体预后的3 个显著因素。与队列的早期评估一样，与接受眼眶摘除术的患者相比，作者在选定病例中保留眼球的眼眶骨膜切除术的方法得到了统计学改善预后的支持。接受眼眶骨膜切除术的 50 例

表 19.10　颅面切除术：总体存活率和组织病理学个人资料

组织学	存活率			病例数
	5 年	10 年	15 年	
总体	65%	47%	41%	308
良性	92%	82%	76%	49
恶性	59%	40%	33%	259
腺癌	58%	40%	33%	62
嗅神经母细胞瘤	74%	50%	40%	56
鳞状细胞癌	53%	35%	35%	34
软骨肉瘤	94%	56%	37%	24
腺样囊性癌	61%	31%	31%	19

患者本来最初是在颅面切除术时接受眼眶摘除术，但其中仅有 5 例患者最后还是接受了眼眶摘除手术，对预后没有明显影响（图 19.28）。

术前或术后放射治疗

对于接受综合治疗的患者，无论是在颅面切除术前还是术后进行放疗，其结果无统计学差异（P=0.87，图 19.29）。

存活数据

作者保守统计的颅面恶性肿瘤 5 年无病存活率为 59%，10 年为 40%，15 年为 33%。良性病变 5 年无病存活率为 92%，在 10 年下降到 82%，在 15 年下降到 76%。这些数据提示对前颅底肿瘤而言，"良性"是一个相对的名词。脑膜瘤是导致这些良性病变患者死亡的主要原

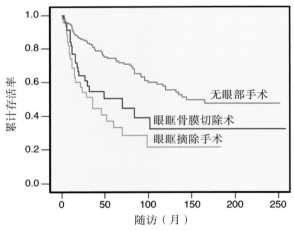

图 19.28　眶部处理对存活率影响的 Kaplan-Meier 曲线（改编自参考文献 [11]）

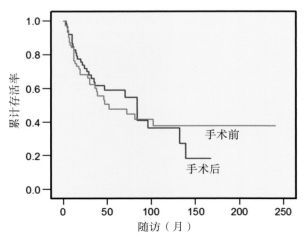

图 19.29　手术前、后放疗对存活率影响的 Kaplan-Meier 曲线

因，与恶性组的软骨肉瘤一起，可以在患者死亡前由于视交叉和眶尖的双侧受累，导致患者双目失明。如表 19.10 所示，一些组织学类型如嗅神经母细胞瘤和腺样囊性癌，可在长达 12 年的时间内发生局部复发，并且复发长期存在。2009 年，一例 29 岁时就诊断为腺样囊性癌而行颅面切除术的患者，在术后 20 年时查出双侧肺转移，然而原发部位未发现局部复发的迹象。在进行双侧部分肺切除术后，患者依然健在。

采用 Cox 回归法进行多因素分析，确定脑受侵犯、恶性肿瘤类型和眼眶受累是作者这组患者的 3 个重要的预后因素。自 20 世纪 70、80 年代颅面切除术发展以来，该手术已成为许多国家治疗前颅底肿瘤的标准手术。完成根治性切除术和结合其他形式的内科肿瘤学治疗方法的能力，使得这些罕见肿瘤患者的存活率显著提高，这些肿瘤的部位使肿瘤被发现时就已处于晚期。因为不同组织病理类型都会出现在这个区域，使得很难积累足够大的样本量来提供可靠的统计学分析，这也使得多中心和多外科医生的队列研究显得必要 [31]。加上这些肿瘤大多在 5 年后复发，意味着作者仅仅是最近才能够真正评估这种手术的效果。当越来越多的外科医生正在提倡这一区域完全采用内镜手术时，这一点显得尤其合适。

作者提供的 308 例患者队列，是由单一机构的 3 名外科医生超过 25 年治疗的患者，并根据需要，也主要由一名放射治疗师 / 肿瘤内科医生进行治疗。作者这组患者的随访分析显示，总体存活率有所提高（可能与该队列早期临床表现开始变得全国范围内知晓有关）。外科技术和术后支持以及辅助治疗和患者选择方面也有所改善。尤其是，作者已经谨慎地注意到显微镜和（或）内镜下大面积硬膜和眶骨膜切除术的控制情况，包括蝶腭区和翼上颌裂、颞下窝、鼻咽顶和眶尖下。

与之前的数据相比，作者队列中的个体、更大的组织学分组，包括腺癌、嗅神经母细胞

瘤和软骨肉瘤显示出持续的改善，尤其是嗅神经母细胞瘤的 5 年存活率为 74%，软骨肉瘤的 5 年存活率为 94%。然而，10 年和 15 年的数据都证明，随着时间的推移，所有的病例中持续丢失仍然存在，这些数据与其他研究者公布的数据以及作者之前自己的中期分析结果是一致的（图 19.30）[32-35]。

作者及其他研究者的分析已经证明了，颅面切除术非常重要，对于肿瘤的精确分期，以及肿瘤学上的包含病变向上侵犯部分，包括嗅束和嗅球。这对于嗅神经母细胞瘤这样的肿瘤尤其相关，反映在存活率已经两倍于之前应用的单侧鼻切开加放疗[32]。然而，不管组织学分类如何，脑组织受侵犯预后不佳，很少能长期存活。

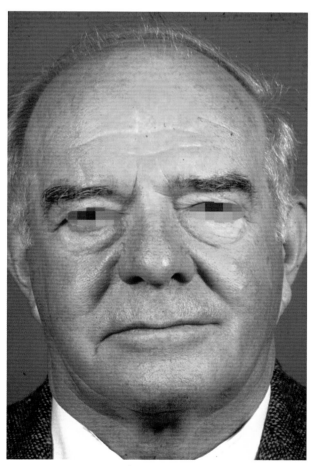

图 19.30　经右侧扩大鼻侧切开术切口行颅面切除术治疗广泛嗅神经母细胞瘤术后 10 年的临床照片。该患者在术后 11 年脑膜肿瘤复发

■ 关键点

· 半数的患者需要在颅面切除术后接受其他治疗。

· 多因素分析确定恶性肿瘤的类型、脑受侵犯和眼眶受累，这些是最重要的预后因素。

· 无论术前放疗还是术后放疗，综合治疗的结果是相同的。

· 脑膜瘤是良性肿瘤的主要死因。

· 许多恶性肿瘤经颅面切除术后的存活率增加了一倍多。

· 颅面外科的长期研究为这组肿瘤的未来治疗奠定了基础。

复发疾病

与其他研究者的经验一致[36-38]，作者的病例中复发最常见的是局部复发，44 例患者（占作者研究的 14%）接受了治愈目的的治疗方案。其中大多数（91%）接受了手术，最常见的是再次的颅面切除术，其中一个人接受了 6 次手术，成功地长期治疗了软骨肉瘤，这既强调低并发症发生率的重要性，也强调了手术的缓解作用。

308 例患者中有 17 例出现区域性复发，其中 16 例行颈部清扫术。其他研究者已经发现颈部淋巴结转移发生率低[37,39]。局部控制后远处转移是罕见的，但预后差，患者死亡迅速。

■ 关键点

· 5 年以上复发在本组并不少见，因此需要长期随访。

与内镜手术的比较

对于前颅底恶性肿瘤的扩大根治性内镜鼻窦手术和（或）调强放疗的热度[40-42]日益增加，因此继续对行颅面切除术的患者进行长期随访并进行统计学分析是有必要的。显然，要与新的替代治疗方法进行有意义的比较还需要一段时间，但在那之前，颅面切除术仍然是侵犯颅底的鼻腔鼻窦肿瘤治疗的金标准[42]。

全鼻切除术

鼻和眼睛是面部最突出和最重要的特征，因此全鼻切除术并不是一项简单的手术。正如前面讨论的前庭和鼻中隔恶性肿瘤、晚期或复发性疾病，特别是鳞癌和恶性黑色素瘤的章节所述，有时可能需要通过手术来缓解严重的症状，最明显的是鼻出血和真菌感染（图 19.31）。有时，通过这种手术结合其他辅助治疗，完全治愈也是有可能的。但在恶性肿瘤的情况肯定不行，尽管长期缓解是可能的[43]。

外科技术

外鼻由骨和透明软骨组成，软骨成分可被移除以留下完整的梨状孔。鼻软骨和其上的软组织很容易从一个鼻孔的外侧缘的切口开始，沿着梨状孔开口的边缘切开，这是很容易辨别的。在两个外侧部分切开后，可以在直视下切除鼻小柱和中隔前部。这样可以很好地检查剩余的鼻腔，最好在手术显微镜下，如果对肿瘤切缘有任何疑问，还可以进一步切除鼻中隔、鼻骨和鼻腔外侧壁。

向下延伸至前颌骨是很重要的，因为这是

鳞状细胞癌和腺样囊性癌常见的扩散区域，这需要不连续和充分的腭部切除，有时会造成额外的口内缺损。现代修复学家可以很容易地设计出一种鼻腔假体，可以锁定在口腔内的假体装置中，具有良好的稳定性和足够的密合性。

如果可能的话，应该保留鼻骨以便为鼻假体提供良好的固定位置，但梨状孔开口的骨性边缘的切除确实有助于促进鼻覆盖和边缘的快速上皮化（图 19.32）。皮肤移植很少是必要的，因为可以从周围的皮肤获得覆盖，一些大量的上唇组织的缺损后可以通过鼻唇瓣（单侧或双侧）来延长。

面动脉的鼻翼支和鼻中隔分支出血很容易控制，但如有必要，手术的鼻腔部分可以用Whitehead 油纱布或其他的替代选择填塞。无论患者是否用假体或面部整形重建，最初的长期结痂都需要盐水鼻腔冲洗。

鼻切除术后重建

即使是技术最熟练的修复科医生，是否拥有能匹配现代假体修复效果的能力，仍然值得

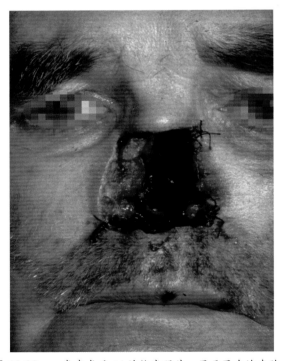

图 19.32　一患者术后 4d 的临床照片，显示了左边皮肤和黏膜对位缝合，鼻骨下部和整个鼻中隔予以切除。长期生理盐水冲洗是必要的

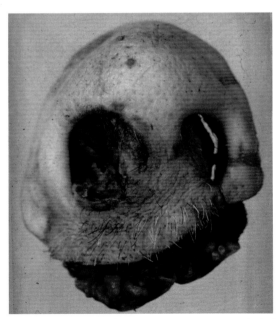

图 19.31　表现为严重鼻出血的广泛恶性黏膜黑色素瘤行全鼻切除术

怀疑。而且由于大多数患者因肿瘤而进行了全鼻切除术，这可能与之前的治疗失败有关，例如放疗等。定制假体通常是最合适的选择（图19.33）。假体的优点是可以经常检查剩余的鼻腔通道，并且易于更换，以适应皮肤颜色的变化。虽然可以通过最新的骨结合技术佩戴，但如果没有这些技术，简单地连接到眼镜架就能确保足够的稳定性（图19.34）。

总　结

不考虑因病理因素需要全鼻切除术的必要性，患者和手术医生两者都认为是破坏外形的手术，但侵犯鼻框架的没有控制的病变所带来的外形破坏也是非常严重的。手术为许多患者提供了长期缓解的有效途径，可治愈鼻前庭和中隔癌。采用类似于眼眶摘除和（或）眼眶切除术，很少有人后悔接受了手术。但是除非患者接受充分的咨询，否则这个手术可能会延迟相当长的时间，这意味着手术切除范围的增加、更大范围的假体或面部整形重建。

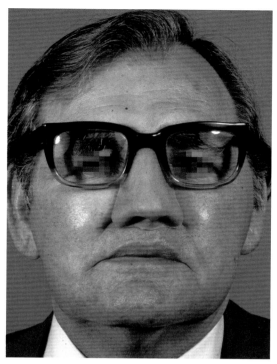

图 19.34　附于眼镜的假体对患者（图 19.32 和图 19.33 中同一患者）而言，有更好的稳定性和边缘部分伪装作用

参考文献

[1] Lloyd G, Lund VJ, Howard D, et al. Optimum imag-ing for sinonasal malignancy. J Laryngol Otol, 2000, 114(7):557–562

[2] Jones E, Lund VJ, Howard DJ, et al. Quality of life of patients treated surgically for head and neck cancer. J Laryngol Otol, 1992,106(3):238–242

[3] Moure E. Traitement des tumeurs malignes primitives de l'ethmoid. Rev Laryngol Otol Rhinol (Bord), 1902, 23:401–412

[4] Harrison DF. Lateral rhinotomy: a neglected operation. Ann Otol Rhinol Laryngol, 1977,86(6 Pt 1):756–759

[5] Howard DJ, Lund VJ. The midfacial degloving approach to sinonasal disease. J Laryngol Otol 1992;106(12):1059–1062

[6] Howard DJ, Lund VJ. The role of midfacial degloving in modern rhinological practice. J Laryngol Otol, 1999, 113(10): 885–887

[7] Converse JM. Restoration of facial contour by bone grafts introduced through the oral cavity. Plast Reconstr Surg, 1950, 6(4):295–300

[8] Casson PR, Bonanno PC, Converse JM. The midface degloving procedure. Plast Reconstr Surg, 1974,53(1):102–103

[9] Maniglia AJ, Phillips DA. Midfacial degloving for the management of nasal, sinus, and skull-base neoplasms. Otolaryngol Clin North Am, 1995,28(6):1127–1143

[10] Mofatt A. Postural instillation. A method of inducing local anaesthesia in the nose. J Laryngol Otol, 1941,56:429–436

[11] Lund V, Howard D, Gardner A. Sinonasal surgery on the developing face.//Tos M, Thomsen J, Balle V, eds. Rhinology: State of the Art. Amsterdam: Kugler, 1995:211–216

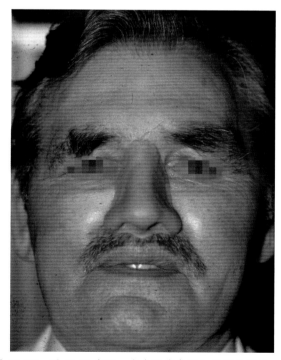

图 19.33　图 19.32 中同一患者配戴鼻假体的临床照片，假体对于生存期短的人是一个很好的折中方案。该患者 11 个月后死亡

[12] Cocke EW Jr, Robertson JH, Robertson JT, et al. The extended maxillotomy and subtotal maxillectomy for excision of skull base tumors. Arch Otolaryngol Head Neck Surg, 1990,116(1):92–104

[13] Lanigan DT, Hey JH, West RA. Aseptic necrosis following maxillary osteotomies: report of 36 cases] J Oral Maxillofac Surg, 1990,48(2):142–156

[14] Gensoul P. Lettre Chirurgicale sur Quelques Maladies Graves du Sinus Maxillaire avec Atlas de Huit Planches en Couleur. Paris: Baillière, 1833

[15] Lizars J. Removal of the superior maxillary bone. London Med Gaz, 1829,30(V):92–93

[16] Syme J. Excision of the upper jaw. Edinburgh Med Surg J, 1829,XXXII:238–239

[17] Howard DJ, Lund VJ, Wei WI. Craniofacial resection for tumors of the nasal cavity and paranasal sinuses: a 25-year experience. Head Neck, 2006,28(10):867–873

[18] Lloyd S, Devesa-Martinez P, Howard DJ, et al. Quality of life of patients undergoing surgical treatment of head and neck malignancy. Clin Otolaryngol Allied Sci, 2003,28(6):524–532

[19] Harrison D. The management of malignant tumours afecting the maxillary and ethmoidal sinuses. J Laryngol Otol, 1973, 87:749–772

[20] Weymuller EA Jr, Reardon EJ, Nash D. A comparison of treatment modalities in carcinoma of the maxillary antrum. Arch Otolaryngol, 1980,106(10):625–629

[21] Lee F, Ogura JH. Maxillary sinus carcinoma. Laryngoscope, 1981,91(1):133–139

[22] St-Pierre S, Baker SR. Squamous cell carcinoma of the maxillary sinus: analysis of 66 cases. Head Neck Surg, 1983, 5(6):508–513

[23] McNicoll W, Hopkin N, Dalley VM, et al. Cancer of the paranasal sinuses and nasal cavities. Part II. Results of treatment. J Laryngol Otol, 1984,98(7):707–718

[24] Lindeman P, Eklund U, Petruson B. Survival after surgical treatment in maxillary neoplasms of epithelial origin. J Laryngol Otol, 1987,101(6):564–568

[25] Donald P. Surgery of the Skull Base. Philadelphia: Lippincott-Raven, 1998: 292–298

[26] Raveh J, Vuillemin T. Subcranial-supraorbital and temporal approach for tumor resection. J Craniofac Surg, 1990, 1(1):53–59

[27] Raveh J, Turk JB, Lädrach K, et al. Extended anterior subcranial approach for skull base tumors: long-term results. J Neurosurg, 1995,82(6):1002–1010

[28] Smith RR, Klopp CT, Williams JM. Surgical treatment of cancer of the frontal sinus and adjacent areas. Cancer, 1954, 7(5):991–994

[29] Ketcham AS, Wilkins RH, Vanburen JM, et al. A Combined intracranial facial approach to the paranasal sinuses. Am J Surg, 1963,106:698–703

[30] Howard DJ, Lund VJ, Wei WI. Craniofacial resection for tumors of the nasal cavity and paranasal sinuses: a 25-year experience. Head Neck, 2006,28(10):867–87

[31] Ganly I, Patel SG, Singh B, et al. Craniofacial resection for malignant paranasal sinus tumors: Report of an International Collaborative Study. Head Neck, 2005,27(7):575–584

[32] Lund VJ, Howard D, Wei W, et al. Olfactory neuro-blastoma: past, present, and future? Laryngoscope, 2003, 113(3): 502–507

[33] Catalano PJ, Hecht CS, Biller HF, et al. Craniofacial resection. An analysis of 73 cases. Arch Otolaryngol Head Neck Surg, 1994,120(11):1203–1208

[34] Levine PA, Scher RL, Jane JA, et al. The craniofacial resection—eleven-year experience at the University of Virginia: problems and solutions. Otolaryngol Head Neck Surg, 1989,101(6):665–669

[35] Shah JP, Kraus DH, Bilsky MH, et al. Craniofacial resection for malignant tumors involving the anterior skull base. Arch Otolaryngol Head Neck Surg, 1997,123(12):1312–1317

[36] Patel SG, Singh B, Polluri A, et al. Craniofacial surgery for malignant skull base tumors: report of an international collaborative study. Cancer, 2003,98(6):1179–1187

[37] Bhattacharyya N. Cancer of the nasal cavity: survival and factors infuencing prognosis. Arch Otolaryngol Head Neck Surg, 2002,128(9):1079–1083

[38] Porceddu S, Martin J, Shanker G, et al. Paranasal sinus tumors: Peter MacCallum Cancer Institute experience. Head Neck, 2004,26(4):322–330

[39] Gullane PJ, Conley J. Carcinoma of the maxillary sinus. A correlation of the clinical course with orbital involvement, pterygoid erosion or pterygopalatine invasion and cervical metastases. J Otolaryngol, 1983,12(3):141–145

[40] Kühn UM, Mann WJ, Amedee RG. Endonasal approach for nasal and paranasal sinus tumor removal. ORL J Otorhinolaryngol Relat Spec, 2001,63(6):366–371

[41] Gofart Y, Jorissen M, Daele J, et al. Minimally invasive endoscopic management of malignant sinonasal tumours. Acta Otorhinolaryngol Belg, 2000,54(2):221–232

[42] Lund VJ Stammberger H, Nicolai P, et al. European position paper on endoscopic management of tumours of the nose, paranasal sinuses and skull base. Rhinol Suppl, 2010,(22):1–143

[43] Harrison DF. Total rhinectomy—a worthwhile operation? J Laryngol Otol, 1982,96(12):1113–1123

眶的处理

　　眶与鼻腔鼻窦比邻，容易受到鼻窦病变的侵及，包括肿瘤的侵袭及压迫。眶受侵的情况是重要的预后指标与分期分类的依据，例如任何恶性肿瘤侵及眼眶都意味着为 T3 或 T4 期[1,2]。侵及眶尖为 T4b 期，预后最差。即使是良性肿瘤，如果被忽视，也可能压迫和使眶内容物移位而对眼睛产生巨大影响。可以在良性的纤维骨性病变发现这样极端的例子，而且甚至良性的内翻型乳头状瘤偶尔也可以跨越眶骨膜。至少 50% 恶性鼻窦肿瘤伴有视觉相关症状，并成为患者就诊的原因（表 4.1）[3]，单侧的眼球突出、复视、溢泪是最常见的症状。

Iannetti 等 [4] 将眼眶受侵及的情况分为 3 期（图 19.35）：

· 眶内侧壁的侵蚀或破坏；

· 侵犯眶脂肪；

· 侵及内直肌，侵犯视神经、眼球或眼睑皮肤。

无论肿瘤沿骨膜下或骨膜外生长，都可能进入眶尖，沿此侵及颅中窝与海绵窦。

还应该记住，鼻泪管系统也可以直接或间接地受到肿瘤的压迫或浸润 [5]。

50 年前，传统的观点认为，一旦恶性肿瘤紧邻眶骨膜，建议摘除眼球 [6]。然而，随着时间的推移，逐渐流行更加保守的方案，并且没有任何证据证明这一方案影响了治疗效果中（图 19.36）[7-8]。眶纸板容易被侵蚀破坏，但另一情况也是事实，即使相当大的肿瘤，肿瘤和眶骨膜之间也常常存在间隙，例如在腺癌中（图 19.37）。此时，如果术中冰冻切片显微镜下证实了肿瘤没有穿透眶骨膜全层，可以大范围切除眶骨膜，并用断层皮片或阔筋膜修补。眶骨膜前方切开，在眶骨膜和眶脂肪之间分离，可以将眶脂肪与大块的眶筋膜切除而不会带来严重的问题。在后方需要注意，因为此时很容易遇到内直肌。

为了矫正由于眶内侧壁眶脂肪突入鼻腔带来的眼球内陷，使用了皮肤、筋膜和黏膜等多种移植物来修复。断层皮片有随着时间挛缩的特点，这在一定程度上纠正了眼球内陷。通过使用几滴生物胶，浸泡抗生素溶液的吸收性明胶海绵将移植物固定于受区，鼻腔填塞（如 Whitehead）7~10d 后取出，取出时常须在短时全身麻醉下完成 [9]。即使整个内侧壁骨膜都被切除，通过移植物修复后眼功能仍可以保持良好。虽然患者常会面临复视、眼球内陷等并发症需要修正手术。

过去眼眶需要通过外切口进行手术，这使得术者可以评估眶骨膜的侵犯程度并进行切除。然而，随着内镜技术的不断应用，在许多情况下，可以通过内镜进行眼眶骨膜切除及修复。然而，内镜是在技术上难以处理的内侧壁最前方，此时，应考虑外部切口。

尽管如此，有些时候，还是不得不需要摘除眼眶，因为当肿瘤穿过眶骨膜，要不是因为眼部受侵，肿瘤是完全可以治愈的。因为眶前扩散很少见，而且没有前方的淋巴引流，所以眼睑常常可以保留。这成为眶内容物摘除术，而不是眶切除术，后者常常会牺牲上下眼睑（眶内容物摘除术只保留眼睑皮肤和眼轮匝肌，而眶切除术不保留——译者注）。后者常用于侵及内眦的范围广泛的鳞状细胞或基底细胞癌。

■ 眶内容物摘除术

在眶内容物摘除术中眼球、肌肉、脂肪和眶周组织都需要被切除，而眼睑和睑结膜被保留。当保留眼睑时，在患者的睫毛缘做切口，皮肤和皮下组织从睑板上分离，沿着眼眶窝圆周切开，直达骨面，分开内外眦韧带。使用 Freer 剥离子和浸有 1∶1000 肾上腺素的纱条将骨膜从眼眶窝剥起，注意不要超出眶下裂和眶上裂。一旦眶内容物被移动，应该提醒麻醉医生要分离眶尖，因为当切断视神经时，此时患者常常会出现明显的心动过缓。使用一把大的 Mayo 剪，沿着眶外侧壁弧度，从外到内进入眼眶窝，分离眶尖，第一剪就可以切除眶尖大量的组织。这一操作应该非常快速，因为很快就会出现来自眼动脉的明显出血。通过在开水中浸泡后拧干的纱条压迫实现这种快速的血管收缩止血。水必须足够热，因为不够热反而会导致血管扩张。需要注意不要让眼睑皮肤接触到纱条。也可以通过使用弯曲的动脉夹来止血，然后进一步切除眶尖组织，但必须小心操作。建议在视神经神经血管束周围留置缝线结扎，不仅是为了止血，而且为了关闭神经周围的脑脊液鼻漏。

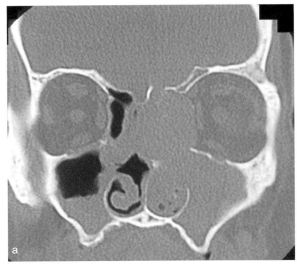

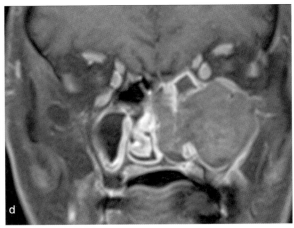

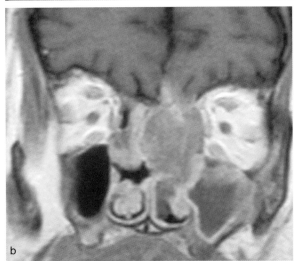

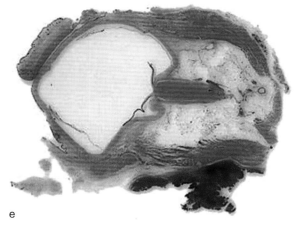

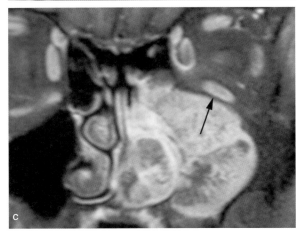

图 19.35a~e　a. 冠状位 CT 显示腺样囊性癌破坏眶纸板并推挤眶骨膜。b. 冠状位 MRI（钆增强 T1W）显示肿瘤邻近但没有和眶骨膜粘连，这在随后的手术和病理检查中得到证实。c. 冠状位 MRI（钆增强 T1W 伴有脂肪抑制）显示上颌窦鳞状细胞癌破坏顶部的骨质可能和眶骨膜粘连，但是没有进入眶脂肪，这在随后的手术和病理检查中得到证实。d. 冠状位 MRI（钆增强 T1W）显示上颌窦鳞状细胞癌已经穿透眶底的骨质和骨膜，看起来侵犯了下直肌。这在术中得到证实，并且采用了眶内容物摘除术（图片由 Dr. T. Beale 提供）。e. 经过眶内容物的组织学切片显示肿瘤浸润下直肌（图片由 Dr. A. Gallimore 提供）

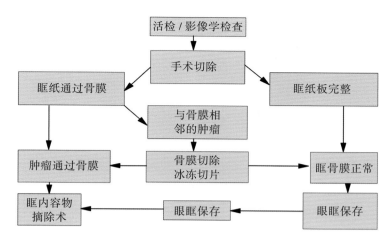

图 19.36 眶的处理策略（改编自参考文献 [11]）

■ 重 建

使用不可吸收的 5/0 缝线无张力分两层缝合关闭眼睑。第一层是间断缝合保留的眼轮匝肌，第二层是精细地连续缝合皮肤本身。随着时间推移，皮肤将回缩进入眼窝（图 19.37）。这成为一个极好的眼眶窝，不论之后是否使用骨结合种植体，这都为眼眶假体提供了额外的稳定性。然而眼睑皮肤是非常脆弱的，有时会发生坏死，尤其是放疗后的患者，或在眶切除术时，特意被牺牲掉。因此需要在手术开始时做决定，是使用显微血管游离皮瓣还是颞肌瓣联合表面的断层皮片移植。颞肌的蒂部向下插入下颌骨冠状突，通过眼眶外侧壁 3cm×2cm 的开窗，可以将全部颞肌转入眼眶窝内，此时注意保留眶外侧缘[10]。

骨结合种植体在眶切除的同时可以钉在

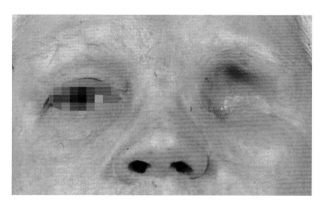

图 19.37 临床照片显示眶窝被眼睑皮肤覆盖

眶缘上，或者在之后的任何时间，间隔的时间可以到 1 年，尤其是患者进行了放疗（图 19.38）[11]。在间隔期间，可以使用黏合剂或连在一个眼镜架上帮助固定眼眶假体（图 19.39、图 19.40）。

如果保留了眶内容物，应该要考虑修复明显的眶底缺损来使功能损失最小化，尤其在眶骨膜已经被切除时。已经描述了很多种方法，包括阔筋膜或肌肉悬吊，骨移植或合成的网状物（丙烯或钛）联合不同种类的游离或带蒂肌肉或骨肌皮瓣。这包括腹直肌、背阔肌、肩胛骨、肋骨、腓骨[11]。这些组织也可以用来重建上颌骨全切和眶内容物摘除术后大型的缺损[12,13]。

传统的假体阻塞器仍然有用，优点是术后便于观察术腔。

■ 预 后

如前所述，眼眶受侵与脑组织受侵、肿瘤组织学一起，对存活率有不利影响，眼眶受侵也是多变量分析最重要的预后因素之一（图 19.28）[8,14]。Suarez 等[15]也有类似的报告，他们的研究提示仅眼眶骨膜受累并不影响存活率。相比之下，眶尖受累对预后有不利影响[14,16,17]，且眶内容物摘除术不能改善预后结果。相关研究证实[18,19]，眼眶受累也是上颌窦恶性肿瘤的

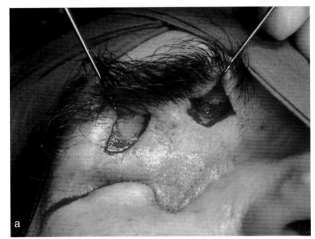

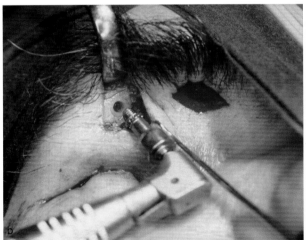

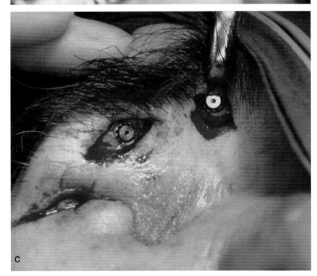

图 19.38a~c　a. 术中照片显示在眶内容物摘除术的同时，在两层缝合保留的眼睑组织之前，一期植入骨结合种植体，局部使用小切口。b. 在眶缘慢速钻孔和攻丝后植入一期种植体，操作同时需要使用持续的冷盐水冲洗（图中没有显示）。c. 一期植入完成。钛种植体已经覆盖愈合帽

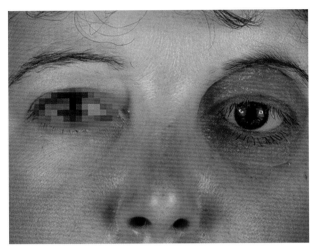

图 19.39　左侧眶内假体修复的临床照片，在二期骨结合种植体手术之前使用黏合剂固定。皮肤颜色匹配需要进一步调整

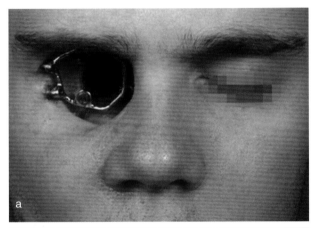

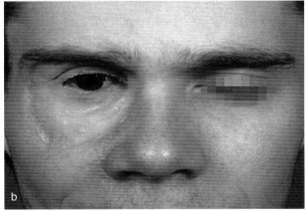

图 19.40a, b　a. 临床照片显示一个开放性眶缺损但有极好的骨结合钛种植体和金卡环。b. 一个骨结合假体紧密地卡在其下方的金卡环上。这种固定方式可以使眶假体的边缘薄如蝉翼

一个重要预后因素[18,19]，眼眶受侵患者 5 年存活率为 17%，而无眶侵犯者为 49%，而眶内容物摘除术并没有改善 5 年存活率。

有学者试图根据肿瘤组织学类型来分析区分眼眶受侵犯的结果，但结果还不甚清楚。Nishino 等[20]认为鳞状细胞癌侵及眼眶的患者较其他组织学类型的患者 5 年存活率更高，分别为 74% 和 40%，这一结果与 Imola 和 Schramm 的结论并不一致[21]。结果的不一致有可能源自患者样本数量的不同，以及不同研究对眼眶受累的定义的理解不同。但是，值得注意的是，一项 25 例上颌骨切除术和眼眶内容物摘除术的标本的组织学研究表明[22]，由于一层在眶周脂肪周围的薄的筋膜层的作用，肿瘤侵犯眼眶的范围被限制在了眶周。

虽然作者和其他作者自 20 世纪 80 年代以来采用了保留眼眶的手术策略，只要骨膜没有被穿透，无论是在肿瘤的局部控制还是远期存活率方面，保留眼眶对预后都没有明显不利的影响，但如果疾病复发，患者必须准备好在后期接受眶内容物摘除[7,8,18,21,23,24]。有意义的是，这仅在 5/50 的患者中是必要的，他们在 5 个月至 4 年后进行了眶内容物摘除。然而，并不是所有人都同意这种方法[25]，这些研究可能会受到选择偏倚的影响，由于眼眶侵犯范围较大的患者也接受了眶内容物摘除术。

另一些作者研究得更深，他们进行了减瘤手术联合大剂量放疗 ± 化疗[20,26-27]。5 年的总存活率分别为 59%、60% 和 68%，在 Jansen 研究中，总存活率明显优于单纯放疗（9%）（病例数：单纯放疗 18 例 vs 放疗 + 减瘤手术 50 例），但两组的患病程度不同。

■ 眶功能

眶内容物的保留也可能会付出一定代价。Imola 和 Schramm[21]报道了 54 例患者，并将他们分为有功能但无障碍（54%）、有功能但有障碍（37%）和无功能（9%）。眼球位置的变化是最常见的并发症，占 63%，但一般不合并临床症状，仅有 9% 的患者合并持续性复视。这通常是由于眶底切除后没有进行缺损重建。相比之下，无论采用何种入路，眶内侧壁的切除对眶功能的影响都很小[8,10,28]。

放射治疗增加了眼眶并发症的机会，如白内障、视神经萎缩、过度干燥和眼睑外翻。

■ 关键点

· 眼眶常被鼻腔鼻窦肿瘤侵犯，但无症状。

· 眼眶受侵症状包括单侧眼球突出、复视、溢泪，最终视力丧失。

· 如果眼眶骨膜还没有完全侵犯，可以切除骨膜并保留眼球，而不会对生存造成不利影响。

· 眶内容物摘除适合于眶尖受累，通过眶周全层侵犯球后脂肪，侵犯眼外肌，侵犯球结膜或巩膜。

· 眼睑受累时应行眼眶切除术。

参考文献

[1] Sorbin L, Gospodarowicz M, Wittekind C. TNM Classifcation of Malignant Tumours. 7th ed. Chichester: Wiley-Blackwell, 2009:50

[2] Greene F, Compton C, Fritz A, et al. American Joint Committee on Cancer Staging Manuel. New York: Springer, 2010, 69–78

[3] Lund VJ. Malignant tumours of the nasal cavity and paranasal sinuses. ORL J Otorhinolaryngol Relat Spec, 1983, 45(1):1–12

[4] Iannetti G, Valentini V, Rinna C, et al. Ethmoido-orbital tumors: our experience. J Craniofac Surg, 2005,16(6):1085–1091

[5] Lloyd GAS, Lund VJ, Howard DJ, et al. Optimum imaging for sinonasal malignancy] J Laryngol Otol, 2000, 114(7):557–562

[6] Ketcham AS, Van Buren JM. Tumors of the paranasal sinuses: a therapeutic challenge. Am J Surg, 1985,150(4):406–413

[7] McCary WS, Levine PA, Cantrell RW. Preservation of the eye in the treatment of sinonasal malignant neoplasms with orbital involvement. A confrmation of the original treatise. Arch Otolaryngol Head Neck Surg, 1996,122(6):657–659

[8] Howard DJ, Lund VJ, Wei WI. Craniofacial resection for tumors of the nasal cavity and paranasal sinuses: a 25-year experience. Head Neck, 2006,28(10):867–873

[9] Lim M, Lew-Gor S, Sandhu G, et al. Whitehead's varnish nasal pack. J Laryngol Otol, 2007, 121(6):592–594

[10] Suárez C, Ferlito A, Lund VJ, et al. Management of the orbit in malignant sinonasal tumors. Head Neck, 2008,30(2):242–250

[11] Lund VJ, Howard DJ, Wei WI, et al. Craniofacial resection for tumors of the nasal cavity and paranasal sinuses—a 17-year experience. Head Neck, 1998,20(2):97–105

[12] Cordeiro PG, Santamaria E. A classifcation system and algorithm for reconstruction of maxillectomy and midfacial defects. Plast Reconstr Surg, 2000,105(7):2331–2346, discussion 2347–2348

[13] Pryor SG, Moore EJ, Kasperbauer JL. Orbital exenteration reconstruction with rectus abdominis microvascular free fap. Laryngoscope, 2005,115(11):1912–1916

[14] Ganly I, Patel SG, Singh B, et al. Craniofacial resection for malignant paranasal sinus tumors: Report of an International Collaborative Study. Head Neck, 2005,27(7):575–584

[15] Suarez C, Llorente JL, Fernandez De Leon R, et al. Prognostic factors in sinonasal tumors involving the anterior skull base. Head Neck, 2004,26(2):136–144

[16] Cantù G, Solero CL, Mariani L, et al. Anterior craniofacial resection for malignant ethmoid tumors—a series of 91 patients. Head Neck, 1999,21(3):185–191

[17] Patel SG, Singh B, Polluri A, et al. Craniofacial surgery for malignant skull base tumors: report of an international collaborative study. Cancer, 2003,98(6):1179–1187

[18] Nazar G, Rodrigo JP, Llorente JL, et al. Prognostic factors of maxillary sinus malignancies. Am J Rhinol, 2004,18(4):233–238

[19] Carrillo JF, Güemes A, Ramírez-Ortega MC, et al. Prognostic factors in maxillary sinus and nasal cavity carcinoma. Eur J Surg Oncol, 2005,31(10):1206–1212

[20] Nishino H, Ichimura K, Tanaka H, et al. Results of orbital preservation for advanced malignant maxillary sinus tumors. Laryngoscope, 2003,113(6):1064–1069

[21] Imola MJ, Schramm VL Jr. Orbital preservation in surgical management of sinonasal malignancy. Laryngoscope, 2002, 112(8 Pt 1):1357–1365

[22] Tiwari R, van der Wal J, van der Waal I, et al. Studies of the anatomy and pathology of the orbit in carcinoma of the maxillary sinus and their impact on preservation of the eye in maxillectomy. Head Neck, 1998,20(3):193–196

[23] Stern SJ, Goepfert H, Clayman G, et al. Orbital preservation in maxillectomy. Otolaryngol Head Neck Surg, 1993,109(1):111–115

[24] Carrau RL, Segas J, Nuss DW, et al. Squamous cell carcinoma of the sinonasal tract invading the orbit. Laryngoscope, 1999,109(2 Pt 1):230–235

[25] Dulguerov P, Jacobsen MS, Allal AS, et al. Nasal and paranasal sinus carcinoma: are we making progress? A series of 220 patients and a systematic review. Cancer, 2001,92(12):3012–3029

[26] Itami J, Uno T, Aruga M, Ode S. Squamous cell carcinoma of the maxillary sinus treated with radiation therapy and conservative surgery. Cancer, 1998,82(1):104–107

[27] Jansen EP, Keus RB, Hilgers FJ, et al. Does the combination of radiotherapy and debulking surgery favor survival in paranasal sinus carcinoma? Int J Radiat Oncol Biol Phys, 2000,48(1):27–35

[28] Lund VJ, Howard DJ, Wei WI. Endoscopic resection of malignant tumors of the nose and sinuses. Am J Rhinol, 2007, 21(1):89–94

术后随访

正如在本书中一直强调的，发生在鼻腔鼻窦的肿瘤的生物学行为有其特殊性，这使得它们和全身其他部位的肿瘤不同。常规使用的 5 年存活率作为"治愈"拐点，但这一判断几乎不能用于鼻窦恶性肿瘤，因为需要终身的监测来确保患者不再担心这一疾病。因此，作者设计了随访的计划，包括常规的门诊鼻内镜检查、常规的影像学检查（一般需要 MRI），必要时甚至需要住院麻醉下检查和活检。准确的间隔时间仍存争议，在现有的经济环境下，采用密集型监测的成本效益尚待确定。尽管如此，只有通过许多年仔细评估患者，才有可能对这些罕见病例提供最优的治疗方案。这些评价还包括持续的生活质量监测，例如生活质量评价量表 SF-36、鼻腔鼻窦结局测试 SNOT-22、欧洲癌症治疗研究组织生命质量测定量表（European Organization for Research and Treatment Cancer Quality of Life Core Questionnaire，EORTC-QLQ-C30）[1-6]，有很多关于鼻科的可用的测量量表（表 19.11~19.13）[7-26]。这些量表主要分为以下几部分：恶性肿瘤相关的一般健康问题，并增加了一小部分鼻科量表（表 19.11）；为过敏性鼻炎和慢性鼻窦炎设计的量表（表 19.12）；为颅底外科设计的量表（表 19.13）。然而没有一个是完全符合目的的量表，但是毫无疑问将被逐渐修改并随时间改善。

表 19.11　常用的生活质量（QOL）测评工具

量表	特点	参考文献
36 项健康调查简易格式（SF-36）	36 个项目（8 个等级）	Ware[2] www.sf-36.org
12 项健康调查简易格式（SF-12）	12 个项目	Ware 等 [3] www.sf-36.org/tools/sf12.shtml
Glasgow 效果详表（GBI）	18 个项目	Robinson 等 [4]
欧洲五维健康量表（EQ-5D）	5 个维数	Rabin 和 de Charro[5] www.euroquol.org
儿童健康调查问卷（CHQ） CHQ-50PF（家长格式） CHQ-87CF（儿童格式）	50 个项目（CH-50PF） 87 个项目（CH-87CF）	Solans 等 [6]
欧洲癌症治疗研究组生存质量核心调查问卷（EORTC-QLQ-C30）	30 项目	King[7] http://groups.eortc.be/qol/question-naires_qlqc30.htm
癌症治疗功能评估一般量表（FACT-G）；头颈（FACT-HandN）	27 项目（FACT-G） 11 个项目（FACT-HandN）	List 等 [8]
华盛顿大学生存质量量表（UWQLS）	9 个项目	Hassan 和 Weymuller[9]
医院焦虑和抑郁量表（HADS）	14 个项目	Bjelland 等 [10]

资料来源：Lund, et al. European position paper on endoscopic management of tumours of the nose, paranasal sinuses and skull base. Rhinology Suppl, 2010(22):1-143, 表 11.1

表 19.12　鼻窦疾病相关的生活质量（QOL）测评工具

量表	特点	参考文献
鼻部症状调查问卷	12 个项目	Fairley 等 [11]
基于严重程度的慢性鼻窦炎调查（CSS-S）	4 个项目（CSS-S）	Gliklich 和 Metson[12]
基于病程的慢性鼻窦炎调查（CSS-D）	6 个项目（CSS-D）	Gliklich 和 Metson[12]
鼻鼻窦炎功能障碍指数（RSDI）	30 个项目	Benninger 和 Senior[13]
鼻鼻窦炎效果评估量表（RSOM-31）	31 个项目	Piccirillo 等 [14]
普通鼻部患者详表（GNPI）	45 个项目	Douglas 等 [15]
鼻腔鼻窦结局测试（SNOT-16）	16 个项目 （RSOM-31 改良版）	Anderson 等 [16]
鼻腔鼻窦结局测试（SNOT-20）	20 个项目 （RSOM-31 改良版）	Piccirillo 等 [17]
鼻腔鼻窦结局测试（SNOT-22）	22 个项目 （RSOM-31 改良版）	Hopkins 等 [18]
鼻窦鼻腔评估调查问卷 11（SNAQ-11）	3 个项目	Fahmy 等 [19]
鼻窦鼻腔 -5 生活质量调查（SN-5）	5 个部分（儿童）	Kay 和 Rosenfeld[20]
鼻鼻窦炎生活质量调查（RhinoQol）	17 个项目	Atlas 等 [21]

表 19.13　与颅底疾病相关的生活质量（QOL）测评工具

量表	特点	参考文献
颅面部组织结合赝复体调查	与种植体假体相关的外形和功能缺损的评估（20 项）	Sloan 等[22]
面中部功能障碍量表（MDS）	面中部功能评估（4 项：视力、嗅觉、味觉、结痂）	Palme 等[23]
青年生活质量量表——面部差异；青年生活质量量表——颅面手术模式	先天性和获得性颅面差异青少年生活质量量表评估	Edwards 等[24]
颅底生活质量调查问卷	经历前颅底手术患者生活质量的全面评估	Gil 等[25,26]

资料来源：Lund, et al. European position paper on endoscopic management of tumours of the nose, paranasal sinuses and skull base. Rhinology Suppl, 2010, 22:1–143，表 11.2，表 11.3

一些人已经回顾了使用颅面切除进行前颅底手术的效果，显示效果较好[23]，存活是患者最重要的考虑[8]，但有趣的是，与出现简单的面部瘢痕相比，嗅觉丧失被更多的当作术后的问题[27]。这与严重破坏外形的切除术使得大的重建成为必要的结果截然不同。同样并不令人惊讶的是，长期存在的局部问题如结痂、鼻塞、溢泪、复视和面部麻木也对生活质量有不良影响[25,28–31]。

对于良性肿瘤，例如内翻型乳头状瘤，如果患者已经有术后复发史，建议随访最少 3 年或更久。影像学并不是常规必做的检查，除非术腔无法在门诊进行有效的内镜检查。此时应该做 MRI 检查（图 19.41）。对于良性的纤维 – 骨性病变，如果术者确定完全切除，一般不需要随访。作者的经验是在术后有选择地进行基础的 CT 扫描，一般几次的随访后患者就可以回

家了。除非有其他考虑需要再次进行扫描。

血管纤维瘤与内翻型乳头状瘤类似，最少的随访时间是 3 年，包括常规的 MRI 检查。这需要相当的技能去直接和之前的结果比较，从而发现细微的间隔期内的变化，来解释随访的扫描结果（图 19.42）。

作者目前对于恶性肿瘤的随访方案是每 4~6 周常规进行门诊检查，在术后 2 年后增加为 3 个月，随后在术后 5 年以上增加为 4~6 个月，之后根据病理延长到 9~12 个月。期间如果患者有任何担心的问题可以直接复查。治疗后 3 个月做 MRI 扫描，此时术后变化基本稳定。随后第 1 年内 3~4 个月 1 次，然后每半年 1 次直到第 5 年。随后对于大多数患者，作者每 6~9 个月扫描 1 次，只要患者愿意并且可以进行（图 19.43）。

尽管如此，对于软骨肉瘤最初的术后扫描

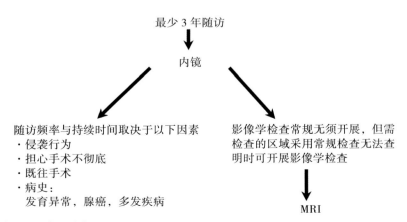

图 19.41　内翻型乳头状瘤随访程序。引自 Lund, et al. European position paper on endoscopic management of tumours of the nose, paranasal sinuses and skull base. Rhinology Suppl, 2010, 22:107，图 14.7~14.9

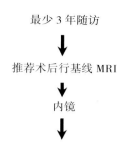

最少 3 年随访

↓

推荐术后行基线 MRI

↓

内镜

↓

理想情况下，3 年内每 6~8 个月 1 次 MRI

取决于：

·可疑增大

·不全切除　　　　→　　考虑磁共振血管造影

·发病年龄

图 19.42　青少年鼻咽纤维血管瘤随访程序。引自 Lund et al. European position paper on endoscopic management of tumours of the nose, paranasal sinuses and skull base. Rhinology Suppl, 2010, 22:107，图 14.7~14.9

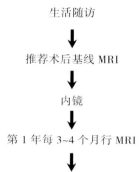

生活随访

↓

推荐术后基线 MRI

↓

内镜

↓

第 1 年每 3~4 个月行 MRI

↓

理想情况下，第 2~5 年每 6 个月随访 1 次，然后根据 EUA 组织学特征，6~9 个月随访 1 次

图 19.43　鼻腔鼻窦恶性肿瘤随访程序。引自 Lund, et al. European position paper on endoscopic management of tumours of the nose, paranasal sinuses and skull base. Rhinology Suppl, 2010, 22:107，图 14.7~14.9

最好是 CT，也可以使用 MRI，直到发现特殊的异常，此时再次进行 CT 检查。对于某些肿瘤，例如嗅神经母细胞瘤，MRI 应向下扫描包括颈部。对于腺样囊性癌，应该额外考虑胸部 CT 扫描。

最后，前瞻性的准确数据收集是非常重要的。为了实现这一目标，作者开发了可以允许匿名病例录入和分析的电子数据库。这非常重要，如果能收集到关于种类繁多的鼻腔鼻窦肿瘤的足够信息，就可以去比较不同的治疗方式。

参考文献

[1] Lund VJ Stammberger H, Nicolai P, et al. European position paper on endoscopic management of tumours of the nose, paranasal sinuses and skull base. Rhinol Suppl, 2010,(22):1–143

[2] Ware J. SF-36 Health Survey: Manual and Interpretation Guide. Boston: New England Medical Center, Health Institute, 1993

[3] Ware JE Jr, Kosinski M, Keller SD. A 12-Item Short-Form Health Survey: construction of scales and preliminary tests of reliability and validity. Med Care, 1996,34(3):220–233

[4] Robinson K, Gatehouse S, Browning GG. Measuring patient beneft from otorhinolaryngological surgery and therapy. Ann Otol Rhinol Laryngol, 1996,105(6):415–422

[5] Rabin R, de Charro F. EQ-5D: a measure of health status from the EuroQol Group. Ann Med, 2001;33(5):337–343

[6] Solans M, Pane S, Estrada MD, et al. Health-related quality of life measurement in children and adolescents: a systematic review of generic and disease-specifc instruments. Value Health, 2008,11(4):742–764

[7] King MT. The interpretation of scores from the EORTC quality of life questionnaire QLQ-C30. Qual Life Res, 1996, 5(6):555–567

[8] List MA, D'Antonio LL, Cella DF, et al. The Performance Status Scale for Head and Neck Cancer Patients and the Functional Assessment of Cancer Therapy-Head and Neck Scale. A study of utility and validity. Cancer, 1996, 77(11): 2294–2301

[9] Hassan SJ, Weymuller EA Jr. Assessment of quality of life in head and neck cancer patients. Head Neck, 1993,15(6):485–496

[10] Bjelland I, Dahl AA, Haug TT, et al. The validity of the Hospital Anxiety and Depression Scale. An updated literature review. J Psychosom Res, 2002,52(2):69–77

[11] Fairley JW, Yardley MPJ, Durham LH, et al. Reliability and validity of a nasal symptom questionnaire for use as an outcome measure in clinical research and audit of functional endoscopic sinus surgery. Clin Otolaryngol, 1993,18:436–437

[12] Gliklich RE, Metson R. Techniques for outcomes research in chronic sinusitis. Laryngoscope, 1995,105(4 Pt 1):387–390

[13] Benninger MS, Senior BA. The development of the Rhinosinusitis Disability Index. Arch Otolaryngol Head Neck Surg, 1997,123(11):1175–1179

[14] Piccirillo JF, Edwards D, Haiduk A, et al. Psychometric and clinimetric validity of the 31-item rhinosinusitis outcome measure (RSOM-31). Am J Rhinol, 1995,9:297–306

[15] Douglas SA, Marshall AH, Walshaw D, et al. The development of a General Nasal Patient Inventory. Clin Otolaryngol Allied Sci, 2001,26(5):425–429

[16] Anderson ER, Murphy MP, Weymuller EA Jr. Clinimetric evaluation of the Sinonasal Outcome Test-16. Student Research Award 1998. Otolaryngol Head Neck Surg, 1999,121(6):702–707

[17] Piccirillo JF, Merritt MG Jr, Richards ML. Psychometric and clinimetric validity of the 20-item Sino-Nasal Outcome Test

(SNOT-20). Otolaryngol Head Neck Surg, 2002,126(1):41–47

[18] Hopkins C, Gillett S, Slack R, et al. Psycho-metric validity of the 22-item Sinonasal Outcome Test. Clin Otolaryngol, 2009,34(5):447–454

[19] Fahmy FF, McCombe A, Mckiernan DC. Sino nasal assessment questionnaire, a patient focused, rhinosinusitis specifc outcome measure. Rhinology, 2002,40(4):195–197

[20] Kay DJ, Rosenfeld RM. Quality of life for children with persistent sinonasal symptoms. Otolaryngol Head Neck Surg, 2003,128(1):17–26

[21] Atlas SJ, Metson RB, Singer DE, et al. Validity of a new health-related quality of life instrument for patients with chronic sinusitis. Laryngoscope, 2005, 115(5):846–854

[22] Sloan JA, Tolman DE, Anderson JD, et al. Patients with reconstruction of craniofacial or intraoral defects: development of instruments to measure quality of life. Int J Oral Maxillofac Implants, 2001, 16(2): 225–245

[23] Palme CE, Irish JC, Gullane PJ, et al. Quality of life analysis in patients with anterior skull base neoplasms. Head Neck, 2009,31(10):1326–1334

[24] Edwards TC, Patrick DL, Topolski TD, et al. Approaches to craniofacialspecifc quality of life assessment in adolescents. Cleft Palate Craniofac J, 2005,42(1):19–24

[25] Gil Z, Abergel A, Spektor S, et al. Quality of life following surgery for anterior skull base tumors. Arch Otolaryngol Head Neck Surg, 2003,129(12):1303–1309

[26] Gil Z, Abergel A, Spektor S, et al. Development of a cancer-specifc anterior skull base quality-of-life questionnaire. J Neurosurg, 2004,100(5):813–819

[27] Jones E, Lund VJ, Howard DJ, et al. Quality of life of patients treated surgically for head and neck cancer. J Laryngol Otol, 1992,106(3):238–242

[28] Alberty J, Hermann W, Mueller C, et al. Aesthetic outcome of transfacial sinus surgery: the patient's view. Arch Otolaryngol Head Neck Surg, 2006,132(11): 1190–1195

[29] Fukuda K, Saeki N, Mine S, et al. Evaluation of outcome and QOL in patients with craniofacial resection for malignant tumors involving the anterior skull base. Neurol Res, 2000, 22(6):545–550

[30] Klimek T, Atai E, Schubert M, et al. Inverted papilloma of the nasal cavity and paranasal sinuses: clinical data, surgical strategy and recurrence rates. Acta Otolaryngol, 2000, 120(2): 267–272

[31] Lindemann J, Leiacker R, Sikora T, et al. Impact of unilateral sinus surgery with resection of the turbinates by means of midfacial degloving on nasal air conditioning. Laryngoscope, 2002,112(11):2062–2066

第 20 章

鼻腔和鼻窦肿瘤放疗与化疗的原则与技术

鼻腔恶性肿瘤是头颈部相对少见的肿瘤，在全部恶性肿瘤中占比不足 1%，占上呼吸道肿瘤的比例不足 3%[1]。

起源于鼻前庭、鼻腔和鼻窦的肿瘤有独特的病史和生物学行为。尽管对于任何肿瘤类型的患者，考虑的原则都是器官保留，保留器官功能及保护外形，但治疗原则和技术手段也完全不同。为了患者有最好的治愈机会和理想的生活质量，囊括头颈外科、放疗、化疗、影像和病理方面的多学科专家团队模式是治疗鼻腔鼻窦肿瘤的最佳方案。对位于这个复杂解剖部位的肿瘤，以放疗为主或辅助放疗在全面治疗策略中具有重要的作用。本章节主要聚焦于鼻腔和鼻窦恶性肿瘤的放疗和化疗的原则与技术。

鼻腔肿瘤

■ 治疗原则

鼻前庭肿瘤

鼻前庭肿瘤的最佳治疗方法有手术、放疗，以及因肿瘤体积或手术时阳性切缘而需要进行的术后辅助性放疗。对这种类型肿瘤，全身化疗的作用尚未被证实。对于小的表浅的肿瘤，标准治疗方法是手术或放疗为主，运用外照射、近程放疗，或二者结合使用。任一方法（手术或放疗）均能够得到较高的疾病控制率和良好的美观效果。小的侵袭性肿瘤要采用手术或放疗为主来处理。辅助放疗用于包括手术切缘阳性、淋巴结阳性或周围神经侵犯的患者。对于大的侵袭性肿瘤，手术和放疗相结合是治疗的主要策略，放疗可以在手术前或手术后进行。年龄大的患者和身体状况差的患者可以仅采用放射治疗。

软骨侵犯不应该被认为是放射治疗的禁忌，因为分割放疗后坏死的概率很低[2]。

对于大的侵袭性肿瘤采用手术和辅助放疗后，遗留大的缺损的患者可以由有经验的修复科医生安装定制的鼻部假体。

一些关于鼻前庭肿瘤运用放射治疗的回顾性研究提出，近程照射或外照射对病灶较小（直径 <2cm）的患者治愈率约为 90%（表 20.1）[3-11]。对于直径 2~4cm 的肿瘤，外照射能控制 70%~80% 的肿瘤。尽管直径小于 2cm 的肿瘤较少出现淋巴结扩散，但是，对于大的原发肿瘤，可能有高达 40% 的患者已发生颈部淋巴结转移。随着适形放疗技术和分割放疗（后续进一步描述）的应用，放疗后严重及晚期并发症已不常见（表 20.1）。

鼻腔肿瘤

无论是放疗为主还是手术，对早期鼻腔肿瘤的疾病控制率均较高。肿瘤大小、部位和对美观效果的需求通常决定治疗方法。手术是治疗鼻中隔后部肿瘤或局部晚期肿瘤的主要方法。放疗为主的治疗，如近程放疗，适合治疗小的鼻中隔前下部位肿瘤。而侧壁延伸到鼻翼的肿瘤，采用外照射可以达到最佳的美观效果。

鼻腔肿瘤治疗效果的记载大多来源于回顾性研究[12-15]。局部区域控制率为60%~85%，没有接受选择性淋巴结照射治疗的患者单独局部复发率约为5%。放疗后最常见的并发症是软组织坏死、视力损害和鼻腔狭窄（表20.2）。Ang等报道位于鼻中隔的肿瘤患者（86%）比位于鼻腔侧壁或底壁的肿瘤患者（68%）有更好的原发疾病控制率和存活率[12]。本研究中，接受选择性淋巴结照射的鼻中隔恶性肿瘤患者没有淋巴结复发，然而，没有接受选择性淋巴结照射的8例患者中有2例发生了同侧二腹肌下淋巴结的复发。鼻腔侧壁和底壁恶性肿瘤的患者较常见远处转移，但最终存活率在鼻中隔肿瘤中最高。然而，Badid等[13]和Hawkins等[15]发现鼻腔内不同部位的肿瘤其生存结果没有显著差异。对于早期肿瘤，放疗或手术治疗效果一样好。

表20.1 鼻前庭肿瘤治疗效果的研究

研究机构及参考文献	局部控制率	区域控制率	晚期并发症
MD·安德森癌症中心，美国[4]	BT：11/11（100%） EBRT：20/21（95%） 总计：31/32（97%）	小病变：11/11 大病变：ELI：12/12（100%） No LI：5/9（56%） 总计：28/32（88%）	骨坏死：1 鼻出血：1
玛格丽特公主医院，加拿大[3]	<2cm（n=34）：97% ≥2cm（n=16）+未记录大小（n=6）：57%	No ELI：51/54（94%）	骨坏死：2 鼻腔狭窄：2 鼻出血：1
Dr. Daniel den Hood癌症中心，荷兰[6]	单纯BT：35/36（97%） 单纯EBRT：13/15（87%） EBRT+BT：5/8（62%）	N0：93%	未报道
自由大学医学中心，荷兰[7]	2年总体：79%[5年最终（抢救后）：95%] <1.5cm（n=32）：83% （最终：94%） ≥1.5cm（n=24）：74% （最终：96%）	上唇部位常规ELI 2年总体：87% 5年最终：97%	鼻涕：45% 鼻干：39% 鼻出血：15% 粘连：4% 皮肤坏死：3 鼻前庭癌：1
佛罗里达大学医学院，美国[5,8]	5年总体：87% RT：60/71（86%） 手术→RT：8/8（100%） 最终局部控制：94%	T1~T2：39/43（91%） T4：30/36（83%） N0控制：87%（最终：97%） N0/无ENI：47/54（87%） 最终颈部控制：97%	软组织坏死：15 严重并发症：3
皇后医学中心，英国	单纯RT：8/13 单纯手术：8/10	未报道	放射性坏死：1
DAHANCA，丹麦[10]	5年局部控制：67% T1：79% T2：54% T3：35%	无ENI：89%	未报道
昆士兰州镭研究所，澳大利亚[11]	手术→RT：4/6（66%） RT：13/22（59%）	手术→RT：57% RT：86%	鼻中隔坏死：2 鼻颊牙槽瘘：1 瘘：1

BT：后装放射治疗；EBRT：外照射治疗；ELI：选择性淋巴结照射；ENI：选择性颈部放射；RT：放疗

表 20.2 鼻腔肿瘤治疗效果的研究

研究机构及参考文献	治疗患者数	5 年生存率	晚期并发症：患者数量
MD·安德森癌症中心，美国 [12]	单纯 RT：18 RT→手术：2 手术→RT：25	总体：75% 疾病特异性：83%	放疗致盲：2 手术性致盲：2 上颌骨坏死：3 鼻狭窄：2 鼻中隔穿孔：1 严重的牙腐坏：1
罗斯威尔公园纪念研究所 [13]	单纯 RT：30 单纯手术：13 手术→RT：14	粗略总体：56% 无病：67%	未报道
波多黎各大学 [14]	单纯 RT：34 单纯手术：6	总体：56%	未报道
Mallinckrodt 放射学研究所 [5]	单纯 RT：28 RT→手术：18 手术→RT：10	总体：52%	软组织坏死：2 白内障：1 鼻粘连：1 严重中耳炎：2 出血（致死的）：2 视神经病变：1 脑坏死：1

RT：放疗

Bosch 等发现 T1 期肿瘤能被手术或放疗很好地控制，5 年总体存活率为 91%[14]。

嗅神经母细胞瘤

对于局限于鼻腔（A 期）的嗅神经母细胞瘤，放疗为主或手术治疗均能达到 90% 以上的局部区域控制率[16]。与手术后附加辅助放疗一样，单一模式治疗也被应用于病灶累及鼻腔和一个或多个鼻窦（B 期）。但是，由于 B 期肿瘤的异质性，其最佳的治疗方法还不清楚。超出鼻腔和鼻窦（C 期）的肿瘤最好的治疗似乎是手术联合放疗。化疗对治疗 C 期肿瘤有一定作用。选择性淋巴结照射通常不被推荐使用，因为淋巴结转移率低于 15%。甚至在局部晚期患者中，远处转移也是不常见的（10%）。目前，全身化疗对嗅神经母细胞瘤的作用被认为尚不成熟，而且，为确定最理想的治疗方法的前瞻性研究因为该肿瘤的罕见性而无法实现。

■ 放疗技术 [17]

鼻前庭肿瘤

外照射

薄的表浅的鼻前庭肿瘤可以采用正电压 X 射线或电子线照射（加入皮肤补偿物）来治疗。厚的肿瘤通常采用电子线照射来治疗。权威的治疗方法是，局限的高分化肿瘤，直径在 1.5cm 以下，一般采用包括肿瘤周边 1~2cm 的范围 66~70Gy 剂量。在 50Gy 后减少照射野，增加可见肿瘤的局部剂量。直径大于 1.5cm 的和分化差的肿瘤放疗外带 2~3cm 边界，同时照射双侧面部淋巴结、颌下淋巴结和二腹肌下淋巴结。对于有可触及的颈部淋巴结肿大的患者，全颈部给予至少 50Gy 亚临床量的照射，肉眼可见病灶边界再扩大 1~2cm，照射剂量再增加 16~20Gy。

对较大一些的鼻前庭肿瘤，鼻部下半部分和上唇采用前同位场，20MV（兆伏）电子和 6MV 光子权重比为 4:1。左右面部淋巴结采用前同位场放疗，每侧使用不高于 15° 的旋转角度和 6MV 电子照射野。中间的边界与初始区域前部的外侧缘相连接。前界从口腔结合处向下延伸至下颌骨体部中间，而后界从前部照射野的上边缘延伸至刚刚高于下颌角处。下界分割下颌骨水平支并与上颈部照射野相连接。上颈部淋巴结采用平行对置的侧向光子场的方法来治疗。原发肿瘤接受 30 次 60Gy（90% 情况下）的放射治疗，对面部和上颈部淋巴结的选择性照射采用 25 次 50Gy 的放射治疗。

对于接近或阳性手术边界、侵犯周围神经或直径超过 5cm 的肿瘤，推荐术后放疗，手术床外加 1~1.5cm 边界给予 60~66Gy 射线量。术后颈部的照射剂量取决于颈淋巴结清扫与否和淋巴结转移的发生。如果颈淋巴结清扫术发现阳性淋巴结，射线量是 60Gy；如果颈淋巴结清扫术没有发现淋巴结转移的证据，射线量是 56Gy；如果没有行颈淋巴结清扫术并且没有淋巴结转移的证据，射线量是 50Gy，所有的射线量按照每次 2Gy 分割完成。

患者准备

鼻前庭肿瘤采用外照射治疗，患者仰卧位，颈部轻微伸展使上颌骨的前面垂直于治疗桌面。患者被一个定制的面罩固定住，并且前同位场通常是合适的。对于原发肿瘤的治疗，对准皮肤以最小化射线对眼睛的分散和减小射线束半影区。为了避免由斜率和表面不规则造成的异质性，定制的蜂蜡材料通常用来形成针对电子的平整的表面轮廓。为了减小异质性和避免使用电子束时来自气腔的射线量不稳，组织等效材料或小而圆的物块被用来填充鼻孔。口腔内放置一个合金（木头的金属）包裹的支架被用来使舌后移以及保护部分上牙槽嵴免于照射。

左右面部淋巴结采用前同位场方法，每侧使用不高于 15° 的旋转角度，每个野都与相应的原发性病变入口和上颈部野相邻。为了降低在邻接部位异质性高的风险，在治疗过程中通过加入两次接头转换来减轻射线量。下颌骨和二腹肌下淋巴结采用平行对置的侧向光子场的方法，当淋巴结均被包括，中、下颈部淋巴结给予与侧方上颈部场相匹配的前场来治疗。

近程放射治疗

直径小于 1.5cm，边界清晰的分化良好的鼻前庭肿瘤采用近程放射治疗，使用铱 192（^{192}Ir）金属植入物（图 20.1），或对于选择性病例，使用腔内 ^{192}Ir 模式。规定剂量是 5~7d 以上给予 60~66Gy。

对于较大的肿瘤（如直径 >1.5cm）在 50Gy 外照射后 2d 以上给予 20~25Gy 的近程照射治疗。高剂量率近程照射治疗也能用于下列情况。首先，鼻前庭的定制模具制作好并且在其上标出肿瘤所在，然后在模型上肿瘤旁放置间距 1.0cm 的 2~4 根塑料管。在给予 50Gy 外照射治疗后，第 6 周行每天 2 次的高剂量率近程照射治疗，按每次 3Gy 分割给予 18Gy 照射量。

鼻腔肿瘤

外照射

肿瘤在鼻腔中的深度，正如影像学和体格检查所测定，决定适合的放疗技术。对于距鼻尖 4cm 以内的肿瘤，通常使用电子。线性加速器能产生能量高达 20MV 的电子，这能覆盖 5cm 深度的肿瘤。除外皮肤，下半部分鼻部和上唇是用前同位场的方法，20MV 电子和 6MV 光子的权重比为 4:1。对于距鼻尖 4cm 以内的肿瘤，该应用形成了一个包括肿瘤后 1cm 在内的靶区。左右面部淋巴结是用前同位场的方法照射，每侧使用 6MV 电子野且旋转角度不高于 15°。上颈部采用平行对置的侧向光子场的方法。对于这些肿瘤的应用技术和那些应用于上述鼻前庭肿瘤的技术是一致的。原发肿瘤以 60Gy（90% 情况下）分 30 次放疗，50Gy 分 25 次选择性照射面部及上颈部淋巴结。

对于鼻腔内距离鼻尖超过 4cm 的肿瘤，最适合的适形外照射技术是调强放疗（图 20.2）。通过应用 7~10 束共平面或非共平面电子束，该技术可以优化靶区周围使其严密适形，使靶区及照射野内的器官内的剂量异质性最小化，并且使得重要器官的总体剂量最小化。对于放疗为主的治疗，不管伴不伴化疗，调强放疗使治疗以一种同时推进的方式加速治疗，原发临床靶区或 CTV1（高危临床靶区——译者注）33 次分割给予 70Gy（2.12Gy/ 分割）总量照射，这个剂量相当于可见肿瘤区域加 1.0~1.5cm 的预防区。对中危亚临床病灶（CTV2）给予 63Gy，对低危亚临床病灶（CTV3）给予 57Gy。对于接受诱导化疗的患者，CTV1 是和化疗前肉眼所见肿瘤的边界相一致。

对边缘阴性和无肉眼肿瘤残留的术后放疗患者，原发肿瘤区加 1.0~1.5cm 的边界（CTV1），60Gy 射线量 30 次分割进行照射。对中危亚临床病灶给予 57Gy，对低危亚临床病灶给予 54Gy。对于边缘阳性和肉眼肿瘤残留的术后放疗患者，对原发肿瘤区及 1.0~1.5cm 的边界区给予 66~70Gy，是比较合适的。如果已明确有周围神经

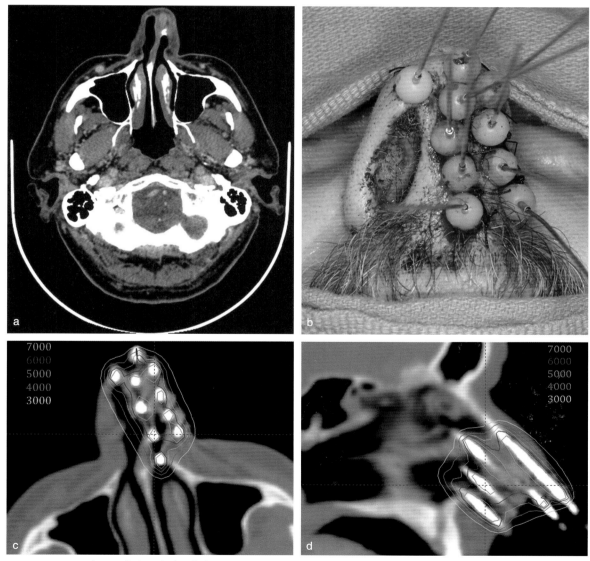

图 20.1a~d 一例 87 岁男性鼻出血患者。鼻中隔左侧前部 1cm 病变活检为分化好的鳞状细胞癌。头颈部 CT 显示该病变（a）。患者接受了近程放疗。10 枚不锈钢针置于左鼻翼、鼻尖、鼻中隔左侧面（b），然后连接 ^{192}Ir 金属线。3.5d 给予总剂量 60Gy 照射。行 CT 放射量测定，轴面显示通过肿瘤的等剂量线（c）及侧面观（d）。治疗 3 年后该患者无患病证据及症状

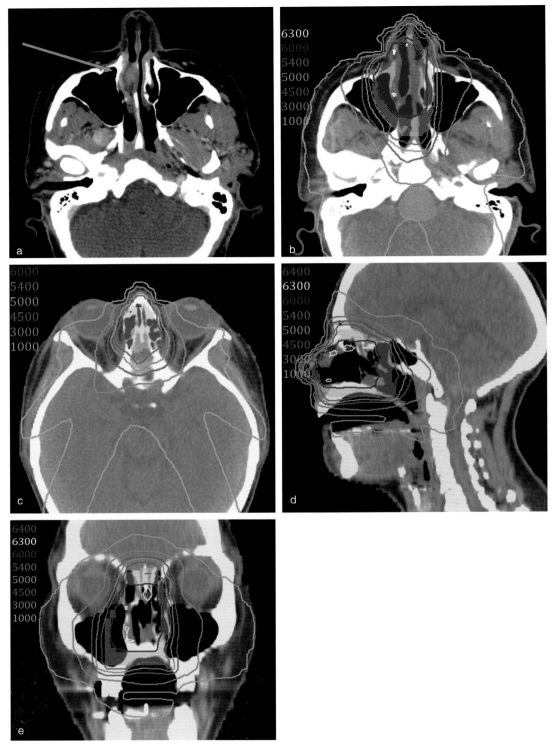

图 20.2a~e　一例表现为鼻阻塞和鼻出血的 60 岁女性患者。鼻中隔右侧后部有一病变。活检为鳞状细胞癌。a. 诊断性 CT 扫描轴面显示肿瘤（绿色箭头所指）。她接受了内镜下肿瘤切除术。边缘阴性但含有高度不典型增生。术后给予调强放疗。开口压舌支架被用来将口腔结构受到的射线剂量减到最小。因为 vCTV 相对小，选择忽略 CTV$_{ID}$ 而设定包括鼻中隔和右侧鼻腔在内的 CTV$_{HD}$ 区域。剩下的左侧鼻腔、右上颌窦中间部分、硬腭（鼻腔底）、蝶窦前部及筛窦被设定为 CTV$_{ED}$。CTV$_{HD}$ 和 CTV$_{ED}$ 分别设定为 60Gy 和 54Gy，治疗分 30 次进行。等量分布轴面观显示通过鼻中部（b）的 CTV$_{HD}$（红色）和 CTV$_{ED}$（黄色）。通过筛骨和眼眶的第二张轴面观（c）显示该水平仅有 CTV$_{ED}$。对视神经和眼球的剂量分别为 <45Gy 和 <10Gy。d，e. 分别展示了通过头颅中段平面的等量分布的矢状位观和冠状位观。去除 60Gy 线内彩色轮廓线，以便能够显示其内在的切除组织。在这些视图中还可以看到开口支架。患者情况良好且 3 年后无复发

侵犯，镜下临床肿瘤靶区应包括上颌脑神经 V2 到圆孔的神经束。

如果调强放疗无法实现，应当采用基于 CT 三维适形放疗，对于位于鼻腔前下部位的肿瘤采用前斜楔形对光子场，对于鼻腔后部的肿瘤采用对侧野放疗。应做剂量 – 靶区柱状图以评估对视觉器官、脑、脑干、脊柱等重要器官结构的剂量。采用 3D 适形放疗的基础放疗剂量表是：CTV1 是 33~35 次分割给予 66~70Gy（2Gy/分割），CTV2 是 60Gy，CTV3 是 50Gy。无肉眼可见肿瘤及手术切缘阴性的患者，术后放疗剂量是：CTV1 是 30 次分割给予 60Gy（2Gy/ 分割），CTV2 是 56Gy，CTV3 是 50Gy。手术切缘阳性的患者，术后放疗剂量应多加 6Gy，即 33 次分割给予总量 66Gy。

质子放疗传输技术发展很快。理论上讲，质子治疗的优势在于其独特的物理特性，可将大部分微粒能量积聚于射程末端。质子治疗实施的各种技术不在本章的讨论范围（如被动散射、单场同一剂量理想化和调强质子治疗）。然而，随着计量学的优化，质子治疗带来的靶区的适形和异质性将等同于调强放疗的效果，其优势是将正常组织结构周围不必要的剂量或剂量阈降至最低。

外照射前的患者准备

当应用电子照射时，距鼻尖 4cm 以内的肿瘤患者的准备与已描述的鼻前庭肿瘤患者相似。一些治疗装置能使适形最优化、剂量异质性最小化，且能保护重要的器官结构。例如，铅皮准直器可以用来锐化半影，填垫材料的应用能在气腔内产生更好的剂量同质性，口腔内支架的使用能使舌部低于放射场，当靶区将角膜置于危险中时，可以使用钨眼防护罩。

对于调强放疗或 3D 适形放疗，患者取仰卧位，头部舒适地枕在一个头颈支架上，颈部轻微伸展使得鼻底与治疗床垂直。瘢痕采用放射显影的线标记，3~5mm 组织补偿物覆盖每个瘢痕，包括瘢痕外 1cm 边界。口内支架通常用来将舌挤压出放射场外。用热塑料面罩固定头和肩膀，肩膀用连脚踏的腕带固定。基于 CT 的治疗模拟形成影像是为了治疗计划目的。

近程放疗（后装放疗）

对于小的鼻中隔前下部的肿瘤，可以考虑用包围在肿瘤外 2cm 的单平面近程放射治疗植入物。一般情况下，单平面植入物需要的活性是 0.5~0.7mCi/cm 镭类物，放射源间距 1cm。对于低剂量率近程放射治疗植入物，剂量计划是 60~66Gy 持续 5~7d 以上。覆盖靶区的等量轮廓线应当确保放射源周围剂量异质性最小。

鼻窦（上颌窦、筛窦、蝶窦和额窦）肿瘤

■ 治疗原则

鼻窦肿瘤

手术作为单一治疗方式能很好地控制 T1 期上颌窦癌。T2 期及小的 T3 期肿瘤手术后普遍采用辅助放疗。但是，上颌窦肿瘤常常表现为局部晚期病变（大 T3 期或 T4 期），手术后辅助放疗已成为治疗的主流。筛窦癌通常以手术及术后放疗来处理。对于年龄大的患者、有严重复合疾病的患者和身体状况差的患者，考虑以放疗为主伴或不伴化疗。

新辅助化疗的应用在一些病例中可以减小肿瘤的体积，因而有助于减少大范围外科切除和眶内容物剜除术的使用。放疗前给予化疗也能减小肿瘤体积，并且能够增加肿瘤边界和脑、视交叉、视神经和脊柱等重要器官结构间的距离，这将改善治疗方案并提高放疗的疗效。探索性研究目前正在进行中，目的是为了明确新辅助化疗的反应是否有助于最终治疗策略的选择。例如，假如诱导化疗能产生完全缓解的效果，则可以考虑伴或不伴化疗的以放疗为主的治疗，仅次于完全缓解的效果将促使我们采用手术切除加辅助放疗。

即使患者身体条件好，但如果患者病情妨碍手术进行，可以考虑进行同步放化疗。有赖于患者好的身体状态和肾功能，单药顺铂或卡铂同步外照射能用于局部完全不能切除的鳞状细胞癌。新辅助化疗或依托泊苷和顺铂或卡铂同步放化疗能够用于治疗鼻腔鼻窦未分化癌、神经内分泌癌或小细胞癌。

1991 年 MD·安德森癌症中心[18] 一篇关于上颌窦癌治疗效果的综述报道了依据病理 T 分期的 5 年局部控制率和区域控制率，如下所述：T1~T2 期肿瘤局部控制率和区域控制率分别是 91% 和 71%，T3 期肿瘤局部控制率和区域控制率分别是 77% 和 80%，T4 期肿瘤局部控制率和区域控制率分别是 65% 和 93%。依据 N 分期的 5 年区域控制率：N0 期病变是 84%，N1~N2 期病变是 82%。最常见的组织学亚型是鳞状细胞癌（73 例患者中占 36 例）和腺样囊性癌（20 例患者）。鳞状细胞癌的 5 年局部和区域控制率分别是 62% 和 86%，腺癌分别是 82% 和 94%。周围神经侵犯和淋巴结转移是预后差的因素[18]。2007 年该报告更新后显示，对于有周围神经侵犯的患者，扩大放射范围以覆盖颅底降低了局部复发的风险；对于鳞癌或未分化癌患者，附加选择性淋巴结照射提高了淋巴结控制率和无复发存活率，减缓了远处转移[19]。自 1998 年以来关于鼻腔鼻窦恶性肿瘤治疗的研究中，5 年效果的数据说明局部控制仍然有问题（表 20.3）[19,20-24]。对于这些肿瘤，新辅助或同步全身治疗是当下研究内容。

鼻腔鼻窦癌的神经内分泌分化程度影响失败率。有研究报道[16]，肿瘤组织学的 5 年局部、区域和远程失败率如下：嗅神经母细胞瘤分别是 4%、9%、0，神经内分泌癌分别是 27%、13%、12%，鼻腔鼻窦未分化癌分别是 21%、16%、25%，小细胞癌分别是 33%、44%、75%。

■ 放疗技术 [17]

鼻窦肿瘤

调强放疗是首选的外照射技术，因为肿瘤和术后空腔邻近眼眶、脑神经孔、视交叉、大脑和脑干。靶区的勾画应建立在治疗前影像、体格检查、术中发现和病理学发现的基础上。基础放疗的最终剂量是对初始临床靶区（CTV1，等同于大体肿瘤体积外加 1.0~1.5cm 边界）33 次分割给予 66~70Gy；对镜下中危临床靶区给予 63Gy（CTV2）；对镜下低危临床靶区给予 57Gy（CTV3）。在治疗计划中，为了解决鼻窦中大量气体和骨量的影响，对异质性的校正应当加入剂量测定的计算中。

常规治疗边界主要由肿瘤部位和大小来确定。对于未侵犯眼眶或筛窦的肿瘤，通常采用前位及同侧楔形光子场。将等位中心置于眶底水平并保护场的上半部分，避免对侧眼球暴露于发散的射线。双侧对穿野放疗对位于窦腔

表 20.3　鼻窦肿瘤近期研究：5 年疾病控制率和存活率

研究作者及参考文献	患者数	局部控制率	区域控制率	远处控制率	总体生存率
Paulino 等，1998[23]	48	59%	71%	83%	47%
Le 等，1999[24]	97	43%	90%	66%	34%
Myers 等，2002[21]	170	46%	96%	67%	52%
Blanco 等，2004[20]	106	58%	39%ª	71%	27%
Hoppe 等，2007[22]	85	62%	87%	82%	67%
Bristol 等，2007[19]	146	70%	83%	83%	62%

a 局部区域控制率

内越过硬腭中线的肿瘤是首选。三野照射技术对筛窦或其以上肿瘤是首选的。常规术后放疗剂量对 CTV1 是 60Gy，对 CTV2 是 56Gy，对 CTV3 是 50Gy，都按照 2Gy/ 分割进行。

表现为鳞状细胞癌或低分化癌且无腺性病理的患者应接受同侧颌下及二腹肌下淋巴结放疗，25~30 次分割给予 50~54Gy 射线量[19]。表现为淋巴结阳性的患者需接受整个同侧或双侧颈部放疗。上颈部可以采用调强放疗，避免腮腺受到常规电子束的照射。为了将对喉部的放射降到最小，上颈部通常采用单等中心技术加调强放疗，为了理想匹配通常利用不对称下颌形成倾斜的下颈部靶区。对于手术切缘阴性而颈清扫时发现淋巴结转移的患者，调强放疗的射线量规定为：对术后手术床（CTV1）30 次分割内给予 60Gy（2Gy/ 分割），对 CTV2 是 57Gy（2Gy/ 分割），对 CTV3 是 54 Gy（1.8Gy/ 分割）。

患者准备

调强放疗或三维适形放疗，患者取仰卧位，头部在头颈支撑器上舒适放松，且颈部轻微伸展，使得眶底垂直于治疗桌面。瘢痕采用放射显影的线标记，3~5mm 组织补偿物覆盖每个瘢痕，包括瘢痕外 1cm 边界。口内支架通常被用来将舌挤压出放射场。用热塑料面罩固定头和肩膀，肩膀用连于脚踏的腕带加以固定。基于 CT 的治疗模拟形成影像是为了治疗计划目的。

放疗的未来方向

调强放疗正在成为鼻腔鼻窦恶性肿瘤的标准外照射技术[22,25,26]。质子束治疗鼻腔鼻窦肿瘤的作用目前正处于探索中，此种治疗形式通过限制对正常重要组织结构的放射量而比调强放疗有额外的优势。为了给普遍采用质子治疗而不是调强放疗治疗这些恶性肿瘤提供依据，在合作团队中开展设计良好的临床试验是必不可少的。最后，鼻腔鼻窦恶性肿瘤局部控制的进一步提高需要新辅助治疗或协同治疗中联合应用全身药物。由于鼻腔鼻窦恶性肿瘤罕见，可能需要国际性合作试验，以便于及时分析结果和设计进一步试验。

参考文献

[1] Greenlee RT, Hill-Harmon MB, Murray T, et al.CA Cancer J Clin, 2001,51(1):15–36.

[2] Million RR. The myth regarding bone or cartilage involvement by cancer and the likelihood of cure by radiotherapy. Head Neck，1989, 11(1):30–40.

[3] Wong CS, Cummings BJ, Elhakim T, et al. External irradiation for squamous cell carcinoma of the nasal vestibule. Int J Radiat Oncol Biol Phys 1986;12(11):1943–1946

[4] Chobe R, McNeese M, Weber R, et al. Radiation therapy for carcinoma of the nasal vestibule. Otolaryngol Head Neck Surg,1988,98(1):67–71.

[5] McCollough WM, Mendenhall NP, Parsons JT, et al. Radiotherapy alone for squamous cell carcinoma of the nasal vestibule: management of the primary site and regional lymphatics. Int J Radiat Oncol Biol Phys,1993,26(1):73–79.

[6] Mak AC, van Andel JG, van Woerkom-Eijkenboom WM. Radiation therapy of carcinoma of the nasal vestibule. Eur J Cancer,1980,16(1):81–85.

[7] Langendijk JA, Poorter R, Leemans CR,et al. Radiotherapy of squamous cell carcinoma of the nasal vestibule. Int J Radiat Oncol Biol Phys,2004,59(5):1319–1325.

[8] Wallace A, Morris CG, Kirwan J, et al. Radiotherapy for squamous cell carcinoma of the nasal vestibule. Am J Clin Oncol, 2007,30(6):612–616.

[9] Dowley A, Hoskison E, Allibone R, et al. Squamous cell carcinoma of the nasal vestibule: a 20-year case series and literature review. J Laryngol Otol,2008,122(10):1019–1023.

[10] Agger A, von Buchwald C, Madsen AR, et al. Squamous cell carcinoma of the nasal vestibule 1993–2002: a nationwide retrospective study from DAHANCA. Head Neck, 2009, 31(12):1593–1599.

[11] Poulsen M, Turner S. Radiation therapy for squamous cell carcinoma of the nasal vestibule. Int J Radiat Oncol Biol Phys,1993,27(2):267–272.

[12] Ang KK, Jiang GL, Frankenthaler RA, et al. Carcinomas of the nasal cavity. Radiother Oncol, 1992,24(3):163–168.

[13] Badib AO, Kurohara SS, Webster JH, et al. Treatment of cancer of the nasal cavity. Am J Roentgenol Radium Ther Nucl Med,1969,106(4):824–830.

[14] Bosch A, Vallecillo L, Frias Z. Cancer of the nasal cavity. Cancer,1976,37(3):1458–1463.

[15] Hawkins RB, Wynstra JH, Pilepich MV, et al. Carcinoma of the nasal cavity—results of primary and adjuvant radiotherapy. Int J Radiat Oncol Biol Phys,1988, 15(5):1129–1133.

[16] Rosenthal DI, Barker JL Jr, El-Naggar AK, et al. Sinonasal malignancies with neuroendocrine differentiation: patterns of failure according to histologic phenotype. Cancer, 2004,101(11):2567–2573.

[17] Ang KK, Garden AS. Radiotherapy for Head and Neck Cancers: Indications and Techniques. 3rd ed. Philadelphia: Lippincott Williams and Williams,2006.

[18] Jiang GL, Ang KK, Peters LJ, et al. Maxillary sinus carcinomas: natural history and results of postoperative radiotherapy. Radiother Oncol,1991,21(3):193–200.

[19] Bristol IJ, Ahamad A, Garden AS, et al. Postoperative radiotherapy for maxillary sinus cancer: long-term outcomes and toxicities of treatment. Int J Radiat Oncol Biol Phys, 2007,68(3):719–730.

[20] Blanco AI, Chao KSC, Ozyigit G, et al. Carcinoma of paranasal sinuses: long-term outcomes with radiotherapy. Int J Radiat Oncol Biol Phys,2004,59(1):51–58.

[21] Myers LL, Nussenbaum B, Bradford CR, et al. Paranasal sinus malignancies: an 18-year single institution experience. Laryngoscope,2002,112(11):1964–1969.

[22] Hoppe BS, Stegman LD, Zelefsky MJ, et al. Treatment of nasal cavity and paranasal sinus cancer with modern radiotherapy techniques in the postoperative setting—the MSKCC experience. Int J Radiat Oncol Biol Phys, 2007, 67(3): 691–702.

[23] Paulino AC, Marks JE, Bricker P, et al. Results of treatment of patients with maxillary sinus carcinoma. Cancer, 1998, 83(3):457–465.

[24] Le QT, Fu KK, Kaplan M, et al. Treatment of maxillary sinus carcinoma: a comparison of the 1997 and 1977 American Joint Committee on cancer staging systems. Cancer, 1999, 86(9):1700–1711.

[25] Myers LL, Nussenbaum B, Bradford CR, et al. Paranasal sinus malignancies: an 18-year single institution experience. Laryngoscope,2002,112(11):1964–1969.

[26] Dirix P, Vanstraelen B, Jorissen M, et al. Intensity-modulated radiotherapy for sinonasal cancer: improved outcome compared to conventional radiotherapy. Int J Radiat Oncol Biol Phys, 2010,78(4):998–1004.

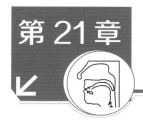

第21章

重　建

身体重建

除了在第 19 章提到的颅底及眼眶重建，当上颌受累时还应考虑其他几个方面。这些可被分为暂时的和永久的重建，并且要根据缺损的程度、患者的情况及设备条件等因素进行选择。

有一个关于上颌及面中部缺损的分类系统（图 21.1）[1,2]，可以帮助医生选择治疗方式，但无论哪种选择，均需由修复科医生与颌面外科人员组成的团队参与，并配合良好的饮食和心理支持。

在 I 类缺损中，患者只有一部分牙槽骨被切除，因此重建只需一个局部的皮瓣和（或）改良已有的义齿就足够了。类似的，小的腭中部缺损可以用黏膜瓣或小的封闭物封闭（图 21.2）。

II 类缺损代表的是部分上颌骨切除但无眶底的缺失，同样采用阻塞器效果良好。可以在之前或新制作的腭护板上采用杜仲胶（gutta percha）制作阻塞器，并考虑到术腔大小及止血填料的多少（图 21.3a，b）。这样可以使患者术后很快地进食、饮水和讲话。在术后短时期内，随着取出填塞材料，可以进一步改进或去除。重新制作一个新的较轻的阻塞器，以及时地更准确地适应在治愈过程中不断变化的术腔（图 21.4~21.6）。

为了改进修复体的固位和稳定性，尤其当缺损较大时，可能需要用到种植体固位赝复体（图 21.7a~d）。相比之下，也可以使用各种游离的血管蒂组织瓣，包括腓骨、髂嵴和肩胛皮瓣。肩胛皮瓣基于胸背动脉的角支或旋肩胛动脉，前者蒂更长。

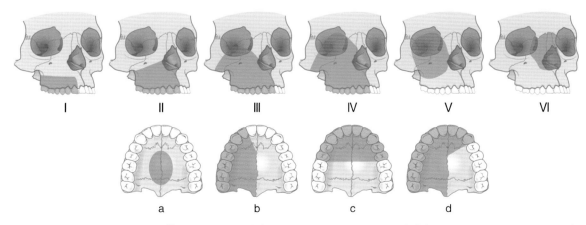

图 21.1　上颌及面中部缺损的分类[3]。I ~ VI 示垂直部分的缺损，a~d 示腭及牙槽骨部分的缺损，这种缺损的程度与假体重建的困难度相关。引自 Head and Neck Cancer: Multidisciplinary Guidelines. 4th ed. London: British Association of Otorhinolaryngology, 2011:314

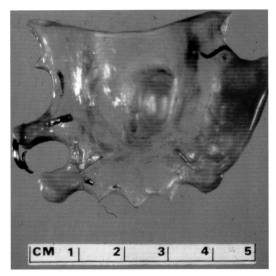

图21.2 图示一种小的轻型永久性丙烯酸修复体，以封闭腭部局部缺陷及补充左上侧牙列的缺失

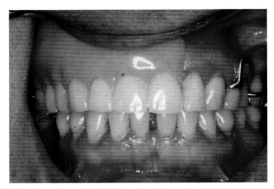

图21.4 图示患者佩戴了一个位于右侧的轻型永久修复体，其构造是未切除的部分，并通过不锈钢卡环使其固定于残留的左上部牙列

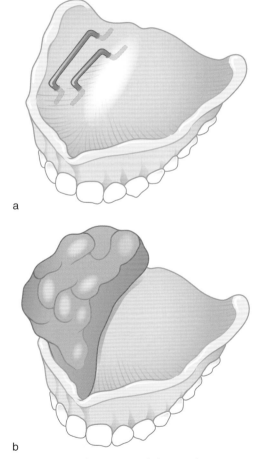

a

b

图21.3a，b a.示意图显示目前在上颌骨全切术后应用的可拆卸假体，牙列基托被改进以支撑并固定杜仲胶。b.绘图示可立即替换的阻塞器，在接近沸腾的水中预热3~4min后的杜仲胶，随后被火烧灼后黏附于牙列表面并被固定环固定。这种阻塞器可以放置于上颌切除缺损处，并且塑形成组织样以恰好填充缺陷

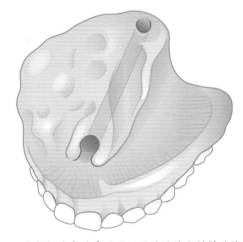

图21.5 上颌切除术后采用了不同的设计和材料的修复体。示意图显示一个轻型空心盒状丙烯酸带鼻道的修复体

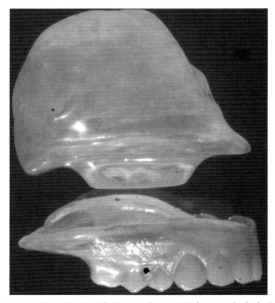

图21.6 图示轻型丙烯酸分体式上颌修复体。患者在术后放疗后出现明显的张口困难，因此设计了两部分以便于插入缺陷部

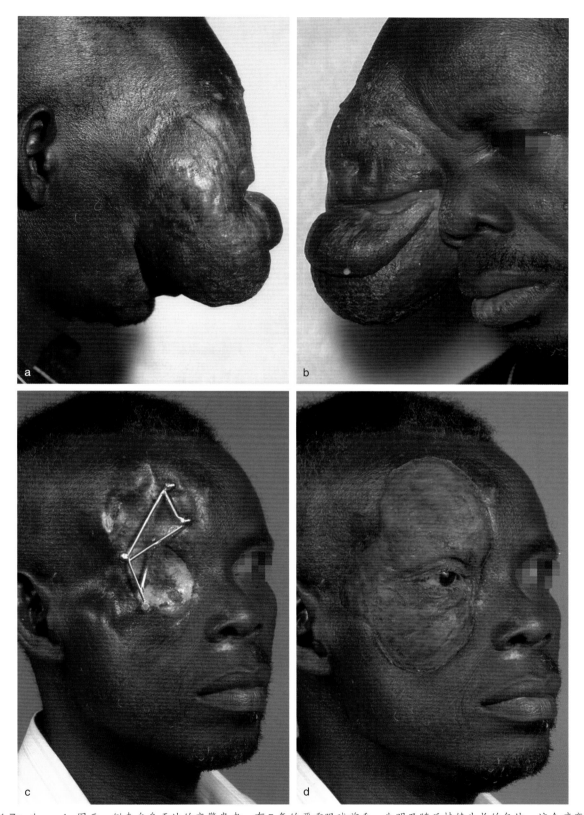

图 21.7a~d　a，b.图示一例来自乌干达的交警患者，有 7 年的严重眼球前垂、失明及随后持续生长的包块。这个病变确诊为巨大良性多形性瘤，从前颅窝中点向下生长。通过颅面部切除术将其切除后，发现病变很可能起源于右侧泪腺，并破坏了眼眶、颅底、上颌及颧骨前部。c.该患者对手术耐受性极好，康复后安装了一个骨性结合框架。d.最初制作的赝复体颜色相比肤色有些偏黑，这是因为患者在英国度过的 6 周处于冬季，患者肤色变浅了。重新制作了第二副更轻的赝复体。此例患者目前仍存活，5 年随访状态良好，对手术效果很满意

Ⅲ类缺损包括眶底并可以延伸到鼻梁。在过去，如果眼眶骨膜完整，可单独选择阻塞器作为重建的方式，但是近些年最常使用的是带蒂或游离血管蒂的组织瓣，常常与种植体固位的赝复体相结合使用（图21.5）。如果要避免睑外翻、结膜暴露、溢泪、复视（第19章），应充分支撑好眼部。论著中报道了很多可供选择的方法和材料[3]，一些可以作为成功技术的代表。腹直肌、背阔肌、肩胛骨、肋骨和腓骨通常被使用，但需要注意的是在复杂的骨肌皮瓣中，移植骨可能无法承受术后的放疗。

Ⅳ类缺损包括更广泛的眼眶缺损，其可以单纯以腹直肌皮瓣型软组织来修补，但是髂嵴处的骨内容物连带腹内斜肌将提供更好的移植选择。

Ⅴ类缺陷，眼眶被去除并需要眼部的假体，这种缺损更倾向于一种体积较小的修复物如颞肌或颞肌筋膜瓣。其他可供选择的有前臂桡侧或股前外侧皮瓣。

Ⅵ类缺损涵盖大的面中部缺损，包括皮肤、软组织及鼻内结构的缺损，类似于行鼻切除术所产生的缺损。如果有足够的骨支撑，可以考虑采用一个完全的骨结合鼻假体，但患者通常会抵触"塑料鼻子"的概念，用伴随的皮肤和筋膜的前臂桡侧皮瓣可以作为重建术的一种方式。对于老年患者，可能需要应用眉间甚至额瓣加强此处，尽管两者均需一些形式的内部支撑。患者需要知道这样的复杂重建手术可能需要多个后续步骤来完改善术后效果，尤其是需要接受放射治疗的患者。

心理重建

身体很多部位的恶性疾病会变得非常广泛，需要大量的内外科肿瘤治疗，并且即使很谨慎地对待疾病，最终也可能会使患者死亡。与此相比，鼻腔鼻窦区域的肿瘤可能在最开始没有症状，因此发作较晚，但是当病变需要大的手术及化疗、放疗时，病变通常已经很明显，在疾病末期有较大的局部复发。很幸运，在英国有一个完善并健全的姑息治疗体系，但甚至是这种方式也可能处理不了菜花样面部肿块或鼻部大出血。

有大量文献报道面部缺损后的心理影响，这虽然超出了本书的范畴，但是作者需要重视鼻鼻窦肿瘤及其治疗对患者的巨大影响，会影响他们的大多数感觉（嗅觉、视觉及味觉）、外观、术腔结痂的问题及面对假体的态度[4]。对生活质量的巨大影响在本书其他章节有介绍（第19章），其对成功评估治疗是非常重要的部分。

既往研究表明，即使患者接受相对低并发症的手术治疗，如颌面部切除术可能会切除其嗅觉上皮、嗅泡及嗅觉通道[5]，他们仍然会因失去相关嗅觉而受到明显影响。也许内镜技术可以在一定程度上通过保留对侧结构而缓解这种影响，但随后的化疗及放疗很有可能会使这种缓解失去作用[6-9]。在未来也可以通过使嗅觉上皮再生及在干细胞研究的进展来提高嗅觉功能[10]。

癌症护士十分重要，因为他们有时间且接受过相关培训，可以探讨患者及其家人的顾虑和难题。现在很多部门为患者提供即将接受治疗项目的书面信息，可能在某种程度上可以消除他们的恐惧。然而，患者及时随诊非常重要，治疗期间及治疗结束后接受医生的定期随访也十分必要，不仅使术者安心，而且可以更早期检测残余病变及复发。尤其对于那些已经无法治疗的病例，持续的对症护理及心理学帮助至关重要。

姑息治疗

"姑息"一词源于拉丁语"palliare"，是"披风"的意思。因此，当患者接近生命的终点时，我们需要注意的是应改善患者的生存质量而不

表 21.1 WHO 疼痛梯度

骨化纤维瘤
1. 乙酰氨基酚 ± 非类固醇类抗炎药物
2. 弱阿片类药物（可待因、曲马多）+ 步骤 1 的药物
3. 强阿片类药物代替弱效 + 步骤 1 的药物

是给予可能不起作用的治疗，而且治疗都具有相当大的副作用，为患者提供错误的希望。这时仍可以做很多关怀工作，并且理想状态下可以通过由社工、心理医生、饮食专家及肿瘤内外科专家组成的小组对患者实施关怀。

治疗包括控制疼痛，补充液体及营养，保持气道通畅，控制出血和视力下降，以及控制患者的焦虑及抑郁。另外，对于一些较大的肿瘤可以选择性地进行减瘤以及长期填塞（如使用 Whitehead 纱布），尤其是对出血十分严重的患者。还可应用短期和（或）小阶段的放射治疗，尤其对那些局部疾病或骨转移引起的疼痛。考虑到单独使用这些治疗或与化疗联合使用带来的潜在副作用，此时需要与治疗带来的益处权衡利弊，有很多情况下并不适合使用。

疼痛对于鼻鼻窦疾病并不会成为大的问题，除非疾病累及脑神经。除了 WHO 的疼痛梯度方案之外（表 21.1），神经性疼痛还可应用药物如阿米替林、加巴喷丁和卡马西平等进行缓解。后者通常对于腺样囊性癌神经损害引起的疼痛十分有效。短期使用糖皮质激素，如地塞米松 8~16mg/d，可能对急性神经性疼痛和视神经炎有效，但是长期而言疗效不佳[11]。

参考文献

[1] Brown JS, Shaw RJ. Reconstruction of the maxilla and midface: introducing a new classification. Lancet Oncol, 2010,11(10):1001–1008

[2] Head and Neck Cancer: Multidisciplinary Management Guidelines. 4th ed. London: British Association of Otorhinoloaryngology,2011:313–315

[3] Suárez C, Ferlito A, Lund VJ, et al. Management of the orbit in malignant sinonasal tumors. Head Neck,2008,30(2):242–250

[4] Moolenburgh SE, Mureau MA, Versnel SL, et al. The impact of nasal reconstruction fol-lowing tumour resection on psychosocial functioning, a clinical-empirical exploration. Psychooncology, 2009,18(7):747–752

[5] Jones E, Lund VJ, Howard DJ, et al. Quality of life of patients treated surgically for head and neck cancer. J Laryngol Otol, 1992,106(3):238–242

[6] Ho WK, Kwong DL, Wei WI, et al. Change in olfaction after radiotherapy for nasopharyngeal cancer-a prospec-tive study. Am J Otolaryngol,2002,23(4):209–214

[7] Hölscher T, Seibt A, Appold S, et al. Effects of radiotherapy on olfactory function. Radiother Oncol,2005,77(2):157–163

[8] Müller A, Landis BN, Platzbecker U,et al. Severe chemotherapy-induced parosmia. Am J Rhinol,2006,20(4):485–486

[9] Lund VJ, Stammberger H, Nicolai P, et al. European position paper onendoscopicmanagement of tumours of the nose, paranasal sinuses and skull base. Rhinol Suppl,2010,22:1–143

[10] Vats A, Birchall M. Stem cells and regenerative medicine: potentials and realities for rhinology. Rhinology,2010, 48(3):259–264

[11] Hardy JR, Rees E, Ling J, et al. A prospective survey of the use of dexamethasone on a palliative care unit. Palliat Med, 2001,15(1):3–8

Ⅱ篇 鼻 咽

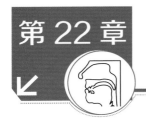

第 22 章

解剖与病理

解 剖

咽部是一个不完全肌性管状结构，可按照与口腔的关系分为鼻咽、口咽和喉咽，鼻咽部在口腔之上，口咽部等同于口腔平面，喉咽部在口腔之下。

鼻咽部位于鼻腔后端，向下衔接口咽部，它是一个由顶壁、底壁、后壁及外侧壁组成的潜在腔隙，咽上缩肌仅在鼻咽后壁和外侧壁形成肌层，前后径平均为 2~3cm，横径及垂直径约 3~4cm。它在人群中变异较大，甚至在同一个人中，其体积和外形会在不同的体位和口腔内各种运动中发生变化[1]。

鼻咽前壁由分隔双侧后鼻孔的鼻中隔后缘构成，经由 2 个后鼻孔与鼻腔相通。顶壁由蝶嘴向后延续到蝶骨体的下表面，并向后下倾斜与后壁相延续。后壁是寰椎前弓表面及枢椎体部上份。底壁开口于口咽，当软腭向上运动关闭此潜在通道时，咽峡，即软腭的上表面，构成鼻咽底（图 22.1）。

鼻咽外侧壁高处是咽鼓管咽口，向下与咽上缩肌延续。咽鼓管咽口是由下方缺失的不完全软骨环形成，这个软骨环内侧口形成一个黏膜隆起，叫咽鼓管圆枕，其内侧是咽隐窝或 Rosenmüller 窝，是一个裂缝样间隙，深度、外形及大小不一（图 22.2）。咽隐窝的开口或大或小，向外侧延伸，甚至有的位于咽上缩肌上方。Rosenmüller 窝是鼻咽癌最常见的发病部位。咽隐窝的肿瘤首先侵犯邻近结构，然后向鼻咽

腔生长。由于咽隐窝接近颅底，很多结构易在疾病早期受累，从而表现出临床症状。

鼻咽上皮层主要由假复层纤毛柱状上皮细胞构成，其始于后鼻孔区，延伸至鼻咽顶壁及外侧壁。而在鼻咽后壁上皮层主要是由复层鳞状上皮细胞组成。这些上皮细胞均位于一层基底膜之上，固有层中包含有丰富的淋巴组织（图 22.3）。

肌层由咽上缩肌组成，在外侧壁上方肌层有部分缺失，为咽鼓管穿行处，将咽上缩肌上缘与颅底分开。肌层外侧及包裹肌层的咽颅底筋膜，覆盖了咽上缩肌的后面及外侧面。筋膜附着于枕骨基底部表面，并在后方中线形成咽缝。咽颅底筋膜是坚硬的片状纤维组织，向外延伸至翼内板，向下与颊咽筋膜融合。再向后方，

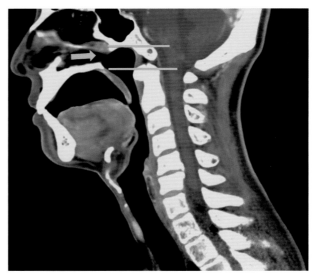

图 22.1 CT 影像显示鼻咽边界。上方线条：蝶窦底壁水平；下方线条：腭水平；箭头：后鼻孔

在咽上缩肌背侧是覆有椎前筋膜的椎前肌群及椎体。

　　鼻咽周围的筋膜形成了一些潜在的腔隙，每个腔隙里面都包含着重要结构，并且在一定程度上限制了肿瘤播散的途径。

　　1. 咽后间隙位于咽颅底筋膜与椎前筋膜之间，也是咽旁间隙之茎突后隙的一部分，位于咽颅底筋膜中间咽缝的两侧旁中线部位。咽后间隙包含有 Rouvière 淋巴结，是肿瘤淋巴转移的第一站淋巴结（图 22.4）。

　　2. 咽旁间隙位于咽部外侧，由茎突及其附

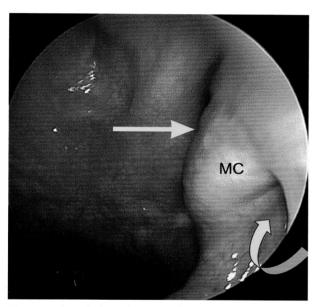

图 22.2　内侧脚（MC）、咽鼓管口（弯箭头）和 Rosenmüller 窝（箭头）的内镜下观

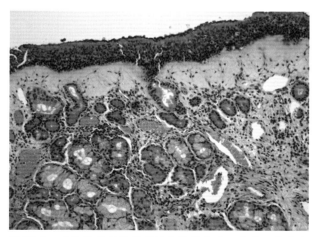

图 22.3　正常鼻咽部假复层纤毛柱状上皮，上皮下方有丰富的腺体组织伴有淋巴细胞（苏木精 - 伊红染色，×200）

着组织分为茎突前隙和茎突后隙。茎突前隙位于 Rosenmüller 窝外侧，内含上颌动脉及神经。茎突后隙更靠后内侧的部分包含有颈动脉鞘、后 4 对脑神经、交感干以及颈深淋巴结上群（图 22.5）。鼻咽肿瘤侵犯茎突前隙内含结构主要通过直接扩增，一旦发生，首先会累及上颌神经，向上继续可侵犯至三叉神经。茎突后隙内含结

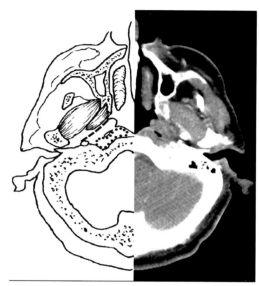

图 22.4　CT（右）和示意图（左）显示翼内肌（M），虚线连接翼板和茎突，是分割鼻咽旁间隙的假想线，茎突前间隙（线的外侧）和茎突后间隙（线的内侧）。虚线围绕的间隙是咽后间隙

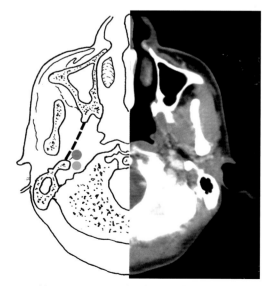

图 22.5　低位层面的 CT（右）和示意图（左）。连接茎突和翼板的假想线（虚线）内侧间隙包含有颈内动脉（红色圆盘）、后 4 对脑神经和颈交感干（蓝色圆盘）

构可通过直接扩散或淋巴转移途径受累，伴随的症状可反映相应的受累脑神经。

鼻咽血供丰富，包括咽升动脉、腭升动脉、蝶腭动脉咽支，所有都起源于颈外动脉。黏膜下静脉丛与翼丛静脉相沟通。鼻咽黏膜下淋巴管丛相当发达，主要引流向咽后淋巴结，然后进入颈深淋巴结，也有时可直接进入颈淋巴结。由于鼻咽是中线结构，中央区域的淋巴引流均可至颈部两侧的淋巴结。

病 理

■ 潴留囊肿

当鼻咽部黏液浆液腺由于阻塞而扩大就会形成囊肿（图 22.6）[2]，这些囊肿很小，可偶然在鼻咽切除标本中发现。当囊肿感染或增大就会引起疼痛，抗生素保守治疗通常有效，当这种情况反复发作，就可经鼻手术切除。

■ 腺样体

鼻咽淋巴组织和淋巴结在黏膜下广泛存在，从鼻咽外侧上至咽鼓管圆枕，向下至软腭，沿外侧壁至扁桃体，内侧延伸至舌根淋巴组织。这形成淋巴组织 Waldeyer 环，成为第一道防线。

腺样体是鼻咽部淋巴滤泡和淋巴结生理性肥大聚集或由于反复炎症刺激形成的团块，可伴有症状，主要发生于 3~7 岁儿童[3]。与肥大相关的症状为鼻塞或由于咽鼓管口阻塞引起分泌性中耳炎导致的听力下降，这也会导致儿童阻塞性睡眠呼吸暂停综合征。当合并感染时，可能还会有流涕、鼻后滴漏、中耳炎和全身乏力。诊断时需依靠临床症状和鼻咽部内镜检查。腺样体通常在青春期后萎缩，尽管如此，还是有患者成年后仍有鼻咽部淋巴组织团块，需要依赖内镜下活检鉴别病理类型（图 22.7）。

治疗应当从药物治疗开始，例如局部应用激素或低浓度减充血剂，特别是有变应性因素时推荐局部应用激素。如果药物治疗时症状仍逐步加重，可行腺样体切除术。

■ Thornwaldt 囊肿

Thornwaldt 囊肿由胚胎期连接脊索与鼻咽部的咽囊扩张形成，位于鼻咽顶后壁中线上（图 22.8）。这种囊肿一般无症状，当发生感染时它会形成脓肿，可能伴有鼻咽分泌物、枕部头疼、

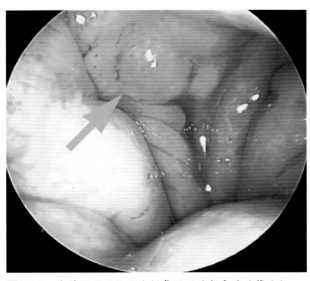

图 22.6 内镜视野下显示右侧鼻咽顶潴留囊肿（箭头）

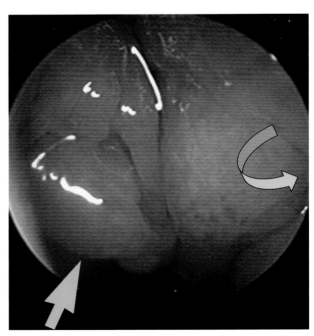

图 22.7 内镜视野下显示腺样体组织（箭头）。弯箭头：左侧咽鼓管口开放

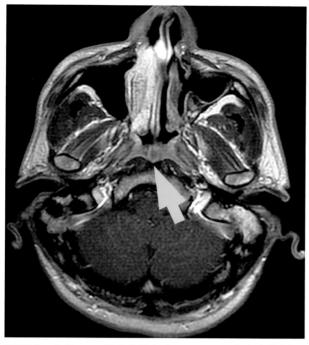

图 22.8　轴位 MRI 显示中线上的 Thornwaldt 囊肿（箭头）

耳痛等症状，当咽囊位于头长肌上端附着处时可能会有颈部疼痛的症状[4]。

诊断是基于内镜检查和 MRI 等影像学检查，对于无症状的囊肿可常规监测其大小，当囊肿增大并产生症状时，可手术切除或囊肿造袋术；对于巨大囊肿可利用动力系统切除[5]。

■ 源自大脑和脊髓的病变

颅咽管瘤

由于鼻咽部位于颅底，垂体发育畸形时可表现为鼻咽部包块。脑垂体有 2 个不同的起源，一是胚胎时期口凹的原始口腔外胚层向头侧迁行所形成的 Rathke 囊或垂体憩室，前者发育成为垂体前叶，后者形成垂体后叶。在鼻咽顶部有一块腺垂体组织，为咽垂体，源于 Rathke 囊并由具有类似腺垂体内分泌功能的组织形成，并存在于所有个体当中[6]。Rathke 囊产生颅咽管，最后退化消失。

Rathke 囊的遗留物可在鼻咽顶形成囊肿，而咽垂体的内分泌细胞生长过度增大则可能在鼻咽顶形成垂体腺瘤[7]。

颅咽管瘤是良性囊性肿物，源于颅咽管遗留上皮或咽垂体[8]。它内含褐色液体，并特征性位于鞍区或鞍上区[9]。尽管大多数的颅咽管瘤靠近垂体，它可能表现为鼻咽包块，主要症状是鼻阻塞，其范围可通过内镜及各种影像学检查来评估。曾经有经腭手术切除[10]，但近年来经蝶手术切除[11]或颅面联合径路手术成为首选治疗方式，且并发症较少[12]。

脊索瘤

脊索瘤是源于残留脊索组织的恶性肿瘤，常位于骶区、蝶骨区及斜坡区。因此颅底脊索瘤邻近鼻咽并表现为鼻咽部包块（图 22.9、图 22.10）[13]，好发年龄为 20~60 岁，症状包括头痛及脑神经受累所致的视力下降[14]。影像学检查可显示肿瘤范围，诊断主要依靠活检，可通过手术切除，并在术后行放射治疗，但预后仍较差[15]。近年来应用质子束治疗并取得一些成功[16]。

良性肿瘤

源于鼻咽部上皮细胞的良性肿瘤并不多见，有时会有血管瘤累及鼻咽，主要症状是鼻阻塞，特别是在新生儿[17]，或可表现为轻度鼻出血。有时并没有症状，是由于某些原因进行内镜检

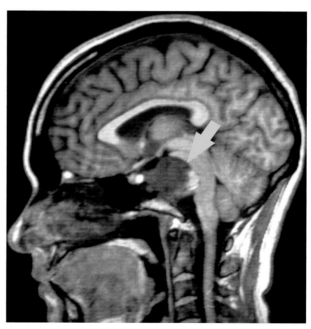

图 22.9　矢状位 MRI 显示脊索瘤（箭头）

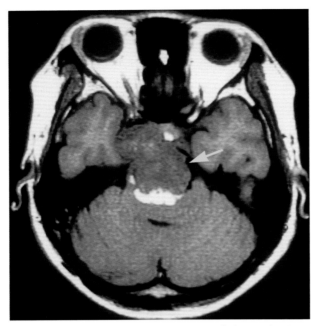

图 22.10　轴位 MRI 显示和图 22.9 同一例脊索瘤（箭头）

查发现的（图 22.11）。肿瘤范围可通过强化的影像学检查来确定（图 22.12）。如果血管瘤无症状，可保守处理。硬化剂注射或手术干预仅在有症状时选择，如频繁出血。

良性涎腺肿瘤，例如起源于鼻咽部小涎腺的多形性腺瘤也曾有报道，经常表现为鼻阻塞，其范围可通过影像学检查评估（图 22.13）。诊断通常依靠包块的活检来确定，对于范围较小的病变可选择内镜下切除，对于范围较大的病变，经腭径路手术能够确保完整切除，避免复发（图 22.14）。

■ 恶性肿瘤

鼻咽癌

鼻咽癌是鼻咽部最常见的恶性肿瘤，这与肿瘤起源于鼻咽部隐窝上皮有关。这种癌曾被命名为淋巴上皮癌，因为鼻咽癌的癌细胞在鼻咽部常与淋巴细胞混合在一起（图 22.15）[18]。这种淋巴细胞的浸润程度与预后没有相关性[19]。通过电子显微镜检查这些肿瘤，都是鳞状上皮起源，包括非角化型鳞癌和未分化型癌[20]。

鼻咽癌有多种组织学表现形式，也一度造成困惑，这也促使世界卫生组织在 1978 年推荐对鼻咽癌进行组织学分类，并在 1991 年重新修正[21]。这个分类将鼻咽癌分为 3 种类型，第 1 类是典型的角化型鳞状细胞癌，这与头颈部其他区域所发现的鳞状细胞癌类似，肿瘤细胞表现为鳞状上皮细胞的分化特征，有细胞外的角蛋白或细胞间的胞质桥（图 22.16）。第 2 类囊括了非角化鳞状细胞癌，复层恶性肿瘤细胞表现为丛状或条带状结构（图 22.17）。第 3 类是未分化癌，其肿瘤细胞表现为多核细胞，细胞

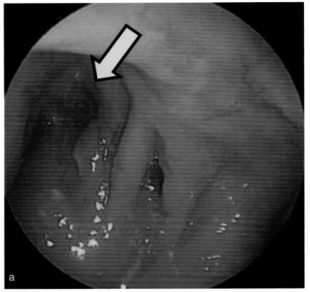

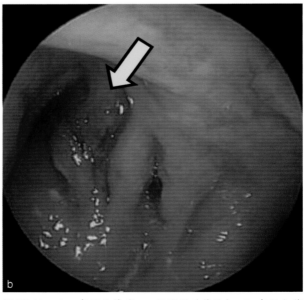

图 22.11a，b　鼻咽血管瘤。a. 凹陷处（箭头）。b. 在瓦尔萨尔瓦动作下膨胀（箭头）

边界模糊（图 22.18）。许多年后又进行了改进，建议将鼻咽癌分为 2 种组织学类型，即鳞状细胞癌（SCC）和鼻咽型未分化癌（UCNT）[22]。这种分类是与鼻咽癌患者的 EB 病毒血清学检验结果相关的，鳞状细胞癌型的鼻咽癌患者 EB 病毒滴度较低，而鼻咽型未分化癌患者有较高的 EB 病毒滴度。第二种分类法应用于流行病学研究，同时具备一定的预示作用。鼻咽型未分化癌有较高的局部控制率和较高的远处转移率 [23-24]。在北美地区，25% 的患者是第 1 类，12% 是第 2 类，

剩余 63% 是第 3 类，相应的组织学分布在华南地区患者当中分别是 2%、3% 及 95%[25]。

由于在鼻咽癌高发区和低发区患者中均可常规检测出来 EB 病毒，EB 病毒编码 RNA

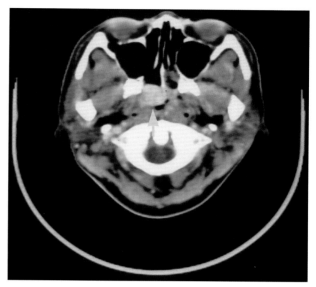

图 22.13　CT 显示起源于外侧壁带蒂小涎腺肿瘤（箭头）

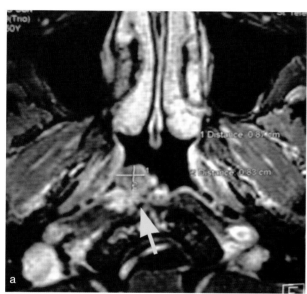

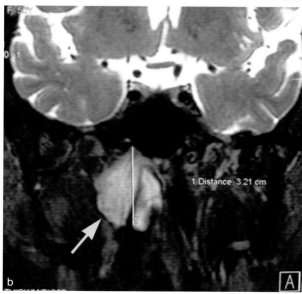

图 22.12a，b　MRI 显示图 22.11 同一例血管瘤（箭头）。a. 水平位。b. 冠状位

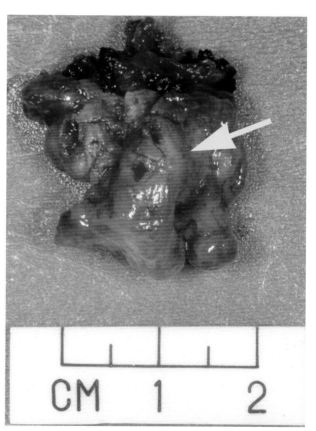

图 22.14　带有切缘的良性涎腺肿瘤标本图片，显示根部（箭头）

（EBER）的原位杂交常被应用于鼻咽癌的诊断当中（图 22.19）。

其他的恶性肿瘤有淋巴瘤、肉瘤和来源于涎腺的恶性肿瘤。

淋巴瘤

源于 Waldeyer 环淋巴组织的淋巴瘤通常是非霍奇金大 B 细胞淋巴瘤[26]。尽管鼻咽部位置靠近 Waldeyer 环淋巴组织，但这个区域的淋巴瘤通常是 T 细胞（NK）淋巴瘤[27]。患者常表现为鼻部包块及与鼻部包块相关的耳部症状。诊断一般依靠病变活检获得。对于范围较小的早期淋巴瘤一般采用放疗，晚期淋巴瘤则联合化疗，有报道 5 年无瘤存活率为 57%[28]。髓外浆细胞瘤是源于骨组织外的浆细胞，鼻咽部是它

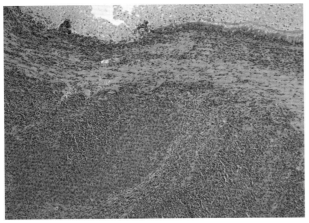

图 22.15　组织切片显示鼻咽癌黏膜下区（苏木精－伊红染色，×100）

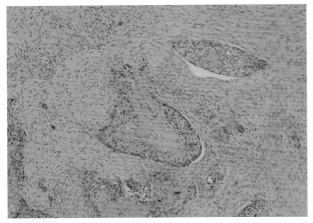

图 22.16　组织切片显示 I 型鼻咽鳞状细胞癌（苏木精－伊红染色，×200）

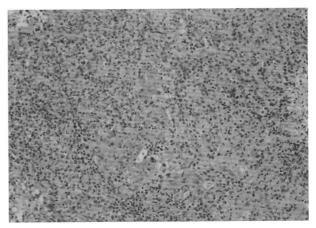

图 22.18　组织切片显示 III 型鼻咽未分化癌（苏木精－伊红染色，×200）

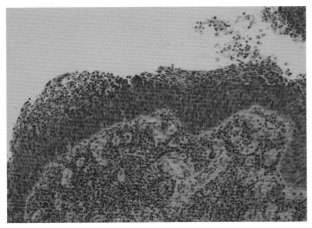

图 22.17　组织切片显示 II 型鼻咽非角化鳞状细胞癌（苏木精－伊红染色，×200）

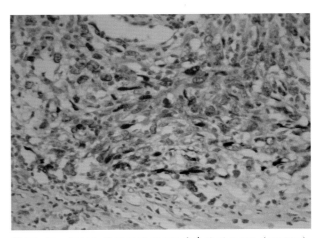

图 22.19　组织切片显示使用 EB 病毒编码 RNA（EBER）原位杂交诊断鼻咽癌（×400）

在头颈部的好发区域，对放疗敏感，局部控制率可达 95%[29]。

肉　瘤

横纹肌肉瘤是鼻咽部最常见的肉瘤，儿童多见，常表现为鼻部阻塞症状，伴或不伴中耳炎。在内镜检查中可发现一个光滑、坚硬的包块占据整个鼻咽部。与其他肉瘤类似，它生长迅速，侵犯周围结构[30]。综合治疗可得到最佳的治疗结果，包括放疗、化疗和手术[31]。在某专科中心，据报道，5 年存活率可达到 70% 以上[32]。

涎腺肿瘤

涎腺肿瘤常表现为鼻阻塞，检查发现鼻咽部肿块。腺样囊性癌在成人当中表现为鼻出血、复视及三叉神经支配区面部隐痛[33]。这种肿瘤非常罕见，预后较差；最佳的根治方法是手术以及紧随其后的放疗[34]。另外一种罕见的恶性肿瘤是多形性腺癌[35]，起源于鼻咽部小涎腺，预后较好（图 22.20）。它可引起鼻阻塞，当表面形成溃疡时，可能出现鼻出血，治疗的方法是手术切除，充分切除病灶可获得较长生存期[36]。

参考文献

[1] Adams WS. The transverse dimensions of the nasopharynx in child and adult with observations on its contractile function. J Laryngol Otol, 1958, 72(6):465–471

[2] Miller RH, Sneed WF. Tornwaldt's bursa. Clin Otolaryngol Allied Sci, 1985, 10(1):21–25

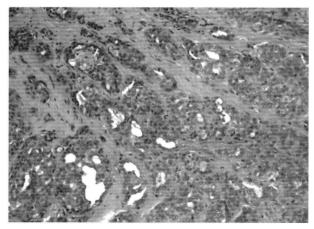

图 22.20　起源于鼻咽部的多形性腺癌（苏木精 – 伊红染色，×200）

[3] Vlastos IM, Houlakis M, Kandiloros D, et al. Adenoidectomy plus tympanostomy tube insertion versus adenoidectomy plus myringotomy in children with obstructive sleep apnoea syndrome. J Laryngol Otol, 2011, 125(3):274–278

[4] Miyahara H, Matsunaga T. Tornwaldt's disease. Acta Otolaryngol Suppl, 1994, 517:36–39

[5] Eloy P, Watelet JB, Hatert AS, et al. Thornwaldt's cyst and surgery with powered instrumentation. B-ENT, 2006, 2(3): 135–139

[6] Fuller GN, Batsakis JG. Pharyngeal hypophysis. Ann Otol Rhinol Laryngol, 1996, 105(8):671–672

[7] Ali R, Noma U, Jansen M, et al. Ectopic pituitary adenoma presenting as midline nasopharyngeal mass. Ir J Med Sci, 2010, 179(4):593–595

[8] Lewin R, Ruffolo E, Saraceno C. Craniopharyngioma arising in the pharyngeal hypophysis. South Med J, 1984, 77(12): 1519–1523

[9] Trippi AC, Garner JT, Kassabian JT, et al. A new approach to inoperable craniopharyngiomas. Am J Surg, 1969, 118(2): 307–310

[10] Johnson NE. Craniopharyngioma—review with a discussion of transpalatal approach. Laryngoscope, 1962, 72:1731–1749

[11] Mortini P, Losa M, Pozzobon G, et al. Neurosurgical treatment of craniopharyngioma in adults and children: early and long-term results in a large case series. J Neurosurg, 2011, 114(5):1350–1359

[12] Magill JC, Ferguson MS, Sandison A, et al. Nasal craniopharyngioma: case report and literature review. J Laryngol Otol, 2011, 125(5):517–519

[13] Campbell WM, McDonald TJ, Unni KK, et al. Nasal and paranasal presentations of chordomas. Laryngoscope, 1980, 90(4):612–618

[14] Richter HJ Jr, Batsakis JG, Boles R. Chordomas: nasopharyngeal presentation and atypical long survival. Ann Otol Rhinol Laryngol, 1975, 84(3 Pt 1):327–332

[15] Wu Z, Zhang J, Zhang L, et al. Prognostic factors for longterm outcome of patients with surgical resection of skull base chordomas—106 cases review in one institution. Neurosurg Rev, 2010, 33(4):451–456

[16] Hug EB, Slater JD. Proton radiation therapy for chordomas and chondrosarcomas of the skull base. Neurosurg Clin N Am, 2000, 11(4):627–638

[17] Strauss M, Widome MD, Roland PS. Nasopharyngeal hemangioma causing airway obstruction in infancy. Laryngoscope, 1981, 91(8):1365–1368

[18] Godtfredsen E. On the histopathology of malignant nasopharyngeal tumors. Acta Pathol Microbiol Scand, 1944, 55(Suppl):38–319

[19] Roth SL, Krueger GF, Bertram G, et al. Carcinoma of the nasopharynx. The significance of lymphocytic infiltration. Acta Oncol, 1990, 29(7):897–901

[20] Prasad U. Cells of origin of nasopharyngeal carcinoma: an electron microscopic study. J Laryngol Otol, 1974, 88(11): 1087–1094

[21] Shanmugaratnam K, Sobin LH. Histological typing of tumours of the upper respiratory tract and ear. In: Shanmu-

garatnam, Sobin LH, eds. International Histological Classi-fication of Tumours: No 19. Geneva: World Health Organi-zation, 1991:32–33

[22] Micheau C, Rilke F, Pilotti S. Proposal for a new histopatho-logical classification of the carcinomas of the nasopharynx. Tumori, 1978, 64(5):513–518

[23] Reddy SP, Raslan WF, Gooneratne S, et al. Prognostic signi-ficance of keratinization in nasopharyngeal carcinoma. Am J Otolaryngol, 1995, 16(2):103–108

[24] Marks JE, Phillips JL, Menck HR. The National Cancer Data Base report on the relationship of race and national origin to the histology of nasopharyngeal carcinoma. Cancer, 1998, 83(3):582–588

[25] Nicholls JM. Nasopharyngeal carcinoma: classification and histological appearances. Adv Anat Pathol, 1997, 4(2):71–84 doi: 10.1097/00125480-199703000-00001

[26] Menárguez J, Mollejo M, Carrión R, et al. Waldeyer ring lymphomas. A clinicopathological study of 79 cases. Histo-pathology, 1994, 24(1):13–22

[27] Chan JK, Ng CS, Lau WH, et al. Most nasal/nasopharyn-geal lymphomas are peripheral T-cell neoplasms. Am J Surg Pathol, 1987, 11(6):418–429

[28] Laskar S, Muckaden MA, Bahl G, et al. Primary non-Hodgkin's lymphoma of the nasopharynx: prognostic factors and outcome of 113 Indian patients. Leuk Lymphoma, 2006, 47(10):2132–2139

[29] Liebross RH, Ha CS, Cox JD, et al. Clinical course of solitary extramedullary plasmacytoma. Radiother Oncol, 1999, 52(3):245–249

[30] Canalis RF, Jenkens HA, Hemenway WG, et al. Nasophar-yngeal rhabdomyosarcoma. A clinical perspective. Arch Otolaryngol, 1978, 104(3):122–126

[31] Healy JN, Borg MF. Paediatric nasopharyngeal rhabdomyo-sarcoma: A case series and literature review. J Med Imaging Radiat Oncol, 2010, 54(4):388–394

[32] Walterhouse D, Watson A. Optimal management strategies for rhabdomyosarcoma in children. Paediatr Drugs, 2007, 9(6): 391–400

[33] Lee DJ, Smith RR, Spaziani JT, et al. Adenoid cystic carcinoma of the nasopharynx. Case reports and literature review. Ann Otol Rhinol Laryngol, 1985, 94(3):269–272

[34] Liu TR, Yang AK, Guo X, et al. Adenoid cystic carcinoma of the nasopharynx: 27-year experience. Laryngoscope, 2008, 118(11):1981–1988

[35] Wei YC, Huang CC, Chien CY, et al. Polymorphous low-grade adenocarcinoma of the nasopharynx: a case report and brief review. J Clin Pathol, 2008, 61(10):1124–1126

[36] Wenig BM, Harpaz N, DelBridge C. Polymorphous lowgrade adenocarcinoma of seromucous glands of the nasopharynx. A report of a case and a discussion of the morphologic and immunohistochemical features. Am J Clin Pathol, 1989, 92(1):104–109

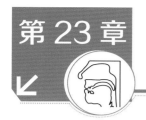
鼻咽癌：流行病学、病因学、筛查及诊断

流行病学

鼻咽癌（NPC）不同于其他头颈部恶性肿瘤，在全世界大部分地区并不常见。年龄相关的年发病率在许多国家均小于1/10 000，男女均如此[1]。在一个全球规模的调查中，鼻咽癌每年新增病患8000例，在所有癌症中仅占0.7%，居全球好发肿瘤第23位[2]。它具有非常明显的地理分布特征，在中国南部，特别是广东省和香港地区，发病率较高，据报道男性发病率为每10万人中17.8例，女性为每10万人中6.7例。在东南亚、北极原住民地区如加拿大北部[3]、北非以及中东地区[4]发病率呈中等。一个关于格陵兰岛因纽特人鼻咽癌发病率的报道显示1955—1976年男女性发病率分别为每年每10万人中12.3例及8.5例[5]，它在北非国家中分别为每10万人中5.4例及1.9例，这大约是欧洲发病率的10倍[6]。

鼻咽癌发病率的这种地理分布差异在中国也可以看到，中国北方发病率比较低，每10万人中1.1例，例如哈尔滨。不同种族间疾病分布也不一致，在中国南方广东省，粤语语系人群鼻咽癌发病率是客家话语系人群、闽南语语系人群及潮汕话语系人群的3倍[7]。在马来西亚，鼻咽癌发病率也是粤语语系人群高于闽南语系人群和潮州语系人群，这或许是混杂有社会因素和种族因素的结果[8]。在越南，河内市因为有更多的华裔后代，鼻咽癌发病率是胡志明市的2倍[9]。在美国，一项关于1645例鼻咽癌患者的研究显示，发病率最高的是华裔，其次是菲律宾裔，然后是白人和黑人[10]。存活率最高的也是华裔[11]。

鼻咽癌发病率在华裔北美人中仍然很高，但是在北美出生的华裔低于在中国南方出生的中国人[12-13]。相似的高发病率也在澳大利亚[14]和英国南部[15]的华裔人群中见到。移民研究发现移民以色列的北非裔鼻咽癌发病率高于本地以色列人[16]。

这些研究提示，地理特征、种族以及环境混合其他因素共同作用构成鼻咽癌的病因[17]。

在几乎所有的鼻咽癌发病率报道中男性发病率是女性的2~3倍[1]。鼻咽癌的年龄分布特征如下，在低风险地区鼻咽癌发病率随着年龄增长而增长[18]；在高风险地区，鼻咽癌发病率高峰在50~59岁[19-20]，过后会降低，同时在青年期有一个小高峰[21-23]，与早期暴露于致癌物有关。

病因学

■ 腌制咸鱼

盐腌制鱼和其他食物可致其部分腐烂，产生大量的致癌物亚硝胺。咸鱼是新生儿断奶后的传统食物，特别是在粤语人群中[24-25]。一项病例对照研究显示10岁之前每周均食用咸鱼者患鼻咽癌的风险增加3倍[26]。在儿童期而非成人期食用咸鱼[27]，摄入的频率和持续时间均是鼻咽癌的独立危险因素[28]。然而，在低风险区域如中国北方[29]和美国[30]，腌制类食品是日常饮食的一部分，因此食用咸鱼本质上不太可能是鼻咽癌的病因。食用新鲜水果和蔬菜是鼻咽癌的低危险因素[31]，特别是在儿童期[32]。这可能与新鲜水果和蔬菜的抗氧化作用相关，而非特定食物[33]。

■ EB 病毒

EB 病毒是双链 DNA 病毒，属于疱疹病毒家族，在人群中广泛存在。它可造成感染，例如传染性单核细胞增多症，常在某些淋巴瘤和鼻咽癌中检出。它感染并潜伏在全球人类当中，绝大多数感染都是亚临床的，在密集人群中传染非常普遍。在中国香港，绝大多数儿童感染是在 10 岁之前[34]。B 淋巴细胞是 EB 病毒感染的靶细胞，这也与伯基特淋巴瘤有关[35]。EB 病毒与鼻咽癌相关的假设也是基于在鼻咽癌患者当中 EB 病毒抗体滴度高于对照组[36]，特别是针对病毒壳抗原和早期抗原的 IgA 抗体在鼻咽癌患者中升高[37-38]。

据报道，这些抗体滴度升高有时在鼻咽癌之前出现[39-40]，并且与肿瘤分期[41]及预后相关[42]。

最近，通过 PCR，可在鼻咽癌患者血清中检出游离 EB 病毒 DNA[43]，其复制数量可以定量检测[44]，这被发现与肿瘤分期[45]及存活率[46]相关。

然而 EB 病毒并非鼻咽癌致病的单一因素，因为它在人群中广泛存在。它更有可能是在特定环境下的致癌因素，并与其他因素共同导致鼻咽癌发生。

■ 遗传因素

中国东南部地区人群和他们的后代鼻咽癌的高发病率提示存在遗传因素[47]，这种家族聚集现象也出现在中等发病率[48]和低发病率[49]人群中。更有力的遗传证据是在鼻咽癌患者的一级亲属中鼻咽癌发病率是对照组的 4~10 倍[50-51]。这种家族聚集可能是共享基因易感性和相应环

境因素的结果，可能由多种基因和环境因素共同作用而成，并非单一基因[52]。

已确定人类白细胞抗原（HLA）基因与鼻咽癌发生有关，这些基因编码的蛋白可以提呈外源性抗原如病毒颗粒给免疫系统而致其裂解。某些个体的 HLA 等位基因提呈病毒颗粒并裂解的能力减弱，此时 EB 病毒导致鼻咽癌的风险增加[53]。一项关于中国南方人的 meta 分析研究中发现，*HLA-A*2、*B*14 和 *B*46 基因型患者有更高风险发展成为鼻咽癌[54]。

关于比较基因组学的杂交试验 meta 分析显示，在鼻咽癌患者中有许多基因位点出现染色体缺失和获得[55]。3 号、9 号、11 号、13 号和 14 号染色体长臂片段缺失提示这些位点中的抑癌基因可能与鼻咽癌发生有关[56-57]。

筛　查

在鼻咽癌高发地区，EB 病毒血清学检验被用于人群筛查以期在疾病早期诊断。在 20 世纪 80 年代的一项前瞻性研究中，1136 例检测到 EB 病毒壳抗原 IgA 抗体增高，他们被连续规律检测 4 年，在此期间，35 例鼻咽癌患者被检出，大部分（91.5%）得到早期诊断[58]。在中国广东相似的研究也报道了类似的结果[59]。在中国台湾的一项包含有 9699 例患者的报道中也肯定了 EB 病毒血清学的预测价值，他们的 EB 病毒血清学状态在鼻咽癌发生和死亡登记时复核，历时 15 年。结果显示随访时间越长，在血清学升高和血清学阴性之间鼻咽癌累积发病率差距越大[40]。在一项纳入 42 048 例患者的前瞻性研究中，抗体滴度升高可在肿瘤诊断前 10 年发现，平均临床确诊前血清学增高持续时间窗是 37 ± 28 个月[60]。

尽管 EB 病毒抗体滴度升高在低风险地区也有报道[61]，但在普通人群当中筛查，以期早期诊断及有效治疗并不合算，甚至在高发地区也一样。这可能更适合高发地区鼻咽癌患者一级

亲属筛查。在一项关于 1199 例鼻咽癌患者无临床症状家庭成员的前瞻性研究中，筛查确定了 16 例患者[62]。EB 病毒血清学检测的敏感度和特异度分别为 88.9% 和 87.0%，这些患者的存活率高出没有筛查患者的 10%~12%[63]。

当鼻咽癌细胞死亡，伴随着 EB 病毒释放，它的血浆内数量可通过 rtPCR 检测。这种血浆游离 EBV DNA 可在 96% 的患者中检测到[44]，特别是未分化癌细胞[45]。它与肿瘤分期相关，具有预后意义[64]。它还具有复发诊断价值，可在肿瘤复发前检测到。关于 EBV DNA 的检测研究主要集中在鼻咽癌患者，它在一般人群中作为筛查工具尚未被确认[65]。

分　期

与其他恶性肿瘤一样，鼻咽癌临床分期系统是制订治疗计划和评估治疗结果的基础。1952 年首次提出了一个简易的鼻咽癌分期系统[66]。在这个系统中，每一期都涵盖过于广泛的肿瘤累及范围，不能准确反映临床情况。多年来，在鼻咽癌中使用了许多分期系统。欧洲和美国分别推荐使用国际抗癌联盟（UICC）和美国癌症联合委员会（AJCC）的分期系统，亚洲应用更多的是 Ho 分期系统[67-68]。在 Ho 分期系统中，阐释了淋巴结分期的预后意义，但它的 T 分期亚分类有别于其他恶性肿瘤。缺少广泛接受的分期系统在某种程度上反映了现有各种分期系统存在不足[69]。

自 2000 年以来就开始考虑综合世界各个中心的经验，开发一个改良的分期系统。还应考虑一些预后相关因素，例如原发肿瘤在咽旁间隙的扩散[70]、颅底破坏、脑神经是否受累[71]、颈淋巴结的位置和大小[72]。

UICC 和 AJCC 分期系统是通过评估肿瘤在鼻咽部侵犯的部位数目来评定肿瘤在鼻咽部的程度，而在 Ho 分期系统中把所有局限在鼻咽部的肿瘤分为 T1 期。UICC 和 AJCC 分期系统从

1992 年开始统一，它们近年发布的手册中临床分期都是相同的[73-74]。在 2009 年版分期系统中，T1 期包括所有局限在鼻咽部肿瘤，或向局部扩展，例如向前至鼻腔，向下至口咽。这是由于鼻咽是不规则结构，各壁边界不清晰，肿瘤的确切边界也很难确定。还有一个问题就是，即使通过内镜检查，也难确定黏膜下扩散范围[75]。整个鼻咽部及其邻近区域都会包含在放射野中，所以只要确定肿瘤是浅表的且局限在黏膜内，就会划归 T1 期。另一方面，肿瘤向外侧扩展，是否累及咽旁间隙很重要，这可通过断层影像确定。因此，T2 期包含向咽旁间隙扩展的肿瘤。T3 期涵盖向颅底和任何一个鼻窦扩展的肿瘤，而 T4 期囊括了向颞下窝、眼眶、下咽和颅骨扩展的肿瘤，或是累及脑神经。

UICC/AJCC 分期系统和 Ho 分期系统的差异在 N 分期中较大，UICC/AJCC 分期系统目前认识到淋巴结大小是很重要的因素。在其他头颈恶性肿瘤 N 分期中，N1 和 N2 分期取决于淋巴结直径是否小于或大于 3cm，N2 和 N3 的分界点在淋巴结直径 6cm。另一个对各类 N 分期系统的普遍争议是咽后淋巴结作为第一站淋巴结，却未被任何分期系统纳入考虑，尽管很难对这些淋巴结进行临床检查，但现在可通过 CT 或 MRI 评估[76]。

这些因素都被列入 UICC/AJCC 鼻咽癌分期系统的淋巴结分期中（表 23.1），只有 6cm 作为淋巴结直径大小因素，侧别和受累水平如咽后区和锁骨上窝是决定 N 分期的其他重要因素。在目前的分期中，N1 期指同侧淋巴结受累，直径小于 6cm，未达到锁骨上窝。双侧咽后淋巴结受累，直径小于 6cm 仍属于 N1 期。不考虑淋巴结大小、数量和位置，双侧淋巴结受累但未达到 N3 标准者分为 N2。N3 期是指淋巴结直径大于 6cm（N3a），或者累及锁骨上窝（N3b）。M 分期都一致，M1 代表远处转移，包括任何锁骨下水平淋巴结受累。目前统一的分期系统可以使患者分期更为准确和简单，也更好地预测预后[77-79]。

表 23.1　美国癌症联合委员会分期[77]

鼻咽原发肿瘤（T）	
T1	肿瘤局限于鼻咽，或者向口咽和（或）鼻腔扩展，未向咽旁间隙扩展
T2	肿瘤向咽旁间隙扩展
T3	肿瘤侵犯颅底骨质和（或）鼻窦
T4	肿瘤向颅内扩展和（或）侵犯脑神经、下咽、眼眶，或向颞下窝/咀嚼肌间隙扩展

区域淋巴结（N）	
鼻咽癌特别是未分化型，其区域淋巴结转移的分布和对预后的影响不同于其他头颈部黏膜恶性肿瘤，特别是未分化型，证明需使用一个不同的 N 分期方案是正确的	
NX	区域淋巴结不能确定
N0	无区域淋巴结转移
N1	单侧单个或多个淋巴结转移，最大径≤6cm，位于锁骨上窝以上，和（或）单侧或双侧咽后淋巴结转移，最大径≤6cm
N2	双侧单个或多个淋巴结转移，最大径≤6cm，位于锁骨上窝以上
N3	单个或多个转移淋巴结，>6cm，和（或）位于锁骨上窝
N3a	直径 >6cm
N3b	扩展至锁骨上窝

远处转移（M）	
M0	无远处转移
M1	有远处转移

临床分期/预后分组	
0 期	Tis N0 M0
Ⅰ期	T1 N0 M0
Ⅱ期	T1 N1 M0
	T2 N0 M0
	T2 N1 M0
Ⅲ期	T1 N2 M0
	T2 N2 M0
	T3 N0 M0
	T3 N1 M0
	T3 N2 M0
ⅣA 期	T4 N0 M0
	T4 N1 M0
	T4 N2 M0
ⅣB 期	任何 T N3 M0
ⅣC 期	任何 T 任何 N M1

参考文献

[1] Curado MP, Edwards B, Shin HR, et al, eds. Cancer Incidence in Five Continents, Vol. IX. Lyon: IARC, 2007: 141–143 (IARC Scientific Publications No.160)

[2] Parkin DM, Bray F, Ferlay J, et al. Global cancer statistics, 2002. CA Cancer J Clin, 2005, 55(2):74–108

[3] Mallen RW, Shandro WG. Nasopharyngeal carcinoma in Eskimos. Can J Otolaryngol, 1974, 3(2):175–179

[4] Al-Rajhi N, El-Sebaie M, Khafaga Y, et al. Nasopharyngeal carcinoma in Saudi Arabia: clinical presentation and diagnostic delay. East Mediterr Health J, 2009, 15(5):1301–1307

[5] Nielsen NH, Mikkelsen F, Hansen JP. Nasopharyngeal cancer in Greenland. The incidence in an Arctic Eskimo population. Acta Pathol Microbiol Scand [A], 1977, 85(6):850–858

[6] Zanetti R, Tazi MA, Rosso S. New data tells us more about cancer incidence in North Africa. Eur J Cancer, 2010, 46(3): 462–466

[7] Li CC, Yu MC, Henderson BE. Some epidemiologic observations of nasopharyngeal carcinoma in Guangdong, People's Republic of China. Natl Cancer Inst Monogr, 1985, 69:49–52

[8] Armstrong RW, Kannan Kutty M, Dharmalingam SK, et al. Incidence of nasopharyngeal carcinoma in Malaysia, 1968–1977. Br J Cancer, 1979, 40(4):557–567

[9] Nguyen QM, Nguyen HC, Parkin DM. Cancer incidence in Ho Chi Minh City, Viet Nam, 1995–1996. Int J Cancer, 1998, 76(4):472–479

[10] Burt RD, Vaughan TL, McKnight B. Descriptive epidemiology and survival analysis of nasopharyngeal carcinoma in the United States. Int J Cancer, 1992, 52(4):549–556

[11] Ou SH, Zell JA, Ziogas A, et al. Epidemiology of nasopharyngeal carcinoma in the United States: improved survival of Chinese patients within the kera-tinizing squamous cell carcinoma histology. Ann Oncol, 2007, 18(1):29–35

[12] Dickson RI, Flores AD. Nasopharyngeal carcinoma: an evaluation of 134 patients treated between 1971–1980. Laryngoscope, 1985, 95(3):276–283

[13] Buell P. The effect of migration on the risk of nasopharyngeal cancer among Chinese. Cancer Res, 1974, 34(5):1189–1191

[14] McCredie M, Williams S, Coates M. Cancer mortality in East and Southeast Asian migrants to New South Wales, Australia, 1975–1995. Br J Cancer, 1999, 79(7-8):1277–1282

[15] Warnakulasuriya KA, Johnson NW, Linklater KM, et al. Cancer of mouth, pharynx and nasopharynx in Asian and Chinese immigrants resident in Thames regions. Oral Oncol, 1999, 35(5):471–475

[16] Parkin DM, Iscovich J. Risk of cancer in migrants and their descendants in Israel: II. Carcinomas and germ-cell tumours. Int J Cancer, 1997, 70(6):654–660

[17] Chang ET, Adami HO. The enigmatic epidemiology of nasopharyngeal carcinoma. Cancer Epidemiol Biomarkers Prev, 2006, 15(10):1765–1777

[18] Levine PH, Connelly RR, Easton JM. Demographic patterns for nasopharyngeal carcinoma in the United States. Int J Cancer, 1980, 26(6):741–748

[19] Lee AW, Foo W, Mang O, et al. Changing epidemiology of nasopharyngeal carcinoma in Hong Kong over a 20-year period (1980–99): an encouraging reduction in both incidence and mortality. Int J Cancer, 2003, 103(5):680–685

[20] Zong YS, Zhang RF, He SY, et al. Histopathologic types and incidence of malignant nasopharyngeal tumors in Zhongshan County. Chin Med J (Engl), 1983, 96(7):511–516

[21] Balakrishnan U. An additional younger-age peak for cancer of the nasopharynx. Int J Cancer, 1975, 15(4):651–657

[22] Andejani AA, Kundapur V, Malaker K. Age distribution of nasopharyngeal cancer in Saudi Arabia. Saudi Med J, 2004, 25(11):1579–1582

[23] Rothwell RI. Juvenile nasopharyngeal carcinoma in Sabah (Malaysia). Clin Oncol, 1979, 5(4):353–358

[24] Preston-Martin S. N-nitroso compounds as a cause of human cancer. IARC Sci Publ, 1987, (84):477–484

[25] Zou XN, Lu SH, Liu B. Volatile N-nitrosamines and their precursors in Chinese salted fish—a possible etological factor for NPC in china. Int J Cancer, 1994, 59(2):155–158

[26] Yu MC, Ho JH, Lai SH, et al. Cantonesestyle salted fish as a cause of nasopharyngeal carcinoma: report of a casecontrol study in Hong Kong. Cancer Res, 1986, 46(2):956–961

[27] Gallicchio L, Matanoski G, Tao XG, et al. Adulthood consumption of preserved and nonpreserved vegetables and the risk of nasopharyngeal carcinoma: a systematic review. Int J Cancer, 2006, 119(5):1125–1135

[28] Yu MC, Mo C-C, Chong W-X, et al. Preserved foods and nasopharyngeal carcinoma: a casecontrol study in Guangxi, China. Cancer Res, 1988, 48(7): 1954–1959

[29] Ning JP, Yu MC, Wang QS, et al. Consumption of salted fish and other risk factors for nasopharyngeal carcinoma (NPC) in Tianjin, a low-risk region for NPC in the People's Republic of China. J Natl Cancer Inst, 1990, 82(4):291–296

[30] Farrow DC, Vaughan TL, Berwick M, et al. Diet and nasopharyngeal cancer in a lowrisk population. Int J Cancer, 1998, 78(6):675–679

[31] Ward MH, Pan WH, Cheng YJ, et al. Dietary exposure to nitrite and nitrosamines and risk of nasopharyngeal carcinoma in Taiwan. Int J Cancer, 2000, 86(5):603–609

[32] Yu MC, Huang TB, Henderson BE. Diet and nasopharyngeal carcinoma: a case-control study in Guangzhou, China. Int J Cancer, 1989, 43(6):1077–1082

[33] Weisburger JH. Mechanisms of action of antioxidants as exemplified in vegetables, tomatoes and tea. Food Chem Toxicol, 1999, 37(9-10):943–948

[34] Kangro HO, Osman HK, Lau YL, et al. Seroprevalence of antibodies to human herpesviruses in England and Hong Kong. J Med Virol, 1994, 43(1):91–96

[35] zur Hausen H, Schulte-Holthausen H, Klein G, et al. EBV DNA in biopsies of Burkitt tumours and anaplastic carcinomas of the nasopharynx. Nature, 1970, 228(5276): 1056–1058

[36] Henle W, Henle G, Ho HC, et al. Antibodies to Epstein-Barr virus in nasopharyngeal carcinoma, other head and neck neoplasms, and control groups. J Natl Cancer Inst, 1970, 44(1):225–231

[37] Lin TM, Yang CS, Chiou JF, et al. Antibodies to Epstein-Barr virus capsid antigen and early antigen in nasopharyngeal carcinoma and comparison groups. Am J Epidemiol, 1977, 106(4):336–339

[38] Henle G, Henle W. Epstein-Barr virus-specific IgA serum antibodies as an outstanding feature of nasopharyngeal carcinoma. Int J Cancer, 1976, 17(1):1–7

[39] Ho HC, Kwan HC, Ng MH, et al. Serum IgA antibodies to Epstein-Barr virus capsid antigen preceding symptoms of nasopharyngeal carcinoma. Lancet, 1978, 1(8061):436

[40] Chien YC, Chen JY, Liu MY, et al. Serologic markers of Epstein-Barr virus infection and nasopharyngeal carcinoma in Taiwanese men. N Engl J Med, 2001, 345(26):1877–1882

[41] Neel HB III, Pearson GR, Weiland LH, et al. Application of Epstein-Barr virus serology to the diagnosis and staging of North American patients with nasopharyngeal carcinoma. Otolaryngol Head Neck Surg, 1983, 91(3):255–262

[42] de-Vathaire F, Sancho-Garnier H, de-Thé H, et al. Prognostic value of EBV markers in the clinical management of nasopharyngeal carcinoma (NPC): a multicenter followup study. Int J Cancer, 1988, 42(2):176–181

[43] Mutirangura A, Pornthanakasem W, Theamboonlers A, et al. Epstein-Barr viral DNA in serum of patients with nasopharyngeal carcinoma. Clin Cancer Res, 1998, 4(3): 665–669

[44] Lo YM, Chan LY, Lo KW, et al. Quantitative analysis of cellfree Epstein-Barr virus DNA in plasma of patients with nasopharyngeal carcinoma. Cancer Res, 1999, 59(6):1188–1191

[45] Lin JC, Wang WY, Chen KY, et al. Quantification of plasma Epstein-Barr virus DNA in patients with advanced nasopharyngeal carcinoma. N Engl J Med, 2004, 350(24): 2461–2470

[46] Lin JC, Chen KY, Wang WY, et al. Detection of Epstein-Barr virus DNA in the peripheral-blood cells of patients with nasopharyngeal carcinoma: relationship to distant metastasis and survival. J Clin Oncol, 2001, 19(10):2607–2615

[47] Loh KS, Goh BC, Lu J, et al. Familial nasopharyngeal carcinoma in a cohort of 200 patients. Arch Otolaryngol Head Neck Surg, 2006, 132(1):82–85

[48] Albeck H, Bentzen J, Ockelmann HH, et al. Familial clusters of nasopharyngeal carcinoma and salivary gland carcinomas in Greenland natives. Cancer, 1993, 72(1):196–200

[49] Levine PH, Pocinki AG, Madigan P, et al. Familial naspharyngeal carcinoma in patients who are not Chinese. Cancer, 1992, 70(5):1024–1029

[50] Yu MC, Garabrant DH, Huang TB, et al. Occupational and other non-dietary risk factors for nasopharyngeal carcinoma in Guangzhou, China. Int J Cancer, 1990, 45(6):1033–1039

[51] Jia WH, Feng BJ, Xu ZL, et al. Familial risk and clustering of nasopharyngeal carcinoma in Guangdong, China. Cancer, 2004, 101(2):363–369

[52] Jia WH, Collins A, Zeng YX, et al. Complex segregation analysis of nasopharyngeal carcinoma in Guangdong, China: evidence for a multifactorial mode of inheritance (complex segregation analysis of NPC in China). Eur J Hum Genet, 2005, 13(2):248–252

[53] Hildesheim A, Apple RJ, Chen CJ, et al. Association of HLA class I and II alleles and extended haplotypes with nasopharyngeal carcinoma in Taiwan. J Natl Cancer Inst,

2002, 94(23):1780–1789

[54] Goldsmith DB, West TM, Morton R. HLA associations with nasopharyngeal carcinoma in Southern Chinese: a meta analysis. Clin Otolaryngol Allied Sci, 2002, 27(1):61–67

[55] Li X, Wang E, Zhao YD, et al. Chromosomal imbalances in nasopharyngeal carcinoma: a meta-analysis of comparative genomic hybridization results. J Transl Med, 2006, 4:4

[56] Hu LF, Eiriksdottir G, Lebedeva T, et al. Loss of heterozygosity on chromosome arm 3p in nasopharyngeal carcinoma. Genes Chromosomes Cancer, 1996, 17(2):118–126

[57] Chien G, Yuen PW, Kwong D, et al. Comparative genomic hybridization analysis of nasopharygeal carcinoma: consistent patterns of genetic aberrations and clinicopathological correlations. Cancer Genet Cytogenet, 2001, 126(1):63–67

[58] Zeng Y, Zhang LG, Wu YC, et al. Prospective studies on nasopharyngeal carcinoma in Epstein-Barr virus IgA/VCA antibody-positive persons in Wuzhou City, China. Int J Cancer, 1985, 36(5):545–547

[59] Zong YS, Sham JS, Ng MH, et al. Immunoglobulin A against viral capsid antigen of Epstein-Barr virus and indirect mirror examination of the nasopharynx in the detection of asymptomatic nasopharyngeal carcinoma. Cancer, 1992, 69(1):3–7

[60] Ji MF, Wang DK, Yu YL, et al. Sustained elevation of Epstein-Barr virus antibody levels preceding clinical onset of nasopharyngeal carcinoma. Br J Cancer, 2007, 96(4):623–630

[61] Breda E, Catarino RJ, Azevedo I, et al. Epstein-Barr virus detection in nasopharyngeal carcinoma: implications in a low-risk area. Braz J Otorhinolaryngol, 2010, 76(3):310–315

[62] Ng WT, Choi CW, Lee MC, et al. Outcomes of nasopharyngeal carcinoma screening for high risk family members in Hong Kong. Fam Cancer, 2010, 9(2):221–228

[63] Choi CW, Lee MC, Ng WT, et al. An analysis of the efficacy of serial screening for familial nasopharyngeal carcinoma based on Markov chain models. Fam Cancer, 2011, 10(1):133–139

[64] Lo YM, Chan LY, Chan AT, et al. Quantitative and temporal correlation between circulating cellfree Epstein-Barr virus DNA and tumor recurrence in nasopharyngeal carcinoma. Cancer Res, 1999, 59(21):5452–5455

[65] Wong LP, Lai KT, Tsui E, et al. Plasma Epstein-Barr virus (EBV) DNA: role as a screening test for nasopharyngeal carcinoma (NPC)? Int J Cancer, 2005, 117(3):515–516

[66] Geist RM Jr, Portmann UV. Primary malignant tumors of the nasopharynx. Am J Roentgenol Radium Ther Nucl Med, 1952, 68(2):262–271

[67] Ho JH. An epidemiologic and clinical study of nasopharyngeal carcinoma. Int J Radiat Oncol Biol Phys, 1978, 4(3-4):182–198

[68] Ho JH. Stage classification of nasopharyngeal carcinoma: a review. IARC Sci Publ, 1978, (20):99–113

[69] Wei WI. A comparison of clinical staging systems in nasopharyngeal carcinoma. Clin Oncol, 1984, 10(3):225–231

[70] Chua DT, Sham JS, Kwong DL, et al. Prognostic value of paranasopharyngeal extension of nasopharyngeal carcinoma. A significant factor in local control and distant metastasis. Cancer, 1996, 78(2):202–210

[71] Sham JS, Cheung YK, Choy D, et al. Cranial nerve involvement and base of the skull erosion in nasopharyngeal carcinoma. Cancer, 1991, 68(2):422–426

[72] Teo P, Yu P, Lee WY, et al. Significant prognosticators after primary radiotherapy in 903 nondisseminated nasopharyngeal carcinoma evaluated by computer tomography. Int J Radiat Oncol Biol Phys, 1996, 36(2):291–304

[73] Sobin LH, Gospodarowicz MK, Wittekind CH, eds. TNM Classification of Malignant Tumours, 7th ed. New York: Wiley-Blackwell, 2009:30–38

[74] Edge SB, Byrd DR, Compton CC, et al. AJCC Cancer Staging hand book, 7th ed. New York: Springer;, 2010, 63–79

[75] Sham JS, Wei WI, Nicholls J, et al. Extent of nasopharyngeal carcinoma involvement inside the nasopharynx. Lack of prognostic value on local control. Cancer, 1992, 69(4):854–859

[76] Chua DT, Sham JS, Kwong DL, et al. Retropharyngeal lymphadenopathy in patients with nasopharyngeal carcinoma: a computed tomographybased study. Cancer, 1997, 79(5):869–877

[77] Lee AW, Foo W, Law SC, et al. Staging of nasopharyngeal carcinoma: from Ho's to the new UICC system. Int J Cancer, 1999, 84(2):179–187

[78] Özyar E, Yildiz F, Akyol FH, et al. American Joint Committee on Cancer. Comparison of AJCC 1988 and 1997 classifications for nasopharyngeal carcinoma. Int J Radiat Oncol Biol Phys, 1999, 44(5):1079–1087

[79] Chua DT, Sham JS, Wei WI, et al. The predictive value of the 1997 American Joint Committee on Cancer stage classification in determining failure patterns in nasopharyngeal carcinoma. Cancer, 2001, 92(11):2845–2855

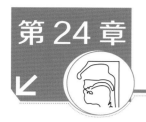

第24章

鼻咽癌：诊断策略

临床特征

与头颈部其他恶性肿瘤相比，鼻咽癌患者年龄相对较轻[1]，这些年来，情况基本保持不变[2-3]。在大部分国家，男性患病是女性的2~3倍[4]。鼻咽癌的症状与肿瘤在鼻咽部的位置、浸润程度和对周围结构的影响，以及局部或远处转移有关。

一般鼻咽癌患者会表现以下4组症状中的一个或多个。

1. **鼻咽部肿瘤包块导致的鼻部症状。**当肿瘤达到一定程度大小，可能出现单侧鼻阻塞，或当肿瘤出现溃疡时，可在早晨鼻后分泌物中见到血性分泌物。鼻出血非常罕见，仅在晚期肿瘤侵犯血管时可能出现。

2. **耳部症状包括听力下降、耳鸣和少见的耳痛和耳漏。**这与肿瘤位于 Rosenmüller 窝或向后外侧扩展至鼻咽旁间隙导致咽鼓管功能障碍有关[5]。这可能导致中耳积液，引起传导性听力损失。在诊断鼻咽癌时约30%的患者表现有分泌性中耳炎[6]。在儿童期后出现分泌性中耳炎的华裔患者需警惕鼻咽癌的可能[7-8]。

3. **脑神经麻痹，与肿瘤上行扩散有关。**脑神经受累的发生率约20%，与颅底破坏和肿瘤直接侵犯相关[9]。患者可能会有头痛、复视、面颊部疼痛和麻木。当肿瘤向上扩散侵犯海绵窦时，第Ⅲ、Ⅳ和Ⅵ脑神经受累（图24.1）[10]。当肿瘤侵犯卵圆孔区域时，三叉神经可能受累。当肿瘤向颅底下方咽旁间隙扩散，第Ⅸ～Ⅶ脑神经经常受累。

4. **颈部淋巴结转移表现为颈部包块。**单侧上颈部无痛性包块是鼻咽癌最常见的表现方式[11]。双侧颈部淋巴结受累并不罕见，因为鼻咽是中线结构，有丰富的淋巴循环，且肿瘤常越过中线（图24.2）。二腹肌后腹周围和颈深上淋巴结群通常受累早于中下颈部的淋巴结群[12]。这种淋巴结从上颈部至下颈部有序受累的情况具有预后意义[13]。

一项关于4768例鼻咽癌患者的大型病例回顾分析显示，出现症状至确定诊断的中位持续时间为8个月，表现出的症状有颈部包块（75.8%）、鼻部相关症状（73.4%）、耳部

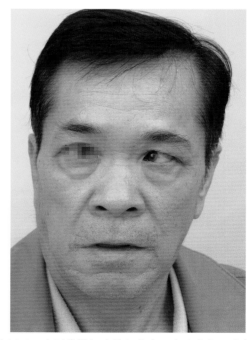

图24.1　右侧第Ⅵ组脑神经麻痹，表现为复视的患者

相关症状（62.4%）、头痛（34.8%）、复视（10.7%）、面部麻木（7.6%）、体重减轻（6.9%）和张口受限（3.0%）[14]。对诊断有提示意义的体征有增大的颈部淋巴结（74.5%）和脑神经麻痹（20.0%）。最常受累的脑神经是第Ⅴ、Ⅵ、Ⅲ和Ⅻ脑神经[15]。对那些年龄不足20岁的年轻患者，症状一般与成人相似。鼻部和耳部症状比颈部包块多见[16]。

张口受限和头痛是比较少见的症状，因为它们与肿瘤广泛扩散有关，常伴有其他症状。张口受限是由肿瘤向外侧扩散累及翼内外肌所致，而头痛是由于颅底受侵导致。发生远处转移的症状通常不足5%，最常见的远处转移部位是椎骨和股骨头。影像学检查结果显示，66%的病变是溶骨性的，尽管溶骨性和成骨性混合病变可在13%的病例中见到。伴有骨转移的主要症状是局部骨痛[17]。较少转移部位是肺和肝，这些患者会出现胸部症状和肝功能紊乱。常见

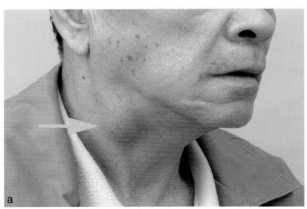

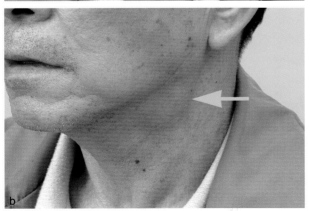

图24.2a，b　双侧颈淋巴结转移的患者（与图24.1为同一患者）。a.右侧上颈部淋巴结。b.左侧上颈部淋巴结

的恶性肿瘤症状，如食欲减退和体重减轻在鼻咽癌中并不多见，当有这些症状出现时，应当怀疑肿瘤扩散。

不幸的是，早期病变的症状是鼻部和耳部相关症状，非常轻微，缺乏特异性，因此常被患者忽略或被医生误诊。全面的鼻咽部检查并不容易，因此大部分鼻咽癌患者只有到了肿瘤晚期才能确诊。

诊　断

■ 临床诊断

鼻咽癌的症状在不同的患者之间差异很大，即使是同一期病变。有些症状很轻微，患者可能没有注意到它们，因此难以单独通过病史做出诊断。头颈部全面的临床检查是必要的，特别检查有无分泌性中耳炎、颈部淋巴结肿大和任一脑神经受累表现。

当怀疑患者是鼻咽癌时，必须详尽地检查鼻咽部。在一些患者中，鼻腔后部可通过间接鼻咽镜充分检查，而在另外一些患者中，检查受限于鼻咽部解剖变异，例如软腭接近鼻咽后壁。一些患者咽反射亢进，使得检查极为困难。

鼻咽部可在局部麻醉下通过硬质或软质内镜直接检查，如果发现可疑病变，同时可以活检。0°和30°的硬质Hopkin杆状内镜在插入后可提供一侧鼻咽的良好视野（图24.3），浅表的肿瘤活检后即可确诊（图24.4）。30°内镜可用于在解剖变异的情况下检查对侧鼻咽，如鼻中隔偏曲无法经同侧鼻腔置入内镜（图24.5）。或者可经口引入70°内镜，越过软腭可提供观察整个鼻咽部的中央视野，包括肿瘤的范围（图24.6）。这种硬质内镜外径约3~4mm，不带有吸引或活检通道。因此，独立的吸引管需沿着内镜方向插入清理血液或黏液以获取无遮挡的视野，手术钳也可通过内镜同一侧鼻道单独进入或通过对侧鼻腔进行活检。

软质的纤维内镜无论带有或不带有吸引和

活检通道，与硬质内镜相比都可更仔细地检查鼻咽部，这是因为内镜末端可以操控转向一定角度观察肿瘤。软质纤维内镜所获得的图像劣于硬质内镜，但软质视频内镜获得的图片质量会更好（图 24.7）。软质内镜能通过一侧鼻腔插入，然后转到鼻中隔后方检查对侧鼻咽，因此整个鼻咽部可一次性插入内镜充分检查。当由于肿瘤体积过大或其他解剖变异难以通过内镜进入鼻腔，可弯曲内镜可经口进入，向上操作越过软腭检查整个鼻咽（图 24.8）。

吸引清除黏液，充分检查肿瘤，对鼻咽部任何可疑病变均可在内镜下进行活检（图 24.9）。用单独的手术钳（图 24.10）可获取大块组织进行组织学检查（图 24.11）。使用软质内镜时，仅有小活检钳可经由软质内镜通道插入，由此获得的组织量可能不足以诊断。然而，小的活检钳在对局限于咽隐窝的病变活检时非常有效。病变表面的黏膜应当被清除，钳子的

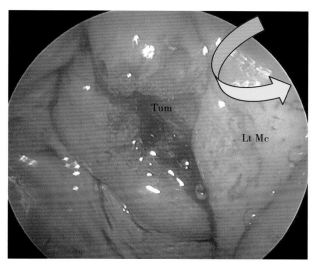

图 24.3　0° 内镜视野下显示肿瘤（Tum）位于左侧 Rosenmüller 窝。左侧内侧脚（Lt MC）和咽鼓管口（弯箭头）如图所示

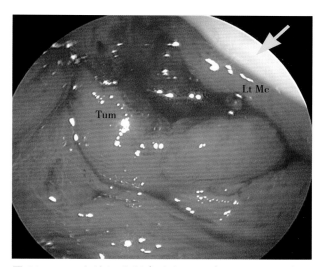

图 24.5　30° 内镜经右侧鼻腔插入观察同一例位于左侧 Rosenmüller 窝的肿瘤（Tum）。鼻中隔有箭头标识，左侧内侧脚如图所示

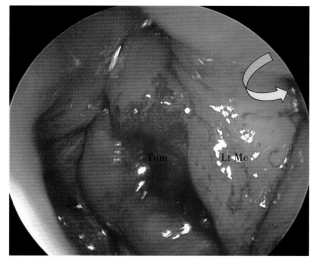

图 24.4　30° 内镜视野下显示同一例位于左侧 Rosenmüller 窝的肿瘤（Tum）。左侧内侧脚（Lt MC）和咽鼓管口（弯箭头）如图所示

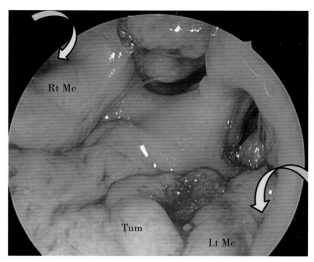

图 24.6　70° 内镜经悬雍垂后方显示位于左侧 Rosenmüller 窝的肿瘤。鼻中隔后缘（S）、左侧内侧脚（Lt MC）、右侧内侧脚（Rt MC）和咽鼓管口（弯箭头）如图所示

一叶经由黏膜切口插入到黏膜下可获得更多的组织便于组织学检查[18]。

■ 血清学诊断

普遍存在的 EB 病毒与鼻咽癌有很强关联，EB 病毒特异性抗原可分为潜伏期抗原、早期复制抗原和晚期抗原。潜伏期抗原包括 EB 病毒相关核抗原（EBNA）和潜伏膜蛋白（LMP）[19]。

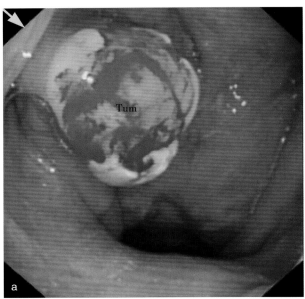

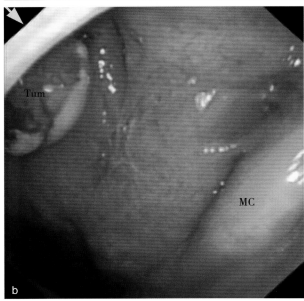

图 24.7a，b　可弯曲视频内镜视野。a. 起源于右侧 Rosenmüller 窝下部的息肉样肿瘤（Tum）；内侧脚可见（箭头）。b. 内镜在左侧鼻腔，肿瘤（Tum）在鼻中隔后方（箭头）；左侧咽鼓管内侧脚（MC）如图所示

早期抗原有早期膜抗原（EMA）和早期胞内抗原（EA）[20]。晚期抗原是病毒壳抗原（VCA）和晚期膜抗原（LMA）[21]。

感染 EB 病毒患者的免疫反应在个体之间各不相同，取决于伴随疾病的表现。鼻咽癌患者对于 VCA 和 EA 存在高水平的免疫球蛋白（IgA）。这曾经在数十年间作为鼻咽癌诊断预警信号[22-23]。针对病毒壳抗原（VCA-IgA）和早期抗原（EA-IgA）的抗体已广泛用于早期鼻咽癌筛查[24-25]。在鼻咽癌高发地区，检测这些抗体的水平用于筛查鼻咽癌[26]。VCA-IgA 检测

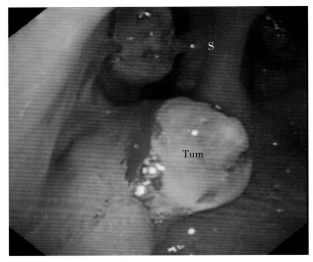

图 24.8　可弯曲视频内镜经软腭后方导入，向上弯曲观察肿瘤（Tum），起源于外侧壁，鼻中隔后缘可见（S）

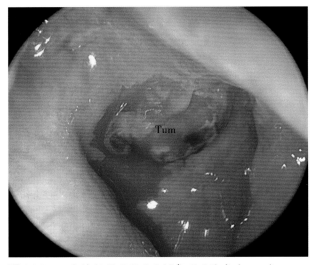

图 24.9　0°内镜视野下显示右侧鼻咽顶肿瘤（Tum）

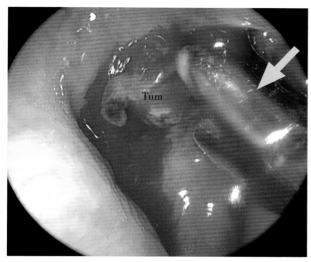

图 24.10　0°内镜视野下显示右侧鼻咽顶肿瘤（Tum），活检钳（箭头）正在进行活检

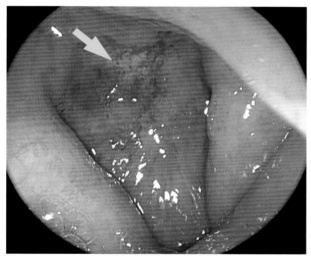

图 24.11　0°内镜视野下显示大块瘤体切除后肿瘤基底部（箭头）

相比 EA-IgA 更为敏感但特异性较低。在患者有较高 IgA 水平时，鼻咽部内镜检查和活检目的是早期确诊鼻咽癌[27]。

在中国东南部广东省的一项前瞻性研究，目的在于评估鼻咽癌早期诊断中血清学检测的效果[28]。在 67 891 例健康人中测定抗 EB 病毒 VCA 和 EA 的 IgA 水平，总共有 6102 例（9%）发现血清抗体滴度升高。经内镜检查和活检后确诊 48 例（0.8%）血清学阳性者为鼻咽癌，但患者都没有症状。在剩下的 6054 例血清学阳性者中，随机抽取 130 例进行鼻咽部内镜检查和活检，有 71 例男性和 59 例女性，年龄范围在 30~61 岁（中位年龄 44 岁），有 7 例活检阳性，确认为鼻咽癌。

通过此项前瞻性研究，亚临床鼻咽癌在 EBV 抗体 IgA 滴度升高者中占 5.4%（7/130）。因此在高风险区域，抗体水平升高应当进行鼻咽内镜检查。

EBV-IgA 水平升高也证实和肿瘤分期有关，它与肿瘤负荷呈正比[29]。大部分关于早期诊断鼻咽癌的 EB 病毒血清学研究在 20 世纪 80 年代展开，与抗 EB 病毒其他抗原如 EBNA 的抗体相比，VCA-IgA 在诊断鼻咽癌时有最低的假阴性率[30]。最近一项关于 20 例这种类型研究的荟萃分析显示 VCA-IgA 升高在诊断鼻咽癌时具有 91% 的敏感度和 92% 的特异度[31]。尽管 VCA-IgA 抗体水平在鼻咽癌患者中随着肿瘤被彻底根除而降低[32]，但是它在监测肿瘤复发的价值尚未被确定[33]。

由于 EB 病毒常在鼻咽未分化型癌细胞和这些恶性细胞溶解消散时被检测到，EBV DNA 被释放入血，这种 DNA 半衰期短，但是恶性细胞更新率高，EBV DNA 拷贝数大量增加并释放，这种循环系统中游离的 EBV DNA 在鼻咽癌患者中可通过 PCR 检测到[34]。在 96% 的鼻咽癌患者中，EBV DNA 可在血浆中检测到[35]。更进一步的证据表明在放疗初始阶段发现血液中 EBV DNA 拷贝数增加，提示病毒 DNA 在细胞死亡后释放进入循环系统[36]。血浆游离 EBV DNA 数量可通过实时定量 PCR 测定，显示与肿瘤分期相关[37]。这种 EBV DNA 检测越来越多应用于鼻咽癌的诊断，这比测量 EB 病毒各种抗原的抗体滴度更为准确[38]。

使用血清 EBV DNA 检测远处转移更为敏感和可靠[39]。在治疗前和治疗后 EBV DNA 拷贝数与总存活率和无瘤存活率显著相关[40-41]。有报道表明，与治疗前 EBV DNA 水平相比，治疗后 EBV DNA 水平能够更好地预测无进展生存期[42]，它们也用于治疗后监测肿瘤复发[43]。然而当复发肿瘤体积较小时，只有67%的局部复发患者检测到EBV DNA水平升高[44]。当EBV DNA联合抗EB病毒壳抗原IgA使用时，鼻咽癌早期诊断的敏感性可升高[45]。

细胞学诊断

鼻咽癌细胞学诊断的应用有两个方面，首先，脱落细胞学用于检测鼻咽原发恶性肿瘤的细胞，其次颈部淋巴结细针穿刺的细胞学检查用以确定是否转移到颈部。

脱落细胞学检测鼻咽癌的敏感性为75%~88%[46-47]。这需要经鼻腔或经口腔用拭子刮擦鼻咽黏膜表面获得细胞检查。因为鼻咽活检可以在内镜下轻松获得，脱落细胞学检查现在很少用于诊断目的。这个操作简单，且价格便宜，因此脱落细胞学检查技术可以考虑用于鼻咽癌高发地区的筛查。

颈部肿大淋巴结细针穿刺活检的细胞学检查在确认鼻咽癌转移的诊断中成功率很高[48-49]。然而，同样的方法用于放疗后颈部淋巴结复发的诊断时并不理想[50]。这并不奇怪，放疗后难以获得足够的细胞进行细胞学检查，这在其他头颈部恶性肿瘤中也是一样。利用原位杂交技术检测EBV EBER1 RNA（EB病毒编码RNA1）可提高颈部淋巴结转移细胞学诊断的敏感度和特异度[51]。

影像学

鼻咽内镜检查和临床检查可提供局部肿瘤黏膜表面扩散和颈部淋巴结转移的信息，但是它不能评估肿瘤深部扩散如鼻咽肌层受累、颅底骨质破坏和可能的颅内转移情况。

断层影像彻底改变了对鼻咽癌的处置，CT能够评估肿瘤鼻咽旁的扩散，这是鼻咽癌最常见的扩散方式[52]。CT能够显示软组织浸润程度，这在多向体层摄影术中不可能实现（图24.12）[53]。CT的主要应用是它在探查颅底骨质破坏中的敏

感性（图24.13）[54]。经过卵圆孔沿神经周围扩散是重要的颅内扩散通道，这可导致海绵窦受累（图24.14）[55]。当颅底情况需要评估时可采用CT[56]，CT提供的信息对于分期很重要，因此可规划治疗方案[57]。有时原发肿瘤位于黏膜下，内镜检查不能发现，但是咽后淋巴结可在CT上显示。使用CT导航系统，可通过经一侧鼻腔探入手术钳至咽后淋巴结达到精准的组织活检（图24.15）。

CT在评估鼻咽癌时也有局限性，因为肿瘤增强不明显。相反MRI具有较好的组织特异性，能够区分肿瘤和炎性组织，特别是在鼻窦中。MRI不仅具有多维成像能力（图24.16~24.18），而且清楚地显示筋膜层[58]。众所周知，MRI可能会遗漏掉CT上显示的细微的骨破坏，但对检查骨髓的浸润[59]和评估咽后淋巴结转移更为敏感（图24.19、图24.20）[60]。因此，CT和MRI更可能是互补的而非竞争的影像技术，特别是在评估鼻咽深部组织层次时更为明显。断层影像精确地显示了原发肿瘤的范围，这使得放疗方案更为精确有效，从而改善了治疗结果[61]。最特别的例子就是调强放疗

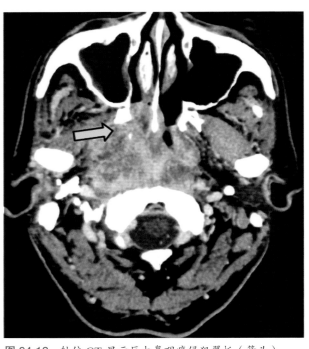

图24.12 轴位CT显示巨大鼻咽癌侵犯翼板（箭头）

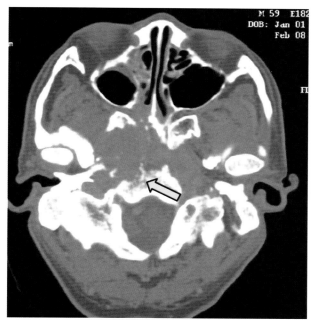

图 24.13 轴位 CT 显示巨大鼻咽癌侵犯颅底骨质，包括斜坡（箭头）

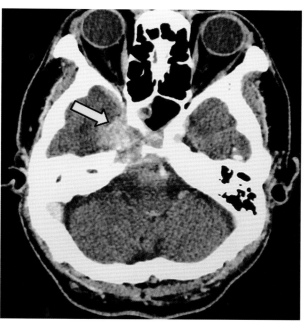

图 24.14 轴位 CT 显示巨大鼻咽癌（箭头）侵犯颅底骨质，累及海绵窦

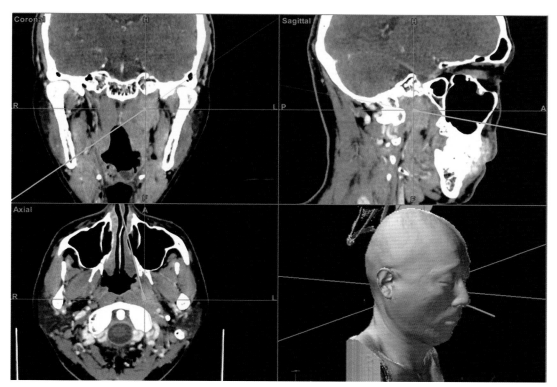

图 24.15 CT 导航：蓝线代表活检钳，在鼻咽旁组织内插入进行精确活检

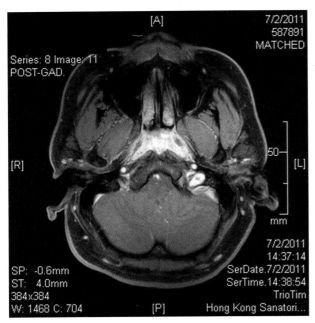

图 24.16 轴位 MRI 显示肿瘤（T）

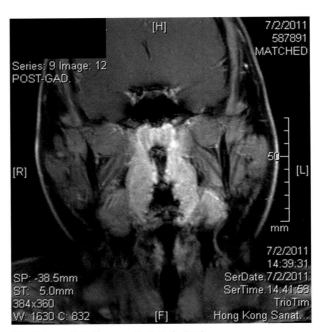

图 24.17 冠状位 MRI 显示肿瘤（T）

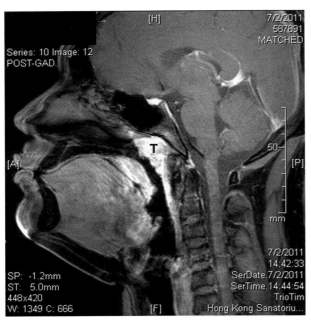

图 24.18 矢状位 MRI 显示肿瘤（T）

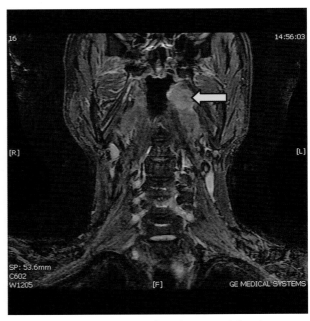

图 24.19 冠状位 MRI 显示鼻咽旁淋巴结（箭头）

（IMRT），复合应用 CT-MRI 定靶[62]。放射的能量聚焦于肿瘤，避开了邻近正常组织（图24.21）。

另一个断层影像的贡献是确定颈部淋巴结的受累范围（图 24.22），更重要的是，肿瘤向鼻咽旁间隙扩展或累及咽后 Rouvière 淋巴结，这是距离头侧最近的颈部淋巴结（图24.23~24.25）。准确确定淋巴结是否受累具有

判定预后的意义，并且对放疗计划的设定是必需的。

正电子发射体层摄影技术（PET）可显示原发鼻咽癌灶和颈部淋巴结转移（图 24.26、图24.27），但是它不能改善诊断的准确率或是影响治疗前的分期[63]。对于局部晚期鼻咽癌，氟脱氧葡萄糖 F18（^{18}F-FDG）可摄入以测量标准吸收值（SUVmax），具有预后意义[64]。

SUVmax 值大于 5 者预后较差[65]。

　　传统的远处转移灶检查方法，如骨扫描、腹部超声检查和肝脏扫描，价值都不大[66-67]。

　　PET 在鼻咽癌或其他恶性肿瘤远处转移检查首次记录是在 2003 年[68]。然而随后的前瞻性研究显示 PET 在初次确诊的鼻咽癌患者远处转移灶的检查中敏感性并不优于全身 MRI[69]。有提示 PET 在检测鼻咽残余和复发肿瘤的敏感性

高于 MRI[70]，这在最近的一项系统回顾研究中证实，其敏感性和特异性均优于二维或多维螺旋 CT[71]。

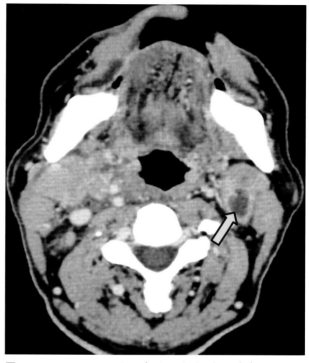

图 24.22　CT 显示双侧颈部淋巴结（N），其中一个增大淋巴结有中心坏死（箭头）

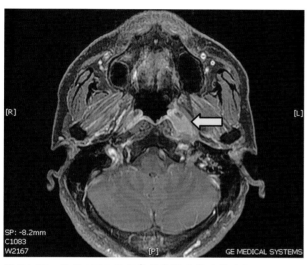

图 24.20　轴位 MRI 显示鼻咽旁淋巴结（箭头）

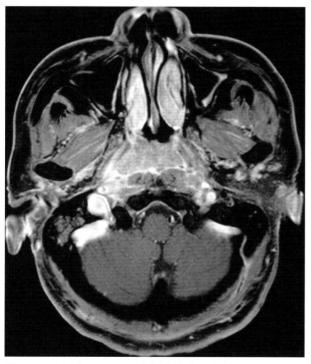

图 24.21　轴位 MRI 显示局部肿瘤范围（T）

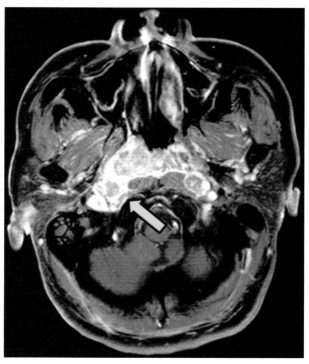

图 24.23　轴位 MRI 显示原发肿瘤和鼻咽旁淋巴结（箭头）

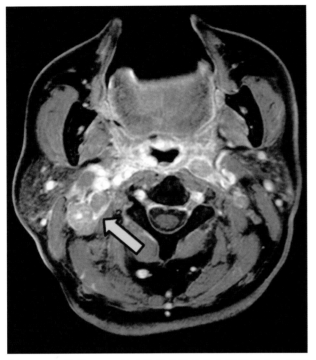

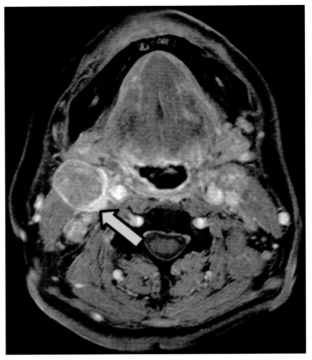

图 24.24　轴位 MRI 显示鼻咽旁淋巴结向下颌骨后方颈部淋巴结扩展（箭头）

图 24.25　轴位 MRI 显示扩大的颈部淋巴结向各个方向扩展，累及上颈部淋巴结（箭头）

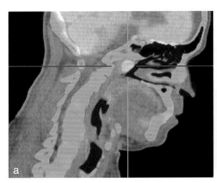

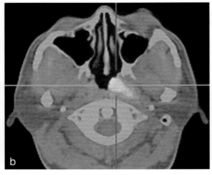

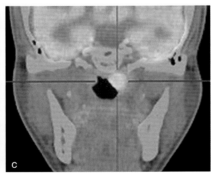

图 24.26a~c　PET 显示左侧鼻咽癌的局部高代谢。a. 矢状位。b. 轴位。c. 冠状位

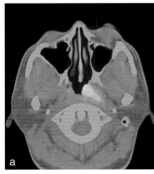

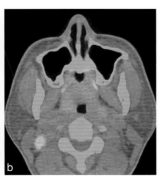

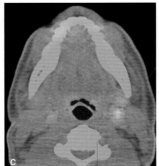

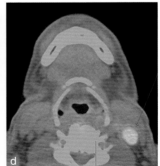

图 24.27a~d　鼻咽部的 PET。a. 左侧鼻咽肿瘤的局部高代谢。b. 右侧上颈部淋巴结局部高代谢。c. 左侧上颈部淋巴结局部高代谢。d. 左侧下颈部淋巴结局部高代谢

参考文献

[1] Buell P. Nasopharynx cancer in Chinese of California. Br J Cancer, 1965, 19(3):459–470

[2] Sham JS, Wei WI, Tai PT, et al. Multiple malignant neoplasms in patients with nasopharyngeal carcinoma. Oncology, 1990, 47(6):471–474

[3] Lee AW, Foo W, Mang O, et al. Changing epidemiology of nasopharyngeal carcinoma in Hong Kong over a 20-year period (1980–99): an encouraging reduction in both incidence and mortality. Int J Cancer, 2003, 103(5):680–685

[4] Curado MP, Edwards B, Shin HR, et al, eds. Cancer Incidence in Five Continents, Vol. IX. Lyon: IARC, 2007:141–143 (IARC Scientific Publication No.160)

[5] Su CY, Hsu SP, Lui CC. Computed tomography, magnetic resonance imaging, and electromyographic studies of tensor veli palatini muscles in patients with nasopharyngeal carcinoma. Laryngoscope, 1993, 103(6):673–678

[6] Dempster JH, Simpson DC. Nasopharyngeal neoplasms and their association with adult onset otitis media with effusion. Clin Otolaryngol Allied Sci, 1988, 13(5):363–365

[7] Sham JST, Wei WI, Lau SK, et al. Serous otitis media. An opportunity for early recognition of nasophar-yngeal carcinoma. Arch Otolaryngol Head Neck Surg, 1992, 118(8): 794–797

[8] Ho KY, Lee KW, Chai CY, et al. Early recognition of naso-pharyngeal cancer in adults with only otitis media with effusion. J Otolaryngol Head Neck Surg, 2008, 37(3):362–365

[9] Sham JST, Cheung YK, Choy D, et al. Cranial nerve invo-lvement and base of the skull erosion in nasopharyngeal carcinoma. Cancer, 1991, 68(2):422–426

[10] Cui C, Liu L, Ma J, et al. Trigeminal nerve palsy in nasophar-yngeal carcinoma: correlation between clinical findings and magnetic resonance imaging. Head Neck, 2009, 31(6):822–828

[11] Huang SC. Nasopharyngeal cancer: a review of 1605 patients treated radically with cobalt 60. Int J Radiat Oncol Biol Phys, 1980, 6(4):401–407

[12] Sham JST, Choy D, Wei WI. Nasopharyngeal carcinoma: orderly neck node spread. Int J Radiat Oncol Biol Phys, 1990, 19(4):929–933

[13] Sham JS, Choy D, Choi PH. Nasopharyngeal carcinoma: the significance of neck node involvement in relation to the pattern of distant failure. Br J Radiol, 1990, 63(746):108–113

[14] Lee AW, Foo W, Law SC, et al. Nasopharyngeal carcinoma: presenting symptoms and duration before diagnosis. Hong Kong Med J, 1997, 3(4):355–361

[15] Ozyar E, Atahan IL, Akyol FH, et al. Cranial nerve involve-ment in nasopharyngeal carcinoma: its prognostic role and response to radiotherapy. Radiat Med, 1994, 12(2): 65–68

[16] Sham JS, Poon YF, Wei WI, et al. Nasopharyngeal carci-noma in young patients. Cancer, 1990, 65(11):2606–2610

[17] Sham JST, Cheung YK, Chan FL, et al. Nasopharyngeal carcinoma: pattern of skelet al metastases. Br J Radiol, 1990, 63(747):202–205

[18] Wei WI, Sham JS, Zong YS, et al. The efficacy of fiberoptic endoscopic examination and biopsy in the detection of early nasopharyngeal carcinoma. Cancer, 1991, 67(12):3127–3130

[19] Reedman BM, Klein G. Cellular localization of an Epstein-Barr virus (EBV)-associated complement-fixing antigen in producer and non-producer lymphoblastoid cell lines. Int J Cancer, 1973, 11(3):499–520

[20] Henle G, Henle W, Klein G. Demonstration of two distinct components in the early antigen complex of Epstein-Barr virus-infected cells. Int J Cancer, 1971, 8(2):272–282

[21] Rowe M, Finke J, Szigeti R, et al. Characterization of the serological response in man to the latent membrane protein and the six nuclear antigens encoded by Epstein-Barr virus. J Gen Virol, 1988, 69(Pt 6):1217–1228

[22] Ho HC, Ng MH, Kwan HC, et al. Epstein-Barrvirusspecific IgA and IgG serum antibodies in nasopharyngeal carcinoma. Br J Cancer, 1976, 34(6):655–660

[23] Liu MT, Yeh CY. Prognostic value of anti-Epstein-Barr virus antibodies in nasopharyngeal carcinoma (NPC). Radiat Med, 1998, 16(2):113–117

[24] Ng MH, Chen HL, Luo RX, et al. Serological diagnosis of nasopharyngeal carcinoma by enzyme linked immunosorbent assay: optimization, standardization and diagnostic criteria. Chin Med J (Engl), 1998, 111(6):531–536

[25] Zeng Y, Zhong JM, Li LY, et al. Follow-up studies on Epstein-Barr virus IgA/VCA antibody-positive persons in Zangwu County, China. Intervirology, 1983, 20(4):190–194

[26] Levine PH, Pearson GR, Armstrong M, et al. The reliability of IgA antibody to Epstein-Barr virus (EBV) capsid antigen as a test for the diagnosis of nasopharyngeal carcinoma (NPC). Cancer Detect Prev, 1981, 4(1–4):307–312

[27] Zeng Y. Seroepidemiological studies on nasopharyngeal carcinoma in China. Adv Cancer Res, 1985, 44:121–138

[28] Sham JS, Wei WI, Zong YS, et al. Detection of subclinical nasopharyngeal carcinoma by fibreoptic endoscopy and multiple biopsy. Lancet, 1990, 335(8686):371–374

[29] Henle W, Ho HC, Henle G, et al. Antibodies to Epstein-Barr virus-related antigens in nasopharyngeal carcinoma. Comparison of active cases with long-term survivors. J Natl Cancer Inst, 1973, 51(2):361–369

[30] Chan KH, Gu YL, Ng F, et al. EBV specific antibody-based and DNA-based assays in serologic diagnosis of nasopharyngeal carcinoma. Int J Cancer, 2003, 105(5):706–709

[31] Li S, Deng Y, Li X, et al. Diagnostic value of Epstein-Barr virus capsid antigen-IgA in nasophar-yngeal carcinoma: a meta-analysis. Chin Med J(Engl), 2010, 123(9):1201–1205

[32] Henle W, Ho JH, Henle G, et al. Nasopha-ryngeal carcinoma: significance of changes in Epstein-Barr virusrelated antibody patterns following therapy. Int J Cancer, 1977, 20(5):663–672

[33] Lynn TC, Tu SM, Kawamura A Jr. Long-term follow-up of IgG and IgA antibodies against viral capsid antigens of Epstein-Barr virus in nasopharyngeal carcinoma. J Laryngol Otol, 1985, 99(6):567–572

[34] Mutirangura A, Pornthanakasem W, Theamboonlers A, et al. Epstein-Barr viral DNA in serum of patients with nasopharyngeal carcinoma. Clin Cancer Res, 1998, 4(3):

665–669

[35] Lo YM, Chan LY, Lo KW, et al. Quantitative analysis of cell-free Epstein-Barr virus DNA in plasma of patients with nasopharyngeal carcinoma. Cancer Res, 1999, 59(6):1188–1191

[36] Lo YM, Leung SF, Chan LY, et al. Kinetics of plasma Epstein-Barr virus DNA during radiation therapy for nasopharyngeal carcinoma. Cancer Res, 2000, 60(9):2351–2355

[37] Lo YM, Leung SF, Chan LY, et al. Plasma cell-free Epstein-Barr virus DNA quantitation in patients with nasopharyngeal carcinoma. Correlation with clinical staging. Ann N Y Acad Sci, 2000, 906:99–101

[38] Shao JY, Li YH, Gao HY, et al. Comparison of plasma Epstein-Barr virus (EBV) DNA levels and serum EBV immunoglobulin A/virus capsid antigen antibody titers in patients with nasopharyngeal carcinoma. Cancer, 2004, 100(6):1162–1170

[39] Hong RL, Lin CY, Ting LL, et al. Comparison of clinical and molecular surveillance in patients with advanced nasopharyngeal carcinoma after primary therapy: the potential role of quantitative analysis of circulating Epstein-Barr virus DNA. Cancer, 2004, 100(7):1429–1437

[40] Lin JC, Wang WY, Chen KY, et al. Quantification of plasma Epstein-Barr virus DNA in patients with advanced nasopharyngeal carcinoma. N Engl J Med, 2004, 350(24):2461–2470

[41] Leung SF, Chan AT, Zee B, et al. Pretherapy quantitative measurement of circulating Epstein-Barr virus DNA is predictive of posttherapy distant failure in patients with earlystage nasopharyngeal carcinoma of undifferentiated type. Cancer, 2003, 98(2):288–291

[42] Chan AT, Lo YM, Zee B, et al. Plasma Epstein-Barr virus DNA and residual disease after radiotherapy for undifferentiated nasopharyngeal carcinoma. J Natl Cancer Inst, 2002, 94(21):1614–1619

[43] Lo YM, Chan LY, Chan AT, et al. Quantitative and temporal correlation between circulating cell-free Epstein-Barr virus DNA and tumor recurrence in nasopharyngeal carcinoma. Cancer Res, 1999, 59(21):5452–5455

[44] Wei WI, Yuen AP, Ng RW, et al. Quantitative analysis of plasma cell-free Epstein-Barr virus DNA in nasopharyngeal carcinoma after salvage nasopharyngectomy: a prospective study. Head Neck, 2004, 26(10):878–883

[45] Leung SF, Tam JS, Chan AT, et al. Improved accuracy of detection of nasopharyngeal carcinoma by combined application of circulating Epstein-Barr virus DNA and anti-Epstein-Barr viral capsid antigen IgA antibody. Clin Chem, 2004, 50(2):339–345

[46] Lau SK, Hsu CS, Sham JS, et al. The cytological diagnosis of nasopharyngeal carcinoma using a silk swab stick. Cytopathology, 1991, 2(5):239–246

[47] Hanji D, Shujing S, Shuwei H, et al. The cytological diagnosis of nasopharyngeal carcinoma from exfoliated cells collected by suction method. An eight-year experience. J Laryngol Otol, 1983, 97(8):727–734

[48] Chan MKM, McGuire LJ, Lee JCK. Fine needle aspiration cytodiagnosis of nasopharyngeal carcinoma in cervical lymph nodes. A study of 40 cases. Acta Cytol, 1989, 33(3):344–350

[49] Viguer JM, Jiménez-Heffernan JA, López-Ferrer P, et al. Fine-needle aspiration cytology of metastatic nasopharyngeal carcinoma. Diagn Cytopathol, 2005, 32(4):233–237

[50] Toh ST, Yuen HW, Goh YH, et al. Evaluation of recurrent nodal disease after definitive radiation therapy for nasopharyngeal carcinoma: diagnostic value of fineneedle aspiration cytology and CT scan. Head Neck, 2007, 29(4):370–377

[51] Dictor M, Sivén M, Tennvall J, et al. Determination of nonendemic nasopharyngeal carcinoma by in situ hybridization for Epstein-Barr virus EBER1 RNA: sensitivity and specificity in cervical node metastases. Laryngoscope, 1995, 105(4 Pt 1):407–412

[52] Sham JS, Cheung YK, Choy D, et al. Nasopharyngeal carcinoma: CT evaluation of patterns of tumor spread. AJNR Am J Neuroradiol, 1991, 12(2):265–270

[53] Gonsalves CG, Briant TD, Harmand WM. Computed tomography of the paranasal sinuses, nasopharynx, and soft tissues of the neck. Comput Tomogr, 1978, 2(4):271–278

[54] Cheung YK, Sham J, Cheung YL, et al. Evaluation of skull base erosion in nasopharyngeal carcinoma: comparison of plain radiography and computed tomography. Oncology, 1994, 51(1):42–46

[55] Chong VF, Fan YF, Khoo JB. Nasopharyngeal carcinoma with intracranial spread: CT and MR characteristics. J Comput Assist Tomogr, 1996, 20(4):563–569

[56] Olmi P, Fallai C, Colagrande S, et al. Staging and follow-up of nasopharyngeal carcinoma: magnetic resonance imaging versus computerized tomography. Int J Radiat Oncol Biol Phys, 1995, 32(3):795–800

[57] Hu YC, Chang CH, Chen CH, et al. Impact of intracranial extension on survival in stage IV nasopharyngeal carcinoma: identification of a subset of patients with better prognosis. Jpn J Clin Oncol, 2011, 41(1):95–102

[58] Chong VF, Fan YF, Khoo JB. Computed tomographic and magnetic resonance imaging findings in paranasal sinus involvement in nasopharyngeal carcinoma. Ann Acad Med Singapore, 1998, 27(6):800–804

[59] Cheng SH, Jian JJ, Tsai SY, et al. Prognostic features and treatment outcome in locoregionally advanced nasopharyngeal carcinoma following concurrent chemotherapy and radiotherapy. Int J Radiat Oncol Biol Phys, 1998, 41(4):755–762

[60] Dillon WP, Mills CM, Kjos B, et al. Magnetic resonance imaging of the nasopharynx. Radiology, 1984, 152(3):731–738

[61] Cellai E, Olmi P, Chiavacci A, et al. Computed tomography in nasopharyngeal carcinoma: Part II: impact on survival. Int J Radiat Oncol Biol Phys, 1990, 19(5):1177–1182

[62] Emami B, Sethi A, Petruzzelli GJ. Influence of MRI on target volume delineation and IMRT planning in nasopharyngeal carcinoma. Int J Radiat Oncol Biol Phys, 2003, 57(2):481–488

[63] King AD, Ma BB, Yau YY, et al. The impact of 18F-FDG

PET/CT on assessment of nasopharyngeal carcinoma at diagnosis. Br J Radiol, 2008, 81(964):291–298

[64] Xie P, Yue JB, Fu Z, et al. Prognostic value of 18F-FDG PET/CT before and after radiotherapy for locally advanced nasopharyngeal carcinoma. Ann Oncol, 2010, 21(5):1078–1082

[65] Liu WS, Wu MF, Tseng HC, et al. The role of pretreatment FDG-PET in nasopharyngeal carcinoma treated with intensity-modulated radiotherapy. Int J Radiat Oncol Biol Phys, 2012, 82(2):561–566

[66] Sham JS, Tong CM, Choy D, et al. Role of bone scanning in detection of subclinical bone metastasis in nasopharyngeal carcinoma. Clin Nucl Med, 1991, 16(1):27–29

[67] Kraiphibul P, Atichartakarn V, Clongsusuek P, et al. Naso-pharyngeal carcinoma: value of bone and liver scintigraphy in the pre-treatment and follow-up period. J Med Assoc Thai, 1991, 74(7):276–279

[68] Nakamoto Y, Osman M, Wahl RL. Prevalence and patterns of bone metastases detected with positron emission tomography using F-18 FDG. Clin Nucl Med, 2003, 28(4):302–307

[69] Ng SH, Chan SC, Yen TC, et al. Pretreatment evaluation of distantsite status in patients with nasopharyngeal carcinoma: accuracy of whole-body MRI at 3-Tesla and FDG-PET-CT. Eur Radiol, 2009, 19(12):2965–2976

[70] Yen RF, Hung RL, Pan MH, et al. 18-Fluoro-2-deoxyglucose positron emission tomography in detecting residual/recurrent nasopharyngeal carcinomas and comparison with magnetic resonance imaging. Cancer, 2003, 98(2):283–287

[71] Liu T, Xu W, Yan WL, et al. FDG-PET, CT, MRI for diagnosis of local residual or recurrent nasopharyngeal carcinoma, which one is the best? A systematic review. Radiother Oncol, 2007, 85(3):327–335

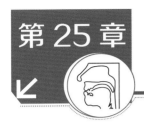

第25章

鼻咽癌的治疗

引　言

鼻咽癌是一种具有高度侵袭性的恶性肿瘤，常侵犯毗邻的鼻腔、鼻窦、颅底、孔隙，并有早期的颈部淋巴转移。未分化型鼻咽癌是高发区域中主要的病理类型，与其他头颈部恶性肿瘤相比，其具有更高的远处转移风险。因此，手术治疗对初次确诊鼻咽癌的效果有限，单纯的放疗和放疗联合化疗是鼻咽癌常规治疗方法。对于有局部复发灶的患者，尤其是复发病变局限在鼻咽部和或颈部，挽救性手术仍是可行的。对于不适合手术的患者，可以考虑用不同的技术进行再放射治疗。对晚期复发和远处转移的患者，姑息性化疗常可以长期控制症状和疾病的发展。偶有报道经积极系统化疗后的长期存活者。

放射治疗

放疗是局限性鼻咽癌最主要的治疗方法。在过去的40年里，接受放射治疗的鼻咽癌患者，其预后结果显著提高，5年存活率在20世纪50年代仅有25%[1]，20世纪70~80年代上升至50%[2]，到90年代已达到75%[3]。预后结果的提高归因于疾病早期的诊断、先进的成像技术、改进的放疗技术以及放化疗的联合应用。

■ 技　术

鼻咽癌的目标治疗区域需要覆盖原发肿瘤

及其可能转移到的部位。这个区域不仅包括鼻咽部，还包括咽旁间隙、口咽、颅底、蝶窦、后组筛窦和上颌窦后壁。晚期的肿瘤可能需要将治疗区域扩大至海绵窦和颅窝。因为缺乏预防性颅部放射治疗导致鼻咽癌的复发率升高，即使是淋巴结阴性的患者，也必须进行颈淋巴结放疗，因为如果缺少颈部淋巴结的预防性照射，将导致颈部淋巴结复发率大幅升高[4]。

原发肿瘤部位常规给予剂量65~70Gy，颈部受累淋巴结给予剂量65~70Gy，颈部淋巴结阴性的给予剂量50~60Gy。过去，鼻咽癌的放射治疗采用的是二维治疗方案，即2或3个大的区域覆盖原发和（或）上颈部及1或2个区域覆盖下颈部（图25.1）。正常的组织结构用定制的铅防护装置或多叶光栅保护。治疗通常是每天1次，每周5次。

腔内近程放疗有时被用于T1和T2肿瘤经体外放疗后的增强剂量，据报道其肿瘤控制率可以提高16%[5]。使用加速超分割放疗法每天2次不仅不能提高肿瘤的控制率，还有高风险性的神经系统毒性作用[6]。

■ 调强放射治疗

调强放射治疗（Intensity-Modulated Radio-Therapy，IMRT）的出现是21世纪鼻咽癌放射治疗方面的一项主要进步。IMRT是对多个放射束进行最佳调节，使剂量的分布密切符合靶器官和重要解剖结构的一项复杂技术。此治疗设计基于计算机运算得出与用户定义的参数相匹配的最佳结果，这一过程称为逆向计划。IMRT 其中的一项优势就是具有对不规则靶结构放射治疗高度适形的能力。例如生成一个凹形或 U 形剂量分布区，如果靶区域周围环绕重要结构周围，如脑干或脊髓，这将会非常有用，正如这例鼻咽癌（图 25.2）；其他的优势包括在一个体积参数内治疗原发部位和区域淋巴结，具有在相同环境中同时补量照射技术的能力。IMRT 能提高剂量分布和治疗比，是治疗鼻咽癌

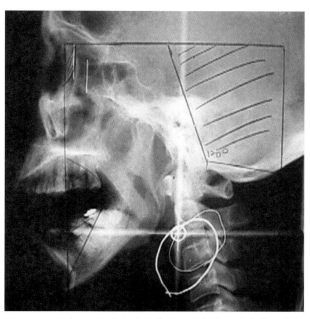

图 25.1　模拟 X 线显示用简单的 2D 计划得到的鼻咽癌侧面反向治疗区域

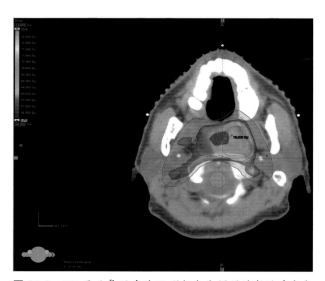

图 25.2　CT 显示鼻咽癌的 U 形标靶和调强放射治疗充分覆盖目标治疗区域

的理想疗法。IMRT 在初次确诊的鼻咽癌患者中已经获得不错的局部控制率，有报道称在第 3~4 年，局部控制率达 92%~97%[7,8]。除了提高对肿瘤的控制，IMRT 还能减少迟发并发症发生的风险，例如早期阶段口干症的发生 [9]。

放化疗

化疗和放疗相结合在鼻咽癌的治疗方面有理论优势；鼻咽癌的远处转移率很高，这是治疗失败和患者死亡的主要原因，需要用化疗解决这一问题。即使现代放疗效果提高，对于 T 分期晚期肿瘤，局部治疗失败仍然是 NPC 治疗失败的另一个重要因素，应用化疗或许能使肿瘤迅速缩小以促进放疗的作用。化疗对肿瘤的复发和远处转移具有良好的成效，偶尔可见长期生存者，提示本病有高度化疗敏感性（偶发）。不像其他头颈部恶性肿瘤患者，多数鼻咽癌患者是身体状况良好、没有合并症的年轻人，因此他们可以更好地耐受同步放化疗结合，对这些患者而言疗效较佳。

■ 随机试验

许多随机试验已经用于探索放化疗联合治疗鼻咽癌的益处。有关以顺铂为基础的方案研究众多，主要的区别在于化疗与放疗的时机掌握：在放疗之前（诱导），其间（同步），之后（辅助）。

4 项Ⅲ期随机研究报道了鼻咽癌诱导化疗加放疗与单独放疗的比较结果。这些研究无一阐明放化疗同时应用可提高存活率 [10-13]。其中最近更新的 2 项研究进行数据汇总分析。虽然观察到联合放化疗组患者的无病存活期显著提高，但总体的存活期无提高 [14]。仅有 2 项辅助性化疗的Ⅲ期研究报道，显示存活率没有提高 [15,16]。这些辅助性化疗试验存在局限性，因为一项试验采用非顺铂药物，而另一项研究研究化疗依从性差。这些研究表明单独的诱导性化疗在治

疗鼻咽癌方面具有局限性，然而辅助性化疗的作用仍未明确。

近年，同步放化疗已作为局部晚期鼻咽癌的治疗选择，这主要归功于 Intergroup 0099 研究的阳性结果，其是首个证明化疗提高鼻咽癌患者存活率的随机试验[17]。Intergroup 研究包括同步放化疗和辅助性化疗，发现 3 年存活率提高 31%（即从 47% 提高到 78%）。然而，Intergroup 研究有一大部分患者是 WHO Ⅰ 型病理学分类并且单独放疗得到相对较差的结果。起初业内对这项研究结果外推给亚洲高发区患者表示担忧，原因是这些患者以未分化癌、WHO Ⅲ 型病理学分类为主。

尽管后续在鼻咽癌高发地区开展的随机对照试验中应用了不同的方案和计划，但这些研究主要的目的是证实同步放化疗对局部晚期鼻咽癌治疗的益处[18-21]。有趣的是，只有一项研究采用了 Intergroup 研究中同样的化疗方案，尽管无复发生存率和无进展生存率有所提高，但研究报告最终发现生存率没有获益[22]。此外，现有的证据表明同步放化疗可能对晚期鼻咽癌有效，但是最佳的方案和计划仍有待确定。大多数化疗试验设计采用同步放化疗和辅助性化疗，其未能将辅助性化疗的作用单独定义，但是这些试验都总结出了一点，即辅助性化疗的依从性低，尤其是在给予同步放化疗之后。另一方面，联合诱导化疗和同步化疗比较容易使肿瘤在放疗前快速减小，初步报告显示，这种方法对 T 分期晚期肿瘤有良好的控制作用[23]。根据目前的证据，应该对所有存在淋巴结转移和（或）T3~T4 疾病的患者采用放化疗，而对 T1~T2N0 的患者采用单纯的放疗。依据这个治疗概念，早期和晚期鼻咽癌患者的总生存率分别为 96% 和 62%（表 25.1）[24]。

后遗症的治疗

虽然鼻咽癌的根治性治疗常会获得良好的疗效，但在治疗后可能会产生许多影响患者生活质量的并发症。常规放疗后普遍存在口干症，其会导致口腔干燥感、口腔卫生不良、龋齿[25]。听力损失也是常见的并发症，这是直接损伤听器，咽鼓管功能的持续干扰和化疗引起的耳毒性等综合作用的结果[26]。软组织纤维化可导致颈部运动障碍或张口受限，常伴有不适[27]。神经麻痹通常由肿瘤引起的损伤愈合不完全所致；放射可以直接损伤后 4 对脑神经[28]。吞咽困难可因脑神经麻痹或咽狭窄引起[29]。损伤下丘脑—垂体轴或终末器官如甲状腺，可能引起激素分泌不足[30]。由颈部照射引起颈动脉狭窄，会导致脑缺血[31]。最严重的并发症是损伤更高一级的脑功能，导致记忆力减退、认知功能障碍和神经精神障碍[32-34]。可伴或不伴有颞叶坏死的影像学证据（图 25.3）。

发生这些后遗症的危险因素包括单次使用最大剂量（低分次大分割）；短放疗期间，每天多次放疗；高剂量累积；重复照射，尤其是时间间隔很短时；使用放化疗。适形放疗的出现，例如 IMRT 具有通过减少关键结构照射剂量从而尽量避免晚期辐射后遗症的发生。例如，用三维适形放射治疗或 IMRT 可以选择性地规避腮腺从而预防口干症的发生（图 25.4）[35]。

循环 EB 病毒 DNA：一项预后指标

循环游离 EB 病毒（EBV）DNA 可以在大多数鼻咽癌患者中检测到，EB 病毒 DNA 拷贝

表 25.1　鼻咽癌患者调强放疗 ± 化疗治疗结果比较

亚组	5 年局部无复发存活率	5 年无远处转移存活率	5 年总存活率
早期病变组（T1-2N0-1M0）	97.1%	96.3%	95.6%
局部晚期病变组（T3-4N0-1M0）	87.2%	84.4%	80.1%
晚期淋巴结病变组（T1-2N2-3M0）	94.7%	83.3%	84.8%
晚期局部区域病变组（T3-4N2-3M0）	83%	62.3%	62.2%

数可以通过实时聚合酶链反应（rt-PCR）检测到。EB 病毒 DNA 的数量和鼻咽癌疾病分期相关，其大量复制提示鼻咽癌已进入晚期阶段[36]。鼻咽癌治疗前后 EB 病毒 DNA 的定量分析是疗效的一项重要预测因素。一项研究表明，经过治疗后 EB 病毒 DNA 定量高于每毫升 500 拷贝数的患者，其具有较高的复发率和死亡率[37]。另一项研究报告称，治疗前 EB 病毒 DNA 定量高于每毫升 4000 拷贝数的 I ~ II 期患者存在远期

治疗失败的高风险性[38]。这些研究结果表明治疗前和治疗后的 EB 病毒 DNA 可能为医生提供重要的预后信息，以确定对高危患者采取更为积极的治疗措施。EB 病毒 DNA 也可以作为监测治疗效果和随访的一项肿瘤标记物，但其对于检测局部复发不如远处转移意义大，因为约 1/3 的局部复发患者中没有检测到升高的 EB 病毒 DNA 拷贝数[37]。

创新方法

鼻咽癌治疗的新方法和鼻咽癌与 EB 病毒之间独特的相关性正在被进一步研究。针对 EB 病毒的治疗方法包括免疫治疗和最新的基因治疗。免疫治疗包括增强细胞毒性 T 淋巴细胞反应[39]和自体体外扩增 EB 病毒特异性细胞毒性 T 淋巴细胞过继转移作用[40]。基因治疗采用一个新型复制缺陷腺病毒载体，在其中转基因表达受到 EB 病毒转录调控元件 OriP 调控[41]。

此外，靶向治疗用单克隆抗体结合表皮生长因子受体（EGFR）[42]，其也许对鼻咽癌的治疗有意义，因为 EGFR 在鼻咽癌中高表达[43,44]。然而初步研究使用 EGFR 酪氨酸激酶小分子抑制剂的成效并不理想[45,46]。未来在针对 EB 病毒或鼻咽癌分子靶点方面的研究或许可以提高鼻咽癌的治疗效果。

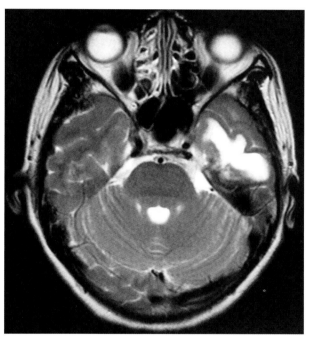

图 25.3　MRI 显示鼻咽癌放疗后左颞叶坏死

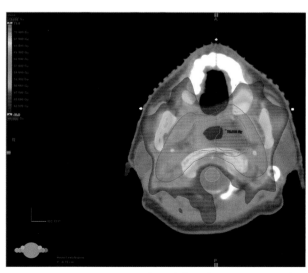

图 25.4　CT 显示用调强放射治疗鼻咽癌，保留双侧腮腺

参考文献

[1] Moss WT. Therapeutic Radiology. 2nd ed. St Louis: Mosby, 1965

[2] Lee AWM, Poon YF, Foo W, et al. Retrospective analysis of 5037 patients with nasopharyngeal carcinoma treated during 1976–1985: overall survival and patterns of failure. Int J Radiat Oncol Biol Phys, 1992, 23(2):261–270

[3] Lee AW, Sze WM, Au JS, et al. Treatment results for nasopharyngeal carcinoma in the modern era: the Hong Kong experience. Int J Radiat Oncol Biol Phys, 2005, 61(4):1107–1116

[4] Lee AW, Sham JS, Poon YF, et al. Treatment of stage I nasopharyngeal carcinoma:analysis of the patterns of relapse and the results of withholding elective neck irradiation. Int J Radiat Oncol Biol Phys, 1989, 17(6):1183–1190

[5] Leung TW, Tung SY, Wong VY, et al. High dose rate

intracavitary brachytherapyin the treatment of nasopharyngeal carcinoma. Acta Oncol, 1996, 35(1):43–47

[6] Teo PM, Leung SF, Chan AT, et al. Final report of a randomized trial on altered-fractionated radiotherapy in nasopharyngeal carcinoma prematurely terminated by significant increase in neurologic complications. Int J Radiat Oncol Biol Phys, 2000, 48(5):1311–1322

[7] Lee N, Xia P, Quivey JM, et al. Intensity-modulated radiotherapy in the treatmentnasopharyngeal carcinoma: an update of the UCSF experience. Int J Radiat Oncol Biol Phys, 2002, 53(1):12–22

[8] Kam MK, Teo PM, Chau RM, et al. Treatment of nasopharyngeal carcinoma with intensity-modulated radiotherapy: the Hong Kong experience. Int J Radiat Oncol Biol Phys, 2004, 60(5):1440–1450

[9] Kwong DL, Pow EH, Sham JS, et al. Intensity-modulated radiotherapy for early-stage nasopharyngeal carcinoma: a prospective study on disease control and preservation of salivary function. Cancer, 2004, 101(7):1584–1593

[10] Preliminary results of a randomized trial comparing neoadjuvant chemotherapy(cisplatin, epirubicin, bleomycin) plus radiotherapy vs. radiotherapy alone in stage IV(> or = N2, M0) undifferentiated nasopharyngeal carcinoma: a positive effect on progression-free survival. International asopharynx Cancer Study Group. VUMCA I trial. Int J Radiat Oncol Biol Phys, 1996, 35(3):463–469

[11] Chua DTT, Sham JST, Choy D, et al. Asian-Oceanian Clinical Oncology Association Nasopharynx Cancer Study Group. Preliminary report of the Asian-Oceanian Clinical Oncology Association randomized trial comparing cisplatin and epirubicin followed by radiotherapy versus radiotherapy alone in the treatment of patients with locoregionally advanced nasopharyngeal carcinoma. Cancer, 1998, 83(11): 2270–2283

[12] Ma J, Mai HQ, Hong MH, et al. Results of a prospective randomized trial comparingneoadjuvant chemotherapy plus radiotherapy with radiotherapy alone in patients with locoregionally advanced nasopharyngeal carcinoma. J Clin Oncol, 2001, 19(5):1350–1357

[13] Hareyama M, Sakata K, Shirato H, et al. A prospective, randomized trial comparing neoadjuvant chemotherapy with radiotherapy alone in patients with advanced nasopharyngeal carcinoma. Cancer, 2002, 94(8):2217–2223

[14] Chua DT, Ma J, Sham JS, et al. Long-term survival after cisplatin-based induction chemotherapy and radiotherapy for nasopharyngeal carcinoma: a pooled data analysis of two phase III trials. J Clin Oncol, 2005, 23(6):1118–1124

[15] Rossi A, Molinari R, Boracchi P, et al. Adjuvant chemotherapy with vincristine, cyclophosphamide, and doxorubicin after radiotherapy in local-regional nasopharyngeal cancer: results of a 4-year multicenter randomized study. J Clin Oncol, 1988, 6(9):1401–1410

[16] Chi KH, Chang YC, Guo WY, et al. A phase Ⅲ study of adjuvant chemotherapy in advanced nasopharyngeal carcinoma patients. Int J Radiat Oncol Biol Phys, 2002, 52(5):1238–1244

[17] Al-Sarraf M, LeBlanc M, Giri PG, et al. Chemoradiotherapy versus radiotherapy in patients with advanced nasopharyngeal cancer: phase Ⅲ randomized Intergroup study 0099. J Clin Oncol, 1998, 16(4):1310–1317

[18] Lin JC, Jan JS, Hsu CY, et al. Phase Ⅲ study of concurrent chemoradiotherapy versus radiotherapy alone for advanced nasopharyngeal carcinoma: positive effect on overall and progression-free survival. J Clin Oncol, 2003, 21(4):631–637

[19] Chan AT, Leung SF, Ngan RK, et al. Overall survival after concurrent cisplatin-radiotherapy compared with radiotherapy alone in locoregionally advanced nasopharyngeal carcinoma. J Natl Cancer Inst, 2005, 97(7):536–539

[20] WeeJ, Tan EH, Tai BC, et al. Randomized trial of radiotherapy versus concurrent chemoradiotherapy followed by adjuvant chemotherapy in patients with American Joint Committee on Cancer/International Union against cancer stage III and IV nasopharyngeal cancer of the endemic variety. J Clin Oncol, 2005, 23(27):6730–6738

[21] Kwong DL, Sham JS, Au GK, et al. Concurrent and adjuvant chemotherapy for nasopharyngeal carcinoma: a factorial study. J Clin Oncol, 2004, 22(13):2643–2653

[22] Lee AW, Tung SY, Chua DT, et al. Randomized trial of radiotherapy plus concurrent-adjuvant chemotherapy vs radiotherapy alone for regionally advancednasopharyngeal carcinoma. J Natl Cancer Inst, 2010, 102(15):1188–1198

[23] Rischin D, CorryJ, Smith J, et al. Excellent disease control and survival in patients with advanced nasopharyngeal cancer treated with chemoradiation. J Clin Oncol, 2002, 20(7):1845–1852

[24] Su SF, Han F, Zhao C, et al. Treatment outcomes for different subgroups of nasopharyngeal carcinoma patients treated with intensity-modulated radiation therapy. Chin J Cancer, 2011, 30(8):565–573

[25] Pow EH, McMillan AS, Leung WK, et al. Salivary gland function and xerostomia in southern Chinese following radiotherapy for nasopharyngeal carcinoma. Clin Oral Investig, 2003, 7(4):230–234

[26] Ho WK, Wei WI, Kwong DL, et al. Long-term sensorineural hearing deficit following radiotherapy in patients suffering from nasopharyngeal carcinoma: a prospective study. Head Neck, 1999, 21(6):547–553

[27] Leung SF, Zheng Y, Choi CY, et al. Quantitative measurement of post-irradiation neck fibrosis based on the young modulus: description of a new method and clinical results. Cancer, 2002, 95(3):656–662

[28] Lin YS, Jen YM, Lin JC. Radiation-related cranial nerve palsy in patients with nasopharyngeal carcinoma. Cancer, 2002, 95(2):404–409

[29] Chang YC, Chen SY, Lui LT, et al. Dysphagia in patients with nasopharyngeal cancer after radiation therapy: a videofluoroscopic swallowing study. Dysphagia, 2003, 18(2):135–143

[30] Fang FM, Chiu HC, Kuo WR, et al. Health-related quality of life for nasopharyngeal carcinoma patients with cancerfree survival after treatment. Int J Radiat Oncol Biol Phys, 2002;53(4):959–968

[31] Cheng SW, Ting AC, Lam LK, et al. Carotid stenosis

after radiotherapy for nasopharyngeal carcinoma. Arch Otolaryngol Head Neck Surg, 2000, 126(4):517–521

[32] Lam LC, Leung SF, Chan YL. Progress of memory function after radiation therapy in patients with nasopharyngeal carcinoma. J Neuropsychiatry Clin Neurosci, 2003, 15(1):90–97

[33] Cheung M, Chan AS, Law SC, et al. Cognitive function of patients with nasopharyngeal carcinoma with and without temporal lobe radionecrosis. Arch Neurol, 2000, 57(9):1347–1352

[34] Lee PW, Hung BK, Woo EK, et al. Effects of radiation therapy on neuropsychological functioning in patients with nasopharyngeal carcinoma. J Neurol Neurosurg Psychiatry, 1989, 52(4):488–492

[35] JenYM, ShihR, LinYS, et al. Parotidgland-sparing 3-dimensional conformal radiotherapy results in less severe dry mouth in nasopharyngeal cancer patients: a dosimetric and clinical comparison with conventional radiotherapy. Radiother Oncol, 2005, 75(2):204–209

[36] Lin JC, Wang WY, Chen KY, et al. Quantification of plasma Epstein-Barr virus DNA in patients with advanced nasopharyngeal carcinoma. N Engl J Med, 2004, 350(24): 2461–2470

[37] Chan AT, Ma BB, Lo YM, et al. Phase Ⅱ study of neoadjuvant carboplatin and paclitaxel followed by radiotherapy and concurrent cisplatin in patients with locoregionally advanced nasopharyngeal carcinoma: therapeutic monitoring with plasma Epstein-Barr virus DNA. J Clin Oncol, 2004, 22(15):3053–3060

[38] Leung SF, Chan AT, Zee B, et al. Pretherapyquantitative measurement of circulating Epstein-Barr virus DNA is predictive of posttherapy distant failure in patients with early-stage nasopharyngeal carcinoma of undifferentiated type. Cancer, 2003, 98(2):288–291

[39] Duraiswamy J, Sherritt M, Thomson S, et al. Therapeutic LMP1 polyepitope vaccinefor EBV-associated Hodgkin disease and nasopharyngeal carcinoma. Blood, 2003, 101(8):3150–3156

[40] Chua D, Huang J, Zheng B, et al. Adoptive transfer of autologous Epstein-Barr virus-specific cytotoxic T cells for nasopharyngeal carcinoma. Int J Cancer, 2001, 94(1):73–80

[41] Li JH, Chia M, Shi W, et al. Tumor-targeted gene therapy for nasopharyngeal carcinoma. Cancer Res, 2002, 62(1):171–178

[42] Chan AT, Hsu MM, Goh BC, et al. Multicenter, phase Ⅱ study of cetuximab in combination with carboplatin in patients with recurrent or metastatic nasopharyngeal carcinoma. J Clin Oncol, 2005, 23(15):3568–3576

[43] Chua DT, Nicholls JM, Sham JS, et al. Prognostic value of epidermal growth factor receptor expression in patientswith advanced stage nasopharyngeal carcinoma treated with induction chemotherapy and radiotherapy. Int J Radiat Oncol Biol Phys, 2004, 59(1):11–20

[44] Ma BB, Poon TC, To KF, et al. Prognostic significance of tumor angiogenesis, Ki 67, p53 oncoprotein, epidermal growth factor receptor and HER2 receptor protein expression in undifferentiated nasopharyngeal carcinoma—a prospective study. Head Neck, 2003, 25(10):864–872

[45] Chua DT, Wei WI, Wong MP, et al. Phase Ⅱ study of gefitinib for the treatment of recurrent and metastatic nasopharyngeal carcinoma. Head Neck, 2008, 30(7):863–867

[46] Ma B, Hui EP, King A, et al. A phase Ⅱ study of patients with metastatic or locoregionally recurrent nasopharyngeal carcinoma and evaluation of plasma Epstein-Barr virus DNA as a biomarker of efficacy. Cancer Chemother Pharmacol, 2008, 62(1):59–64

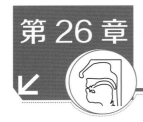

第26章

鼻咽癌：残留或复发肿瘤的挽救治疗

发病率与诊断

鼻咽癌对放疗敏感，颈部淋巴结转移率高，放疗的外照射区域应包括鼻咽部和颈部。尽管同步放化疗可以提高鼻咽癌的疗效，但仍有部分患者出现局部或区域性治疗失败。局部治疗的失败率约为8.3%[1]，患者可出现肿瘤残留或复发。颈部淋巴结复发率约为4.7%[1]，鼻咽肿瘤的复发和远处转移可能与此相关。大多数研究报道的是治疗失败患者的小样本单中心经验。中国香港鼻咽癌研究组报道了在当代放化疗时期对鼻咽癌初次治疗后结局的全面综述[2]。1996—2000年2915例鼻咽癌患者接受初次治疗后，有319例局部治疗失败。在这319例患者中，有275例（86%）患者有存在单独局部治疗失败。单独颈部淋巴结失败的发生率从1978年的10%降低至1985年的5%[3]，并在近几年一直保持在1.6%[4]。

残留或复发鼻咽癌的早期检测对鼻咽癌的成功救治是非常重要的。常规的临床检查很重要；无论何时怀疑该病，应进行进一步检查。血液EB病毒DNA拷贝数在数量上的增加早于疾病出现可见改变。影像学检查如CT和MRI不能提供明确的疾病证据，但是渐进性增大的肿块值得重视。这些影像学研究也提供了肿瘤复发程度的相关信息。PET扫描在疾病诊断方面优于常规影像学检查[5]，尤其是位于黏膜下的肿瘤。然而，通过鼻咽内镜取活检仍是确诊鼻咽癌的金标准。治疗后鼻咽部连续活检显示原发

性肿瘤放疗后大约需要10周时间才能完全消退。因此只有治疗后持续12周取到的肿瘤才能被认为是残留病灶。

放疗后的颈部淋巴结，很难确定是残留还是复发的肿瘤。细针穿刺活检作用不大，因为放疗后局部纤维化形成，抽吸量减少，一些复发性淋巴结中存在少量肿瘤细胞簇[6]。有时甚至Tru-cut活检无法获得足够的组织用于明确诊断。成像技术如CT或MRI可能对疾病的诊断有提示作用，例如淋巴结的低密度中心或中央坏死证据。它们还评估了颈部疾病的局部受累范围（图26.1）。当连续扫描监测发现淋巴结体积增大，要考虑疾病加重的可能性。当然最后明确诊断仍然依赖于组织学证据，而这一点

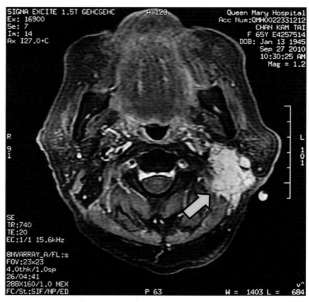

图26.1 轴位CT显示浸润淋巴结（箭头）；边缘不规则，浸润颈深部组织和皮肤

只有在挽救性手术后才能获得。

残留或复发肿瘤的治疗

挽救性治疗，甚至是对局部复发的鼻咽癌进行激进性手术，这对于局部复发病变尤其是局限于鼻咽部的病变是可行的。病变范围大的疾病即使经过挽救性治疗后存活率不高，但仍高于仅接受支持治疗的患者。即使对于局部区域同时失败的患者，对其中某些患者也可以考虑进行激进性治疗[7]。

■ 颈部疾病

当对颈部淋巴结转移的患者进行进一步补充放疗时，淋巴结小于4cm的局部疾病5年精确局部控制率为51%，总的5年存活率是19.7%[8]。也有人采用切除淋巴结并再次放疗的挽救性治疗方法，但由于研究样本量少，故结果尚不确定[9]。放疗相关的后遗症也是显著的。

根治性颈清扫术已被用于鼻咽癌复发性颈部淋巴结转移的救治。5年精确控制率是66%，这一类患者的5年精确存活率是38%[10]。施行大范围的手术如颈清扫术对于颈部转移灶的控制是否必要尚有争议，因为颈部淋巴结转移常见的临床表现为单发淋巴结，将颈清扫后淋巴结送检发现，在切除下来的标本中没有发现肿瘤[6]。

关于颈部淋巴结区域性转移的最佳治疗措施取决于肿瘤的病理学行为。为此曾进行过一项前瞻性研究。对于43例鼻咽癌患者放疗后颈部形成的区域性病灶进行常规的根治性颈淋巴结清扫术，术后标本送检。全颈清扫术的标本经固定后间隔3mm切片，每层都制作组织学切片。43例颈清扫术标本，得到1075张切片，检查到2137个淋巴结，其中294个含有肿瘤细胞。其中有3例患者的淋巴结中没有检查到任何肿瘤细胞，淋巴结中只有纤维化伴随反应性增生。

剩下的40例患者淋巴结的组织病理学切片均显示有显著的肿瘤细胞浸润。上颈部和颈后三角区的淋巴结容易被肿瘤细胞浸润。颈部淋巴结的级别分布分别为 I 区占5%（15/294），II 区占34%（99/294），III 区占16%（48/294），IV 区占7%（19/294），V 区占38%（113/294）。手术清除各区的颈部淋巴结是非常重要的，尤其是上颈部。46%（135/294）的被肿瘤细胞浸润的淋巴结出现包膜外侵犯的现象（图26.2）。鉴于如此广泛的淋巴结转移的特点，根治性颈清扫术是鼻咽癌放疗后颈淋巴结转移的挽救性治疗方法。然而最近的研究表明，在这些患者中 I 区淋巴结常未受到影响，除外 I 区的较小范围的颈清扫术可能更合适[11]。

当存在广泛的颈部残留或复发的病灶，如淋巴结已浸润到颈底部或皮肤层，近程放疗应作为除了颈清扫术之外的补救措施。颈清扫术时，肿瘤表面的颈部皮肤需要同时切除（图26.3），空心尼龙管置于手术部位用于后装置铱丝进行后装近程放疗（图26.4）。用胸三角皮瓣或胸大肌皮瓣覆盖颈部皮肤缺损（图26.5）。再次近程放疗后，3年颈部疾病的精确控制率为60%[12]，这与对没有如此广泛转移的患者进行根治性颈清扫术后的疾病控制率相似。

■ 鼻咽部疾病

放疗或同步放化疗之后，鼻咽部检测到残留或复发的肿瘤，可以进行第二疗程的外部放

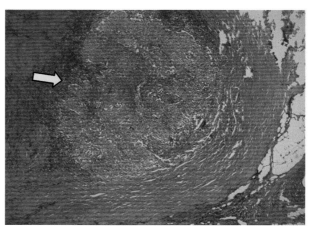

图26.2 转移性淋巴结显示恶性肿瘤细胞浸润包膜和周围颈部组织（箭头）（苏木精－伊红染色×50）

疗。推荐的使用剂量必须大于初始剂量才能清除这些在初始照射中存活下来的肿瘤细胞。早期的研究报道显示有高达50%的存活率[13]。进一步的放疗对周围组织的影响限制了放疗的剂量。神经损伤[14]、颞叶坏死[15]、脑神经麻痹和其他问题，如张口受限、耳聋可以使人致

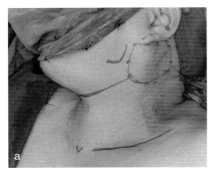

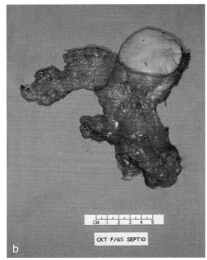

图26.3　a.根治性颈清扫术切除广泛转移的颈淋巴结；淋巴结表面皮肤将被切除。b.根治性颈清扫术标本；淋巴结及其表面的皮肤被切除

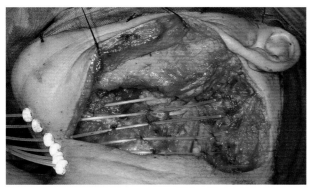

图26.4　空心尼龙管置于瘤床，间距1cm，为后装近程放射治疗做准备

残。然而，随着精准放疗的发展，如调强放射治疗（IMRT）和立体定向放射治疗，外部放射的第二疗程便可给予足够剂量、产生可以耐受的副作用。在报道中，第二疗程放疗之后，挽救率达32%，晚期再放疗后遗症的累积发病率为24%，治疗的死亡率为1.8%[16]。据报道，复发疾病立体定向放射治疗的局部肿瘤控制率为72%[17]。由于用这种方法治疗的患者数量少，故暂无长期随访信息[18]。

再次外照射治疗

　　再次用外照射治疗鼻咽癌比较困难，这对于临床医生和患者都是一种挑战。鼻咽癌重复照射很困难是因为复发病灶附近有许多已经在第一疗程中被高剂量照射过的重要结构。只要有可能，应首先考虑近程放疗或立体定向放射外科治疗用于鼻咽癌的再次治疗中。据报道用传统疗法再次外照射治疗后的患者5年存活率从8%升至36%[19,20]。再次外照射治疗后晚期

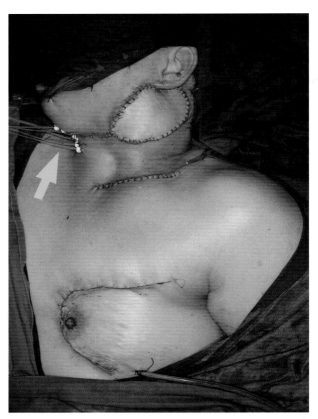

图26.5　皮肤缺损用胸大肌肌皮瓣覆盖。可以看见尼龙管的两端（箭头）

并发症复发率高，主要是神经损伤和软组织纤维化。

三维适形放疗和最近使用的 IMRT 提升了患者接受再次外射治疗前景。有一项研究表明，三维适形放疗 5 年局部控制率是 71%，但是在所有患者中，晚期毒性实际发病率仍然很高，几乎所有的患者达到 3 级毒性，其中近半数患者在 5 年内达到 4 级毒性[21]。一些关于用 IMRT 再照射鼻咽癌的初步研究报道显示，其具有良好的短期控制率以及相对较低的严重毒性发病率，但是远期的疗效仍然未知[22,23]。

影响再次照射预后的因素

对于复发性鼻咽癌患者，接受外部再次照射的重要预后因素，包括 T 分期、复发时间，以及为了实现局部控制和（或）长期生存的外照射剂量。据报道，最重要的预后因素是复发的 T 分期，严重的 T 分期患者经过再照射治疗后局部控制率和存活率都很低。再照射的剂量与疗效有重要的相关性，许多系列报道称当照射剂量低于 60Gy 时，肿瘤的控制率很低[23,24]，但照射的最佳剂量仍待确定。

与在初发病例中一样，放化疗可以提高鼻咽癌局部复发患者的治疗效果。有一项研究采用诱导化疗缩小肿瘤体积后再用 IMRT 放疗，据报道 1 年局部控制率为 75%[25]。另一项研究采用同步放化疗，1 年无进展率为 42%[26]。晚期局部复发的患者制定再放疗的诊疗计划较困难。推荐诱导化疗，而非同步放化疗，因为诱导化疗可使瘤体缩小，便于进行接下来的放疗和覆盖全部放疗区域，但是没有证据支持这样的方法能改善肿瘤患者的存活率。

立体定向放射外科

立体定向放射外科即定位一个小目标，用单一大剂量辐射产生的多个会聚束照射。该技术最初用于治疗神经系统功能紊乱，但是后来发现其可用于治疗血管畸形、良性颅内及颅底肿瘤、脑转移瘤。立体定向放射外科治疗已被用于鼻咽癌二次放疗之后增加剂量或作为鼻咽癌局部复发挽救性治疗。有报道称，对于局部复发的鼻咽癌，仅单独使用立体定向放射治疗就取得从 53% 到 86% 的大体控制率[27,28]。局限于鼻咽部或邻近软组织的复发病灶，据报道其 2 年局部控制率为 72%[17]。立体定向放射治疗应用于再次放疗后增加剂量，3 年控制率从 52% 上升至 58%[29,30]。

同样的技术可被用于提供多个分次放疗，这被称为"立体定向放疗"（图 26.6），但是其控制率与放射外科相似。这些结果表明，放射外科是拯救鼻咽癌局部治疗失败的有效方法，虽然目前尚没有数据比较放射外科和其他挽救性治疗的相对有效性和并发症。在实践中，治疗方式的选择主要取决于病变范围和可供选择的治疗技术。局限于鼻咽部和邻近软组织的复发病灶，放射外科的疗效与近程放射治疗或手术的疗效具有可比性，其可作为一种治疗选择。IMRT 的出现提高了复发性鼻咽癌的疗效，推荐用先进的技术再照射广泛的局部复发病灶，同时保留放射外科作为增强治疗或预防复发的一种措施。

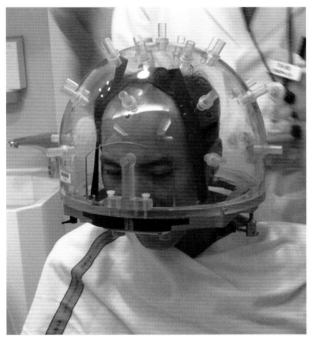

图 26.6　浮动头框用于立体定向放射治疗

并发症

虽然大多数研究报道称放射外科治疗后出现晚期并发症的风险相对较低，大出血仍是最严重的潜在致死性并发症[18]。放射外科治疗后大出血常源自大剂量分割和高剂量累积造成颈动脉放射损伤。为了减少大出血的发生，放射外科只能用于肿瘤没有直接包裹颈内动脉，否则患者宜采用小剂量分割放射治疗。

近程放射治疗

近程放射治疗能为残留或复发的肿瘤提供高剂量放射治疗，但随着辐射源距离的增加，其放射剂量迅速降低；因此传递到病灶周围组织的辐射剂量很小。近程放射治疗也提供连续低剂量辐射，赋予其分次外照射所不具备的放射生物学优势。腔内近程放射治疗已被用于鼻咽癌的治疗[31]。将放射源放入一个小管或模具中[32]，然后插入鼻咽部，使放射源靠近肿瘤。由于鼻咽癌是不规则轮廓，复发或残留肿瘤的表面不均匀，所以很难准确使用辐射源提供肿瘤致死量。欲使这种近程放射治疗有效，准确地将植入件插入到肿瘤中很关键。因此间质放射性植入物已被用于治疗鼻咽部小、局部残留或复发的肿瘤[33]。

常用的放射源是胶体金198（198AU）。这些金粒可以经鼻或腭裂开入路植入到鼻咽部肿瘤中[34]。后者可以使外科医生直观地看到肿瘤，并根据几何分布将放射性金粒精确地植入到肿瘤中，所以间隔1cm厚的组织都可以被照射到。金粒永久性植入的数量取决于肿瘤的大小和部位。在手术过程中，铅屏蔽用来保护在操作室的所有医务人员。

金粒植入术对鼻咽部小的、无骨浸润、不侵犯到咽鼓管的肿瘤是一种有效的救治方法[35]。残留肿瘤病灶的5年局部肿瘤控制率是87%，鼻咽癌放疗后复发的5年控制局部率是63%，上述两者的5年无病存活率分别是68%和60%[36]。这样的方法治疗后无明显的后遗症，推荐其用于范围小的复发性鼻咽癌的治疗。

鼻咽癌切除术

另一个鼻咽部残留或复发肿瘤的免救性治疗方法是手术切除。这适用于局部病变不能通过近程放射治疗有效控制，或者因为肿瘤太广泛、延伸至咽旁间隙或因为其位置，例如接近咽鼓管软骨，以致不能植入金粒。

鼻咽癌切除术最适用于病变局限于鼻咽部疾病的挽救性治疗。有报道使用内镜切除小的复发性肿瘤[37-40]。肿瘤需位于鼻咽部适当的位置，以便于硬性器械实现对肿瘤的肿瘤学切除。鼻咽后壁上的小肿瘤（图26.7）可通过内镜和器械经鼻（图26.8）或经口，后者可经软腭后方向上弯曲，从而被完全地切除（图26.9）。通常伤口愈合情况良好（图26.10）。有报道称微波电凝治疗已取得成功，并可以在鼻腔内操作[41]。一般而言，使用硬器械限制了向外侧切除肿瘤边缘或外侧肿瘤深部。使用达芬奇机器人切除肿瘤可以避免这些限制（图26.11）。据报道，达芬奇机器人多功能手臂可以通过腭裂开途径充分切除肿瘤[42]。

一个成功的挽救性手术取决于是否能够充分切除肿瘤组织，实现阴性切缘[43]。因此，鼻咽部范围更广泛的肿瘤，只有术区的广泛暴露才能实施肿瘤切除术。这与鼻咽部的解剖有关，它位于正中位置。鼻咽部及其附近的病变很难获得充分的暴露，所以借助达芬奇机器人行肿

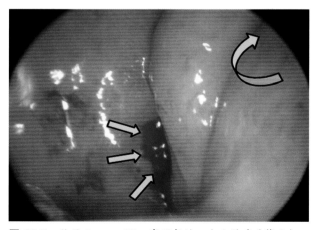

图26.7　位于Rosenmüller窝下部的一个小肿瘤（箭头），向内侧脚内侧（MC）和咽鼓管开放（弯箭头）

瘤完全摘除术是可能的。

位于脑干前和颈椎上的鼻咽部残留或复发的肿瘤，若是要从后入路到达病灶是不切实际的。从上方到达病变部位，必须跨过颅底区域。已有用此法行鼻咽部肿瘤切除术的报道，但相关并发症，如脑膜炎和脑膨出，将造成严重后果，因为此时蛛网膜下隙暴露于鼻腔的病原体环境中[44]，所以这种方法现已不再使用。

还有一些其他到达鼻咽部的入路相关的报道。过去曾报道过许多到达鼻咽部的前入路，经鼻窦或经鼻，这些入路都不能在切除肿瘤的时候充分暴露鼻咽部[45]。从前方，即使在 Le Fort Ⅰ 型截骨下降硬腭[46]或面中部掀起对

上颌窦内侧壁切除，都不能使鼻咽部外侧壁充分暴露[47]。

已有报道从颞下窝或外侧入路到达鼻咽部[48]。为了到达鼻咽部，必须先进行乳突切除，然后才能暴露颞下窝。许多重要的结构，如颈内动脉、第 V 对脑神经、中颅底必须被移位或切除。近期有研究称已用过这种方法的 11 例患者，2 年无病存活率为 72%[49]。虽然可以切除入路同侧鼻咽部，甚至向外侧进入咽旁间隙的肿瘤，但

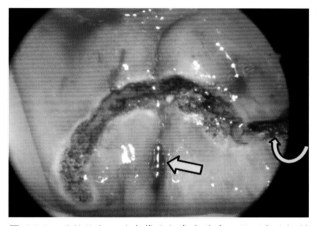

图 26.8　用针状电刀（弯箭头）在离肿瘤一段距离处切割（箭头）

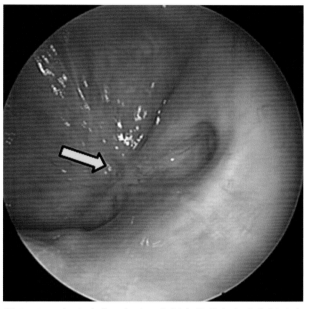

图 26.10　切除肿瘤 3 年后，内侧脚较低部分的内侧处有一瘢痕

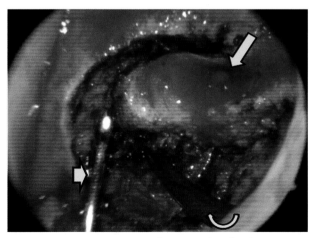

图 26.9　用两种器械切除肿瘤：电刀（弯箭头）通过左侧鼻腔插入鼻中隔后端（S），吸引器 / 剥离子（箭头）从悬雍垂后插入

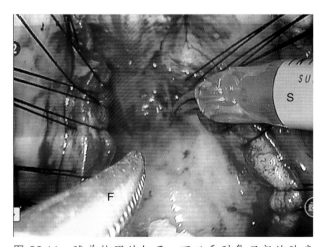

图 26.11　随着软腭的切开，可以看到鼻咽部的肿瘤（Tum）；通过整合在机器人内腕（EndoWrist）上的右侧的剪刀 / 电刀（S）和左侧的钳子（F）切除

要切除已经过中线的肿瘤很难，同时也不能忽视外侧入路相关的并发症的发生率。

有报道称，从下方、经口底、经上颌窦和经颈入路适用于复发性鼻咽癌的切除[50,51]。通过下入路，很难在直视下进行咽旁病变的切除，尤其是当肿瘤已接近颈内动脉。这种方法对位于鼻咽部中部的肿瘤很有效。只要颈内动脉被保护好，该手术的并发症很低。

前外侧或上颌骨外翻入路可以充分暴露鼻咽部（图 26.12）和咽旁间隙[52]。

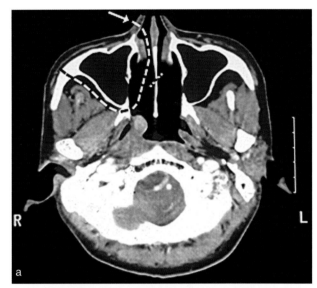

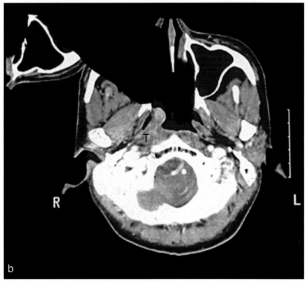

图 26.12a，b CT 示意图。a. 用虚线标记出右上颌骨截骨区域，为了充分暴露肿瘤（T），鼻中隔的后半部分也要被去除。b. 右侧上颌骨作为一个骨皮瓣外旋，血供来自颊前皮瓣。上颌骨外旋后，肿瘤（T）被充分暴露

使用 Weber-Fergusson 切口（图 26.13）和三处截骨，连接到前颊瓣的上颌骨随后外翻，成为骨皮瓣。截骨术是在眶下缘的上颌骨前壁（图 26.14）、中间的硬腭（图 26.15）和从上颌结节处分离的翼板。软腭是不动的，同时外翻的上颌骨从前颊瓣软组织处接受血供。当整个上颌骨外翻后，鼻咽部、咽鼓管软骨脚（图 26.16）、复发或残留的肿瘤（图 26.17）和咽旁间隙软组织被充分暴露。这个区域的病变组织可以全部被切除（图 26.18）。鼻中隔后端、蝶嘴和蝶窦前壁可被切除，以增加肿瘤的切除范围和健侧外侧壁的暴露。颅底的颈内动脉可以从残留或复发的鼻咽癌病变中解剖出来（图 26.19）。肿瘤摘除后，上颌骨复位，用小型钛板固定在面部骨骼上（图 26.20）。这些患者的并发症是轻微的，一些患者出现张口受限和腭瘘。随着外科技术的改良，与上颌骨外

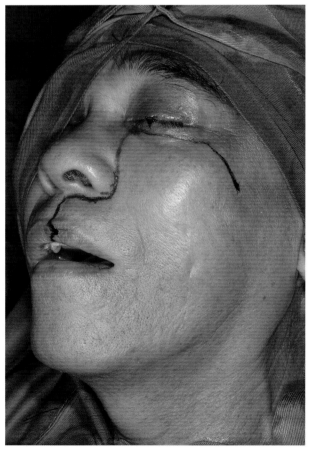

图 26.13 标记出来的面部切口类似于上颌骨切除

旋相关的腭瘘发生率明显减少[53]。这些发病率是可接受的，患者的生活质量也比较理想（图26.21）[54,55]。

1989—2009 年，作为放疗后鼻咽癌残留或复发的挽救性治疗，上颌骨翻转鼻咽癌切除术已经被完成了 246 例。在 6~18 年的随访期（平均 38 个月），5 年局部肿瘤控制率为 74%，5 年存活率为 56%[56]。

对于那些范围大、靠近颈内动脉的肿瘤，肿瘤切除后血管会暴露在外。带血管蒂的组织瓣应覆盖在血管上及邻近区域。这样会促进愈合，如果适合，需要进一步的放疗。在肿瘤切除之后，游离的显微血管肌肉瓣移植，如腹直肌瓣或股外侧肌瓣（图 26.22）。游离肌瓣上带有血管蒂，在软腭水平通过后面的咽侧壁至颈部与受体的动静脉吻合。

考虑到所有的患者以前都经过放射治疗，这些挽救性外科手术相关的死亡率很低。进行手术挽救，只要残留或复发的肿瘤可以被充分切除，长期疗效令人满意[57-60]。

残留或复发的鼻咽癌挽救性治疗的关键是疾病的早期诊断。当病变局限于黏膜层时，近程放射治疗是根除肿瘤的好方法。对于较深的病变，位于适当的位置时，借助于内镜或达芬奇机器人切除，此法也适用于病变同时在黏膜或更深层组织[61]。位于鼻咽部和咽旁间隙范围较大的肿瘤，通过开放入路进行手术切除仍有治愈的机会。

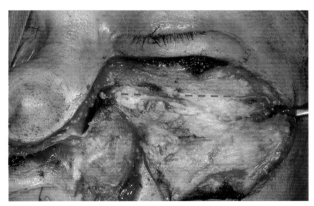

图 26.14　用蓝色虚线表示经上颌骨前壁及颧骨颧弓下 1/2 的截骨线

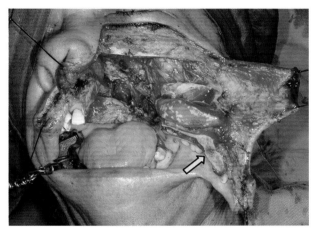

图 26.16　左侧上颌骨外旋以暴露鼻咽部及其附近区域，箭头指示硬腭及左侧中切牙

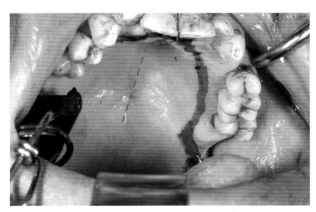

图 26.15　腭部的弧形切口便于抬起腭瓣，在两中切牙之间进行截骨。软组织的切口与截骨术不在同一平面，从而避免腭瘘

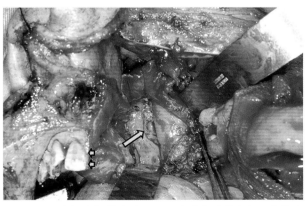

图 26.17　左侧上颌骨外旋后，可见肿瘤（箭头）。小箭头指向右侧切牙

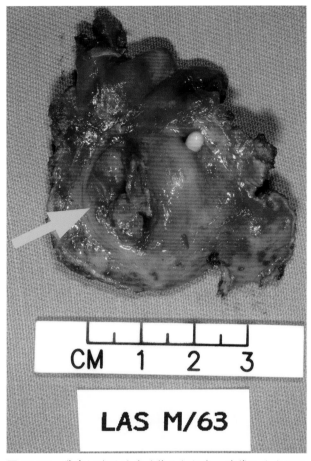

图 26.18　带有切缘的肿瘤（箭头）标本，黄管处为左侧咽鼓管口

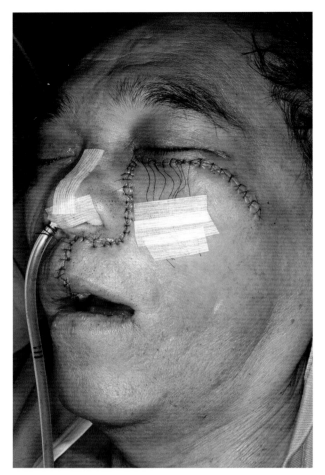

图 26.19　上颌骨恢复原位，小型钛板固定，然后缝合

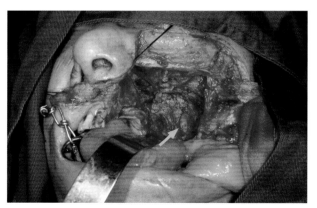

图 26.20　切除肿瘤及咽旁组织后，暴露颈内动脉（箭头）

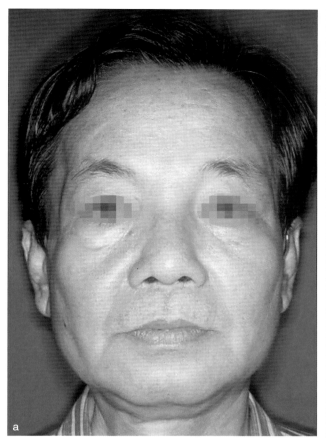
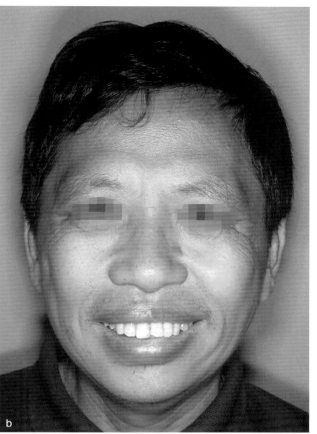
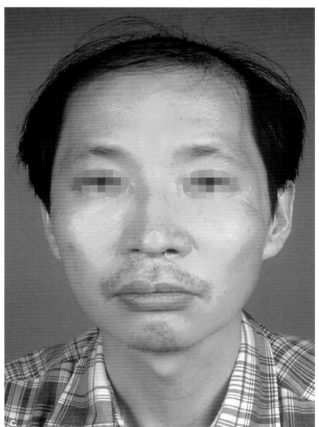

图 26.21a~c　3 例上颌骨外旋鼻咽癌切除术治疗的患者，其面部瘢痕不明显

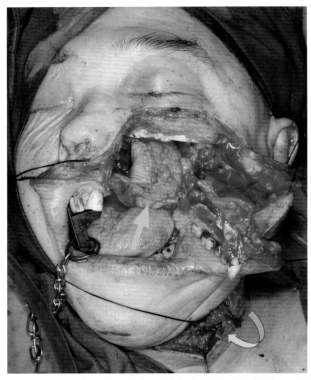

图 26.22 用大腿的股外侧肌瓣来填补鼻咽部的缺陷及覆盖颈动脉。皮肤及皮下组织（箭头）；血管蒂通往颈部（弯箭头）与颈部血管吻合

参考文献

[1] Ng WT, Lee MC, Hung WM, et al. Clinical outcomes and patterns of failure after intensity-modulated radiotherapy for nasopharyngeal carcinoma. Int J Radiat Oncol Biol Phys, 2011, 79(2):420–428

[2] Yu KH, Leung SF, Tung SY, et al. Hong Kong Nasopharyngeal Carcinoma Study Group. Survival outcome of patients with nasopharyngeal carcinoma with first local failure: a study by the Hong Kong Nasopharyngeal Carcinoma Study Group. Head Neck, 2005, 27(5):397–405

[3] Huang SC, Lui LT, Lynn TC. Nasopharyngeal cancer: study Ⅲ. A review of 1206 patients treated with combined modalities. Int J Radiat Oncol Biol Phys, 1985, 11(10):1789–1793

[4] Lee AW, Sze WM, Au JS, et al. Treatment results for nasopharyngeal carcinoma in the modern era: the Hong Kong experience. Int J Radiat Oncol Biol Phys, 2005, 61(4):1107–1116

[5] Kao CH, Tsai SC, Wang JJ, et al. Comparing 18-fluoro-2-deoxyglucose positron emission tomography with a combination of technetium 99m tetrofosmin single photon emission computed tomography and computed tomography to detect recurrent or persistent nasopharyngeal carcinomas after radiotherapy. Cancer, 2001, 92(2):434–439

[6] Wei WI, Ho CM, Wong MP, et al. Pathological basis of surgery in the management of postradiotherapy cervical metastasis in nasopharyngeal carcinoma. Arch Otolaryngol

Head Neck Surg, 1992, 118(9):923–929, discussion 930

[7] Chua DT, Wei WI, Sham JS, et al. Treatment outcome for synchronous locoregional failures of nasopharyngeal carcinoma. Head Neck, 2003, 25(7):585–594

[8] Sham JS, Choy D. Nasopharyngeal carcinoma: treatment of neck node recurrence by radiotherapy. Australas Radiol, 1991, 35(4):370–373

[9] Tu GY, Hu YH, Xu GZ, et al. Salvage surgery for nasopharyngeal carcinoma. Arch Otolaryngol Head Neck Surg, 1988, 114(3):328–329

[10] Wei WI, Lam KH, Ho CM, et al. Efficacy of radical neck dissection for the control of cervical metastasis after radiotherapy for nasopharyngeal carcinoma. Am J Surg, 1990, 160(4):439–442

[11] Khafif A, Ferlito A, Takes RP, et al. Is it necessary to perform radical neck dissection as a salvage procedure for persistent or recurrent neck disease after chemoradiotherapy in patients with nasopharyngeal cancer? Eur Arch Otorhinolaryngol, 2010, 267(7):997–999

[12] Wei WI, Ho WK, Cheng AC, et al. Management of extensive cervical nodal metastasis in nasopharyngeal carcinoma after radiotherapy: a clinicopathological study. Arch Otolaryngol Head Neck Surg, 2001, 127(12):1457–1462

[13] Wang CC. Re-irradiation of recurrent nasopharyngeal carcinoma—treatment techniques and results. Int J Radiat Oncol Biol Phys, 1987, 13(7):953–956

[14] Lam KSL, Ho JH, Lee AW, et al. Symptomatic hypothalamicpituitary dysfunction in nasopharyngeal carcinoma patients following radiation therapy: a retrospective study. Int J Radiat Oncol Biol Phys, 1987, 13(9):1343–1350

[15] Lee AW, Ng SH, Ho JH, et al. Clinical diagnosis of late temporal lobe necrosis following radiation therapy for nasopharyngeal carcinoma. Cancer, 1988, 61(8):1535–1542

[16] Lee AW, Law SC, Foo W, et al. Retrospectiveanalysisof patients with nasopharyngeal carcinoma treated during 1976-1985:survivalafterlocarecurrence. IntJ Radiat Oncol Biol Phys, 1993, 26(5):773–782

[17] Chua DT, Sham JS, Kwong PW, et al. Linearaccelerator-based stereotactic radiosurgery for limited, locally persistent, and recurrent nasopharyngeal carcinoma: efficacy and complications. Int J Radiat Oncol Biol Phys, 2003, 56(1): 177–183

[18] Xiao J, Xu G, Miao Y. Fractionated stereotactic radiosurgery for 50 patients with recurrentorresidual nasopharyngeal carcinoma. Int J Radiat Oncol Biol Phys, 2001, 51(1):164–170

[19] Oksüz DÇ, Meral G, Uzel Ö, et al. Reirradiation for locally recurrent nasopharyngeal carcinoma: treatment results and prognostic factors. Int J Radiat Oncol Biol Phys, 2004, 60(2):388–394

[20] Chang JT, See LC, Liao CT, et al. Locally recurrent nasopharyngeal carcinoma. Radiother Oncol, 2000, 54(2): 135–142

[21] Zheng XK, Ma J, Chen LH, et al. Dosimetric and clinical results of three-dimensional conformal radiotherapy for

locally recurrent nasopharyngeal carcinoma. Radiother Oncol, 2005, 75(2):197–203

[22] Lu TX, Mai WY, Teh BS, et al. Initial experience using intensity-modulated radiotherapy for recurrent nasopharyngeal carcinoma. Int J Radiat Oncol Biol Phys, 2004, 58(3):682–687

[23] Chua DT, Sham JS, Leung LH, et al. Re-irradiation of nasopharyngeal carcinoma with intensity-modulated radiotherapy. Radiother Oncol, 2005, 77(3):290–294

[24] Lee AW, Foo W, Law SC, et al. Reirradiation for recurrent nasopharyngeal carcinoma: factors affecting the therapeutic ratio and ways for improvement. Int J Radiat Oncol Biol Phys, 1997, 38(1):43–52

[25] Chua DT, Sham JS, Au GK. Induction chemotherapy with cisplatin and gemcitabine followed by reirradiation for locally recurrent nasopharyngeal carcinoma. Am J Clin Oncol, 2005, 28(5):464–471

[26] Poon D, Yap SP, Wong ZW, et al. Concurrent chemoradiotherapy in locoregionally recurrent nasopharyngeal carcinoma. Int J Radiat Oncol Biol Phys, 2004, 59(5):1312–1318

[27] Cmelak AJ, Cox RS, Adler JR, et al. Radiosurgery for skull base malignancies and nasopharyngeal carcinoma. Int J Radiat Oncol Biol Phys, 1997, 37(5):997–1003

[28] Chua DT, Sham JS, Hung KN, et al. Stereotactic radiosurgery as a salvage treatment for locally persistent and recurrent nasopharyngeal carcinoma. Head Neck, 1999, 21(7):620–626

[29] Chen HJ, Leung SW, Su CY. Linear accelerator based radiosurgery as a salvage treatment for skull base and intracranial invasion of recurrent nasopharyngeal carcinomas. Am J Clin Oncol, 2001, 24(3):255–258

[30] Pai PC, Chuang CC, Wei KC, et al. Stereotactic radiosurgery for locally recurrent nasopharyngeal carcinoma. Head Neck, 2002, 24(8):748–753

[31] Wang CC, Busse J, Gitterman M. A simple after loading applicator for intracavitary irradiation of carcinoma of the nasopharynx. Radiology, 1975, 115(3):737–738

[32] Law SC, Lam WK, Ng MF, et al. Reirradiation of nasopharyngeal carcinoma with intracavitary mold brachytherapy: an effective means of local salvage. Int J Radiat Oncol Biol Phys, 2002, 54(4):1095–1113

[33] Harrison LB, Weissberg JB. A technique for interstitial nasopharyngeal brachytherapy. Int J Radiat Oncol Biol Phys, 1987, 13(3):451–453

[34] Wei WI, Sham JS, Choy D, et al. Split-palate approach for gold grain implantation in nasopharyngeal carcinoma. Arch Otolaryngol Head Neck Surg, 1990, 116(5):578–582

[35] Choy D, Sham JS, Wei WI, et al. Transpalatal insertion of radioactive gold grain for the treatment of persistent and recurrent nasopharyngeal carcinoma. Int J Radiat Oncol Biol Phys, 1993, 25(3):505–512

[36] Kwong DL, Wei WI, Cheng AC, et al. Long term results of radioactive gold grain implantation for the treatment of persistent and recurrent nasopharyngeal carcinoma. Cancer, 2001, 91(6):1105–1113

[37] Roh JL. Transpalatal endoscopic resection of residual nasopharyngeal carcinoma after sequential chemoradiotherapy. J Laryngol Otol, 2004, 118(12):951–954

[38] Wen YH, Wen WP, Chen HX, et al. Endoscopic nasopharyngectomy for salva gein nasopharyngeal carcinoma:a novel anatomic orientation. Laryngoscope, 2010, 120(7):1298–1302

[39] Chen MK, Lai JC, ChangCC, et al. Minimally invasiveendoscopic nasopharyngectomy in the treatment of recurrent T1-2a nasopharyngeal carcinoma. Laryngoscope, 2007, 117(5):894–896

[40] Chen MY, Wen WP, Guo X, et al. Endoscopic nasopharyngectomy for locally recurrent nasopharyngeal carcinoma. Laryngoscope, 2009, 119(3):516–522

[41] Mai HQ, Mo HY, Deng JF, et al. Endoscopic microwave coagulation therapy for early recurrent T1 nasopharyngeal carcinoma. Eur J Cancer, 2009, 45(7):1107–1110

[42] Wei WI, Ho WK. Transoral robotic resection of recurrent nasopharyngeal carcinoma. Laryngoscope, 2010, 120(10):2011–2014

[43] Vlantis AC, Tsang RK, Yu BK, et al. Nasopharyngectomy and surgical margin status: a survival analysis. Arch Otolaryngol Head Neck Surg, 2007, 133(12):1296–1301

[44] Van Buren JM, Ommaya AK, Ketcham AS. Ten years' experience with radical combined craniofacial resection of malignant tumors of the paranasal sinuses. J Neurosurg, 1968, 28(4):341–350

[45] Wilson CP. Observations on the surgery of the nasopharynx. Ann Otol Rhinol Laryngol, 1957, 66(1):5–40

[46] Belmont JR. The Le Fort I osteotomy approach for nasopharyngeal and nasal fossa tumors. Arch Otolaryngol Head Neck Surg, 1988, 114(7):751–754

[47] To EW, Teo PM, Ku PK, et al. Nasopharyngectomy for recurrent nasopharyngeal carcinoma: an innovative transnasal approach through a mid-face deglove incision with stereotactic navigation guidance. Br J Oral Maxillofac Surg, 2001, 39(1):55–62

[48] Fisch U. The infratemporal fossa approach for nasopharyngeal tumors. Laryngoscope, 1983, 93(1):36–44

[49] Danesi G, Zanoletti E, Mazzoni A. Salvage surgery for recurrent nasopharyngeal carcinoma. Skull Base, 2007, 17(3):173–180

[50] Fee WE Jr, Roberson JB Jr, Goffinet DR. Long-term survival after surgical resection for recurrent nasopharyngeal cancer after radiotherapy failure. Arch Otolaryngol Head Neck Surg, 1991, 117(11):1233–1236

[51] Morton RP, Liavaag PG, McLean M, et al. Transcervico-mandibulo-palatal approach for surgical salvage of recurrent nasopharyngeal cancer. Head Neck, 1996, 18(4):352–358

[52] Wei WI, Lam KH, Sham JS. New approachto the nasopharynx: the maxillary swing approach. Head Neck, 1991, 13(3):200–207

[53] Ng RW, Wei WI. Elimination of palatal fistula after the maxillary swing procedure. Head Neck, 2005, 27(7):608–612

[54] Wei WI. Cancer of the nasopharynx: functional surgical salvage. World J Surg, 2003, 27(7):844–848

[55] Ng RW, Wei WI. Quality of life of patients with recurrent nasopharyngeal carcinoma treated with nasopharyngectomy using the maxillary swing approach. Arch Otolaryngol Head Neck Surg, 2006, 132(3):309–316

[56] Wei WI, Chan JY, Ng RW, et al. Surgical salvage of persistent or recurrent nasopharyngeal carcinoma with maxillary swing approach—Critical appraisal after 2 decades. Head Neck, 2011, 33(7):969–975

[57] Shu CH, Cheng H, LirngJF, et al. Salvage surgery for recurrent nasopharyngeal carcinoma. Laryngoscope, 2000, 110(9):1483–1488

[58] Wei WI. Nasopharyngeal cancer: current status of mana-gement: a New York Head and Neck Society lecture. Arch Otolaryngol Head Neck Surg, 2001, 127(7):766–769

[59] Fee WE Jr, Moir MS, Choi EC, et al. Nasopharyngectomy for recurrent nasopharyngeal cancer: a 2- to 17-year follow-up. Arch Otolaryngol Head Neck Surg, 2002, 128(3):280–284

[60] Hao SP, Tsang NM, Chang KP, et al. Nasopharyngectomy for recurrent nasopharyngeal carcinoma: a review of 53 patients and prognostic factors. Acta Otolaryngol, 2008, 128(4):473–481

[61] Yin Tsang RK, Ho WK, Wei WI. Combined transnasal endoscopic and transoral robotic resection of recurrent nasopharyngeal carcinoma. Head Neck, 2012, 34(8):1190–1193

索 引

（按照拼音排序）